科技部科技基础性工作专项中医药古籍与方志的文献整理（2009FY120300）

河南省中医药文化著作出版资助专项

地方志医药文献辑校

河南医药人物卷

主编　田文敬　王　明

河南科学技术出版社

·郑州·

图书在版编目（CIP）数据

地方志医药文献辑校 . 河南医药人物卷 / 田文敬，王明主编 . —郑州：河南科学技术出版社，2022.9
ISBN 978-7-5725-0798-4

Ⅰ.①地… Ⅱ.①田… ②王… Ⅲ.①中国医药学-文献-汇编-河南 Ⅳ.①R2-52

中国版本图书馆 CIP 数据核字（2022）第 058529 号

出版发行：河南科学技术出版社
　　　　　地址：郑州市郑东新区祥盛街 27 号　　邮编：450016
　　　　　电话：(0371) 65788613　65788629
　　　　　网址：www.hnstp.cn
策划编辑：邓为　高杨
责任编辑：于凯燕
责任校对：卜俊成
封面设计：张　伟
版式设计：张　辉
责任印制：朱　飞
印　　刷：河南新华印刷集团有限公司
经　　销：全国新华书店
开　　本：787 mm×1092 mm　1/16　　印张：38.5　　字数：744 千字
版　　次：2022 年 9 月第 1 版　　2022 年 9 月第 1 次印刷
定　　价：338.00 元

如发现印、装质量问题，影响阅读，请与出版社联系并调换。

"地方志医药文献辑校" 丛书
编纂委员会

本书编写人员

主　编　田文敬　王　明
副主编　刘　霖　田　园　马　开　王怡飞

序

地方志是一个地区的史书，它记载着这一地区的政治、经济、自然、文化、历史和现况，反映了当地社会的历史兴衰，是重要的地方文献，是一部地方的百科全书。方志记述的资料真实可靠，区域空间明确，内容连续全面。

方志中记述有大量的中医药内容，主要包括：医药机构，医事制度，医药人物，医药著作，医药遗迹，习俗健康，地产药材、制剂，疫病流行史，医药诗赋、碑记、传记等。其记述虽不如专业的医药著作系统连贯，但确是区域内的医药文化事实。若能于地方志中就上述有关中医药文献资料进行搜集整理，博采类分，则必能聚沙成塔，集腋成裘，完善专业文献之不逮，既能补医史之缺，续医史之无，又能参医史之错，详医史之略。

地方志是传承中华文明、发掘历史智慧的重要载体，承担着传承文明、记录历史、弘扬文化、服务社会、借史鉴今、启迪后人的使命。地方志中医药文献的研究，对补充中医药史内容，完善中医药理论；对民间中医药著述、医药人物的发现；对传统医药非物质文化遗产的发掘；对学术渊源、疗法传承谱系的梳理；对中医药文化的传播、中医药知识的普及；对中医后学的启迪、医人医德水平的提高等都有着重大的作用及现实意义。

粗览全书，可以说其辑录之详，范围之广，内容之丰，少有同类书籍可比。以"河南医事医药医迹卷"而言，所辑有历代医药机构的设置、处所，医官的设置、人数，药铺、诊所的规模，医事制度，医学分科，慈善恤抚，政令家训，诏封赏赐，等等，其中不少亦为正史所未载，而现有中医药专业医藉亦阙如之珍贵史料，是现今地方医药史研究所必需的基础文献资料；"河南医著诗赋碑记习俗疫病卷"中辑录了历代与医药相关，或医药人物所著的诗词、赋记、碑刻，医人传记、医事述记，医学著作之题解序跋等，还将一些健康谚语、俗语，与健康身体相关的方言、奇闻异事，文人、名人医论等也并入其中，内容丰富而多彩，是当今研究地方中医药文化和社会医学取向与社会人文精神的基础；"河南医药人物卷"辑录的中原历代医药人物多达

3000 人，是现有医学典籍中记录最多的，特别是对其医者德行、行医品风的记述尤多，这对行善济世、医乃仁术的诠释及医德医风教育提供了很好的历史范例。医药、疫病、医著、医迹、习俗等，所辑资料在现有医药文献中不多见到。凡此种种，足以说明本书的编著对地方中医药史研究，对中医药文化研究，对中医药文化继承与发扬的实用价值。

河南，地处中原，是中华民族优秀文化的发祥地，中医、中药就是在中华传统文化这一母体文化中，源源不断地汲取营养而形成的传统医药文化体系。传统中医药文化是传统文化中的精华与国粹，传统文化是传统中医药文化的根。通过地方志中医药文献的整理，来探索中医药文化的起源和发展，研究中医药文化的内涵和价值，是非常有效的途径之一。

河南省中医药研究院田文敬研究员及其团队，从浩如烟海的地方志中整理中医药文献二百万言，历经八个寒暑，完成了该项工作，填补了方志中中医药文献研究的空白，对此，能够识此者虽大有人在，但能沉下心来，脚踏实地做此项事情者并不多。今作者能欣然任此，实属难能可贵。希冀本套书早日与读者见面，这对于我省的中医药文化研究，不无裨益。

2021 年 6 月

（阚全程，河南省医学会会长）

前 言

河南，地处"天地之中""中国之中""中原之中"。中原大地，孕育了中华民族，中州川岳，汇集了天地精华，产生了"中"字文化。中原人心中有"中"，中原人言谈说"中"。"中"字含义广博，"中"字意义深远，中华、中原、中州、中医、中药，这些词都有着历史的渊源和深刻的联系。所以，中原是中华民族传统文化的发祥地，中医、中药就是在中华传统文化这一母体文化中，源源不断地汲取营养而形成的传统医药文化体系，是传统文化中的精华与国粹。

河南，历史悠久，文化灿烂，人杰地灵，名人辈出，医家荟萃，是中医药学的重要发祥地，是医圣张仲景的故乡。中医药文化有独特的中原文化特征，是中华医药文化的根基和主体。河南中医药文化对中华民族的繁衍昌盛做出了卓越贡献，对人类健康和社会文明产生了积极的影响。

中医药文化起源于中原

我国古代社会以农为本。黄河中游地区四季分明，气候温和，土地肥沃，河流纵横，为农耕文化的发展提供了良好条件。先民们在漫长的生活和劳动实践中，逐步认识自然，发现了能缓解病痛的动植物，从而产生了药物知识，有了医药活动，留下了有关医药起源的传说。如伏羲"制九针"，神农"尝百草，制医药""以疗民疾"，黄帝和岐伯、雷公等讨论医药。到夏商周时期，"伊尹创制汤液"改变了人们的用药习惯，开阔了用药领域，使医药学知识不断得到丰富。这为中医学理论的形成打下了基础。这都充分说明河南是中医药的重要发祥地，中医药的源头在中原。

中医药巨著诞生于中原

中医药学的经典著作《黄帝内经》《伤寒杂病论》《神农本草经》等的相继问世，标志着中医药理论的形成。《黄帝内经》是战国至秦汉时期，由很多中原医家参与搜集、整理、综合而著成，是后世中医理论之源。《伤寒杂病论》系东汉南阳郡涅县张仲景所著，该书确立了辨证论治原则，奠定了临床诊疗理论的基础。《神农本草经》成书于东汉（都城洛阳），该书收录了药物学知识，提出了中药学四气五味、君臣佐使、七情和合等理论。而这三部中医药学巨著主要是在中原地区完成的。唐代医家孙思邈，也曾长期在中原地区行医，著有《千金要方》《千金翼方》，其集方剂之大成，并收录了医圣张仲景有关伤寒的部分病证，使医学理论和医圣文化得以广泛传播。可以说中医药理论是在中原形成，中医药经典巨著是在中原诞生。

中医药文化发达于中原

宋金元时期，是传统中医药学发展的兴盛时期，其标志是医政设施的进步和完善，此时的医学重心在中原。北宋都城在开封，设立"翰林医官院""太医局"，还有保健或慈善机构，把医药行政与医学教育分立起来。同时还设立"御药院""尚药局""医药惠民局"等专职药政机构，这一传统至今仍被沿用。

宋代医家王惟一，发明并铸造了针灸铜人，经络腧穴一目了然，将针灸的临床与教学有机地结合起来，为针灸学的发展，尤其是针灸学教育的发展做出了巨大贡献。针灸铜人也是世界针灸医学发达的象征，这都说明中原中医药文化的鼎盛与辉煌。

中医药大师荟萃于中原

中原历代名医辈出，人才荟萃。最著名的东汉南阳人张仲景，开辨证论治之先河，被后世尊为"医圣"。南齐时期河南阳翟（今禹州）人褚澄，进一步阐述了中医基础理论。隋唐之际，河南籍的医家甄权（扶沟人）、孟诜（汝州人）、崔知悌（鄢陵人）、张文仲（洛阳人），在国内享有盛誉。宋金元时期的张从正是金元四大家之一，为中医"攻下派"的代表；许昌人滑寿，其经络理论研究，对后世针灸学发展产生了巨大的影响；还有王怀隐、郭雍、王贶等，对推动中医学的发展起到了很大作用。明清时期，固始人吴其濬编著了我国第一部大型植物志《植物名实图考》。此外，还有战国时期的神医扁鹊，三国时期外科鼻祖华佗，南北朝时期的针灸家皇甫谧，唐代著名医家、药王孙思邈等，都曾在河南行医采药，著书立说。

中药材加工贸易兴盛于中原

河南中草药资源十分丰富，盛产2780多种中药材。产于焦作的"四大怀药"距今已有3000多年的栽培历史，自周代开始，历朝都将"四大怀药"列为皇封贡品。明清以后，怀药贸易日趋昌盛，在全国各地开辟药庄，建立商号，举办怀药大会，"怀庆会馆"遍布多个省区。在怀药的栽培、炮制、经营和贸易活动中逐渐产生了怀药文化、怀商文化。

河南又是中药材重要集散地之一。历史上有禹州、百泉两大全国性中药材交易会。早在春秋战国时期，禹州就有中药材交易活动和会聚的医家药商，明洪武年间形成规模，清乾隆年间，药交会规模进一步扩大，全国各地药商多在此建立药行、驿栈、会馆，如山西会馆、怀帮会馆、江西会馆、十三帮会馆等。

百泉药会起源于隋大业四年，药会的鼎盛时期，会期长达一月有余，每日上会者多达上万人，素有"春暖花开到百泉，不到百泉药不全"之美誉。

禹州的中药材加工、炮制始于明代，荟萃了历代技艺，因药制宜，技艺独特，制作精细，在"浸、泡、煅、煨、炒、炙、蒸、煮"等方面，形成了独特的地方特色。"九蒸熟地"最具盛名，许多加工炮制技艺被载入经典，业内有"药不过禹不香"之说。

中医药遗迹传说遍布中原

南阳仲景祠，洛阳龙门药方洞，淮阳蓍草园，温县神农涧，新密轩辕丘、岐伯山、岐伯洞、李堂药王庙，虞城伊尹墓，汤阴扁鹊墓祠堂，商丘华佗墓，内乡菊潭，襄城葛仙观，百泉药王庙，鹤壁孙真人祠等，以及华佗刮骨疗毒治箭伤、医治曹操头风痛，扁鹊拜见蔡恒公，虢国太子起死回生，张仲景"娇耳"治冻疮，等等，这些遗迹与传说都见证了中原医学文化的源远流长与博大精深。

与中医药相关的华夏文明源自中原

从火祖燧人氏首创钻木取火，在河南点燃了华夏文明之火，改变了先民的食性，火的应用也是食养、食疗、灸疗、熨疗的起源；伊尹按照烹调菜肴的方法把多种药物搭配煎煮，使中药疗效提高，由此产生了中药复方，发明了汤剂，写出了《汤液经》；道家创始人老子善养生，庄子、列子、墨子、兵家的吴起、纵横家鬼谷子等都是河南人；"酒为百药之长"，酒的发明也都是在河洛一带完成的。

寻根溯源，我们深深感到中原大地孕育了华夏文明，其深厚的文化底蕴滋养了中医药文化。中医药文化经过几千年的历史积淀，不断发展完善，传遍九州，辐射四海，为人类的繁衍昌盛做出了积极贡献。作为后学，作为中原人，作为中医药文化的继承者，探索我们的历史根脉，传承我们的医药文化，发扬我们的文化传统，是我们义不容辞的责任和义务。鉴于此，我们与中国中医科学院共同申报了国家科技部基础研究项目"中医药文献与方志研究"，组织多位中医学、史学、文献学工作者，对河南地方志中医药文献进行搜集整理，逐一汇总，分门别类，编成此书。期望通过对方志中中医药文献的整理，探索河南中医药文化根源，理清河南中医药文化脉络，为研究河南中医药文化提供依据，为传承河南中医药文化打下基础，为发扬中医药文化提供思路。

地方志是重要的地方文献，是一个地区的史书，它记载着这一地区的政治、经济、自然、文化、历史和现况，反映了当地社会的历史兴衰，是一部地方的百科全书。为全面搜集地方志中医药文献，我们先后走访了国家图书馆、河南省图书馆及相关地市图书馆，河南大学图书馆、郑州大学图书馆等高校图书馆，河南地方志馆及相关地市方志办公室；通过网络查找省外图书馆网站方志资源，并购买了部分志书及电子版复制志书。

经过8年的努力，我们先后披阅了河南历代地方志书400余种，然后从350余种方志中引录了万余条有关医药的文献资料，多达200多万言。为使分类体系更加合理，编纂方法更加科学，体例编排更加明了、方便，查找快捷，我们还聘请知名中医药专家、文化专家、编辑专家共同会商、讨论，在专家论证的基础上，复经删选编排，重新分类，最终归纳为"河南医药人物卷""河南医事医药医迹卷""医著诗赋碑记习俗疫病卷"，分三卷成册，以求条理清楚，便于阅览。

地方志多是在政府主导下，由指定公职人员编纂完成的，资料的收集和人物、事件的撰写都有一定的规范和标准，并经过相关官员审定或经核实后入志。所以，方志记述的资料可说是真实可靠，其区域空间明确，内容连续全面。故记载的相关医药学资料及史料，较为翔实可靠，颇具参考价值。

医药学是关乎民生的大事，历代地方志中都收载了较多的医药内容，比如，医药机构的设置、处所，医官的设置、人数，药铺、诊所的规模，医事制度，医学分科，慈善恤抚，政令家训，诏封赏赐；与医药相关，或医药人物所著的诗词、赋记、碑刻，医人传记、医事述记，医学著作之题解序跋，与健康相关的谚语、俗语、方言、奇闻轶事、医论；历代人物篇中记载的医药人员就多达3000人；物产篇还记载道地药材；大事记多记载当地疫病流行；还记有医著、医迹、健康习俗等等。整理发现，其中不少资料亦为正史所不载，而现有中医药专业医籍亦阙如之珍贵史料，这些资料是现今地方医药史研究、医药文化研究、非物质文化遗产研究所必需的基础文献资料。方志所载内容极其广泛，诸如医药世家，传承谱系，师承脉络，专科发展轨迹，官医贡献，基层医学讲堂；还有"农医寓意"将农事、农时类比医道，说明防病治病道理的医学著作；还有"古方刻石立通衢""刻应验良方散民间"的医学科普方法；还有"长房悬壶""山水治病""仙授药方"的医药故事等。凡此种种，足以补医学旧籍之遗漏，起到"补史之缺，参史之错，详史之略，续史之无"之作用。

在项目实施过程中，多次得到北京中医药大学钱超尘教授、上海中医药大学段逸山教授、中国中医科学院曹洪欣教授、崔蒙研究员的指导，以及陕西中医药大学邢玉瑞教授、福建中医药大学林丹红教授、上海中医文献馆杨杏林主任医师的大力帮助。初稿完成后，又请河南省中医管理局原张重刚局长，河南中医药大学徐江雁教授，河南非遗专家委员会刘春晓副主任委员，河南科学技术出版社马艳茹副总编，河南省中医药研究院邱保国研究员、刘道清主任医师、韩颖萍主任医师、李更生研究员等专家论证，提出修改意见。在本书编辑过程中，王铭等参加了部分资料的搜集和整理工作，在此一并致谢。

本套图书资料全部源自河南行政区域内的历代地方志，因古代方志文献多为抄本、刻本、石印本，原本印刷质量不高，再加上复制本、胶片本的制作过程不够精细，字迹多有模糊不清，字体难以辨认，特别是诗赋碑刻，缺漏较多，且文字深奥难懂，有的一个字，一句话，一个标点，一个标题，都要反复推敲，反复核对，斟酌取舍，其工作之艰辛，没有身临其境、亲力亲为是难以体会到的。但念及中医药文化研究者能从中得到裨益，医史研究能由此而多一佐证，则内心又感到些许安慰。

本套图书能得以付梓，主要是得益于河南省卫生健康委员会、河南省中医管理局的大力支持，得益于河南科学技术出版社的大力支持，得益于河南省中医药研究院的大力支持，更得益于多位专家的指导和帮助，得益于各位编校者的辛勤劳动，再次致以诚挚感谢。由于编纂者水平有限，本书如有不妥之处，敬请业内各位同仁不吝赐教。

田文敬

2020 年 10 月

编纂说明

一、本书辑录的医药资料，全部取自河南行政区域内的历代地方志，如省志、府志、州志、县志。历史上有交叉的区域或乡镇，以县名归属为准；以供祖国医学科研、教学、医疗工作者、文史研究者、医学爱好者借鉴参考。

二、本书辑录的医药资料，按机构医事（机构地址、医院、诊所、药铺、人员、专科、管理、慈善、教育、财政等）、医药疫病（地产道地药材、加工炮制、制剂、产销、民间土单验方；历代所发生疫病等）、医著医迹习俗、诗赋碑记（与医药相关的诗词、歌赋、碑刻、传记、述记及健康谚语、方言、杂记等）、人物等分类。

三、本书辑录的医药资料，概以原文辑录，不加删改；对与医药、健康无关的内容，则酌情省略；对明显荒诞无稽的资料不予收录；对一时难以判断，虽有迷信色彩但仍有一定参考价值的资料，仍酌情予以保留，以待后续研究。

四、本书辑录的医药资料，无论原文有无标题，均由编者据其内容重新酌定；辑录资料原则上不加校勘和注释（个别古代地名除外）；每则资料均标明出处，格式为：《书名·卷·篇》朝代·作者，出版者，出版朝代年（公历）月，页。

五、本书采用现代标点断句，繁体字、通假字或异体字等，一般均使用简化字，横排；少数容易引起误解或有特定含义的繁体字及异体字，则酌情予以保留；没有对应的简化字，则使用原文中的古体字；原文缺失的字，字迹模糊不清，难以辨认的，用"□"代替。

六、本书县市排序，按行政编码和地方习惯排序；古代县名按现代行政区域划分；古代县域与现代县域多有不同或交叉，不同的朝代，县域也多不同，所以古代县名予以保留，自成一节；医药人物、疫病按历史朝代的先后排序。

七、有关朝代的问题，资料涉及人物、疫病、书籍等可以明确朝代的，把朝代写在最前面，用（）；药物、古迹、习俗、诗词赋记等没有特别标明时间的，可不标注朝代。

八、对同一内容在不同版本方志中记载完全一致的，不再重录；如记载内容有差异，则将不同版本的内容同时收录，但不再加标题。

九、辑录资料的时限，截至民国末年；收录的医药人物为清末以前出生的，为保持医家资料的完整性，则按志书记述尽量完整录入。

十、辑录内容的纳入和排除。割肉疗病等属于忠孝、贞妇之类的内容，数量过多，且没有实际医学意义，不予录入；救济局、药局、养济院等属于慈善救济，多有涉及医药内容，且数量不多，予以录入；巫术治病等内容，予以录入；花属、果属中的中药内容，予以录入。

十一、本书最后附有"参考书目"，以备稽验。

编者

2020 年 10 月

目录

第一章 郑州市

第一节 郑 县

冯广

（明）冯广，字涵宇，天性孝友，父殁庐墓三年，侍母出入必告，事兄抚弟极其友爱。登成化进士，初任桐城，调繁诸城，捐俸修学宫，开东武书院，从游甚众，邱橓、李杰、王守仁其尤著者也。杨忠愍继盛后任，题曰：学衍濂洛，政匹鲁黄。创讲武大小口台，以防庇民病疫，亲制药饵以疗。置漏泽园二处，以葬枯骨，治行称最，以御史召丁艰归。《郑县志·卷之八·人物志》，清·张钺纂修，清乾隆十三年（1748）刻本，23.

沙璞

（清）沙璞，字莹侯，世居东街，湖北候补巡检。母马孺人常患病，多方医治不效。公弃儒学医，习岐黄事，研究母病之所由来。及试之，随手辄效。母病愈而名益噪，延请者踵相接。光绪癸卯（1903）年，河南督学朱宗师采访孝友，旌其门，曰：内行纯备。《郑县志·卷之十·人物志孝子》，民国·周秉彝等修，刘瑞璘等纂，民国二十年（1931）刻本，49-50.

阴维新

（清）阴维新，字振业，廪生，习岐黄，业精通脉理，尤善治婴儿痘疹，著有《痘疹金鉴》。每遇逆症，公曰：可治。治之立愈。州牧孙旌其门曰：升年寿世。卒年八十有五。《郑县志·卷之十一·人物志耆德》，民国·周秉彝等修，刘瑞璘等纂，民国二十年（1931）刻本，15.

张锐

（清）张锐，世居界牌村，卒年一百有五岁。例准乡饮三次。《郑县志·卷之十一·人物志耆德》，民国·周秉彝等修，刘瑞璘等纂，民国二十年（1931）刻

本，18.

杨月

（清）杨月，世居周庄，明于针法，善治痘疹，卒年九十有九。乡里旌其门曰：香山九老。例准三次乡饮。《郑县志·卷之十一·人物志耆德》，民国·周秉彝等修，刘瑞璘等纂，民国二十年（1931）刻本，19.

张位西

（清）张位西，业精岐黄，现年九十。例准乡饮。《郑县志·卷之十一·人物志耆德》，民国·周秉彝等修，刘瑞璘等纂，民国二十年（1931）刻本，19.

毛永贵

（清）毛永贵，业精岐黄。现年九十有三。例准乡饮。《郑县志·卷之十一·人物志耆德》，民国·周秉彝等修，刘瑞璘等纂，民国二十年（1931）刻本，19.

虎生寅

（清）虎生寅，年八十四岁，精岐黄，乡人旌其门，曰：喜气迎人。例准乡饮。《郑县志·卷之十一·人物志耆德》，民国·周秉彝等修，刘瑞璘等纂，民国二十年（1931）刻本，19.

弓泰

（清）弓泰，性醇朴，年逾八十，与胞兄友恭如孩提。雍正五年（1727年），与乡饮耆宾。《郑县志·卷之十一·人物志耆德》，民国·周秉彝等修，刘瑞璘等纂，民国二十年（1931）刻本，12.

《眼科正谬》《方脉合编》《幼科医案》清·弓泰撰。泰，字仁斋，郑州人，以医名，是书有刊本，未见。《河南通志·艺文志稿·子部·医家类》，民国间铅印本，37.

弓仁斋医书序（刘瑞璘，郡人）

南人有言曰：人而无恒，不可作巫医。古语云：有志之士，不为良相，必为良医。西人亦以研究医学为卫生，上不二法门，但医之中有良医即有庸医。良医者，绍先圣之心源，为民命之主宰，其培养元气，是犹良相之治国也。庸医者，究义理而未精，向市厘而售术，其贻害众生，是犹庸臣之误国也。呜乎！治国者寥寥寡俦，误国者滔滔皆是，此有志者所为痛心疾首耳。

光绪庚寅，辛卯予馆苏家屯两载，课余之暇，与弓君仁斋名秦兴，往来接谈，讲求医理。弓君出所著《方脉合编》《眼科正谬》《幼科医案》示余，并求弁言于篇首。

予爱而读之，觉条分缕析，言简意赅，不以脉理之深奥而晦目，不以证治之微茫而侈口，病立一案，案立一方，可以救世，可以传世，诚良相之典型，治国之模范也。非弓君之有恒，其孰能与于斯？

丙辰秋，劝先生校而刊之。愿吾郑桑梓，家置一编，不为庸医所误，使斯人共登仁寿之域也，则幸甚矣。《郑县志·卷之十七·艺文志杂著》，民国·周秉彝等修，刘瑞璘等纂，民国二十年（1931）刻本，42-43.

宋鸣岐

（民国）保举：民国宋鸣岐，河南官医院医官。《郑县志·卷之九·选举志》，民国·周秉彝等修，刘瑞璘等纂，民国二十年（1931）刻本，47.

弓士骏

（清）弓士骏，字伯超，世居弓寨。乾隆季，其母梦华佗入室而生。案头常置医书，专心研究，有劝以应童子试者，默不应。会兄女有眼疾，医药罔效。兄老仅此女，钟爱之殊。无聊，令先生医治之。用九制硫磺二两，别无兼味，兄难之而无他术，服之即愈。由是，医者踵至，罔不应手回春。河南某中丞太夫人病瘫，州牧荐公，及诊脉毕，曰是病也，寒湿凝结脏腑，状如水。用白砒四两服之，以大热救大寒，譬之日照春水，宿冻可解，中丞意弗善。先生曰：服此误，愿伏锁斧。太夫人闻之曰，与其服他药而增剧，不若服毒药而速毙也。命即市白砒，中丞以半进，戌时服之，亥时婢奔报曰：太夫人坐床褥，索饮食矣，中丞喜，趋告。先生曰：药服半剂乎，不然太夫人能起行矣。中丞以实对，欲再服其余。先生们曰：不可，前者，毒结脏腑，以毒攻毒，当不受害，今脏腑之毒已净，再服之杀人。中丞强之，仕不应，赠以金不受。著有《弓氏医书辨讹》十六卷，存者四卷。得其书者，试之辄效。《郑县志·卷之十一·人物志方技》，民国·周秉彝等修，刘瑞璘等纂，民国二十年（1931）刻本，50-51.

徐士彦

（清）徐士彦，字子美，世居州东北新庄寨。素业岐黄，居室中周围罗列经史而药书尤多，善小儿科，尤精痘疹。公曰：痘之一症，不可除热。盖寒则收缩，热则发泄，初不热则出不齐，继不热，则浆不灌收，不热则痂不结。发热无汗，热在表也。蒸热有汗，热在里也。行浆时热不减者，为毒热熏蒸。结痂后，胸腹手足俱热便秘者，为余毒过盛。研究深邃，著手即知灌浆何日结痂，悉心验之不差分毫。桥口集有尹姓者，患腹痛，先生诊之曰：此大寒症也，用真武汤附子至四两之多，一药而愈。道光二十七年（1847），岁歉，乡里乏食，公贷粮百有余石，时大疫，施药瘳病，全活无算。乡人旌其门曰：惠洽乡梓。卒年七十有九。子承麟，孙启迎，俱入州庠。

《郑县志·卷之十一·人物志方技》，民国·周秉彝等修，刘瑞璘等纂，民国二十年（1931）刻本，51-52.

张希曾

（清）张希曾，字省斋，世居城内官井巷。公生有奇姿，好读书，习岐黄，事精于针灸，积书案头，翻阅研究，不得其解不止。著有《针要诀》，曰：圣人则天地之数，始于一而终于九，九而九之，九九八十一，以起黄钟之数，此天人相通之道也。故一针皮，二针肉，三针脉，四针筋，五针骨，六针调阴阳，七针益精，八针除风，九针通九窍，除三百六十五数，节气各有所主，去风宜浅，破块宜深。先生医人，以针为要，针灸所不能及者，然后济之以方药，应手无不立效。光绪二十五年（1899年），郑州学正朱炎昭旌其门，曰：金针度世。子树熏，庠生。《郑县志·卷之十一·人物志方技》，民国·周秉彝等修，刘瑞璘等纂，民国二十年（1931）刻本，52.

宋辛酉　宋树琴　宋树琪

（清）宋辛酉，字位西，世居府君庙。初业儒，改习岐黄事，古今方书，心领神会，能决人死生。有回民马姓，气息已绝，将棺盖矣，公诊之，谓为未死，一药而愈。又有凤凰台宋姓自州城归，心觉不快，遇公求诊。公曰：脉已绝，速归，否则死于途中矣。其人不三里而卒。州牧焦仰之旌其门，曰：仙心佛手。光绪二十六年（1900）七月十九日卒，年七十有一。子树琴，增生，树琪，岁贡生，皆以医名也。《郑县志·卷之十一·人物志方技》，民国·周秉彝等修，刘瑞璘等纂，民国二十年（1931）刻本，52-53.

尹百祥

（明）尹百祥，孝友性成。父以逸囚抵狱，祥奏请愿以身代。上嘉其孝，释之。父殁，庐于墓侧。院道俱重其行，赐衣巾，旌其门，曰：孝子之门。邹忠介公元标过郑，诣其家，赠匾额，曰：卓然高士。余见《仙释》。《郑县志·卷之十·人物志孝子》，民国·周秉彝等修，刘瑞璘等纂，民国二十年（1931）刻本，47.

（明）尹百祥，号巨川，幼笃孝（见孝子传），长习岐黄，并通天文、风角之术，卜亦奇应。高文襄公与权相有隙，曾锦衣诣新，郑公疑惧，不知所出。伯祥曰：此伪旨也，三日自散，已而果然。居尝语其二子，曰：长子少我十年，次子寿当过我，家业丰于兄，后皆不爽，寿七十有三，卒之年造佳城及葬具。前一日犹具官服辞州守易公言，次日某时刻卒。易公笑曰：有是哉，及期视之，则已长逝矣（旧志）。《郑县志·卷之十一·人物志仙释》，民国·周秉彝等修，刘瑞璘等纂，民国二十年（1931）刻本，54-55.

尹式衡

（明）尹式衡，字少阿，世居马渡村。少失怙依，长兄韶亭成立。性凝重，好静坐，独居一室，似老僧参禅。早岁食廪饩，读神仙传，曰：儒释道三家，殊途同归，释主空，道主玄，儒主静。究之即空，即色，即玄，即理，即静，即动。素多疾，习岐黄，习导引之术，三十年未尝告人。

光绪三年（1877），大疫，先生乘牸车，应四方病者之求，全活无算。须发尽白，颜色如童子，一日不食，如假寐状，家人环绕皆惊，约三时许，先生复苏。家人问故，曰：初闻爆竹声甚紧，继闻道锣声，传呼声，人役喧哗声，询问居处声，剥啄声，叩扉声。出户视之，则轿马拥门，一人持笺进曰：请进城摄篆。扶我升舆而去一处如公署，式书差皂隶侍立两傍，升堂坐定，吏抱卷置案头，翻阅再三，系河兵爰赇，低昂其价，鱼肉料户，被人告发。事据情推，勘爰赇者重惩之，被屈者释放之，讯毕，轿马送归，曰：河营某兵死矣。前村某人病痊矣，往讯之，果验。

时光绪二十四年（1898）七月十五，城隍出巡日，郡人常抡元请乩，大书曰：吾尹少阿也，特来与汝话，旧书往事，历历不爽求医者，请先生降乩，服之即愈。人咸谓先生之登仙云。《郑县志·卷之十一·人物志仙释》，民国·周秉彝等修，刘瑞璘等纂，民国二十年（1931）刻本，55–56.

原庄

（明）原庄，字敬斋，山西凤台县人。先贤原宪之裔，幼随父兄迁居郑州，遭继母悍，谨事之。父兄相继去世，弟稚侄弱，家淡泊，庄视弟友爱，抚侄犹子，维持保获，各无间言。素习儒业，兼善岐黄，所活甚众，不计货利，乡党共服其义（旧志）。《郑县志·卷之十一·人物志流寓》，民国·周秉彝等修，刘瑞璘等纂，民国二十年（1931）刻本，58.

管敬先　罗经纬　王庆云

商务会各种会董，药材：管敬先。

商务会民国五年（1916）一月复选，药材：罗经纬、王庆云。《郑县志·卷之八·自治志》，民国·周秉彝等修，刘瑞璘等纂，民国二十年（1931）刻本，14.

毛国瑞

（清）毛国瑞，江南籍，由太医院效力人员，康熙三十八年（1699）任。修理学宫，培养士子。《郑县志·卷之七·秩官志》，民国·周秉彝等修，刘瑞璘等纂，民国二十年（1931）重印刊本，419–420.

第二节　巩　县

杜生楠

（清）杜生楠（采访事实），岁贡生，号宗川，字召芰。教人以立品为先，论文以理法为要。尤加意寒士，著有《制塾三才集》遗稿。晚年业医，精痘疹，著有《订正神应心书》二卷。有贫民李某，少孤，其祖寄葬石子河西岸，生楠周济之，乃得与祖母合葬祖茔。是年秋，水大发，河岸尽没，李某深感之。子云乔登乙酉科。《巩县志·卷之十三·人物》，清·李述武撰，清乾隆五十四年（1789）刻本，14-15.

赵发育

（清）赵发育（《旧志》），五岁时父病，医谓宜地黄汁，育潜至景山麓，不识苗，乃大哭，耕者怜之，为代采，送归。《巩县志·卷之十三·人物》，清·李述武撰，清乾隆五十四年（1789）刻本，40.

徐文正

（清）徐文正，回廓镇人，幼值岁饥，负米禹州养亲，贼劫于中途，文正以实告，怜而还之。素精医术，遇尤贫者，施丹并给米。子应庚，孝友能文，由副贡教谕西平，士林翕然。次子应奎，父病，祷神祈身代，病寻愈，诸弟无室者，罄囊资助。孙省，岁贡，士克嗣先业（据已酉志纂）。《巩县志·卷十二·人物志上》，民国·刘莲青，张仲友撰修，民国二十六年（1937）刻本，37.

（清）徐文正（《旧志》），性孝，岁饥，自禹州负米归，道遇贼，欲劫之，正泣以实告，贼怜而还之。精医，贫者施丹给米。子应兴，庚子副榜。《巩县志·卷之十三·人物》，清·李述武撰，清乾隆五十四年（1789）刻本，40.

邵皇极

（清）邵皇极，柏坡人。双亲早逝，王母鞠育成立，比长事王母如所生，曲意将顺，未尝少违，凡饮食起居及枕簟衾蓐等事，胥躬自服劳，终始如一。尤精痘疹，一方赖之。《巩县志·卷十三·人物志》，民国·刘莲青，张仲友纂修，民国二十六年（1937）刻本，22.

孙树声　孙沐恩

（清）孙树声，号朴庵，国子生，罗庄人。怡怡孝养，两祝亲韬丧葬皆如礼。倡建宗祀，修村寨，积仓谷。遇事容忍，纵弟某跅弛荡产，诛求无厌，稍不当意，辄挽牛马以去，树声更饲瘠羸避之置不较。后某鬻孤侄于僧寺，树声赎归养以终身。子沐恩，字波及，内行醇美。姊适刘家中落，躬馈粟米济之，风雪必往。晚年留心岐黄，集《药方类编》十卷。孙友信。《巩县志·卷十三·人物志》，民国·刘莲青，张仲友纂修，民国二十六年（1937）刻本，22.

王天经

（清）王天经，王家河人，事继母以孝称。嘉庆十八年（1813），岁俭，叔母饔飧不继，经天迎养度荒，并赒恤诸从弟。遇乡里困乏，不惮再三接济。晚岁精痘医。采访。《巩县志·卷十三·人物志》，民国·刘莲青，张仲友撰修，民国二十六年（1937）刻本，29.

王淮　窦发荣

（清）王淮，佚其字，医术特精，遇贫辄施药，并赒以粟帛。殁后，会葬者数百人，皆平日所活者。百余年后有窦发荣，字培元。曹寨人，精岐黄。名噪遐迩，每日扶老携幼，杂遝其门，或驰骋于途，日不暇食，或劝以索谢涤其烦，发荣笑置之。采访。《巩县志·卷十三·人物志》，民国·刘莲青，张仲友纂修，民国二十六年（1937）刻本，41.

张性仁

（清）张医士，益家窝人。少孤贫，寄身释门，大僧名之曰：性仁。每晚篝灯诵《灵枢》《素问》，夜恒达旦。后得仲景《伤寒》《金匮》各书，益肆力不懈，遂以其意诊疗各病应手立效。性醇厚，不受资谢。亲殁，终身不饰采，数数负米四百里赡其兄。兄逝，竭所有厚葬之。兄子贫，躬为授室。采访。《巩县志·卷十三·人物志》，民国·刘莲青，张仲友纂修，民国二十六年（1937）刻本，42.

《张医传》（曹鹏翊著）

张医，巩之益窝人也。少孤寄释门，不喜波斯区，家言大师授以金刚解，缕缕条晰，闻之闭目齁齁睡。晚乃入禅室，篝灯竟夜，诵声彻四壁，视之《素问》《灵枢》也。大僧喜曰："其志在活人，普渡慈筏，在斯矣，名之曰性仁。"

性仁思不愧其名，乃益致力医疗仁术，后得仲景《伤寒论》《金匮要略》，注发明《内经》，旨明且悉，突狂叫曰："吾家物也。"遂以其言诊视人病，应手靡不效。喜曰："吾今得以行吾仁。"

康熙六十年（1721年），大僧殁，性仁不为僧，走南召，入山伐木担柴，资釜鬵，升斗自给无所求于世。遇有人家病辄采山药往医之，寻即愈，不敢尸其功，终亦不受馈谢金。询之则曰：吾以行吾仁，非市利于是人，多感其惠，为之遍采药物以酬之，药积乃如山。远方金石等亦皆具仁心，广仁泽周矣。

性仁孝友，亲殁，终身不饰彩。数数负米四百里给其兄，兄殁，竭所有厚葬之。恤其兄之子，为授室长子，孙仁于其家而后仁于人，推恩有渐儒者道，固然张逃禅非复禅家所作用矣。余亦好学为仁者，为之书其事以传焉，且以愧夫医之好利不好生也。《巩县志·卷二十四·文徵二》，民国·刘莲青，张仲友纂修，民国二十六年（1937）刻本，28.

曹建福

（清）曹建福，字符五。少具用世志，严于自治，遍谒曹鹏翊、焦万年、胡芊秀诸前辈，浸淫于经、史、诗、文、性、理各书，及亲殁乃专力医术。初读《灵》《素》，渐泛滥河间、东垣、丹溪各家，终乃守汪讱庵之学而精研之。一时洛岸南北赖以息黥补剐者，踵趾相接，然相知深者，终惜其以小道见，未得大展经论耳。采访。《巩县志·卷十三·人物志》，民国·刘莲青，张仲友撰修，民国二十六年（1937）刻本，42.

李兴诗

（清）李兴诗，俊秀嗜学，有心得。中年因劳至疾，亲复疲癃，乃弃而研医，造诣日深，远近赖以全活。《巩县志·卷十三·人物志》，民国·刘莲青，张仲友撰修，民国二十六年（1937）刻本，42.

白九如　白古勋

（清）白九如，家富饶，精外科，志存济世，乐此不疲，遇贫乏则周济之，或助以药资。子古勋能世其业，兴诗字可之，邑诸生。九如号孔固，武庠生，居石关。采访。《巩县志·卷十三·人物志》，民国·刘莲青，张仲友纂修，民国二十六年（1937）刻本，42.

刘复性　翟诚之　王梦魁

（清）刘复性，善医，儿科尤精，每当痘疹盛行，沿门诊视，日历数十家，劳瘁不辞，谢金概却不受。翟诚之亦精痘疹，志在济世，勤俭谋生，不名一钱，两人声闻洋溢里巷，啧啧不置。王梦魁工小儿科，起死回生，屡著奇效，乡众以"道接叔和"额之。采访。《巩县志·卷十三·人物志》，民国·刘莲青，张仲友纂修，民国二十六年（1937）刻本，43.

张光先

（清）张光先，字绳武，祖父两世皆精医。光先缵先业能窥奥妙，所至立效。

《巩县志·卷十三·人物志》，民国·刘莲青，张仲友纂修，民国二十六年（1937）刻本，43.

王登甲

（清）王登甲，王沟人。因母病习医，艺高性洽，有请即往，均不索谢。采访。《巩县志·卷十三·人物志》，民国·刘莲青，张仲友纂修，民国二十六年（1937）刻本，43.

孙德彰

（清）孙德彰，字韫玉，鲁村人。早承家学，习医别具心得，病者以得诊视为无憾。敦请无虚日，德彰亦热心济世，了不惮烦，兼精堪舆家言。采访。《巩县志·卷十三·人物志》，民国·刘莲青，张仲友纂修，民国二十六年（1937）刻本，43.

康汉章

（清）康汉章，字希畴，康店人，继父业以痘疹著称。每值天痘流行，坐不安席，病者经一次聘请，余即按日往视。每晨出由近及远，无亲疏贫富，日必一周，至病瘥始已尝囊贮饼饵。过寒室不轻留饭，蔬食未尝不饱。间遇奇窘。无力备药者，恒资助之。采访。《巩县志·卷十三·人物志》，民国·刘莲青，张仲友纂修，民国二十六年（1937）刻本，43.

孙崇朴

（清）孙崇朴，七里铺人，工医术，熟于方剂。有聘即往，无朱门蓬户别。凡经诊治，鲜不收效。儿童走卒皆知名。操守廉锷，不受馈遗，或强之即艴然不怡。采访。《巩县志·卷十三·人物志》，民国·刘莲青，张仲友纂修，民国二十六年（1937）刻本，44.

孙作生

（清）孙作生，字活宇，业医，善治热症及痘疹等，著手立效。周旋乡里五十年，全活极多，殁之，夕闻者罔不流涕。《巩县志·卷十三·人物志》，民国·刘莲青，张仲友纂修，民国二十六年（1937）刻本，44.

冯安澜

（清）冯安澜，字普庆。游定陵得眼科专书，晨夕玩索，抉其妙谛，诊治立效。采访。《巩县志·卷十三·人物志》，民国·刘莲青，张仲友纂修，民国二十六年（1937）刻本，44.

曹德泽

（清）曹德泽，字育万，号惠庵，又号莲山，太学生，洛口人。嗜学，能文，应试不售，辍而习医，艺术日高，诊视立愈，著有《卫生提纲》书卷，兼工书法，名冠一时。采访。《巩县志·卷十三·人物志》，民国·刘莲青，张仲友纂修，民国二十六年（1937）刻本，44.

王永彦

（清）王永彦，字子俊，号杏村，居城南新沟村。先世以医鸣，永彦踵理旧业，所诣日高，每日门外若市。复周旋四乡，惯已沉疴，不曾索谢，或制丸散济贫，乡里竖碑彰之。采访。《巩县志·卷十三·人物志》，民国·刘莲青，张仲友撰修，民国二十六年（1937）刻本，44.

马炎午

（清）马炎午，字友文，号九坡，同治壬申（1873）岁贡，南侯人。少有夙慧，过目成诵，家世业医，炎午亦留心不懈，极久艺成。光绪十一年（1884），教谕孟县，值瘟疫流行，触手奏效，声闻重一时。及去，官士绅祖饯道旁数里不绝。采访。《巩县志·卷十三·人物志》，民国·刘莲青，张仲友撰修，民国二十六年（1937）刻本，45.

贺立志

（清）贺立志，字新农，号静斋，车园人。少习医，所得已深而自信不果。光绪戊寅（1878），疫疠大起，死亡相枕藉，慨然曰此不容坐视也。乃悉力诊治，拯救无量，有馈送者却之。立志生两月而孤，感母氏劬劳一生，无怍颜时，人称之。采访。《巩县志·卷十三·人物志》，民国·刘莲青，张仲友撰修，民国二十六年（1937）刻本，45.

卢士选

（清）卢士选，字青臣，号月川，北官庄人。由廪贡议叙教职，历署新蔡、林县，获嘉教谕，卫辉府学训导，开封府学教授。先世以医鸣，士选少多疾病，屡患失血，好浏览方书，自疗辄痊。由是益加淬厉浸淫《三指禅》《医宗金鉴》。徐灵胎、陈修园等书，所得益深，嗣设帐汴垣，因丐求者众，移寓药室以行其术。素喜吟诗，积久成帙，著有《月川医案》《醉吟窗诗》《草规劝录》《闻见录》《别墅闲谈》等编。采访。《巩县志·卷十三·人物志》，民国·刘莲青，张仲友撰修，民国二十六年（1937）刻本，46.

王薰梅

（清）王薰梅，字馨斋，康沟人。幼聪慧绝伦，家贫，无力具束修，乃执厨学校，乘闲肆书识字。继司船业，渐操资经商，筹算余暇，每孜孜于《灵》《素》暨他方书，遂成名医，常履綦盈门，车马辐辏。他医束手病症，一经诊视，辄为霍然。因延请概系远途，每晨供给饮食，座上常满。为人温文尔雅，有儒者气象。晚年工书善画，萧然自得，常作擘窠大字。采访。《巩县志·卷十三·人物志》，民国·刘莲青，张仲友撰修，民国二十六年（1937）刻本，46.

邵应甲

（清）邵应甲，字春轩，回郭镇人。中岁习医，造诣日精，用药轻灵，每奏奇效，常救人于丝缕呼吸间。疾风甚雨，遇请辄应，乡人称颂不容口。晚年家屡贫，棉纺自给而操持懔然。采访。《巩县志·卷十三·人物志》，民国·刘莲青，张仲友纂修，民国二十六年（1937）刻本，46.

宋林　耿忠

医工宋林，医工耿忠。《巩县志·卷十八·金石志》，民国·刘莲青，张仲友纂修，民国二十六年（1937）刻本，61.

张印蕙

（清）张印蕙，以医济人，买曹姓地后，曹穷困，折券还之。子士衡，豁达类父，同里周某因贪欲嫁其妻，士衡慨然资助，夫妇得以完聚（据己酉志纂）。《巩县志·卷十二·人物志上》，民国·刘莲青，张仲友纂修，民国二十六年（1937）刻本，41

尚艺　尚朝重

（清）尚艺，雍正九年（1731），岁饥，艺在南山口西洼煮粥赈济，北官庄桥圮，出重金补修。朝重，设茶棚以饮渴，施药饵以疗疾，居临通衢，夏月水涨，多方救护，不使病涉。泽场，修桥黑石渡，邑令两旌之（据己酉志纂）。《巩县志·卷十二·人物志上》，民国·刘莲青，张仲友纂修，民国二十六年（1937）刻本，41.

第三节　荥阳县

曲绍

（南北朝）曲绍，荥阳人，善占。侯景欲试之，使与郭生十二伏牛，何者先起。

卜得火兆，郭生曰：亦牛先起。绍曰：青牛先起。景问其故，郭曰：火色亦，故知亦牛先起。绍曰：火将燃，烟先起。烟上色青，故知青牛先起。既而如绍言。《开封府志·卷之三十·人物志方技》，清·管竭忠纂修，清同治二年（1863）刻本，2.

刘佑

（隋）刘佑，荥阳人。开皇初，为大都督，封索卢县公。其所占候，如合节符，文帝甚亲之。初与张宾、刘辉、马显定书，后奉诏撰书十卷，名曰《金韬》，帝善之。又著《阴策》等书数十种行于世。《开封府志·卷之三十·人物志方技》，清·管竭忠纂修，清同治二年（1863）刻本，2.

《阴策》二十二卷，《观台飞候》《玄象要记》卷数未详，刘佑撰。按：隋书开皇初，佑为大都督，封索庐县公，其所占候如合符节文，帝甚亲之，初与张宾、刘辉、马显定书，后奉诏撰《兵书》十卷，名曰《金韬》，帝善之。又著《阴符》等书数十种行于世，今俱佚矣。《续荥阳县志·卷十·艺文志》，民国·卢以洽纂修，民国十三年（1924）铅印本，3.

郑虔

（唐）《胡本草》七卷，唐，郑虔撰。《续荥阳县志·卷十·艺文志》，民国·卢以洽纂修，民国十三年（1924）铅印本，3.

《荟蕞》卷数未详，唐郑虔撰。按：杜子美哀故著作郎贬台州司户，荥阳郑公虔诗中有云：药纂西极名，盖指其所撰《胡本草》；兵流指诸掌，盖指其所撰《军防录》。下又云：贯穿无遗恨，《荟蕞》何技痒，盖明言其所撰《荟蕞》一书，续通志艺文略作《荟萃》《萃蕞》音义相通。《续荥阳县志·卷十·艺文志》，民国·卢以洽纂修，民国十三年（1924）铅印本，4.

《军防录》卷数未详，唐郑虔撰。按：虔子弱斋，长于地理、山川险易，方隅物产，兵勇众寡，无不悉详，所著《天宝》《军防录》，言典事赅，诸儒服其善著书。《续荥阳县志·卷十·艺文志》，民国·卢以洽纂修，民国十三年（1924）铅印本，3.

娄居中

（宋）《食治通说》一卷，娄居中，河南人。是书《宋史·艺文志》著录，谓东虢娄居中撰。书凡六篇，大要以为食治则身治。此上工医未病之一术也。《河南通志·艺文志·卷十五·子部·医家类》，民国间（1912—1949）铅印本，24.

程德元

（宋）程德元，字禹锡，郑州荥泽人，素善医。太宗尹京，召置左右，署押衙，颇亲信用事。太祖大渐之夕，德元宿信陵坊，夜有叩关疾呼趣赴官邸者，德元遽起，不暇盥栉，诣晋王府，方三鼓，府门尚开。有顷，内侍王继恩驰至，称遗诏，迎太祖即位。德元因从以入拜翰林使。

太平兴国三年（978），陈洪进来朝，奉命迎劳，渡淮，暴风忽起，众请勿进，答曰：吾将君命，岂避险阻。祝而行，风浪遽止。三年，迁东上合门使，领代州刺史，征太原为行宫。使还以功，改判四方馆事，领本州团练，加防御使。坐市秦、陇竹木，责授合门使。寻迁陕府西南转运使，车驾幸魏府，命总御营，四面巡检。掌给诸军资粮，言者论其交游太盛，出为崇信军，行军司马，逾年复拜慈州刺史。

移知环州，时西鄙酋豪相继内附，诏付以空名，告敕百道，得便宜补授。淳化三年（992），复改本州团练，使知邠州，讨李顺移知凤州，兼领凤、城阶文等州驻泊兵马事。徙庆州咸平中入朝，真宗命坐抚劳，访以边事，出知并州，兼并代副都部署，移镇州代归。卒年六十五，赠郑州防御使。兄德元同仕王府，至内酒坊副使。子贲，祥符五年（1012）进士，累迁太常博士。孙继宗，□头供奉官合，门祗候，继忠内殿崇班。宏简录。《荥泽县志·卷之六·人物》，民国·李熙纂修，民国十三年（1924）铅印本，6-7.

（宋）程德元，字禹锡，荥阳人，善医术，太宗尹京邑召置左右，颇信用。及即位，拜翰林使。太平兴国三年（978），陈洪进来朝，令德元迎劳之，船渡淮，暴风起，众恐，皆请勿进。德元曰：吾将君命岂避险乎，以酒祝而行，风浪遽止。历知凤州，兼领凤、城阶、文等州，从庆州咸平中入朝，真宗命坐抚劳，访以边事，俄出知并州兼并代副都部署，移镇州受代归阙。卒代州防御使。《河南通志·卷六十·人物》，清·田文镜纂修，清光绪二十八年（1902）刻本，62.

（宋）程德元，字禹锡，荥阳人。善医术。太宗尹京邑召置左右，颇信用。及即位，拜翰林使。时陈洪进来朝。船渡淮，暴风起，众恐，皆请勿进。德元曰：吾将君命避险乎？以酒祝而行，风浪遽止。《开封府志·卷之二十五·人物志》，清·管竭忠纂修，清同治二年（1863）刻本，2.

沙光林

（清）沙光林，善医，不嗜财利。村邻李姓，年荒鬻子，捐银代赎。子中金，邑庠生，笃于至性，事亲能尽子职，事继母无异所生。兄弟之间，让产友爱，邑令李给"孝友足风"匾。《荥阳县志·卷之九·人物》，清·李熙纂修，清乾隆十二年（1747）刻本，14.

崔允恭

（清）崔允恭，薛村保人，性廉正好善，精痘科，治疗不取酬。须水往来病涉，恭率众修建南北二石桥，人皆便之。《荥阳县志·卷之九·人物》，清·李熙纂修，民国十三年（1924）铅印本，12.

李潢

（清）李潢，寓须水，籍隶郑州，有至性，母刘年老多病，潢侍奉汤药，周旋寝食，不离侧者二十三年。通岐黄，尤精痘疹，延之不论贫富，从不较量酬资。抚军雅给"孝思可嘉"额，并银牌一面。《荥阳县志·卷之九·人物》，清·李熙纂修，民国十三年（1924）铅印本，8.

张如良

（清）精医，富而好仁。雇工与邻有隙，缢邻树上，邻畏讼求如良，如良悯其无辜，乃以己田易钱六百缗，恤雇工家为息其事。子二孙七，皆敦古处，孙复、曾孙珍瑞俱精医，有祖风。《续荥阳县志·卷八·人物》，民国·卢以洽纂修，民国十三年（1924）铅印本，27.

鲁中阳

（清）鲁中阳，生员，精针灸，善种牛痘。堂孙王棋生，匝月失怙，命其媳乳养成人。有白姓名魁者，卖妻度荒，中阳出资使魁赎之，俾令完娶。《续荥阳县志·卷八·人物》，民国·卢以洽纂修，民国十三年（1924）铅印本，27.

王居宸

（清）王居宸，字寰一，监生，业岐黄，精运气。嘉庆癸酉（1813）岁饥，族侄六七岁失怙，收养视如己子，授室后，使返本支，恩贡。范培钦记其轶事，勒之贞珉。《续荥阳县志·卷八·人物》，民国·卢以洽纂修，民国十三年（1924）铅印本，29.

王允修

（清）王允修，字德符，城北河王村人，精针灸，通岐黄，全活人命，不可纪极。针鬼祟口眼歪斜尤为拿手。每年审查时令若何，预购各种药物，遇乡里之贫乏者，诊后即付以药，药到病除，不受其值。村东首旧有水口一座，年久失修，荡然无存，雨潦剥蚀，几断交通，允修怒焉忧之，提倡积谷生息之法，不数年成数可观。身任总办之职，开工于光绪三十二年（1906）春，成而溃，溃而成，经营数载，未尝劳倦。比三十四年秋始完好无缺，造福桑梓，迄今利赖，勒有碑碣，以志其事。《续荥阳县志·卷八·人物》，民国·卢以洽纂修，民国十三年（1924）铅印本，29.

蒋抑高

（清）蒋抑高，父锋锐有行善，抑高承家范，和光谦德，为一乡望。二十里铺义和坊遗银五十两于柜底，寻不获，忽忆仰高日在坊中，使人问曰：或先生用乎？应曰：诺。即照偿。年终扫柜，原银宛在，设宴谢罪，抑高一笑置之。生平好施，不居其名遂。于医尤精眼科，施药济人。子绍文、逢源，不坠家风。《续荥阳县志·卷八·人物》，民国·卢以洽纂修，民国十三年（1924）铅印本，30.

袁天一

（清）袁天一，原名韵兰，字国香，侯庄人，优于学，精于医。学足以成德达材，而不居功；医足以起死回生，而不求名。处众则从善如流，嫉恶如仇。立品则不谐与汙俗，独行古道。一时文人学士薰其德，沐其化，共推为三代上人。前孝廉侯化元谓其高弟，尝称其行诣，以风世励俗。《续荥阳县志·卷八·人物》，民国·卢以洽纂修，民国十三年（1924）铅印本，33.

张芝芳

（清）张芝芳，字香泉，笃于孝友，以医济人，亲友延请，远不辞劳，愈不受谢。有患干甲风者，甚危求医，取前医方视之曰：颇是，但归芍轻耳。就原方当归改一两、白芍改八钱，一剂而病如失。有暑月病疫者求医，方中用麻黄三钱，应手汗解，或问曰：疫病忌麻黄，暑月尤甚，用至三钱之多，何以立效？曰：有生地八钱故耳。年八旬，术益精，济人益广。既殁，人思之不置，为树懿行碑，李渤为撰文。《续荥阳县志·卷八·人物》，民国·卢以洽纂修，民国十三年（1924）铅印本，34-35.

王瀚

（清）王瀚，原名鋆，字金生，邑庠生，洄沟人，家贫。舌耕多所成就，尤精岐黄，远近延者，均不责谢。子孙笃守其训，书香绵绵，永世无替。《续荥阳县志·卷八·人物》，民国·卢以洽纂修，民国十三年（1924）铅印本，36.

丁青山

（清）丁青山，字月樵，堂张村人，家贫，业医。光绪四年（1878）春，在史村集上拾钱票三十张，失者惶遽，欲自尽，丁悉还之，后失者持钱五千至其家酬谢，辞不获已，遵父命捐入本村会中。《续荥阳县志·卷八·人物》，民国·卢以洽纂修，民国十三年（1924）铅印本，38.

孙来鹤

（清）孙来鹤，字子访，石井沟人。治家严正有则，其高祖以下八世同居，内外无闲言，人艳称之。来鹤幼习儒，博闻强记，设教里中，垂四十年。兼通医，尤精眼科，见解有独到处，治疾向不取谢。远方来就医者，资以食且赠以药，以是人皆感之。邑人孙钦昂榜其门曰：知圆行方。汜水赵东阶复赠"术并丹溪"匾额。《续荥阳县志·卷八·人物》，民国·卢以洽纂修，民国十三年（1924）铅印本，38-39.

汪文锦

（清）汪文锦，字绣卿，湛深医理，痘疹尤精。远近延请，虽祁寒暑雨必往，家本素封，概不受谢。众感其德，为树懿行碑，题曰：店林风高。寿九十四岁。《续荥阳县志·卷八·人物》，民国·卢以洽纂修，民国十三年（1924）铅印本，40.

宋懋容　宋文昭

（清）宋懋容，字子温。父文昭，以医济人，有善名，懋容世其业。四方延请，以所到先后为序，药赀听人自给，欠不追讨，有不偿者，积久焚其簿，曰：不留此使子孙生心，如是三次。生平距步方行，动循礼法，年逾八旬，每岁时及先人忌日，犹率子弟上坟，有谓其可以已者，曰：此吾职且礼也，一日尚存，礼不可废，不如此何以为后世法。孙太史钦昂，赠以"福缘善庆"匾额，行年九十，无疾而终。《续荥阳县志·卷八·人物》，民国·卢以洽纂修，民国十三年（1924）铅印本，40.

马万全

（清）马万全，精医，知县陈赠以"术妙青囊"匾额，寿八十。《续荥阳县志·卷八·人物》，民国·卢以洽纂修，民国十三年（1924）铅印本，41.

马成九

（清）马成九，精医道，邑进士李再可额其门曰：精心独造，寿八十一。《续荥阳县志·卷八·人物》，民国·卢以洽纂修，民国十三年（1924）铅印本，41.

翟广涵

（清）翟广涵，字泳吾，性颖敏，有心计，业医，晚年益精。认症用药，出人意表，一时名医无出其右，素行元爽，不事唯诃，喜交文士。兴学尤具热心，乡邻旌其门曰"望重闾里"，寿八十一。《续荥阳县志·卷八·人物》，民国·卢以洽纂修，民国十三年（1924）铅印本，41.

张元福　张文生

（清）张元福，字德先，容貌修伟，性情方严，不轻言笑，制行教家，一循礼法。里有纷争，得其一言即解。咸丰末避匪乱，筑保安寨，众推为首，愿受约束，悉心规划，一方赖之，至若辞千金之产而不取，焚五百缗债以恤贫，今犹传为美谈。精岐黄，有李谟子病垂危，张诊之曰：宿食也，当下。李难之。张曰：今尚可为，缓则不救。下之果愈。张登庸妻左股痛不能伸张，审其状曰：小肠痈也，痈愈股自伸矣。为处方，如言而愈。其辨症精确，类如此。孙文生，世其业，有祖风。《续荥阳县志·卷八·人物》，民国·卢以洽纂修，民国十三年（1924）铅印本，42.

马先登

（清）马先登，荥东五十里马嘴村人也。秉质颖异，读书好深长之思，立身稳，识大体，有奇节，孤介自持，不随俗为俯仰。生清乾隆之末，当是时满人入主中夏已有百余年，黔首皆以为践土食毛，沐浴于深仁厚泽，而所谓士大夫者，尤歌功颂德，竟以博一衿、猎一第为荣。

先登既读书，览历史，闻父老话前朝兴亡，独怦然有所感伤于怀间，以所作文示，一时诸名宿皆惊服，以为取青紫当如拾芥也。乃其仕进之念早绝，自幼即不应科第，或有劝之者，笑而不答。然其心存济物，无亲疏远近，遇有患难，苟力所能为，必设法拯救。尤精于医，而生平足不至城市，亦不轻入富贵之门。惟贫困者，以病告则徒步随之，不留饭，亦不受谢也。尝曰：富贵之家，力能延医，吾不往可易他人，至于贫家，医士每不屑顾，既求吾，安忍却之？故当时有马善人之名。

咸丰十年（1860），捻匪扰豫，驻营密邑之观音堂，荥之东南境，多被其害，独于先登村外树旗为标识，相戒勿犯。行医之暇，手不释卷，尤喜读《周易》，玩索有得，便欣然忘食，偶为人占课，辄有奇验，又精韵学，著《韵学指南》四卷，今已佚。同治中年卒，临终自制汉衣冠，嘱其子曰：殓我必以此。时人亦不知其故也。《续荥阳县志·卷八·人物》，民国·卢以洽纂修，民国十三年（1924）铅印本，43-44.

宋捷三　宋凤起　宋广述

（清）宋捷三，字锡堂，小京水北图人，幼贫不能读，从岁贡生宋凤起学医，尽得其术，痘疹尤其所长。郑县李国政，晚年始生一子，患痘甚剧，群医束手，心危之，延其诊治。诊毕，曰："症诚险，幸非逆也。"为处方，曰："服二剂，至某日当起，长某日当灌浆，某日当结痂，保无他虞，惟灌浆时尚须一诊。"及期，复请诊视，曰："尚须服药，否则面麻。"又制一方，嘱服二剂，安然获痊，皆如所言，面亦不麻。常庄王大群患大渴，饮水不止，医药罔效，捷三诊之曰："诊此，寒极似火也。"投一大剂参附立止。

郑县生员王世勖，妻屡小产，求医治，曰："此宜调理于未胎以前，保护于受胎以后。每月必服药数剂，乃克收效，非一诊能为功也。"如其言每月一诊，未几受孕，胎果不坠，子亦遂育。其识症精确，用药奇妙，皆如此类。性廉介，有为备诊封者，无多寡皆却之，曰："吾生平未尝受此。"以食物、酒果馈之，则受。有谢以弊帛者，必返还之，或恳其收用以表谢忱，则曰："君子爱人以德，必欲受此，是遗吾以贪也。"幸无相强，邻里亲友，无以酬报公，颂以匾文曰："著手成春"。卒年七十有九，子，广述，世其业。《续荥阳县志·卷八·人物》，民国·卢以洽纂修，民国十三年（1924）铅印本，44-45.

宋辛酉

（清）宋辛酉，字位西，自其曾祖父文昭、祖懋容，皆以儒医有名当时。辛酉幼业儒，府县试屡列前茅，以文通，命蹇，年愈三十，未博一衿。翻然曰："功名身外物，反不如继承家学，尚可于人有济。"遂潜心研究，于《素问》《难经》诸书。已能洞悉本源，犹不自足，受学于马先登先生之门，益如深奥，确有把握，然后出而济世，药到病除，如桴应鼓，于是名振一时。以脉候决人生死，丝毫不爽。

有回民马姓，气已绝，而身尚温，诊之曰："此暂时气闭，非死也。"一药而愈。又有郑县凤凰台宋姓者，自城归，偶不适，行不半路，恰与之遇，急求诊。甫着手曰："脉已绝，当速归，缓恐不能及家。"其人果死途中，凡不治之症，其死或远在数月之外，或近在旬日之间，据脉预断，无不验者。

郑州牧焦仰之，赠以"仙手佛心"匾额。卒年七十有一。子树琴，增生，树棋，岁贡，皆以医名。孙多三、畏三，能世其业。世居城东五十里府君，庙本荥人，先世入郑县籍，且行术尝在郑境。郑人艳其名，故亦载入郑志。《续荥阳县志·卷八·人物》，民国·卢以洽纂修，民国十三年（1924）铅印本，45-46.

白鹤鸣

（清）白鹤鸣，字寿亭，三李村人。父庆堂以骂贼遇害，赐恤云骑尉世职，鹤鸣承袭，归抚标左营效用。博极群书，尤好岐黄家言，于病症脉理，靡不洞悉，医名噪一时。所至，人争延之，活人无算。署光州黎家集守备，卒于任。子绍曾，能世其业，论证洞彻根源，剖析微茫，无不应手奏效，人称为仙手佛心。《续荥阳县志·卷八·人物》，民国·卢以洽纂修，民国十三年（1924）铅印本，46.

（清）《瘟病条辨》《外科症治》卷数未详，白鹤鸣撰。《续荥阳县志·卷十·艺文志》，民国·卢以洽纂修，民国十三年（1924）铅印本，7.

宋运善

（清）宋运善，字普斋，议叙八品，小京水西冈人。累世皆儒医，从祖辈凤起，廪贡，泽溥，恩贡，皆医名噪一时，父开第以增贡生，悬壶须水镇，善针灸；其胞叔家定以诸生官湖北，为藩台刘齐衔所推服。运善绍家传有心得，处方不尚奇异，悉依古法而投，无不应。幼科尤精，乡里颂以"道阐灵枢"匾额。其胞弟运时，廪贡；堂弟吉人，附生，皆以医显。子其义、其瑾世其业。《续荥阳县志·卷八·人物》，民国·卢以洽纂修，民国十三年（1924）铅印本，46.

王作新　王坤

（清）王作新，字振万，世居安任里马家砦（今荥阳市马家寨）。祖坤，习儒医。父重，早卒，依母暨伯父母成立。常以未能事父为憾，即以事父之道事伯父，事伯母如母，每得珍味必归遗之，己未尝先食也，人传为考叔遗风云。性肫挚竺友，于视从兄弟如胞兄弟，抚犹子如己子，从子十余人各有所成就，皆赖其教养力也。束发受书即蜚英声，迨食癝饩益励名节，尝手录《四书》一部。为弟子讲解，必使其就日用上体出味之如食菽饮水，淡而不厌，其心始安。

盖得于先儒，反身录者深矣，从游者百余人。或具体而微，或得其一二，无不恂谨庄重，望而知为王门弟子。生平爱人以德，见义勇为，族无雀鼠之争，里绝吏胥之扰，接人一团和气，持己威武不屈。咸丰末，团练遍天下，荥阳绅民亦倡和之。团长某仰其名望，欲引重之，作新知其不法，诱以利弗，应胁以威弗，惧百方阻饵，终不入其牢笼。后某败死，人始服其胆识。晚年读书，善养浩然之气。岁越古稀，依然童颜。卒以明经，老于牖下，著有《四书章旨》一卷。《续荥阳县志·卷八·人物志文学》，民国·卢以洽纂修，民国十三年（1924）铅印本，10-11.

董联辉

（清）《温病说略》四卷，董联辉撰。以上皆清朝人撰，有列于旧志，兹选举人物志中者，有续采者，仍依《艺文略例》按次续人。《续荥阳县志·卷十·艺文志》，民国·卢以洽纂修，民国十三年（1924）铅印本，7.

吴之颐

（清）国朝吴之颐，江南太仓州人。康熙丁未（1667）科进士，康熙十四年（1675）任，劝农桑、恤刑狱、施医药、革杂徭，政清民安，奸厘弊剔，莅荥不二载，以疾卒于官。妇女儿童闻之皆为流涕，邑中口碑谓：国朝以来，前有倪福州，后有吴太仓云。《荥阳县志·卷之七·秩官知县》，清·李煦纂修，清乾隆十二年（1747）刻本，12.

法振清

（清）法振清，监生，轻财重义，恤贫周急，不求人，知三伏，施茶于千层桥，至今罔赞。又施丸散以济乡里，山神庙前有懿行碑。《续荥阳县志·卷八·人物志义行》，民国·卢以洽纂修，张沂等辑，民国十三年（1924）铅印本影印，441.

张俭　张元会

（清）张俭，字花邨，原名芳辰，晚号柳堂。幼颖敏，读书目数行下，尤喜韩文，发明性道，年十三应童子试，荥令罗公颇器重之，旋入邑庠，食廪饩，文名噪一时，顾不以此自诩也。居恒慕鲁仲连、王彦方之为人，淡科名，笃孝友，同里百余家数十年无涉讼者。族邻少年不营正业或为不义，闻诫立改，甚至终身不敢复面，其感人如此。光绪丁丑岁奇凶，襄赈务，活人甚众，豫抚旌其门，绝无德色。

祖元会，精医术。父春仁，务农业。俭跨灶绳武，传家不废，耕读济世，兼涉岐黄，意谓良医功同良相，固不必预人国事也。从子云以名孝廉，知汤阴事，克贻亲以令名，盖得其教者为最深，而俭仅以明经老，殆所谓道积厥中，无所歆羡，于其外者欤。《续荥阳县志·卷八·人物上文学》，民国·卢以洽纂修，张沂等辑，民国十三年（1924）铅印本影印，395.

郭翰宸

（清）郭翰宸，字瑞屏，康熙十五年（1676）丙辰恩贡，通经术，尤嗜理学……疫疠盛行，有合家死不收敛者，翰宸施棺不继，辄以苇席收骸掩埋。《荥泽县志·卷之五·选举》，民国·李煦纂修，民国十三年（1924）铅印本，25.

薛武承

薛武承（1869—1943），祖居王薛村，正骨科名医。他潜心钻研骨科医术，对来医者，不拘贫富，热心治疗。当时药缺价高，对跌打损伤患者，仅让准备3尺白布用于包扎，吃药从不收费。病人馈赠礼品，婉言谢绝。他行医东到广武，西至巩县，南到米河，北至温县、武陟。凡经他医治的，皆花钱不多，手到病除。《荥阳市志》程远荃、花金委主编，荥阳市志总编辑室编，新华出版社，1996年12月，918.

何其所

何其所（1866—1946），峡窝何寨村人。14岁随父学医，16岁即在竹川"延寿永"药铺坐堂。他对伤寒、妇科尤为贯通，诊治伤寒病，每诊必愈。经常行医于荥阳、汜水、河阴、荥泽、巩县、郑州等地。

他的方剂一般不过六味，花钱不多，效果显著。南峡窝东街一妇女产后久病，已抬上"草铺"（初死时停尸的地方），唯体温不降。其所赶集路过其门，详审病状后说："没死，可救"。第一方剂服后，约一个时辰病人有微弱呻吟。又开一方，嘱托"连服五剂，不愈再看。"药未服完，病妇能出门走动。南峡窝西街三盛恒毛笔铺掌柜周中方患痨病（即肺病）多年，势已不济，其所诊后说："少则十六，多则二十剂药，可愈。愈后继续摄养。"周依嘱行事，终生未复发，活到70多岁。佛姑垌一翁，腹痛如绞，滚转呻吟。其所在隔壁听到哼声就说："是肝胃痛，可以治好。"服四剂药即愈。不少病者谈起何其所时都说："没有何老先生，我早已沤烂啦。"

其所医道高明，品质高尚，他每次出诊，不坐车、不骑马，远途也只骑小毛驴。

他自己研制妇科神药"月间疾丸"，专治妇女产褥期病症。凡有来取者，分文不收，如此舍药达60余年。慕名来索者甚多，远至西安、太原、洛阳等地，他尤关注贫苦人疾病，常将病人姓名、病情、住址记下，每天上午在家应诊，下午按路线到病人家看病，且不收费用。邻里赠一巨额，上书"杏林独步"。民国三十五年（1946）6月病逝，享年80岁。《荥阳市志》程远荃、花金委主编，荥阳市志总编辑室编，新华出版社，1996年12月，922-923.

李继邺

李维继（1889—1978），汜水赵村人。民国十五年（1926）毕业于河南省立第一师范。历任中学、师范数学教师，他体弱多病。又屡受庸医之误，立志自学中医。结合生理知识，精心钻研，日有进益。民国二十年（1931）开始给人治病，处方不用贵重药品，每能著手成春。从此便坚持义务行医，不收报酬，被誉为"穷人的好医生"。

民国二十七年（1938），汜水县中学迁周固寺，山区民众求医者络绎不绝，遇远途求医危重病人，就让其住在自己住室。有一次他为一结婚者做"引客"，途中遇人病危，便令停轿医治，使婚嫁队伍在村外停留1小时之久，病人终得好转。民国三十年（1941），他应清水国立十中聘请，任该校数学教师兼校医，民国三十四年（1945）他辍教专医，在西安市开门应诊。

解放后，任西安中医进修班教育主任兼妇科讲师，中医联合诊所副主任。1956年加入"九三学社"，1957年加入中华医学会，任西安市中医学会副主任兼中医业余大学副校长。1978年在咸阳逝世。《荥阳市志》程远荃、花金委主编，荥阳市志总编辑室编，新华出版社，1996年12月，935.

袁子震

袁子震（1902—1983），乔楼乡侯庄村人，幼年习医。曾在荥阳城内开门应诊，他医道高明，经验丰富。1951年到郑州中医进修班学习。1958年任河南省人民医院中医师。次年，任河南省中医学院内科教研组教师。1979年12月，获中医内科主任医师职称，又获副教授职称。1964年被选为河南省政协委员，列席全国五届人大会议和全国政协会议。1979年9月，被选为河南省人民代表大会常务委员。

子震工作积极负责，认真钻研业务，在79岁高龄时，还坚持在中医院上班。经过几十年的临床实践，他精通祖国医学四大经典，熟练掌握中医诊断方剂，兼通针灸、按摩技术，他应用中药治疗心血管系统疾病，尤有独到之处。著有《泻泄的辨证论治》《治疗冠心病的体会》《急性心肌梗塞并发左心衰竭》《肝肾病的探讨》《胸脾和心痛初探》等7篇。其中学术论文《胸脾和心痛初探》于1982年2月20日被郑州市科学技术协会中医分会评为三等奖。《荥阳市志》程远荃、花金委主编，荥阳市志总编辑室编，新华出版社，1996年12月，937．

第四节　登封县

鬼谷子

（战国）鬼谷子，《集异记》：姓王名诩，楚人，尝入云蒙山采药，得道，颜如少童，居清溪之鬼谷。苏秦、张仪尝问道三年辞去。鬼谷曰：二子轻松乔之永寿，贵一旦之浮荣，惜哉。鬼谷处人间数百岁，后不知所之，或曰嵩高之阳城亦有鬼谷。《登封县志·卷二十三·逸人传》，清·洪亮吉，陆继萼等纂，清康熙五十二年（1713）刊本，676．

苏林

（魏）苏林，《神仙通鉴》：字子元，中岳仙人也，两瞳子正方，自称生于卫灵公末年。少得练身消灾之术，后遇仇公教以服习之法，还神守魂之事，乃学于涓子，教以守三一之法，曰洞真，曰妙经，曰素灵。一则消除万害，一则形体不败，乃地仙之美术，长生之真法也，林受之，游翔名山数百余年，后自称黄泰。《登封县志·卷二十三·逸人传》，清·洪亮吉，陆继萼等纂，清康熙五十二年（1713）刊本，677．

刘奉林

（西周）刘奉林，《神仙通鉴》：一云姓娄，周人学道于嵩高山，服黄精以得不死，积四百年，三合神丹徒委羽之山，能闭气三日不息，于今千余年矣。《登封县志·卷二十三·逸人传》，清·洪亮吉，陆继萼等纂，清康熙五十二年（1713）刊本，677．

李八百

（唐）李八百，传梅《嵩书》：唐有道士李八百，炼药于嵩峰之下，常有三白鹤飞集峰顶。《登封县志·卷二十三·逸人传》，清·洪亮吉，陆继萼等纂，清康熙五十二年（1713）刊本，694．

韦善俊

（唐）韦善俊，《唐书·本传》：京兆人，在嵩阳观事黄元颐，参佩道法。有刘文儿于山内见神人，长丈余，介甲而坐，见善俊来，起迓之。后善俊过坛墟店，遇黑驳犬绕旋不去，因畜之，呼为乌龙。将游少林，食以斋饭，僧不悦，谢曰："吾过矣"，即乘犬去。望之愈远愈大，长数丈化为龙。世俗谓为药王。《登封县志·卷二十三·逸人传》，清·洪亮吉，陆继萼等纂，清康熙五十二年（1713）刊本，696.

吴筠

（唐）吴筠，《唐书·隐逸传》：字真节，华阴人。天宝初，隶道士籍乃入嵩山，依潘师正究其术。元宗召见大同殿与语甚悦，敕待诏翰林献元纲三篇。帝尝问道，对曰：深于道者无如老子五千丈，其余徒丧纸札耳。复问神仙冶炼法，对曰：此野人事积岁月，求之非人，主宜留意。每开陈皆关名教，知天下将乱，恳还嵩山，诏于嵩山。立道馆与孔巢父李白相善。《登封县志·卷二十三·逸人传》，清·洪亮吉，陆继萼等纂，清乾隆五十二年（1787）刊本影印，692-693.

王道士

（唐）李颀送王道士还山诗：嵩阳道士餐陌实，居处山花封石室。心穷伏火阳精丹，口诵淮王万毕术。又曰：出入彤廷佩金印，承恩赫赫如王侯，道士当亦诏封被宠者。《登封县志·卷二十三·逸人传》，清·洪亮吉，陆继萼等纂，清乾隆五十二年（1787）刊本影印，694-695.

傅清原

（清）傅清原，王志：登封监生，性孝友，不乐仕进，急人之难，慷慨有义气。深精医理，施药疗人，多全活者。《登封县志·卷二十二·列士传》，清·洪亮吉，陆继萼等纂，清康熙五十二年（1713）刊本，642.

（清）傅清原，王志：登封监生，性孝友，不乐仕进，急人之难，慷慨有义气，深精医理，施药疗人，多全活者。《河南府志·卷四十六·人物志孝义》，清·施诚纂修，清同治六年（1867）刻本，20.

景日昣

（清）景日昣，见进士。

（清）景日昣，节孔广启所撰，传字东阳，登封人，康熙辛未进士，始令高要邑。旧有水怪，每乘风雨作洪涛，为民害。昣尝夜坐，吏以水患警告昣，服朝服趋立岈上，誓以身殉，水辄退。高要民即于立处建生祠，行取为侍御。以忧归，服阕补原官，多所建白，累迁少宗伯加尚书，凡典制多所更定，寻致仕，著《说嵩岳史》《尊生书》及《诗文集》。《登封县志·卷二十二·乡贤传》，清·洪亮吉，陆继萼等纂，清乾隆五十二年（1787）刊本影印，432，640.

《嵩崖尊生》十五卷，清·景日昣撰。日昣，有《嵩崖易义》，已见前。是书自序略曰：予研心有年，略见大意，聊次其所及知，及素所闻见者，叙述为篇，其于易医同源之理，或亦有一解云尔。吴联序略曰：尊生书者，嵩崖景先生于二十年前手辑是编方。其髫年时，因奉母以研究医理，学书复明医而贯通易义，即此五运六气，天时民病中有阴阳变化之道，一综核之于脉理药性，审症之方，节节考证，卷卷精详，直令人开卷批阅如指掌，故《尊生》一书自可合《素问》《准绳》《内经》诸学以括之，也有刊本。《河南通志·艺文志稿·子部·医家类》，民国间（1912—1949）铅印本，30.

景日昣（约1658—），字冬旸，号嵩崖，大冶街人，后曾居县城。幼年家贫，母亲有病，无钱买参，医生说鸽子可以代替。他捕鸽，鸽回巢，巢在县衙不得进。日昣望衙哭，县令知其孝，以笼盛鸽让他拿回。母亲病故，他一面拆洗旧衣为母装殓，一面暗下决心学医。因贫上不起学，老师见其聪明让其免费学习。他刻苦努力以成绩第一被选入县学。

康熙十二年（1673）入嵩阳书院，二十六年中举人，三十年会进士。当时名人仇沧柱、王宛平、徐昆山等看了他的文章，啧啧称赞，以公卿之位期望。他初任广东肇庆府高要县知县，平雪冤案，很受人民欢迎。县内有水灾，常溺死人畜，淹没庄田。汛期到来，他乘船上岸察水情，思索方案，经多次治理，水患解除。高要人民感激他的功绩，在他治水站立的地方建立生祠以表纪念，政绩上报后升京畿监察御史。他巡视郊区，发现井内有无头死尸，让有关人员处理，数月不能破案；他亲自便衣访察，尽得其情，京民叹服。

他向皇帝上《粤中征米浮价》《矿商病民》等奏疏，内容恳切详明，表现了对人民疾苦的关心。皇帝对他的爱民精神非常赏识，又知他是个良医，因此屡迁其官；先后九任陕西道、山西道、浙江道、江南道、河南道监察御史，又升鸿胪寺、太仆寺少卿、宗人府府丞，都察院左副都御史，后升礼部、户部侍郎，加礼部尚书衔。他在任礼部侍郎期间，对礼乐制度，做了许多修订。曾3次主持科考，他所选拔的人才，后皆为天下名士。

雍正三年（1725），日昣告老归里，在嵩山南麓，叠石溪上游建别墅居住，从事著述。其著作有《说嵩》《嵩崖尊生》《嵩阳学》《学制书》《嵩台随笔》《嵩岳庙史》《会善寺志》《龙潭寺志》及笔记诗文若干卷。《嵩崖尊生》是我国医学珍品，对妇科疾病有见解独到之处，后传入日本，享有盛誉。《登封县志》，登封县地方志编纂委员会编，郭明志主编，河南人民出版社，1990年8月，697.

巍杰卿

巍杰卿（1892—1980），字国英，唐庄乡玉台村人。杰卿15岁开始学医，在临汝县天花堂、密县马河村拜名医丁林芝、丁金成为师。他学习刻苦认真，潜心实践，积蓄了大量的医学知识。他说："行医者，活人之事而亦杀人之械也，今医书繁多，未尽其变，理解不透，何能医病矣。"1937年，在登封县城开办民生医院（红十字会医院），后在新店开存德堂药店，行医 8 年；建国后在栾川县三官庙做医疗工作，1958 年回登封，医疗防疫成绩显著，曾获登封县先进卫生工作者奖章一枚。

杰卿行医 60 年，长于中医、针灸，通晓小儿科和妇科。他在医疗辩证时采用：大病在宜外，以泻之道补之；病有宜泻，以补之道泻也；病宜寒剂者，以热剂为向导之兵；病有宜热剂者，以寒剂为类从之引；在上治下，在下治上；有脏腑之分，表里之别，虚实寒热转化之规律等。因此，他对患者总是从整体观念入手，辨六经，析八纲，进行正确诊治，达到高疗效之目的。

杰卿在用药方面，有一定的见解和创新。他用生大黄加入不同的消食化滞药物，治疗过食膏粱厚味而引起滞积不化、脘腹胀满的患者，达到了荡涤脏腑祛秽除积之功。用土炒大黄攻下积滞而不伤正，增进食欲，以通为补。他还将五种炮制方法应用于临床，即"酒制升提而制寒，醋制注肝而收敛。盐制走肾而下行，姜制温散而豁痰。蜜制甘缓而润燥，炮锉炽焙是关键"。

魏杰卿不但医术高明，而且深知人民疾苦。应诊无论妇孺长少，皆视若亲人，寒暖相依；贫穷者不收诊费，甚至施以茶饭。他说："医生的职业就是治病，待病人疾病脱身时，我才高兴。"《登封县志》，登封县地方志编纂委员会编，郭明志主编，河南人民出版社，1990 年 8 月，706-707.

裴金华

裴金华（1881—1967），字砺斋，号若梦，大金店乡裴家岭人。金华幼读儒书，清朝光绪年间参加科举考试，未被录取，即遵范仲淹"不为良相，便为良医"之训，精研岐黄之术。1924 年先后在张庄、城关镇、王庄等地自设药店，采集地道药材，精心炮制，专以济世，不为重利。1942 年登封旱灾严重，民不聊生，他对城乡贫病交加的患者一次舍免药价数百石（粮食），当时乡民赠以"仁济闾里"匾额。

1931 年担任登封县戒烟局局长，1953 年在县城办中医学徒班。1956 年与同乡学生郝德坤在城关镇组织联合诊所。每诊余，回忆辑录《活人验方辑要》。其治病宗旨："固先天，养后天，保元气，健脾胃，使正气存内，邪不可干。"其治法不随时俗："行气取疏达，逐瘀取活络。清不用寒凉，泻不用峻快。"

1958 年医疗机构改革时，他调到登封县人民医院中医科工作；1961 年担任登封县卫生工作者协会主任；1963 年河南省卫生厅授予"名老中医"称号。

金华行医 50 余年，医疗经验颇丰，以善治劳损诸疾著称，验方"无价保真丸"为遣使之惯例；种子安胎以"五子衍宗丸""保生无忧散"为独特之秘；治疡症以自制"积善春千锤膏"外贴，制法精严，拔毒祛腐。《登封县志》，登封县地方志编纂委员会编，郭明志主编，河南人民出版社，1990 年 8 月，707.

温之贞

温之贞（1899—1982），字名山，大冶乡温沟村人。他天资聪颖，博学多才，19

岁开始先后被邀请到登、密、禹三县教书，受到学生及家长尊重，30岁时，他父亲得病，几乎丧生。惊恐之下，决心习医济世。读了《内经》《难经》《伤寒论》《金匮》《神农本草经》等书，其中以研读《内经》《伤寒》为主。后经禹县名医宋德荣指导点化，并行实践，故能诊断多种常见病和一些疑难症。

1949年冬，之贞慨然以振兴医学为己任，集资创办中医学校，有学生贫不能坚持学习者，还资其衣食。他在给学员讲课时，常以通俗语言、生动实例和比喻解释较深的医理。他说："医者，书不熟则理不明，理不明则识不清。明理在于辨证用药。无一病不穷究其因，无一方不洞悉其理，无一药不精通其性。"先后培养学生250余名，遍及登、密、禹三县。

1953年任大冶区卫生工作者协会主任。1958年在大冶卫生院担任门诊医生，对患者，不分职位高低，男女老幼，皆一视同仁。他擅长治疗内科、妇科疾病，选方平稳，用药轻灵，疗效卓著。求诊者，门庭若市，在大冶、王村、白沙、平陌一带享有盛誉。

1962年河南中医学院聘请他赴郑教学。1963年出席开封地区中医生代表大会，会议对他的医教业绩给予了高度的评价。晚年著有《温之贞医案》，其中多例病案编入省编的《河南名老中医经验集锦》。《登封县志》，登封县地方志编纂委员会编，郭明志主编，河南人民出版社，1990年8月，708.

朱文周　宋文卿　郑金镜　李天章　吴林枝　任彦　耿彝斋　郝金铸　齐邦贤　韩炳　李文斋

著名老中医：朱文周，男，籍贯告城，生卒时间1881—1967年，专长内外妇幼科；宋文卿，男，籍贯城关，生卒时间（不详），专长中医内科；郑金镜，男，籍贯大金店，生卒时间1883—1958年，专长内科杂病及妇幼；李天章，男，籍贯告城，生卒时间1886—1960年，专长中医外科；吴林枝，男，籍贯芦店，生卒时间1889—1970年，专长中医外科；任彦，男，籍贯告城，生卒时间1889—1973年，专长中医内科；耿彝斋，男，籍贯唐庄，生卒时间1891—1969年，专长妇科杂病；郝金铸，男，籍贯君召，生卒时间1893—1952年，专长内妇科；齐邦贤，男，籍贯送表，生卒时间1898—1964年，专长内、妇、儿科；韩炳，男，籍贯告城，生卒时间1901—1981年，专长眼科；李文斋，男，籍贯米村，生卒时间1903—1973年，专长内、妇、儿科。《登封县志》，登封县地方志编纂委员会编，郭明志主编，河南人民出版社，1990年8月，574.

第五节　密　县

张作极　张基永

（清）张作极，邑庠生。事亲怡色婉容，家庭之间融融如也，父病疡，凡浴疮敷药，必躬必亲，衣不解带，九十余日无倦色。事二兄恭敬纯笃，终身如一日。孙基永，贡生，母尝患鹤膝风，辗转床褥七年，基永屏绝人事，奉侍汤药，衣垢不浣，人罕见其面。日夜研究医术，自制方药，母病竟愈。持身严正，门下士多，勉以敦行力学。曾孙惠洽，举人，有文行。元孙纫芳，以举人教谕洛阳。《密县志·卷十三·人物志孝友》，清·谢增，景纶撰，清嘉庆二十二年（1817）本，9.

（清）张作极，庠生。事亲愉色婉容，家庭之间融融如也。父患疡，浴疮敷药，必躬亲之，衣不解带九十余日无倦色。事二兄恭敬纯笃，终身如一日。孙基永，贡生，母患鹤膝风，辗转床褥七年，基永屏绝人事，奉侍汤药，衣垢不浣，人罕见其面。研究医术，自制方药，母病竟愈，持身严正，教人多勉以敦品立行。曾孙惠洽，元孙纫芳，均举人，另有志。《密县志·卷十六·人物》，民国·汪忠纂，民国十三年（1924）铅印本，13.

郭元长

（清）郭元长，字乾一，邑庠生。性孝友，继母患瘫疾，元长昼夜不离左右，衾枕不就者二载，继母故，不食酒肉，不入内室。女兄贫，元长养至老，卒，葬从厚。精岐黄，人称国手。《密县志·卷十三·人物志孝友》，清·谢增，景纶撰，清嘉庆二十二年（1817）本，10.

（清）郭元长，字乾一，邑庠生。性孝友，继母患瘫疾，元长昼夜不离左右，枕席不就者二载，居继母丧，不入内室，不御酒肉。女兄贫，迎养至老，并营殡葬。精岐黄，人称国手。《密县志·卷十六·人物》，民国·汪忠纂，民国十三年（1924）本，13.

周同文

（清）周同文，字衡章，廪膳生。少失怙，家贫，得甘旨必进母居，母丧不入内室，不食酒肉，每祀先，必流涕，乡里称其孝。因母病，习岐黄，无贫富辄往，不受谢，著《伤寒论辨症详说》。《密县志·卷十三·人物志孝友》，清·谢增，景纶撰，清嘉庆二十二年（1817）本，11.

李维刚

（清）李维刚，字敦伦。国学生，品行端方，精岐黄术，多活人。未尝索谢，病者路远就医，必具食乃听去。子曰岩，孙永昶，俱登贤书。《密县志·卷十三·人物志义行》，清·谢增，景纶撰，清嘉庆二十二年（1817）本，19.

（清）李维刚，太学生。品行端方，精岐黄术，多活人。未尝索谢，病者路远就医，留之食，乃听去。子曰岩，孙永昶，俱登贤书。《密县志·卷十六·人物》，民国·汪忠纂，民国十三年（1924）本，27.

慕来泰

（清）慕来泰，字大来。增广生，品行端方。精岐黄术，家甚贫，而不索谢，病者路远就医，必具食乃听去。《密县志·卷十三·人物志义行》，清·谢增，景纶撰，清嘉庆二十二年（1817）本，20.

（清）慕来泰，字大来，增生。行谊端洁，尤精医术，而不计酬谢，远方就医者，辄为具食，人多感之。《密县志·卷十六·人物》，民国·汪忠纂，民国十三年（1924）本，28.

任中麟

（清）任中麟，字百祥。家传医痘如神，有求即应，概不受谢，贫者更捐药予之。《密县志·卷十三·人物志义行》，清·谢增，景纶撰，清嘉庆二十二年（1817）本，21.

冯裕昆

（清）冯裕昆，幼读书，长工医，好施药饵，平道路，和睦乡里，教子义方。《密县志·卷十三·人物志义行》，清·谢增，景纶撰，清嘉庆二十二年（1817）本，22.

（清）冯裕昆，幼读书，长精医术，好施药饵，和睦乡里，修治道途。《密县志·卷十六·人物》，民国·汪忠纂，民国十三年（1924）本，29.

张如修

（清）张如修，国学生，字永叔，乐善好施，和气迎人，又精眼科，求医者如市。《密县志·卷十三·人物志义行》，清·谢增，景纶撰，清嘉庆二十二年（1817）本，23.

（清）张如修，字永叔，乐善好施，和气近人，精眼科，求医者如市，称为"豁蒙圣手"。后享遐龄，人以为行善之报。《密县志·卷十六·人物》，民国·汪忠纂，民国十三年（1924）本，30.

孙建业

（清）孙建业，少好医学。常以济世活人为心，乡党有病恒施药，疗治不索谢，县旌其门。《密县志·卷十三·人物志义行》，清·谢增，景纶撰，清嘉庆二十二年（1817）本，24.

（清）孙建业，少好医。常以济世活人为心，乡里有病，恒施药饵，病愈不受谢，邑令旌其门。《密县志·卷十六·人物》，民国·汪忠纂，民国十三年（1924）本，30.

樊洧

（清）樊洧，邑庠生，性宽厚好善，有受业者，不问修脯，精于医，活人多，概不索谢。值岁大饥，瘟疫盛行，洧年八十余，为人疗病，朝夕不遑。适道左拾遗钱五千，立俟其人还之。《密县志·卷十三·人物志义行》，清·谢增，景纶撰，清嘉庆二十二年（1817）本，24.

（清）樊洧，庠生，性宽厚，有受业者，不问修脯，训迪不倦。又精于医，活人不受谢。乾隆丙午（1786），瘟疫流行，洧年八十余，为人疗病，朝夕不遑。尝拾道左遗钱五千，立俟其人还之。《密县志·卷十六·人物》，民国·汪忠纂，民国十三年（1924）本，30.

朱三元

（清）朱三元，邑庠生，朱正之孙，善岐黄，活人甚众，不受谢。有姊适寇氏，家贫目瞽，三元招其全家，同居十余年。《密县志·卷十三·人物志义行》，清·谢增，景纶撰，清嘉庆二十二年（1817）本，24.

（清）朱三元，庠生，善岐黄，活人甚众，不受谢。有姊适寇氏，家贫甚，三元招其全家收养之，十余年。《密县志·卷十六·人物》，民国·汪忠纂，民国十三年（1924）本，31.

王云露

（清）王云露，好善乐施，人有龃龉，必委曲和解，制丸散四十余年。《密县志·卷十三·人物志义行》，清·谢增，景纶撰，清嘉庆二十二年（1817）本，25.

郑凤鸣

（清）郑凤鸣，性孝友，廉洁好善，居壶瓶嘴。当溱源之下流为荥汜之孔道，每水退泥泞，尝积土木，架桥以便行人。又蓄风药活婴儿，至老不息。《密县志·卷十三·人物志义行》，清·谢增，景纶撰，清嘉庆二十二年（1817）本，27.

（清）郑凤鸣，廉洁好善，居壶瓶嘴。当溱源下流为荥汜孔道，每水退，苦泥泞，架木为桥，以便行人。又蓄风药，救小儿无算。《密县志·卷十六·人物志义行》，民国·汪忠纂修，民国十三年（1924）铅印本，32.

张世荣

（清）张世荣，立品清高，精岐黄，蓄方药，求无不应，济世活人，不索谢，亦无德色。《密县志·卷十三·人物志义行》，清·谢增，景纶撰，清嘉庆二十二年（1817）本，27.

（清）张世荣，立品清高，兼精岐黄，多制方药，求无不应，济世活人，既不索谢，亦无德色。《密县志·卷十六·人物》，民国·汪忠纂，民国十三年（1924）本，32.

周郓

（清）周郓，字沂川，国学生，孝友好施，精岐黄，延请辄至，不受谢。《密县志·卷十三·人物志义行》，清·谢增，景纶撰，清嘉庆二十二年（1817）本，29.

陈大谟

（清）陈大谟，字显功，国学生，事继母孝，善疡医，不惮劳，不受值，药资不给，每以室人纺绩易之。《密县志·卷十三·人物志义行》，清·谢增，景纶撰，清嘉庆二十二年（1817）本，30.

（清）陈大谟，字显功，太学生，事继母孝，尤善疡医，施药不受值，不惮劳，买药无资，每以家人纺绩钱易之。《密县志·卷十六·人物》，民国·汪忠纂，民国十三年（1924）本，34.

金标

（清）金标，精痘疹。尝舍药济人，有以其贫不能给难之者，标曰："凡人善行，力可及一日则行一日，安得以贫自谢也？"《密县志·卷十三·人物志义行》，清·谢增，景纶撰，清嘉庆二十二年（1817）本，31.

（清）金标，精痘疹，舍药济人，或以其贫难之，标曰："凡人行善，视吾力所能为，安得以贫自谢乎。"行之愈力。《密县志·卷十六·人物》，民国·汪忠纂，民国十三年（1924）本，35.

王汉

（清）王汉，性好善，施药济人数年，凡三倾其产。《密县志·卷十三·人物志义行》，清·谢增，景纶撰，清嘉庆二十二年（1817）本，31.

路坦

（清）路坦，字平子，精岐黄，活人甚众。参苓所济不索值，里人感之。《密县志·卷十三·人物志义行》，清·谢增，景纶撰，清嘉庆二十二年（1817）本，32.

（清）路坦，字平子，素明医理，活人无数。施药物，不受值，乡人感之。《密县志·卷十六·人物》，民国·汪忠纂，民国十三年（1924）本，36.

张炟　张基年

（清）张炟，字熙山，岁贡生，孝友宽仁，好学不倦。常有盗入室，家人执之，跪阶前，炟曰："穷民耳，可遣去。"善岐黄，病者投之辄效。子基年，增广生，诗文有名，亦精医术。《密县志·卷十三·人物志文学》，清·谢增，景纶撰，清嘉庆二十二年（1817）本，43.

（清）张垣（子基年，附），贡生，字熙止，孝友宽仁，好学不倦。尝有盗入室，家人执跪阶下，垣曰："穷民耳，遣之。"晚年好岐黄，病者投药辄效。子基年，增生，有文名，亦精医术。《密县志·卷十六·人物》，民国·汪忠纂，民国十三年（1924）本，52.

傅一经

（清）傅一经，字子授，恩贡生，绩学敦行，精医术。《密县志·卷十三·人物志文学》，清·谢增，景纶撰，清嘉庆二十二年（1817）本，43.

（清）傅一经，字子授，恩贡，绩学敦行，兼精医术。《密县志·卷十六·人物》，民国·汪忠纂，民国十三年（1924）本，52.

马朝聘

（清）马朝聘，字君选，邑庠生，著有《崇实录》《论语讲义》《周易正义》等书。又精岐黄，著《资生灵通》五十七卷。《密县志·卷十三·人物志文学》，清·谢增，景纶撰，清嘉庆二十二年（1817）本，43.

张森吉

（清）张森吉，字列璋，生而颖异，幼即善属文，又精岐黄。父母有疾，必亲制方。父病笃，日夜不离侧，须发尽白。以举人授光州学正，崇文教，励士节。尝勖人曰："读书须躬行实践，美言欺人，德之贼耳。"《密县志·卷十三·人物志文学》，清·谢增，景纶撰，清嘉庆二十二年（1817）本，45.

（清）张森吉，字列璋，生而颖异，善属文，又精岐黄。亲疾制方，竭情尽慎。

父病笃，日夜不离侧，须发尽白。以举人任光州学正，崇文教励士习，尝勖人曰："读书须躬行实践，美言欺人，德之贼耳。"《密县志·卷十六·人物》，民国·汪忠纂，民国十三年（1924）本，53.

周同仁

（清）周同仁，字衡章，廪生。少失怙，家贫，得甘旨必进居，母丧不入内，不与酒宴，每祀先，必涕泣，乡里称其孝。因母病，习岐黄，无贫富辄往，不受谢，著《伤寒论辨症详说》。《密县志·卷十六·人物》，民国·汪忠纂，民国十三年（1924）本，14.

王伯兴

（清）王伯兴，太学生，少失怙，事亲以孝闻。年近七旬，母犹在堂，色养兼尽，有老莱风。素精痘疹术，全活甚众。《密县志·卷十六·人物》，民国·汪忠纂，民国十三年（1924）本，20.

傅炳耀

（清）傅炳耀，字星若，岁贡。性孝谨，事父母色养无违。亲殁，遇忌日，先期斋戒，率子侄奠祭，衔哀致诚。教人严而善诱，与人交，劝善规过无假饰。精医术，多全活者。《密县志·卷十六·人物》，民国·汪忠纂，民国十三年（1924）本，21.

李同乐

（清）李同乐，太学生。事亲善养志，亲殁，二弟甫数岁，抚养成立，后二弟相继逝，抚遗孤逾所生。析居时，财产让侄辈，不与较。晚嗜医，活人不可胜数。《密县志·卷十六·人物》，民国·汪忠纂，民国十三年（1924）本，25.

张灼

（清）张灼，字见三，附贡。事孀母极孝，乡里借贷有不能偿者，辄焚其券。素精岐黄，贫人服药不取值，亦不受谢。办公数十年，正直无私，人皆重之。《密县志·卷十六·人物》，民国·汪忠纂，民国十三年（1924）本，39.

申国拔　申曰福

（清）申国拔，轻财好义。有汜水人申曰福者，挟医术游密，国拔以别墅赠之，署券不受值，其慷慨如此。寿八十有七而卒。孙麟祥，庠生。《密县志·卷十六·人物》，民国·汪忠纂，民国十三年（1924）本，39.

王继昇

（清）王继昇，字平甫，性慈善。昆仲四人故者三，遗三侄，抚之成立，一如己出。又善治痘疹，不索谢，八十有六而卒。《密县志·卷十六·人物》，民国·汪忠纂，民国十三年（1924）本，39.

路鸣鹤

（清）路鸣鹤，精医术，无贫富邀之即往。每年终，药债有不能偿者，具册焚于路。又施地五亩于超化南，为贫人葬地。《密县志·卷十六·人物》，民国·汪忠纂，民国十三年（1924）本，39.

李坦

（清）李坦，字舒庵，业疡医。有丐者疽发背，坦给食疗治，不厌其秽，其人铭感终身。曾孙克诚、克明均贡生，金以为阴德之报。《密县志·卷十六·人物》，民国·汪忠纂，民国十三年（1924）本，39.

卢西庚

（清）卢西庚，字梦白，太学生。豁达明爽，好施与，凡有乞贷，无不应付。善岐黄，延之者接踵于门，不惮烦劳。子骧云，举人，见政事门。《密县志·卷十六·人物》，民国·汪忠纂，民国十三年（1924）本，40.

赵中和

（清）赵中和，字建堂，太学生，慷慨好义，遇事勇为。光绪三年（1877），邑侯委办茶庵粥厂，又尝监修路工，均能实力奉行。精眼科，延聘无虚日，施药疗病，概不受值，乡里德之。《密县志·卷十六·人物》，民国·汪忠纂，民国十三年（1924）本，41.

施广庆

（清）施广庆，景泰子，以孝友闻，设教里中，循循善诱，兼精医术。好施与，有负欠者，焚券不责偿。以嗣子春膏贵封中宪大夫。《密县志·卷十六·人物》，民国·汪忠纂，民国十三年（1924）本，46.

张文科

（清）张文科，太学生，通医术。遇贫而无力者，辄施药饵，不取值。有乞人子患痘求医，收养之，愈而后使行。《密县志·卷十六·人物》，民国·汪忠纂，民国十三年（1924）本，46.

李之牧　李西雍

（清）李之牧（子西雍，附），武庠生，精内外科。好施药饵，于贫人尤加之意。子西雍，仰承父志，施入祠堂地二十五亩。《密县志·卷十六·人物》，民国·汪忠纂，民国十三年（1924）本，46.

李延锡　李同澡

（清）李延锡（子同澡，附），贡生。捻匪之乱，尝捐资修米村寨，悯本村什纪差苦，施地积款充伊公费。有族侄家贫，为纳婚授室。光绪二年（1876），岁凶，散财济急，全活者众，有死者辄瘗埋之。次子同澡，精外科，施药济人，毫无吝色，以什纪差费不敷，仰承父志，施地六亩附益之。《密县志·卷十六·人物》，民国·汪忠纂，民国十三年（1924）本，46.

朱佐清

（清）朱佐清，字辅公，庠生。好学，家贫无油，焚香照读，终夜不辍。兄弟析居，曰："诗书从吾，好田产归兄弟。"里人义之，精医学，卜筮如神，尝语其子曰："吾年七十有七当以瘫。"终果如其言。《密县志·卷十六·人物》，民国·汪忠纂，民国十三年（1924）本，52.

施春和

（清）施春和，字茗斋，举人。性警敏，博闻强识文，名噪一时，兼精岐黄、堪舆之学。由国史馆议叙、知县改教职司铎滑县，旋以大挑二等，授南阳教谕。《密县志·卷十六·人物》，民国·汪忠纂，民国十三年（1924）本，60.

郭延璧

（清）郭延璧，字瑞五，岁贡，隐居，教授。敦品励行，与陈光基诸先生齐名，有四理学之称。尤精岐黄，活人无算。《密县志·卷十六·人物》，民国·汪忠纂，民国十三年（1924）本，60.

周之桢

（清）周之桢，字干亭，优廪生，性孝友，学养深醇，四方来学者，络绎不绝。又明医理，多所拯救。《密县志·卷十六·人物》，民国·汪忠纂，民国十三年（1924）本，62.

郭永寿　郭九经　郭九皋

（清）郭永寿，字介眉，密东名医也。方药所投，应手取效，远近受赐者，每题额以匾其门。子九经、九皋均以医名。《密县志·卷十六·人物》，民国·汪忠纂，民国十三年（1924）本，66.

王中立

（清）王中立，善接捏推纳术。每疗病，应手取效，有酬谢者，辄却之。年七十一再与乡饮。《密县志·卷十六·人物》，民国·汪忠纂，民国十三年（1924）本，67.

马东周

（清）马东周，字梦初，廪贡，学问尤长，兼精医术，临症施药，应手痊愈，时以儒医目之。《密县志·卷十六·人物》，民国·汪忠纂，民国十三年（1924）本，67.

王心一

（清）王心一，性孝友，博闻强识，绩学未售，遂业医，远近贫富皆应之，病愈不受馈遗。尝著《验方新集》《痘疹新集》等书藏于家。孙宇春，庠生。《密县志·卷十六·人物》，民国·汪忠纂，民国十三年（1924）本，67.

傅履学

（清）傅履学，洞达医理，妙手绝伦。人所不治之症，往往一药而愈，当时推为国手。《密县志·卷十六·人物》，民国·汪忠纂，民国十三年（1924）本，67.

杨永锡　杨鼎三

杨永锡（子鼎三，附），名医也。尝著《痘疹详说》十二卷、《伤寒摘要》八卷、《杨氏医案》若干卷，藏于家。子鼎三，能世其业，人皆称为杨七先生而不名。尝诊一无疾人，云："汝于二年后，立秋日当不起。"后果如其言，神妙如此。《密县志·卷十六·人物》，民国·汪忠纂，民国十三年（1924）本，67.

周之官

（清）周之官，性仁厚，精岐黄术，名重一时。嘉庆间为医学训科，邑侯景甚尊礼之。《密县志·卷十六·人物》，民国·汪忠纂，民国十三年（1924）本，67.

傅观象

（清）傅观象，庠生，性孝，因亲病，博览医术，遂精医。有延之者，无远近悉应之，活人无算，不受谢。尝语人曰："每疗一症，必悉心研究。病不愈，心不释也。"用心如此，可想见其为人矣。《密县志·卷十六·人物》，民国·汪忠纂，民国十三年（1924）本，67.

张炳藩

（清）张炳藩，廪生，精医术，远近争聘之，应手取效。病愈无德色，并不受谢。及殁，人皆惜之。《密县志·卷十六·人物》，民国·汪忠纂，民国十三年（1924）本，67.

白暹

（清）白暹，天资灵敏，性诣端方，始业儒，继习医。临症处方，百发百中，密、新、郑、荥之交争延致之，乡里匾其门曰"名齐良相"。《密县志·卷十六·人物》，民国·汪忠纂，民国十三年（1924）本，67.

张春

（清）张春，弱冠游庠，因其先五世业医，举业之暇，每兼习之，医书涉猎殆尽。遇人所不能治之症，独出手眼，而于伤寒时疫尤为擅长。《密县志·卷十六·人物》，民国·汪忠纂，民国十三年（1924）本，68.

王怡　王书堂　王书扬

（清）王怡，名医也，尤精外科，遇危险症，施药奏功，往往出人意表。有酬谢者，力却之。孙书堂、书扬均能世其业。《密县志·卷十六·人物》，民国·汪忠纂，民国十三年（1924）本，68.

陈心宽

（清）陈心宽，儒医业。疗病如神，远近咸依赖之。《密县志·卷十六·人物》，民国·汪忠纂，民国十三年（1924）本，68.

樊通润

（清）樊通润，号云鹤，精岐黄术，治病因症处方，无不应手立愈，著有《医学述要》十卷，藏于家。寿九十八，无疾而卒。《密县志·卷十六·人物》，民国·汪忠纂，民国十三年（1924）本，68.

丁同文

（清）丁同文，太学生，以医名于伤寒、瘟疫等症，尤称国手。寿八十有七。《密县志·卷十六·人物》，民国·汪忠纂，民国十三年（1924），68.

李培寿　李咸如　李璋如　李绍白

（清）李培寿，医术高妙，名重一方。子咸如、璋如，孙绍白均世其业。璋如，尤称国手。《密县志·卷十六·人物》，民国·汪忠纂，民国十三年（1924）本，68.

张允之

（清）张允之，性灵敏，精医学，一生活人无算。《密县志·卷十六·人物》，民国·汪忠纂，民国十三年（1924）本，68.

陈光常

（清）陈光常，精医学，兼内外两科，救疗多痊愈者。《密县志·卷十六·人物》，民国·汪忠纂，民国十三年（1924）本，68.

周如芝

（清）周如芝，字馥堂，太学生，性孝友，治家谨严。父八帙余，如芝亦年逾花甲，承欢膝下，愉愉如也。弟如兰，经商折阅七千缗，如芝鬻产三百亩代偿之，毫无吝色。后办本保公事，公正和平，甚孚众望。又善小儿科，全活者不计其数。侄，贺昌，庠生。孙，金相，优廪生。《密县志·卷十六·人物志孝悌》，民国·汪忠纂修，民国十三年（1924）铅印本，19.

寇寅斗

（清）寇寅斗，太学生，母患目疾，汤药亲尝。后弃儒就医，称国手。母殁，庐墓百日。《密县志·卷十六·人物志孝悌》，民国·汪忠纂修，民国十三年（1924）铅印本，23.

郑益修

（清）郑益修，字敬之，监生，以忍治家，六世同居，长幼百余口，无不敬畏。光绪丁丑（1877）岁大病疫，施棺木四十余具。设教里塾，不受束修，兼精岐黄，活人甚众。《密县志·卷十六·人物志义行》，民国·汪忠纂修，民国十三年（1924）铅印本，37

张允忠

（清）张允忠，字诚斋，遇事敢任，捻匪之乱为，和合寨主，纠众捍御，卒保无虞。办公多年，勤慎无私。精医术，全活者不计其数。《密县志·卷十六·人物志义行》，民国·汪忠纂修，民国十三年（1924）铅印本，38.

陈修简

（清）陈修简，太学生，善医术，有延致者，虽寒暑雨雪必往。遇人有衅端，反覆开陈，必事平而后已，人多爱之而敬之。《密县志·卷十六·人物志义行》，民国·汪忠纂修，民国十三年（1924）铅印本，48.

牛家顺

（清）牛家顺，精和缓术。有邱姓者，气已绝，顺适至，投以剂，立苏。其神妙多如此。《密县志·卷十六·人物志方伎》，民国·汪忠纂修，民国十三年（1924）铅印本，67.

李元辰

（清）李元辰，精卜筮，能知来来事，远近问卜者如市，所断决多奇验，寿九十有四。《密县志·卷十六·人物志方伎》，民国·汪忠纂修，民国十三年（1924）铅印本，68.

第六节　新郑县

王金　王怀芝　王继怀

（明）王金，号芝山，秦之西安人。当世庙时，以白衣召见，为言三元大丹，辄称旨。授官太常世庙，宾天廷议，以金进药，不谨，论极刑，时新郑相国高文襄公以首辅掌铨。复疏力救其略曰："先帝寿者令终，古今无比，今谓是金等所害，皇天后土，然耶否耶？如以为不得正终，其将谓先帝为何？如以父子之间而使先帝不得正终，其将谓陛下为何？"如疏上如其议，乃得论戍金至戍所，数年释归，晚依文襄公居，遂为郑（今新郑市）人。临殁，吃惊其子怀芝曰："尔父以方术贾祸，汝其慎之。嗣后，怀芝隐于医。怀芝之殁也，复以嘱其子继怀，后遂以医济世其家云。《新郑县志·卷十九·人物志流寓》，清·黄本诚纂修，清乾隆四十一年（1776）刻本，15-16.

王继怀

（清）赠医隐王继怀序（沈荃，华亭人）：余之备兵大梁也，得遇继怀王子，为余谈轩岐之学，贯微通幽，无不曲当，余心善之而未罄其源流也。一日，继怀蹙然告余曰："某之先人，固先朝之奉常也。"余蹶然起，曰："得非世所称芝山山人者耶？"王子曰："唯唯嗟乎，芝山其有后哉！"山人名金，秦之西安人也。当世庙时，陶仲文、邵元节辈，皆以方术得幸禄秩赏赐，比于通侯，山人以白衣召见，为言三元大丹，辄称旨，授官太常，出入禁闼者二十年矣。世庙宾天廷议，以山人进药不谨，与陶世恩等俱论极刑，时新郑相国高文襄公以首辅掌铨，复疏力救。文襄之言曰："先帝临御四十五年，享寿六十，寿考令终，古今无比，末年从容，上宾从无遽暴，今谓先帝是金等所害，皇天后土，然耶？否耶？如以为不得正终，其将谓先帝为何？如以父子之间，而使先帝不得正终，其将谓陛下为何？如若不亟明其事，恐天下后世信以为真，卒使先帝抱不白之冤于天下，留不美之名于人间，乞下法司，再问明确，然后，涣发纶音，宣其事于天下，宣付史馆明其事于后世。"疏上，穆宗为心动，如其议，山人乃始得论戍，嘻山人生矣。虽然微，文襄能识大体，秉大议，即其言剀切过当，未能易主听也，盖山人至戍所数年而归，卒依文襄以居遂为郑人。

山人之殁也，属其子怀芝曰："尔父以方术显，终至大祸，戒后世勿习也。"其无忘乃父之言，于是怀芝隐于医，竟其世不言方术。怀芝之殁也，又属其子继怀，曰："尔祖以方术贾祸，戒后世勿习也。"其无忘乃祖之言，于是继怀亦隐于医，如其父不言方术，继怀既伤祖父不得志，益专精于四家六微之间。岁弥久而术弥高，为人温温循谨，与之谈故国丧乱及天下经济大事，辄慷慨激发，辨若悬河，稍命其子习经生家言，补博士弟子，一室之内，雍雍如也。

吾闻活人多者长子孙继怀，自祖父以来迨三世矣，再世之后必有兴者。芝山其有后哉，余既观芝山山人遗像，慨然久之，为赋诗志怀。兹又序其家乘始末以贻继怀，使天下知山人能晚而悔过，以训诫其子孙，且知继怀能读祖父之书，而不以才技自炫。学道之家，类有事业即于王氏之祖若孙见之矣（见《沈文敏集》）。《新郑县志·卷二十七·艺文志国朝》，清·黄本诚纂修，清乾隆四十一年（1776）刻本，13-14.

高捧

高捧，字汝心，任太医院吏目，出身未详。《新郑县志·卷十二·选举表中》，清·黄本诚纂修，清乾隆四十一年（1776）刻本，16.

万鸣珂

万鸣珂，字佩玉，庠生。父以性倜傥，慕班定远之为人。一日慨然曰："大丈夫安能俯首呷唔以老耶?"遂弃家远游，不复还。遗二子于家，长三龄，次甫十月，即鸣珂也。珂生而颖异，纯孝性成。数岁，尝问母曰："父何往?"母曰："流寓他乡已久矣。"珂为号泣终日，年十五毅然以寻父为任。母曰："汝父以不得志而去，汝宜刻励以继父志，且汝年尚幼，只身远出，是重吾忧也。"珂恐伤母心，暂已其事，益肆志典坟，虽盛暑严寒，常至丙夜不倦。年二十入庠，肫以寻父之役请于母，许□□□□曰："母有兄在，母可无虑，子不与父同归，安用子□□□□□□□□□最，后至燕邸，染时疫几濒于死，有以奇方示者，服之少差。□其所，自云，关东岐黄万先生，曾传此方活人甚众。珂闻之心动。□程以往，边关紧严，冒死而过，数日果遇，问其里居，悉合。踢□而归，归亦入庠，夫子俱有声，黉序里人咸称其孝。刘齐法采访。《新郑县志·卷十八·人物志》，清·黄本诚撰，清乾隆四十一年（1776）本，7-8.

王九式

（清）国朝王九式，字抑之，山西高都人。本朱姓，明之宗室也，遭乱无家，来寓于郑（今新郑市）。素精秦越人术，为人疗病辄触手愈，然多不取值，饔飧不给宴如也。笃嗜吟咏，举所遭身世流离之感，皆于声律发之，故虽不必尽合体格而深沉有思，致读者多悲其志焉，著有《晚窗诗集》数卷，藏于家。《新郑县志·卷十九·人物志流寓》，清·黄本诚纂修，清乾隆四十一年（1776）刻本，16.

第七节　中牟县

梁志兰

（明）梁志兰，号乾山，土山人。性和祥，事亲克孝，与物无忤，尤好施舍。遇梵宇神祠及桥梁道路倾塌，喜捐资修建。志清雅，不爱奢华，自奉俭薄，推其余，活医桑之饿者甚众，卒年七十八。子天民，岁荐仕郏县教谕。《中牟县志·卷三·懿行》，民国·萧德馨撰，民国二十五年（1936）石印本，29.

李伯雅

（清）李伯雅，字莲塘，太学生，有至性，九岁丧母，哀毁如成人。甫冠父叔以次卒，叔无子，乃兼祧，顺事两嫡母，先意承志，内外称孝，无间言。好读书，不为世俗，学经史子集之外，凡先儒语录以及象数医卜，搜集十余万卷，领会贯通，与时贤剖辩，无不心折。持身以吕新吾先生为宗，更录古今嘉言、懿行十余卷以为家范。家仅中赀，好施不倦，平时赡养亲族，凶岁周恤里邻，其排难解纷尤，为远近推重。

曾有寒儒以馆资误买庙田，纷然构讼，乃出己资付买者，而以庙田归诸庙，敦厚教人，诸多类是。卒年七十有七，子恩普、恩广均举明经，恩长由词垣宰剧邑，恩照依府经历仕于湖南。《中牟县志·卷之八·人物》，清·吴若烺撰，清同治九年（1870）刻本，49.

万金铎

（清）万金铎，字宣化，事亲能先意承志，不仅为口体奉从。兄弟六人同炊四十余年，怡和无间。赡顾戚族、里党，赖举火者，常数十家。喜究心典籍，精医卜，尝有酬以数十百金者，辄谢之曰："余岂以此射利耶！"概不受。《中牟县志·卷之八·人物》，清·吴若烺撰，清同治九年（1870）刻本，50.

万金铎，字宣化，事亲能先意承志，不仅为口体奉从。兄弟六人，同炊四十余年，怡和无间。瞻顾戚族、里党，赖举火者，常数十家。喜究心典籍，精医卜，尝有酬以数十百金者，辄谢之曰："余岂以此射利耶！"概不受。《中牟县志·卷三·孝友》，民国·萧德馨撰，民国二十五年（1836）石印本，27.

岳所钟

（清）岳所钟，字冠山，岁贡生，少孤。事孀母色养备至，母疾汤药必亲尝。家贫甚，以授读为生计，凡医相星卜，无所不精，然从不假此以干谒卿大夫。闭户潜修，晚年学业益进。及卒，邑人编修张鸿远，砌碑以志其行。《中牟县志·卷三·孝友》，民国·萧德馨撰，民国二十五年（1936）石印本，27.

程镜

（清）程镜，岁贡生，父之侧，县学生，以长厚称。教镜有方，镜甫成立，之侧没，丧葬尽礼。事庶母极恭，尤笃友爱。精医理，治人不取值，岁俭必为粥以济里党。有奇贫二百余人，谋就食异乡，镜闻，急止之曰：奈何轻去故土乎？我稍有盖藏，曷往取之。立罄粟二百余石，由是里中无流离者。《中牟县志·卷三·懿行》，民国·萧德馨撰，民国二十五年（1936）石印本，32.

张宏业

（清）张宏业，字图远。七岁失怙，事母有愉色婉容，跬步不离侧。性恬静，精于医理，为人疗疾，不居功，不受谢。乾隆二十六年（1761），河决杨桥，族人避灾，依之者皆计口赡，其朝夕再阅月无倦容。《中牟县志·卷三·懿行》，民国·萧德馨撰，民国二十五年（1936）石印本，34.

梁孔辉

（清）梁孔辉，字凝光，孝廉三韩胞侄也。资性聪敏，弱冠与兄时辉同入邑庠，声明藉甚，为令唐公刮目。屡试不利，遂以岐黄济人。培养人才，孜孜如不及。及门成名者，不可胜纪，弟奇辉从之学，中庚子亚元。《中牟县志·卷三·懿行》，民国·萧德馨撰，民国二十五年（1936）石印本，34.

辛文献

（清）辛文献，字炳蔚，太学生，习岐黄，兼精堪舆。所居地极洼下，岁尝歉收，民苦之。文献倡率疏渠造梁六百余丈，其地之咸卤者，则教以翻土之法。又将其土拥垫道旁，以便往来人少病涉之劳，地无不毛之患。厥后屡庆丰年，皆文献力也。《中牟县志·卷三·懿行》，民国·萧德馨撰，民国二十五年（1936）石印本，36.

朱法思

（清）朱法思，恩贡生，品端学博，医理精深。舌耕四十余年，多所成就。著有《问心斋文赋诗》等稿，待梓。道光二十七年（1847），疫疠流行，不以脉视为烦，兼备药饵，以应贫者，全活不可胜数。《中牟县志·卷三·懿行》，民国·萧德馨撰，民国二十五年（1936）石印本，37.

孙墀

（清）孙墀，字丹平，廪膳生，孝友诚悫，跬步必谨。数荐秋闱不售，乃绝意进取，钻研子史，授徒化乡，一宗古人。有乡贤王方之目至以医术济人，特其游艺余事。《中牟县志·卷三·懿行》，民国·萧德馨撰，民国二十五年（1936）石印本，38.

赵维雅

（清）赵维雅，精于岐黄，舍药疗疾四十余年。《中牟县志·卷三·耆寿》，民国·萧德馨撰，民国二十五年（1936）石印本，44.

朱黄轩

（清）朱黄轩先生事略。朱公，讳存善，字黄轩，清邑庠生员。居住第三区朱三乡十三保朱塘池村，牟邑西北名士也，系清选任阌乡县训导朱腾蛟之孙。公诞生于阌乡任内，未几，腾蛟故于任。公在襁褓随亲旋里。少长聪敏嗜学，早年游泮，性廉直，品端方，且有孝行，德望颇重，乡人佥以善士称之，可谓名实相符。中年因家累辍学习医，兼施庭训，课子教孙，不隳书家风。至晚年，医学精通，活人无算，遐迩颂为神手，著有《阴阳论》，补医林之不足，为家藏传本，刻未付梓。朱公济世功德，殁世犹追称不止云。《中牟县志·卷三·列传》，民国·萧德馨撰，民国二十五年（1936）石印本，16.

王金声

（清）王金声先生事略。县城西北隅五里许，有村名曰三官庙，村中王公讳应铎，字金声。幼年业儒，天资聪颖，读书成诵，弱冠采芹，颇有大志。因乡试不售，专心习医。舍孔孟而师岐黄，披吟历代名医之书，弃诗书而诊方脉，探讨济世活人之术。至于《本草》数十卷，《纲目》千万言，苦而诵之，简练以为揣摩，嗣后研究功深，治病大有功效。

门前车马往来如市，治病者感恩戴德，受业者执经问难，先生不惮烦劳。后博采广搜，于陈编中获得奥妙，问题融会而折衷之。乃治病之要在望闻问切、因病施药，不徒以据脉定证，作欺人之语也。所以起死回生，屡试屡验，如照肝胆之秦镜焉。先生长于痘疹，善治瘟疫，每遇难治之瘟疫，危险之痘疹，药到病愈，效力如神。当其时，乡党称为儒医，亲友敬如神明，此先生之荣誉，著于生前者也。晚年医道高明，齿德兼优，看病额外认真，开方分外周到。

乃于名家书中摘取得心应手之良方，集腋成裘，著《痘疹汇编》一书，以备参考。编中所载痘后发斑、疹后留毒、或顺或逆，一切杂症，分类调治，方无不效。譬如兵家之操典，化学家之公式，有条而不紊焉。是可见先生救世之苦衷，亦可作后学之方针也。奈书已成而公不少留，竟于清光绪二十七年（1901）飘然长逝矣。幸赖张君，仗义疏财，乐善好施，将先生遗编印刷数千百卷分给同人，以资考镜。呜呼，公虽没而公之著作尚能宣传当时，流芳奕冀，可谓死而不朽也，夫故表而出之，以示不忘云。《中牟县志·卷三·列传》，民国·萧德馨撰，民国二十五年（1936）石印本，19-20.

李恩长

（清）李绵斋先生事略

李恩长，字绵斋，号遂初，中牟县西北乡大庙李村人。生清嘉庆二十五年（1820）五月吉日。童蒙课读，即过目成诵，长研古文，尤工诗赋，精通岐黄。年十六岁入泮，明年食饩，二十四岁中道光甲辰科举人，三十二岁会咸丰壬子恩科，题名雁塔殿试二甲，敕授翰林院庶吉士。嗣以家道贫寒，乃考差散万载县知县，时年三十五岁。越年调京协修国史，曾九卿奇其才，毛中堂重其医，五十五岁署宁国县，次年即光绪元年（1875），卒于任所。其遗著有《遂初便录诗集文集》数卷，毁于捻匪。居官清勤爱民，万载之去思，记宁国之荣哀，录载列两县邑乘。《中牟县志·卷三·列传》，民国·萧德馨撰，民国二十五年（1936）石印本，21.

李月樵

（清）李月樵先生传

李月樵先生，讳印湘，字毓斋。世居中牟东北之冉村，曾祖讳钊，祖讳敬，宗父讳进桢，三世皆济贫好施。至先而家益落，先生昼耕夜读，卒能成其学，年二十八补县学附生，四十七补廪贡生，后擢县丞，未就任，老于乡。民国十一年（1922）一月三十一日卒，年六十二。

先生虽以寒儒终其身，然其言行卓然，有可以为后人法者，事亲以孝，事伯叔以敬，父母有尤，则引古事以悦之，晨暮趋侧问安否，五十年如一日。伯叔析居，田庐器物之美好者尽归伯叔，曰以是全骨肉之情也。

光绪十三年（1887），大疫，乡里死者甚众，先生夙善针法，于是为乡人针，针必愈，活者德之，或告以索值。先生曰：医救人之急也，行我心恻隐之仁也，若索值是乘人之危而劫之者，吾乌忍且吾恐术不精而误人耳。遑计报里有婚丧延为主办，先生筹划其事，井井有条。一日邻以事来请，先生病，翌日乘肩舆往，家人昵之，先生曰，人有事跪拜求我，我因病不往，如人事何。邑人素重先生，凡浚城池，修黉宫，办学校，改塾堡，疏沟渠，皆推董其事，先生皆勤慎为之。盖急人之难，救人之困，视公事如私事，其天性也。

先生有子三人，培芬、培英、培薰，女一嫡孙氏。张时杰曰：事无大小，以至诚之心将之，皆足以弥天地而光日月，月樵先生无奇行硕学，然其于家庭、乡党间，一一皆求有慊于心而后已，即此琐细者以足以风矣。墨子曰，任士损己而益所为也，先生殆士之任者乎。先生长子字馨旅，与余同事开封第二中学，十一年秋，以先生之事状来，余按状而为之传焉。《中牟县志·卷三·列传》，民国·萧德馨撰，民国二十五年（1936）石印本，25.

辛寓仁　王鸿昌

医士，邑人辛寓仁。医士，邑人，王鸿昌。《中牟县志·卷一·衔名》，民国·萧德馨撰，民国二十五年（1936）石印本，15

马玉田

县立医院院长马玉田，民国二十一年（1932）。《中牟县志·卷三·选举》，民国·萧德馨撰，民国二十五年（1936）石印本，24.

朱光文

县立医院院长朱光文，邑人，住城北赶帽李村，民国二十二年（1933）。《中牟县志·卷三·选举》，民国·萧德馨撰，民国二十五年（1936）石印本，25.

王子久

县立医院院长，王子久，邑人，住城西北杨桥镇，民国二十三年（1934）。《中牟县志·卷三·选举》，民国·萧德馨撰，民国二十五年（1936）本，25.

李海文

中医士李海文，邑人，住城南三家李村，民国二十四年（1935）。《中牟县志·卷三·选举》，民国·萧德馨撰，民国二十五年（1936）本，25.

县立医院中医士，邑人李海文。《中牟县志·卷一·衔名》，民国·萧德馨撰，民国二十五年（1936）本，15.

刘以锦

事务员刘以锦，邑人，住城北东漳镇，民国二十四年（1935）。《中牟县志·卷三·选举》，民国·萧德馨撰，民国二十五年（1936）本，25.

孟复旦

（清）国朝孟复旦，字卿云。父镶，秉铎登封，复旦幼承廷训，敦实行，不慕声华，事亲以孝闻。淹贯经书，旁通针砭术，济人甚众，有谢之者分毫不受。延明师开馆舍，远近来学者多所成就。邑令姚公旌其门，曰：达尊有二。癸亥举乡饮介宾。《中牟县志·卷之八·人物志懿行》，清·吴若烺纂修，清同治九年（1870）刻本，56.

冉诠衢

（清）国朝冉诠衢，字季真，号怡斋，乡贤冉太史季子也。由太学考授州同，有孝行，善体亲心。幼善饮，偶醉归，及醒呼茶，见母梁孺人在坐，遂大悔，终身不饮。事诸兄诜衍、谣衢、调衡，克尽弟道。太史公尝有手书云：尔与诸兄皆和美，是尔好处。康熙辛丑（1721），有诬调衡下府狱者，执事索银千两，诠衢单骑赴京师鸣冤，法曹冤始雪，大中丞尹公有人品端正之褒。他若善抚琴，工铁笔，嗜词章，精数学及岐黄术，邑人至今称之不置。《中牟县志·卷三·人物志孝友》，民国·萧德馨等修，熊绍龙等纂，民国二十五年（1936）石印本，21-22.

刘思谨

（清）刘思谨，善岐黄，尤精痘科，从不索谢，年八十六岁。《中牟县志·卷之八·人物志耆寿》，清·吴若烺纂修，清同治九年（1870）刻本，94.

刘允明

（清）刘允明，精医术，不受谢。嘉庆十八年（1813）岁饥，出粟赈贫者。年八十三岁，恩赐顶戴。《中牟县志·卷之八·人物志耆寿》，清·吴若烺纂修，清同治九年（1870）刻本，95.

赵本立

施医所主任赵本立，邑人，住城内西街，民国二十四年（1935）。《中牟县志·卷三·选举》，民国·萧德馨等修，熊绍龙等纂，民国二十五年（1936）石印本，22.

西医士赵本立，邑人，住城内西街，民国二十四年（1935）。《中牟县志·卷三·选举》，民国·萧德馨撰，民国二十五年（1936）本，25.

县立医院西医士，邑人赵本立。《中牟县志·卷一·衔名》，民国·萧德馨撰，民国二十五年（1936）本，15.

第八节　汜水县

石广

（明）石广，本邑（人），医学训科，天顺（任）。《汜水县志·卷三·职官》，民国·田金祺监修，上海世界书局，民国十七年（1928）铅印本，6.

明医学训科：石广，邑人，天顺时授，见成化二年（1466）碑。《汜水县志·卷六·职官》，清·许勉燉纂修，清乾隆九年（1744）刻本，35.

张续

（明）张续，本邑（人），医学训科，弘治（任），以业精选授。旧志。《汜水县志·卷三·职官》，民国·田金祺监修，上海世界书局，民国十七年（1928）铅印本，8.

明医学训科：张续，邑人，弘治时以业精选授。旧志，并见弘治十六年（1503）碑。《汜水县志·卷六·职官》，清·许勉燉纂修，清乾隆九年（1744）刻本，35.

吕贡

明医学训科：吕贡，邑人，以例纳授，旧志。《汜水县志·卷六·职官》，清·许勉燉纂修，清乾隆九年（1744）刻本，35.

石林

明医学训科：石林，邑人，以例纳授，旧志。《汜水县志·卷六·职官》，清·许勉燉纂修，清乾隆九年（1744）刻本，35.

刘光启

明医学训科：刘光启，邑人，名医咸亨子继父之业，疗治多效，旧志。《氾水县志·卷六·职官》，清·许勉燉纂修，清乾隆九年（1744）刻本，35.

陈万岱

明医学训科：陈万岱，邑人，施济有功，旧志。《氾水县志·卷六·职官》，清·许勉燉纂修，清乾隆九年（1744）刻本，35.

倪文华

（清）倪文华，本邑（人），医学训科，顺治十六年（1659）任，以医精选授。旧志。《氾水县志·卷三·职官》，民国·田金祺监修，上海世界书局，民国十七年（1928）铅印本，16.

本朝（清医学训科）：倪文华，邑人，精医学，诊治有功。旧志。《氾水县志·卷六·职官》，清·许勉燉纂修，清乾隆九年（1744）刻本，35.

陈尚儒

本朝（清医学训科）：陈尚儒，顺治十八年（1661）授。《氾水县志·卷六·职官》，清·许勉燉纂修，清乾隆九年（1744）刻本，35.

倪仁

本朝（清医学训科）：倪仁，邑人。《氾水县志·卷六·职官》，清·许勉燉纂修，清乾隆九年（1744）刻本，35.

宋迪生

本朝（清医学训科）：宋迪吉，字子惠，邑人，乾隆三年（1738）授。《氾水县志·卷六·职官》，清·许勉燉纂修，清乾隆九年（1744）刻本，35.

（清）宋迪生，别号子惠，本邑（人），（出身）举人，医学训科，乾隆三年（1738）任。《氾水县志·卷三·职官》，民国·田金祺监修，上海世界书局，民国十七年（1928）铅印本，16.

杨莛

（清）杨莛，字特生，汝宁府商城县人，由岁贡，康熙二十二年（1683）任。性豪放善涓稽，尤精岐黄，二十五年（1686）以病归。《氾水县志卷六·职官》，清·许勉燉修，清乾隆九年（1744）刻本，11.

赵□□

（清）赵□□，字明识，邑庠生，赋性孝友，事母备极，色养抚□□□，饮食教诲，有逾所生，绩学能文，数奇不偶，工大□□，□饶有松雪家法，益精岐黄之术，寿七十三，详见□□□□□□□。《氾水县志·卷九·人物》，清·许勉燉纂修，清乾隆九年（1744）刻本，17.

贾健

（清）贾健，慷慨尚义，与人无隙，业岐黄术，遇贫病者，辄出药饵，医疗不望其报。所居村濒氾流，岁建义桥，行人便之。《氾水县志·卷九·人物》，清·许勉燉纂修，清乾隆九年（1744）刻本，36；《氾水县志·卷八·人物上》，民国田金祺监修，上海世界书局，民国·十七年（1928）铅印本，27.

张联纬

（清）张联纬，字经五，住前白杨村，后迁马固。幼苦学，置壶于炉，彻夜静思经义，农时杂雇庸间耕作，咸丰甲辰中乡试，同治辛未大挑授甘肃礼县知县。投词即讯结，时兵焚之后百事待理，联纬年且六十余，正俗兴学，垦荒。招亡亲至田间教以耘耔，遇媪妇则劝以绩，不受教育者科罪，期年礼治。联纬短小精悍，声如洪钟。陕甘总都左文襄公，将重用之，赠以联云：清畏人知。名益显，抑然自下。德斯崇顾，以老乞归，仍舌耕自给，岁歉司振务，殚厥心力，主讲东林汴源书院，先后二十年，及门多所成就。精医理，任礼时，民有疾，就舍诊治，全活甚众。《氾水县志·卷八·人物上》，民国·田金祺监修，上海世界书局，民国十七年（1928）铅印本，12.

赵全

（清）赵全，字明我，邑庠生，赋性孝友。事母备极，色养抚姊氏遗孤，教诲有逾所生，积学，能文，数奇不偶，工大草书，饶有松雪家法，兼精岐黄之术，寿七十三。详见诗钞子炳增广生。旧志。《氾水县志·卷八·人物上》，民国·田金祺监修，上海世界书局，民国十七年（1928）铅印本，19.

赵明我先生墓志铭（禹殿鳌）：人生素心，有几一践仕途居者且置度外。行者徒来梦中第，生死不隔，会当有期耳。予初滞京邸，嗣官楚北，十余年来风尘鞅掌，每叹昔日故园知己，文坛酒阵，狂笑高吟，胜事难再。而赵公明我先生尤切，予怀以与我意气殊深，年近桑榆，必不能千里命驾，筮肯适我也。秋初，家人至，云：先生已于六月十一日死矣。予饮泣，拊膺痛不能声，我与先生乃遽以死生隔耶。未几，嗣君炳炌，遣使奉状，丐予志墓，予不文，亦不敢辞，仅志其概。

先生讳全德，字明我，号清涧。生而颖异，成童能文，文纵笔成，不加点窜。年十八，补邑弟字员。为人襟怀豁达，无城府，每高谈雄辩，倾四座。性孝友，年二十七遭父丧，哀毁骨立。事母宋孺人，晨昏寝门，备极色养，三十余年如一日。有姊二，早逝，各遗子女甚幼，宋孺人怜之，先生携归，抚育教诲若己子，今俱婚嫁毕，女宜家，子游泮，成佳士矣。娶李孺人，淑慎温惠，克尽妇道，佐先生孝养友爱，得姑欢心，称善事。我继娶张孺人，亦能嗣徽，乡党称先生内行，多资贤助云。

先生既屡试不第，遂淡于进取。然酒酣耳热，睥睨一切，独于予无日不过从，若别具赏识。每挑灯细论，予所能佐先生者，先生不屑意，先生所期于予者，予至今未克担荷也。呜呼！此予与先生相契之真也。先生七世祖需生承易为孟津训导，升长安教谕。承易子二，长策任上蔡训导，其子名世，任沾化县令，名芳，邑庠生。次简，食饩，邑庠，即先生之高祖也。曾祖名时，祖芝，父锡，皆列胶庠，有文誉。先生复以诸生老，一经传世，累叶不替。求瓜得瓞，积累厚矣。而先生孝友笃行，益加蕴崇，赵氏之后岂可量哉？

先生善书，临池濡墨，老而不倦，兼精痘疹，活幼甚多，皆其余技。生于康熙五年（1666）十一月初八日辰时，卒于乾隆三年（1738）六月十一日未时，年七十有三。子二，长炳，邑庠生；次炌。孙七，士珂、士珠、士琦、士珍、士璨、士璠、士玙。今卜宅北门外山间厝焉，铭曰制严邑也。有夷之行，出自北门，云山苍苍，公于此焉，终古式安且宁俾炽俾昌。《氾水县志·卷十一·艺文志中》，民国·田金祺等修，赵东阶等纂，民国十七年（1928）铅印本影印，579-580.

周大训

周大训，字永传，增广生。事嫡母张氏甚谨，母患痰症，医药罔效。每夜焚香祷天，一日遇老僧，自云能医，出天竹黄少许投之，即愈。僧言寓佛陀寺，往谢之，询住持，则绝无其人也。后母殁，亲茔窀穸小祥之日，墓木产灵芝一。邑令戴彬畅给匾奖之，曰：孝友可风。孙名扬，增广生。《氾水县志·卷八·人物上》，民国·田金祺监修，上海世界书局，民国十七年（1928）铅印本，22.

武锡龄

武锡龄，字梦与，岁贡，住武庄。出石宝卿先生门下，浑朴和易，与世无争，教人以躬行为先，一门雍睦，无诟谇声。善医，所治痊者，诵其德，则曰：命不该死，医药何功，交之者，如饮醇酒。《氾水县志·卷八·人物上》，民国·田金祺监修，上海世界书局，民国十七年（1928）铅印本，34.

赵嘉乐

赵嘉乐，字仲宪，住蒋头。孝友端庄，衣冠必正，祭先茔，耄年必亲至，析爨时力主退让，邻里翕服。精医术，活人不图报。尝有谷五亩，将芜。村人曰：赵二先生田未耘，吾侪曷忍，即数十人趋赴。子引年，庠生，性敏不羁。夙究天文之学，早殁，孙长连玉（见另传），次边珂，从九品，性至孝，操行甚谨，一介不苟，少尝有志从戎，以亲老不肯远离。因无先祠商之，阖族集资购置地基。《汜水县志·卷八·人物上》，民国·田金祺监修，上海世界书局，民国十七年（1928）铅印本，35.

李元魁　李沐荣　李寅宾　李仲韶　李兆麟

李元魁，字梅亭，住西史村。曾祖沐荣，祖寅宾，父仲韶，皆以医名。元魁承先业，疡科尤精，远近称之。幼失怙，抚弱冠弟妹，爱倍挚善，事继母，人无闲言。兄长山早殁，侄祥麟甫四岁，抚育如己出。教以读书入泮，子兆麟亦善医。《汜水县志·卷八·人物上》，民国·田金祺监修，上海世界书局，民国十七年（1928）铅印本，36.

张润

张润，字永和，住王留村。事亲以孝，闻母患胃疼，昼夜环侍，目不交睫者四旬。母卒痛之，奋然曰：人子不知医，不可以言孝。潜心岐黄，八年不出户庭。《伤寒论》《金匮要略》二书，领悟尤深，荥波鸿沟间，多依以为命。《汜水县志·卷八·人物上》，民国·田金祺监修，上海世界书局，民国十七年（1928）铅印本，36.

倪中魁　倪用章

倪中魁，字抡元，住少固村。性情坦易，热诚济物，承累世家，传究岐黄之业，医名大著，汜巩荥间闻风者，踵相至，瘟疫伤寒等症，尤为擅长。时医所束手者，中魁遇之，辄奏奇效。咸丰间，邑令某聘为官医，并额其门曰：九代医宗。子用章，能世其业，尝在梁垣医病，名卿硕士多趋重之。《汜水县志·卷八·人物上》，民国·田金祺监修，上海世界书局，民国十七年（1928）铅印本，36.

王有德　王昆阳

王有德，冢岗人，性好施，捐资助振。子重华，施茶舍药，刊书放生。孙昆阳，继志济危，入庠，后精医，擅针，不受酬。曾孙海峰，庠生，岁歉，倾仓济贫，邑令旌曰：惠及梓乡。《汜水县志·卷八·人物上》，民国·田金祺监修，上海世界书局，民国十七年（1928）铅印本，37-38.

禹成德

禹成德，字协先，增生，住潘窑。重义轻财，以己资为伯父纳妾，伯亡，遗孤在抱抚育，授室族人。禹喜少，孤贫收养之，施以田，俾娶妻自立。又精岐黄，通堪舆，不索谢，里人旌其门，曰：经明行修。《汜水县志·卷八·人物上》，民国·田金祺监修，上海世界书局，民国十七年（1928）铅印本，38.

崔毓璠　崔毓琨

崔毓璠，庠生，住前丁村。事继母善承色笑，学务实行，弟毓琨，精医，笃学敦行，时称二难。《汜水县志·卷八·人物上》，民国·田金祺监修，上海世界书局，民国十七年（1928）铅印本，38.

袁良玉

袁良玉，东柏社人，有厚德，精岐黄术，著《医书三要》。妻张氏，以贤淑闻。子绣林，廪生，事母孝，待昆季姊妹友善，讲学宗宋儒。《汜水县志·卷八·人物上》，民国·田金祺监修，上海世界书局，民国十七年（1928）铅印本，39.

杨绍溪

杨绍溪，字莲塘，廪生，住妥要。事母至孝，家贫为塾师，以教育英才为乐，成就甚多，举人张登云从之学，数年不取束修，参预县政，以公平廉洁著闻，晚年通医，辨别瘟疫伤寒甚精，活人无算。《汜水县志·卷八·人物上》，民国·田金祺监修，上海世界书局，民国十七年（1928）铅印本，40.

武丕丞

武丕丞，字烈卿，岁贡，住武庄。能文善教，秋闱屡荐，未售。门下桃李甚多，事亲孝，生平设帐，不出百里外便省亲也。晚攻医，眼科尤精。《汜水县志·卷八·人物上》，民国·田金祺监修，上海世界书局，民国十七年（1928）铅印本，40.

王凤翔

王凤翔，字仞千，住西关。乾隆时，岁贡，博极群书，天文地理及星相医卜，悉精通，窥堂奥。《汜水县志·卷八·人物上艺文》，民国·田金祺监修，上海世界书局，民国十七年（1928）铅印本，44.

许希

许希，字叔微，其先冀州人。祖应祥，为汜水主簿，职满占汜水籍历三世。希生而颖异，博极群书，赴举未第，遂弃儒业，潜心医道，以神悟入医家三昧。仁宗景祐元年（1034年），帝不豫，数进药不效，人心忧惧，魏国大长公主荐希，希诊其脉，曰：针心下胞络之间，可亟愈。左右以为不可，诸黄门祈以身试，试之无恙，乃敢以针进，而帝疾愈，命希为翰林院医官，赐绯衣银鱼及器帑，为殿中省尚药奉御。著《神应针经诀》行于世，卒录其子宗道，官至内殿崇班。旧志。《汜水县志·卷八·人物上方伎》，民国·田金祺监修，上海世界书局，民国十七年（1928）铅印本，46.

王席珍

王席珍，字子聘，住前白杨村。光绪丙午年（1906）优贡，貌癯性恬淡，精明内蕴，博极群书，于壬奇、卜筮、医药、针灸等方书，亦均涉猎。府试四战，皆冠军，遂入邑庠。岁考经古，为八属魁，文名籍甚，既入优选。益肆力古文词，为文奇正相生，丘壑万丈，不拘绳尺，而自合义法，教授后进，多所成就。长竹川蚕校数年，博物数学、法律各科，自修有得。民国六年（1917）修县志，主任编辑考证，厘订搜讨，钩稽历五载，积劳而卒。魏参议星，五赵太史跻堂，及诸前辈，酿金砻石，表诸墓道，此次重修多其原稿。《汜水县志·卷八·人物上》，民国·田金祺等修，赵东阶等纂，民国十七年（1928）铅印本，46.

清优贡王君子聘墓表（王玉福）：民国十年（1921年）七月三日，清优贡汜水王君子聘卒，年四十有六。君（讳）席珍，东前白杨村人，家世业农，有隐德，至君始以学行显，貌癯而性恬淡，布衣疏食泊如也，然精明内蕴深沉，有毅力，壬奇卜筮、医药针灸等方书，寓目辄不忘，而文名尤著，少受业陈茂才，封恪牛广文……《汜水县志·卷十·艺文中》，民国·田金祺监修，上海世界书局，民国十七年（1928）铅印本，25.

李守钦

李守钦，号萧庵，聪明善悟，读书损神病将危，遇蜀医而愈，即北而受其业，走峨眉，邂逅异人，授岐伯要旨，归从黄冠游，尤精太素理，能预知人事。诸王台省咸敬礼之，徙居荥泽观中，有客自河北来，星冠羽扇，守钦识其非常人，谨接之。谈论数日，皆世外事，守钦善应对，客甚敬服，曰：先生，我师也；又曰：三日后，罗主事过此，我当去也。因题诗于壁，而别越三日，果罗主事自南而北。过荥泽，为黄河泛涨所阻，栖迟观中，见壁间题，惊曰：此吾已故世父之笔，何缘三日前题？此始知客为罗念庵也，人由是谓守钦能仙客，号为洞玄真人，寿九十有八。谓其徒曰：来日我当告终，盍置丧具。其徒不之信然，亦不敢方命，次日果瞑，目视颜如生，目光不变，诚尸解矣。所著有《方书一得》《太素精要》诸书，行于世。《汜水县志·卷八·人物上方伎》，民国·田金祺监修，上海世界书局，民国十七年（1928）铅印本，46.

齐至道

齐至道，精医术，以济人为心，就诊求药者，日盈其门。难危之症，他人束手，经其治疗，无不应手立愈。亲制丸味，以给贫者，不责其报。年八十六，无疾而逝。旧志。《氾水县志·卷八·人物上方伎》，民国·田金祺监修，上海世界书局，民国十七年（1928）铅印本，47.

苌乃周

苌乃周，字洛臣，岁贡生，住苌村。三十余岁患遗精症，乃从事静养，习拳棒，私淑虎牢张八，尽得其术。又潜心《周易》，洞彻阴阳起伏之理，遂删订古人拳谱，向背出入，条分缕析，细入毫芒。又作《中气论》，以明其会归，其中炼气之术，横纵开合之妙，均发前人所未发。荥阳曹李村李氏，其妻家也，门前石砌为路，乃周至履石皆折。《氾水县志·卷八·人物上方伎》，民国·田金祺监修，上海世界书局，民国十七年（1928）铅印本，47.

周元良

周元良，上街庐医庙主持，师徒四人均武艺精妙。咸丰年，某军至氾，元良父子率官兵，间道助阵大捷，奖六品军功。《氾水县志·卷八·人物上方伎》，民国·田金祺监修，上海世界书局，民国十七年（1928）铅印本，48.

禹遂

禹遂，住徐沟，少孤贫，以孝闻。庸于富室，某为饲牛索油而灯，寂然主人怪之，密觇夜半，燃灯读书，乃雪苑易解也，问之，不解一句，曰：何读此书？曰：吾闻精医者，无不知易，故苦读耳。冬主人为制被，数月折叠如故，问之曰：母寒何忍独暖？主人奇之。明年延师教子，俾遂职刀七伴读。暇时，师为解易，彻夜思其理。遂精于易，老师宿儒，弗能难也。母病需参不能得，自入嵩山求之。遇廖道人谈易石洞，自是能前知。尝令数童弟子，瞑目而思，各见其心中事，纤细如绘云。《氾水县志·卷八·人物上方伎》，民国·田金祺监修，上海世界书局，民国十七年（1928）铅印本，48.

寇谦之

寇谦之，字辅真，隐居方山，修张道陵之术。一日游嵩山，遇老子授以辟谷轻身诀，又遇神人李谱文，自谓老子孙授以图录真经。泰长八年，奉其书献于朝，司徒崔浩素不好老庄。一见谦之，遂师受其术，且上书魏王曰：圣王命必有天应，河图洛书皆奇言，与虫兽之文，未若今日，人神接对，手笔灿然，辞旨深妙，自古无比，岂可以世俗常虑，而忽上灵之命哉……今以所居为仙人洞，石壁间丹灶犹存。旧志。《氾水县志·卷八·人物上仙释》，民国·田金祺监修，上海世界书局，民国十七年（1928）铅印本，51.

郭式唐

郭式唐，汾阳王子义有八子，其一即封郡为家，五代兵荒，后裔流寓邑东二十五里史村。宋初占籍于此，生式之日，有道士五人坐其门，及长好导引事，精于坎离龙虎，尝炼黄茅紫车丹，以药施济，皆海上仙法，静养日久，五窍皆灵，先期知人生死。一日以大石凿为棺置坟中，就上建塔，妻问其故，曰：汝于某年月日当葬此处，我于某年月日亦同葬此。果如所言，妻死式身沐浴趺坐塔内石棺上，召子孙温语慰藉而逝，肌不青皮不皴，目光不毁，子孙就肉身加涂金漆塑为像，至今塔碑俱存。旧志。《汜水县志·卷八·人物上仙释》，民国·田金祺监修，上海世界书局，民国十七年（1928）铅印本，51.

李正阳

李正阳，居逍遥观，普施药饵，济人，日诵道德经，演先天数，年逾八旬尚如童颜。一日忽语其徒曰："我三日后当辞尘世。"至期果端坐瞑目，容貌如常，鼻垂玉柱尺许，光明照人，时康熙三十八年（1699）正月十三日也，其徒建塔观左奉祀。旧志。《汜水县志·卷八·人物上仙释》，民国·田金祺监修，上海世界书局，民国十七年（1928）铅印本，51.

王化纯

（清）王化纯，住梁庄，通医术，活人甚众。尤精武艺，咸丰辛酉（1861），与贼战死。《汜水县志·卷八·人物上忠义》，民国·田金祺等修，赵东阶等纂，民国十七年（1928）铅印本影印，309.

赵连玉　赵钦伊

（清）赵连玉，字子温，号敬亭，廪贡生，住蒋头（今荥阳市王村镇蒋头村），天性孝友，志量广大。尝丐善书画者录范希文先忧后乐之语，并绘伊尹耕莘图、悬诸座右以志企向之忱。三岁失怙，事祖父暨母望色承颜，咸得欢心。光绪丁丑（1877），岁饥，设帐柘城，每食思亲，不数日即慨然归，执亲丧哀毁三年，未尝饮酒食肉，忌日终身弗忘。弟连珂，友爱极笃，尝曰："吾长彼，诸事当推让也。"侄钦曾、钦周，训督极严，视若己子，教授生徒，无行不与，游其门者翕然悦服。遇公务，勇于赴义。邑令胡金淦额其门曰"洁己奉公。"殁后，门人乡族勒石纪其懿行。子长钦唐，纳九品衔；次钦政，己酉科拔贡，历任直隶临城衡水等县知事；次钦伊，业医。《汜水县志·卷八·人物上懿行》，民国·田金祺等修，赵东阶等纂，民国十七年（1928）铅印本影印，353.

倪景宽　倪其恂　禹始和　禹震川　司汝汉　张殿杰　王清源　邢玉珂　赵逢年　孙金镛　吉凌云　魏西铭　许开泰　柴作霖　柴立基　张应举　苏桐　潘启运　闫曰仁　崔毓琨　宋谦　王庆树　朱其昌　杜凌坡　牛箕山　王天保　吴观菁　王振兴　宋世纯　王永　安元圃　安纯化　安如磐　李业崇　马锡蕃　张克明　赵应祥　马锁麟　克释之　克凤来　萧韶　高宗礼　魏克统　尹步霄　魏林安

医药济人者有：倪景宽、倪其恂，均住沙固宋东鲁；禹始和、禹震川，均住后白杨村；司汝汉，庠生，住司村；张殿杰，住康村；王清源，住皮王村；邢玉珂，住邢村；赵逢年，住城内；孙金镛，议叙八品，住柏庙；吉凌云，住谷山；魏西铭，住老寨河；许开泰，监生，住张家沟；柴作霖、柴立基，均住西十里堡；张应举，住南屯；苏桐、潘启运，均住潘窑村；闫曰仁、崔毓琨、宋谦（耆老）均住前丁村；王庆树，住胡固村；朱其昌，住屈村；杜凌坡，住杜常村；牛箕山（监生）住穆沟；王天保，住白水峪；吴观菁，住庙沟；王振兴，住西柏朵；宋世纯，住段坊；王永，住许村；安元圃、安纯化（监生）、安如磐，均住二十里堡；李业崇，住西史村；马锡蕃（监生），住刘河；张克明，住张庄；赵应祥，住赵家沟；马锁麟，住北屯；克释之、克凤来，均住分水岭；萧韶，住萧洼；高宗礼，住西柏社；魏克统，住老寨河；尹步霄、魏林安等。《汜水县志·卷八·人物上》，民国·田金祺监修，上海世界书局，民国十七年（1928）铅印本，42.

第九节　河阴县

陈福　陈效　杜汝柟　杜汝楠　张瑀　陈敏　王洽

医官：（明）陈福、陈效、杜汝柟、杜汝楠、张瑀、陈敏（清）王洽。

明有陈福，金山寺景泰六年（1455）钟；陈效，金山寺弘治四年（1491）碑；杜汝柟，兴国寺正德十一年（1516）碑；杜汝楠、张瑀、陈敏，并见东岳庙嘉靖十四年（1535）碑。

清有王洽，见三官庙乾隆十六年（1751）碑。《河阴县志·卷十二·职官表三》，民国·高廷璋纂修，民国十三年（1924）刻本，24.

戚三英

（清）戚三英，岁贡，精医，工书。《河阴县志·卷十三·选举表二》，民国·高廷璋纂修，民国十三年（1924）刻本，20.

郝箴铭

（清）郝箴铭，字惺斋，邑庠生，忠厚退让，有长者风。乡里有争，辄为排调，或出财以解之。设义塾，二十余年培植寒畯子弟。晚岁多病，究心医术，尝制膏丸，施济贫乏。子五人，兆瑞，兆龄均诸生。采访。《河阴县志·卷十五下·人物传二》，民国·高廷璋纂修，民国十三年（1924）刻本，4.

第十节　荥泽县

刘佑

（隋）刘佑，荥阳（今荥阳市）人也，开皇初为大都督，封索庐县公。其所占候合如符契，高祖甚亲之。初与张宾、刘辉、马显定历后，奉诏撰《兵书》十卷，名曰《金韬》，上善之。复著《阴策》二十卷，《观台飞侯》六卷，《玄象要记》五卷，《律历术文》一卷，《婚姻志》三卷，《产乳志》二卷，《式经》四卷，《四时立成法》一卷，《安历志》十二卷，《归正易》十卷，并行于世。《荥泽县志·卷六·人物志方伎》，清·崔淇纂修，清乾隆十三年（1748）刻本，31.

李鸣盛　李鸣皋

（明）李鸣盛，号凤宇，训导薛之子，邑庠生，早承庭训，器宇不凡。遭母丧，衔恤哀痛，毁瘁销形，友爱诸弟妹，雅称父意，邑人称贤，惜壮年不禄。弟鸣皋，号闻宇，亦入邑庠，持大体，人不得以私干之拘，居广武山畔，访名人高士，订本草药性，制丸散济人，全活甚众。子琳，岁贡，任训导。鸣盛元孙运昌，亦任训导（参旧志）。《荥泽县志·卷之六·人物志孝义》，清·崔淇纂修，清乾隆十三年（1748）刻本，8.

贺台光

（明）贺台光，字文澜，邑庠生，存心仁厚，行事端懿。崇祯间，广文陈九鼎，以艰解任，寓其家，遗所积百金而去，台光洒扫屋舍得之床第间，急追而还之，闻者叹异，知县申大志详宪给匾旌焉。蓄异方，治背疽，有奇验，岁施其药，活人无算。孙元士，举孝廉（旧志）。《荥泽县志·卷之六·人物志孝义》，清·崔淇纂修，清乾隆十三年（1748）刻本，9.

傅贡

（清）傅贡，字献公，邑庠生，性笃实，敦伦纪事。父万钟、母王氏，愉色婉容，乡党称孝。亲老久病,邑无良医,研心读方书,曲尽调护。乡人有疾,无论贫富,悉为诊治,其极乏者给以药饵,不望其报。以此,产业渐消,亦无悔意。比亲殁,竭力殡葬,犹念罔极未报,每言及未尝不陨涕。胞弟贞,田被河塌,官粮积欠十余年,贡一力独任。曰此吾分上事。至教子则唯称忠孝,绝口不言财资。季子宿儒,得选拔历署江南金匮常熟知县,阅三载归,食贫如故。人谓得之庭训居多。《荥泽县志·卷之六·人物志孝义》,清·崔淇纂修,清乾隆十三年(1748)刻本,14.

第二章 开封市

第一节 开 封

炎帝神农氏

炎帝神农氏，姜姓，继风姓。而王母曰：女登有娲氏之水因以为姓，炎德王，故曰炎帝以火名官。斫木为耜，揉木为耒，耒耜之用以教万民，故号神农氏。于是做蜡祭，始尝百药。有医药，又作五弦之瑟，教人日中为市。遂重八卦为六十四卦，所谓连山易也。初都陈后，都曲阜，在位一百二十年。《开封府志·卷之七·帝王志》，清·管竭忠纂修，清同治二年（1863）刻本，1.

黄帝有熊氏

黄帝有熊氏，有熊国君少典之子，姓公孙，名曰轩辕，其母附宝感电光绕北斗而有娠，生帝于轩辕之邱，因名之。后代神农氏有天下都涿鹿，在位百年，或曰都有熊。按《一统志》：轩辕邱，在开封府新郑县。《开封府志·卷之七·帝王志》，清·管竭忠纂修，清同治二年（1863）刻本，1-2.

伊尹

（商）伊尹，名挚，莘国人，耕于有莘之野，汤以帑□聘之，始幡然起。相汤伐夏救民，以天下为己任。太甲时，居阿衡之位，作书以训王。后卒，沃丁以三公之礼葬之，子陟相太戊。《开封府志·卷之二十四·人物志一》，清·管竭忠纂修，清同治二年（1863）刻本，1.

裨灶

（周）裨灶，郑大夫。灵王十八年（公元前554年），灶与子羽，晨过伯有之门，见其门上生莠。子羽曰："其莠犹在乎？于是岁在降娄，降娄中而旦。"灶指之曰："犹可以终岁，岁不及此次也已。及其亡也。岁在娵訾之口，其明年乃及降娄。"至是郑人杀伯有，如有期焉。又景王十二年（公元前533年），陈灾。是时，陈已被楚所灭。灶曰："五年，陈将复封，封五十二年遂亡。"子产问其故。灶曰："陈水属也，水火妃也，而楚所相生。今火出而灾，陈逐楚而建陈也。妃以五成，故曰五年。岁五及鹑火，而后陈亡，故曰五十二年。"及敬王四十一年（公元前479年），楚公孙朝果灭陈。《开封府志·卷之三十·人物志方技》，清·管竭忠纂修，清同治二年（1863）刻本，1.

葛玄

（三国）葛玄，吴人，学于左慈，得异术，尝过西华。冬月卧雪中，挥汗如雨，去而人为立祠，传有葛仙翁遗址。《开封府志·卷之二十九·仙释》，清·管竭忠纂修，清同治二年（1863）刻本，1-2.

褚澄

（南北朝）褚澄，字彦通，阳翟人，善医术。齐高祖建元中，为吴郡太守。百姓李道念以公事至郡，澄望而谓曰："汝有异疾。"答曰："旧有冷疾，至今五年，众医不瘥。"澄曰："汝病非冷非热，当是食白生鸡子过多所致。"令取苏一升煮服之。始一服，乃吐出一物如升，涎裹之，能动。开视之一鸡雏也。羽毛爪距俱全，足能行走。澄曰："尚未尽之，更服所余药，复吐鸡如前者十有三，疾遂愈。"当时称妙。所著医学十篇。《开封府志·卷之三十·人物志方技》，清·管竭忠纂修，清同治二年（1863）刻本，2.

许遵

（南北朝）许遵，雍丘高阳人。明易善筮，兼晓天文风角，占相逆刺，其验若神。齐神武引为馆客，自言禄命不富贵，不横死，是以任性疏诞，多所犯忤。神武常容借之。芒阴之役，谓李业兴曰："贼为水阵，我为火阵，水胜火，我必败。"果如其言。其子晖，亦学术数。遵尝谓曰："汝聪明不及我，不劳多学，唯授以妇人产法，预言男女及产日，无不中。"武成时，以此数获赏焉。《开封府志·卷之三十·人物志方技》，清·管竭忠纂修，清同治二年（1863）刻本，2.

褚该

（南北朝）褚该，字孝通，阳翟人，幼而谨厚，善医术。仕梁，历武陵王府参军，随府西上，后与萧拯同归。自许奭死，稍为时人所重，宾客迎候者无虚日。天和初，位县伯下大夫，进授车骑大将军，仪同三司。该性淹和，不自矜尚。但有请者，皆为尽其艺术，时论称其长者。后以疾卒，子则亦传其家业。《开封府志·卷之三十·人物志方技》，清·管竭忠纂修，清同治二年（1863）刻本，2.

赵修己

（五代）赵修己，浚仪人，少精天文推步之学。晋天福中，滑州节制李守贞表为司户参军，留门下。每从守贞出征，占候军事多中。奏试大理评事，赐绯。后守贞镇蒲津，阴怀异志，修己屡以祸福谕之，不听，遂辞疾归。明年，守贞果叛，幕吏多伏诛，独修己得免。周世祖镇邺奏参军，谋会隐帝诛杨邠等，将害世祖。修己知天命所在，劝世祖曰："虽欲杀身成仁，何益于事？不如引兵南渡，诣阙自诉，则明公之命，是天所与之。"世祖然之，遂决渡河之计。及即位，改鸿胪卿，迁司天监。《开封府志·卷之三十·人物志方技》，清·管竭忠纂修，清同治二年（1863）刻本，3.

楚衍

（宋）楚衍，开封人，少通四声字母，又于《九章》缉古缀术海岛诸算经，尤得其妙。明相法及聿斯经，善推步阴阳星历之数，间语休咎无不中。自陈召试宣明，补司天监学生，迁保章正。天圣初，造新历，擢衍为灵台郎。与宋行古等九人制崇天历，进司天监丞，人隶翰林天文。皇祐中，同造《司辰星漏历》十二卷。卒，无子，有女亦善算术。《开封府志·卷之三十·人物志方技》，清·管竭忠纂修，清同治二年（1863）刻本，3.

平尧卿

（宋）《伤寒玉鉴新书》一卷，《伤寒证类要略》二卷，宋·平尧卿撰。尧卿，开封浚仪（今开封县）人，是书《宋史·艺文志》著录，《书录题解》亦载之惟《玉鉴新书》伤寒二字，且作二卷，谓专为伤寒而作，皆仲景之旧也，亦别未有发明。《河南通志·卷十五·子部·医家类》，民国间（1912—1949）铅印本，24.

郑克

（宋）《折狱龟鉴》八卷，宋·郑克撰。克，字武子，开封人。是书《宋史·艺文志》作二十卷，《读书志》《书录解题》《文献通考》皆作《决狱龟鉴》。《读书志》谓：依刘向《晏子春秋》举其纲要，为之目录，体例并然，可谓有条不紊。《书录解题》谓：初五代宰相和凝有《凝狱集》，其子水部郎和蒙续为三卷六十七条，克因和氏之书分为二十门，推广之凡二百七十六条，三百九十五事起，郑子产迄于本朝，此本为清《四库全书》从《永乐大典》辑出，因已合并原二十卷之界限，不复可考，遂校订为八卷，卷数虽减，其文并无缺失。《提要》谓：其间论断虽主于尚德，缓刑而时或偏主于宽，未能悉协中道，然究悉物情用广，见闻而资触发，较和氏父子之书，特为赅备云，现有守山阁刻本。《河南通志·卷十五·子部·法家类》，民国间（1912—1949）铅印本，12.

陈铠

（明）陈铠，祥符人，性至孝，家贫，妻死不复娶。父遭痿疾，十余年，躬执炊爨调汤药。朝夕扶持，无少懈，比卒，哀毁骨立。季父老无子，铠请侍养。弘治中旌表。《嘉庆重修一统志（十二）·河南开封府四·人物》清嘉庆重修本，358.

周溥

（明）周溥，字文渊，其先浙江会稽人，徙居汴城，溥颖敏嗜学，及长患羸□，自度弗起，遇南郡高子明疗之而愈，溥遂从子明传黄帝、扁鹊之脉书及诸秘方。溥受之且录且读三年，为人诊视疗治多验。于是四方迎谒者络绎不绝，其赠贻粟帛之外，奇物异玩悉谢不受。发明素难及东垣丹溪之义，为书一编，名曰：《方法考源》。又谓先哲词义微奥，初学之士莫能尽解，复著用药歌括若干首，至今宗之。《开封府志·卷之三十·人物志方技》，清·管竭忠纂修，清同治二年（1863）刻本，4-5.

王金　王怀继

（明）王金，字芝山，陕西西安人。年十七遇道人堕水救妇，严事之已，道人携入终南，授以秘术，试辄验。时属世庙，好方技。金以白衣召见，为言三元大丹称旨，与陶仲文、邵元节并膺荣宠，历官太常，出入禁闼二十年。世庙宾天，廷议金等进药不谨，论刑。新郑高文襄公再疏，申雪得减，戍闽海。后数年归，依文襄以居，遂为郑人。李空同与交厚，赠以芝山子词云。其子怀继，亦精医学。《开封府志·卷之三十·人物志方技》，清·管竭忠纂修，清同治二年（1863）刻本，5.

郑耀

（明）郑耀，字继源，家世以儒学显。早习黄鲁直笔，家藏岐黄之书尤多，钓元阐微，多所自得。治疗诸病，往往有奇效。其术盛行于梁宋间。子封成，进士。《开封府志·卷之三十·人物志方技》，清·管竭忠纂修，清同治二年（1863）刻本，5.

李可大

（明）李可大，字汝化，为诸生，因母病，遂遍览医书。久之，忽大悟，为医，无不奏效。会新郑相公家居聘之，祝疾比□□□□于是名震□□□□家雍丘。《开封府志·卷之三十·人物志方技》，清·管竭忠纂修，清同治二年（1863）刻本，5.

郑谊　郑名河

（明）郑谊，字□宜，业医，疗病多神异。年逾七十，著述不辍，有《续医》《说医》书百册，《杏花春晓堂》《方法考》诸书行于世。子名河，号星源，亦以国手名。《开封府志·卷之三十·人物志方技》，清·管竭忠纂修，清同治二年（1863）刻本，6.

陈松坪

陈松坪（1864—1938），回族，广西桂林人，清末民初开封名医。松坪幼读儒书，兼习医理。21岁中举。清光绪十二年（1886）在扬州结识清兵统领左宝贵，被聘为幕宾，后升幕僚长。光绪二十年（1894）中日战争后，被授道台派往河南。光绪二十二年（1896）到开封，因未得实职，暂居两广会馆挂牌行医维持生计。他医道精湛，数年医名大振，当时河南官报《开封简报》屡登患者对陈"感谢良医"的告白，被民间誉为当时的"汴梁四大名医之首"。

北伐战争时，陈受聘于开封中医传习所任教。民国十九年（1930）任南京中央国医馆理事、副馆长，兼任上海国医馆顾问。曾创办全国发行的《国医月刊》，并协助河南国医分馆主编《河南国医月刊》。松坪著述颇多，惜于民国二十七年（1938）开封沦陷时，被焚掠一空，极少后传。现仅能从残存的《河南国医月刊》第一期上找到《伤寒原因治疗法》《白喉初起捷治要言》《白喉肿溃急治要言》《经验良方及盲肠炎对照方论》等文数篇。陈在深究祖国医学理论基础上，注重借鉴西医理论，并用于临床实践，实为在开封提倡"中西医汇通"的代表医家。《开封简志》，开封市地方史志编纂委员会编，河南人民出版社，1988年10月，601.

阎彝铭

阎彝铭（1895—1973），字仲彝，河南淅川县人，青年时随父到汴求学，先在留学欧美预备学校德文班就读。民国十三年（1924）毕业于上海同济大学医科班，旋即考取河南公费出国留学，在德国葛廷根大学获医学博士学位。民国十七年（1928）回国后，筹建开封河南大学医学院，任教授、外科主任、院长。民国三十一年（1942年）负责组建开封河南省立第二医院，任外科主任、院长。建国后任开封河南医学院教授，外科教研室主任。

阎彝铭在学业上专攻外科，尤精骨科。民国三十五年（1946）曾著有《骨折及脱位学》，约15万字、图287帧。他主编的《外科学》全书约140万字，是建国后最早出版的外科巨著。他还发表论文和翻译医学资料30余篇。曾任河南省政协委员，中华医学杂志外科编辑委员。1973年8月因病在开封去世。《开封简志》，开封市地方史志编纂委员会编，河南人民出版社，1988年10月，615.

孙祥正

孙祥正（1897—1968），原名孙润晨，字祥正，河南汲县人，16岁考取开封河南留学欧美预备学校。民国七年（1918）和民国十八年（1929）两次留学美国，先后在加利福尼亚大学文理学院、华盛顿大学医学院、约翰霍伯垒斯大学攻读，分别获医学博士、公共卫生博士学位。回国后历任北京协和医院、中州大学、河南官立医院、内政部、卫生部、北京医科大学和河南大学医师、教授、主任医师、院长，兼任河南省会学校卫生事务所所长等职。民国三十六年（1947）与同乡在开封创办正大医院。

建国后，1956年任开封市人民医院眼科主任。祥正医学知识渊博，眼科造诣颇深。其深入农村调查，进行砂眼快速疗法临床研究，并对学生视力保护、眶内肿瘤摘除、睑板切除矫正内翻、倒睫术等研究有独到之处，还对用于鼻骨钻孔术的手持小骨钻，小骨幽球内异物定位时所用的小金属圈，视网膜剥离术用的小量尺以及双脚小量尺等医疗器械进行革新。曾当选河南省第二、三届人民代表大会代表、第三届政协常委、中华眼科学会河南分会理事长、开封政协常委、开封红十字会副主席。《开封简志》，开封市地方史志编纂委员会编，河南人民出版社，1988年10月，617.

石稚梅

石稚梅（1899—1960）字世磐，又名石磐，江苏南京市人，开封市名中医。17岁随父石倚梅来汴上学，21岁时从伯祖、叔父及生父习医。民国十九年（1930）悬壶问世，经年行医，名藻中原。民国二十九年（1940）任河南省国医公会副会长。民国三十三年（1944）受聘为河南医专汉医讲师。民国三十五年（1946）任黄委会特约医师。建国后，历任开封市寺后镇卫生站站长、开封市人民医院、中医院中医师。曾是河南省中医委员会委员、开封市政协委员、河南省第一届人民代表大会代表、省政协委员。

石稚梅秉承家传，长于内科杂病，善望诊切脉，临床施治统观全局，求因论证，灵活变通。学术上推崇脾胃立说，视"气"为百病之始，"湿"为致祸之根。临床治疗注重脾胃，善升清降浊，喜用利湿调气之剂。一生医案、病论手稿40余篇，因时局动乱，大多散失。石稚梅平生拯危疾甚多，从不推诿病人，常星夜出诊。对贫病者，施诊后常赠药资。无论授徒或指导进修，皆热心传教，概不保守，为开封中医事业作出了贡献。《开封简志》，开封市地方史志编纂委员会编，河南人民出版社，1988年10月，619.

侯宝贤

侯宝贤（1900—1971），宇德辅，开封市人，针灸名医。自幼从外祖父习中医正骨、伤科，15岁起专攻针灸。他重视针灸穴性研究，提出"穴之相互佐使，犹如用药，配伍相得，疗效益彰。若不论穴性则犹如癫马狂奔，不能疗疾且能危疾"的学术思想。

著有《针灸配穴精义》《马丹阳十二穴发挥》《穴性括要》《针灸医案选》等，对脱疽、先天性解颅症、呃逆及外科手术肠胀气等有独到治疗经验。宝贤行医数十年，名振南北，求医者除本省外，远及东北、西北、两湖、两广等地。建国后，除主持开封市公费医疗门诊针灸科外，还悉心授徒，先后培养针灸医生数十人，多次被评为先进卫生工作者，当选过河南省第一、二、三届人民代表大会代表。1971年病逝于开封。《开封简志》，开封市地方史志编纂委员会编，河南人民出版社，1988年10月，621.

张西华

张西华（1909—1980），山东寿光县人，开封皮肤科名医。民国十七年（1928）考入齐鲁大学医学院，因论文优异，除获医学学士学位外，又获加拿大政府卫生部授予的名誉博士学位。大学毕业后，在山东周村复育医院，威海卫公立医院任医师、医务主任。民国二十八年（1939）来汴自办寿民医院。建国后，历任开封社员医院外科主任、开封职工医院内、外科主任及皮肤科主任等职，并在河南医学院兼职教学7年，培养了一批皮肤科专业人才。编有较完整的皮肤科讲义，著有《皮肤性病学》《临床皮肤病学》，并在《中华医学杂志》等刊物上发表论文多篇。其中《阴囊皮肤利什曼病案例报告》《稻田皮肤病防治》《羊脑垂体混悬液注射治疗白殿风病》引起医学界重视。晚年侧重翻译外文资料，译有《皮肤病与临床医学》《冷因子皮肤病》《皮肤病治疗学》等。曾当选为河南省人民代表大会代表、省政协委员、中华皮肤科学会河南分会主任委员。《开封简志》，开封市地方史志编纂委员会编，河南人民出版社，1988年10月，629.

第二节　祥符县

许希

（宋）许希，祥符人，以医为业，补翰林医学。景祐元年（1034），仁宗违豫，侍医数进药不效，人心尤恐，冀国大长公主荐希。希诊曰：针心下包络之间可亟愈。左右争以为不可，诸黄门请以身试。试之无所害，遂以针进，而帝疾愈。命为翰林医官，赐绯衣银鱼及器币，官至殿中省尚药奉御，卒。所著有《神应针经要诀》，行于世。旧志。《祥符县志·卷十七·人物志方技医家》，清·沈传义纂修，清光绪二十四年（1898）刻本，26.

（宋）许希，开封人，以医为业，补翰林医学。景祐元年（1034），仁宗不豫，众医莫能治。翼国大长公主荐希。希诊曰：针心下包络之间，可亟愈。左右争以为不可，诸黄门祈以身试。试之无所害，遂以针进而帝愈。命为翰林医官，赐赉甚厚。官至殿中省尚药奉御。《祥符县志·卷之五·人物志方技》，清·李同享纂修，清顺治十八年（1661）刻本，1987年扫描油印，108.

（宋）许希，□□□□。累补翰林医学。景祐元年（1043），仁宗不豫，侍医数进药不效，人心忧恐。冀国大长公主荐希。希诊曰："针心下包络之间可亟愈。"左右争以为不可，诸黄门祈以身试。试之无所害，遂以针进，而帝疾愈。命为翰林医官，赐绯衣、银鱼及器币，官至殿中省尚药奉御。卒，所著有《神应针经要诀》行于世。《开封府志·卷三十·人物方技》，清·管竭忠纂修，清同治二年（1863）刻本，

（宋）许希，开封人，以医为业。景祐元年（1034），仁宗不豫，侍医数进药不效，冀国大长公主荐希。希诊曰：针心下包络之间即愈。左右争以为不可，诸黄门祈以身试。试之无所害，遂以针进而帝疾愈。命为翰林医官，赐绯衣银鱼及器币。所著者有《神应针经要诀》行于世。《河南通志·卷七十一·人物方技》，清·田文镜纂修，清光绪二十八年（1902）刻本，3.

陈亚

（宋）陈亚，扬州人，知祥符县，亲故多借车马，亚为诗曰：地局京界足亲知，托借寻常无歇时。但看车前牛领上，十家皮没九家皮。亚善滑稽，著药名诗百余首行于世。见宋《稗类抄增》。《祥符县志·卷三·职官志宦绩》，清·沈传义纂修，清光绪二十四年（1898）刻本，49.

李端懿

（宋）李端懿，字元伯，振国军节度使，驸马都尉，遵勖之子，其母太宗女也。端懿笃学博闻，长而孝友，喜为诗，工书画，于阴阳、医术、星经地理，无所不通。历供备库使，洛苑使，新州刺史，康怀二州团练使，累迁振潼军观察，留后知澶州。卒于官，赠感德军节度使兼侍中太常。见《宋史》。《祥符县志·卷十六·人物志文苑》，清·沈传义纂修，清光绪二十四年（1898）刻本，18.

侯先生

（宋）侯先生，不知何许人。庆历间，卖药京师，四十余，无鬓眉。瘤赘隐起遍肌体，常半醉，夜与丐者同处。有马元者，盛夏随之，出闾阖门浴池中。元因就视，乃一虾蟆。元遽别退，侯浴出著衣。元乃前揖之，侯笑曰：子适见我乎。乃召元饮酒肆中，出药一粒，曰：服之令子寿百岁，此后不复见。《祥符县志·卷十七·人物志方外道家》，清·沈传义纂修，清光绪二十四年（1898）刻本，31.

（宋）侯先生，不知何许人。庆历间，卖药京师，年四十余，无须眉，瘤隐隐遍肌体，常半醉，遇夜与丐者同处。有马元者，盛夏随之，出闾阖门浴池中。元因就视，乃一虾蟆。元遽别退，候浴出著衣。元前揖之。笑曰：子适见我乎。乃召元饮酒

肆中，出药一粒，曰：服之令子寿百岁。自此不复见。有自蜀中来者，见其货药于市云。《嘉庆重修一统志（十二）·河南开封府四·仙释》清嘉庆重修本，398.

张拱

（宋）张拱，祥符人，举进士不第，卖药宜春门。忽有道士抵其肆，授以枣七枚食之。自是逾二年，溲矢俱绝，神气明爽，日可行数百里。后游名山，不知所终。《祥符县志·卷十七·人物志方外道家》，清·沈传义纂修，清光绪二十四年（1898）刻本，30.

杨泽

（元）杨泽，字润夫，祥符人，始以明经进士，业善文词，金季科举，废隐于野。潜心医术，后仕元辞职，年七十六而卒。追赠荣禄大夫，司徒柱国，梁公谥曰懿。《祥符县志·卷十七·人物志方技医家》，清·沈传义纂修，清光绪二十四年（1898）刻本，26.

杨元直

（元）杨元直，字大方，泽之仲子，继父医业，以著书历仕。世祖成英泰定数朝，官至明文馆太学士，兼太医院事掌医卿。卒，赠光禄大夫、河南北行中书省、平章柱国，追封梁国公，谥忠穆。均见旧志。《祥符县志·卷十七·人物志方技医家》，清·沈传义纂修，清光绪二十四年（1898）刻本，26-27.

周溥

（明）周溥，字文渊，其先浙江会稽人，徙居汴城，遂家焉。溥颖敏嗜学，及长患羸，自度弗起，遇南郡高子明疗之而愈，溥遂从子明传黄帝、扁鹊之脉书及诸秘方。溥受之且录且读三年，为人诊视，疗治悉验，于是四方迎谒者众。溥取舍合义，发明素难及东垣、丹溪之义为书一编，名曰《方法考源》，复著《用药歌括》若干首。《祥符县志·卷十七·人物志方技医家》，清·沈传义纂修，清光绪二十四年（1898）刻本，27.

（明）周溥，字文渊，其先浙江会稽人，国初徙居汴城中。溥颖敏嗜学，及长患羸疾，自度弗起，遇南郡高子明疗之而愈，溥遂从之。受脉书及诸秘方，且录且读三年，尽其术，疗病无弗愈。于是四方迎谒者，络绎不绝，人有赠贻粟帛之外，宝玩奇货悉谢弗受。宣德中，以耆宿诏给冠带，年八十七而卒。《祥符县志·卷之五·人物志方技》，清·李同享纂修，清顺治十八年（1661）刻本，1987年扫描油印，110.

（明）周溥，字文渊，其先浙江会稽人，国初徙居汴城。溥颖敏嗜学，及长患羸，自度弗起，遇南郡高子明疗之而愈。溥遂从子明传黄帝、扁鹊之脉书及诸秘方。溥受之且录且读三年，为人诊视疗治多验。于是四方迎谒者络绎不绝，其赠贻粟帛之外，奇物异玩悉谢不受。溥病时，俗多守局方，乃发明素难及东垣、丹溪之义为书一编，名曰《方法考源》。又谓先哲词义微奥，初学之士莫能尽解，复著《用药歌括》若干首。至今汴之工医者皆宗之，成化中以耆宿诏赐冠带，年八十七而卒。《河南通志·卷之第三十四·人物志方技》，清·贾汉复纂修，清康熙九年（1670）刻本，4.

（明）周溥，字文渊，其先浙江会稽人，徙居汴城。溥颖敏嗜学，及长患羸，自度弗起，遇南郡高子明疗之而愈。溥遂从子明传黄帝、扁鹊之脉书及诸秘方，溥受之且录且读三年，为人诊视疗治多验。于是四方迎谒者络绎不绝，其赠贻粟帛之外，奇物异玩悉谢不受。发明素难及东垣、丹溪之义，为书一编，名曰《方法考源》。复著《用药歌括》若干首。《河南通志·卷七十一·人物方技》，清·田文镜纂修，清光绪二十八年（1902）刻本，4.

刘辉

（明）刘辉，字文华，祥符人，行端学博，尤精于医。与弟焯同居六十年，友爱无间。有司闻其贤，聘为乡社师，教人以存诚为主。弟子多以其学显一时，名士争与之游，李献吉尤重之。《祥符县志·卷之五·人物志孝友》，清·李同享纂修，清顺治十八年（1661）刻本，1987年扫描油印，76.

（明）刘辉，字文华，祥符人，幼喜医，受学于同郡李宽，久之尽其术。叹曰：神圣工巧，非可以言辞求，天运物理，必待夫体察明著，遂以医名，累试辄效。《祥符县志·卷十七·人物志方技医家》，清·沈传义纂修，清光绪二十四年（1898）刻本，27.

（明）刘辉，字文华，祥符人，幼喜医，受学于同郡李宽，久之尽其术。乃叹曰："神圣工巧，非可以言辞求；天运物理，必待夫体察著。"于是益博极《素》《难》诸书，无寒暑晨夜之限，遂以医鸣于汴中。而时王公贵人，下逮间巷士庶，愈其疾而著其验者，岁不可胜纪。其贫者报之，辄谢曰："非吾愿也"。辉又善交友，始终不渝，宗戚尤洽恩义。年七十，有司推为乡社师。《开封府志·卷之三十·人物志方技》，清·管竭忠纂修，清同治二年（1863）刻本，5.

（明）刘辉，字文华，河南祥符县人，幼嗜医，受学于同郡李宽，久之尽得其术。尝曰："神圣工巧，非可以言辞求；天运物理，必待夫体察者。"于是益博极《素问》《难经》诸书，无寒暑晨夜之限，遂以医鸣于汴中。上至王公贵人，下逮间巷士庶，愈其疾而著奇验者，不可胜记。其贫者报之，辄谢曰："非吾愿也。"年七十岁，有司推举为乡社师。《开封府志》，215.

李信　李敬

（明）李信，字用诚，祥符人。其先世业小儿医。赵宋时，有以皇子胫疡者，予之官，不受赐，以金钟悬诸门，故号金钟李氏。信坦易诚悫，有迎之者无远近，风雨瞑晦，皆身亲历之。一视则生死立决。当天顺、成化间，名动诸郡太守，括苍金文雅重之，尝赋"安幼堂诗"以赠。子敬，亦精其业。《祥符县志·卷之五·人物志方技》，清·李同享纂修，清顺治十八年（1661）刻本，1987年扫描油印，110.

（明）李信，字用诚，祥符人。坦易忧悫，孚于乡里。世居汴城，精医术，专疗治婴孩。每有请治者，无远近、无晦明、风雨，信皆身亲历之。一视则生死立决。当正统、景泰、天顺、成化间，缙绅先生迎致无虚日，其所报贻，赆薄不较也。郡守括苍金文雅重之，尝赋"安幼堂诗"以赠。门悬金钟为号，至今汴人犹称金钟李氏云。子敬，世其业，亦精于医。《开封府志·卷之三十·人物志方技》，清·管竭忠纂修，清同治二年（1863）刻本，5.

（明）李信，字用诚，祥符人，精幼科医术，一视则生死立决。门悬金钟为号，至今邑人犹称为金钟李氏云。《祥符县志·卷十七·人物志方技医家》，清·沈传义纂修，清光绪二十四年（1898）刻本，27.

（明）李信，字用诚，祥符人，精幼科医术，一视则生死立决。门悬金钟为号，至今汴人犹称为金钟李氏云。《河南通志·卷七十一·人物方技》，清·田文镜纂修，清光绪二十八年（1902）刻本，4.

史仕

（明）史仕，周府良医正。九世祖全业幼科，居洛中，至仕任周府良医，因徙汴，精于《素问》《难经》诸书，治病辄验，全活者甚众。寿至八十七岁乃终。《祥符县志·卷十七·人物志方技医家》，清·沈传义纂修，清光绪二十四年（1898）刻本，27.

（明）史仕，字君显，周府良医正。九世祖全业幼科医，居洛中，永乐初任周府良医，因徙汴，自全至仕，凡十代，各医显名。仕精于《素问》《难经》诸书，治病能察虚实，依病制方，无弗取验。德请蔡中丞抚□南时，子方二岁，病瘅发热，诸医皆用芩连，热愈甚。或荐仕往，仕诊脉法应补。蔡初难之，仕力全其方，险用附子佐参芪，一服即安寝，思今□□太□天数服而愈。蔡神其术，携至京□□□，授周府良医正，其疗病全活者，不能具悉。寿至八十七乃终。《祥符县志·卷之五·人物志方技》，清·李同享纂修，清顺治十八年（1661）刻本，1987年扫描油印，110.

郑镒　郑河

（明）郑镒，字尚宜，祥符人，业医，疗病多神异。年逾七旬，著述不辍，有《续医说》《医书百朋》《杏花春晓堂方》《方法考》诸书行于世。子名河，号星源，亦以医名。《祥符县志·卷十七·人物方技医家》，清·沈传义纂修，清光绪二十四年（1898）刻本，27.

（明）郑镒，字尚宜，业医，疗病多神异。问奇探秘，年逾七旬，著述不辍，有《续医说》《医书百朋》《杏花春晓堂方》《方法考》诸书行于世。子名河，号星源，亦以国手名嵩渚，献吉、川甫、中川诸先生，悉传赞之。《祥符县志·卷之五·人物志方技》，清·李同享纂修，清顺治十八年（1661）刻本，1987年扫描油印，111.

《续医说》《医书百朋》《杏花春晓堂方》，郑镒撰。镒，字尚宜，祥符人，业医，疗病多神异，是书见《祥符县志》。《河南通志·卷十五·子部·医家类》，民国间（1912—1949）铅印本，29.

赵宜真

（明）《仙传外科集验方》十一卷，赵宜真撰。宜真，开封人，出家为道士，号原阳子。是书自序谓：好方书，辄喜传录，略至数十帙，及窦楼方外，且经尘劫，仅余《外科集验方》一帙。通禾川、杨清叟所编述。萧有壬序谓：赵炼师以通儒名家，学于老氏，道行高洁，超迈辈流，处心切于济人，以平昔所获奇方，汇集成帙云云。现有传抄本。《河南通志·卷十五·子部·医家类》，民国间（1912—1949）铅印本，28.

郑耀

（明）郑耀，号继源，祥符人。性孝友，读书盈屋。晚娴声律，以父河遗教，工于医术，盛行于梁宋间。子封成进士，为御史。《祥符县志·卷十七·人物方技医家》，清·沈传义纂修，清光绪二十四年（1898）刻本，28.

（明）郑耀，号继源，业儒，性敦孝友，少读书盈屋，酣黄鲁直笔意。晚娴声律，以父河遗教，工于医术，盛梁宋间。子封成进士，为御史。《祥符县志·卷之五·人物志方技》，清·李同享纂修，清顺治十八年（1661）刻本1987年，扫描油印，111.

郑疆

（明）郑疆，字无疆，祥符人，幼聪颖，弱冠补弟子员。事父恭兄，族党无惎言。汴城经水淹后，寓居淮阴。及归里，以善医闻能，以济人为心。《祥符县志·卷十七·人物方技医家》，清·沈传义纂修，清光绪二十四年（1898）刻本，28.

（明）郑疆，字无疆，祥符人，侍御公之弟也。幼聪颖，弱冠入庠。事父恭兄，族党无间。汴城水淹后，寓居淮阴。及归里，以善医闻公卿间。不计利，以济人为心。人比之范文正公云。《开封府志·卷之三十·人物志方技》，清·管竭忠纂修，清同治二年（1863）刻本，6.

李可全

（明）李可全，精医，能研紫书，全活甚众。《祥符县志·卷十七·人物方技医家》，清·沈传义纂修，清光绪二十四年（1898）刻本，28.

（明）李可全，精医，能研紫书，不计利，全活甚多，号神医。《祥符县志·卷之五·人物志方技》，清·李同享纂修，清顺治十八年（1661）刻本，1987 年扫描油印，111.

朱光宇

（明）朱光宇，字德明，祥符人，举嘉靖乙丑（1565）进士，授户部主事，改山西道监察御史。初按贵州，再按福建，皆以病归，未得峻事。万历壬午，诏以原官启用，又数年，以病卒于官。光宇识度凝远，守严一介，官御史十八年，俸不满两，考光宇坦然居之，无躁竞意。自福建归，挟两医。崇安令朱某知其贫括，馈镪若干充行李费，光宇峻拒之，阴遣使齎百金从医行。光宇归家闻状怒曰：令不知我，岂以医故，为县官累耶，竟还之。与人躬躬，不失尺寸。卒之日，家无遗资，子孙僦屋以居。见通志。《祥符县志·卷十五·人物志名臣列传明》，清·沈传义纂修，清光绪二十四年（1898）刻本，50.

李濂

（明）李濂，字川父，祥符人。幼颖敏好读书，九岁工古文，尝作理情赋，为李梦阳称赏，与薛蕙齐名。正德癸酉（1513），举乡试第一。明年举进士，授沔阳州知州。会川襄水溢，大祲，濂疏请蠲赈，得旨报可，全活数万人。汉阳有贵臣请以沔隶汉阳，濂疏奏极言弗便，事遂寝。累迁山西按察司佥事，理屯政会提学缺，濂摄其事不两月，试竣士人悦服。坐忤权贵，嗾言者论罢，遂致仕归，年甫三十八。杜门谢客，日以著述自娱，又四十年卒。所著有《嵩渚文集》一百卷，《外集》《绪集》若干卷，《祥符文献志》《汴京遗迹志》《乡贤传》《医史》《朱仙镇岳庙集》《稼轩长短句》诸书传于世。见通志。《祥符县志·卷十六·人物志文苑》，清·沈传义纂修，清光绪二十四年（1898）刻本，22.

（明）李濂，字川父，祥符人。幼颖敏，好读书，九岁工古文，尝作理情赋，为李献吉称赏，与谯郡薛君采齐名。正德癸酉（1513），举乡试第一。明年举进士，授沔阳州知州。会川襄水溢，大祲，濂疏请蠲赈，得旨报可，全活数万人。汉阳有贵臣请以沔隶汉阳，部复如议。濂疏奏极言，民情弗便，事遂寝。累迁山西按察司佥事，理屯政会学宪缺，濂摄其事，不两月而试周，一省士人悦服。坐忤权贵，嗾言者论罢，遂致仕归，年才三十八。杜门谢客，日以著述自娱，又四十年卒，年七十九。所著有《嵩渚文集》一百卷，《外集续集》若干卷，所辑《祥符文献志》《汴京遗迹志》《乡贤传》《医史》《朱仙镇岳庙集》《稼轩长短句》诸书，传于世。《祥符县志·卷之五·人物志》，清·李同享纂修，清顺治十八年（1661）刻本，1987 年扫描油印，53.

《医史》十卷，李濂撰。濂，有《夏周正辨疑会通》，已见前。是书《明史艺文志》著录，清《四库全书》存目，盖采辑历代名医，自《左传》医和以下迄元，李杲见于传者五十五人。又采诸家文集，自宋张扩以下，迄于张养正凡十人。张机、王叔和、王冰、王履、戴原礼、葛应雷六人，濂为之补传，每传之后亦各附以论断。《河南通志·卷十五·子部·医家类》，民国间（1912—1949）铅印本，27-28.

邱铎

（明）邱铎，字文振，祥符人，师事刘基，通儒书兼习医家言。至正末，避地四明。明初，铎弟钧为会稽巡检，奉母同之。官未几，母病，铎昼夜泣祷，乞以身代。母殁，哀恸几绝，卜葬于鸣凤山下，结庐墓侧，朝夕悲号。其地多虎，闻铎哭声皆避去，人称为真孝子，宋濂传其事。见通志。《祥符县志·卷十六·人物志孝友》，清·沈传义纂修，清光绪二十四年（1898）刻本，31.

邱铎，祥符人，师事青田刘基，通儒书，兼习医家言。至正末，避地四明，及江南皆归职方。铎弟钧，擢会稽巡检，铎奉母同之官所。未几，母病，铎昼夜泣祷，乞以身代。及没，哀恸几绝。卜葬鸣凤山之原，结庐墓侧，朝夕悲号。其地多虎，闻铎哭声辄避去。故会稽人称铎为真孝子云。学士宋濂传其事。《开封府志·卷二十七·人物孝义》，清·管竭忠纂修，清同治二年（1863）刻本，16.

路青云

（清）路青云，字汉雯，祥符人。少读书，有志远到，因贫弃举，业就曹史学读律，为吏，当事亟贤之，知河工，善修防。道光辛丑（1841），河决张家湾，逾年癸卯又决中牟，行省当其冲，城不没者三版，当事委青云为防堵计，规书悉中程度，城赖以完。咸丰初，粤匪扰东南，距豫尚数千里，青云以防御，白有司葺团缮具无虚。日已，而贼果至，所过残毁，无完郭，而汴城岿然独存。嗣后，皖匪时扰，数年不撤防，始终无懈志。

道光丙午，岁洊饥，青云倡捐巨资，且偕同志广募，设立粥厂，置栖流所，给医药，全活无算。岁熟复为制衣资遣，妇孺咸感再造恩。光绪三四年（1877、1878），灾益甚，秦晋豫皆赤地，人相食，少司寇袁文诚公保恒就家筹方略。青云手疏救荒策数千言以告，时已髦老，犹策杖至赈所，指麾不倦。生平急公好义，如重修贡院，添置号舍，督修大梁、彝山两书院，捐修学宫，创设贤大夫祠，以及修整该学鼓楼各庙宇。筹备邑人□车费，笃培寒士，善举甚多，先后积功，历保候选同知，赏戴花翎。晚年独居危坐，神明不衰，享年九十三岁。子二：观德，廪贡生，罗山县教育，递保知府，另有传；昭德，咸丰己未进士，户部郎中。孙传甲光绪丙子举人，候选知县，传动州同。曾孙善继，山东知县，克继优廪生。续。《祥符县志·卷十七·人物志义行》，清·沈传义纂修，清光绪二十四年（1898）刻本，22-23.

常启佑

（清）常启佑，邑增广生员，以城守功议叙训导。父毓英官许州、灵宝、济源等处，司训有清德。启佑幼即以孝友闻，兄佑嗣早亡，抚其孤如己出。又仰体嫂氏意，将先人余业尽让于侄，其世母早孀，患疯疾，无人侍，启佑奉养四十余年，虽历艰苦，毫无怨色。

晚精岐黄术，著有《医学心得》，分宫、商、角、徵、羽，为五集。年七十余，犹为人疗疾，凡穷蒼茅舍，无不周恤，往往代备药资，全活甚众。孙树声，举人，温县训导，永声庠员。续。《祥符县志·卷十七·人物志义行》，清·沈传义纂修，清光绪二十四年（1898）刻本，23-24.

沈廷杰

（清）沈廷杰，字汉三，祥符人，性仁慈，好读书，习岐黄，尤精针灸，活人无算。尝于兵荒大疫之年，以药食载舟车，游历远近，不惮艰险。饥者食之，病者药之，济人尤多，至今河北呼为沈菩萨，著有《外科指南》《奇症良方》行世。续。《祥符县志·卷十七·人物志义行》，清·沈传义纂修，清光绪二十四年（1898）刻本，24.

《奇症良方》《外科指南》清·沈廷杰撰。廷杰，字汉三，祥符人，精针灸。《河南通志·卷十五·子部·医家类》，民国间（1912—1949）铅印本，35.

安治

（清）安治，字舜琴，奎文阁典籍。少时自雄其才，屡困场屋，遂弃儒，精治医术，留心济世。贫人有疾者，无不慷慨往诊，且以药资。自奉极简约，而周恤族人绝不吝惜，训子勤读书，做好人。年六十五岁无疾而终。子三，文田，庠生；熙田，己丑举人；腴田，乙酉举人。续。《祥符县志·卷十七·人物志义行》，清·沈传义纂修，清光绪二十四年（1898）刻本，24.

黄梅

（清）黄梅，世居东冈，一名靴头冈，业岐黄，为人治病，应手辄效，更精于祝由科，专以济人为事。一日适行至汴城南门大街，见有一重载车碾折人腿者，众方惊惶无措。梅曰：吾为治之，用黄表纸一张裹伤处，以符水喷之，约四五次，立时痛止能行，如腿不折者。然伤腿者，请问姓名，欲谢之。曰：尔行矣，胡谢。为时人呼为黄神仙。续。《祥符县志·卷十七·人物志义行》，清·沈传义纂修，清光绪二十四年（1898）刻本，25.

张肃安

（清）张肃安，字敬斋，儒而医者也。天性至孝，生事尽其诚，死事尽其敬。尝谓人非闻道不可以尽孝，人非积善不可以荣亲，人以为名言。《祥符县志·卷十七·人物志义行》，清·沈传义纂修，清光绪二十四年（1898）刻本，22.

艾应奎

（清）艾应奎，字文所，祥符人，好文，更称良医，精脉理，疗病多中。见旧志。《祥符县志·卷十七·人物方技医家》，清·沈传义纂修，清光绪二十四年（1898）刻本，28.

（清）艾应奎，字文所，祥符人，为周府良医，精脉理，制方不胶前人，疗病多奇中，群医咸则之。《祥符县志·卷之五·人物志方技》，清·李同亨纂修，清顺治十八年（1661）刻本，1987年扫描油印，112.

第三节　通许县

田本

（明）田本，陕西临潼人，洪武十三年（1380）任，修阙补废，尽心民事，建医学，授医士方饵，民赖以济。《通许旧志·卷之五·官师志知县》，清·阮龙光修，邵自祐纂，清乾隆二十五年（1760）修，民国二十三年（1934）重印本，169.

王国士

（清）王国士，乐善好施。里有婺妇王氏，家贫，姑欲嫁之，氏不从。国士遗之粟，且常继之，氏遂得完节。康熙辛巳壬午间，岁荒旱，解衣推食无算，有死不能掩者给棺葬之。识医理，多积药以施病人。居近罗家洼地洼下，修桥以渡行旅，又施义田葬死无所归者，岁施茶汤，冬夏无缺，合邑称为善士，举乡饮介宾。《通许县旧志·卷之六·人物志义行》，清·阮龙光修，邵自祐纂，清乾隆三十五年（1770）修，民国二十三年（1934）重印本，245.

何从坤

（清）何从坤，字顺徽，授八品顶戴，农官，积善好施，鳏寡孤独无不周给，放药饵，活人最多。乡党有何善人之称，两皋乡饮，闾里荣之。《通许县旧志·卷之六·人物志义行》，清·阮龙光修，邵自祐纂，清乾隆三十五年（1770）修，民国二十三年（1934）重印本，246.

王国生

（清）王国生，字汉卿，监生，性孝友。父故遗婢名老姐不愿他适，国生敬事终身。城东及仲舒冈各修桥一座，商民利，赖置义田七亩，掩暴骨。后又施义田二区，一在赵槐，一在韩家庄。精岐黄，施药饵，求者踵至不厌。《通许县旧志·卷之六·人物志义行》，清·阮龙光修，邵自祐纂，清乾隆三十五年（1770）修，民国二十三年（1934）重印本，246.

陈泽

（清）陈泽，字膏如，庠生，事父母孝，处族党以和。尝冬月遇客为盗劫，泽解衣衣之，周以资斧，其人询姓名，终不告。他如捐棺、施药、修桥、补路，济人更多。《通许县旧志·卷之六·人物志义行》，清·阮龙光修，邵自祐纂，清乾隆三十五年（1770）修，民国二十三年（1934）重印本，247.

马之骊

（清）博士质庵马先生传（国朝，景份，邑人）：质庵马先生，讳之骊，字龙文，原籍浙江会稽人，从父云襄公宦游通许，遂为通许人。先生幼善病，十四岁始就外传经书，经书甫成诵，辄解大义。年十八学成四子六经廿一史外旁及百家。云襄公甚爱之，性至孝，母病求善医者不得，因攻岐黄术，得其秘奥。母失明以舌舐之，或他出，妻杜氏代之，历三月，目乃复明。及居丧，哀毁骨立。自初丧至三年，悉如古礼，凡晦日必致斋三日，五鼓祭奠，悲泣不已。

族兄弟有无依者，时周其不给，并为其子女婚嫁。既殁，棺椁衣衾，竭力营办，无所吝。先生性冲和谨慎，详密动循礼法。历任邑侯重其学，延课子弟间以狱事相咨，多所平反，有不合者，辄以去就争，保全甚众，而先生终不向人言，人亦终不知也。习钟王书法兼工隶篆体，弱若不胜衣。而四方求医者日接踵于门，先生医应之，然所好不存也，惟读书无间寒暑。昼有不给，夜必继之，疾革时犹握一卷不释手。既殁，邑侯王素园先生赠额曰"春风秋月"。《通许县旧志·卷之八·艺文志传》，清·阮龙光修，邵自祐纂，清乾隆三十五年（1770）修，民国二十三年（1934）重印本，417.

郑中衢

（清）郑中衢，字圣樽，邑西北十五里太平乡人。生而歧嶷，幼失怙。八岁入塾，过目成诵，初为文如宿构，塾师啧啧称叹奇才。旋登辛酉科拔贡，壬戌科举人，三上公车不第，叹曰："命止此耳。"遂不复入礼闱。以辛未大挑二等，补授永城县教谕。

到任后以提倡真学激励风节为职志。

邑有毛姓者以捕总积财巨万，欲令其子入学以光门楣，初以厚赀进先生。却之，后再三恳求，贿亦迭加而拒弥峻。毛姓羞激成怒，在潘府两宪竭力关节务去障碍。虽隙无可乘，而孔方势大，竟含糊留缺撤省。先生归后，杜门谢客，惟邻里有争讼者，悉为之公平和解。如政有不便于民者，为请于县署，而改革之如此者，非止一端，而尤足令人感恩戴德。

至今犹念颂不忘者，厥惟沙地升科一事。我邑西北十一地方沙地甚多，免征者近千顷，三十年有试用令。甘某欲以奇策媚上，宪禀称我邑地皆成熟，遂委甘某会县勘验丈查升科，先生以地之硗瘠，民之困若，赴省陈请。上宪震怒，委府严讯，卒以理直得伸事，竟中止。功在民间，而先生处之淡然，绝不言及有古人风。

先生既无意功名，因其绪余，精研岐黄术。诊断如神，活人济世，无丝毫盈利心。故至今野老每谈及先生轶事辄称道，感叹之不止……惜寿未过花甲，即捐馆舍，天夺哲人未免太早。然一观其嗣君松桥，其才华学问称重一时，克绍箕裘。呜乎！先生可以无憾矣。《通许县新志·卷之六·人物志列传》，民国·张士杰修，侯士禾纂，民国二十三年（1934）铅印本，215-217.

张东岭

（清）张东岭，字云山，吴沼人，通医术，尤精眼科。四方求医者，因病施药无不奏效，且慷慨好义，贫困者概不索值。殁后，远近哀慕当营葬，甫毕染病者，尤追其墓前祈祷求药，络绎不绝，墓前如市。间亦有因之获愈者，足征其仁心仁术。素有孚于人也。《通许县新志·卷之六·人物志义行》，民国·张士杰修，侯士禾纂，民国二十三年（1934）铅印本，229-230.

张维范

（清）张维范，字敬业，县城西南张庄村人，入庠后即绝意功名，研究岐黄，不数年遂为名医。每日求诊者络绎不绝。清光绪三年（1877），时疫大作，就医延请者不可胜计。先生昼夜不息，或一药而愈，或二药而痊，活人无算，乡人戴德，口碑载道。《通许县新志·卷之十二·方技志医卜星象》，民国·张士杰修，侯士禾纂，民国二十三年（1934）铅印本，388-389.

赵印亭

（清）赵印亭，字月台，县城西前城耳岗村人，清附生游泮后，不求仕进，肆力方书，以医学为其先人世传也，不数年医理精通。某人患噤口痢，数日不食，泻痢日数十次，且发热如焚，群医束手无策，以为不治。某求治于先生，一药而病势大减，再药而全愈。求诊者日数十家，先生以婆心济世，豪无倦怠，活人无算。清光绪二十二年（1896），乡里送"理宗儒医"匾额以表扬之。《通许县新志·卷之十二·方技志》，民国·张士杰修，侯士禾纂，民国二十三年（1934）铅印本，389.

于连霄

（清）于连霄，字贯斗，县城东南大于庄村人，幼习方书，医理精明。每诊人病，分阴阳合五行，详察运气，有起死回生之术。本县知县李廷述送"杏林独步"匾额，崇缙送"医精德重"匾额。《通许县新志·卷之十二·方技志》，民国·张士杰修，侯士禾纂，民国二十三年（1934）铅印本，389.

（清）于连霄，擅望诊决脉，知县李廷述、崇缙分别送其"杏林独步""医精德重"匾额。《通许县志》，通许县地方志编纂委员会编，岳朝举主编，中州古籍出版社，1995年8月，574.

解青玉

（清）解青玉，字少卿，县南底阁镇人，清光绪年间名医也。通、扶、尉、杞各县有危险难治之症，莫不延先生治之。先生按症施治，有药到病除之妙，故乡里邻邑均以解神仙称之。《通许县新志·卷之十二·方技志》，民国·张士杰修，侯士禾纂，民国二十三年（1934）铅印本，389-390.

（清）解青玉，擅治妇科、儿科、喉科各症，又擅望诊决脉，有药到病除之妙，被通许、尉氏、扶沟、杞县等县人民称之为"解神仙"。清光绪三十一年（1905），乡民为其捐五品衔。《通许县志》，通许县地方志编纂委员会编，岳朝举主编，中州古籍出版社，1995年8月，574.

侯玉圃

（清）侯玉圃，字逸民，县西孙营村人也。承父名医侯天木，家学渊源，素精岐黄，对于痘疹一门尤能深造秘奥，独擅特长于婴儿幼子之痘疹各症。按其时日，辨其颜色于痘苗，稍有不正者无不药到病除，立收奇效。最难治者，男女二十岁前后或因先天毒重，种痘去毒而毒有不净，及未会点种，因传染而发生之奇险。痘疹毒往往遍体丛生，身无完肤，他医对此颇多束手。先生则辨其轻重，按症用药，起死回生者不可胜计。今去世三十余年，四方麻面男女之在五六十岁左右者，一经考察，多系先生所全活，是其明证也。《通许县新志·卷之十二·方技志》，民国·张士杰修，侯士禾纂，民国二十三年（1934）铅印本，390.

（清）侯玉圃，擅治斑疹各症，全活无算，有妙手回春之誉。《通许县志》，通许县地方志编纂委员会编，岳朝举主编，中州古籍出版社，1995年8月，574.

王立正　马逢图

（清）王立正，字举贤，河北温县人也。天资明敏，颖悟异常，幼业儒，长学医于马逢图先生。马固医学中之翘楚也，王先生得其秘授，精通医理，悬壶于市，全活无算，远近日以疾告户外之履满。而对于外科一门，尤擅特长，除治疗毒外，概不动刀针，纯以药消毒，不使病人疼痛。

县西关王生，环条疽发，危险万状，先生用药数剂，化险为夷，不下二十余日，平复无恙。底阁镇姚某，脖项癣溃几至毙命，先生内用药剂，暗消毒根，外敷丹散，化腐生肌，逐渐调治，卒能起死回生，不至有意外危险。新豫镇候某，左腿下部误中热毒，初烂不及寸缘，治不得法，遂由胫达膝，全行溃败，神昏气弱，死而复苏者。再亲友介绍先生视之曰，忆险哉，三五日毒透膝节，虽有青囊妙术，亦不能为力，乃急用改补为泻方法使药不上攻，然后内外并治，去旧生新。竟使六七寸溃烂不堪之恶疮渐次收缩，生肌长肤，不数月，而完全平复。

先生眼力之高，手法之妙，虽有华佗伯宗复生，其药到病除亦不是过也。又候瑞麟甫五岁，遍体生疮，头部尤多，痛肿腐溃，牙骨尽露，几无完肤，气息奄奄，水米不进。先生视之，独谓无妨，症不难治，施以手术，进以药膏收效之，远出人意表。今虽遍体疮斑，然已茁壮就学。诚百维图之料不及此也，后有侯姓数人患病疮，就先生而医治者，亦莫不著手成春，立收奇效，其他所全活者，亦可概见矣。虽先生流寓于此，亦吾邑之荣幸也。《通许县新志·卷之十二·方技志》，民国·张士杰修，侯士禾纂，民国二十三年（1934）铅印本，390-391.

张殿材

（清）张殿材，同治年岁贡，博学好问，尤邃于周易，著有《读易入门》一册。（见列传）《通许县新志·卷之七·选举志岁贡》，民国·张士杰修，侯士禾纂，民国二十三年（1934）铅印本，295.

潘江

（清）潘江，字文涛，安徽婺源县进士，光绪六年（1880）莅任。公富于才学，精医术，回抵任捐俸课士，即以振兴文教为己任。公余之暇，诊视疾病，毫无倦色。三月之间，政平讼理，成绩大著，故公诗有云："命案无审盗案无，又无上提案牵吾。"又曰：忙致手中三寸管，写完判语又书方（时载艺文志）。盖实心实政不觉，聊为文词耳。惜不数月，调去未得尽其才焉，去任之时，士民夹道，泣送数十里不绝。因为建去思碑，以作纪念，其感人之深有如此者。所著有《咸平记略》，并《先得月楼文稿》，为邑人所传颂。《通许县新志·卷之五·官师志宦绩》，民国·张士杰修，侯士禾纂，民国二十三年（1934）铅印本，192.

张震山

（清）张震山，原籍南阳府，幼而业儒，长而习医，尤精眼科。悬壶于通许吴沼集，慷慨好义，于贫困之求医者不取药值，远近感德，有口皆碑。殁后厝于吴沼，后人追慕不忘，立碑以表其墓。《通许县新志·卷之六·人物志流寓》，民国·张士杰修，侯士禾纂，民国二十三年（1934）铅印本，277.

傅清源

（清）傅清源（王志），登封监生，性孝友，不乐仕进，急人之难，慷慨有义气，深精医理，施药疗人，多全活者。清同治六年（1867）刻本《河南府志·卷之四十六·人物志孝义》，20.

巴忠祥

（民国）巴忠祥，字星五，县城内南街人。中华民国四年（1915）毕业于日本国立岗山医科大学，现设星五医院于开封城内，每日挂号求治者盈门，无不奏效。对于治花柳症尤擅特长。《通许县新志·卷之十二·方技志》，民国·张士杰修，侯士禾纂，民国二十三年（1934）铅印本，392.

（民国）巴忠祥，曾任上海革命军拱卫军第附河南督军习军医课课员，兼陆军病院医官，旋升河南陆军第一师军医处处长，河南陆军病院副院长，兼河南陆军教练所所长。《通许县新志·卷之七·选举志武职》，民国·张士杰修，侯士禾纂，民国二十三年（1934）铅印本，287.

（民国）巴忠祥，民国四年（1915），国立岗山医科大学毕业。《通许县新志·卷之八·选举志学校毕业国外》，民国·张士杰修，侯士禾纂，民国二十三年（1934）铅印本，306.

史金塘

（民国）史金塘，民国元年（1912），日本帝国大学药科毕业。《通许县新志·卷之八·选举志学校毕业国外》，民国·张士杰修，侯士禾纂，民国二十三年（1934）铅印本，306.

赵庆云

（民国）赵庆云，日本名古屋爱知县专门医科解剖组织科毕业。《通许县新志·卷之八·选举志学校毕业国外》，民国·张士杰修，侯士禾纂，民国二十三年（1934）铅印本，306.

姚世杰

（民国）姚世杰，曾任陕西全省警备司令部稽察官，河南全省陆军卫生教练所军需官，陕西全省陆军卫生教练所队长，武汉军警督察处督察员，豫南八县武装警察队附河南宪兵司令部少校副官。《通许县新志·卷之七·选举志武职》，民国·张士杰修，侯士禾纂，民国二十三年（1934）铅印本，287.

马步瀛

（民国）马步瀛，现充十一路六十五师军医处中校。《通许县新志·卷之七·选举志武职》，民国·张士杰修，侯士禾纂，民国二十三年（1934）铅印本，288.

郑吟舫

（民国）郑吟舫，曾任镇嵩军第四路旅部军医官。《通许县新志·卷之七·选举志武职》，民国·张士杰修，侯士禾纂，民国二十三年（1934）铅印本，288.

张永强

（民国）张永强，历充西北军第二师师部军官第十五路总部少校军医。改编三十五师师部中校军医，施升本师军医处处长，民二十充第一纵队第二支队第三团主任军医。《通许县新志·卷之七·选举志武职》，民国·张士杰修，侯士禾纂，民国二十三年（1934）铅印本，289.

（民国）张永强，西北军在豫军医学校毕业。《通许县新志·卷之八·选举志学校毕业国内》，民国·张士杰修，侯士禾纂，民国二十三年（1934）铅印本，311.

时经诠

（民国）时经诠，曾充建国军总司令部秘书长，革命军第十五路总司令军医院院长。《通许县新志·卷之七·选举志武职》，民国·张士杰修，侯士禾纂，民国二十三年（1934）铅印本，289.

孟庆麟

孟二先生懿行碑序（郭长寿）。孟二先生，讳庆麟，字瑞亭，邑西北名庠生也。性敦笃，嗜学问，早年驰名学界，为友朋所推重。继因变法，遂绝意功名，不务时尚，专以启迪后进为职志。本乡地瘠民贫，风气闭塞，先生多方劝导，开办学校，四方青年不使失学。勤于教诲，不计薪金，一时多所成全，教泽之长，至今称道不止。先生素重道德，济世心切，本士不为良相，当为名医之主旨，特出其绪余，精研岐黄，求医者率多，著手成春。于是不分昼夜寒暑，车马络绎于道，先生独具婆心，无倦怠容，无厌烦意，富贵贫贱，一律诊治，盖志在活人，非图财报也。其品格学问，诚足殁世不忘者哉。

瑞亭先生道德既高，性又温和，处世接物不见淬语恶声，乡邻里党毫无间言，虽无奇行大节，不愧一乡之善士。先生捐馆之年春，同人等欲碑表扬，以久交于余，余与先生为总角，其平学问知之最悉，故不辞陋，略述未俾后人有所观感焉，是为序。《通许县新志·卷之十四·艺文志序五·孟二先生懿行碑序·郭长春》，民国·张士杰修，侯士禾纂，民国二十三年（1934）铅印本，467.

娄伯寻

娄伯寻（1887—1928），字现珠，通许娄拐村人，曾习牛马经与阴阳术。行医时，对就医的穷苦人，常施舍药物或免费予以治疗。同旗或乡邻发生矛盾，常请他调解，遇棘手之时，就自己出资和解。逢灾年，他将自家粮食无息借出，以救人之急。他乐于结交江湖义士，因此，颇受群众信任和拥戴。

民国建立后，由于军阀连年混战，争相增兵拉差、逼款抢劫，加上盗匪不断骚扰，闹得通许大地民不聊生。为反抗军阀的罪恶统治和免遭兵灾匪祸之苦，1921年，娄伯寻结识了几个从山东来的武术教师（原义和团成员），在他们帮助下，其在娄拐村首创红学（亦称红枪会），随之临近村寨也相继建立，公推娄伯寻为红枪会首领。《通许县志》，通许县地方志编纂委员会编，岳朝举主编，中州古籍出版社，1995年8月，634-635.

张树棠

张树棠（1889—1963），字莆村，通许县中牟王村人，著名中医医生。生性聪敏，酷爱学习，尤好医学。幼年研习中医，曾得河南著名中医闫福林亲传秘授，加上自身刻苦磨练，细心钻研，弱冠之年，即悬壶通许、开封一带，深为广大群众所赞誉。

他不但医术精湛，而且医德高尚。平时行医，素以救死扶伤、济世活人为目的，不看重钱财。常说："但愿世上人无病，何妨架上药生尘。"他怜老惜贫，对年老病人，总是尽心诊治，百般安慰，悉心照料，关怀备至，而使其早日康复；对穷苦患者，望闻问切，一丝不苟，且常施舍药物，毫无嫌厌之举。为此，许多年老和家贫之患者，能得以及时驱逐病魔，摆脱痛苦。

新中国成立后，他虽年届花甲，但在党和政府的关怀教育下，仍发奋学习，刻苦钻研，认真工作。他善于博采众长，丰富自己的经验，提高自己的医术。他悉心挖掘、研究、整理祖国中医宝贵遗产，合理予以继承，使自己医术精益求精，所以许多疑难大病患者，经他诊治服药后，即可药到病除，转危为安。

由于他医术高超，1956年，河南省卫生厅特聘他到省会郑州工作，为河南省卫生厅中医研究核心小组三成员之一，并先后任河南省结核病医院和河南省职工医院医师。在此期间，他经常受聘到省级有关医院传授经验，协助工作；到西医学中医讲习班授课；他还不断应邀到有关单位做专题学术报告。他晚年潜心挖掘、研究、整理了不少中医资料，著书立说，并倾心培养了数名中医研究人员，为继承和弘扬中医宝贵遗产做出了重大贡献。《通许县志》，通许县地方志编纂委员会编，岳朝举主编，中州古籍出版社，1995年8月，646-647.

程鸿远

程鸿远（1897—1975），原名桐林，又名来甫，通许县竖岗村人，佛教徒。1929年被中国红十字会通许分会接纳为会员，系河南省卫生厅1964年备案的省99名老中医之一。

1911年，程鸿远弃学随父习医。此后，他博览各家医著，熟读中医基础理论，并深刻理解了《黄帝内经》经典。新中国成立前，他开设"积善堂"药铺，坐堂行医。他乐于解人之难，对贫苦的就医者，或免费治疗，或减收药费，且还给予食宿之便。1956年，竖岗卫生院吸收他做中医，遂将个人药物、药具无偿献给卫生院。自此，他除从事日常应诊治疗外，还潜心于祖国医学遗产的挖掘研究工作。因此，后来他在内科、妇科疾病的诊治方面，都有较高的造诣和独到之处，有立方奏效之功。此外，他还稔熟药性，擅长中药炮制，且特别讲究刀工和程序。经多年实践和刻苦钻研，整理撰写了"治脾当不忘疏利肝胆，扶正气与祛邪气要相互结合，养胃阴与扶脾阳要兼顾"等经验论文，并归纳总结有"补、温、清、疏、活"等基本治疗法则。在治疗妇科杂症方面，依经、胎、产的不同特点，对症治疗。晚年，他虽有疾病缠身，但对患者仍有求必应，坚持出诊，其动人事迹至今还在境内传诵。《通许县志》，通许县地方志编纂委员会编，岳朝举主编，中州古籍出版社，1995年8月，651.

裴书铭　张树棠　刘宝芳　王修堂　田广恩　陈学礼　安敬信　姚超凡（和尚）妙方　祁百敬　王传礼　刘国勋　李本义

民国十九至三十八年（1930—1949），先后有裴书铭、张树棠、刘宝芳、王修堂、田广恩、陈学礼、安敬信、姚超凡、和尚妙方等中医诊所在县城开业。在农村也有些祖传中医开设中医诊所，如祁百敬、王传礼、刘国勋、李本义等。《通许县志》，通许县地方志编纂委员会编，岳朝举主编，中州古籍出版社，1995年8月，562.

韩应祥　韩成业　张清岭

针灸疗法在境内流传已久。民国期间，境内较知名的针灸医生有韩应祥，擅治产后余血不下和疹后风气等，并有祖传"疯药"。下世后，乡人为其立碑两通；张清岭擅治四肢关节痛及杂病，下世后，乡人为其立碑一通。新中国建立后，韩成业（韩应祥之子，1887—1959）继承家学，为境内知名针灸医生。《通许县志》，通许县地方志编纂委员会编，岳朝举主编，中州古籍出版社，1995年8月，574.

第四节 杞 县

伊尹

（商）伊尹者，有莘之逸民也。名挚，生于空桑，耕于有莘之野。汤以币聘之，三反而后从汤。使伊尹适夏以观桀之政，可辅辅之。不可辅伐之，伊尹入夏知桀之不可为也，复归于亳。汤遂与伊尹伐韦，顾昆吾克之。遂伐桀，战于鸣条胜之，桀奔南巢而死。汤崩，传至太甲，伊尹以冢宰奉太甲，祀于先王，乃明言列祖之成德，以训于王。太甲不能用，伊尹乃即汤之墓营桐室，以放太甲，使居夏焉。太甲悔过，终丧三年，伊尹以冕服奉嗣，王归于亳，作太甲三篇，以申戒之。乃尊伊尹曰阿衡，及其老作咸有一德，以归太甲，至沃丁之世。伊尹卒年一百三十岁，葬之于亳。

伊陟者，伊尹之子也。帝太戊立伊陟为相，亳有祥桑谷共生于朝，一暮大拱。帝太戊怯，问伊陟，陟对曰：臣闻妖不胜德，帝之政其有阙。与帝其修德，太戊从之，三日而祥桑死，初伊陟赞于巫咸，作咸义四篇。太戊赞于伊陟，作伊陟原命，故殷道复兴者，伊陟之力也。

按：五帝之世，文宇寥廓，大约疑信参半，祀有高阳涿，亦有高阳，杞有空桑，洛亦有空桑，亦从其近似者而已。张晏云：颛顼以来，天下之号，因其名高阳，乃颛顼所生之地名，即今杞西是也。故去濮阳为甚近，若涿州则远矣。至颛顼之后六年，生舜八恺，相去甚远，舜何由举哉。杜预所以有颛顼苗裔之说，而以庭坚为皋陶，字则非也。夫史既明言高阳氏，有才子八人，则不为苗裔甚明，特舜所举者，则其苗裔耳，详其文曰世济曰族可知也。魏献子又云：颛顼氏有子曰黎，为祝融，即所谓火正黎也。《吕氏春秋》云：有侁氏女，采得婴儿于空桑，后居伊水，命曰伊尹（尹正也，谓汤使之正天下），曰采得，曰后居，则为杞明矣。括地志云：古莘国在汴州陈留县东，故莘城是也，洛安得有莘哉。皇甫谧以伊尹为力牧之后，则有空桑之说，似不可信。然考亭注骚经，又以为实。然竹书记年云：伊尹有子，曰伊奋，其事不经，而刘子元作史通独深信其说。若此者，何可以常情测哉。姑取其近理者而已。《杞县志·卷之十三·人物志古圣》，清·周玑纂修，清乾隆五十三年（1788）刊本影印，787－790.

蔡邕

（东汉）蔡邕，圉人郦令勖之后，父棱处俗孤党，不协于时，辟举不及。卒，谥贞定先生。邕，字伯喈，性笃孝，母病三年未尝解襟带，不寐寤者七旬。母卒，庐于墓侧，有兔驯扰其室旁，木生连理，远近奇之。邕博学，师事太傅胡广，好辞章术数天文，妙掺音律，闲居玩古，不交当世。

建宁初，辟司徒乔元府，元甚敬待之，拜郎中校书，东观迁议郎。邕以经籍去圣人久远，文字多谬俗，儒穿凿疑误，后学奏求正定六经文字，灵帝许之。邕乃自书于碑，使工镌刻，立于太学门上，后儒晚学咸取正焉。时妖异数见，人相惊扰，上使中常侍曹节王甫就问，灾异及消改变，故所宜施行。邕乃陈七事末曰："夫君不密，上有漏言之戒，下有失身之祸，愿寝，臣表无使尽忠之吏，受怨奸仇。"章奏，帝览而叹息，因起更衣。曹节于后窃视之，悉宣左右，事遂漏泄。中常侍程璜遂使人飞章，言邕私事下洛阳，狱劾以大不敬弃市，事奏中常侍吕强愍。邕无罪请之，帝亦更思其章，有诏减死，与家属髡钳徙朔方，璜又使客追刺。邕客感其义，莫肯为用，故得免。

邕在东观时，与庐植韩说，等撰补后汉纪，会遭事流离，未及成书，因陈奏其所著十意，分别首目连置章左，帝佳其才高。会大赦，乃赦还本郡。又有密告邕怨谤者，邕虑卒不免乃亡，命江海远迹吴会往来，依太山羊氏，积十二年在吴，尝见柯亭屋椽，知可为笛吴人有烧桐以爨者。邕闻火烈之声知为良木，请裁为琴有异，而琴尾尤焦，在陈留时有以酒食召者，比往闻客弹琴有杀心。问其故则曰："我向鼓琴时见螳螂方捕蝉耳。"邕然之其聪解类如此。

灵帝崩，董卓为司空闻邕名，辟之称疾不就，卓大怒，邕不得已，诣府署祭酒甚见敬礼，补侍御史。又转侍书御史，迁尚书，三日之间周历三台。卓重邕才学，厚相遇，待每燕集辄令邕鼓琴赞事。邕亦每存匡益，及卓被诛。邕在司徒王允坐言之，而叹允勃然叱之，曰："董卓国之大贼，君为王臣所宜同忿，而怀其私遇，反为伤痛，岂非共为逆哉。"即收付廷尉。邕陈谢，乞黥首刖足，续成汉史。士大夫多矜，救之不能得，太尉马日䃅驰往，谓允曰："伯喈旷世逸才多识，汉事当续成后史，为一代大典。"允不从，邕竟死狱中。缙绅诸儒莫不流涕，其撰集汉事未见录，所作灵记及十意并诸列传四十二篇。李漼之乱湮没不存，所著诗赋碑铭等书，诸杂文凡百四篇传于世。《杞县志·卷之十六·人物志文苑》，清·周玑纂修，清乾隆五十三年（1788）刊本影印，第998页.

李可大

（明）李可大，字汝化，与昂同时为诸生。因母病，遂遍览医书，久之忽大悟，曰卢扁在是矣。出而医人，无不随手奏效者，用药好以奇胜，不拘旧方。一梓人母年四十余，手大指忽肿，因偃仆不知人事。诊之曰："此必月信至，而适为冷水所触也。"问之信然，用当归甘遂汤而愈。一妇产后大喘，医戒用参。诊之曰："此孤阳脉绝阴也，正宜用参。"遂加苏木为汤饮之，喘立止。

时新郑相家居，聘可大视疾，至诊其脉曰："公心脉如蝶鼓翼，越五月当大拜抵期"。果应。于是可大名震两河，因劝入太医院，授修职郎。时朱锦衣子甫一岁，昼夜啼不止，请医之，戒勿见儿，恐成客忤。可大曰："但隔壁闻声足矣。"朱许之。可大曰：啼而不哭为痛，用桔梗汤调乳香灌之即愈。有族母年七十余，中酒昏迷无气，诸儿以为已死，将入殓。可大至，见目未陷、心尚温，曰："此母不死，吾能起之。"诸儿涕泣求救，乃取井底泥涂母心上，用黄连葛根汤灌之，已而果苏。于是邑中相传可大能起死人。可大曰："彼自不死耳，特热极气滞，其状若死，故能起之，非真能起死人也。"

李进士病虚损痢疾，腹痛异常，用人参五灵脂治之。众医皆讶曰："二物相畏，奈何同用？"曰："不闻相畏而后能相使乎？"药下果愈。鄢陵陈令病伤寒，昏沉将属纩，可大诊视曰：此可救也。用竹茹犀角灌之而愈。宁县尉亦病伤寒，身皆冷，口出清水，可大诊之曰："阴毒已极。"用附子一味，医之亦愈。邑诸生董养性发热，口干，久而咳嗽吐血，医皆谓虚证。可大诊之曰："汝脉结，结为郁症，非虚症也。用苏子香附益智等药，数服而愈。董大奇之，因乞为弟子，以学医焉。卒年六十有九。孙角，有女为周世子妃，子孙繁衍，人以为厚德之报云。《杞县志·卷之十八·人物志方技》，清·周玑纂修，清，乾隆五十三年（1788）刊本，1136-1139.

张心易

（清）张心易，字允中，父三捷，邑庠生。因母病访医，遂精其术，有求者辄应手而愈。然性亢直，虽达官贵人前，不苟俯仰，人皆敬服。心易幼颖异，善属文。年未弱冠为诸生，虽遭离乱，仍备色养。邑令旌其孝行，寻以选贡，授陕西泰州同知。居官廉直不阿。副使于忌，其形已短，数以事窘之。

先是州诸生例运略阳军需二百石，路险费繁，往年拖累，未清遽檄。心易署学篆督催之，心易聚诸生劝论差富放贫，众皆称善，旬日事集，副使伪为喜者而匿其名，攘为己功。抚按廉其实檄署伏羌篆，副使以非己意恚甚，遣人伏境内侦所，为陕例丁税既重，规避百端。官吏率缘此以肥囊橐，心易没法核实，增丁六千有奇，豁其中老病孤贫者四千余，丁民大感悦，更有持三百金唊。其父三捷祈豁免者。父怒叱曰：尔欲污吾父子耶，吾但愿子为廉吏，无辱先人足矣。吏怯而退，绅士投牒，祈免累千百人，悉置不视，迄无徇庇，故新丁尽出而得免者仍十之七，伏羌刻石颂德。

副使益忌之，适抚按复檄署秦安篆。秦安年荒民稀，旧无输挽，副使故移他邑米四百石，俾督运略阳踵署学故智也。心易申请另宪使，竟格不行，迄代老幼泣送者数千人。然始终无一物馈副使，副使乃摘前官二细事坐入大计落职。及就讯，按察使彭知其枉，曰此可雪也，心易恐累前官，坚不自明，彭扼腕良久，劝曰：子存心如此第归尔，后必昌矣。

归乃读父书，精究医学，著有医书一百卷。手自誊录，及子发辰贵，布衣疏食如寒素。既老，辑家乘授其子孙，期守清白遗训，两与宾筵。年六十八，忽闻异香，入室而卒。《杞县志·卷之十五·人物志孝行》，清·周玑纂修，清乾隆五十三年

（1788）刊本，965-968.

孟晟

（清）孟晟，字西平，宏悫长子也，博学能文，早入庠，食饩。两试屡冠其曹，性至孝。因母患目疾，遂究心岐黄，且愿代瞽者娶妻以祈神佑。本邑及邻封赖以婚配者十余人。晚年以岁荐授考城训导，甫下车见启圣祠倾颓，即捐资修葺大成殿及两庑内先贤、先儒神位。阙少以家所畜嘉木傲，阙里式遍修神位，丹漆金书，肃然在望，移杞中手植柏余株，培宫墙内外，复将杞学神位亦如考城学式修整虔饰焉。

先是家居时即好作兴赋，多所成就。至考邑益以振兴斯文为己任，每月具纸笔饮馔，集生童为文判其甲乙，自是多士鼓舞，文风日盛，生平喜推解尚意气。曾祖绍虞原有意田千亩，一助族人，一兴文社鼎革，后遂寝。宏悫继祖志，捐田四百亩，以给亲族孤贫。晟复捐四百亩，以为宾兴义学之需，可谓克承先德矣，卒年八十一。所著有《依椿堂诗集》《澹余斋文集》《南溪杂咏》，藏于家。《杞县志·卷之十五·人物志孝行》，清·周玑纂修，清乾隆五十三年（1788）刊本，976.

刘源宁

（清）刘源宁，字永康，太学生，赋性纯笃。祖母疾，佐父母侍医药，数月不懈。祖父将终，出五百金贻之。宁泣受，悉为赙赠，其余分于姑姊。后其亲殁，居丧尽哀尽礼。庶母弟源福，生数月母亡，宁教育之，同于怙恃缘亲。疾善岐黄，凡四方求医，无论晦明风雨必亲往。贫不能易药饵者，且代偿之。族中子弟无力就傅，皆为延师造就云。《杞县志·卷之十七·人物志五》，清·周玑纂修，清乾隆五十三年（1788）刊本，1087.

胡驹

（清）胡驹，字汉英，候选县丞，范之孙具体子也。英明好义，幼业儒精医道，有贫而病者，尝给以药资，间或以参苓济人。乾隆辛巳（1761），黄水泛溢几入城，驹措势陈策，捐秸数百，钱三十千，雇夫筑堤，捍御，城得无患，至今咸称之。《杞县志·卷之十七·人物志五》，清·周玑纂修，清乾隆五十三年（1788）刊本，1097.

李方志

（清）李方志，字寅宾，号奉善，维嵩孙。平生乐善好施，又乐与人为善，其懿行最著者，如设立义塾二十余年，成就人材甚众。施药救人，不吝资财，邻里婚葬有不给者，无不资助。邑侯王之卫表其门，曰：义周桑梓。《杞县志·卷之十七·人物志五》，清·周玑纂修，清乾隆五十三年（1788）刊本，1096-1097.

马光炳

（清）马光炳，字维栋，体乾孙也。幼读诗书，入太学，攻举子业。见赤子多以痘殇，兼习痘疹，因精通焉。一邻人王义和子出痘，诸医皆为逆症，不治。及炳至，则曰："此险痘耳。"果两剂而愈。一韩秉福子出痘，他人医治七日，不见起长复灭，白顶陷。炳视曰："此气虚也。"遂出所带人参等药治之，立效。又有张锡臣子八日痘不长，片片红紫如云。炳曰："夹瘢痘也，除瘢痘自起矣。"如方以治，果应。历来活人无数，且有贫不能服药之家，炳即助以药资，或必需人参亦以所有济之。一时有仙手佛心之誉。《杞县志·卷之十八·人物志方技》，清·周玑纂修，清乾隆五十三年（1788）刊本，1141-1142.

王泽　王大麓

（清）王泽，字振五，庠生，居邑南郭外。博览经籍，精内典《素问》诸书。贫无力者，施药不受其值，活人甚众。邑侯李锡霞患痢，屡治不痊，为之清解，病遂永除。晋商王某患亡阳证，大汗不止，泽以药投之，一服即愈。子大麓，邑庠生，亦通岐黄，能世其家学云。《杞县志·卷之十八·人物志方技》，清·周玑纂修，清乾隆五十三年（1788）刊本，1143.

李中立

《本草原始》十二卷。清，李中立撰。《杞县志·卷之二十四·叙录志书籍目》，清·周玑纂修，清乾隆五十三年（1788）刊本，1634.

第五节　尉氏县

嵇康

（魏）嵇康，字叔夜，谯国铚人，早孤有奇才，远迈不群。身长七尺八寸，美词气有风仪，而土木形骸不自藻饰，人以为龙章凤姿，天质自然，博览无不该通。与魏宗室婚，拜中散大夫。弹琴诵诗，自足于怀，著《养生论》。每思呈质，所与神交者，惟陈留阮籍，河内山涛，豫其流者向秀、刘伶、籍兄子咸、王戎，遂为竹林之游，世所谓竹林七贤也。

戎自言与康居山阳二十年，未尝见其喜愠之色。康尝采药游山泽，会其得意，忽焉忘返，时有樵苏者遇之，咸谓为神。至郡山中见孙登，康随从之，游登沉默自守，无所言说。康临去。登曰：君性烈而才隽，其能免乎，卒如其言。《尉氏县志·卷之二·游寓》，明·汪心纂修，明嘉靖二十七年（1548）刻本 1963 年影印本，74-75.

阮炳

（晋）阮炳，字叔文，尉氏人。《三国志·魏志》杜畿之子杜恕、初恕，从赵郡还陈留，阮武亦从清河太守徵裴松之注。引杜氏新书曰：武字文业，阔达博通，渊雅之士，位止清河太守。武弟炳，字叔文，河南尹。精意医术，撰药方一部。唐孙思邈《千金方》引阮河南，曰：疗天行、除热解毒，无过苦酢之物，不用苦酢如救火不以水，必不可得脱免也。凡病内热者，不必按常次用药，便以苦参、青葙子、苦酒、葶苈子、艾之属疗之，但稍促其间，无不解者。按：晋河南尹陈留阮炳所撰药方一部，其书久佚，世无传，本惟千金方引此一节，足窥豹一斑。然其方甚精，凡遇天行温热重证，汗自出二便皆通，而胸膈满闷，身热如火疗，饮食不下，神识昏迷，遵用阮氏方法，能使口吐胶痰，胸宽食进，热退神清，有起死回生之效。有非宋元以后名医所能知者，岂可以其全书散亡而忽之哉。《河南通志·艺文志·卷十五·子部·医家类》，民国间（1912—1949）铅印本，20.

靳于纯

（明）靳于纯，字尔彬，孝友高洁，其素性也。雄才邃蕴，累踬场屋，已届贡期，弃而入山，与长侄蓬泽研究性命之学。旧志。《尉氏县志·卷十二·人物志隐逸》，清·沈湉纂修，清道光十一年（1831）刻本，53.

靳滋昂

（明）靳滋昂，字笨伯，弱冠辞廪，请衣巾叶文宗批其呈云，淤泥之中曾产青莲，功名之场何妨证道。屡申始允手《疏心经楞严经注》《黄庭内外景经注》，俱有独见。旧志。《尉氏县志·卷十二·人物志隐逸》，清·沈湉纂修，清道光十一年（1831）刻本，53.

孙纯

（明）孙纯，高村保人，尉氏县医学训科。父浩五子，绅、经、纶、纯、纬。纯年十五丧父，弘治十八年（1505）十二月，母白氏病痢两月，时已七十有二，汤药少能进，百方不验。纯夜稽颡北辰，求以身代，匆思曰，我母昔曾刲股愈外祖母之疾，胡为不然，即割下右腿肉如手掌，煎汤奉母，疾遂愈，寿八十四。出《正德实录》，后同。《尉氏县志·卷三·人物》，明·汪心纂修，明嘉靖二十七年（1548）刻本 1963 年影印本，22-23.

刘鸿恩

（清）刘鸿恩（1821—1887），字位卿，号春舫，尉氏县刘氏家庭后裔。少丧父，受母亲训教，攻礼经，清道光丙午年（1846）中进士，历署陕西延榆绥道储道，补授陕西凤道。同治壬戌（1862）三月，旋升陕西按察使。四月，太平军进入陕境，逼近省城，西安告急。五月刘鸿恩带兵往援，分段固守，太平军环攻八昼夜无休止，牺牲千余人。朝廷传旨，刘鸿恩著赏加布政使衔，并赏戴花翎。

刘鸿恩官游后，居家二十余年。他深研医书，洞明医理，按虚、实、寒、热、阴、阳、里、表著《医门八法》，共费二年时间，书中医理详尽，方剂多为自拟，审症用药无不神效。他养晦乐施，不愿以声势显，他与河南巡抚李鹤年相交甚深。当时县令见他俭朴，轻侮之，李巡访来尉，迳造公庭，问及县令贤否，他以好答对。南邻王明方之妻，素泼恶，因未得抬价市宅，对他隔墙辱骂，他正与客对弈，移枰前院避其恶声，时人皆服其量。族间贫困百余家，每逢春荒按口周济粮食，岁以为常，其盛德后人一直传颂。《尉氏县志》，尉氏县志编委会，黄振海总编，中州古籍出版社，1991年9月，686-687。

（清）刘鸿恩，字位卿，号春舫，尉氏县人。道光二十六年（1846）进士，官陕西凤邻道署按察使，是书自序曰："八法者，阴阳表里虚实寒热也。病证虽多，不能出此范围，以此审病，病无遁情，医无余蕴矣。"因汇各种医书互相考正，举一证以为题，每题作论一篇，非欲公之于人传之，后特以自备不时之需耳。

按：鸿恩精医术，于受业诸生论文之暇即论医术，每以未得善本为憾，嗣因求诊乞方者日萃其门，即举平生研究所得，著为《医门八法》一书。所谓八法者，阴阳表里虚实寒热也，门下士徐春元序而刊之，行于世。其书于病情复杂方剂纷歧，皆能探讨论辩而提纲挈领，以发明其要旨，俾后之学者易于效法，此其长也。又所用方皆李东垣、朱丹溪、吴又可诸先医成法，而加以化裁，宜其疗病有验矣。

学医由此入门，不至临证张皇，毫无主见。惟此等学问深邃，元明名医义蕴若晋葛弘、梁陶弘景、唐孙思邈诸大家学说成方，尚未能精心玩索，何以应变无穷。其至痛诋仲圣麻黄、桂枝二汤为误，诗云折柳樊圃其狂也，且又岂可为此书曲祖乎。虽然乌梅为神农本草上品妙药，此书发挥乌梅功用详尽。其他所立新义亦甚精卓，亦医家所不可废之书也。《河南通志·艺文志·卷十五·子部·医家类》，民国间（1912—1949）铅印本，35.

张端翎

（清）张端翎，字亦韩。性沉毅，少即潜心理学，与睢州汤文正公、仪封张清恪公，研究心性之旨，两公举重之，清恪公延至苏抚署，商榷政治，多所裨益。以母病，精岐黄术。郏县同年生全轨赠诗称其纯孝，康熙己丑成进士，授湖南善化令，四十余日卒于官，宜兴储中子先生在文志其墓，著有《濂洛绪余》藏其家。张敬直、张汝伊采访。《尉氏县志·卷十·人物志》，清·沈湉纂修，清道光十一年（1831）刻本，13.

王汉昇

（清）王汉昇，字冲若，太学生，考授州同，性至孝，居母丧，哀毁血泪，沾溃襟袖，会葬者皆感痛。子复性，字道岸，弱冠补博士弟子员，以足疾，绝意进取。父殁，哀毁骨立，事母曲尽色养，母殁时，复性年已六十余，庐墓三年。每时祭，辄号泣，行路之人为之陨涕。刚直好义，精医术，尝施药以济贫病，著有《道岸集》。以上罗士超采访。《尉氏县志·卷十·人物志》，清·沈湘纂修，清道光十一年（1831年）刻本，19-20.

张矩

（清）张矩，亦韩会孙，事亲曲尽孝道，人无间言习闻，亦韩医法入庠，后殚心河间丹溪诸书，见重于朗山马大中丞。以上张敬直、张汝伊采访。《尉氏县志·卷十·人物志》，清·沈湘纂修，清道光十一年（1831）刻本，24-25.

刚木

（清）刚木，性颖异，以善病废学，精岐黄术，孝友出于天性。族兄某由祖世迁居郾城，兄亡孀嫂孤侄，贫而流徙。木寻以归，抚育二十余年，侄既婚，与之业，始令分爨。邻女无依，备奁遣嫁。乾隆丙午（1786）岁饥，村人赖活者数十家，其平时施药、施棺、施衣食，助婚，赙葬，盖常事也。曾贸丝于许，误入人钱三十千，即遣人归之，其介又如此。杨式坤采访。《尉氏县志·卷十·人物志》，清·沈湘纂修，清道光十一年（1831年）刻本，25

刘青云

（清）刘青云，字天衢，幼失怙，事母以孝闻，且赋性聪敏。弱冠入邑庠，为文力追先正，以数奇，屡困秋闱，遂绝意举子业。侍母病，潜心河间丹溪诸书，为一时国手，人之求医者无虚。日有贫不能治者，为备药资，经诊理后方药。有需改易，不待再延，度其时则自往，虽耄年履艰，不辞劳瘁，病痊亦不受谢。殁之日，呼亲而哭奠者数十余人，皆其所济活者也，其生平之行谊盖如此。子奎卯，为邑名诸生与修县志。《尉氏县志·卷十·人物志》，清·沈湘纂修，清道光十一年（1831）刻本，25.

李㙉

（清）李㙉，性诚实，好善，精医术，治逆险症如神，施药饵不计值。求医求药者日踵门，资不继，鬻田百余亩，如是者五十余年。王文升采访。《尉氏县志·卷十一·人物志》，清·沈湘纂修，清道光十一年（1831年）刻本，41-42.

马继宗　马心田

（清）马继宗，儒童，七岁而孤，事寡母以孝闻，舌耕以养，值岁大祲，即终日不食，而甘旨不少缺兄弟，友爱倍至，乡里称其孝友。子心田，庠生，精医术，孙澄亦庠生，皆克承家学。《尉氏县志·卷十一·人物志》，清·沈湉纂修，清道光十一年（1831）刻本，42.

王世扬　王锦

（清）王世扬，性淳厚，家本中资，而济贫好施，视为分内。乾隆四十二年（1777），黄水溢，出粟赡给一乡。设义学一处，教育材后，十有八年。子锦习医，嘱其于贫者更宜悉心调理，不索药资。以百金修永兴通济桥，锦复设义塾，以其子永炳训蒙，以诲一乡字第。《尉氏县志·卷十一·人物志》，清·沈湉纂修，清道光十一年（1831）刻本，42.

褚大贵　褚隐

（清）褚大贵，字天锡，庠生，精医术内外科。自置药物，活人无算，虽家道屡空而丝毫不取。子隐庠生，承家训，攻岐黄术，穷年肆力其中，一时名医无出其右，问病者户外踵相接。不分寒暑、昼夜，有闻即赴。数十年，感再生者不可指数，有谢者即正色拒之，曰，吾断不敢以背吾先人。弟藏避俱早亡，所遗子侄，皆抚养成人，婚娶后令各守一业。姜玉书采访。《尉氏县志·卷十一·人物志》，清·沈湉纂修，清道光十一年（1831）刻本，42-43.

张锡铭

（清）张锡铭（1878—1952）又名张北成，字载若，南曹村人，幼读医，志在四方。因清末旧试废止而从医，熟读医书，苦攻医学"四大经典"，熟诵《伤寒论》《医宗金鉴》等古典医书。一生擅长于"伤寒""霍乱""麻疹"等疾病诊治。1905年行医于尉氏、鄢陵之间，绰号"张神仙"。

1939年，国民党八十一军十二师伤寒流行，轻者胸闷腹痛，斑疹结片，重者神志昏迷，鼻衄便血，十数日，兵亡数百。军医束手无策，后轿请张锡铭诊断，立方投药，迅速控制。1944年，国民党红支队霍乱猖獗，病势暴急，传播迅速，危害甚重，倾日间尸横遍地，后拜请张锡铭，以针刺疗法取穴血池、委中，放血而病愈。

1946年，有一批运粮者宿南曹客店，夜突然腹中疼痛，肚胀欲裂，叫哭不迭。店主急忙请张锡铭，诊断为腹结，随选用大黄四两、枳实十钱、川朴五钱、芒硝八钱而配方，嘱店主"一煎即服，若深夜大便下，不须二煎，若不下则二煎"。旁有一医见方中有大黄四两，大感不解，发问："先生，大黄四两能服否？"张说："若你服，大黄一两即毙之，而此人顿餐三斤，日行百里，推粮八百，虎背熊腰。若用常量，泻之无力，反助亡矣。"翌日，店主到药店说："昨晚服药后，数时腹鸣，少倾大便，病好转，晓安现熟睡。"三日后，患者康复，愉快登程。《尉氏县志》，尉氏县志编委会，黄振海总编，中州古籍出版社，1991年9月，672-673.

李自立

李自立（1891—1968），尉氏县人，1912年毕业于尉氏县蓬池书院蚕桑学校，后随父学医，1932年应聘南席镇"天宝堂""春和堂"坐堂行医十余年。1956年，任尉氏县人民医院中医师，他熟读祖国医学"四大经典"，对其有深刻的理解。主妇科，认症准，用药稳，疗效高。对危重病人的诊治尤为擅长。南席有一妇，已抬至灵堂，经诊治后，用药一剂复活。在尉氏、长葛等地享有较高威望，系本县医中名流。《尉氏县志》，尉氏县志编委会，黄振海总编，中州古籍出版社，1991年9月，687.

附　洧川县

王贤良

（宋）王贤良，字宪周，精岐黄术，著有《方脉》一册。为医林宗匠，济世活人，不责所偿，儒学刘某旌之。《洧川县志·卷六·人物志术艺》清·何文明纂修，清嘉庆二十三年（1818）刻本，58；《洧川县乡土志·卷下·医》，清·恩麟纂修，清光绪间（1875—1908）石印本，无页码.

胡清峰

（宋）清峰胡先生，名嵩赵，宋时人也。高宗三十一年（1161），诞于洧阳驿西北三石桥村。七岁就传受书。年十九，补五经博士，弟子员。又五年而粟分红板，已而晋膺明经。年五十有六，会南北交争，干戈日寻，时际多艰，斧柯莫假，因思范文正之言，士有以利济天下，不为良相，当为良医，随与父天恺，肥遁园林，演医术以济世。著述甚多，屡经兵燹，名本均无存者。理宗元年（1237）卒，寿八十一，葬于本村西北隅一里许，至今有遗址焉，新邑孝廉耿某为之作墓表，而先生之德于以永垂不朽矣。《洧川县乡土志·卷下·医》，清·恩麟纂修，清光绪间（1875—1908）石印本，无页码.

赵思文

（明）赵思文，字儒斋，寿官，好善乐施，输粟济饥民，捐义冢，舍药饵，指不胜曲，人负其责，悉置不问，知县李尚志义之，上其事旌焉。《洧川县志·卷六·人物志义行》，清·何文明纂修，清嘉庆二十三年（1818）刻本，27.

赵时武

（明）赵时武，武陵人，以明经授洧学训导，研穷性命，教谕先躬行而后文辞，厘然有条。辛未知县缺人，部使者器先生檄摄，县事视篆，岁余有惠政，士民思之。《洧川县志·卷四·宦绩》，清·何文明纂修，清嘉庆二十三年（1818）刻本，18.

王大作

（清）王大作，字邃子，山西曲沃进士。康熙丁未（1667）知洧川，端方正直，本学问为经济，著《药言铎书》二册。甫下车捐俸，率绅士重新文庙，颇极壮丽，时民逃地荒，多方招抚复业者千余家。邑地亩多寡悬殊，赋役不均，请于大僚立"孝悌忠信礼仪廉耻"八约，而以八里均之。龙王坡有白猿祠蛊惑居民，令毁其象，建文昌阁，妖氛遽熄。建纯孝伯后殿，修双洎桥，立养济院，浚小青河，开牛脾山，下西渠诸善政，指不胜屈。在任十年，饮冰自矢，执法如山，吏民畏而爱之，治推第一，内升去，四野童曳流涕，建祠勒石，过者辄下拜。《洧川县志·卷四·宦绩》，清·何文明纂修，清嘉庆二十三年（1818年）刻本，18.

（清）王大作，字邃子，山西曲沃进士。康熙丁未知斯县，正直端方，本学问为经济，著《药言铎书》二册。劝民兴治，时民逃地荒，公多方招抚复业者千余家。邑旧制四万二十四保，至万历间，省作二坊十五保，地亩多寡悬殊，赋役不均，公乃请于大僚，酌地之厚薄，均徭赋，并作八保，民无偏苦，至今仍之。西南龙王坡村，有白猿祠蛊惑居民，令毁其象，建文昌阁，妖氛遽熄，修双洎桥，立养济院，浚河开渠，劝农课桑，务在人心，维风俗有裨民生，诸善政指不胜屈。在洧十年，饮冰自矢，执法如山，吏民畏而爱之，治行第一。《洧川县乡土志·卷上·去害》，清·恩麟纂修，清光绪年间（1875—1908）石印本，无页码.

杨辅生

（清）杨辅生，字赞化，邑人，庠生。早孤事母至孝，训弟辅世辅朝，俱游泮，尝偕弟赴试省，恒忽谓曰：予心惕母必病矣。遄归果然。侍汤药，数月不解衣，辅世患水蛊，生忧勤不能寐，昼夜立，足肿至膝，不自知也。精岐黄，治病不受谢，邻里重之。《洧川县志·卷六·人物志孝友》，清·何文明纂修，清嘉庆二十三年（1818）刻本，16.

鲁振铎

（清）鲁振铎，字警斋，增广生。少孤奉寡母以居，家贫力学志，每期于远，到游痒，后舌耕为业。乾隆五十年（1785），岁大祲，举火无资，肩蔬菜鬻之以养寡母，并其伯母之早寡者。困苦中手不释卷，旁通性命之学，尤邃于诗书易三经，友教所成不乏人而屡踬棘闱，赍志以没，学者惜之。子沛霖入庠，世其业。《洧川县志·卷六·人物志孝友》，清·何文明纂修，清嘉庆二十三年（1818）刻本，17.

王永

（清）王永，字钧亭，事亲尽孝，待人以宽。好学，不徒攻举子业，专心性命之学，兼理岐黄，以济活人，以诸生食赈。《洧川县志·卷六·人物志孝友》，清·何文明纂修，清嘉庆二十三年（1818）刻本，18.

许泰盛

（清）许泰盛，家贫，事亲孝，居丧三年不入内室。常采药熬膏，施济活人。路遇坑坎，恐碍人，必修补之。虽昆虫草木不忍轻伤。乡里称为善人。《洧川县志·卷六·人物志孝友》，清·何文明纂修，清嘉庆二十三年（1818）刻本，19.

董超群

（清）董超群，字学亭，国学生。幼事父母，敬养兼至，长事继母尤曲尽其道。不私货财，与兄弟共之，常述前人德善，以训其子孙。精岐黄，贫者并药赠之，赖以扶持者颇众。《洧川县志·卷六·人物志孝友》，清·何文明纂修，清嘉庆二十三年（1818）刻本，21.

魏纯仁

（清）魏纯仁，字心一，国学生。福兴寺倾颓，捐资修之，捐地十五亩，银十两于朱曲东杜公河上修桥以便行人。尤精岐黄，时有国手之誉。《洧川县志·卷六·人物志义行》，清·何文明纂修，清嘉庆二十三年（1818）刻本，38.

李士秀

（清）李士秀，孝友端谨，带产出嗣，后将带产让还其兄。施药济人，病痊不受谢。《洧川县志·卷六·人物志义行》，清·何文明纂修，清嘉庆二十三年（1818）刻本，40.

刘炎

（清）刘炎，字辉九，弱冠入庠，终身未尝片纸入公门。训子侄和睦，教乡党，遇人争竞多方开导，必和解乃已。尤精岐黄，济人甚众。《洧川县志·卷六·人物志义行》，清·何文明纂修，清嘉庆二十三年（1818）刻本，40.

（清）刘炎，字辉九，弱冠入庠，未尝片纸入公门。训子侄以和睦，宗族有争竞者，多方开导，必和解乃已。又精岐黄，济人甚众。《洧川县乡土志·卷上·睦录》，清·恩麟纂修，清光绪年间（1875—1908）石印本，无页码．

王进贤

（清）王进贤，字体元，医学奇验，病者至门，不数剂即愈，门庭如市。《洧川县志·卷六·人物志术艺》，清·何文明纂修，清嘉庆二十三年（1818）刻本，58-59．

王洛涵

（清）王洛涵，庠生，家贫，操守廉介，善医痘疹，愈不受谢。雅大中丞，刊入旌善坊。《洧川县志·卷六·人物志术艺》，清·何文明纂修，清嘉庆二十三年（1818）刻本，58；《洧川县乡土志·卷下·医》，清·恩麟纂修，清光绪间（1875—1908）石印本，无页码．

范忠社

（清）范忠社，亦庠生，悃幅不务声华，精岐黄，为丸散，济人不取值。《洧川县志·卷六·人物志术艺》，清·何文明纂修，清嘉庆二十三年（1818）刻本，58．

李成贵

（清）李成贵，字培章，通医理，尤多义举。尝途遇病女，仅数岁，收养于家，治之愈，待如己出，长成，远寻其夫家还之。《洧川县志·卷六·人物志术艺》，清·何文明纂修，清嘉庆二十三年（1818）刻本，58．

张淮源

（清）张淮源，性仁厚，业医，活人不索谢。尤严家教，子式金、仁寿，并邑庠。《洧川县志·卷六·人物志术艺》，清·何文明纂修，清嘉庆二十三年（1818）刻本，58．

董纬诰

（清）董纬诰，字周书，业儒，屡踬场屋，徙业岐黄，疗病不图谢。贫不能延医者，往往问证发药，亦不取值。四方就医者，屡常满户外。《洧川县志·卷六·人物志术艺》，清·何文明纂修，清嘉庆二十三年（1818）刻本，58．

李万生

（清）李万生，字百苍。精岐黄，尤多义举。香山寺被水淹没数尺，独称畚筑治之，昼夜不辍，庙获全。自是治病立愈，如有神助，一时呼为神手云。《洧川县志·卷六·人物志术艺》，清·何文明纂修，清嘉庆二十三年（1818）刻本，59.

许柄

（清）许柄，字耀南，常以济世为心，幼习儒，长精医术，为丸、散、膏、丹施人，有问病者，不俟驾行，不图利。子克勤、克俭，俱入庠。《洧川县志·卷六·人物志术艺》，清·何文明纂修，清嘉庆二十三年（1818）刻本，59.

师颂诗

（清）师颂诗，好施济，救人之危，不吝财。精医学，不能买药者，往往赠之。《洧川县志·卷六·人物志术艺》，清·何文明纂修，清嘉庆二十三年（1818）刻本，59.

苏沛霖

（清）苏沛霖，字化苍，正道直行，终日静坐，堆以看书为事。业岐黄，尤精眼科，为人医，从不受谢。《洧川县志·卷六·人物志术艺》，清·何文明纂修，清嘉庆二十三年（1818）刻本，59.

秦得宝

（清）秦得宝，精外科，相传四世，活人甚众。《洧川县志·卷六·人物志术艺》，清·何文明纂修，清嘉庆二十三年（1818）刻本，59.

车太一

（清）车太一，增生，力耕好学，成就后进，人称道学先生，并精医数。《洧川县志·卷六·人物志嗜寿》，清·何文明纂修，清嘉庆二十三年（1818）刻本，59.

第六节　兰阳县

王乾福

（明，医训科官九员）王乾福，本县人，由医生，洪武十七年（1384）到任。详见人物志。《兰阳县志·卷之四·署制志医学》，明·褚宦纂修，明嘉靖二十四年（1545）刻本，1965年影印，16.

（明）国朝王乾福，字师道，本徐州砀山人。自幼颖异，日记数百言，比长讲求学术，勤力不懈，所得既深，同进者莫敢与齿。自经史至阴阳卜筮之书，罔不博究。生平慷慨，凡百当为者，毅然直前，于货利则畏避退怯如懦夫状。因元季中土多，故遂用荐者，言授宁陵县阴阳学教谕，尝摄邑事。民怀其德，父老上治状于部，未及荐论总戎者，任以虎贲府经历，佐有勋。迁山东乐安州同知未久，境内荐饥民多流亡，度不可为，弃官之兰阳，资医自养因家焉。洪武甲子岁，有司举任本县医学训科，常以医术济人，自号神机先生。壬申岁，语其子曰："不半月吾将逝矣，戒以送终之具及保身睦族之道。"如期卒。出《张氏旧书》。《兰阳县志·卷之八·人物·人物志恬退》，明·褚宦纂修，明嘉靖二十四年（1545）刻本，1965年影印，10.

（明）王乾福，字师道，本徐州砀山人。幼颖异，日记数万言，自经史及阴阳卜筮之书，罔不博究。元季中土多故用荐者，言授宁陵县阴阳学教谕，尝摄邑事。民怀其德，父老上治状，升虎贲卫经历，寻迁山东乐安州同知，境内荐饥民多流亡，庶不可为，弃官之兰阳，晋医自养因家焉。孙澍中正统初进士。《兰阳县志·卷七·人物》，清·高世琦纂修，清康熙三十四年（1695）刻本，民国二十四年（1935）铅印本，7.

李义

（明，医训科官九员）李义，本县人，由医生，洪武二十五年（1392）到任。《兰阳县志·卷之四·署制志医学》，明·褚宦纂修，明嘉靖二十四年（1545）刻本，1965年影印，16.

李仿

（明，医训科官九员）李仿，本县人，由医生，永乐八年（1410）到任。《兰阳县志·卷之四·署制志医学》，明·褚宦纂修，明嘉靖二十四年（1545）刻本，1965年影印，16.

黄和

（明，医训科官九员）黄和，本县人，由医生，正统元年（1436）到任。《兰阳县志·卷之四·署制志医学》，明·褚宦纂修，明嘉靖二十四年（1545）刻本，1965年影印，16.

张浩

（明，医训科官九员）张浩，本县人，由医生，成化十五年（1479）到任。《兰阳县志·卷之四·署制志医学》，明·褚宦纂修，明嘉靖二十四年（1545）刻本，1965年影印，16.

毛存信

（明，医训科官九员）毛存信，本县人，由医生，弘治十三年（1500）到任。《兰阳县志·卷之四·署制志医学》，明·褚宦纂修，明嘉靖二十四年（1545）刻本，1965年影印，16.

毛泽

（明，医训科官九员）毛泽，本县人，由农民，嘉靖四年（1525）到任。《兰阳县志·卷之四·署制志医学》，明·褚宦纂修，明嘉靖二十四年（1545）刻本，1965年影印，16.

郭有常

（明，医训科官九员）郭有常，本县人，由家民，嘉靖二十二年（1543）到任。《兰阳县志·卷之四·署制志医学》，明·褚宦纂修，明嘉靖二十四年（1545）刻本，1965年影印，16.

温嘉瑞

（明，医训科官九员）温嘉瑞，本县人，由农民，嘉靖二十三年（1544）到任。《兰阳县志·卷之四·署制志医学》，明·褚宦纂修，明嘉靖二十四年（1545）刻本，1965年影印，16.

赵之林

（明，训科官十一员）赵之林，本县医生，崇祯四年（1631）任。《兰阳县志·卷之五，职官志阴阳医学》，清·高士琦纂修，民国二十四年（1935）铅印本，21.

戴希孔

（明，训科官十一员）戴希孔，本县人，崇祯七年（1634）任。《兰阳县志·卷之五，职官志阴阳医学》，清·高士琦纂修，民国二十四年（1935）铅印本，21.

许兆兴

（清）训科，许兆兴，本县人，雍正年任。《兰阳续县志·卷四·职官志》，清·徐光范纂修（乾隆九年），民国二十四年（1935）铅印本，5.

王巽

（明）王巽，字曳峏，乾福（王乾福）子也。自八世祖通于医卜，巽日肆力于家学，旁通经史子集。洪武末由医官，荐为钦天监司，历升保章正、五官灵台郎，复升春官正阶承德郎，历事五朝，小心慎密，累蒙褒封，在官五十余年，无纤毫过举。尝上言六事，皆切时务，既又言便宜十二事亦有益，大政多见施行。所著有《内科奥诀》《外科须知》《伤寒运气撮要》《阴阳本源》《小葬正诀》《大葬发明》《遁甲直指》《六壬见知》《大统历秘法》《钦天监执掌算法问答》及《算书秦台志》传于世。周宣挽诗云"著书已究先天学，封事犹传后日名"。出《丘氏旧志》。《兰阳县志·卷之八·人物志文学》，明·褚宦纂修，明嘉靖二十四年（1545）刻本，1965年影印，8-9.

（明）王巽，由仪封县医学训科，洪武末荐入钦天监，累官至春官正，详见《人物志》。《兰阳县志·卷之七·选举志技术术数二员》，明·褚宦纂修，明嘉靖二十四年（1545）刻本，1965年影印，23.

王澍

（明）王澍，字时润，祖乾福，自徐州徙兰阳，善医卜。父巽世其业，由司历至春官正，澍力学登正统初进士，授户部主事，历官郎中，督赋苏松，上军民利病三十六事，多见嘉纳。尚书金公濂大奇之，出守莱州，到任即陈民情七事，忤提刑意，坐系三年，前后凡上状疏十一章，改知宁国。旋致仕游优田里，诗文自娱，时望归焉。子璿弘治甲子乡试。《兰阳县志·卷七·人物》，清·高世琦纂修，清康熙三十四年（1695）刻本，民国二十四年（1935）铅印本，2.

（明）王澍，字时润，巽之子也，正统初进士。初任户部主事，历官郎中，尝奉命督赋于苏松常镇，事毕还朝。适边方事急，一夕上言军民利病三十六事，多见嘉纳。尚书金公廉大奇之，凡政务有难处者，必咨访。而后行迁小东莱州府知府，其地僻，在海隅，土瘠民贫，尤号难治，至任未几，即陈民情七事，境内肃然。与持刑使者抗拒，坐系三年。前后凡上十一章及表一通调，知直隶宁国府，未久致仕，优荐田里。惟以吟咏为事，性极聪敏介直，博览群书，不屈于人，为文为诗，平易即成，雉数千言立就，善书健谈，凡出语有章，刚大之气望之可掬，有文集藏于家。出丘氏旧志。《兰阳县志·卷之八·人物·人物志文学》，明·褚宦纂修，明嘉靖二十四年（1545）刻本，1965年影印，9.

李杜

（明）李杜，字子诗，生有异质，过目成诵。自六经百家及医卜星相，皆有手集，靡不精贵，才名噪上林，数奇弗遇。遂游太学，海内贤豪从游甚众，有所问难，辄发义奥。以子若素贵，赠文林郎，陕西隆德县知县。《兰阳县志·卷七·人物》，清·高世琦纂修，清康熙三十四年（1695）刻本，民国二十四年（1935）铅印本，4.

武演

（明）武演，字时振，生而颖异，髫年补弟子员。从父官游汉中时，白真人结庐汉境山中，折节访焉，一见欢如平生。曰："此老友也。"不当在弟子列。尽授秘诀。一日，又适真人处，见真人解脱，仰天叹曰："吾师升矣。"后随父解官归家，终日跌坐不问人世事。精于医，无病人一诊脉，即能数年尔定其生死不爽。忽一日，送姻亲丧回，曰："数日吾当去。"至期，瞑目而逝。《兰阳县志·卷之七·人物方外》，清·高世琦纂修，清康熙三十四年（1695）刻本，民国二十四年（1935）铅印本，12.

邢鹏程

（清）邢鹏程，号搏九，南阳府舞阳县人，由岁贡，于康熙五十年（1711）任，温厚和平，蔼然可亲，不择贤愚，曲尽化导，且明医理，全活多人。康熙五十一年（1712）以老告休。《兰阳续县志·卷四·职官志》，清·徐光范纂修，清乾隆九年（1744）刻本，民国二十四年（1935）铅印本，2.

范洪仁

（清）范洪仁，字震亜，岁贡生。躬事亲也，先意承志，深得二人欢心。为诸生时，常存远大之志，以覆洛关闽为宗。知身，为父母遗，一颦一笑，少或不谨，即贻亲之羞，遂能宅心以醇东穷以厚典。分居悉能推议，惟孝故友，有薛包之封焉，曰：以适道，徒求名乎？读程子书，至事亲者不知医，乃究心岐黄术系，而求方者踵至，每不息，以爱亲者爱人也。弟洪文卒，子方在，爱如己子，及长延师教训，俾至成立。值岁，户多不能偿租，悉蠲余之，又长，尝用银十二纳宋氏女为婢，后闻其女已字人，急召其父，不索原直，还之，其父与女咸感泣而去。赞曰：希文纯仁，世齐其美，麦舟疾旧犹留，斯亦人也。何不尔尔，惟公有志，庶几嗣此。《兰阳续县志·卷六·人物志孝义》，清·徐光范纂修，清乾隆九年（1744）刻本，民国二十四年（1935）铅印本，6-7.

靳醒

（清）靳醒，字淑伊，邑庠生。好善乐施，惜孤怜贫，善岐黄，精痘疹，无论远近亲疏，遇疾病悉以活人为己任。寒暑昼夜无问，人有馈遗，固却之。贫者药饵之施，虽参莲不惜，县重其品，请于前忨宪尹，表以彰善坊。忨宪雅又赐"孝义可风"匾额。

岁之壬子，巡抚因太夫人病。延清至署，按症用药，不旬日而愈。酬以千金，坚辞不受赐，"绩学醇儒"四字表其门，待之更笃，然无事不轻进谒。后升擢去汴，非差官特请，公不往。其生平廉耿，类如此。有从堂弟名醞，六月失怙，醒悯其孤苦，力为扶持，赖以成室。又有堂叔母苦节，代请旌表至，赈粮施棺，善行不可枚举。及卒，闻讣而泣哭辄数千人。赞曰：迁傅、游侠、君子非之若斯人者，于义为，宜不侮鳏寡，不蹈诡，随邦之司直，堪树丰碑。《兰阳续县志·卷六·人物志孝义》，清·徐光范纂修，清乾隆九年（1744）刻本，民国二十四年（1935）铅印本，7.

陈廷相

陈廷相，字瑞辅，山西泽州府凤台县人。祖父在兰行医，至廷相，青囊三世，其术愈精。我兰咸有种橘凿井之颂，廷相亦乐兰阳风俗之美、人情之厚，因家焉。《兰阳县志·卷之六·人物流寓》，清·高世琦纂修，清康熙三十四年（1695）刻本，民国二十四年（1935）铅印本，11.

第七节　考城县

葛洪

（晋）葛洪，素有仙骨，一日异人授以道术，精于修炼，既至丹成，光彩照耀，水池俱有色，里人借以染币，后入蓬莱大仙。世传葛墕寺，为洪炼丹之所，寺有祠。《考城县志·卷之二·人物志流寓》，清·李国亮纂修，清康熙三十七年（1698）刻本，55.

马荣

（南北朝）马荣，住梁国谷城中，两眼赤烂，瞳子不见，物而能明察洞视。北方多病癞，乡里不容者，辄来投荣，荣为治之，悉差。荣云患脚，尝乘鹿车，行无远近。不见人牛推引而车自至，或一日赴数十处，请而各有一荣，凡与人语，自称厄子，作牵三诗，类乎纤丝。孝建二年（455）三月初，作书与两国人别，书十六日申时，果卒。

按：考城称谷域，见于文人记载者甚多。而史无之慌，此书梁国谷城，系以古地且以采冠之，其为考城无疑。且神仙列传诸书，其记贯籍，往往与史不合，无事深辨。《考城县志·卷十三·人物志列传十释老》，民国·张之清修，田春同纂，民国十三年（1924）铅印本影印，1026.

王贶

（宋）《全生指迷方》四卷，宋王贶撰。贶，字子亨，考城人，宣和中以医进宫至朝请大夫。《宋史艺文志》王贶《全生指迷方》三卷，其后传本甚少。《四库全书》从《永乐大典》辑出，分为二十一门，以论脉诸篇冠首，较《宋志》多一卷。《提要》谓此书于每症之前，非惟详其病状，且一一论其病源，其脉论及辨脉法皆明白晓畅，凡三部九候之形、病证变化之象及脉与病相应不相应之故，故无不辨其疑似，剖析微杳可为诊家之枢要云。《河南通志·卷十五·子部·医家类》，民国间（1912—1949）铅印本，24.

张从正

（元）张从正，字子和，睢州考城人，精于医，贯穿《难》《素》之学。其法宗刘守真，用药多寒凉，然起疾救死多取效。古医书有"汗下吐法"，亦有不当汗者汗之则死，不当下者下之则死，不当吐者吐之则死，各有经络脉理，世传黄帝、岐伯所为书也。从正用之最精，号"张子和汗下吐法"。妄庸浅术习其方剂，不知察脉原病，往往杀人，此庸医所以失其传之过也。其所著有"六门、二法"之目，存于世云。《元史》。《考城县志·卷十三·人物志列传九方技》，民国·张之清修，田春同纂，民国十三年（1924）铅印本影印，1020.

（元）张从正，字子和，睢州考城人，精于医，贯穿难素之学。《元史》。《考城县志·卷十三·人物志方技》，民国·赵华亭纂修，民国三十年（1941）铅印本，53.

（元）张子和，睢州考城人，初名从正，精于医，贯穿难素之学，历历在目，其法宗刘守真元素，药多用寒凉，然起疾救死多取效，士大夫称焉。为人放诞无威仪，颇读书、作诗、嗜酒。久居陈游先子门，后召入太医院，旋告去隐，名重东州。麻知几九畴，使子和论说其术，因为文有六门、四法之目，将行于世会，子和知几相继死，迄今其书存焉。归潜志。《考城县志·卷十四·杂记》，民国·张之清修，田春同纂，民国十三年（1924）铅印本影印，1068.

（元）张从正，字子和，精于医，辑为一书，凡十四卷，名曰《儒门事亲》。《考城县志·卷之二·人物志方技》，清·李国亮纂修，清康熙三十七年（1698）刻本，86.

（金）子和，名从正，睢州考城人，亦云宛丘人。其法宗刘守真，用药多寒凉，然起疾救死多取效。古有汗下吐法，世传黄帝岐伯所为也，从正用之最精，号张子和汗下吐法。因推明岐黄之学，为说累说十万言，求（麻）九畴为之润色。时峄县常用晦仲明亦同居郾城，能探从正微旨，亲识问有谒医者，助为发药，多所全济，用是亦知医。用晦与中山赵君玉故，与九畴善八年，蒙古兵日追，九畴议与仲明、君玉赵元裕之于内乡，卜之不吉，乃止。明年天兴元年（1232），蒙古兵入河南，九畴挈家走确山，为军士所得驱至广平，疬死。其子弟最知名者有永年王磐，磐字子炳，始从其父居鲁山，年方冠，至郾城，学乎九畴，客居贫甚，日作靡一器尽为朝暮食，而为学愈力焉。《郾城县志·卷二十四·耆旧篇七》，民国·陈金台纂辑，民国二十三年（1934）刊本影印，1260-1262.

（金）张从正，字子和，考城人，精于医贯，串难素之学，起疾救死者多效，典定中召补太医，居无何辞去，日游隐水上，集医书凡十四卷，名曰《儒门事亲》。《河南通志·卷七十一·人物方技》，清·田文敬纂修，清光绪二十八年（1902）刻本，4-5.

李元

（元）李元，邑人，幼攻儒业，兼擅岐黄，于天文历数之学无所不精，为考城阴阳训术。《陈志》。《考城县志·卷十三·人物志列传九方技》，民国·张之清修，田春同纂，民国十三年（1924）铅印本影印，1020.

李元元

（元）李元元，留守赠资，善大夫，山西洪洞李文圭后也。幼攻儒，业兼擅岐黄，于天文历数之学无所不精，为考城阴阳训术。《考城县志·卷之二·人物志方技》，清·李国亮纂修，清康熙三十七年（1698）刻本，86.

王思问

（明）王思问，因母徐氏病，偕同志赴南海，进钟以祈母寿，跋涉经年，途遇异人，授奇方，施药，全活甚众。《考城县志·卷之二·人物志孝友》，清·李国亮纂修，清康熙三十七年（1698）刻本，57.

宁东

（明）宁东，任胙城县训导，升灵宝县教谕，转直隶延庆卫教授，设诚教士，捐资济贫，尤精岐黄、叔和之学，年九十四卒。《考城县志·卷之二·人物志》，清·李国亮纂修，清康熙三十七年（1698）刻本，29.

宋聚奎

（明）医学训科：明，宋聚奎。《考城县志·卷之四·职官志医学训科》，清·李国亮纂修，清康熙三十七年（1698）刻本，31.

底义

（明）底义，邑人，长于阴阳、风水之术。选地一区告其子曰："阳拱而阴向，美哉。土也。吾老可葬于斯。"比卒，果葬其地，后生孙蕴官至都御史。《陈志》。《考城县志·卷十三·人物志列传九方技》，民国·张之清修，田春同纂，民国十三年（1924）铅印本影印，1020.

张保　周岐山

（明）张保，邑人。精岐黄业，诊人脉预知生死。保卒周岐山继之，二人皆寿跻九十，以医鸣于考。《陈志》。《考城县志·卷十三·人物志列传九方技》，民国·张之清修，田春同纂，民国十三年（1924）铅印本影印，1020.

（明）张保，精岐黄，业诊人脉，预知生死，保卒周岐山继之，二人俱寿跻九十，以医鸣于考。《考城县志·卷之二·人物志方技》，清·李国亮纂修，清康熙三十七年（1698）刻本，86.

朱大贞

（明）朱大贞，邑人。逢一异人，赐仙方八九，活人甚多。大府旌曰："借手寿民。"《陈志》。《考城县志·卷十三·人物志列传九方技》，民国·张之清修，田春同纂，民国十三年（1924）铅印本影印，1020.

宁东

（明）宁东，考城人，终直隶，延庆卫教授，设诚教士，捐资济贫，尤精岐黄术，年九十四卒。《考城县志·卷十三·人物列传三宦绩》，民国·赵华亭纂修，民国三十年（1941）铅印本，14.

秦生

（清）秦生，遗其名，邑人，精于医学。睢州田兰芳与为友，作序赠之曰：尝读《庄子》至庖丁解牛，匠石斫垩，怪其俶诡洸洋，以为特寓言耳，世未必真有其人也。方壶子闻之忻然而笑曰：子所谓朝菌不知春秋，蟪蛄不知晦朔也；诚所谓盲者无以与乎文章之观，聋者无以与乎钟鼓之声也；诚所谓游乎方之内而不能游乎方之外也；诚所谓夏虫不足以语冰也。

吾友考城秦生，遇异人授异术，能司目之命而远已废之官，奏刀运斤不足以喻其巧也。尝至其门，衡街溢晨，踵接肩摩，车者、马者、徒者，扶相而往，怅怅而来者，揖而出者，延以入者，闻可医也而喜、语弗治焉而悲者，号呼以求者，殷勤以谢者，累累终日如是生，次第应之无倦容。

凡遇病者，必先辨其障之内外、翳之老嫩，然后定其可治与否。其可治者，则豫为刻，明复分数。功成时日，使病者居静室，调气清心，择良辰，生始往至。乃命病者安坐，微以水沃其目，徘徊审顾，却而不前，形为之敛，神为之怵，徐出金针，长寸许，欲往复停。然后投之睛之外膜之内，疾拨猛画，如莛叩钟，如楫击浪，上下数回，旁观之人精亡色死，而病者弗觉也，起针。对其目蔽密幕中，期而至，撤幕视以物，光灿灿矣。

会子已试之妙，子独未之闻乎，且生之工斯术也。原于乃翁丧明，求医遍四方，卒不可得。闻有赵公瑾者，号神技，时守安东，无由可致生，日夜号呼，匍匐守其门不去，瑾哀其诚，为一至其家视之，则愀然曰，惜晚矣。遂痛父遇医之晚，而目卒不可救也，因不忍以无医之而废天下可视之目，于是丐其术而习焉，期月遂尽其巧。凡来求者遄往而不问其报，如生者将不得为仁人孝子乎，殆难于方技中求之矣，子言足以彰人盍述是是，亦生之志也，方壶子之言如此。

呜呼！幅员之广，其大不知几万里也，古今之长，莫可穷讫也。众庶芸芸，有知此数究不胜乎，无知之数也。固子所谓朝菌不知春秋，蟪蛄不知晦朔也；固子所谓盲者无以与乎文章之观，聋者无以与乎钟鼓之声也；固子所谓游之方之内而不知游乎方之外也；固子所谓夏虫之不足以语冰也。然则虽余有言，安知不视为叔诡洸洋也。虽余有言，安知其不等秦生于庖丁匠石也。虽余有言，安知其不等秦生之巧于解牛斫垩也。而谓能达其非寓言乎哉，时人目为神技后莫知其所终。《逸德轩文集》。《考城县志·卷十三·人物志列传九方技》，民国·张之清修，田春同纂，民国十三年（1924）铅印本影印，1021-1022.

清·秦生，遗其名，邑人，精于岐黄，时人目为神技，后莫知其所终。《逸德轩文集》。《考城县志·卷十三·人物志列传九方技》，民国·赵华亭纂修，民国三十年（1941）铅印本，52.

李延阶

（清）李延阶，邑人，精医术，病者应手即痊，邑令张敏奖以匾额。《卫辉府志》。《考城县志·卷十三·人物志列传九方技》，民国·张之清修，田春同纂，民国十三年（1924）铅印本影印，1023.

（清）国朝，李廷阶，考城县人，精岐黄，经其医者，应手立痊，邑令张敏匾奖之。《卫辉府志·卷三十二·人物志方位》，清·毕沅，刘钟之纂修，清乾隆五十三年（1788）刻本，25.

汪浩

（清）汪浩，邑人，博士弟子员，精医术，贫乏者不受药咨，常给以食物、钱文，活人以数百计。光绪二十三年（1897），乡里额其门曰：仁术广被。采访。《考城县志·卷十三·人物志列传九方技》，民国·张之清修，田春同纂，民国十三年（1924）铅印本影印，1023.

王德元

（清）王德元，字仁甫，邑人。学儒不竟，弃而学医，其术颇精，求诊者盈门，道远自驾马车往治，贫富不受谢，仪乡里德之。卒后，为立碑焉。采访。《考城县志·卷十三·人物志列传九方技》，民国·张之清修，田春同纂，民国十三年（1924）铅印本影印，1023.

梁彦彬　梁有年

（清）梁彦彬，字少甫，邑东梁寨人，幼读书不求进取，闭户潜修，精岐黄之术，著有《四言脉诀》，明白晓畅远近，医活人士无数。卒年六十三岁，其子有年继其志，亦称名医。《考城县志·卷十三·人物志列传十释老》，民国·赵华亭纂修，民国三十年（1941）铅印本，53.

按：考邑自张子和后，医学几绝，元明清三代止此数人，何其难也！近有梁彦彬，字少甫。颇精其术，著有《四言脉诀》，注释明白晓畅，足征素有心得。《考城县志·卷十三·人物志列传九方技》，民国·张之清修，田春同纂，民国十三年（1924）铅印本影印，1023.

张朴

（清）有张朴，业儒术，精岐黄，捐金埋骨，赎业济贫。《陈志》。《考城县志·卷十三·列传五行》，民国·张之清修，田春同纂，民国十三年（1924）铅印本影印，947.

金璠

（清）金璠，字悔斋，邑南白氏村人。赋性孝友，善事父母，得二人权，兄弟雍睦，为一乡表率。每念先世艰难，今颇丰裕，积而不散非所以慰先人，教子孙也。因施茶、施药、施衣、施棺木，施义冢，惠老慈幼，助婚嫁丧葬。清雍正八年（1730）大祲，璠有老屋十数楹，在村前，往来贫穷任其栖止，至即煮粥食之，虽昏夜未尝辍，麦熟乃已。乾隆四年（1739），连雨数月，徐淮一带被灾尤剧，求食梁宋者趾相接，璠制面煮盐豆，乞至门面豆各一器，流亡待炊者数百人。九年卒，寿六十六。《考城县志·卷十三·列传五行》，民国·张之清修，田春同纂，民国十三年（1924）铅印本影印，950.

许源

（清）许源，邑人。值岁饥，悉焚债券，复出所有周贫乏。精医术，全活甚众。周冤性慈善，同邑张慎罪议流，将发，以母老子故孙幼家无以养，自悲冤贷，以金赎免。冯曰明，至性深切，有姊适王氏，家贫早寡，曰明与田百亩赡之。王忠敦尚古道，凡事损己得人，延师设塾，成就甚众，二子皆为邑名士。《卫辉府志》。《考城县志·卷十三·列传五行》，民国·张之清修，田春同纂，民国十三年（1924）铅印本影印，953.

孙懋春

（清）孙懋春，字永年，邑人，博士弟子员。为学以身体力行为先，性慷慨，精岐黄术。遇人有急，辄解囊以赠，尤喜全人伦节，遇乡里不平事，以一言折服之。咸同间，为团长，筑寨练勇，杜御捻匪，一方无患。黄溜为灾，即请缓征乡间，赖以保全者甚多。采访。《考城县志·卷十三·列传五行》，民国·张之清修，田春同纂，民国十三年（1924）铅印本影印，957.

李如兰　李际春

（清）李如兰，字晋卿，顺治丙戌科，任和州知州。善事继母，立义学，成就多士其居官也。革书役之积弊，省民财者数万金，施药粥以济人，活众生者几千户。修文庙，建书院，士风丕振，和人立碑颂之。子际春，邑庠生，德行继美，岐黄寿世。《考城县志·卷之二·人物志》，清·李国亮纂修，清康熙三十七年（1698）刻本，37.

王鼎思

（清）王鼎思，问之孙，任安阳训导。至性纯笃，胞弟黑幼儿迟钝，多方教诲。迄于成立，见今三世同居，不曾析产。姊妹孀孤，力抚诸甥，艰险不避，俱获保其家业，如生员李铎等可见也。他如全邻女于乱军，赡亲族之穷饿，其余事耳。及振铎，安阳修饰学宫，单寒被德，归来囊橐萧然，乐善不倦，且精研岐黄养性之术，谆谆救济。享寿八旬有余。举之宾筵，大惬舆论。《考城县志·卷之二·人物志吏员》，清·李国亮纂修，清康熙三十七年（1698）刻本，39-40.

张朴

（清）张朴，浩然子，业儒术，精岐黄，捐金埋骨，归业济贫，三举宾筵。《考城县志·卷之二·人物志乡宾》，清·李国亮纂修，清康熙三十七年（1698）刻本，53.

朱宗时

（清）医学训科，朱宗时，顺治年间委署。《考城县志·卷之四·职官志医学训科》，清·李国亮纂修，清康熙三十七年（1698）刻本，31.

李庶乔

（清）医学训科，李庶乔，康熙六年领印一颗。《考城县志·卷之四·职官志医

学训科》，清·李国亮纂修，清康熙三十七年（1698 年）刻本，31

第八节　仪封县

吴兢

（唐）吴兢，浚仪人，少励志，淹贯经史，方直寡谐。魏元中，朱敬则荐兢才堪论馔，诏直史馆，修国史，累迁起居郎，与刘子元、徐坚等并职。玄宗初立，收还权纲，锐于决事，群臣畏服。兢虑帝果而不及精察，乃上疏劝上纳谏，寻以母丧去官服，除自陈修史有绪，家贫不能具纸笔，愿得少禄以终余功。诏拜谏议大夫，复修史。兢就集贤院论次，时张说罢宰相在家，修史大臣奏国史不容在外。诏兢等赴馆撰录，晋封长垣县南。久之，坐书事不当，贬荆州司马，以史草自随。萧嵩领国史，奏遣使者往兢取书，得六十余篇。累迁洪州刺史，坐累下除舒州。兢叙事简核，号称良史。卒年八十。兢初与刘子元撰《武后实录》，叙张昌宗诱张说诬证魏元中事，颇言"说已然可，赖宋璟激励苦切，故转祸为忠，不然，皇嗣且殆。"后说为相知兢所为，乃从容谬谓曰："刘生书魏齐公事，不少假借，奈何？"兢曰："子元已亡，不可受诬地下。兢实书之，其草具在。"闻者叹其直，世谓今董狐云。《仪封县志·卷十·人物文学》，清·纪黄中等纂修，民国二十四年（1935）铅印本影印，481-482.

李景繁

（明）李景繁，字邦泰，邑在坊乡人。成化己丑进士，令三原以廉干称，擢太仆寺丞，改营缮主事。弘治庚戌，以都水郎中管漕河，时漕河塞，自淮入仪真，凡三百里。繁檄夫八万人分布之，初浚邵伯湖杨子桥，三义河，广皆六丈，次浚黄陵驿广倍于三叉，次浚朴树湾，广三倍于初，次浚仪真坝，广倍于朴树者三，深于旧各五等，已乃引河外诸陂塘水，及瓜州东南江朝之，汇以达漕，舟犹苦浅，繁欲引江水，都御史以下难之。繁曰：有害，繁不敢避。遂移浚夫守闸，运土石备坝，令潮至决坝，启闸水人，奔捍如雷，众俱，繁不为动。畅流昼夜，水淲淲与河岸平。遂塞坝闭闸，舟乃大通。金服其智勇，繁分署徐州，于城北筑堤，土石相半，计百余丈，半匝其城，徐人至今世脱水患，寻晋山西参议。癸丑，兵犯云中，以赞运功，晋四川左参政，寻致仕，晋阶嘉仪大夫，卒年七十七。所著有《本草捷径》《人相大略》各四卷。祀乡贤。《仪封县志·卷之十·人物志勋业》，清·纪黄中等纂修，民国二十四年（1935）铅印本影印，457.

傅汝舟

（明）傅汝舟，邑圈头乡人。父允，天顺甲申遂士，历官参政。汝舟幼随父任，攻举子业，敦朴有行谊，人称佳公子焉。因家庭老幼多病，每与医家讲求诊脉用药之道，兼采经方本草诸书，精研《脉诀》，直透微奥。游历所至，遇庸医束手之症，辄用《肘后方》，无不立验，遂以医知名于时。生平所著有《医学旁通》二十卷。《仪封县志·卷十·人物志方技》，清·纪黄中等纂修，民国二十四年（1935）铅印本影印，540.

张儒行　张师孟

（清）张儒行，字文庵，邑庠生，节妇郭氏嗣子也……子师孟，邑庠生，以精通医理名世……《仪封县志·卷之十·人物志孝行》，清·纪黄中等纂修，民国二十四年（1935）铅印本影印，515.

庄之海　庄寿　庄珍

（清）庄之海，字朝宗，号林杏，仪之儒医也。少聪慧，好读书，天性至孝，轻财尚义。父寿，素精医理，晚年患痪症，之海百计求父病愈，因遍阅方书，精研脉理，冀以疗父。父病六年，朝夕不离左右。父故，遂承先业焉。生平一以济人利物为心，凡敦请者勿问贫富辄往，往无不应手即愈，既愈之后，亦绝口不言谢。邑侯梅公（枚）长媳临产患奇症，群医莫识，之海至，按脉敢断真实，众皆错愕，及用药后，果如所言。又督河大人朱公藻患险症，诊视者数十人，久不愈，之海为治即奏殊功。其他按治率多类是，所全活者殆不胜枚举焉。三世行医，绝不计利，所施药饵日久，赈目即付丙丁，以故中州远近咸钦盛德，无不籍籍称颂，府尊、县尊各致匾额。邑令赵公鹤洲为文赞之，阖邑绅士公赠匾曰："和跗名流。"子珣，邑武庠生。次璞，甲子武乡榜。次珍，现任医学训科。《仪封县志·卷十·人物志方技》，清·纪黄中等纂修，民国二十四年（1935）铅印本影印，542-543.

第九节　陈留县

朱天泽

（明）朱天泽，善医，好义施药，时邑染瘟疫，天泽市中施舍，不讨药资，活千万余人。《陈留县志·卷三十六·人物十一孝子传附善人》，清·武从超纂修，清宣统二年（1910）石印本，88.（注：今开封县陈留镇）.

李桐

李公，讳桐，字仙琴。性孝友，母王氏喜食鱼，公竭力备之无以间。遭亲丧，哀毁骨立，服阕后，逢母忌日设祭于家，犹供鱼焉。事两兄若孺，慕内外无间言。公乐善好施，遇贫苦必周恤，乞丐至门，择老病百厚给之。所施丸药必亲手修合，不敢市诸肆，以故遐迩受赐，咸称善良，寿七十有三，以疾卒于家。《陈留县志·卷三十六·人物十一孝子传附善人》，清·武从超纂修，清宣统二年（1910）石印本，91.

王祥麟 王天麟

王祥麟，字子灵，附贡生，性高洁，澹薄寡营，工书，通医术，好义乐施。尝为丸散诸药，以济人，贫不能给者。予以药饵，并给饮食，俟其平复而遣之。终身乐为不倦。弟天麟，字圣端，太学生，性孝友，家规严肃。又仗义疏财，遇大水造舟拯溺，施粥济饥，济困扶危，数十年如一日，云。《陈留县志·卷三十六·人物十一孝子传附善人》，清·武从超纂修，清宣统二年（1910）石印本，95.

翟公诚

（清）翟公诚，一号介臣，少聪颖，读，工书法，医尤精，家屡空，宴如也。惜因秋围仅得选拔，可知境遇限人。文章憎命，尝以秋高听鹿鸣自贬。犹相见其雅，人深致设帐祥通等县，生徒多知名。邑侯赵公聘督城工挑惠济河，庞公亦专任之兵马，局庶务皆赖公总理，后以直隶州州判候补山左临清州知州。洪公契其人请阅试卷，公恐负斯文刻意批阅，虽劳苦成疾，弗遑自惜，竟以游宦，终可谓丰于德而啬于遇者矣。瑞受业于公之长男，鸿遇知之最悉，因撰公行状，乞不没于后世云。《陈留县志·卷二十八·人物三儒林传》，清·武从超纂修，清宣统二年（1910）石印本，37-38.

李振寰

（清）李振寰，字兴邦，陈留人。寄居睢之南境，家素丰，世鲜兄弟只身持家，循循守礼不逾尺寸。喜读书，善属文，励志远大，年未及冠，弃童军入太学，两试乡闱不售。性最孝，事亲备色养，里闾称之。戚党族邻款洽，亲睦无睚眦，嫌尤偶觉，好义施予无吝，有推食解衣之风。

光绪三四年（1877、1878）间，岁奇荒，流亡载道，公出粟济贫，全活甚众。光绪十四年（1888），岁又俭，又济贫困无算，乡里德之，送"恤邻好义"匾，额旌其门。又印《施敬信录》《玉历钞传》《金刚经》等书以劝善，刻印其祖乾若先生《学庸讲义》以传世。

尝施药疗病，历久不倦，急人之急，忧人之忧，世有阴德。子得元，字默亭，弃文以武略显，隶归德镇标下。宣统元年，积劳署永城鹿邑，泛千总易云，积善之家，必有余庆，公则有焉。《陈留县志·卷三十六·人物十一孝子传》，清·武从超纂修，清宣统二年（1910）石印本，93-94.

第三章　洛阳市

第一节　洛　阳

宋伦

（西周）宋伦，好道，服黄精二十余年。周厉王时，事老聃，授以通真经，能轻身飞步，凌波涉险，变化不测，渔猎不能得。有病者与伦同处，经宿而愈。《洛阳县志·卷八·人物仙释》，清·龚崧林纂修，汪坚总修，清乾隆十年（1745）刊本影印，599.

虞初

（汉）虞初，文选注，河南人。汉武帝时，以方士侍郎乘马衣黄衣，故号黄车使者。小说医巫厌祝之术，九百四十三篇。张衡《西京赋》云：小说九百本，自虞初是也。《洛阳县志·卷五十二·艺术传》，清·陆继辂，魏襄同纂，清嘉庆十八年（1813）刻本，1.

鞠圣乡

（汉）鞠圣乡，《后汉书·方术传》，河南人，为丹书符劾压杀鬼神而使命之。《洛阳县志·卷五十二·艺术传》，清·陆继辂，魏襄同纂，清嘉庆十八年（1813）刻本，1.

佛图澄

（晋）佛图澄，西域人，永嘉中来洛阳，善念神咒，能役使鬼物，以火麻油杂胭脂涂掌，千里外事，皆彻见掌中。听铃音言事，举无不验。左乳旁有一孔通腹内，以絮塞之，夜坐拔絮，出则一室洞明。或临流自孔，脏腑洗之，已复纳入，石勒石虎皆敬事焉。死之日，虎既殓。澄疑其诈，发墓视之，棺贮一石，而无尸。虎曰：石者，朕也。葬我而去，吾将逝矣。未几虎死。《洛阳县志·卷八·人物仙释》，清·龚崧林纂修，汪坚总修，清乾隆十年（1745）刊本影印，601.

（西晋）佛图澄，晋唐艺术传，西域人，永嘉中来洛阳，善念神咒，能役使鬼物，言事无不验。左乳房有一孔通腹内，时以絮塞之，遇夜拔絮，一室洞明。或临流引肠洗之，已复纳入。石勒石虎甚敬事之，死之日，有人见于流沙。虎既殁，澄疑其不死，因发墓开棺视之，唯见一石虎。虎曰：师葬我而去矣。未几虎死。《洛阳县志·卷五十三·二氏传》，清·陆继辂，魏襄同纂，清嘉庆十八年（1813）刻本，3.

阴贞

（南北朝）阴贞，魏书艺术传，河南人，家世为医，与周淡并受封爵。《洛阳县志·卷五十二·艺术传》，清·陆继辂，魏襄同纂，清嘉庆十八年（1813）刻本，3.

（南北朝）阴贞，北魏河南人，世医出身，曾与太医令周澹并受封爵。《河南通志》，249.

张文仲

（唐）张文仲，武后时至尚药奉御，明医理，辨风气。尤悉武后，集诸言方者与之辨论，文仲曰：风状百二十四，气状八十，治不以时则死。惟头风与上气足，气药可常御病风之人，春秋末月，可使洞利，乃不困剧，自余须发，则治以时消息。乃著《四时轻重术》，凡十八种上之。见《唐书》。《洛阳县志·卷八·人物方技》，清·龚崧林纂修，汪坚总修，清乾隆十年（1745）刊本影印，596.

（唐）河南府，张文仲，洛阳人。少与乡人李虔纵、京兆人韦慈藏并以医术知名。则天初，文仲为侍御医，时特进苏良嗣方，朝疾作，仆廷中。文仲诊曰：忧愤而成，若痛冲胁则难救已，而果然。文仲尤善疗风疾，则天尝令集当时名医共撰疗风疾诸方，诏王方庆监之。文仲曰："风有百三十四种，气有八十四种，病者春末夏初及秋暮月可使泄，乃不困剧。"于是撰《轻重大小诸方》十八首表上之。《河南通志·卷之第三十四·人物志方技》，清·贾汉复纂修，清康熙九年（1670）刻本，8.

（唐）洛州有士，患应声病，语即喉中应声之，以问善医张文仲。张经夜思之乃得一法，即取本草令读之，皆应至其所畏者，即寂然。仲乃录取药合和为丸服之，应时而至，朝野金载。《洛阳县志·卷十五·旌异记》，清·魏襄纂修，清嘉庆十八年（1813）刻本，12.

（唐）《唐书·方技传》，洛阳人士，武后时至尚药奉御，特进《苏良嗣方》。朝疾作仆廷中，文仲诊曰：忧愤而成，若胁痛者殆未可救，顷告胁痛。又曰：及心则殆，俄心痛而死。文仲论风与气尤精，后集诸言方者与共著书，诏王方庆监之。文仲曰：风状百二十四，气状八十，治不以时则死。及之惟头风与上气不足，气药可常御病，风之人春秋末月可使洞利乃不困剧，自余须发，则治以时消息。乃著《四时轻重术》，凡十八种上之。虔纵官侍御医，慈藏光禄卿。《洛阳县志·卷五十二·艺术传》，清·陆继辂，魏襄同纂，清嘉庆十八年（1813）刻本，3.

（唐）张文仲，洛阳人。少与乡人李虔纵，京兆人韦慈藏并以医术知名。则天初文仲为侍御医，时特进《苏良嗣方》。朝疾作仆廷中，文仲诊曰：忧愤而成，若痛冲胸则难救已，而果然。文仲尤善疗风疾，则天尝令集当时名医共撰疗风疾诸方，诏王方庆监之。文仲曰：风有百三十四种，气有八十四种，病者春末夏初及秋暮月可使泻乃不困剧，于是传轻重大小诸方十八首表上之。《河南通志·卷七十一·人物方技》，清·田文镜纂修，清光绪二十八年（1902）刻本，10.

（唐）张文仲，《唐书·方技传》：洛阳人，仕武后时至尚药奉御，特进《苏良嗣方》，朝疾作仆廷中。文仲诊曰：忧愤而成，若胸痛者殆未可救，顷告胸痛。又曰：及心则殆，俄心痛而死。文仲论风与气尤精，后集诸言方者与共著书。诏王方庆监之，文仲曰：风状百二十四，气状八十，治不以时则死，及之惟头风与上气足，气药可常御病，风之人春秋末月可使洞利，乃不困剧，自余须发，则治以时消息。乃著《四时轻重术》，凡十八种上之。虔纵官，侍御医。慈藏，光禄卿。《河南府志·卷四十八·人物志十一艺术》，清·施诚纂修，清同治六年（1867）刻本，3.

李虔纵

（唐）李虔纵，《唐书·方技传》，洛阳人，官侍御医，慈藏光禄卿。与张文仲以医名。《洛阳县志·卷五十二·艺术传》，清·陆继辂，魏襄同纂，清嘉庆十八年（1813）刻本，3.

（唐）李虔纵，《唐书·方技传》：洛阳人，官侍御医，慈藏光禄卿。与张文仲并以医名。《河南府志·卷四十八·人物志十一艺术》，清·施诚纂修，清同治六年（1867）刻本，3.

长孙无忌

（唐）《本草》二十卷，《目录》一卷，《药图》二十卷，《药经》七卷，长孙无忌等撰。无忌有《贞观实录》已见前，是书《唐艺文志》著录。注谓长孙无忌、李勣等撰，宋志未载。 《河南通志·艺文志·卷十五·子部·医家类》，民国间（1912—1949）铅印本，21.

（唐）长孙无忌，《旧唐书·本传》，字辅机，洛阳人。其先出自后魏献文帝第三兄，初为拓拔氏，宣力魏室，功最居多，世袭大人之号，后更跋氏为宗室之长，改姓长孙氏，累世封王。父晟隋右骁卫将军，无忌贵戚好学，该博文史，性通悟，有筹略。文德皇后即其妹也，少与太宗友善。义军渡河，无忌至长春宫谒见，授渭北道行军典签。常从太宗征讨，累除比部郎中，封上党县公。太宗即位，迁左武侯大将军。贞观元年转吏部尚书，以功第一，进封齐国公，实封千三百户。太宗以无忌佐，命元熏地兼外戚，礼遇尤重。尝令出入卧内，其年拜尚书右仆射，或有密表称无忌权宠过盛。太宗以表示无忌曰：朕与卿君臣之间凡事无疑，若各怀所闻而不言，则君臣之意无以获通。因召百寮谓之曰：朕今有子皆幼，无忌于朕实有大功，今者委之犹如子也。疎间亲，新间旧，谓之不顺，朕所不取也。无忌深以盈满为诫，恳辞机密，文德皇后又为之陈请，太宗不获已，乃拜开府，仪同三司，解尚书右仆射，太宗追思王业艰难，佐命之力，又作《威风赋》，以赐无忌。

十一年，令与诸功臣世袭，刺史诏改赵州刺史，封赵国公，即令子孙奕叶承袭，无忌上表固辞，遂止。十二年，太宗幸其第，凡是亲族班赐有差。十六年，册拜司徒。十七年，令图畫无忌等二十四人于凌烟阁。其年太子承乾得罪无忌，请太宗立晋王，因加呼无忌太子太师，寻而太宗又欲立吴王恪，无忌密争之，其事遂辍。十九年，太宗征高丽，令无忌摄侍中还，无忌固辞师傅之位，优诏听罢太子太师。二十一年，遥领扬州都督。二十三年，太宗疾笃，引无忌及中书令褚遂良二人受遣令辅政，太宗谓遂良曰："无忌尽忠于我，我有天下多是此人力尔，辅政后勿令谗毁之徒损害无忌，若如此者尔，则非复人臣。"

高宗即位，进拜太尉兼扬州都督，时无忌位当元舅，数进谋议，高宗无不优纳之。明年以旱上疏辞职，高宗频降手诏敦喻不许。五年，亲幸无忌，第见其三子并擢授朝散大夫，又命图无忌形像，亲为书赞以赐之。六年，帝将立昭仪武氏为皇后，无忌屡言不可。帝乃密遣使赐无忌金银宝器各一车、绫锦十车以悦其意，昭仪母杨氏复诣无忌宅，屡加祈请。时礼部尚书许敬宗，又屡申劝请无忌，尝厉色折之，帝竟不从无忌等言，而立昭仪为皇后，皇后以无忌先受重赏而不助己，心甚衔之。四年，以许敬宗诬构流黔州死，无忌既有大功而死，非其罪天下至今哀之。上元元年（760），优诏追复无忌官爵，特令无忌孙延主齐献公之祀。《洛阳县志·卷四十五·名臣传》，清·陆继辂，魏襄同纂，民国五年（1916）石印本，2-4.

元希声

（唐）元希声，全唐书传，河南人。七岁善属文，举进士，累官司礼博士，预修三教珠英，景龙初进吏部侍郎，集三十卷。（注：《中医大辞典·医史文献分册》：元希声，唐代医家。撰有《行要备急方》一卷。《外台秘要》记载：元希声为元侍郎（唐宫廷主管医疗等的官员），曾集有《张文仲疗诸风方九首》。《洛阳县志·卷四十八·文苑传》，清·陆继辂，魏襄同纂，清嘉庆十八年（1813）刻本，11.

李涉

（唐）李涉，全唐诗传，洛阳人。初与弟渤同隐庐山，后应陈许辟。宪宗时为太子通事舍人，寻谪峡州司仓参军。太和中为太学博士，复流康州，自号清溪子。《洛阳县志·卷四十八·文苑传》，清·魏襄纂修，清嘉庆十八年（1813）刻本，18.

（唐）李涉，自号清溪子，洛阳人。元和时，官太子通事舍人。太和时，复为太学博士。《河南通志·艺文志·卷十五·子部·医家类》，民国间（1912—1949年）

王守一

（唐）王守一，贞观中布衣，自称终南山人，尝卖药洛阳。市富人柳信子，眉上生肉块，守一以药治之，须臾块破有小蛇出，五色澜然渐及丈许，叱之，蛇跃其云雾灰昧，守一乘之而去。见《唐书》。《洛阳县志·卷八·人物仙释》，清·龚崧林纂修，汪坚总修，清乾隆十年（1745）刊本影印，603.

（唐）贞观初，洛城有一布衣，自称终南山人，姓王名守一，常负一大壶卖药。柳信者世居洛阳，有一子既冠后，忽于眉上生一肉块，历使疗之，不能除去。乃延布衣至家，布衣先焚香命酒脯，犹若祭祝后，方于壶中探一丸药嚼敷肉块，须臾块破，有一小蛇突出约长五寸五，色澜然渐渐长及一丈，布衣叱之，其蛇腾起云雾灰暗，布衣乘蛇而去，不知所在。《洛阳县志·卷十五·旌异记》，清·陆继辂，魏襄同纂，清嘉庆十八年（1813）刻本，8.

张永

（宋）张永，《浙江通志·方技传》，洛阳人，为翰林医学，太医令李会通同时出其方，与会通无异，但改煎为散耳，散疾遂愈。扈从高宗南渡，因家余姚，后登进士，至礼部尚书，所著有《卫生家宝》行世。《洛阳县志·卷五十二·艺术传》，清·陆继辂，魏襄同纂，清嘉庆十八年（1813）刻本，7.

（宋）张永，《浙江通志·方技传》：洛阳人，为翰林医学，太医令李会通同时出其方，与会通无异，但改煎为散耳，散疾遂愈。扈从高宗南渡，因家余姚，后登进士，至礼部尚书，所著有《卫生家宝》行世。《河南府志·卷四十八·人物志十一艺术》，清·施诚纂修，清同治六年（1867）刻本，5.

郭雍

（宋）郭雍，《宋史·隐逸传》，字子和，洛阳人。父忠孝，官至大中大夫，师事程子，著《易说》。雍传其父学，通世务，隐居陕州放浪山谷间，号白云先生。乾道中，以陕守任清臣、湖北帅张孝祥等荐于朝，旌召不起，赐号冲晦处士。孝宗稔知其贤，每对辅臣称道之，命所在州郡，岁时致问，后更封颐正先生。《洛阳县志·卷五十二·逸民传》，清·陆继辂，魏襄同纂，民国五年（1916）石印本，5.

（宋）郭雍撰。雍有传家《易说》，已见前。是书系本《伤寒》加以疏释。《伤寒论》为千古医方之祖，历代名医奉为指南。夫仲景道术高尚，振古无伦。而传书寥寥，年纪悠渺，其书必多遗亡。王叔和、孙思邈、成无己诸先生，亦惟本《伤寒论》一书发明而表扬之。迨宋蕲水道人庞安时，所谓医名当代者也。许学士《本事方》数录庞老成法，以为典要。安时著有《伤寒总病论》以录仲景圣未竟之绪。雍以同时代法乎前修，复以其讲求心得，尚论古人，著为此书，使仲景遗文炳然于世。惜其书少印本，海丰吴公重熹巡抚河南，出其家藏抄本，使属吏王如恂校订刊刻，以济众人。然则此书固枕中洪宝也。《吕氏春秋》曰：譬若良医，病万变而药亦万变。使病变而药不变，古之寿民，今为殇子矣。《吕览》先秦古书，言医每每多至论。今观此书，申明仲圣义蕴。凡一病也，补以参术，攻以硝黄，温以姜附，凉以膏连，表以麻桂，里以枳朴，随其病之所至，而化裁变通以治之。俾全生命，非天之至精，孰能与比。雍以救世仁人哉，而传记无闻焉，可慨也矣。《河南通志·艺文志·卷十五·子部·医家类》，民国间（1912—1949）铅印本，23-24.

郭雍（1106—1187 年），字子和。祖籍洛阳（今河南省洛阳市），出身儒门，其父师事程颐，对《周易》研究颇深，郭雍能传其父学，通于世务。隐居峡州（今湖北省宜昌），游浪长杨山谷间，自号白云先生。乾道年间（1165—1173），经湖北帅张孝详荐于朝，旌召不就，赐号冲晦处士。孝宗知其贤，常对辅臣称道他，并命所在州郡岁时致礼存问，后又封为颐正先生。郭氏笃好仲景之书，研究日深，因感于《伤寒论》已有残缺，于是采《素问》《难经》《千金方》《外台秘要》诸书所论，及朱肱、庞安时、常器之等诸家之说予以补充，于1181年撰成《伤寒补亡论》20卷。

郭雍，字子和，其先洛阳人。父忠孝，官至太中大夫，师事程颐，著《易说》，号兼山先生，自有传。雍传其父学，通世务，隐居峡州，放浪长杨山谷间，号白云先生。乾道中，以峡守任清臣、湖北帅张孝祥荐于朝，旌召不起，赐号冲晦处士。孝宗稔知其贤，每对辅臣称道之，命所在州郡岁时致礼存问。后更封颐正先生，令部使者遣官就问雍所欲言，备录缴进。于是，雍年八十有三矣。

淳熙初，学者裒集程颢、程颐、张载、游酢、杨时及忠孝、雍凡七家，为《大易粹言》行于世。其述雍之说曰：《易》贯通三才，包括万理。伏羲氏之画，得于天而明天。文王之画，得于人而明人。羲画为天，天，君道也，故五之在人为君。文重为地，地，臣道也，故二之在人为臣。以上下二卦别而言之如此。合六爻而言之，则三四皆人道也。故谓之中爻。《乾》元亨利负，初宙四德。后文曰乾元，始而亨者也。利牝马贞，利君子贞。是以四德为二义亦可矣。乾，阳物也。坤，阴物也。由《乾》一卦论之，则元与亨阳之类，莽与贞阴之类也。是犹春夏秋冬虽为四时，由阴阳观之；则春夏为阳，秋冬为阴也。天之所谓元亨利贞者，如立天之道，阴与阳之类也。地之所谓元亨利贞者，如立地之道，柔与刚之类也。人之所谓元亨利贞者，如立人之道，仁与义之类也。又《坤》之六五，坤虽臣道，五实君位，虽以柔德，不害其为君；犹《乾》之九二，虽有君德，不害其为臣。故乾有两君，德无两君；坤有两臣，德无两臣。六五以柔居尊，下下之君也。江海所以能为百谷王者，以其善下下也。下下本坤德也。黄，中色也，色之至美也；裳，下服也，是以至美之德而下人也。其发明精到如此。淳熙十四年，卒。《河南通志·艺文志·卷十五·子部·医家类》，民国间（1912-1949）铅印本.

李庆嗣

（金）李庆嗣，读《素问》诸书，洞晓其义。天德间病疫，而广平尤甚。贫者往往合门卧病，庆嗣分药与米遗之，全活甚众，年八十余卒，所著《伤寒纂类》四卷，《改证活人书》二卷，《伤寒论》三卷，《针经》一卷传于世。见《金书》。《洛阳县志·卷八·人物方技》，清·龚崧林纂修，汪坚总修，清乾隆十年（1745）刊本影印，596.

（金）李庆嗣，读《素问》诸书，洞晓其义。天德间病疫，而广平尤甚，贫者往往合门卧病，庆嗣携药与米分遣之，全活甚众，庆嗣年八十余，无疾而终，所著《伤寒纂类》四卷，《活人书》二卷，《伤寒论》三卷，《针经》一卷传于世。《重修洛阳县志·卷八·人物方技》，清·龚崧林纂修，民国十三年（1924）石印本，3.

（金）李庆嗣，《金史·方技传》，洛阳人，少举进士不第，弃而学医，读《素问》诸书，洞晓其义。大德间岁大疫，广平尤甚，贫者往往合门卧病，庆嗣携药与米分遣之，全活甚众，庆嗣年八十余，无疾而终。所著《伤寒纂类》四卷，《活人书》二卷，《伤寒论》三卷，《针经》一卷传于世。《洛阳县志·卷五十二·艺术传》，清·陆继辂，魏襄同纂，清嘉庆十八年（1813）刻本，7.

（金）李庆嗣，洛阳人，少举进士不第，弃而学医，读素问诸书，洞晓其义。大德间岁大疫，广平尤甚，贫者往往关门卧病，庆嗣携药与米分遣之，全活甚众。庆嗣年八十余，无疾而终，所著《伤寒纂类》四卷，《活人书》二卷，《伤寒论》三卷，《针经》一卷，传于世。《河南通志·卷七十一·人物方技》，清·田文敬纂修，清光绪二十八年（1902）刻本，11.

（金）李庆嗣，《金史·方技传》，洛阳人，少举进士不第，弃而学医，读素问诸书，洞晓其义。大德间岁大疫，广平尤甚，贫者往往关门卧病，庆嗣携药与米分遣之，全活甚众。庆嗣年八十余无疾而终，所著《伤寒纂类》四卷，《活人书》二卷，《伤寒论》三卷，《针经》一卷，传于世。《河南府志·卷四十八·人物志十一艺术》，清·施诚纂修，清同治六年（1867）刻本，5.

程彦泽

（元）程彦泽，明道后裔。元末，自称洛下遗民，游五湖，得异传，隐于术，以神医名。明徐一夔有《洛下遗民传》载之。《洛阳县志·卷八·人物方技》，清·龚崧林纂修，汪坚总修，清乾隆十年（1745）刊本影印，597.

（元）程彦泽，徐一夔《洛下遗民传》，明道后裔。元末，自称洛下遗民，游五湖，得异传，隐于术，以神医名。《重修洛阳县志·卷八·人物方技》，清·龚崧林纂修，民国十三年（1924）石印本，3.

（元）程彦泽，徐一夔洛下遗民传，明道后裔。元末，自称洛下遗民，游五湖，得异传，隐于术，以神医名。《河南府志·卷四十八·人物志十一艺术》，清·施诚纂修，清同治六年（1867）刻本，5.

赵玉璧

（明）赵玉璧，精医术，弹指决生死，极有神效。伺其门者，络绎不绝也。后冯国镇，治小儿疾，有异传，与赵同称焉。《洛阳县志·卷八·人物方技》，清·龚崧林纂修，汪坚总修，清乾隆十年（1745）刊本影印，597.

（明）赵玉璧，精医术，弹指决生死皆中。郡邑车马伺其门者，络绎不绝。《重修洛阳县志·卷八·人物方技》，清·龚崧林纂修，民国十三年（1924）石印本，3.

（明）赵玉璧，旧志：精医术，弹指决生死皆中。郡邑车马伺其门者，络绎不绝。《洛阳县志·卷五十二·艺术传》，清·魏襄纂修，清嘉庆十八年（1813）刻本，8.

（明）赵玉璧，洛阳县志：精医术，弹指决生死皆中。郡邑车马伺其门者，络绎不绝。《河南府志·卷四十八·人物志十一艺术》，清·施诚纂修，清同治六年（1867）刻本，6.

冯国震　冯三锡　冯松

（明）冯国震，旧志，通幼科，与赵齐名，年九十余尚健，步壮者追之弗及。子三锡，孙松，皆庠生，世其业，著《痘疹规要》。《洛阳县志·卷五十二·艺术传》，清·魏襄纂修，清嘉庆十八年（1813）刻本，8.

何宜健

（明）何宜健，通志，洛阳举人，仕阜城知县，以病归。遂究心岐黄之术，其效如神，凡诊视无不立判死生。《洛阳县志·卷五十二·艺术传》，清·魏襄纂修，清嘉庆十八年（1813）刻本，8.

（明）何宜健，洛阳举人，仕阜城知县，以病归。遂究心岐黄之术，其效如神，凡诊视无不立判死生。《河南通志·卷七十一·人物方技》，清·田文敬纂修，清光绪二十八年（1902）刻本，11.

（明）何宜健，通志：洛阳举人，仕阜城知县，以病归。遂究心岐黄之术，其效如神，凡诊视无不立判死生。《河南府志·卷四十八·人物志十一艺术》，清·施诚纂修，清同治六年（1867）刻本，6.

何篪

（明）何篪，字孝翕，万历辛卯（1591）举人，先世江南人。篪高祖晋绅，以指挥镇洛，遂家焉。篪有异禀，日记万言，所诗古文豪，宕闳肆倾其辈流。初任仪封教论，擢沁水令，辨晋藩疑狱有能，声忧归后，历山阳、翼城、灵寿三县，击败罔贼，山阳尤著，治行致仕，归令子与侄均产。子，宜健，万历举人，阜城令，好学知医，著有《桐花馆文集》；宜发，庠生，亦以文学著。孙，玉如，养母至孝，顺治进士，历任大同知府，圭如、柏如、江如，并登甲科，人称为世德之报。《重修洛阳县志·卷八·人物方技》，清·龚崧林纂修，民国十三年（1924）石印本，52.

陈靖建

（明）陈靖建，苏州人，卖药洛阳市，流寇陷洛被害。《重修洛阳县志·卷八·人物流寓》，清·龚崧林纂修，民国十三年（1924）石印本，10.

冯松

（明）冯松，河南洛阳人，幼科名医冯国震之孙。松相继承家学，亦以医为业。《河南通志》，135.

冯三锡

（明）冯三锡，河南洛阳县人，邑名医冯国震之子。三锡早年习儒，为庠生。后绍传父学，亦以医知名于乡。子冯松，传父业。《河南通志》，133.

寇衡美

（明）《全幼心鉴》四卷，寇衡美编。衡美，洛阳人，是书采小儿科疗养法，颇为美备。《河南通志·卷十五·子部·医家类》，民国间（1912—1949）铅印本，29.

史全

（明）史全，河南洛阳县人，精通医道，专业幼科。永乐（1403—1424）初，任周府良医正，故徙居于汴。自史全至其九世孙世史仕，凡十代，皆以医显。《祥符县志》126.

王良策

（清）王良策，字凤池，由山右奉母迁洛，工医，效如神。翟某患背负痛，三十年矣，良策曰：是有物须出之，为敷药拔箭镞少许，翟不知何自来也。其他妙验，皆类于此。《洛阳县志·卷八·人物方技》，清·龚崧林纂修，汪坚总修，清乾隆十年（1745）刊本影印，598.

（清）王良策，洛阳县志：字凤池，由山右奉母迁洛，工医，效如神。翟其患背痛，三十年矣，良策曰：是有物须出之，谓敷药拔箭镞少许，翟不知何自来也。其他妙验，皆类于此。《河南府志·卷四十八·人物志十一艺术》，清·施诚纂修，清同治六年（1867）刻本，7.

卢敏宽

（清）卢敏宽，旧志，字仁齐，洛阳监生。少孤事孀母，竭尽色养，尤友爱兄弟，乡党称之。时洛南白庙村，偶被水淤，不取值。性慈爱，贫乏多所周恤，晚以眼科赐药，岁费百金不吝也。子动例，贡生，孙殿元，增生。《洛阳县志·卷四十一·孝友传》，清·陆继辂，魏襄同纂，清嘉庆十八年（1813）刻本，14.

（清）卢敏宽，字仁斋，洛阳监生。少孤事，孀母竭尽色养，尤友爱兄弟，乡党称之。时洛南白庙村偶被水淤，敏宽有高地十余亩，村人欲于此营庄，敏宽慨与之，不取值。性慈爱，贫乏多所周恤，晚以眼科赐药，岁费百金不吝也。子动例，贡生，孙殿元，增生。《河南府志·卷四十六·人物志孝义》，清·施诚纂修，清同治六年（1867）刻本，28.

潘子俊

（清）潘子俊，子俊，乾隆甲午举人，官祥符（今河南开封县旧称）训导，加国子监学正衔，著有《方书源流考》。《洛阳县志·卷四十五·艺术传》，清·陆继辂，魏襄同纂，民国五年（1916）石印本，10.

沈如桂

（清）沈如桂，洛阳人，少失恃，事后母能得其欢心，与异母弟同居，终不析产。持己严正，从无惰容，数困科举，遂绝意进取，尤精于童子医，著《医学探珠》。《洛阳县志·卷四十一·孝友传》，清·陆继辂，魏襄同纂，清嘉庆十八年（1813）刻本，26.

董章

（清）董章，洛阳县学生。方十岁，母病暴下，章亲涤溺器。父有疾亦如之，及丁丧哀动行路，其戚宋某尽室病疫，人莫敢过而问者。章日数往，亲调药剂，一家获安。又世母孀居，孕独有曾孙，方在绷褓。章惨然曰，世母即吾母，曾孙即吾孙也，恩勤弥至。又资其寡姊孤甥，赖以存活。《洛阳县志·卷四十一·孝友传》，清·陆继辂，魏襄同纂，清嘉庆十八年（1813）刻本，27.

李济辰

（清）李济辰，洛阳县贡生。总角潜心学问，因侍母病，劳而成疾，每匍匐问起居。其后父续婚，以问其子，对曰：子但期于能孝后母，何虑不慈。及母殁时，济辰年已七旬，哀毁如前。丧母时，兄弟怡怡，曾为弟步求医数百里外。家曾施药，世传乌金丸，治疗甚多，不取其值。族子庚星，父丧不能殓，济辰为之殡焉，又为刘粱毕婚娶，卒年七十三。子大韶，县学生。《洛阳县志·卷四十一·孝友传》，清·陆继辂，魏襄同纂，清嘉庆十八年（1813）刻本，29.

崔嶓

（清）崔嶓，采访册，嶓，孝友，善医，施药活人甚众。《洛阳县志·卷四十一·孝友传》，清·陆继辂，魏襄同纂，清嘉庆十八年（1813）刻本，32.

张东阳

（清）张东阳，知医，施药活人甚众。《洛阳县志·卷四十一·孝友传》，清·陆继辂，魏襄同纂，清嘉庆十八年（1813）刻本，34.

李楠如　李大定

（清）李楠如，监生，好施乐善，年过五十未有子，乡人之产子者，辄曰，恨不可以吾子贻李君。已而，举子乡人，狂走相告，其为人感服如此。子本潮，有父风，尝见有粥妻偿债者，本潮代为之偿。本潮子大定，善医活婴儿，无标贫者不索谢，反助之。又尝建一桥，至今谓李君桥也。《洛阳县志·卷四十七·孝义传》，清·陆继辂，魏襄同纂，清嘉庆十八年（1813）刻本，35.

祝尧民

（清）祝尧民，字巢夫，洛阳诸生。少以文名，明亡，遂弃制艺为医。自号薜衣道人，得仙传疡医，凡诸恶疮，敷药少许即愈，或有断胫折臂者，延治无不效，人比之华佗。里有被贼断头未殊者，其子知其神，急请尧民至。尧民抚其胸曰，头虽断尚有生气，有生气则尚可治，急以银针纫其头于项，既合敷以药熨以炭火，少顷煎人参杂他药，启其齿灌之，须臾鼻有微息。复以热酒灌之，逾昼夜则出声，进以靡粥，七日而创合，半月活，如故举家拜谢，愿以产之半酬之，尧民不受。后入终南山，不知所终，无子，其术不传。《洛阳县志·卷五十二·艺术传》，清·陆继辂，魏襄同纂，清嘉庆十八年（1813）刻本，8-9.

（清）祝尧民，字巢夫，洛阳人，诸生。少以文名，明亡，遂弃制艺为医。自号薜衣道人，得仙传疡医，凡诸恶疮，敷药少许即愈，或有自断胫折臂者，延治无不效，人比之华佗。里有被贼断头未殊者，其子知其神，急请尧民至。尧民抚其胸曰，头虽断尚有生气，有生气则尚可治，急以银针纫其头于项，既合敷以药熨以炭火少顷，煎人参杂他药，启其齿灌之，须臾鼻有微息。复以热酒灌之，逾昼夜则出声，进以靡粥，七日而创合，半月活，如故，举家拜谢，愿以产之半酬之，尧民不受。后入终南山，不见所终，无子，其术不传。《河南府志·卷四十八·人物志十一艺术》，清·施诚纂修，清同治六年（1867）刻本，7.

陈廷瑞

（清）陈廷瑞，洛阳人，生而颖异，以医名。然博览群书，事叔父养生送死，人以是称之。《洛阳县志·卷五十二·艺术传》，清·陆继辂，魏襄同纂，清嘉庆十八年（1813）刻本，9.

孙世运

（清）孙世运，洛阳人，家赤贫而奉亲甘旨无缺，晚习长桑术，能辨奇疾，活人无算。《洛阳县志·卷五十二·艺术传》，清·陆继辂，魏襄同纂，清嘉庆十八年（1813）刻本，9.

赵梦麒

（清）赵梦麒，洛阳人，武学生，性笃厚，知医，与人无德色，其贫者又从而衣食之。有山右曹某妇、淇县崔可义母、凤阳水某，皆行乞有笃疾，留而为处方剂，病差乃去。又尝为客儿郭杨成娶妇，殡温县刘大汉，其好义如此。孙科己亥举于乡。《洛阳县志·卷五十二·艺术传》，清·陆继辂，魏襄同纂，清嘉庆十八年（1813）刻本，9.

李进朝

（清）李进朝，洛阳人，善接骨术，行之五十年，曾不受人一钱。其初有徐道士授以方或叩其术，则曰，吾非能别有神奇，但人之骨节短长、脉络通贯无所疑耳。《洛阳县志·卷五十二·艺术传》，清·陆继辂，魏襄同纂，清嘉庆十八年（1813）刻本，9.

赵复奎　赵琮

（清）赵复奎、赵琮，复奎父子俱善医，活人不受谢。次子珍，有孝行。《洛阳县志·卷五十二·艺术传》，清·陆继辂，魏襄同纂，清嘉庆十八年（1813）刻本，10.

潘翊运

（清）潘翊运，善医，受富家谢，辄以施贫者，乡人德之。《洛阳县志·卷五十二·艺术传》，清·陆继辂，魏襄同纂，清嘉庆十八年（1813）刻本，10.

李汉

李汉，河南洛阳县人，邑名医李宏安之子，汉继承父学，亦业医。《洛阳县

第二节　偃师县

裴希伊

（清）裴希伊，府志：字觉斋，偃师人。幼失怙，依母膝下，先意承志，事三兄甚敬。侍兄疾，衣不解带者累月。尤精岐黄，人有求者，虽寒暑不避，愈辄忘之。《偃师县志·卷十八·人物志孝义传》，清·汤毓倬修，孙星衍纂，清乾隆五十三年（1788）刊本影印，690.

史洞

（清）史洞，旧府志：字亦元，偃师庠生，有隐德，因母疾习医，以孝闻，著有《脉诀》《伤寒论纂》《增补寿世保元》行世。《偃师县志·卷十八·人物志孝义传》，清·汤毓倬修，孙星衍纂，清乾隆五十三年（1788）刊本影印，679.

（清）史洞，旧府志：字亦元，偃师庠生，有隐德，因母疾习医，以孝闻，著有《脉诀》《伤寒论纂增补》《寿世保元》行世。《河南府志·卷四十六·人物志孝义》，清·施诚纂修，清同治六年（1867）刻本，15.

杨应会　杨扰谦　石方来　张继宽　马宏济　景起武　刘汉贤　薛良椿

（清）杨应会、杨扰谦、石方来、张继宽、马宏济、景起武、刘汉贤、薛良椿，皆学医活人，不索谢者。《偃师县志·卷十八·人物志孝义传》，清·汤毓倬修，孙星衍纂，清乾隆五十三年（1788）刊本影印，706.

李希藩

（清）李希藩，府志：偃师庠生，博学好义，晚年邃于岐黄，多所全活，合药救人不取直。子世汪、世熹，俱廪生。《偃师县志·卷十八·人物志孝义传》，清·汤毓倬修，孙星衍纂，清乾隆五十三年（1788）刊本影印，688.

（清）李希藩，偃师志：庠生，博学好义，晚年邃于岐黄，多所全活，合药救人，不取值。子世汪、世熹、俱廪生。《河南府志·卷四十六·人物志孝义》，清·施诚纂修，清同治六年（1867）刻本，25.

口铣

（清）口铣，赵府良医正。《偃师县志·卷十二·选举表国朝例贡监》，清·汤毓倬修，孙星衍纂，清乾隆五十三年（1788）刊本影印，559.

任天笃

（清）任天笃，节旌表事实始末，及刘太守九世同居记，儒学俗生任天笃，任氏家，长居顾县镇（今偃师市顾县镇），自其四世祖光玉至四世孙瑞丰，九世同居，共爨男妇共一百六十余口。

先是庠生士尧，为家督立家训四条，天笃等遵守焉。首重丧祭，以老幼为丰俭，用朱子家礼，不用僧道。冬至祭始祖，立春祭先祖，禀程子意，兼合邱文庄，累世同居，得行立春一祭之论。家仅地四顷，食指繁婚嫁议俭，新妇入门，许用纨绮庙见，后即贮公厨，止给布衣。女十岁授以棉花教纺织，随时变易以为妆奁之资，虑家道之离，恒起妇人。新妇庙见三日后，即以此反覆开导，俟无间言，乃使执中，馈比二年，自操井臼，理饔飧，年五十，始不执役。或有不终所天者，各妇更番代之，无累以劳用励贞孝。厨分内外左右，男妇以先后次食。世行敦朴无外交，岁时馈间有定规，亲党中有贫者，必委曲周恤。子弟读书外唯学医活人，不许索谢。余皆自食其力，亦不敢轻斥前辈名。于乾隆五十一年（1786），河南巡抚何裕城以"九世同居"事奏，闻御赐诗章匾额，以旌其门，加赏大缎二匹，白银五十两，令其自建坊。《偃师县志·卷十八·人物志孝义传》，清·汤毓倬修，孙星衍纂，清乾隆五十三年（1788）刊本影印，693-695.

第三节　孟津县

傅挺

（清）傅挺，号玉衡，顺治辛卯举人，家贫，以菽水事亲者五十年。母病，汤药必手调之，悉心疗治，因精岐黄术。《孟津县志·卷之七·人物孝友》，清·徐无灿，赵擢彤，宋缙等纂修，清康熙四十八年（1709），嘉庆二十一年（1816）刊本影印本，210.

（清）傅挺，号玉衡，邑孝廉，天性至孝，家当窘乏，事二亲色养兼至孺慕，依依五十余年弗懈。迨母病，亲制药饵，因而精岐黄，母病遂差，屡试棘闱，弗售。一日母梦神语曰：若登科必须出贡□也。辛卯应岁荐，是年秋，即举于乡果符梦□，而慰藉亲心云。《孟津县志·卷三·职官志》，清·孟常裕纂修，清康熙四十七年（1708）刻本，12.

（清）傅挺，旧府志：字玉衡，孟津举人，家贫，事二亲色养，兼至儒慕，五十余年弗懈。因母病精岐黄，母病遂瘳。《河南府志·卷四十六·人物志孝义》，清·

施诚纂修，清同治六年（1867）刻本，15.

梁天枢

（清）梁天枢，性淳谨孝友，年十四母病，侍汤药辄彻夜不眠，虽成人亦称未及，与兄析居，产业一任所授。长精岐黄，不择人，亦不索谢。长子淳，岁贡生，孙曾绕膝，人以为盛德之报。《孟津县志·卷之七·人物孝友》，清·徐无灿，赵擢彤，宋缙等纂修，清康熙四十八年（1709），嘉庆二十一年（1816）刊本影印本，216.

谢眉龄

（清）谢眉龄，字万年，幼失怙，事母以孝闻，视膳问安，久而弥笃。异母兄长四十年，出入扶持，不仅遵随行礼，精医术，著有《世验精书》行世。年高德邵，乡里举报，赐冠服以荣其身。《孟津县志·卷之七·人物孝友》，清·徐无灿，赵擢彤，宋缙等纂修，清康熙四十八年（1709），嘉庆二十一年（1816）刊本影印本，217.

李锡龄

（清）李锡龄，中丞天龙后世，守家风孝弟，兼尽善岐黄，出药活人，不计赀财，乡党制"实行克敦"文赠之。《孟津县志·卷之一·公署》，清·徐无灿，赵擢彤，宋缙等纂修，清康熙四十八年（1709年），嘉庆二十一年（1816年）刊本影印本，217.

李烺

（清）李烺，字尧赤，僖平公子，性孝友，和静平怨以父应，历官贵州粮驿道。初任两曹谳狱，必百计求生，冬夏捐金恤囹圄，历外台所至有善□□，曾□蜀迄今歌颂不衰，公莅黔日，以道□□。及养闻母计五日勺水不入，有劝之食□，号泣悲恸，哀毁骨立，持钵归里。终制后无意仕宦，日惟读易课子，为事遵僖平公遗训，与从弟同屋产，至今不析。壬申夏大疫，公施药饵，全活甚众，里人德之。卒葬邑东南邙山之阴，近郊邻壤感公世德，清明拜墓奠酒肴者，岁以为常。《孟津县志·卷三·职官志》，清·孟常裕纂修，清康熙四十七年（1708）刻本，29.

王锷

（清）王锷，号□岱，事继母无忤色，母卒哀毁尽礼，深以不知医为歉，因究岐黄术，遂成名手。天启年间，岁大疫，施药疗人，多全活者。《孟津县志·卷之四·人物》，清·徐元灿，赵擢彤，宋缙等纂修，清康熙四十八年（1709），嘉庆二十一年（1816）选刊本影印本，233.

韩应试

韩应试，字廷选，倜傥好义，晚年邃于岐黄，多所全活，合药施人，从不索值。《孟津县志·卷之四·人物》，清·徐元灿，赵擢彤，宋缙等纂修，清康熙四十八年（1709），嘉庆二十一年（1816）刊本影印本，237.

第四节　新安县

张杲

（宋）张杲，字季明，撰《医说》十卷，其伯祖扩尝授业于庞安时，以医名京洛间。（见）《四库总目》。《新安县志·卷十二·人物志方技》，民国·张钫修，李希白纂，民国二十七年（1938）石印本，871.

姚至得

（元）姚至得，师广平府上清宫真人赵志渊，后随师谒终南，还筑观于安乐村。能睹地下物，预知未来事，见人腹中疾，医之辄愈。真人过之，题曰，神宝观，赐号瑞云大师。元世祖诏为长春真人，寿八十五尸解。（见）太清观碑文，陈布古采访册。《新安县志·卷十二·人物志方拔》，民国·张钫修，李希白纂，民国二十七年（1938）石印本，879.

荀志真

（元）荀志真，居神宝观。受瑞云大师十全还金之诀，值得时疫，全活甚众。忽必帖木，令大王遣使劳赐号：惠德大师，并额曰：太清观。（见）太清观碑文，陈布古采访册。《新安县志·卷十二·人物志方拔》，民国·张钫修，李希白纂，民国二十七年（1938）石印本，880.

皇甫谧

（晋）皇甫谧，字士安，幼名静，安定朝那人，汉太尉嵩之曾孙也，出后叔父，徙居新安。年二十，不好学，游荡无度，或以为痴。尝得瓜果，辄进所后叔母任氏，任氏曰："《孝经》云：三牲之养，犹不为孝。汝今年余二十，目不存教，心不入道，无以慰我。"因叹曰："昔孟母三徙以成仁，曾父烹豕以存教，岂我居不择邻，教有所阙，何尔鲁钝之甚也！修身笃学，自汝得之，于我何有！"因对之流涕，谧乃感激，就乡人席坦受书，勤力不息。居贫，躬自稼穑，带经而农，遂博综典籍百家之言，沉静寡欲，始有高尚之志，以著述为务，自号玄晏先生。著《礼乐》《圣真》之论。后得风痹疾，犹手不辍卷。

或劝谧修名广交，谧以为，非圣人孰能兼存出处，居田里之中，亦可以乐尧、舜之道，何必崇接世利，事官鞅掌，然后为名乎。作《玄守论》以答之曰，或谓谧曰："富贵人之所欲，贫贱人之所恶，何故委形待于穷而不变乎？且道之所贵者，理世也；人之所美者，及时也。先生年迈齿变，饥寒不赡，转死沟壑，其谁知乎？"谧曰："人之所至惜者，命也；道之所必全者，形也；性形所不可犯者，疾病也。若扰全道以损性命，安得去贫贱存所欲哉？吾闻食人之禄者怀人之忧，形强犹不堪，况吾之弱疾乎！且贫者士之常，贱者道之实，处常得实，没齿不忧，孰与富贵扰神耗精者乎！又生为人所不知，死为人所不惜，至矣！暗聋之徒，天下之有道者也。夫一人死而天下号者，以为损也；一人生而四海笑者，以为益也。然则号笑非益死损生也。是以至道不损，至德不益。何哉？体足也。如回天下之念以追损生之祸，运四海之心以广非益之病，岂道德之至乎！夫唯无损，则至坚矣；夫唯无益，则至厚矣。坚故终不损，厚故终不薄。苟能体坚厚之实，居不薄之真，立乎损益之外，游乎形骸之表，则我道全矣。"遂不仕。耽玩典籍，忘寝与食，时人谓之"书淫"。或有箴其过笃，将损耗精神。谧曰："朝闻道，夕死可矣，况命之修短分定悬天乎！"

叔父有子既冠，谧年四十丧所生后母，遂还本宗。城阳太守梁柳，谧从姑子也，当之官，人劝谧饯之，曰："柳为布衣时过吾，吾送迎不出门，食不过盐菜，贫者不以酒肉为礼。作郡而送之，是贵城阳太守而贱梁柳，岂中古人之道，是非吾心所安也。"

魏郡召上计掾，举孝廉；景元初，相国辟，皆不行。其后乡亲劝令应命，谧为《释劝论》以通志焉。其辞曰：相国晋王辟余等三十七人，及泰始登禅，同命之士莫不毕至，皆拜骑都尉，或赐爵关内侯，进奉朝请，礼如侍臣。唯余疾困，不及国宠。宗人父兄及我僚类，咸以为天下大庆，万姓赖之，虽未成礼，不宜安寝，纵其疾笃，犹当致身。余唯古今明王，事无巨细，断之以情，实力不堪，其慢也哉！乃伏枕而叹曰："夫进者，身之荣也；退者，命之实也。设余不疾，执高箕山，尚当容之，况余实笃！故尧、舜之世，士或收迹林泽，或过门不敢入。咎繇之徒两遂其愿者，遇时也。故朝贵致功之臣，野美全志之士。彼独何人哉！今圣帝龙兴，配名前哲，仁道不远，斯亦然乎！客或以常言见逼，或以逆世为虑。余谓上有宽明之主，下必有听意之人，天网恢恢，至否一也，何尤于出处哉！"遂究宾主之论，以解难者，名曰《释劝》。"

客曰："盖闻天以悬象致明，地以含通吐灵。故黄钟次序，律吕分形。是以春华发萼，夏繁其实，秋风逐暑，冬冰乃结。人道以之，应机乃发。三材连利，明若符契。故士或同升于唐朝，或先觉于有莘，或通梦以感主，或释钓于渭滨，或叩角以干齐，或解褐以相秦，或冒谤以安郑，或乘驷以救屯，或班荆以求友，或借术于黄神。

故能电飞景拔，超次迈伦，腾高声以奋远，抗宇宙之清音。由此观之，进德贵乎及时，何故屈此而不伸？今子以英茂之才，游精于六艺之府，散意于众妙之门者有年矣。既遭皇禅之朝，又投禄利之际，委圣明之主，偶知己之会，时清道真，可以冲迈，此真吾生濯发云汉、鸿渐之秋也。韬光逐薮，含章未曜，龙潜九泉，坚焉执高，弃通道之远由，守介人之局操，无乃乖于道之趣乎？"

"且吾闻招摇昏回则天位正，三教班叙则人理定。如今王命切至，委虑有司，上招迕主之累，下致骇众之疑。达者贵同，何必独异？群贤可从，何必守意？方今同命并臻，饥不待餐，振藻皇涂，咸秩天官。子独栖迟衡门，放形世表，逊遁丘园，不眄华好，惠不加人，行不合道，身婴大疚，性命难保。若其羲和促辔，大火西颓，临川恨晚，将复何阶！夫贵阴贱璧，圣所约也；颠倒衣裳，明所箴也。子其鉴先哲之洪范，副圣朝之虚心，冲灵翼于云路，浴天池以濯鳞，排阊阖，步玉岑，登紫闼，侍北辰，翻然景曜，杂沓英尘。辅唐虞之主，化尧舜之人，宣刑错之政，配殷周之臣，铭功景钟，参叙彝伦，存则鼎食，亡为贵臣，不亦茂哉！而忽金白之辉曜，忘青紫之班瞵，辞容服之光粲，抱弊褐之终年，无乃勤乎！"

主人笑而应之曰："吁！若宾可谓习外观之晖晖，未睹幽人之仿佛也；见俗人之不容，未喻圣皇之兼爱也；循方圆于规矩，未知大形之无外也。故曰：天玄而清，地静而宁，含罗万类，磅礴群生，寄身圣世，托道之灵。若夫春以阳散，冬以阴凝，泰液含光，元气混蒸，众品仰化，诞制殊征。故进者享天禄，处者安丘陵。是以寒暑相推，四宿代中，阴阳不治，运化无穷，自然分定，两克厥中。二物俱灵，是谓大同；彼此无怨，是谓至通。

"若乃衰周之末，贵诈贱诚，牵于权力，以利要荣。故苏子出而六主合，张仪入而横势成，廉颇存而赵重，乐毅去而燕轻，公叔没而魏败，孙膑刖而齐宁，蠡种亲而越霸，屈子疏而楚倾。是以君无常籍，臣无定名，损义放诚，一虚一盈。故冯以弹剑感主，女有反赐之说，项奋拔山之力，蒯陈鼎足之势，东郭劫于田荣，颜阖耻于见逼。斯皆弃礼丧真，苟荣朝夕之急者也，岂道化之本与！"

"若乃圣帝之创化也，参德乎三皇，齐风乎虞夏，欲温温而和畅，不欲察察而明切也；欲混混若玄流，不欲荡荡而名发也；欲索索而条解，不欲契契而绳结也；欲芒芒而无垠际，不欲区区而分别也；欲暗然而内章，不欲示白若冰雪也；欲醇醇而任德，不欲琐琐而执法也。是以见机者以动成，好遁者无所迫。故曰，一明一昧，得道之概；一弛一张，合礼之方；一浮一沉，兼得其真。故上有劳谦之爱，下有不名之臣；朝有聘贤之礼，野有遁窜之人。是以支伯以幽疾距唐，李老寄迹于西邻，颜氏安陋以成名，原思娱道于至贫，荣期以三乐感尼父，黔娄定谥于布衾，干木偃息以存魏，荆、莱志迈于江岑，君平因蓍以道著，四皓潜德于洛滨，郑真躬耕以致誉，幼安发令乎今人。皆持难夺之节，执不回之意，遭拔俗之主，全彼人之志。故有独定之计者，不借谋于众人；守不动之安者，不假虑于群宾。故能弃外亲之华，通内道之真，去显显之明路，入昧昧之埃尘，宛转万情之形表，排托虚寂以寄身，居无事之宅，交释利之人。轻若鸿毛，重若泥沉，损之不得，测之愈深。真吾徒之师表，余迫疾而不能及者也。子议吾失宿而骇众，吾亦怪子较论而不折中也。”

“夫才不周用，众所斥也；寝疾弥年，朝所弃也。是以胥克之废，丘明列焉；伯牛有疾，孔子斯叹。若黄帝创制于九经，岐伯剖腹以蠲肠，扁鹊造虢而尸起，文挚徇命于齐王，医和显术于秦、晋，仓公发秘于汉皇，华佗存精于独识，仲景垂妙于定方。徒恨生不逢乎若人，故乞命诉乎明王。求绝编于天录，亮我躬之辛苦，冀微诚之降霜，故俟罪而穷处。”

其后武帝频下诏敦逼不已，谧上疏自称草莽，臣曰：“臣以尪弊，迷于道趣，因疾抽簪，散发林阜，人纲不闲，鸟兽为群。陛下披榛采兰，并收蒿艾。是以皋陶振褐，不仁者远。臣惟顽蒙，备食晋粟，犹识唐人击壤之乐，宜赴京城，称寿阙外。而小人无良，致灾速祸，久婴笃疾，躯半不仁，右脚偏小，十有九载。又服寒食药，违错节度，辛苦荼毒，于今七年。隆冬裸袒食冰，当暑烦闷，加以咳逆，或若温虐，或类伤寒，浮气流肿，四肢酸重。于今困劣，救命呼嗟，父兄见出，妻息长诀。仰迫天威，扶舆就道，所苦加焉，不任进路，委身待罪，伏枕叹息。臣闻《韶》《卫》不并奏，《雅》《郑》不兼御，故郤子入周，祸延王叔；虞丘称贤，樊姬掩口。君子小人，礼不同器，况臣糠糜，糜之雕胡，庸夫锦衣，不称其服也。窃闻同命之士，咸以毕到，唯臣疾疢，抱衅床蓐，虽贪明时，惧毙命路隅。设臣不疾，已遭尧、舜之世，执志箕山，犹当容之。臣闻上有明圣之主，下有输实之臣；上有在宽之政，下有委情之人。唯陛下留神垂恕，更旌瑰俊，索隐于傅岩，收钓于渭滨，无令泥滓久浊清流。”谧辞切言至，遂见听许。

岁余，又举贤良方正，并不起。自表就帝借书，帝送一车书与之。谧虽羸疾，而披阅不息。初服寒食散，而性与之忤，每委顿不伦，尝悲恚，叩刃欲自杀，叔母谏之而止。

济阴太守蜀人文立，表以命士有贽为烦，请绝其礼币，诏从之。谧闻而叹曰：“亡国之大夫不可与图存，而以革历代之制，其可乎！夫束帛戋戋，《易》之明义，玄纤缥之贽，自古之旧也。故孔子称夙夜强学以待问，席上之珍以待聘。士于是乎三揖乃进，明致之难也；一让而退，明去之易也。若殷汤之于伊尹，文王之于太公，或身即莘野，或就载以归，唯恐礼之不重，岂吝其烦费哉！且一礼不备，贞女耻之，况命士乎！孔子曰：赐也，尔爱其羊，我爱其礼。弃之如何？政之失贤，于此乎仕矣。”

咸宁初，又诏曰：“男子皇甫谧沉静履素，守学好古，与流俗异趣，其以谧为太子中庶子。”谧固辞笃疾。帝初虽不夺其志，寻复发诏征为议郎，又召补著作郎。司隶校尉刘毅请为功曹，并不应。著论为葬送之制，名曰《笃终》，曰：玄晏先生以为存亡天地之定制，人理之必至也。故礼六十而制寿，至于九十，各有等差，防终以素，岂流俗之多忌者哉！吾年虽未制寿，然婴疢弥纪，仍遭丧难，神气损劣，困顿数矣。常惧夭陨不期，虑终无素，是以略陈至怀。

夫人之所贪者，生也；所恶者，死也。虽贪，不得越期；虽恶，不可逃遁。人之死也，精歇形散，魂无不之，故气属于天；寄命终尽，穷体反真，故尸藏于地。是以神不存体，与气升降；尸不久寄，与地合形。形神不隔，天地之性也；尸与土并，反真之理也。今生不能保七尺之躯，死何故隔一棺之土？然则衣衾所以秽尸，棺椁所以隔真，故桓司马石椁不如速朽，季孙玙璠比之暴骸；文公厚葬，《春秋》以为华元不臣；杨王孙亲王，《汉书》以为贤于秦始皇。如今魂必有知，则人鬼异制，黄泉之亲，死多于生，必将备其器物，用待亡者。今若以存况终，非即灵之意也。如其无知，则空夺生用，损之无益，而启奸心，是招露形之祸，增亡者之毒也。

夫葬者，藏也，藏也者，欲人之不得见也。而大为棺椁，备赠存物，无异于埋金路隔而书表于上也。虽甚愚之人，必将笑之。丰财厚葬以启奸心，或剖破棺椁，或牵曳形骸，或剥臂捋金环，或扪肠求珠玉。焚如之形，不痛于是？自古及今，未有不死之人，又无不发之墓也。故张释之曰："使其中有欲，虽固南山犹有隙；使其中无欲，虽无石椁，又何戚焉！"斯言达矣，吾之师也。夫赠终加厚，非厚死也，生者自为也。遂生意于无益，弃死者之所属，知者所不行也。《易》称"古之葬者，衣之以薪，葬之中野，不封不树"。是以死得归真，亡不损生。

故吾欲朝死夕葬，夕死朝葬，不设棺椁，不加缠敛，不修沐浴，不造新服，殡含之物，一皆绝之。吾本欲露形入坑，以身亲土，或恐人情染俗来久，顿革理难，今故粗为之制，奢不石椁，俭不露形。气绝之后，便即时服，幅巾故衣，以遽除裹尸，麻约二头，置尸床上。择不毛之地，穿坑深十尺，长一丈五尺，广六尺，坑讫，举床就坑，去床下尸。平生之物，皆无自随，唯赍《孝经》一卷，示不忘孝道。遽除之外，便以亲土。土与地平，还其故草，使生其上，无种树木、削除，使生迹无处，自求不知。不见可欲，则奸不生心，终始无怵惕，千载不虑患。形骸与后土同体，魂爽与元气合灵，真笃爱之至也。若亡有前后，不得移祔。祔葬自周公来，非古制也。舜葬苍梧，二妃不从，以为一定，何必周礼。无问师工，无信卜筮，无拘俗言，无张神坐，无十五日朝夕上食。礼不墓祭，但月朔于家设席以祭，百日而止。临必昏明，不得以夜。制服常居，不得墓次。夫古不崇墓，智也。今之封树，愚也。若不从此，是戮尸地下，死而重伤。魂而有灵，则冤悲没世，长为恨鬼。王孙之子，可以为诚。死誓难违，幸无改焉！

而竟不仕。太康三年卒，时年六十八。子童灵、方回等遵其遗命。谧所著诗赋诔颂论难甚多，又撰《帝王世纪》《年历》《高士》《逸士》《列女》等传，《玄晏春秋》，并重于世。门人挚虞、张轨、牛综、席纯，皆为晋名臣。晋书本传。《新安县志·卷十二·人物志流寓》，民国·张钫修，李希白纂，民国二十七年（1938）石印本，897-916.

（晋）皇甫谧，字士安，幼名静，安定朝那人。汉太尉嵩之曾孙也，出后叔父徙居新安。自号元晏先生，本《晋书》（补）。《新安县志·卷十一·人物游寓》，民国·邱峨主修，民国三年（1914）石印本，18.

张瀚

（明）张瀚，成化二十二年（1486）任医学训科。《新安县志·卷三·秩官》，民国·邱峨主修，民国三年（1914）石印本，44.

郭琮

（明）郭琮，医学训科。《新安县志·卷三·秩官》，民国·邱峨主修，民国三年（1914）石印本，44.

郭琪

（明）郭琪，充县医官，下医士，精于医理，为孝廉郭珏之弟也。（见）《旧志》。《新安县志·卷十二·人物志下方技》，民国·张钫修，李希白纂，民国二十七年（1938）石印本，871.

（明）郭琪，见佟志，医官内称医士，孝廉珏瑠之弟。《新安县志·卷十一·人物方技》，民国·邱峨主修，民国三年（1914）石印本，20.

郭仲得

（明）郭仲得，原名键，城东街人。正德间征太医院副不就，复诏征有姓，试以医将用于朝等语，仍坚辞不起，更令名隐焉，著《医学悟言》，以被征焚之。西亳纪闻。《新安县志·卷十一·人物志上》，民国·张钫修，李希白纂，民国二十七年（1938）石印本，755.

介亮

（清）介亮，字思明，北冶街人，优廪生，学主静修，为时尊崇，从游者甚众。学使邵松年荐为贡生，年八十余，冠带而殁。河南府知府文悌表其墓曰：洛学儒修。曰：函关录士。著《谈道录》藏于家。王玉华采访册。《新安县志·卷十一·人物上》，民国·张钫修，李希白纂，民国二十七年（1938）石印本，862.

王琮

（清）王琮，字瑞玉，工岐黄术，诙谐，嗜酒，病家皆活，酒以待诊，后痛饮入醉，病者必痊。若挥杯而去，疾者必不起，是以人呼为神医。（见）《旧志》。《新安县志·卷十二·人物志方技》，民国·张钫修，李希白纂，民国二十七年（1938）石印本，871-872.

（清）王琮，字瑞宇，工岐黄术，善诙谐，性酷嗜酒，病家皆赁酒以待，至诊之，痛饮大醉，病必痊。若挥杯而去，病必不起，呼为神医。《新安县志·卷十一·人物志方技》，民国·邱峨主修，民国三年（1914）石印本，20.

（清）王琮，新安志：字瑞宇，工岐黄。性嗜酒，病家赁酒以待，至则诊之，痛饮大醉，必痊。若挥杯而去，病必不起，人呼神医。《河南府志·卷四十八·人物志十一艺术》，清·施诚纂修，清同治六年（1867）刻本，7.

刘有德

（清）刘有德，字慎先，邑庠生，精医学，生平活人无算，人以其媲美王琮，别其号，曰：神仙。见《旧志》。《新安县志·卷十二·人物志方技》，民国·张钫修，李希白纂，民国二十七年（1938）石印本，872.

（清）刘有德，庠生，字慎先，精岐黄，每试辄效，生平活人无算，人以其媲美王琮，亦易其字，曰神仙。《新安县志·卷十一·人物志方技》，民国·邱峨主修，民国三年（1914）石印本，20.

（清）刘有德，新安志：字慎先，庠生，精医，试辄效，生平活人无算，人以媲美王琮，亦以神医呼之。《河南府志·卷四十八·人物志十一艺术》，清·施诚纂修，清同治六年（1867）刻本，7.

吕田

（清）吕田，字心齐，一字研平，道光元年（1821）恩贡生，工书法，通医道，著有《瘟疫条辨》《天花精言绪余》行世，并著有《澹成轩诗文集》，极为学使吴慈称许。见《中州先哲传》。字亦为人所诊。王玉华采访册。《新安县志·卷十二·人物志方技》，民国·张钫修，李希白纂，民国二十七年（1938）石印本，872.

李若恒

（清）李若恒，字月如，李家坡人，精于医。乾隆四十年（1775），学使周匱其门曰"悬壶耆宿"，一生活人甚众，卒年八十一。子五人俱以医名。（见）李月如墓碑。郭振斗采访册。《新安县志·卷十二·人物志方技》，民国·张钫修，李希白纂，民国二十七年（1938）石印本，872.

陈青云　陈录存　陈德慧

（清）陈青云，字从龙，道光中后峪人，精痘疹，得于家传。其祖行以痘科，名者三人。父行以痘科，名者二人。青云就其先，所著《痘疹精言》《琐言》二稿，证以古人各种痘科集而成书，曰《痘疹条辨》。其凡例中有家传医学五戒：

一曰正人品，谓人品者，人生之大节也，存之则为君子，失之则为小人，人禽之界于此攸分，况为医者，何人不见？何人不闻？即少妇闻也，不轻与人一见者，独不避医。疾痛疴痒，不肯令他人闻也，独不避医。是病者视医不啻其父母也，而为医者不以己之子女视之，可乎？乃如之人，不可混入医林。

二曰慎言过，谓为医者，无地不到，无物不见，况痘症一科，谨避风寒，不出闺阃，儿童幼小，不离乳哺，其父母心又烦乱，不及谨慎者十居八九，须视人之失如己之失，掩人之丑如己之丑。不但不可对人言，即暗嘲之念亦不可，设诚能如是，方为慎言君子。

三曰勿爱利，谓利者，人生之大欲，非坏心术、使机关不易得也。轻则乘机重索，重必行病治病计得以分利息，使得一分机关，坏得一分心术，积得一分孽障，勿论天理不容，应易良心难昧。况痘之危险，急于星火，拯溺救焚，不是过也，尚暇与人争多寡、较分毫，迁延耽搁，以误人之性命乎！此等怀惠之小人，不足以语此道。

四曰无惜名，谓医者，易也，所以易危而为安也，顺症自不必治，逆症又不可治，惟险下之症，治之未必即生，不可治，必至于死。医者惜名，将使与逆为邻之症百无一生矣，世亦何贵乎，医哉！夫人识有大小，技分高下，知之不可不治，不知不可妄治，知之为知之，不知为不知，不可强不知以为知，以误人之性命，况不知必不能治，总拯力承担，而收功，无自能解嘲于众人之口乎，反不如直言不隐者之尤可共信也。

五曰慎粗率。谓粗率之心，凡事不可有，而医为甚。盖以他事错误，尚有补救之时；医人失手，断无还生之日也。想人有子女，其父母能恩养之，不能医治之，遂将娇生惯养之儿，双手而托命于医生，杀、予、夺，医者操之，其父母且不能自主，医者之责任顾不重乎哉！使于此而粗率从事，将世人之嗣绪，忽斩于医者之手，即旁观者且为心恻，而医者尤能补过于万一乎？与其悔之于终，不若慎之于始。倘能步步经心，处处体察，视人之子如己之子，便是恺悌君子。

后峪村多痘疹科，咸由陈氏传授，青云子录存，孙德慧，均以痘疹名。（见）郭振斗采访册。《新安县志·卷十二·人物志下方技》，民国·张钫修，李希白纂，民国二十七年（1938）石印本，872-876.

郭宪成

（清）郭宪成，字鉴庵，号缄斋，城内人，道光朝官兵马司正指挥，性方直，好善乐施。道光丁未（1847）大饥，放粟六百余石以振民，又聚族亲之贫者按口授钱计振三千余缗。尤好周程之学，兼知医，病者经诊辄愈，生平嘉言懿行甚多，故人称为善人。《新安县志·卷十一·人物上》，民国·张钫修，李希白纂，民国二十七年（1938）石印本，847.

王怀荣

（清）王怀荣，南孙都（今河南省洛阳市新安县仓头乡孙都村）人，性刚直，笃孝友，事继母，曲尽其意，扶弱弟少溪，尤为人所难，能严于课，子孙兼精岐黄术，乡里以"孝友"请旌表，咸丰三年奉朝旨建孝友坊。《新安县志·卷十一·人物上》，民国·张钫修，李希白纂，民国二十七年（1938）石印本，850.

韩世基

（清）韩世基，庙头（今河南省洛阳市新安县铁门镇庙头）人，品行端方，笃孝友，家奇贫，酷嗜学，灯火无资，尝以香火照字而读，晚年精岐黄术。《新安县志·卷十一·人物上》，民国·张钫修，李希白纂，民国二十七年（1938）石印本，851.

黄元吉

（清）黄元吉，顺治十六年（1659）任医学训科。《新安县志·卷三·秩官》，民国·邱峨主修，民国三年（1914）石印本，44.

黄云鹤

（清）黄云鹤，医学训科，康熙二十九年（1690）任。《新安县志·卷三·秩官》，民国·邱峨主修，民国三年（1914）石印本，44.

黄光宗

（清）黄光宗，医学训科，康熙五十年（1711）任。《新安县志·卷三·秩官》，民国·邱峨主修，民国三年（1914）石印本，44.

郭象晃

（清）郭象晃，医学训科，雍正四年（1726）任。《新安县志·卷三·秩官》，民国·邱峨主修，民国三年（1914）石印本，44.

蹇让

（清）蹇让，医学训科，乾隆十四年（1749）任。《新安县志·卷三·秩官》，民国·邱峨主修，民国三年（1914）石印本，44.

李若恒

（清）李若恒，医学训科，乾隆十八年（1753）任。《新安县志·卷三·秩官》，民国·邱峨主修，民国三年（1914）石印本，44.

孙逢春

（清）孙逢春，医学训科，乾隆二十三年（1758）任。《新安县志·卷三·秩官》，民国·邱峨主修，民国三年（1914）石印本，44.

陈玉良

（清）陈玉良，医学训科，乾隆三十年（1765）任。《新安县志·卷三·秩官》，民国·邱峨主修，民国三年（1914）石印本，44.

第五节　宜阳县

张轨　皇甫谧

（晋）张轨，字士彦，安定乌氏人，汉常山景王耳十七代孙，家世孝廉，以儒学显，父温为太守令。轨少明敏，好学有期望，姿仪典。与同郡高士皇甫谧隐于宜阳女儿山。见《晋书·本传》。谧字士安，幼名静，安定朝那人，汉太尉嵩之曾孙，后随叔父徙居新安，自号元晏先生。《宜阳县志·卷八·人物志》，清·谢应起等修，刘占卿等纂，清光绪七年（1881）刊本，682.

马呈图

（明）马呈图，旧府志：宜阳医学训科，父有疾诸药不效，割股和药饮之即愈。《河南府志·卷四十六·人物志孝义》，清·施诚纂修，清同治六年（1867）刻本，9.

（明）马呈图，医学训科。父病，诸药不效，无奈祷祈身代，乃愈。人称孝感。《宜阳县志·卷之五·人物志》，民国·张浩源，林裕焘主修，河南商务印书所，民国七年（1918）铅印本，6.

彭希贤

（明）彭希贤，字尔知，万历丙午（1606）举人。天启中，知成安县事，升通州知州，漳水逼城，躬督役夫，竭力悍御，设粥置药，以救灾民。又选士讲武，以备不虞。《宜阳县志·卷之五·人物志》，民国·张浩源，林裕焘主修，河南商务印书所，民国七年（1918）铅印本，5.

周荣

（清）周荣，字东阳，以贡生任舞阳训导，精文辞，工篆隶，开渠兴水利，筑堤障民居，崇尚实行。不徒以文词为课程，凡士子有被屈者，必力雪之，兼通医学。《宜阳县志·卷八·人物志》，清·谢应起等修，刘占卿等纂，清光绪七年（1881）

刊本，630.

楚芬

（清）楚芬，字月菴，以贡生任项城训导，置学田为课士之费。岁值大疫，捐金施药，利济甚多，有讼于县者，求为先容馈金五十两，芬正色拒之，人称廉介。《宜阳县志·卷之五·人物志》，民国·张浩源，林裕焘主修，河南商务印书所，民国七年（1918）铅印本，15.

王湄

（清）王湄，韩城人，天资忠厚，素性孝友。乾隆六年（1741），瘟疫大行，湄捐资买药，普济一方，赖活者甚众。《宜阳县志·卷之五·人物志》，民国·张浩源，林裕焘主修，河南商务印书所，民国七年（1918）铅印本，10.

（清）王湄，韩城里人，天资忠厚，素性孝友，乐善好施，如修桥补路等事不可枚举。乾隆六年（1741），瘟疫盛行，湄独捐己资买药，普济韩城一镇，客商居民活者甚多，尤堪志之。《宜阳县志·卷之三·人物志》，清·王道成，周洵等修，清乾隆十二年（1747）刊本，30.

乔自勉

（清）乔自勉，监生，温村人，幼醇谨，长俭朴。道光戊申（1848）岁大饥，捐粟赈贫，赖活甚众，且精岐黄，延无不应。《宜阳县志·卷之五·人物志》，民国·张浩源，林裕焘主修，河南商务印书所，民国七年（1918）铅印本，19.

张吉士

（清）张吉士，字瑞菴，习医不择贫富，不计药赀。临人许姓家贫，不能婚，吉士助以财物，人每多之。《宜阳县志·卷八·人物志》，清·谢应起等修，刘占卿等纂，清光绪七年（1881）刊本影印，665.

（清）张吉士，字瑞菴。通医理，医人不择贫富，不计药赀。临人许姓家贫，婚不能娶，吉士助以布粟菽麦，代为办理，人咸重之。《宜阳县志·卷之三·人物志》，清·王道成，周洵等修，清乾隆十二年（1747）刊本，30.

徐丙　杨立勋

（清）医学训科：徐丙，杨立勋。《宜阳县志·卷之三·人物志官师》，清·王道成，周洵等修，清乾隆十二年（1747）刊本，19.

范镇国

（清）范镇国，庠生，沙坡头人，性慷慨，精医术，岁祲施饭，多所全活，周急济难，莫可枚举。《宜阳县志·卷之五·人物志》，民国·张浩源，林裕焘主修，河南商务印书所，民国七年（1918）铅印本，22.

陈振离

（清）陈振离，从九品，字明都，甲子举人，一经之伯父也。幼豪爽有干略，家极贫，自东官庄迁居城内，坚若成立，孝友兼至，尤精岐黄业，连庄村绅民匾其门曰：技可回生。又慷慨好施，修庙宇，建桥梁，助丧葬，帮嫁娶，周急给贫，远近匾其间曰：义周遐迩。《宜阳县志·卷之五·人物志》，民国·张浩源，林裕焘主修，河南商务印书所，民国七年（1918）铅印本，22.

汪灏

（清）汪灏，山西太原人，寄居宜邑城内，精医术，病者往往一药而愈，不受谢仪，年六十七卒，亲友捐赀葬于锦屏山之麓。《宜阳县志·卷八·人物志》，清·谢应起等修，刘占卿等纂，清光绪七年（1881）刊本影印，693-694.

季朝举

（清）季朝举，城内西街人，性孤介，精岐黄业，延请者常络绎不绝。朝举急人之急，闻命即往，未尝迟回。一日夜分闻叩门声甚急，启扉则无所见也。即入室又闻有声，言水磨头张保急欲奉请。朝举如言往至，见张保言其母病，梦中闻亡父命请先生，方欲命车促驾，实尚未往也，乃悟夜分叩门声非人。

又尝往南山医李法父病晚归，山径崎岖，淡云笼月，路不分明，心知前村有潭深险，丛莽掩翳，觅途无从，月色暗淡中，若有人影前行为导，过潭不见。由是术愈精，延者愈多。子天禄，农官，次蔚林，恩贡。孙凤台，文生，凤翔，食饩，邑庠。咸谓济世活人之报云。《宜阳县志·卷之五·人物志》，民国·张浩源，林裕焘主修，河南商务印书所，民国七年（1918）铅印本，24.

陈震彪　陈一元

（清）字炳若，监生，城内人，性勤好施。道光丁未（1847），经商藕池，岁荒出粟振饥，与弟震寰、震岗慨流寓无归，于五里坡根舍义地数亩，以资葬埋。子二，一元、一书均从九品。一元嗣其兄震离，精医道，施药饵，乡里重之。《宜阳县志·卷之五·人物志》，民国·张浩源，林裕焘主修，河南商务印书所，民国七年（1918）铅印本，27.

晋继舜　晋锡爵

（清）晋继舜，字协亭，刘家沟人，性仁厚，乐善好施。与道光丁未（1847），捐粟赈乏，寿九十岁。子锡爵，以良医重于乡间。以上季凤翔采访。《宜阳县志·卷之五·人物志》，民国·张浩源，林裕焘主修，河南商务印书所，民国七年（1918）铅印本，27.

苗文灿　苗文魁

（清）苗文灿，监生，泊二里坡头村人。光绪三年（1877），岁饥，与弟名医文魁，及文昭、文吉出米三十余石，济饥三月。里人德之。杨佶采访。《宜阳县志·卷之五·人物志》，民国·张浩源，林裕焘主修，河南商务印书所，民国七年（1918）铅印本，27.

白西金　白体纯

（清）白西金，贡生，西石村人，和厚信实。道光丁未（1847）岁大荒，出粟三十石济之，全活甚众。间有告贷者，焚卷不求偿。乡人重之。子体纯，监生，精岐黄业，为世良医。以上陈一经采访。《宜阳县志·卷九·人物志》，清·谢应起等修，刘占卿等纂，清光绪七年（1881）刊本影印，714.

史好兴

（清）史好兴，紫均里人，性至孝，幼遭继母，有过受鞭笞，无怨言。母病，多医不效，乃遍察古方，更祝神愿以身代，病愈。遂精医道，岁荒，济饥。众额其门曰：乐善可风。《宜阳县志·卷九·人物志》，清·谢应起等修，刘占卿等纂，清光绪七年（1881）刊本，715；《宜阳县志·卷之五·人物志》，民国·张浩源，林裕焘主修，河南商务印书所，民国七年（1918）铅印本，28.

许文重

（清）许文重，字子厚，监生，鹿泉人，年八十八岁，通岐黄。无贫富，蒙请即至，家道雍睦，八世同居。《宜阳县志·卷九·人物志》，清·谢应起等修，刘占卿等纂，清光绪七年（1881）刊本影印，716；《宜阳县志·卷之五·人物志》，民国·张浩源，林裕焘主修，河南商务印书所，民国七年（1918）铅印本，29.

张东阳　张一芳

（清）张东阳，字韶永，监生，城内人，孝友端方。道光二十七年（1847）岁凶，出粟济饥。子三，长监生一芳，精岐黄，里人旌其门曰：妙手回春；次监生一清，勤学好问。次监生一贯，性孝友。光绪三年（1877）大饥，捐粟周济，人皆德之。以上季凤翔采访。《宜阳县志·卷九·人物志》，清·谢应起等修，刘占卿等纂，清光绪七年（1881）刊本，718；《宜阳县志·卷之五·人物志》，民国·张浩源，林裕焘主修，河南商务印书所，民国七年（1918）铅印本，29.

高之焱（高之灼）

（清）高之焱，柳泉人，庠生，性善乐施，捐施孙留渡船。弟之灼，习医，继兄志，又施桥梁地亩。子先庚，庠生，次先甲，己酉拔贡。吕景姜采访。《宜阳县志·卷九·人物志》，清·谢应起等修，刘占卿等纂，清光绪七年（1881）刊本，719；《宜阳县志·卷之五·人物志》，民国·张浩源，林裕焘主修，河南商务印书所，民国七年（1918）铅印本，30.

张书绅

（清）张书绅，字酉斋，佾生，中石村人，性端严，酷嗜书，设教中，老而弥笃。尤精医道，延请即至，乡里重之。马喜载采访。《宜阳县志·卷九·人物志》，清·谢应起等修，刘占卿等纂，清光绪七年（1881）刊本，723；《宜阳县志·卷之五·人物志》，民国·张浩源，林裕焘主修，河南商务印书所，民国七年（1918）铅印本，31.

孙奉先

（清）孙奉先，字思孝，武生，东官庄人，精岐黄。壬戌匪至，率勇御贼，力竭而亡。以上陈一经采访。《宜阳县志·卷九·人物志》，清·谢应起等修，刘占卿等纂，清光绪七年（1881）刊本，725；《宜阳县志·卷之五·人物志》，民国·张浩源，林裕焘主修，河南商务印书所，民国七年（1918）铅印本，32.

李南华

（清）李南华，监生，河下人，精医术。壬戌贼至，责以大义，贼怒，以刀劈之而死。以上李光照采访。《宜阳县志·卷九·人物志》，清·谢应起等修，刘占卿等纂，清光绪七年（1881）刊本，725；《宜阳县志·卷之五·人物志》，民国·张浩源，林裕焘主修，河南商务印书所，民国七年（1918）铅印本，32.

林澧

（清）林澧，字会东，官庄人，宿学未售，精岐黄，晓天文。咸丰十一年（1861），彗星现，尝语人曰：大劫将至，秦分为甚洎。同治元年（1862），匪至，诫子侄曰：能为贼死，勿为贼辱。遂率众御贼，力屈死，一门死义者十人。梁凤郊采访。《宜阳县志·卷九·人物志》，清·谢应起等修，刘占卿等纂，清光绪七年（1881）刊本，727；《宜阳县志·卷之五·人物志》，民国·张浩源，林裕焘主修，河南商务印书所，民国七年（1918）铅印本，33.

赵成德

（清）赵成德，字勤学，邑西人，少失怙，事母孝。母病祷诸灶神，愿以身代，忽梦神示，以大力草可疗疾，寤后采于野，膏服之，母果愈，人谓孝行所感云。《宜阳县志·卷之五·人物志》，民国·张浩源，林裕焘主修，河南商务印书所，民国七年（1918）铅印本，33.

季天佑

（清）季天佑，监生，城内人，性正直，品行端方，行医济世。壬戌匪至，与子凤泉俱守城，被害。翟桢采访。《宜阳县志·卷九·人物志》，清·谢应起等修，刘占卿等纂，清光绪七年（1881）刊本，731.

周景志

（清）周景志，止二里南村人，精岐黄，济世，名噪闾里，享年八十有六。《宜阳县志·卷之五·人物志》，民国·张浩源，林裕焘主修，河南商务印书所，民国七年（1918）铅印本，44.

李会易

（清）李会易，北二里盐坡头人，精岐黄，享年八十有六。《宜阳县志·卷之五·人物志》，民国·张浩源，林裕焘主修，河南商务印书所，民国七年（1918）铅印本，45.

张羽翼

（清）张羽翼，闲和里人，性和易，与人无畛域，通医术，求诊立应，现年七十五。《宜阳县志·卷之五·人物志》，民国·张浩源，林裕焘主修，河南商务印书所，民国七年（1918）铅印本，47.

吕铎

（清）吕铎，锁家营人，幼业儒，长习岐黄，现年七十六。《宜阳县志·卷十·绅耆》，清·谢应起等修，刘占卿等纂，清光绪七年（1881）刊本，820.

刘书成

（清）刘书成，寺岭人，性至孝，精医道，现年八十四岁。赵源清采访。《宜阳县志·卷十·绅耆》，清·谢应起等修，刘占卿等纂，清光绪七年（1881）刊本，828.

黄宪章

（清）黄宪章，字斌堂，黄河村人，好学不倦，兼通医理，年八十六岁。以上梁凤郊采访。《宜阳县志·卷十·绅耆》，清·谢应起等修，刘占卿等纂，清光绪七年（1881）刊本，829.

张国柱

（清）张国柱，恩贡生，书山，祖素业儒，性沉毅，孝友兼至，精岐黄，享年八十有五。《宜阳县志·卷之五·人物志》，民国·张浩源，林裕焘主修，河南商务印书所，民国七年（1918）铅印本，47.

赵宏儒

（清）宏儒，灵山寺僧，赵姓，和厚有道，恪守清规。善医术，现年七十五。《宜阳县志·卷之五·人物志》，民国·张浩源，林裕焘主修，河南商务印书所，民国七年（1918）铅印本，48.

吕铎

（清）吕铎，锁家营人，幼业儒，长习岐黄，现年七十六。《宜阳县志·卷之五·人物志》，民国·张浩源，林裕焘主修，河南商务印书所，民国七年（1918）铅印本，50.

张翊远

（清）张翊远，字讷斋，流渠人，美髯有风仪，人望俨然，少好读书，博通经史，文章豪迈有奇气。长乃潜心程朱之学，不乐仕进，著述悉归平淡。晚年精岐黄业，著《纳斋医说》行世，河陕人士多从之游，其弟务远，字讱斋，学行一如其兄，学者称之曰：溪先生。树有神道碑，时乾隆三十年（1765）。《宜阳县志·卷之九·人物补》，民国·张浩源，林裕焘主修，河南商务印书所，民国七年（1918）铅印本，44.

周西山　周朝元

（清）周西山，字石仓，周村人。由廪贡生选授灵宝县教谕，制行端谨，勤于训迪，诸生员颂以匾额曰：学道爱人。既丁艰回籍，值岁大饥，出粟三十余石，煮粥以食饥者。辛巳之岁，尝与纂修县志。子朝元，精于医学。犹子春元、英元皆以优廪生知名当时。《宜阳县志·卷之九·人物补》，民国·张浩源，林裕焘主修，河南商务印书所，民国七年（1918）铅印本，46.

梁凤城

（清）梁凤城，字丹马，朝沟人，邑廪生。笃学，博通经史，又好读奇书，兼明医术，尝于市肆购得梅氏丛书理数精蕴等编，殚思极虑，得解益精，遂以教其家塾，故当时算学，梁氏称最盛焉。《宜阳县志·卷之九·人物补》，民国·张浩源，林裕焘主修，河南商务印书所，民国七年（1918）铅印本，48.

赵作霖

（清）赵作霖，柳泉人，精于医术而体恤贫家，意倍恳至。尝谓药苟对症，三五味可疗，如方开多品，或物珍而价昂，非贫人所能堪也，其慈祥如此。《宜阳县志·卷之九·人物补》，民国·张浩源，林裕焘主修，河南商务印书所，民国七年（1918）铅印本，64.

晋锡爵

（清）晋锡爵，字笏卿，闲和里刘沟人，风度凝重，品行端方，精医术，好施予，乡族蒙其周恤，妇孺皆追诵之不置。邑人表其门曰：品术兼优。寿八十九岁。《宜阳县志·卷之九·人物绅耆》，民国·张浩源，林裕焘主修，河南商务印书所，民国七年（1918）铅印本，68.

李发科

（清）李发科，字轩举，韩城人，好读书，能强识，志趣高尚，不慕荣利，精医术。兵燹后疠疫作，夙夜诊治，活人无算。性直谅耿介，不辞劳，不索谢，晚年有自省垣，暨河朔来聘者，馈遗悉屏绝之。暇则与人谈书史，说文艺，杂以诙谐，娓娓不倦，人无少长，咸景慕而乐就之。享寿八十三岁而终。《宜阳县志·卷之九·人物绅耆》，民国·张浩源，林裕焘主修，河南商务印书所，民国七年（1918）铅印本，69.

谷调元

（清）谷调元，字赞卿，杨店人，天性孝友，品谊端方，精于医术。凡鳏寡孤独之人所施治者，率不计药资，乡人德之，其于贫苦尤加以体恤，享寿八十二岁。《宜阳县志·卷之九·人物绅耆》，民国·张浩源，林裕焘主修，河南商务印书所，民国七年（1918）铅印本，69.

刘廷铭

（清）刘廷铭，泊二里刘庄人，素习医术，敦儒行，卖药不甚计值，药债不归偿者，亦不追讨，享寿九十三岁。《宜阳县志·卷之九·人物绅耆》，民国·张浩源，林裕焘主修，河南商务印书所，民国七年（1918）铅印本，70.

白体清

（清）白体清，西石村人，监生，天怀乐易，至老强健如壮年，善医术，远近诊视未尝以劳瘁辞，享年九十六岁。《宜阳县志·卷之九·人物绅耆》，民国·张浩源，林裕焘主修，河南商务印书所，民国七年（1918）铅印本，70-71.

尹佐商

（清）尹佐商，字绍伊，上一里河战村人。生平笃信好学，貌朴讷而性温厚，未尝有疾，言遽色，乡里目为长者，尤精于医理。其不妄视，诊治迥异，常情云享寿七十四岁。《宜阳县志·卷之九·人物绅耆》，民国·张浩源，林裕焘主修，河南商务印书所，民国七年（1918）铅印本，71.

梁尔泰　梁景祥

（清）梁尔泰，湖南村人，岁贡生，享寿八十五岁。其族有梁景祥者，通医术，好施舍丸散膏丹之属，有求辄给，不索一钱，享寿八十四岁。《宜阳县志·卷之九·人物绅耆》，民国·张浩源，林裕焘主修，河南商务印书所，民国七年（1918）铅印本，71.

苗六甲

（清）苗六甲，城东苗村人，素嗜易，神于占验，其他奇门等，数凡卜筮之书，无弗博览。同治元年（1862），避乱于喊龙山，侧日已夕，忽语众曰：速去之，速去之，明早此处当有难，南移三五里当无患。众如其言，不去者，次日清晨，果遇贼。次年又谓村众曰：贼且复至，当于东涧沟筑寨避之。村众从之，为筑天山寨。六月贼果至掳寨，守御得无患，子书篆折桂，俱有名于时。《宜阳县志·卷之九·人物方技》，民国·张浩源，林裕焘主修，河南商务印书所，民国七年（1918）铅印本，73.

张金铭

（清）张金铭，国朝，张金铭，上一里张延（今宜阳县高村乡张延村）人，素通青囊，享年八十有二，身犹康健。《宜阳县志·卷十·绅耆人瑞》，清·谢应起等修，刘占卿等纂，清光绪七年（1881）刊本，37.

彭生

民国三年（1914）九月间，生员彭生于汪汏溪洞中获土灵芝一茎。按：彭生多闻识，精医理，尝考察草木药品，于宜境所生之药，有古今常用而未知。宜出最善者，有本草已载，而后世误传错认用非其真者，有本草有名未用或用不详确，而阙疑待质者，彭生于各门内考察确实在宜境所常见者，八十余种，辑有《药物新识》一卷，既得土灵芝乃自为之序。

序曰：土灵芝形如摩菰，又与未开玉簪花相似，所可异者，茎自下起二寸许复折，而下头抵于根，其色黄明可爱，生于洞中湿土壁上，予取持归封。《本草纲目》李时珍曰，灵芝之芝，本作之，篆文象其屈而不伸之义，后人借为语辞，遂加草头以别之，尔雅菌芝也。注云，是瑞草，又或谓生刚处曰菌，生柔处曰芝，此则生洞内黄土壁之上，是芝而非菌，可知王充《论衡》云，芝生于土，土气和故芝草生，瑞命礼云，王者慈爱，则芝草生，今吾获此非宜邑之祯祥而何。《宜阳县志·卷之九·祥异志》，民国·张浩源，林裕焘主修，河南商务印书所，民国七年（1918）铅印本，2-3.

第六节　洛宁县

马琬

（清）马琬，性笃谨，有至行。少失怙恃，哀毁骨立，事兄嫂尤谨。晚年精医，不索谢，赖以活者百余人。《洛宁县志·卷四·人物孝友》，民国·贾毓鹗等修，王凤翔等纂，民国六年（1917）铅印本影印，440.

马德超

（金）马德超，邑人，金源将军，入元为襄樊帅，托疾辞官，出家远游，至洛西寻峪，乐其山水林木之胜，遂结庵其中，以炼药，一日无疾而终。《洛阳县志·卷四·人物仙释》，民国·魏襄纂修，民国五年（1916）石印本影印，459.

孙世运

（清）孙世运，家赤贫，奉父母力营甘旨。晚习长桑术，能辨奇症，活人无算，不索谢。《洛宁县志·卷四·人物孝友》，民国·贾毓鹗等修，王凤翔等纂，民国六年（1917）铅印本，441-442.

（清）孙世运，续府志，世运，洛阳人，家赤贫，奉父母力营甘旨。晚习长桑术，能辨奇症，活人无算。《洛阳县志·卷五十二·艺术传》，民国·魏襄纂修，民国五年（1916）石印本，9.

杨生荣

（清）杨生荣，大渠堰人，幼业儒，喜谈玄。年二十八岁，躬持斋戒，委心释道。

每出家中资粮，易购药饵，终年服食，比老童颜，能预知其死期，行六十八岁，从容端坐而逝。《洛阳县志·卷四·人物仙释》，民国·贾毓鹗修等修，王凤翔等纂，民国六年（1917）铅印本影印，459-460.

尚义

（清）尚义，乾隆时，底前里下峪镇人，素精岐黄，著手成春，活人无算，舍药救急，不可枚举。《洛宁县志·卷四·人物方技》，民国·贾毓鹗等修，王凤翔等纂，民国六年（1917）铅印本影印，460.

张翰

（清）张翰，字北海，一名鸿亮，字孔昭，晦仲先生之曾孙也。幼好读书，医术承庭训，立方辄应，尤邃妇人、小儿诸科，四方求诊治者踵于门。素性庄严，治家整洁，尤敦行孝友，事继母如生母，有异母弟沛，析居有年矣。沛卒遗孤才八月，产业微，乃请复合于继母，引弱侄自抚之，长为之授室纳粟，俾入成均与以千金产，并其原产尽给之。继母终年八十四岁，厚葬如礼，盖始终诚敬如一，云亦享年八十有四。卒之日，孙曾玉立，方兴未艾，人称望族焉。《洛宁县志·卷四·人物孝友》，民国·贾毓鹗等修，王凤翔等纂，民国六年（1917）铅印本影印，463-464.

张玉佩

（清）张玉佩，嘉庆时，竹园沟人，因父多病，研究医理，亲制汤药，朝夕供奉，乡党翕然称之，以是遐迩知名。尝客寓梁垣，官署民舍，求诊已疾者趾踵接焉。《洛宁县志·卷四·人物孝友》，民国·贾毓鹗等修，王凤翔等纂，民国六年（1917）铅印本影印，464-465.

李滋

（清）李滋，道光时，孙洪峪人，增生。性孝友，事亲先意，承志曲尽子职，事兄尤善，为师友二十余年，从无诤语。贯通六经，善尽能文，兼精岐黄业，盖于家庭之教，秉承所自来也。《洛宁县志·卷四·人物孝友》，民国·贾毓鹗等修，王凤翔等纂，民国六年（1917）铅印本影印，465.

梁光噢

（清）梁光噢，梁窊村人，事亲能孝，内外无间。兼精岐黄，救活人甚众，寿七十五岁，卒于光绪二年（1876）。《洛宁县志·卷四·人物孝友》，民国·贾毓鹗等修，王凤翔等纂，民国六年（1917）铅印本影印，470.

李国璠

（清）李国璠，孙董村人，业岐黄，精痘疹科。嘉庆年间，岁凶两次，前后贷出杂粮五百余石，后同村中父老悉焚其券，里人德之。《洛宁县志·卷四·人物义行》，民国·贾毓鹗等修，王凤翔等纂，民国六年（1917）铅印本影印，481.

张师周

（清）张师周，杨坡里城村人，性慷慨好施与，戚族里党贫乏者，时赒恤之，尝施药饵，以馈病者。道光七年（1827），村中设义塾，施村西地五十亩，以所入为延师。岁贫时施村东宄地五亩，为义坟。于河底镇南坡地，施地十亩为修路之用。道光十年（1830），于宜阳韩城镇西门外三里许，施义地十亩，于白杨镇西门外施义地八亩，其碑皆尚存。咸丰三年（1853），捐裕饷银壹万两，奖知府衔，授中议大夫。同治元年（1862）卒，年七十有一。《洛宁县志·卷四·人物义行》，民国·贾毓鹗等修，王凤翔等纂，民国六年（1917）铅印本影印，484.

刘殿候

（清）刘殿候，冯西里阳宝河人，监生。每岁冬月，必制棉衣，施寒冻者。又尝制药，医疾病者，数十年不少懈。享年八旬，子孙皆为人所器重。《洛宁县志·卷四·人物义行》，民国·贾毓鹗等修，王凤翔等纂，民国六年（1917）铅印本，484.

郭天锡

（清）郭天锡，底前里茅草宄人，居心慈善，晓医术，遇疾苦，诊视舍药，寒暑风雨，不惮劳瘁。光绪十九年（1893），邑人刊慷慨乐施碑。《洛宁县志·卷四·人物义行》，民国·贾毓鹗等修，王凤翔等纂，民国六年（1917）铅印本影印，487.

张龙骧

（清）张龙骧，字天衢，磨头村人，性醇笃，志趣高旷，学问渊博，束发授书，过目成诵，文不谐俗，未博一衿。喜山水，登太华，跻嵩岳，揽玉女二室之胜，又东游齐鲁，瞻泰岱，谒孔子庙，观车服礼器，胸襟益壮阔，衍圣公面试献诗，授赍奏司。晚年退居林下，吟诗明志，著有《畅怀集诗草》。尤精岐黄，活人无算。光绪二年（1876）卒，年七十九。《洛宁县志·卷四·人物文学》，民国·贾毓鹗等修，王凤翔等纂，民国六年（1917）铅印本，493-494.

金德盛

（清）金德盛，苍龙桥人，历学端品，兼通医术，年逾七旬，卒于同治元年

（1862）。《洛宁县志·卷四·人物绅耆》，民国·贾毓鹗等修，王凤翔等纂，民国六年（1917）铅印本影印，502.

杨振林

（清）杨振林，幼嗜读书，志希上达，由监生屡试秋闱，数奇为遇。因习医术，尤精于痘疹科。年八十有二岁，卒于同治六年（1867）。《洛宁县志·卷四·人物绅耆》，民国·贾毓鹗等修，王凤翔等纂，民国六年（1917）铅印本影印，503.

裴聪

（清）裴聪，下窑屋村人，精医术，年七十四岁。嘉庆二十年（1815），里人竖碑志德。《洛宁县志·卷四·人物乡耆》，民国·贾毓鹗等修，王凤翔等纂，民国六年（1917）铅印本影印，509.

李梦鳌

（清）李梦鳌，在礼村人，精岐黄业，年七十三岁，同治八年（1869）卒。《洛宁县志·卷四·人物乡耆》，民国·贾毓鹗等修，王凤翔等纂，民国六年（1917）铅印本影印，510.

金重儒

（清）金重儒，字卓鲁，金家庄人，善医术，年九十一岁，同治十三年（1874）卒。《洛宁县志·卷四·人物乡耆》，民国·贾毓鹗等修，王凤翔等纂，民国六年（1917）铅印本影印，510.

孙士超

（清）孙士超，新庄人，明医理，善针灸。年届八旬，犹徒步奔走，济人不惮烦劳。同治四年（1865），勒石志感。《洛宁县志·卷四·人物乡耆》，民国·贾毓鹗等修，王凤翔等纂，民国六年（1917）铅印本影印，510.

雷乘时

（清）雷乘时，字利见，西王村人，以疡医驰名，年七十三岁，卒于同治十三年（1874）。《洛宁县志·卷四·人物乡耆》，民国·贾毓鹗等修，王凤翔等纂，民国六年（1917）铅印本影印，510.

高谦

（清）高谦，字让卿，后坡村人，性慈惠，喜读书，习岐黄业，全活无算，未尝受谢，七十九岁卒。《洛宁县志·卷四·人物乡耆》，民国·贾毓鹗等修，王凤翔等纂，民国六年（1917）铅印本影印，510.

郭克己

（清）郭克己，牛京村人，敦品励行，习岐黄术，活人无算，九十岁卒。《洛宁县志·卷四·人物乡耆》，民国·贾毓鹗等修，王凤翔等纂，民国六年（1917）铅印本影印，510.

刘振甲

（清）刘振甲，牛京村人，读书善医，遐迩称之，八十岁卒。《洛宁县志·卷四·人物乡耆》，民国·贾毓鹗等修，王凤翔等纂，民国六年（1917）铅印本影印，511.

刘大邦

（清）刘大邦，刘头村人，素性仁厚，存心利济，弃儒习医，不受酬谢，八十岁卒。《洛宁县志·卷四·人物乡耆》，民国·贾毓鹗等修，王凤翔等纂，民国六年（1917）铅印本影印，512.

范芝兰

（清）范芝兰，底前里茅草凹人，忠厚端方，家世儒医。卒于光绪二十九年（1903），寿八十岁。《洛宁县志·卷四·人物乡耆》，民国·贾毓鹗等修，王凤翔等纂，民国六年（1917）铅印本影印，512.

张春信

（清）张春信，陈吴村人，精岐黄业，奔走四十余年，活人无算。年七十四岁卒。里人额其门，曰：三世儒医。《洛宁县志·卷四·人物乡耆》，民国·贾毓鹗等修，王凤翔等纂，民国六年（1917）铅印本影印，512.

王长吉

（清）王长吉，苍龙桥人，精于针砭，年九十二岁卒。《洛宁县志·卷四·人物乡耆》，民国·贾毓鹗等修，王凤翔等纂，民国六年（1917）铅印本影印，512.

乔占魁

（清）乔占魁，乔原人，素孝友，善医术，享年八十一岁。《洛宁县志·卷四·人物乡耆》，民国·贾毓鹗等修，王凤翔等纂，民国六年（1917）铅印本影印，512.

李珏文

（清）李珏文，宋窑村人，行医济世，年八十岁卒。《洛宁县志·卷四·人物乡耆》，民国·贾毓鹗等修，王凤翔等纂，民国六年（1917）铅印本影印，512.

李梅林

（清）李梅林，嘉庆时在礼村人，精于医学，其家世人常称之。《洛宁县志·卷四·人物方技》民国·贾毓鹗等修，王凤翔等纂，民国六年（1917）铅印本影印，519.

李芝秀

（清）李芝秀，同治时，在礼村人，世传医术，全活者众，殁后里人常追忆之。《洛宁县志·卷四·人物方技》，民国·贾毓鹗等修，王凤翔等纂，民国六年（1917）铅印本影印，519.

孙贵士　王文会

（清）孙贵士，西王村人；王文会，王斜村人，皆以痘疹专门，克精其业。当时人咸称之。《洛宁县志·卷四·人物方技》，民国·贾毓鹗等修，王凤翔等纂，民国六年（1917）铅印本影印，519.

杨成林

（清）杨成林，上戈街人，善医术，精奇门。王来芳，磨沟人，善筮，皆于同治元年（1862），预知有捻匪之乱。来芳常谓其乡人使速逃往象车山，曰：贼必至此。众以为诞，明日果然。《洛宁县志·卷四·人物方技》，民国·贾毓鹗等修，王凤翔等纂，民国六年（1917）铅印本影印，519.

蔡长青　刘奇峰

（清）蔡长青、刘奇峰俱在礼村人，皆以医术著名一时。光绪七年（1881），里人以匾额颂蔡，曰：洛西医宗。十一年，城守营杨颂刘曰：功同良相。十四年，知县杨颂刘曰：短步方形。《洛宁县志·卷四·人物方技》，民国·贾毓鹗等修，王凤翔等纂，民国六年（1917）铅印本影印，520.

张炳南

（清）张炳南，东仇村人，暨子清熙，皆以习医行仁术于乡里，不辞劳，不索谢，再成先业，人望归之。《洛宁县志·卷四·人物方技》，民国·贾毓鹗等修，王凤翔等纂，民国六年（1917）铅印本影印，520-521.

杜垚然

（清）杜垚然，南丰人，邑增生，鸣琴之子，深明医学，善治时疫。县令杨旌其门，曰：儒医三世。《洛宁县志·卷四·人物方技》，民国·贾毓鹗等修，王凤翔等纂，民国六年（1917）铅印本影印，521.

段廷鉴

（清）段廷鉴，北赵村人，善医术，四方延请，无虚日，应手奏效。邑绅公赠匾额曰：共慕仁术。《洛宁县志·卷四·人物方技》，民国·贾毓鹗等修，王凤翔等纂，民国六年（1917）铅印本影印，521.

卫清冰　卫永德

（清）卫清冰，字冷如，光绪时范店村人。弱冠得秘授，善治疾。不以针砭，不以药饵，不以祈禳符勒，遇疾者无论肌肤、腠理、脏腑、筋骨，惟以手按摩攫拿之，而喷薄以真气，患者汗出立愈。不惮劳，不受谢。晚年医术益精，已疾无算。年八十六，无疾而终。孙永德，能医炮弹伤。《洛宁县志·卷四·人物方技》，民国·贾毓鹗等修，王凤翔等纂，民国六年（1917）铅印本影印，521.

贾全义

（清）贾全义，范店村人，管理本里初级小学，善医术，通堪舆、星命之学，喜排难解纷，一方赖之，宣统三年（1911）卒。《洛宁县志·卷四·人物方技》，民国·贾毓鹗等修，王凤翔等纂，民国六年（1917）铅印本影印，521.

李逢庚　刘三正

（清）李逢庚，在礼村人，医术行于宜阳、洛宁之交，三乡一带声望尤著。民国四年（1915）卒，年六十七岁。同村刘三正，亦以善治时疫，相推重焉。《洛宁县志·卷四·人物方技》，民国·贾毓鹗等修，王凤翔等纂，民国六年（1917）铅印本影印，522.

尚其象

（清）尚其象，底前里下峪人，精于卜筮、占验悉中。《洛宁县志·卷四·人物方技》，民国·贾毓鹗等修，王凤翔等纂，民国六年（1917）铅印本影印，522.

张遵铭

（清）张遵铭，经局村人，精内、外两科，不受酬谢，名闻乡里。《洛宁县志·

卷四·人物方技》，民国·贾毓鹗等修，王凤翔等纂，民国六年（1917）铅印本影印，522.

黄永昌

（清）黄永昌，臣右臂被贼斫伤，昏倒乱尸之中，血流垢面，莫之省识。贼去舁至河阳，知县张兆罴遣医生黄永昌调理，四阅月，断臂得痊。《洛宁县志·卷六·艺文》，民国·贾毓鹗等修，王凤翔等纂，民国六年（1917）铅印本影印，703.

张莲峰

（清），张凤池，字知纶，号莲峰，其先世多隐德。大父省斋，公性豪爽，好施与，尝馈药饵，活人无算，又置义田，建义塾。《洛宁县志·卷八·艺文》，民国·贾毓鹗等修，王凤翔等纂，民国六年（1917）铅印本影印，981.

张运铣

张运铣（1858—1917），字耀光，洛宁县西山底人，清附贡，候选训导。18岁考秀才未中，24岁自学成医，名闻乡里。

清末，受民主革命影响，张积极参加反清斗争。民国建政，他首任洛宁县议事长兼公款局长。热心办学，带人至庙山伐柝树百棵建造校舍。在县城首创第一高级小学。后与知县连宾瀛发生摩擦，连罪其贪污，张不服，连抄其家并逮捕张第三子鹏飞入狱，每月审讯二次，每次索银五十两，方免拷打。张气愤交加，典当田产70亩赴京告状，诉讼无门，在总统府门前设摊行医三年，医术精湛，名扬京都。

民国五年（1916），大总统黎元洪母病笃，协和医院医治无效，遂延张入府就诊，不久痊愈。总统感恩，留以重用，张辞谢，黎赠"宗仁主义"匾额一面，派员护送归里。入县境，沿途迎观者甚多。张还家之后，开设"兰芳斋"中药店，医病救人。1917年张用部分庙产，在西山底村创办第二高级小学，校舍初具规模，因积劳成疾，溘然长逝。病危时曾含泪呻吟"不能见校舍之落成"。1920年，民众为其树兴学碑一通。《洛宁县志》，洛宁县志编纂委员会编，生活·读书·新知三联书店出版，1991年12月，614.

张镇藩

张镇藩（1879—1921），字篱亭，洛宁县城关镇寺沟村人。张自幼博览群书，尤热医学，广集民间验方，重视土产药材，精心炮制，疗效奇特。在县城中街设"同仁堂"药铺一所，收徒三人，诊病售药，济世活人，行医十余年，治疗顽疾之医案，详细记载了三大本。

张行医治病，一反"穷人请医如拜相，富人请医如牵羊"的世俗，不论贫富，不分昼夜，随请随到，远道前来就医者甚多。邻村一焦姓农民，得病数月，无钱医治，肠亦结数日，奄奄一息，补不能补，泻不能泻，故众医不敢染指。张得知后，以救病人为重，甘冒风险，登门治疗。为稳妥起见，采取补中有泻，重剂量下药的疗法，然给药后仍不放心，半夜至患者床前洞察详情，直至病人安全解下大便，心中方悬石落地。事后焦家欲毁产重谢，张则怜其家贫，仅收少许药费。

民国初年，天大旱，疫病流行，张为济世活人，反复研制，配一药方，疗效甚佳。当时此病已蔓延到陕西一带，张不顾个人安危，带徒弟从河南赶往陕西。沿途治病救命，穷苦人免费送药，得救者甚多，后因徒弟染病，无奈半途而返。

民国四年（1915），知县贾毓鹗年近半百，乏子无后，甚为忧虑。其妻面黄肌瘦，多病缠身，久治无效。后经僚属推荐，张应邀出诊，切脉许久，详询近况，然后向知县恭喜，知县夫妇闻之，愁容顿减。经张保胎祛病治疗，很快元气大复。婴儿满月时，知县赠张匾额一面，上书"名齐董奉"。此外，其他病愈者为感恩戴德，还送有"青囊春暖""妙手回春"两块木匾。

张体态魁梧，且习武功。一日深夜忽被惊醒，见屋内一黑影，急起猛扑，抓住贼人发辫，小声喝道"你是谁，为何干这事？"，暗忖：若是生计所迫，我好周济与他。不料盗贼心狠手辣，拔出匕首，刺张胸部，张忍痛紧抓不放。贼急用刀割断发辫，纵身跳上天棚。张高喊："捉贼！"邻舍闻讯，掌灯持棒而至，将贼捉拿，经县衙审讯，此人乃外地戏班子武生，外号"飞贼"，自持功好，到处行窃。张因受刺，健康日减，不久与世长辞。《洛宁县志》，洛宁县志编纂委员会编，生活·读书·新知三联书店出版，1991年12月，615.

杨宗藩

杨宗藩（1890—1937），又名生，化名八威，洛宁县涧口乡河西人，幼好练武，习医，信奉白水佛教。1919年在洛宁县劝学所任职。

1935年，杨聚拢乡民，虚称数千人，借以向国民党中央讨官。经人举荐，蒋介石授衔军长。河南省政府主席刘峙按蒋指示，命杨到郑州领活动经费，并限期把人马带到郑州接受整编。杨心虚，长时不敢前往。蒋得悉详情，下令通缉。

次年，杨避难于洛阳同学家，遇见中共党员祁守范，通过畅谈，祁向豫西特委负责人郭晓棠汇报。郭接见杨、祁，指示他们组织发动群众，抗日救国。同年11月，杨在洛宁县洪崖寨上宣布成立"抗日救国宜永军"，自任司令，祁为党的负责人兼副司令。宜阳县韩城地下党员赵遂重、祁光福亦参加了这支救国军。宜永军的口号是：抗日有功，抗日是英雄，有人出人，有钱出钱，有枪出枪。当月兵分三路摧毁三个联保处，获枪80余支和大批粮食。12月，部队向嵩县进发，30日攻开潭头镇。军纪严明，秋毫无犯，打富济贫，深得群众拥护。随着力量壮大，遂改宜永军为"抗日救国义勇军"，口号是："组织起来，共同抗日""打倒土豪劣绅""天下穷人是一家"。

《洛宁县志》，洛宁县志编纂委员会编，生活·读书·新知三联书店出版，1991 年 12 月，618-619．

李景堂　李振汉　李振华

李景堂（1889—1949），洛宁县王范回族镇王东村人，开封公立大学堂毕业后，立志学医。

1936 年，洛宁伤寒流行，王范街和顺成商店掌柜韩万和身染重病，医治无效，卧床不起，深知服治伤寒有诀窍，但韩与李久结嫌隙，怨恨日深，不便延请，遂与好友阴茂功商量。阴说："李先生宽宏大度，不念旧恶。"韩疑顿释。阴请李至，三药离床，十药痊愈。韩康复后，设宴相酬，并献靴帽蓝衫一套，银元百元，请李笑纳。李正颜悦色谢绝说："救死扶伤是医生天职，岂敢收受财物！"从此二人言归于好。

1942 年，他在县城开设"广济堂"药店，县府民政科长患重感冒，请李诊治。李至，勤务兵报告"大夫来啦"，科长面壁而卧，既不转脸，也不作声，伸出左手，请其诊脉，鄙夷之状，显而易见。李遭此冷遇，虽心情怏怏，但仍认真切脉，写出书面病理病机及处方，让勤务兵转给科长。科长才阅一半，忽而坐起，惊喜地说："先生所写字字相投，真之神人也！"急命烟茶招待，服药痊愈。这段佳话，在县城不胫而走。因此，"广济堂"求医者盈门。

李治学严谨，《内经》《伤寒论》等医籍，无不详义通理，辨证施治，手到病除，行医 30 余载，急危济厄，不谋名利，活人无数。因其乐善好施，故病者络绎不绝，归空之日，送葬者街塞巷堵。李有二子，长子振汉，次子振华，皆为名医。《洛宁县志》，洛宁县志编纂委员会编，生活·读书·新知三联书店出版，1991 年 12 月，629．

戴福辰　戴遂娃

戴福辰（1904—1981），洛宁县涧口乡东陶峪人，出身世医家庭，其父遂娃为名医。1920 年霍乱流行全县，死亡众，遂娃手到病除，救人无数。次年，民众送金匾"名齐扁鹊"赞之。

福辰少时，攻读私塾数年，后随父专习中医外科。15 岁出诊治病，能自制丸散膏丹。治病谨严，用药得法，善治对口、结核、乳疾、枪伤、烧伤、疔疮、鹤膝、不孕等疑难病症，行医 60 余年，名闻洛、宜、嵩、卢等县。

戴生性耿直，不谄权贵，怜贫惜苦，对病人一视同仁。每当临床，望疾问病，审因辨证，拟方选药，一丝不苟。治别人不能治之病，用别人不敢用之药，因而治愈疑难病例，不胜枚举。特别是奇单验方，施治异病，疗效神速。

塔沟村尚某患病，因注射感染，右臂红肿剧痛，求戴医治，他一路苦思，不得其方，临近村头，忽见一丛伤力草（石斛苏），茅塞顿开，让其割回，砸烂糊患处，三天痊愈。陈吴乡庙上村有个农民，手背被土鳖咬伤，紫肿肥大，疼痛难忍，戴挖污泥，令其手插泥中，片刻痛止。回家后，如法施治，不久即愈。草庄村贺玉亭患下部疮，历时数年，久治不愈，戴用榆树皮和木炭轧碎，用蜂蜜搅拌成糊涂之，一周即愈。《洛宁县志》，洛宁县志编纂委员会编，生活·读书·新知三联书店出版，1991年12月，644.

张劭

张劭（1906—1987），乳名其劭，又名劭农，洛宁县东宋乡吕波村人。英雷斯德医学研究院毕业，获生物化学、医学治疗博士，中华医学会会员。后在洛阳肉类冷冻生化药厂工作，1987年病逝。

1939年任英曼彻斯特医学研究院副教授、教授、大教授，并加入英国皇家医学会，为永久会员。1940年返回上海，协助赫显理博士主持远东雷斯分院，任副院长，兼上海同仁医院特约医师，中国生物化学制药厂总经理，美亚培药厂总经理，美亚培药厂驻远东总代表，美亚药厂医疗电器经理。

他的著作有《生物化学大纲》《血液化学》《药理学》《细菌学》《实验物理论断学》。译著有《西赛尔内科学》《三大解剖学在外科手术之应用》《医典》。他研制的药品"养命宝"，通过国家鉴定，畅销国内外。《洛宁县志》，洛宁县志编纂委员会编，生活·读书·新知三联书店出版，1991年12月，646.

李瑜如

李瑜如（1901—1989）名相琳，洛宁县底张乡磨头村人。李少读私塾，1913年考入开封留欧美预备学校，学习德文。毕业时正值中国与德国断交，不能赴德留学，他被河南省选送到上海德国人主办的同济医工专门学校——同济大学选学骨科。1924年毕业，获毕业考试第一名，毕业后历任湖北医科大学、河南医科大学、河南大学医科、河南大学医学院教授。《洛宁县志》，洛宁县志编纂委员会编，生活·读书·新知三联书店出版，1991年12月，650.

第七节　伊阳县

冯渐

（金）冯渐，河东人，初以明经入仕，性与俗忤，寻弃官，居伊水上，以符药治疫多效。有道士李君善视鬼，尤推重冯，谓当今制鬼无如渐者，人始知渐为，有道往往称其名，鬼即遁去。《伊阳县志·卷四·人物方技》，清·张道超等修，马九功等纂，清道光十八年（1838）刊本影印本，364-365.

（金）冯渐，河东人，以明经入仕，寻弃官，居伊水上，以符药治疫。多效。有道士李君善视鬼推重冯，谓当时治鬼无如渐者，往往称其名，鬼即遁去。《汝州全志·卷之七·人物（伊阳县六方技）》，清·白明义纂修，清道光二十年（1840）刻本，62.

宋道诚　梁楫

（元）通真子，姓宋，名道诚，本洛阳人。少骁勇好弓剑，仕金至辅国上将军，镇戍秦中游庆阳灵虚观，遇李神峰，语老子谷神章，悟其大旨，弃职遨游，复归于洛。值河南北已属元卜筑伊阳怀吉（今河南省洛阳市汝阳县城关镇西街怀吉新村）之桃园山下，时有邑长田君荣及马君泽等共谋，以卫姓旧宅捐与之，通真子率徒侣垦辟其中，立丹阳观。又有医者梁楫复输以城东别墅，乃复立林泉观，因斸地得琉璃瓦、破砖，上有"桃源宫"字，因名为桃源宫。今之马蓝观，盖即其隐遁处也。《伊阳县志·卷四·人物仙释》，清·张道超等修，马九功等纂，清道光十八年（1838）刊本影印本，368.

张泽洁

（明）张泽洁，泊镇人，精医，有庐扁之目。邑令李保举医学训科，题其门曰："学参灵素。"《伊阳县志·卷四·人物方技》，清·张道超等修，马九功等纂，清道光十八年（1838）刊本影印本，365.

窦淑仪

（明）窦淑仪，字礼亭，精越人术，病愈不索谢，亦无德色，四十年如一日。《伊阳县志·卷四·人物方技》，清·张道超等修，马九功等纂，清道光二十年（1840）刊本影印本，365.

窦淑仪，字礼亭，精医术。《汝州全志·卷之七·人物（伊阳县六方技）》，清·白明义纂修，清道光二十年（1840）刻本，62.

张同仁

（清）张同仁，河南伊阳县人，生平未详，著有《痘疹便览》一书。今未见。《伊阳县志》，清·张道超等修，马九功等纂，清道光十八年（1838）刊本影印本，450.

伍于璿

（清）伍于璿，事兄于宁，味不独食，夜必同眠，善处乡邻，好行施济。尝亲制丸散，救人之病，里党称之。《汝州全志·卷之六·人物义士八》，清·白明义纂修，清道光二十年（1840）刻本，30.

阎琚

（清）阎琚，住临汝镇，轻财重义，尝于颖桥道上拾金五十两，访得失主还之。他如恤太康之流民，母子不至饥死，济朱姓以粟米，夫妇得以生全。以及设学诲人，施药疗病，其善举殆不可缕述，云州守张士果表其门。《汝州全志·卷之六·人物义士九》，清·白明义纂修，清道光二十年（1840）刻本，31.

张全仁

（清）张全仁，字统万，增生，贯穿古今，为文于言立就，晚年究心医术，著有《经验良方》《痘疹备览》等书。《汝州全志·卷之七·人物志伊阳县》，清·白明义纂修，清道光二十年（1840）刻本，60.

杜廷标

（清）国朝，监生，杜廷标，字锦堂。以父应援修复永昌渠，久而将坏，复捐膏腴田，数数济之，灌田十余顷，建桥其上。镇东有古路，北倚尼崖，南临大壑，石磴坎崎，行者惴惴，廷标捐资修复，高十余丈，宽三丈，今为坦途。素精越人术，因设药肆，以给贫者，邑令林朝汤为立传。《伊阳县志·卷四·人物耆旧》，清·张道超等修，马九功等纂，清道光十八年（1838）刊本影印本，351.

杨琮

（清）国朝，杨琮，字子献，邑廪生，居秦淀村，著有《四书贯旨》。自叙云：至生文艺，草蛇灰线，得力于云中官。斯书，鸳鸯绣出"金针暗度"。《伊阳县志·卷四·人物耆旧》，清·张道超等修，马九功等纂，清道光十八年（1838）刊本影印本，337.

张永生　谢敬修　杨毓奇　翟成已

（清）一行著称孝友，则有监生段洵、申治本，生员黄呈瑞；友爱则有吕如桢；任恤则有张翰、张毓荣、胡敬周；乐青则有姬云锦；修桥则有季淑林；修路则有监生李汝春，赵登甲；施路则有奉祀生韩景山、监生张笙、王继尧、常子芳，从九品张汝霖；医药济人，则有监生张永生、汪镇谢敬修、杨毓奇，傅镇翟成已；施茶则有康应福、窦士杰。《伊阳县志·卷四·人物耆旧》，清·张道超等修，马九功等纂，清道光十八年（1838）刊本影印本，353-354.

吴象贤

吴象贤（1871—1958），字绍禹，蔡店村人。祖上世医，吴幼年勤奋好学，及长，通读医籍，每有心得，辄加顶批旁注，精通内、外、妇、儿诸科。每遇典型病例，必予详录，集临症经验数册，后惜遭兵焚，今所存无几。吴治病每有独到，认症准确，立方有据，对不少顽症，屡奏奇效。病人金某，症见面黄，腹痛如掘，久治不愈，吴投以驱虫汤，一剂药下虫二丈余，遂愈。魏某中风，半身不仁，言语塞涩，吴投以生黄芪八两，佐以活血通络数味，月余康复。一脱骨疽病患者，吴用黑虎汤（玄参一斤）加外用药收良效。

吴在行医中，不慕权责，不遗贫贱，活人济世，一视同仁。一日，临汝镇阎军长家赶轿车往请，适伊川窑头一穷人为母请医先至，吴欣然步行先往窑头，次日方赴临汝。吴至窑头见病家贫寒，怕为请医破费作难，遂谓病家："我不吃肉和鸡蛋，白面亦不喜好，如有晒干的熟红薯泡以开水，让我吃点新鲜即可。"病家感激涕零，一时传为佳话。

吴年逾七旬，鬓发如银，行医仍不少辍，不少乡下群众来请，吴总是按先后次序约定时间，步行前往，从不失信。且不吃病家茶饭，不收礼物，义务行医一生，声望颇著。《汝阳县志》，汝阳县地方志编纂委员会编，生活·读书·新知三联出版社，1995年6月，673.

王秀举

王秀举（1898—1970），字逸仙，刘店乡七贤村人，青年习中医，擅长内、妇、儿科，尤精针灸。1956年参加革命工作，任县人民医院中医师。1958年创针灸治疗地方性甲状脓肿，亲到付店、王坪等山区为农村培训针灸员130多人，全县开展针灸治疗甲状腺肿运动。消息在《健康报》发表后，引起全国医学界的重视，北京、湖北、山东、甘肃、黑龙江等省市先后来人学习求教。

1958年，王出席河南省技术革新群英会和省文教战线群英会。1960年，出席全国文教卫生战线群英会，荣获"土专家"称号，卫生部授予银质奖章一枚，并在县第三届人民代表大会上当选为县人民委员会委员。《汝阳县志》，汝阳县地方志编纂委员会编，生活·读书·新知三联出版社，1995年6月，674.

第四章 平顶山市

第一节 宝丰县

申四表

（清）申四表，医学训科，雍正十二年（1734）九月任。《宝丰县志·卷四·阴阳学训术》，清·陆蓉纂修，清嘉庆二年（1797）刻本，1.

陈五严

（清）陈五严，医学训科，乾隆十四年（1749）九月任。《宝丰县志·卷四·阴阳学训术》，清·陆蓉纂修，清嘉庆二年（1797）刻本，1.

朱泰

（清）朱泰，医学训科，清乾隆二十一年（1756）九月任。《宝丰县志·卷四·阴阳学训术》，清·陆蓉纂修，清嘉庆二年（1797）刻本，1.

吴鸿士

（清）吴鸿士，医学训科，三十年二月任。《宝丰县志·卷四·阴阳学训术》，清·陆蓉纂修，清嘉庆二年（1797）刻本，1.

李彬五

（清）李彬五，医学训科，清乾隆五十一年（1786）八月任。《宝丰县志·卷四·阴阳学训术》，清·陆蓉纂修，清嘉庆二年（1797）刻本，1.

赖金印　申四表　陈五严　朱泰　吴鸿士　李彬五

（清）医学训科，国朝。申四表、陈五严、朱泰、吴鸿士、李彬五、赖金印主得禄。《宝丰县志·卷之九·职官志》，清·李彷梧纂修，耿兴宗，鲍桂徵分纂，清道光十七年（1837）刻本，25.

盛健一

（清）盛健一，字徕公，号束轩，邑庠生。尝与千叟宴，语祥前。健一敦孝友，饬检恪，为闾党所推。籍蛮触蜗角得其一言，如祝少宾，忿戾顿释，工书善为诗，尤精于医，几于十治十全。创修抚流桥，施义地，年八十七终，里人震悼，以"品高德淑"额其门。《宝丰县志·卷十二·人物志》，清·李彷梧纂修，耿兴宗，鲍桂徽分纂，清道光十七年（1837）刻本，20.

陆云峰

（清）陆云峰，字胜严，号水淙，太学生。幼孤母老而病，扶持仰搔聆息，喻指不遑假寐者，逾二十年，母病亟，云峰重跰百舍，延医调治。因而肆力岐黄之书，久之得其元微。有祈请者，无寒暑远近必至，全活甚多。培养弱弟，萤声庠序，云峰幼贫甚，生计少敷，收恤族姓，振贷避荒之民，不使鬻其女，义名啧啧郡邑间。其没也，前政尝挽以额。《宝丰县志·卷十二·人物志》，清·李彷梧纂修，耿兴宗，鲍桂徽分纂，清道光十七年（1837）刻本，29.

李从趯

（清）李从趯，字则野，县二里人，孝友重然诺，尤精医术，门恒如市。时有行路病疫者十余人，贫无医药卧废垣，从趯见之投以药，月余皆愈，各给斧资遣归。子斌，字文辉，能承父志。岁荒市一僮居岁余。一日斌见僮有泪痕，问之，僮曰：两世孀居，仅此孤身，向为人诱卖，未知祖母与母存亡。斌厚给使归，里人义之。《宝丰县志·卷十二·人物志》，清·李彷梧纂修，耿兴宗，鲍桂徽分纂，清道光十七年（1837）刻本，34.

王铨

（清）王铨，字天巍，号龙溪，宝九里人。以敦朴端悫式于家，事继母，志得意，先晨洁夕馨蔼如也。遇乡曲子弟必规以善言，因事揩指闻者，为耸承父志，重缮湛水桥，开湛水、惠民两渠，修至三十里。建义塾数楹，其关怀桑梓，善立胜事类如此。尤精岐黄术，有延请者，仆仆于溽暑、冱寒中，不以为疲。《宝丰县志·卷十二·人物志》，清·李彷梧纂修，耿兴宗，鲍桂徽分纂，清道光十七年（1837）刻本，37.

郭思诚

（清）郭思诚，字实庵，业岐黄，几比秦越人。年七十余老矣，延请者盈门，一次往诊，不以为劳，亦不计谢，则实家无余蓄也，汝州熊郡侯表其门。《宝丰县志·卷十二·人物志》，清·李彷梧纂修，耿兴宗、鲍桂徽分纂，清道光十七年（1837）

刻本，40.

王体元

（清）王体元，字善长，监生。从弟魁元家贫，亲者不能自给，体元拨田八十亩，使耕以养其亲，历十年升斗未取。精岐黄，萋人无力延医者，辄为诊治，施以药。尤善启迪人，镂解纠结，为同党所信，如齐梁闻之，虞寄前政秦，额其门曰：望重乡评。《宝丰县志·卷十二·人物志》，清·李彷梧纂修，耿兴宗，鲍桂徵分纂，清道光十七年（1837）刻本，40.

李可欲

（清）李可欲，乾隆丙午（1786）岁饥，戚族里邻贫而无以养亲赡妻子，辄计口赒以粟，病则资以良药，全活甚多。设义塾，训蒙五十余脯，修概不纳，前政陆表其门。《宝丰县志·卷十二·人物志》，清·李彷梧纂修，耿兴宗，鲍桂徵分纂，清道光十七年（1837）刻本，40.

牛梦麟　牛川

（清）牛梦麟，字青阁，监生，好义不侵为然诺。精岐黄，仆仆于赫曦沍寒中，为人诊治不少怠。殁时，闻者悼惜。子川，能承父志。《宝丰县志·卷十二·人物志》，清·李彷梧纂修，耿兴宗，鲍桂徵分纂，清道光十七年（1837）刻本，40.

杨卓立

（清）杨卓立，职员，慷慨好义，为人排难解纷，望重桑梓，更精岐黄术。道光九年（1829）八月，为人医病，归路拾钱票三十七千文，贴字求主，已而张进福寻至，询系所失，如数付之。进福分半谢，不受，进福重其义，吴禀前政，雇表其门。《宝丰县志·卷十二·人物志》，清·李彷梧纂修，耿兴宗，鲍桂徵分纂，清道光十七年（1837）刻本，41.

方卫新

清代，全县中医较为有名者，有同治年间，城内方卫新之医杂症……《宝丰县志》，宝丰县史志编纂委员会，杨裕主编，方志出版社，1996年10月，717.

傅殿喜

（清）光绪年间城东街傅殿喜之喉科……《宝丰县志》，宝丰县史志编纂委员会，杨裕主编，方志出版社，1996年10月，717.

马辑熙

（清）马辑熙之外科……《宝丰县志》，宝丰县史志编纂委员会，杨裕主编，方志出版社，1996年10月，717.

庞世杰

（清）庞世杰之妇科、内科……《宝丰县志》，宝丰县史志编纂委员会，杨裕主编，方志出版社，1996年10月，717.

樊钟秀　樊道隆

樊钟秀（1888—1930），字醒民，兄弟四人，钟秀第二，故外号"樊老二"，县城西夏庄（今平顶山西区）人。父名道隆，清末庠生，以教书行医为业，有地85亩，自己耕种。钟秀幼随父入塾，厌八股，喜任侠，重信义；十三岁逃学到少林寺学习拳棒。《宝丰县志》，宝丰县史志编纂委员会，杨裕主编，方志出版社，1996年10月，773

张钰

民国时期，曹镇张钰医治瘟病……均负盛名。其中张钰医德高尚、医术精湛，深受群众爱戴。《宝丰县志》，宝丰县史志编纂委员会，杨裕主编，方志出版社，1996年10月，717.

陶毓珩

（民国）……陶毓珩之儿科……均负盛名。《宝丰县志》，宝丰县史志编纂委员会，杨裕主编，方志出版社，1996年10月，717.

李世廉

（民国）……大营李世廉治疗蛇伤……均负盛名。《宝丰县志》，宝丰县史志编纂委员会，杨裕主编，方志出版社，1996年10月，717.

叶中兴

（民国）……城关叶中兴之接骨……均负盛名。《宝丰县志》，宝丰县史志编纂委员会，杨裕主编，方志出版社，1996年10月，717.

王中华

（民国）……王中华之儿科……均负盛名。《宝丰县志》，宝丰县史志编纂委员会，杨裕主编，方志出版社，1996 年 10 月，717.

第二节 郏 县

孙真人

（唐）孙真人庙，在玉阳观左。仝平山云，孙思邈通百家说，善言老庄，于阴阳推步、医药无不善。贞观显庆中，拜官不受。唐史列于隐逸之传，本末甚明，今医家祀之可也，加以真人之称则诞矣。郏人孙处约，尝以诸子见思邈曰，后俊先显侑晚，贵倅祸在执兵后，皆验，其数学之精如此。《郏县志·卷六·祀典》，清·姜篯纂修，清咸丰九年（1859）刻本，11；《郏县志·卷之六·祀典》，清·张熙瑞，茅恒春纂修，清同治四年（1865）刻本，38.

李之纶

（明）李之纶，字合真，通医卜，涉猎兵书，按例授纂修通判。崇祯癸酉，流贼南渡，河庐内监督兵于郏，求习兵者或荐之，纶因辟为参谋咨兵事。庚辰冬土贼入城，之纶闻郏难，请假庐监归省妻子，适王总镇解兵以檄属之，纶人抚贼，贼谬为恭敬之，纶谕以祸福，贼唯唯然。适开封府赵同知受赂为己用，杀劫日甚之，纶痛愤。乃密谒抚台，又荐侄如彪，勇力绝人，有家丁数十人，皆一足当百，愿擒贼自效抚台以示赵。赵泄其语，贼武三聂二等，先发缚如彪、之纶，并其家丁，无少长皆死，时十二月十九日也。之纶以一念忠愤，谋事不成，举家为戮，哀哉。《郏县志·卷之八·选举》，清·姜篯纂修，清咸丰九年（1859）刻本，39；《郏县志·卷之八·选举》，清·张熙瑞，茅恒春纂修，清同治四年（1865）刻本，43.

张用冲

（明）医学典科，张用冲，本县人。《汝州志·卷之五·仕官》，明·承天贵纂修，宁波天一阁藏明正德五年（1510）刻本，1963 年影印，13.

张绍

（明）医学典科，张绍，本县人。《汝州志·卷之五·仕官》，明·承天贵纂修，宁波天一阁藏明正德五年（1510）刻本，1963 年影印，13.

程惇善

（明）程惇善，明增广生员，晚年隐于医，施药济人，邑人德之。《汝州全志·

卷之七·人物（郏县十二隐逸）》，清·白明义纂修，清道光二十年（1840）刻本，48.

王尚纲

（明）明故浙江右布政使苍谷王子墓铭：嘉靖辛卯冬，苍谷王子以疾卒子官，壬辰春友人龙湫子闻而惊，复疑遣人问，诸郏乃悲，且叹曰：呜呼，天不欲鸣，道以华国，砥世而磨钝邪，何夺吾苍谷之速也。既而苍谷犹子贡以苍谷之子同若和持状来乞铭，龙湫俯躬承之，曰：是诚在我。

苍谷姓王氏，讳尚纲，字锦夫，苍谷乃别号也，先世上蔡人。国初占籍郏县，以为家门，祚昌自庠生，斌以医广德，征太医院医士，供事御药房有声，斌配侯氏，生隐君宗，宗配李氏太君生，敕赠承德郎兵部主事。平山先生讳璇，璇配敕封太安人聂氏，太君生苍谷，苍谷之生奇迈卓雅。弘治乙酉，平山振铎汉中之南郑，汉中守长者爱才，闻苍谷以孩稚出试举子业，落笔滚滚，守敬畏之。乙卯邀举河南乡贡，正国家熙洽之运，朝廷励精之期，而儒绅向用之会，一时柱石元老半出中州，苍谷方总角表，表冠裳间隐然，佗曰：公辅器也。南宫不偶入胄监，海内名流乐与纳交。苍谷老成而和易，执经论难，探隐析理有所赠答，长篇短章肆笔横出，行草大书文苑见者珍相传爱。

壬戌复以三礼魁，多士登进士第，调兵部职方主事，稽贯检科司马之政为之更新。癸亥丁平山艰，哀毁逾礼。丙寅正德改元而免丧除旧秩，平山乃以苍谷贵而赠聂太安人以封。戊辰调吏部稽勋，品题士类，臧否，人物大有裨于铨衡。己巳调验封员外，复调稽勋郎中王。中春乃调左参政于山西，苍谷以二母垂老引疾抗疏未报，而行巡台论之下。吏部得旨许归，敕有司须痊以闻苍谷携家以还，率配靖懿周氏子具菽水尽。李太君、聂太安人欢乃充，韩柳诸作以达先秦，而文溯李杜诸家以达三百篇，而诗沿篆隶八分诸体以达，龟文鸟羽而书寄与纾怀，飘萧蝉蜕克如也，而中外当路荐者交章。戊寅调四川，如山西，官不起封还部檄荐者益力。嘉靖乙酉调山西官，如四川，聂太安人曰：频年读书欲何事？执以往焉，可也。苍谷单骑乃复至，官会部内，累年剧寇，苍谷以计平之，奏功得上赏，巡台荐者益众。丙戌提督三陲邃庵杨少师，方应入相之召，特荐柄用，而聂太安人以丁亥之春捐馆，苍谷奔号抵郏，营葬如平山。己丑免丧，巡台荐之，乃再调于山西，苍谷以禄弗逮养辞不获允，乃举出处之义策，诸子仲子和条对理，悉苍谷喜勉为…行。

明年庚寅谓浙江如今官，苍谷方起于久卧之余将发于持满之末，以谢作养之恩，以答仰望之重，如浙政持大体宿弊顿革严而能恕凤夜勤勖，决机应变因事为功，吏畏民服，前后方伯莫之。与京公论攸归方期大行，讵意斋志，以往兴情莫不哀伤，陨涕岂独为苍谷悲哉。

呜呼！苍谷生十八年而举于乡，二十五年而第于南宫，官于朝，转于藩，三十五年而食于家，四十八年而再官，五十四年而遘至于此，方其家食高蹈，独善开渴睡洞以治神，构马牛亭以息虑，筑读书台以尚论，而友古天地万物，曾于吾何而荐者，前后二十余疏辞者，称是去留公移正辩未论也。所著有《平山年谱》《义方堂集》《维正稿》《嵩游集》《密止堂稿》《西行类稿》《诗集若干》《文集若干》，集所著述当不止数十百卷，生平年谱及靖懿周氏子年谱同所转折可考也。

呜呼！苍谷资禀既高，充养醇粹，行己守正，谦厚详慎，睹德听言，靡不叹服，潜理重义，居乡化俗，居官赞治，官至二品清苦犹如寒素云，呜呼！如吾苍谷文学行业有功名，教稽古靡多用卒，靡究时论惜之使得大受必有大为，奈何天夺之速也，呜呼！岂独为苍谷叹哉，然考其所成，自足闻于天下后世矣。生成化戊戌十月二十五日，卒嘉靖辛卯十月二十一日。

配周安人，谥曰：靖懿君卒先十四年，厝葬城隅。子三，曰同壬午举人，曰和庠生，曰府监生，并有凤毛女二，长适信阳监生，何夫次适叶县举人，牛沈裕孙男三人。状卿、盛卿、恩卿俱庠生，将以苍谷卒之明年十一月十六日启周氏安人合葬于苍山之原，盖新阡也。以龙湫初游京师，友善苍谷，苍谷夫妇视龙湫父母即父母也，父母志铭举出苍谷，苍谷之铭宜乎龙湫，铭曰：穆穆硕人间气，抱奇志节识量不求人，知维子之蕴，如子者谁！拂袖归养林垌靡移胸中，经济未罄展施维子之正，如子者谁！诗文冠世特其余而亦步亦趋，悉中道规，维子之高，如子者谁！造诣精粹，拔俗自持，邃于理学，后世是师，维子之全，如子者谁！《郏县志·卷十一·艺文志·墓志》，清·姜篪，郭景泰等纂修，民国二十一年（1932）石印本影印，725.

宋垚

（清）宋垚，庠生，字安仁。虽出承嗣事本生母，奉养定省，数十年如一日，少有微恙，汤药必亲侍，专心调理。久之，遂精医术，胞伯母患风痹，辗转床褥，夫妇移与同室，勤劳备至，数载无倦，容与入周，旋不饰貌作色。乡里畏重之，有欠债百余缗，悉焚其券。《郏县志·卷九·人物》，清·张熙瑞，茅恒春纂修，清同治四年（1865）刻本，12.

张克

（清）张克，庠生，性孝友，善事继母，精医道。开设药铺，药资未偿者，三百余缗，其券尽焚之。《郏县志·卷九·人物》，清·张熙瑞，茅恒春纂修，清同治四年（1865）刻本，23.

王从武

（清）王从武，三世施药济人。癸酉大饥，有族弟执田宅卷求售，给价如所请。次年岁稔，面焚其卷。《郏县志·卷九·人物》，清·张熙瑞，茅恒春纂修，清同治四年（1865）刻本，23.

高敬止

（清）高敬止，监生，字师文。和厚端方，自高祖以来，世精医术，故能探讨详尽，每疫疠、痘疹盛时，日历数十百家，无不应手奏效。姊妹俱早孀而贫极，力周恤终身不倦。乡里有所假借，过后辄焚其券。人有过而加呵斥，能改即厚遇之。口角纷争，得一言而解，即横逆者，无不愧服焉。以子五常贵驰赠修职耶。《郏县志·卷之八·选举》，清·姜箎纂修，清咸丰九年（1859）刻本，33；《郏县志·卷之八·选举》，清·张熙瑞，茅恒春纂修，清同治四年（1865）刻本，34.

王彬　高敬止　梁清和　周明论　李文南　段选　叶泰

（明、清）中医长期沿用"望闻问切"诊病方法，多为自学或祖传。明清两代，境内较为有名的中医有王彬、高敬止、梁清和、周明论、李文南、段选、叶泰等。《郏县志》，郏县县志办公室编，中州古籍出版社，1996年10月，577.

张宏绩

（清）张宏绩，字功懋，颖异好学，兼精岐黄业。道光辛卯科，恩赐副榜。《郏县志·卷之八·选举》，清·姜箎纂修，清咸丰九年（1859）刻本，34；《郏县志·卷之八·选举》，清·张熙瑞，茅恒春纂修，清同治四年（1865）刻本，29.

张天赐

（清）张天赐，贡生，明医术，事继母以孝闻。《郏县志·卷之八·选举》，清·姜箎纂修，清咸丰九年（1859）刻本，41；《郏县志·卷之八·选举》，清·张熙瑞，茅恒春纂修，清同治四年（1865）刻本，46.

魏鹗荐

（清）魏鹗荐，字士一，监生，性纯孝，因侍汤药，遂通医术，施棺葬贫，解衣活冻，折负欠之券，完戚党之婚，至今称盛德者，咸推之。《郏县志·卷之九·人物》，清·姜箎纂修，清咸丰九年（1859）刻本，16；《郏县志·卷九·人物》，清·张熙瑞，茅恒春纂修，清同治四年（1865）刻本，16.

李艺

（清）李艺，字六公，庠生，以母病究心医术。因贫者服药无资，每出置药囊马上，遇病施舍，岁尝糜数百金，寿九十余岁。《郏县志·卷之九·人物》，清·姜箎纂修，清咸丰九年（1859）刻本，16；《郏县志·卷九·人物》，清·张熙瑞，茅恒春纂修，清同治四年（1865）刻本，16.

王希舜

（清）王希舜，字允中，武生，精外科。贫者使居己家饮食之，亲为调治，终身不倦，施地五亩以为义冢。《郏县志·卷九·人物》，清·张熙瑞，茅恒春纂修，清同治四年（1865）刻本，20.

王伊乐

（清）王伊乐，字莘农，精岐黄业。嘉庆癸丑大饥，邻里牛姓自外归，病几死，无所归。扶至家为之诊视，日给药剂饮食，百余日病愈，复与之资俾作负贩。邻村程某，性耿直，贫无依，六十失明，周以钱物，两月一次，无愆期，既死，衣衾棺木皆为办置云。《郏县志·卷九·人物》，清·张熙瑞，茅恒春纂修，清同治四年（1865）刻本，20.

王际虞

孝子王蔡峰先生传

蔡峰先生，名际虞，字仲襄，为前明苍谷先生之裔。以明经终，于小刘山择静地象龟山，因号蔡峰。树柏疏泉，辟山崖筑洞，读书其中，盖即仿苍谷密止堂遗意。教子弟及群弟子，必先学小学、孝经与诸儒格言，不规规于文艺，惟以崇实行、敦伦纪为要。事其父太学生，罂承颜怡志，悉得欢心，疾甚诚心默祈，祷以身代，母病卧床褥，寒暑悉心体验，晨夕在侧，衣带不解者数年。以诸医不尽可恃，遍考方脉诸书，专心研求，遂精医术，郏邑以孝行称者代有其人，如刘少卿济黄学博锦，皆为亲庐墓，蒙旌表，至今里人矜式。先生于乾隆六十年（1795）奉父柩，及其兄葬城北凤岭东，遂庐于墓负土成冢，躬亲稼穑，以奉先灵居三载归。前邑侯毛公赠额曰：孝行可风。一时，士林为诗文以志。而其子均陶、侄滨陶亦并庐墓焉。《郏县志·卷十一·艺文》，清·张熙瑞，茅恒春纂修，清同治四年（1865）刻本，170.

郭久醇

幼儒郭公传（李长龄）

公讳久醇，字幼儒，七岁失怙，及长孝事继母，有人情所甚难者，委曲详尽，内外无间。言颖悟绝人，书过目辄不忘，腹笥既富，尤好宾客，一切医卜、星象，互相究论，穷昼夜不倦。时川楚未靖数及于□，故留心兵家言，兼习拳勇，黑夜居中持械使多人环刺之，无能中者。然与人交谦恭逊让，非切近不知其神勇也。陈佳山先生高旷豪迈，少所许可，每日于吾郏，惟得幼儒一人力荐于马方伯，聘之。佳山即索火焚籍事乃寝，委员劝公就聘，笑而不答，但托其周旋继母，请旌建节孝坊，花晨月夕与宾朋谈言，绝口不及武事。有疾求者，随意处方剂，无不立效，年五十七卒。《郏县志·卷十一·艺文》，清·张熙瑞，茅恒春纂修，清同治四年（1865）刻本，185-187.

高凤鸣

高凤鸣（1904—1969），字岐山，祖籍薛店乡西高庄，后定居城南关后街。幼读私塾六年，家贫辍学。民国七年（1918），投师城内名医张耀南门下为徒。潜心学习《辨证奇闻》《寒温条辨》《辨证录》等医学书籍。民国十四年（1925），凤鸣结束学习生活，在青杨庙村开药铺。民国十七年（1928）后，先后在"杏林春""同德药庄""益泰"等药堂坐诊。凤鸣对中药材遵古炮制，从严掌握，以治疗肝病、瘟病、遗精、妇科病最为著名。《郏县志》，郏县县志办公室编，中州古籍出版社，1996年10月，622.

梁家喻

梁家喻（1882—1956），城关南后街人，20岁习医。民国十四年（1925），任县红十字会诊所所长。民国二十一年（1932），任县平民医院院长。1949年，任县红十字会诊所中医师。尤长中医外科，对治疗臁疮、锁口疮、围发疽、搭背等有独到之方。在县内外享有较高声誉。《郏县志》，郏县县志办公室编，中州古籍出版社，1996年10月，628.

民国十四年，县红十字会医院中医梁家喻，擅长治疗外科疾病，自制膏、散剂治疗臁疮、锁口疮、围发疽、搭手及其他疔疮，疗效颇佳。《郏县志》，郏县县志办公室编，中州古籍出版社，1996年10月，577.

李恒春

李恒春（1897—1971），城关东大街人。16岁随父行医，25岁时父病故，独自经营"六合堂"中药铺数十载。李恒春一生精研中医，对治疗瘟病及妇科杂病有独到之术。1962年，他采用中医治疗再生障碍性贫血取得突破性进展。郑州、北京、山西、辽宁等地患者前来求医，治愈率达90%以上。可惜其治疗方案未来的及总结，就于1971年病故，使人引为憾事。有《存存汇集》（上下集）、《药性太平歌》《全镜录新舌法》《专辑经验验方》等行世。《郏县志》，郏县县志办公室编，中州古籍出版社，1996年10月，629.

汪名震

汪名震（1907—），城关西大街人，汪少年习医。民国十六年（1927年）九月，入樊钟秀部当军医……《郏县志》，郏县县志办公室编，中州古籍出版社，1996年

10 月，630.

李明甫

李明甫（1911—），乳名上林，又名光灿，城关西大街人。民国十七年（1928）在许昌私立育德中学毕业，入冯玉祥国民革命军第二集团军第一方面军军医教练所（后为军医学校）就学。翌年，4 月被分配到该军医院任中尉军医，蒋冯战起，冯军败，转入讨逆军 13 路 1 师 2 旅 6 团医务所任中尉军医。民国二十年（1931），回县任小学教员。民国二十二年（1933），任平民医院（后改为郏县县立医院）医师。民国二十八年任该院代理院长。民国三十一年去职，在西街自办福民诊所行医。《郏县志》，郏县县志办公室编，中州古籍出版社，1996 年 10 月，630.

韦楼叶氏

韦楼村叶氏骨伤科，始建于道光年间，世传五代。叶家用中草药熬制的接骨膏，具有活血化瘀、止痛、固定伤位的作用。一般闭合性非粉碎性骨折，治愈率在 70% 以上，有效率在 85% 以上。《郏县志》，郏县县志办公室编，中州古籍出版社，1996 年 10 月，577.

宁春芳　宁玉堂

（民国）谢招村宁春芳，民国五年（1916），拜师专学中医喉科，用中草药配制散剂治疗扑嘴蛾，红白烂口等喉部及口腔疾病，疗效明显。后其子宁玉堂承父业，改进诊疗方法，治愈率达到 80% 以上，有效率在 95% 以上。郑州、许昌、灵宝等地患者都慕名而来就诊。《郏县志》，郏县县志办公室编，中州古籍出版社，1996 年 10 月，577.

王汝霖

（民国）城关南大街王汝霖，擅长妇科及儿科疾病的治疗，治愈率达到 80% 以上。民国十四年（1925），著有《中医积验》一书。《郏县志》，郏县县志办公室编，中州古籍出版社，1996 年 10 月，577.

高延平

（民国）冢头东街高延平，自制"导赤散""虎潜丸""独身汤""四生丸""枣仁汤"等药合剂，治疗前列腺炎、中风、血崩、衄血、头眩耳鸣等疾病，均能奏效。《郏县志》，郏县县志办公室编，中州古籍出版社，1996 年 10 月，577.

杨奇

（民国）冢头东街杨奇，配制散、膏剂，治疗老鼠疮（淋巴结核）、脱骨疽（脉管炎），治愈率达到 70% 以上，有效率在 90% 以上。《郏县志》，郏县县志办公室编，中州古籍出版社，1996 年 10 月，577.

第三节 叶 县

岳迈

（清）岳迈，少业儒，以母病痿痹，究心岐黄术，及母病愈，遂以医名。癸酉岁不登，贫人转徙就食，有幼女弃于途，迈收育之，为择偶妆送如己出。尝归自邻邑路拾遗金，守候数日，失金者至，与之而后行。后捐从九职，年至八十考终。《叶县志·卷八上·人物志上孝义》，清·欧阳霖修，仓景恬，胡廷桢纂，清同治十年（1871）刊本影印，608.

孟传韦

（清），孟传韦，毓川子，庠生。因父疾，研究《素问》之旨，药必亲尝。父殁，啜粥三年，友爱少弟，视侄如子。尝施药济人，邻人积欠百余金，焚其券。《叶县志·卷八上·人物志上孝义》，清·欧阳霖修，仓景恬，胡廷桢纂，清同治十年（1871）刊本影印，609.

李建中

（清），李建中，庠生，博览经史，教授乡里，善于讲说，兼精岐黄术。《叶县志，卷之八·人物志上乡贤》，清·欧阳霖，杜鹤慈纂修，清光绪二十二年（1896）刻本，37.

刘茂兰

（清），刘茂兰，瓒之裔也。性孝友，幼失怙，家贫不能业儒，遂学医，有求之者，投药辄效。居母丧，庐墓三年。邑令题其门，曰：医方遍种千株杏，孝道能终百岁人。《叶县志·卷之八·人物志上孝义》，清·欧阳霖修，仓景恬，胡廷桢纂，清同治十年（1871）刊本影印，595.

侯应选

（清），侯应选，监生。少业儒，以父患目盲，乃习方书，既愈父疾，遂以专门名。母吴体弱多病，应选多方调护，故母虽有疾而不觉其苦。亲殁后，春秋荐时食，事死如生。《叶县志·卷之八上·人物志上孝义》，清·欧阳霖修，仓景恬，胡廷桢纂，清同治十年（1871）刊本影印，605.

郭海

（清）郭海者，自其祖父皆以医名。皖匪孙蔡心据其室，适病，令海诊视，不可强之，则为开砒霜等味，贼怒鞭棰交下，海怃哭大骂，贼磔之，至死骂不绝口。《叶县志·卷之八下·人物志下忠烈》，清·欧阳霖修，仓景恬，胡廷桢纂，清同治十年（1871）刊本影印，630.

刘士亮

（清）刘士亮，冲龄好学，耆年不倦，兼精岐黄术，济人甚多。咸丰戊午赐副榜，年至九十有八。《叶县志·卷之八下·人物志下耆宿》，清·欧阳霖修，仓景恬，胡廷桢纂，清同治十年（1871）刊本影印，650-651.

杜鸿绪

（清）杜鸿绪，通经籍，兼理岐黄。治家严肃，诸子有过失，辄命长跪，责让之，逾六犹不稍宽假焉。年至九十有八。子和，贡生、廪生。穆，庠生，俱能文有声。《叶县志·卷之八下·人物志下耆宿》，清·欧阳霖修，仓景恬，胡廷桢纂，清同治十年（1871）刊本影印，651.

乔可升

（清）乔可升，精医理，全活甚众而不自居功。尝有达官患笃疾，疗之而愈，重酬之，辞弗受。究习方书之暇，惟好吟五七言诗以自乐，论者谓"清风胜"，概为近今所希有云。《叶县志·卷之八下·人物志下艺术》，清·欧阳霖修，仓景恬，胡廷桢纂，清同治十年（1871）刊本影印，652-653.

张瑶

（清）张瑶，精通方脉，疗治多验，四方迎谒者络绎不绝。家极寒素，然遇贫者患病，必亲往施治，不辞劳，不受馈，著有《伤寒集解》藏于家。《叶县志·卷之八下·人物志下艺术》，清·欧阳霖修，仓景恬，胡廷桢纂，清同治十年（1871）刊本影印，653.

孙志云

（清）孙志云，少业儒，能文章，以父病乏医，弃举业，潜心越人术，得岐黄之奥，遂以医名。为人诊视，罔不奏效。晚年构草堂，多植花木，以琴书自娱，别号柳溪居士。《叶县志·卷之八下·人物志下艺术》，清·欧阳霖修，仓景恬，胡廷桢纂，清同治十年（1871）刊本影印，653.

杜馨

（清），杜馨，儒士，雅安淡泊，不求荣利，惟耽《黄帝》《素问》之书，遂以名医见称于世，所著《福幼遂生编增注》，多所发明。亦好作诗，有《适情草》。《叶县志·卷之八下·人物志下艺术》，清·欧阳霖修，仓景恬，胡廷桢纂，清同治十年（1871）刊本影印，653.

徐士声

（清）徐士声，监生，通医术，尤善针灸，有求之者皆为尽其艺术，无远近、暑寒，不延晷刻，时论称其长者。《叶县志·卷之八下·人物志下艺术》，清·欧阳霖修，仓景恬，胡廷桢纂，清同治十年（1871）刊本影印，654.

周谅者

（清）周谅者，习儒业，兼精于医。初训蒙乡塾，不欲以医自见，及遇沉疴之疾，投方立效。于是请施治者，趾错于门，不得已，乃行其术。其为人居心忠厚，不务虚名，尤为时所重云。《叶县志·卷之八下·人物志下艺术》，清·欧阳霖修，仓景恬，胡廷桢纂，清同治十年（1871）刊本影印，654.

田太平　田万立

（清）田太平，精医术而心存施济，起疾救死其效如神。有酬以金币者，谢不受。遇贫人，并药资亦不取。行之数十年，全活甚众。享年七十有三，临终嘱其子万立，曰：尔行吾术，其善继吾志。子如其教，亦以良医名。《叶县志·卷之八下·人物志下艺术》，清·欧阳霖修，仓景恬，胡廷桢纂，清同治十年（1871）刊本影印，654.

娄承洁

（清）娄承洁，儒家子，以母病肆力医书，独有心得，遂知名。以疾来请者无虚日，晨出暮归，无贫富，诊视必周。又慷慨乐施，嘉庆癸酉岁凶，尝出粟赡亲族，待以举火者甚多。《叶县志·卷之八下·人物志下艺术》，清·欧阳霖修，仓景恬，胡廷桢纂，清同治十年（1871）刊本影印，654-655.

张可象

（清）张可象，拔贡，郏县人也。自其少时，即授读于叶后宫密县教谕，廉洁自爱，好成就后学，生员张耿南读寺中常不举火，可象推食，食之与讲业，耿南旋举于乡，自是从学者益众。晚年致仕，返叶遂家焉，所著有《四书五经注解》《诗学指南》《鸿雪斋诗稿》《注金匮要略》并藏于家。《叶县志·卷之八下·人物志下艺术》，清·欧阳霖修，仓景恬，胡廷桢纂，清同治十年（1871）刊本影印，662.

杨庆杰　张克勤　郭全柱

杨庆杰（1899—1978），田庄乡邵奉店村杨庄人。1954 年参加革命工作。1957年被推选为县人民代表大会代表、县人民委员会委员，是叶县卫生界颇有声望的中医师。

杨庆杰自幼好学，兴趣广泛，立志以医术服务于平民百姓。他于 1915 年开始，专心研习医术，无论是坐堂医生或是走方郎中，他都留心学习，虚心求教，初随鲁山县西杨村民间名医张克勤学习《伤寒论》，继之又向北关民间名医郭金柱学习《医宗金鉴》，以丰富自己的医学知识。

1930 年，杨庆杰在城北关开设"聚奉和"药店，坐堂行医。1932 年，又串坐城关乡孟丰村"集德堂"药铺行医。而后 20 年间，往来于县城、孟丰二药铺。无论病家贫富，路途远近，刮风下雨，早请早到，晚请晚到，有求必应。在几十年的临床实践中，积累了丰富的经验，他待人谦虚，用药谨慎，立方讲究辨证，加减依据病情，如对伤风感冒，用柴胡葛根汤加减，一般两剂即愈；对红白痢疾，用白头翁加减，疗效甚佳。

1943 年，县城东南一带温病（伤寒）流行，特别是谷店、沟李、堰口等村发病率较高，有的全家病倒，连取药的人都没有；有的医生怕传染，不敢进疫区诊治。百姓说"请医如拜相，穷起病不起"，而杨庆杰却以救死扶伤为己任，奔波于伤寒疫区，早出晚归，3 个月不息。他根据病情轻重缓急，用麻黄桂枝汤加减，治愈 30 余人。直到建国后，当年被他治好的病人尚不忘救命之恩，交口称赞杨庆杰的医术医德。

1955 年 5 月，城关的三个联合诊所合并组建为叶县城关中医院。杨庆杰应邀到该院坐诊。1957 年，该院并归县卫生院，他任中医内科医师，中医门诊部负责人。

1978 年 8 月，杨庆杰生命垂危，在病床上还为远道而来求医的农民诊病，并用微弱的声音托别人为求诊农民写下了最后一个药方。《叶县志》，叶县地方志编纂委员会编，中州古籍出版社，1995 年 7 月，627.

汪席珍

汪席珍（1911—），字儒斋，泌阳县人。20 世纪 30 年代曾受中国共产党泌阳县党组织委托，邮检党内信件并掩护党的地下工作者，后去许昌信义医院学医。1940年到叶县开设诊所，对防治黑热病、天花病等传染病做出了贡献。建国后汪任基督教叶县教会负责人，县人民委员会委员、县政协常务委员。其间，认真贯彻国家关于宗教信仰的"三自"爱国政策，深得教徒的信任，后为基督教叶县长老。1952 年叶县筹建卫生院，汪任外科主治医师。1953 年夏季在叶县首开剖腹术，并相继做了宫外孕、卵巢肿瘤切除等手术。他医风端正，医德高尚，为叶县的外科医疗事业和人才培养做过很多有益工作，在干部群众中享有较高威信。《叶县志》，叶县地方志编纂委员会编，中州古籍出版社，1995 年 7 月，644.

高步青　乔登云　辛永杰　杜长芳　周贤甫

（民国）叶县中医多擅长体疗（内科），诸多疑难杂症，经其精心调治，多痊愈康复。民国时期，较著名者有高步青、乔登云、辛永杰、杜长芳、周贤甫等。《叶县志》，叶县地方志编纂委员会编，中州古籍出版社，1995 年 7 月，519.

林济国　张同宾　孙干卿

（民国）叶县中医对疮肿（外科）也有独到的治疗方法。田庄乡张林庄中医林济国善治脱脚疽及其他疮、疖，施治土方中草药，每每药至病除。邓季乡小张庄村中医张同宾，精研疮肿症疾，且乐善好施。舞阳县灌河店有一长疮 12 年的患者，在别处多方医治无效，后经张同宾诊治三次，病疾痊愈。彝店乡中医孙干卿，七代从医，对痔瘘病有精妙的治疗方法。孙氏医承家技并吸收现代医学疗法，在家传独特刀技的基础上，创出止血、止疼和防腐良药，按八字挂线法，内服外用，疗效颇佳。《叶县志》，叶县地方志编纂委员会编，中州古籍出版社，1995 年 7 月，519.

妇科袁氏　妇科孙氏

中医对妇科病的治疗在县内略次于内科。较著名的有任店乡袁氏妇科和邓李乡孙氏妇科，此二家均系世医。袁氏祖辈四代习医，尤擅妇女产后诸症，其辨证论治，依病人四大症（高烧、头痛、盗汗；痉挛抽搐；恶露腹疼；大便是否秘结）立方选药，多以生化汤为主，且常以发汗镇疼、敛汗镇惊、活血止血之法救治。孙氏世代行医，深谙妇疾秘宗，人称"槐树底下妇科"。此外，县内中医对喉病、眼病等的治疗也不乏妙手。《叶县志》，叶县地方志编纂委员会编，中州古籍出版社，1995 年 7 月，520.

第四节　鲁山县

岳显祖　张仁卿　杨亨　郭泰

（明）医学教谕：岳显祖，至正间任；张仁卿，至正间任；杨亨，至正间任。能察脉理，善督修理医学庙制等工；郭泰，至正间任。《鲁山县志·鲁乘五卷·官师》，明·孙铎纂修，宁波天一阁藏明嘉靖年（1510）刻本，1963年影印，8.

张凤翼　贾腾　陈庆　张獬　张兰　刘约　赵衍英

（明）医学训科：（明洪武年间）张凤翼、贾腾、陈庆、张獬、张兰、刘约、赵衍英。《鲁山县志·鲁乘五卷·官师》，明·孙铎纂修，宁波天一阁藏明嘉靖年刻本，1963年影印，21-22.

吴咨

（明）医学训科，吴咨，本县人，弘治十八年（1505）到任。《汝州志·卷之五·仕官》，明·承天贵纂修，宁波天一阁藏明正德五年（1510）刻本，1963年影印，15.

李涵

（清）李涵，采访事实，涵国子监生，法里西五里头（今平顶山鲁山县董周乡五里头）人。业医，精《黄帝》《素问》及诸方书。疗疾，尤于贫苦者，不惮险远，治之，人赖以痊，可感叹至今不衰。《鲁山县志·卷二十三·列传》，清·董作栋纂修，清嘉庆元年（1796）刻本，13.

胡继虞　胡景瑗

（清）胡继虞，采访事实，继虞，字舜裔，法里西关人。康熙六十年（1721）岁饥，乃为食于城北兴国寺，以食饿者凡三月余，活者无算。又舍义冢田数处，家有田附琴台，知县吴居涣修琴台为书院，苦其地狭，继虞遂以田十亩捐为义学田。子景瑗。景瑗，字募蓬，监生，好集方书，常以济人。设药局，遇贫无钱者，以善药与之，不计其值。《鲁山县志·卷二十三·列传》，清·董作栋纂修，清嘉庆元年（1796）刻本，13.

秦君弼

（清）秦君弼，采访事实，君弼，名国栋，以字行法里，城内人。以习医有名，由县选为医学训科。性谨厚喜怒不形于人，酬接无少长，悉爱悦之人，踵门求医，终日不绝。悉酬应无惰容，又不受病者谢，故人益相德，君弼与李镔为姻家，镔以严重，遇人有礼，甚得名誉。与君弼同时殂，里人叹息。《鲁山县志·卷二十三·列传》，清·董作栋纂修，清嘉庆元年（1796）刻本，15.

秦君弼，工医术，由县选为医学训科。《汝州全志·卷之七·人物（鲁山县六）》，清·白明义纂修，清道光二十年（1840）刻本，36.

宋猇宾

（清）宋猇宾，字应午，良里三鸦街人。幼习医，遇症诊脉后，辄闭户独坐，斟酌处方，殚极思虑，故病多应手而愈。尝集所已验方数百条，名曰《医方摘要》，凡二十卷。《鲁山县志·卷二十三·列传》，清·董作栋纂修，清嘉庆元年（1796）刻本，17.

王廷侯　王法歧　王燕天

（清）王廷侯，采访事实，廷侯，字锡齐，良里大王庄人。祖法歧父燕天，皆工医术。廷侯童子时，即喜私取其架上治痘疹诸书，读之数年，竟以医名。邑人李沆三岁出痘痘，外医通身糜烂，廷侯以胡粉、艾灰敷之不效，忽中夜起研朱砂末，杂以牛粪灰涂之，及水止至落痂。时面上痂原强半寸许，如面具，众喜是儿得生命，廷侯独曰：未也，若宜更试面痂坚是血气壮，不然恐生他变。众试之，果坚不可破。后复著《伤寒论读法》数卷，处方下药无不奇验。汝州卢家店有少年病结危甚，诸医皆曰：此名热实，宜大黄下之。廷侯诊之，独曰是寒实也，用附子兼大黄下之，结立解，其他多济，姑举此以例其余。《鲁山县志·卷二十三·列传》，清·董作栋纂修，清嘉庆元年（1796）刻本，20.

王廷侯，工医，著有《伤寒论读法》数卷。《汝州全志·卷六·人物仙释一》，清·白明义纂修，清道光二十年（1840）刻本，58.

江河

（清）江河，采访事实，河，字百川，阜里陈家圪垱人，为武生，习医，兼内外科。路人张一志患恶疮，匍匐求治，给食药调理月余，疾愈仍馈赠而去。南召曹松林饿几死，欲鬻子以得食，河见之，遂助钱米，复全其子。《鲁山县志·卷二十三·列传》，清·董作栋纂修，清嘉庆元年（1796）刻本，26-27.

第五节　汝　州

鬼谷子

（周）鬼谷子，姓王名诩，楚人。尝入云梦山采药，得道。《大清一统志（十三）·汝州直棣州二·人物仙释》，清·嘉庆重修本，19.

费长房

（汉）费长房，汝南人。尝为郡市吏，爱风穴清幽可居遂斸洞栖焉。一日投竹杖化龙于桥上，乘而仙去，今桥名升仙桥。详风穴八景。《汝州全志·卷六·人物仙释一》，清·白明义纂修，清道光二十年（1840）刻本，58.

孟诜

（唐）孟诜，汝州梁人。擢进士第，神龙初致仕，居伊阳山，治方药，睿宗召用之，以老固辞。尹毕构以诜有古人风名，所居为子平里。开元初年九十三，诜常语人曰：养性者，善言不可离口，善药不可离手，当时传其当。《伊阳县志·卷四·人物》，清·张道超等修，马九功等纂，清道光十八年（1838）刊本，361.

（唐）孟诜，汝州梁人。擢进士第，累迁凤阁舍人。他日至刘祎之家，见赐金曰：此药金也，烧之火有五色气，试之验。武后闻不悦，出为台州司马，频迁春宫，侍郎相王召为侍读，拜同州刺史，神龙初致仕，居伊阳山治方药。睿宗召将用之，以老固辞，赐物百段，诏河南春秋，给羊酒糜粥。尹毕构以诜有古人风，所居为子平里，开元初卒，年九十三。诜居官以治称，闲居常语人曰：养性者，善言不可离口，善药不可离手，当时传其当。见《唐书·本传》。《汝州全志·卷之六·人物乡贤二》，清·白明义纂修，清道光二十年（1840）刻本，2.

（唐）孟诜，汝州人。举进士，垂拱初为凤阁舍人，诜少好方术，尝于侍郎刘祎之家见所赐金，谓祎之曰：此药金也，火起上当有五色气，试之果然。神龙初致仕，归伊阳山，以药饵为食，睿士立召至京师，欲授官，固辞。经云三年，诏有司每岁春秋给羊酒糜粥，开元初河南尹毕构以诜有古人风，改所居为子平里，所著《自补养方》《必效方》各三卷传于世。《河南通志·卷七十一·人物方技》，清·田文镜纂修，清光绪二十八年（1902）刻本，13.

（唐）孟诜（621—713），唐代汝州梁县新丰乡子平里人（今汝州市陵头乡孟庄村），著名学者、医学家、饮食家。他是我国古代 112 位医学家之一，其著作《食疗本草》是世界上现存最早的食疗专著。《食疗本草》集古代食疗之大成，与现代营养学相一致，为我国和世界医学的发展做出了巨大的贡献。孟诜被誉为世界食疗学的鼻祖。

孟诜著有《食疗本草》《必效方》《补养方》各三卷，其中《补养方》三卷，经张鼎增补，改名《食疗本草》三卷，现存为敦煌莫高窟发现之古抄本残卷及近人辑佚本。又撰有《必效方》三卷，今佚，在《外台秘要》《证类本草》等书中多有引录。尝创用白帛浸于黄疸患者尿中，凉干并按日推列对比，以观察黄疸病疗效。另著《家祭礼》一卷、《丧服正要》一卷、《锦带书》等，均佚。《旧唐书》《新唐书》均有传。《伊阳县志·卷四·人物流寓》，清·张道超等修，马九功等纂，清道光十八年（1838）刊本影印本，361.

史简

（明）医学典科，史简，汝州人，弘治十八年（1505）到任。《汝州志·卷之五·仕官》，明·承天贵纂修，宁波天一阁藏明正德五年（1510）刻本，1963年影印，11.

张典

（清）张典，住鳌头里，世业岐黄，施舍药饵，活人无算，乡里义之，赠以额曰：杏又成林。《汝州全志·卷六·人物义士十》，清·白明义纂修，清道光二十年（1840）刻本，33.

黄绅　黄汉章

（清）黄绅，字公垂，住大张村，古寿永乡，习岐黄业，尤精痘疹。不计赀，人请辄往。尤好施予，凡有公禀，率捐资以为众倡。偿于本村施义茔地一段，创建泰山庙一座。初艰，于嗣殁后遗腹生男，即监生汉章也，能继父业，乡里贤之。《汝州全志·卷六·人物义士十三》，清·白明义纂修，清道光二十年（1840）刻本，35.

杨克举

（清）杨克举，住西关，长于医，颇精方术。凡患疮疾者到门即出药调理，疾愈不受谢，如是者三十余年，乡人咸以善士称。乾隆乙丑，州牧庄表其门。《汝州全志·卷六·人物义士一四》，清·白明义纂修，清道光二十年（1840）刻本，36.

马松林　马柏林

（清）马松林、柏林，住鳌头里。兄弟并业岐黄，精诊视，有聘之者兄弟同造，相互质证，故疗病恒十不失一，兄弟皆不言谢，人亦不之谢之勿受也，誉满乡里。嘉庆十五年（1810），州守熊并给匾额表其门。《汝州全志·卷六·人物义士二十一》，清·白明义纂修，清道光二十年（1840）刻本，43.

刘天文

（清）刘天文，住在二里，耕读传家，尤得接骨妙术，凡踵门求医者，辄应手奏效。寿八十四，至今子孙三世尤精其术焉。《汝州全志·卷六·人物耆德二》，清·白明义纂修，清道光二十年（1840）刻本，47.

郭义　郭待用

（清）郭义，字宜庵，住本城，精医术，寿九十有六。嘉庆十一年（1806），督学鲍表其门。子待用医学典科，州守熊董二公表其门曰：青囊继美。《汝州全志·卷六·人物耆德四》，清·白明义纂修，清道光二十年（1840）刻本，48.

郭璠

郭璠，字子玉，住汝里，监生，精岐黄，活人无算，寿七十。《汝州全志·卷六·人物耆德五》，清·白明义纂修，清道光二十年（1840）刻本，49.

张中嵩

（清）张中嵩，性刚直，工医，一介不轻取，与年八旬尤矍铄不衰。《汝州全志·卷六·人物耆德四》，清·白明义纂修，清道光二十年（1840）刻本，48.

李友善

（清）李友善，住金沟里。授徒为业，晚年精于医术，寿八十有四。《汝州全志·卷六·人物耆德六》，清·白明义纂修，清道光二十年（1840）刻本，50.

马又周

（清）马又周，字唐卿，庠生，性聪颖，读书过目成诵，善书法，得松雪三昧，尤工岐黄术，名噪一时，而毫赀不计。《汝州全志·卷六·人物名流二》，清·白明义纂修，清道光二十年（1840）刻本，52.

程正谟

（清）程正谟，伊川先生裔，国初庠生。家最贫，精堪舆岐黄，治痘有秘授，尤多奇效，贫富概不受谢。艰于嗣，晚年得一子，人以为积德之报云。《汝州全志·卷六·人物方技一》，清·白明义纂修，清道光二十年（1840）刻本，53.

焦宏弼

（清）焦宏弼，字圣转，汝人，以监生考授州同，家三世业医，至弼受秘传于会稽陶公及桃林燕公方脉，独步一时。性豪迈，即有夙嫌者以病求，绝无推拒，不泥古方，应手奏效，自弼没后，此道为广陵散矣。《汝州全志·卷六·人物方技二》，清·白明义纂修，清道光二十年（1840）刻本，54.

李泰巘

（清）李泰巘，字东鲁，精医术。《汝州全志·卷六·人物方技二》，清·白明义纂修，清道光二十年（1840）刻本，54.

金光乾

（清）金光乾，住李官营，精医术。《汝州全志·卷六·人物方技二》，清·白明义纂修，清道光二十年（1840）刻本，54.

金立本

（清）金立本，住李官营，精医术。《汝州全志·卷六·人物方技二》，清·白明义纂修，清道光二十年（1840）刻本，54.

陈基

（清）陈基，住周家营，精医术。《汝州全志·卷六·人物方技二》，清·白明义纂修，清道光二十年（1840）刻本，54

第五章　安阳市

第一节　安阳县

单道开

（晋）单道开，敦煌人。石虎时至邺，虎令佛图澄与语，不能屈也。居临漳昭德寺，日服镇守药数丸，其药有松蜜姜桂茯苓之气，时复饮茶苏一二升而已。自云能瘳目疾，就疗者皆验。行动状若有神，后至南海入罗浮山，年百余岁，卒于山舍。勒弟子以尸置石穴中，形骸如生。《彰德府志·卷十七·人物下》，清·刘谦纂修，清乾隆五年（1740）刻本，66.

王焘

（唐）王焘，郿人，永宁郡公珪之孙。性至孝，为徐州司马，母有疾，弥年不废带，视絮汤剂。数从高医游，遂穷其术，固己所学，作书号《外台秘要》。讨释精明世宝焉，历给事中，邺郡太守治闻于时。唐书。《彰德府·卷七上·宦迹》，清·卢崧纂修，清乾隆五十二年（1787）刻本，26-27.

姚本仁

（明清）姚本仁，字恒中，江西南城人，精医术，游京师，崇祯七年（1634）授赵府医正。国朝顺治三年（1646），赐官太医院，五年请假归老于邺，卒年八十八。本仁精制万应膏，名布海内，子孙守其方，至今弗绝，四方行旅过邺下，无远近争市之，谓敷贴辄有奇验云。《安阳县志·卷十二·艺文志》，清·乾隆三年（1738）本，13-14；《安阳县志·卷二十八·识余志》，清·贵泰武，穆淳等纂，清嘉庆二十四年（1819）刊本，民国二十二年（1933）铅字重印本，741；《安阳县志·卷十二·艺文志》，清·陈锡辂主修，清乾隆三年（1738）刻本；《彰德府志·卷十七·人物下》，清·刘谦纂修，清乾隆五年（1740）刻本，96.

（明清）姚本仁，字恒中，明末清初名医，姚家膏药的创始人，原籍江西南城人，后定居彰德。自幼喜医术，早年于原籍行医，开药铺，后出外云游。明崇祯七年

（1634），授赵王府良医所医正。清顺治三年（1646），赐官太医院御前大夫。五年归老于安阳，今城内姚家胡同附近的大槐树院，即姚本仁及其后裔所居处。其卒年不详，只知享年八十八岁，死后葬姬家屯。所创姚家膏药已有300多年历史，驰名遐迩，畅销海内。《安阳县志》安阳县志编纂委员会编，中国青年出版社，1990年12月，1155.

安阳狗皮膏药又称姚家狗皮膏药，创制于明末清初，创始人姚本仁，原籍江西建昌府南城县，自幼钻研医术，早年远游行医。有一次他行至安阳时，将一家入棺送殡的少妇救活，被人们誉为"姚神仙"。明崇祯七年（1634），封居安阳的赵简王闻其医术高明，招为赵府良医所医正。后来姚本仁辞离赵府，在少林寺与晓山禅师共同研制出主治跌打损伤的膏药。主要原料是麝香、乳香、没药、血竭、当归、木瓜等20多种精贵药材。姚本仁在黄河以南广为布施，一用辄验，颇有盛誉。

清顺治元年（1644），因姚本仁名震遐迩，被清政府赐太医院御前大夫。顺治五年（1648），姚本仁归老于邺（今安阳），居住在安阳市区鼓楼后街东头大槐树院内，开姚家膏药铺。铺名宗黄堂，铺前高悬"太医正传"巨匾，世代相传。膏药的配制方法严遵祖训传媳不传闺女，沿袭300多年。

1949年后，姚家公开了膏药配方与制作方法。1956年姚家各门大都加入了公私合营安阳姚家长门宗黄堂膏药厂。1967年转为地方国营安阳市膏药厂。姚家狗皮膏药配方精良、质地细腻、色泽黑亮、软硬适度、疗效显著。1978年以来，安阳市膏药厂经过对姚家膏药配方科学分析，对药物进行精炼提纯，采用新工艺、新方法制成精治膏药，疗效与原狗皮膏药相同，颇受广大患者欢迎。远销东南亚、欧洲等13个国家和地区。《彰德府志·卷之十七·人物下技术》，清·刘谦纂修，清乾隆五年（1740）刻本，96.

李志方

（唐）李志方，《神仙传》：李志方，初名孟，安阳人。宣宗时补户部令史，后弃官隐隆山，从炼久之。谒邱处机，号重元子，尝主天庆宫，有白鹤绕坛之异。平生不作诗，惟羽化时，留颂曰：四大既还本，一灵方到家。白云归洞府，明月落棲霞。投笔而逝。《安阳县志·卷二十八·识余志》，清·贵泰武，穆淳等纂，清嘉庆二十四年（1819）刊本，民国二十二年（1933）铅字重印本，739.

吴尔端

（清）吴尔端，字鲁男，安阳人，贡生。二龄丧母，十一岁丧父。天性笃孝。事继母，能得欢心。遭母病，恐误于庸医，究心岐黄，著《医方选要》四十卷。《症治诗歌》二十卷。《彰德府·卷十六·人物志孝友》，清·卢崧纂修，清乾隆五十二年（1787）刻本，18；《安阳县志·卷二十·人物志》，（清）贵泰武，穆淳等纂，清嘉庆二十四年（1819）刊本，民国二十二年（1933）铅字重印本，521-522.

张柖

（清）张柖，家贫缺养，去儒业医。设医局于水冶，晨至暮返，不违定省，远方延之，弗就也。子食饩。《彰德府·卷十六·人物志孝友》，清·卢崧纂修，清乾隆五十二年（1787）刻本，25；《安阳县志·卷二十·人物志》，（清）贵泰武，穆淳等纂，清嘉庆二十四年（1819）刊本，民国二十二年（1933）铅字重印本，531.

朱靖藩

（清）朱靖藩，字果斋，亦靖旬弟，内行纯笃，精医学。有女弟患疮，溃烂大如碗，呼号几危，靖藩自保阳归，朝夕医治，三阅月，无倦厌。光绪时，纳赀官工部郎中，任事谨密，长官询察部务，同僚多不能抉其核要，靖藩以数语伸之，尚书潘世恩、祁世长及大学士李鸿藻皆相器许。

光绪十四年（1888），太和门灾，有汲水具，苦乏绠，靖藩午夜趋阙廷。遇大臣某仓猝寻具，靖藩曰：拆彩坊取绳可也，火遂灭。时德宗方大婚，大内诸门皆彩坊，故靖藩言之，当事者欲上其名，邀奖叙。靖藩曰：此何事，忍希冀耶？慈禧六旬万寿，议修西直门石路，抵颐和园，李鸿藻欲得吏之能者，司确算，靖藩举二人以应，夜以二百金来谢。靖藩曰：是岂有私于若耶？峻却之。

屯田司主稿缺，靖藩以帮稿当得，同侪毕某亦以赀当授，尚书祁世长弗能决，靖藩进曰：毕司官先之其允也，遂予毕，祁以此益重之。靖藩历办大工，戴星出入不少懈，年五十一卒。《续安阳县志·卷十六·人物志乡宦》，民国·方策总裁，民国二十二年（1933）铅印本，1504-1505.

牛辰墉

（清）牛辰墉，字廷耀，县西南西岸村人。家贫力学，虽枵腹不少懈，补博士弟子员，湛深经术。乡望翕然，远近从学者甚多，讲衍经说，就注疏及朱注折衷之，并参考清乾嘉时诸经学家意义，翻陈出新，别具心得，听者忘倦。晚岁精岐黄术，治伤寒尤著名，寿六十七岁卒。《续安阳县志·卷十六·人物志乡宦》，民国·方策总裁，民国二十二年（1933）铅印本，1528.

朱仲樗

（清）朱仲樗，字子木，清贡生，铠子。性孝友，从父读，年二十二补诸生，旋中副车，座主喜其卓荦，欲携入京图进取，仲樗以双亲俱老辞。母病血泻，究医学，日侍汤药，数月衣不解带，作《血泻论》，医士雪服。母殁，父病瘫，侍奉少懈，父殁，丧葬尽礼，待亲族孤寡尤笃。修仁虎桥，商民称便。嘉庆二十三年（1818），邑侯贵泰重修县志，仲樗充采访，教人以躬行为先，必先由《孝经》《小学》入手，然后读《礼记》"内则""弟子识"诸篇。尝曰：学者何为？将自己所读书、所作事打合一通而已。秉铎偃师，考课甚严，士林倾服。临终示子诗云："负郭曾无半亩田，养生送死也安然。由来束发无他业，一去教书三十年。"又云"敢将桃李号盈门，劝课惟将道义敦。一息尚存难自懈，栽培仰答九重恩"。卒于偃师学署，时道光十一年（1831）正月，寿五十七。《续安阳县志·卷十六·人物志乡宦》，民国·方策总裁，民国二十二年（1933）铅印本.1538.

王铭心

（清）王铭心，字裕德，县西南贺驼村人。家贫苦读，长从郑孝廉芸笥学，文行逾邃，补博士弟子。生平善诠解，凡经史幽深古奥者，悉以白话达之，或加以比喻讲演，虽耕夫牧竖，亦能了解，士得其甄陶者，率能有所表见。王永安、孙缵会、王铭盘等，皆门下士也。晚年通岐黄术，活人颇多，卒年六十八岁。《续安阳县志·卷十六·人物志乡宦》，民国·方策总裁，民国二十二年（1933）铅印本，1528-1529.

唐得名

唐得名，安显扬，县东北见山村人，清庠生。性笃学，清末科举废，肄业河南师范讲习科毕业，后创办新安集小学校，推充校长。时风气闭塞，开导布置，诸费周章，得因事制宜，克著成效。中国红十字会安阳分会，组织中医学校，又举得名任校长，历充中西时疫等医院院长，因办理会务劳绩，中国红十字会总会长颜惠庆，委为正会员，后因劳瘁，病殁。《续安阳县志·卷十六·人物志耆旧》，民国·方策总裁，民国二十二年（1933）铅印本，1530.

尚宝林

尚宝林，字美臣，本城人，从戎业医，糊口四方。母病，招之归，汤药尝而后进。母殁，庐墓侧，三载不入内闱。民国七年（1918），县令戴光龄，给匾额奖之。《续安阳县志·卷十六·人物志孝友》，民国·方策总裁，民国二十二年（1933）铅印本，1542.

程寿山

程寿山，字静名亭，县东五十里小庄人。幼习儒，旋改医科，捐资舍药，活人甚多，因匪乱日炽，推为保卫团团总。民国十五年（1926），击匪殒命，乡人立祠祭之。《续安阳县志·卷十六·人物志忠义》，民国·方策总裁，民国二十二年（1933）铅印本，1547.

吴山

吴山，字达君，水冶人，道光丁酉拔贡。性嗜读书，好为经世之学，旁及医、卜、堪舆，均能达其深奥……《续安阳县志·卷十六·人物志任恤》，民国·方策总裁，民国二十二年（1933）铅印本，1567.

卫苞

卫苞，字茂林，县东瓦店人，有至性。幼失怙，哀毁如成人。事两兄恭谨，虽呵斥，恒笑受之，视子侄如一。赒恤亲党，不少吝，或迎养于家，或分给庐舍。有窃其禾者，笑而遣之，且益之以禾。子弟被人欺侮，苞不与较，且以好言慰藉之，人多惭服。

生平精医学，祖传外科，尤善治痔瘘。凡抱病远来，或穷于衣食，苞皆酌加赠助，濒行，复给资斧。医人数十年，不责酬金。士人之无志气而为人所轻鄙者，每嗤曰："汝从瓦店来乎？"闻此谚语，可知苞精于医痔矣。山西高平县鹿大令额其门曰：今生和缓。年七十卒。子四，季万庭，治广润陂，祛水患，尤著称。《续安阳县志·卷十六·人物志任恤》，民国·方策总裁，民国二十二年（1933）铅印本，1567-1568.

许兰台

许兰台，字蕙亭，县北苏度村人，清庠生，有至性，以孝友称。父世俊，亦庠生。兰台承家学，以躬行实践为主，先世家本富有，及身中落，所遗外欠簿，盈箱累箧。兰台虑子孙困约时，或按簿索讨，遂焚之。时欠户不皆贫困，闻耗多登门叩谢，馈送仪品，以申感激者。

同治五年（1866），东匪犯临邑杜村，势甚急，与安境仅一水之隔，县北一带震恐。邑令金宝符饬办团练联防漳河，委兰台与武举李醇董其事，备御周密，寇不得逞，邑令上其绩，赏五品军功衔。六年十二月二十九日，大股匪越县境北窜，乡村义勇多结团抵抗，以众寡悬殊，力竭身殒者甚多。兰台偕刘梓龄孝廉、郑文奠茂才，将男女姓名、住址及死事状况，逐细调查，呈报县属，请恤，今按名登列忠义节烈志者，皆本之当日存册也。

当张总余部卷土北上，传系怀庆人怂恿之，乱定后，凡自北南旋，道经安阳者，闻系怀庆人，率多留难，一日村众获四人，皆怀籍，将杀之。兰台曰：道路传闻，未可轻信，且断无怀庆人——仇视漳人理，四人皆良民，宜释之。四人拜泣曰：某等南归，道经村落甚多。安得人人如先生者，哀而生之也，同一死也，死先生前，不犹愈他所乎，兰台给函遣之。晚年遂医术，治胎产、痘疹尤效，求者踵接，向不责谢。子荫棠，庠生树棠，恩贡，另有传。《续安阳县志·卷十六·人物志任恤》，民国·方策总裁，民国二十二年（1933）铅印本，1568-1569.

冯大荣　冯得魁

（清）冯大荣，字耀先，县南魏家营人，性慈善。光绪丁丑大饥，人相食，大荣发所存粟济之，每届年终，周急济匮，率以为常。子得魁，研精医学，凡所诊视，无贫富均弗责谢，遇困乏无资，济以药石。光绪二十四年（1898），有官长赵某，道经其村，眷属病甚剧，得魁诊之，待遇周备，浃旬始愈。濒行，赠以"好善足义"匾额。《续安阳县志·卷十六·人物志任恤》，民国·方策总裁，民国二十二年（1933）铅印本，1581.

李长甫

（清）李长甫，洪河屯人，清廪贡生，通医理，精六合拳，能于数武外使人倾跌，农隙尝以蹲井等法，教导青年，得其传者，多矫健绝伦。《续安阳县志·卷十六·人物志方术》，民国·方策总裁，民国二十二年（1933）铅印本，1589.

郭玉柱

（清）郭玉柱，字擎天，县东二十五里宋村人，精岐黄术。知府戴鸢翔深加优礼，先是府署有眷属病危，所延医士，皆束手，有以玉柱荐者，应手而愈，著有《妇科辨解备要》两册，刊发行世。《续安阳县志·卷十六·人物志方术》，民国·方策总裁，民国二十二年（1933）铅印本，1591.

程纪丰

（清）程纪丰，字升极，县西北五十五里蔡村人，能背诵《本草纲目》全帙。有戚党刘妪，年七十余，老病癃笃，子女舁之卧榻，衣衾附体，奄奄待毙。适纪丰至，偎床诊脉曰：尚可为也。应手而愈。又某茂才患脾痿，饮食略减，起居言笑犹与常人等，邀纪丰诊视，即以勿药告。移时，私谓其子曰："善事尊堂。"三更月珸，病者休矣。其终也，周身浮肿，不能倒卧，时方六月望，届期果如所言。有靳某，富翁也，患足痒。浼纪丰疗治，答曰："脏腑平适，奚食药为，强之。"畀平淡之剂弗效，迫令再视，仍以无病告。靳诘以足痒之由，纪丰曰："君老矣，气血凝窒，微物生焉。"其审之，饰家人检视，果有蠕蠕潜伏者。《续安阳县志·卷十六·人物志方术》，民国·方策总裁，民国二十二年（1933）铅印本，1591.

吴俊杰

吴俊杰，字在位，县西北五十里大五里涧村人，精眼科，治痘疹奇效。视天花险症，不按脉，距病者五尺许，望颜色，审鼻息，立定存亡。治眼疾，酌授方药，但言服药几帖，即痊愈，无不验者。《续安阳县志·卷十六·人物志方术》，民国·方策总裁，民国二十二年（1933）铅印本，1592.

李舒云　李祥云　吴程

李舒云，字自如，县西北四十里李炉村人，族兄弟祥云，以岁贡，精医术。舒云得其指授，遂以医名。邻村李某，富室也，有小儿周岁，病神昏，气息奄奄，延医士数人，均嗒然，邀舒云往。诊讫曰："此神经郁结病也。"无以药汁为，唤乳媪，详询得病缘起，乃饰人向鱼池拾取小铜钹一具，刮苔泥，加白糖，煎饮少许，旋取钹，偎小儿锵锵作声，病遂瘳。盖小儿戏钹落池内，病即于是夜发现也。又富室会计贾某，患头疼，偶作眩晕，业五日，服药罔效。延舒云诊之，即授以方，私谓其居停曰："疾不可为也。"退送勿延，逾三日休矣，已而果验。舒云与吴程两医，并重一时，人以"三仙"称之。《续安阳县志·卷十六·人物志方术》，民国·方策总裁，民国二十二年（1933）铅印本，1592.

魏善绪

魏善绪，字继源，县东永和村人，性潇洒，工书法。中年习医，精妇科，于小儿天花，得有秘传。临症以手拭之，即定凶吉，尝曰："士当为天下医，仅救济一方隘矣。"夏不避暑，冬不畏寒，即昏夜叩门，路途遥远，弗恤也，数十年如一日。丁丑、戊寅岁奇荒，沿途尸骸枕藉，善绪使子治三购席裹葬者，不计其数。遇邻里拘讼，必力劝坚忍，令悔悟乃止。子四，其三子锡三，岁贡生，公举孝廉方正。《续安阳县志·卷十六·人物志方术》，民国·方策总裁，民国二十二年（1933）铅印本，1593.

杨荫堂

（清）杨荫堂，杨家新庄人，为人蕴藉，工书法，乐善不倦，束身以孝悌忠信礼义廉耻为本。少时甘守清贫，非其有一毫不取。尝游行漳滨，拾得朱提一锭，留心踪迹，知某少年假之亲党，拟往赎父罪者，访而还之。设帐授徒，不较修脯，尤邃医术。病家延请诊治，贫寒无车马者，徒步随往，不责人以所难。病瘥，绝不望报，或来请阻于风雨，无远近亲疏，必饮食款待，略无德色。课子孙读书耕田，节浮费，禁奢华，家道少裕。岁除或有送节敬者，坚辞不受，强而后可，著有《长沙方解》。官神嘉其善行，为请于朝，诏授征仕郎，以彰其德，寿八十四岁。民国二年（1913）八月，无疾瞑逝。《续安阳县志·卷十六·人物志方术》，民国·方策总裁，民国二十二年（1933）铅印本，1593.

杨荫堂（1830—1913），安阳县杨辛庄人。少时清贫，但非其有，一毫不取。他对人宽容，严于律己。酷爱书法，乐善不倦，设帐授徒，不计酬金，他尤其精通医术。病家延请诊治，贫寒人家没有车马，徒步前往，风雨无阻，病愈不望酬报。教子孙读书耕田，勤俭持家。年终或节日有人送礼，多婉言谢绝，著有《长沙方解》。《安阳县志》，安阳县志编纂委员会编，中国青年出版社，1990 年 12 月，1158.

阎步青

（清）阎步青，字惠甫，克尽孝友，习方药，多奇验。事亲先意承旨，惟恐其力之不竭，父九十余岁，犹好动作，青出入扶持，未尝稍误。亲终，丧葬竭诚尽慎，里党共仰望焉。年七十七岁卒。《安阳县志·卷二十·人物志》，清·贵泰武，穆淳等纂，清嘉庆二十四年（1819）刊本，民国二十二年（1933）铅字重印本，554.

字惠甫，河南安阳县人，事父母以孝闻，精于方药，治病多奇验，年七十七岁卒。《安阳县志》833.

张思尧

（清）张思尧，字慕唐，县西三十五里南塯现村人，清庠生。积学工诗文，读《内经》，悟阴阳消长之道，乃究心医学。时正设教于乡里，偶为某疗危症，一剂霍然，远近负疾者纷请拯救，活人无算。尤精伤寒症，患者经其诊，无不着手病除。李孝廉健人，五十伤子，虑绝嗣，思尧劝饵蚕蛹，连举二男。某甲鼻衄甚，令以独头蒜擦足心，立止。有病羊角疯者，数年矣，撞首烂额，无完肤，以枣酒煮童便饮之，不月余，而疯去身健。平生观人气色能知天寿，他医所棘手者，则易之。间有视若微恙，惊讶逊谢，纵再延数十医，其人终不起也。盖名医以方，良医以理。思尧邈乎以神遇之矣，年七十六卒。子天骥，有学行。《续安阳县志·卷十六·人物志方术》，民国·方策总裁，民国二十二年（1933）铅印本，1594.

李振文

（清）李振文，县西北洪河屯人。幼从师读，日百行，因贫辍学，昼农耕，夜居牛屋披书，渐通医卜、星算之术，性奇巧，常剪皮作影戏……《续安阳县志·卷十六·人物志方术》，民国·方策总裁，民国二十二年（1933）铅印本，1595.

李秉衡（李政均）

（清）李秉衡，字鉴堂，奉天人……创设医药局，治军士之阵伤者，每日必两三次往看，事后亦日往一次，多赖全活，主客各军将领，苦心调和，视同一家……子四，长政均，以医学名彰德。《续安阳县志·卷十六·人物志流寓》，民国·方策总裁，民国二十二年（1933）铅印本，1660-1666.

黄嘉诚

（清）黄嘉诚，字复轩，安阳人，庠生。留心岐黄之学，喜于济人。顺治中，尝仿赵府太乙膏，多奇效，一时争购之，子孙世其业。《安阳县志·卷二十八·识余志》，清·贵泰武，穆淳等纂，清嘉庆二十四年（1819）刊本，民国二十二年（1933）铅字重印本，747.

（清）黄嘉诚，字复轩，安阳人，庠生。留心岐黄之学，喜于济人。顺治中，尝仿赵府太乙膏，多奇效，一时争购之，子孙世其业。安阳县旧志。《彰德府·卷十七·人物志技术》，清·卢崧纂修，清乾隆五十二年（1787）刻本，36-37.

任煊

（清）任煊，字光远，太学生，善岐黄，尤长于针砭，活人多不计利，远近皆称其艺术。采访新增。《彰德府·卷十七·人物志技术》，清·卢崧纂修，清乾隆五十二年（1787）刻本，37.

（清）任煊，字光远，国子监生，善岐黄，尤精于针砭，活人多不计利，远近皆称其艺术。《安阳县志·卷二十八·识余志》，清·贵泰武，穆淳等纂，清嘉庆二十四年（1819）刊本，民国二十二年（1933）铅字重印本，747.

张天骥

张天骥（1885—1967）字尚德，安阳县南固现人。父亲是个秀才，通医术，在乡下行医，有时也教私塾。他幼时从父读书，受到启蒙教育，十六岁开始教私塾……《安阳县志》，安阳县志编纂委员会编，中国青年出版社，1990年12月，1138.

朱靖旬

朱靖旬（1834—1895）字敏斋，安阳人。咸丰九年（1859）进士，同治二年（1863）授正定县知县……著有《黄庭经笺注》《作史要言》等。《安阳县志》，安阳县志编纂委员会编，中国青年出版社，1990年12月，1156.

秦光和

秦光和（1881—1954），安阳县秦太保人，祖传中医，专治咽炎。在诊断时，他通过观察舌苔的颜色确定病情，对症下药。他医德高尚，以治病救人为本，不分贫富，随请随到，在方圆几十里内享有盛名。《安阳县志》，安阳县志编纂委员会编，中国青年出版社，1990年12月，1163.

李九功

李九功（1902—1964），安阳县李家村人。十四岁随父学医，十八岁行医，精医理，明医术，对伤寒甚有研究，在安阳县西部颇有名望，民间有"治病中不中，找九功"的说法。其教子、教徒甚严。常称："医者司人命也，学医者不可浅尝辄止。学师不卒，庸医杀人。"晚年留医案四卷。《安阳县志》，安阳县志编纂委员会编，中国青年出版社，1990 年 12 月，1163-1664.

王凌云　王申庚

王凌云（1904—1976），字步月，安阳县东铁炉人，王氏以祖传中医外科著名。其父王申庚打铁行医，以铁养医。现存宣统三年（1911）荷月（五月），南郭村范青祯等 5 人赠送的"三世良医"木匾。王凌云随父学医，博览医书，曾著《外科金鉴》一册。他广集前人之经验，为民除疾，享有盛名。民国二十年（1931），前临漳县县长，大名县议会会长等二十二人联名为其立"四世良医"石匾。《安阳县志》，安阳县志编纂委员会编，中国青年出版社，1990 年 12 月，1166-1167.

张志兴

张志兴（1906—1984），安阳县黄庄人，生前任安阳中医院副院长，副主任医师。他擅长中医妇科，对中药的药理、功效有较深的研究。他研制的沉香消积丹、安眠散，疗效甚佳，出版的著作有《中医妇科证治概要》《临床医案汇编》。《安阳县志》，安阳县志编纂委员会编，中国青年出版社，1990 年 12 月，1170.

许卓人

大学及专门学校毕业：许卓人，本城人，河北大学医科毕业。《续安阳县志·卷二·选举表》，民国·方策，王幼侨撰，清嘉庆二十四年（1819）刊本，民国二十二年（1933）重印本，1148.

马金荣

大学及专门学校毕业：马金荣，马家垒人，济南齐鲁大学医科毕业。《续安阳县志·卷二·选举表》，民国·方策，王幼侨撰，民国二十二年（1933）重印本，1149.

杨在堉

大学及专门学校毕业：杨在堉，字蔚生，东水村人，北平国立大学医学院毕业。《续安阳县志·卷二·选举表》，民国·方策，王幼侨撰，民国二十二年（1933）重印本，1149.

王振卿

大学及专门学校毕业：王振卿，字德之，大坡村人，陆军医学校毕业。《续安阳县志·卷二·选举表》，民国·方策，王幼侨撰，民国二十二年（1933）重印

本，1150.

李德溥

大学及专门学校毕业：李德溥，西漳涧人，齐鲁大学医学院毕业。《续安阳县志·卷二·选举表》，民国·方策，王幼侨撰，民国二十二年（1933）重印本，1150.

刘景宽

大学及专门学校毕业：刘景宽，字容斋，水冶镇人，北京军医专门学校毕业。《续安阳县志·卷二·选举表》，民国·方策，王幼侨撰，民国二十二年（1933）重印本，1153.

第二节　林　县

杨法恭

（清）杨法恭，字恒心，精岐黄，性孝。母年六十，病风痹，行止不良，法恭以肩代舆，时时负母眺望乡景。汤药外一饮一膳，沐栉细事，皆亲为之，如是者十年。性嗜酒，尝因醉误昏定期，母责之，即戒酒，涓滴不入口。母卒，哀毁几灭性。每检母遗物，辄流涕不止，家人乃聚其物焚诸墓所。兄法敬，邑庠生，与法恭异母，法恭敬事之，晨昏依侍，不命之退不敢退。提学葛某旌其门曰：伦德最优。《林县志·卷十二·人物上列传》，民国·张凤台修，李见荃等纂，民国二十一年（1932）石印本，768-769.

蔡新堂

（清）蔡新堂，横水人，性严正。事祖母抚弱侄，委曲尽道，在乡遇事持正。善医，不受谢。《林县志·卷十二·人物上列传》，民国·张凤台修，李见荃等纂，民国二十一年（1932）石印本，769.

徐营温

（清）徐营温，原康人，天性友爱。幼赤贫，与弟营和佣工度日，后弟出嗣。数年，嗣父以艰于生计，拟退嗣，族众难之，温开之曰：吾手足也，吾正望其来归。温时营小负贩，已置田数十亩，称小康。迎弟归同居二十年，怡怡无违言，析居时田产物什温均让弟自择，遗乃自取之。温尤精岐黄，远近求医，虽暮夜风雨，必往。概不索谢，人甚德之。《林县志·卷十二·人物上列传》，民国·张凤台修，李见荃等纂，民国二十一年（1932）石印本，769.

李久贞

（清）李久贞，大河村人，习岐黄，以济世为乐。村有孀妇李郭氏，老而无子，积赀百串，托久贞权子母，人无知者数年。氏猝病卒，久贞适在外医人，闻之急归，见氏亲族，方在困难。扬言曰：氏曾给子钱百串，嘱为生息，今加倍矣，可供丧用。众大喜，为氏立嗣并厚葬焉。《林县志·卷十二·人物上列传义行》，民国·张凤台修，李见荃等纂，民国二十一年（1932）石印本，780.

田建猷　田奕业、田奕功

（清）田祁振，下陶村人，附贡生。家颇裕，乐善好施……孙田建猷，性聪敏，慷慨好义，乡人推重。精医术，借以济人，为邑令宋俊起所敬礼。尝燕谈询及民瘼。时有骡差役借端滋扰，每乘农忙，咆哮追呼，役一而索百，大为民病。建猷切言之。宋曰："嘻！若是其害也，即除之。"笑曰："此亦一剂清凉散也。"子奕功，能修父业。孙景清、景瀛，自有传。《林县志·卷十二·人物》，民国·张凤台修，李见荃等纂，民国二十一年（1932）石印本，784.

田建猷，聪明多才，慷慨好义，以从九家居，为乡人推重。兼精医术，籍以济人，为邑令宋公所敬礼。尝燕谈询及民间疾苦，时有骡差之弊，差役借端滋扰，每乘农忙，咆哮追呼，役一而索百，遂为邑人所深病为剀切言之。公曰：嘻！若是其害也，即除之。笑曰：此亦一剂清凉散。仁人之言其利薄哉。子奕业、奕功，太学生，能修父业，为积善之家。孙景清、景瀛，先后拔贡，景华、景廉诸生昌大其家云。《续修林县志·卷二·人物志行善事》，清·康仲方，俞敦本纂修，清咸丰元年（1851年）刻本，44-45.

田祁昌

（清）田祁昌，字盛公，阜民池人。少孤，善侍母，母晚多病，祁昌尽夜侍榻前，虽遭呵叱不肯去，母卒，丧葬尽礼。不信日者曲说，慷慨豪侠，喜交游，好济人缓急。邑世家子宗廷辅负银二千六百两，将鬻所居以偿。祁昌闻之恻然，立焚其券。友人薛东，贫无子，出银四十两为买妾。东死，又以二十两恤其孤。邻人魏二，族人善行，贫不能娶，各赠银三十两为成室。贡生刘麟理、诸生刘谦、田培蘭、曹瑞云等，将因贫废读，皆助膏火俾成名。山阴朱存仁来寓于林，为代谋其家室，并助丧葬，存仁作诗感激。大名李九思、淇县魏承宣皆寒士，祁昌周其发困，三十年如一日。

此外，舍衣粥、施医药、收养遗弃孤儿，所全活者甚众，以是家渐落，而善乐施之念，至老不衰。乾隆五十八年（1793），以义行旌，安阳许法震挽之，云当年义侠扶危处一邑孤寒，下泪时论者以为实录。祁昌幼失学，迨长深自愧励，博览群书，每有题咏不雕不琢，理真词畅，多见道之言。及殁，其子琇衰其诗文为《宁寿堂遗稿》藏于家。《林县志·卷十二·人物上列传义行》，民国·张凤台修，李见荃等纂，民国二十一年（1932）石印本，785.

石雁峰

（清）石雁峰，佛岭南山（今林州市桂林镇）人。幼学举业，为业师郭日新所器重，数奇试屡踬，遂绝意进取。家居授徒，不受修脯，贫者或饮助焉。性谦退，生平无疾，言遽色，与人语如恐伤。晚年益喜观书，经史而外兼及医卜星算，尤精形家言，有以相地请者则谢曰：子择茔地，不如培心地也。卒年七十余。《林县志·卷十二·人物上列传义行》，民国·张凤台修，李见荃等纂，民国二十一年（1932）石印本，793-794.

杨庚申

（清）杨庚申，杨家窑（今林州市横水镇杨家窑村）人，性质实无杂好，里党敬畏，精岐黄，不受脉资。或因钱债纠葛，宁为赔垫，不使兴讼。《林县志·卷十二·人物上列传义行》，民国·张凤台修，李见荃等纂，民国二十一年（1932）石印本影印，794.

徐定唐

徐定唐，一名淮阳，字邻海，原康（今林州市原康镇）人。早丧父，奉母举太行之龙溪谷，耕读养志，喜纵览诸子百家，弱冠尝一应县试，见有司待士无礼，遂绝意举业。取宋明诸理学书读之，曰：道在是矣。因严立课程以圣贤自期许，又约同志为责善会，互相师友。道光戊申至，覃怀与李棠阶订交，棠阶深服其力量，令河朔士子从之游，群相赞欢，以为不及蒙古倭仁，负理学盛名。定唐闻之，徒步访之，京师一见如故，细究心得，间有来合者互相参证，倭大欢，服命子福咸师事之。时六安吴廷栋、师宗、何桂珍，普洱窦埠，永城丁彦俦，涉县杨三珠皆治性理学，定唐悉共讲求，上下其议论大兴，俞长赞督学河南，以礼聘定唐，定唐至，为陈士风之要著《学政条规十二则》下所部校序行之。咸丰四年（1854）卒，年六十岁，学者称龙溪先生。

定唐讲学主躬行实践，以日记言动为入手，曰：诚敬二字为学问紧要关头。曰：为学须变化气质。曰：学问到无歇手处方见自强。自叙所得谓三十岁后于学始知，所向四十岁夫渐就结实，五十岁后较从前少，把持之力亦少，放逸之病，此固读书之效，而朋友切磋之益亦复不少。少时豪遇，尚气节，晚年平和乐易，无疾言遽色，其接引后学陈词设喻，无不针对病痛，闻者哂然，故所至人乐与游，农民皆来听讲，士风乡俗为之丕变。所著《东海家乘》《济世良方》《考终录》《龙溪女训》《语录》《日记》若干卷，藏于家。《居易齐集》，其曾孙营初为锓板行世。

民国十二年（1923）入祀乡贤祠，子清澜、孙栋阶，均能世其家学。门人最著者有王惺齐、高景辰。清澜，字静波，岁贡生，才思敏捷，下笔千言立就。邑有修建庆祝多踵门求文，尤喜表章节义，著有《弗措轩诗文集》。栋阶，字泰升，弱冠为名，诸生，善书，遗有《历齐文存》若干首。《林县志·卷十二·人物上列传文学》，民国·张凤台修，李见荃等纂，民国二十一年（1932）石印本，812.

田发兴

（清）田发兴，医不受谢。《林县志·卷九·人物志下》，清·杨潮观纂辑，清乾隆十六年（1751）纂，清乾隆十七年（1752）刻本，25.

赵日新

（清）赵日新，医不受谢。《林县志·卷九·人物志下》，清·杨潮观纂辑，清乾隆十六年（1751）纂，清乾隆十七年（1752）刻本，26；《林县志。卷十三·人物下列传人表》，民国·王泽溥纂修，民国二十一年（1932）石印本，30.

郭和玺

郭和玺，医不受谢。《林县志·卷九·人物志下》，清·杨潮观纂辑，清乾隆十六年（1751）纂，清乾隆十七年（1752）刻本，26；《林县志·卷十三·人物下列传人表》，民国·王泽溥纂修，民国二十一年（1932）石印本，30.

安黉

（清）安黉者，家于南关，业岐黄术三十余年，备药饵疗人而不受谢。雍正十二年（1734），黉上山右路拾遗金，访为西人张龙所失，即送还之。又七家凹居民田发兴者，不知医而善牧毒术。雍正十三年（1735）秋，朱家庄人申其义上山采木耳，遇蛇伤足身尽肿，与夜上山牧伤三日方愈。八年秋下甲家人岳满库亦遇蛇伤，与为救解得不死，俱不受谢而去。《林县志·卷九·人物志下》，清·杨潮观纂辑，清乾隆十六年（1751）纂，清乾隆十七年（1752）刻本，30.

田家耀

（清）田家耀者，家于贤城，自幼以赶脚为生，悉知牲畜病状，人家有牲畜病者，不问远近招之即往，应手即愈，初不受酬。雍正元年（1723），耀转贷粮谷以救邻人饥馑，后即为代偿焉，人感其德。《林县志·卷九·人物志下》，清·杨潮观纂辑，清乾隆十六年（1751）纂，清乾隆十七年（1752）刻本，34.

张瑶

（清）痒生张瑶，曲尽孝养，又善岐黄。《续修林县志·卷二·人物志旌善》，清·康仲方，俞敦本纂修，清咸丰元年（1851）刻本，47.

董笀

（清）董笀，善事双亲，医不受谢。《续修林县志·卷二·人物志旌善》，清·康仲方，俞敦本纂修，清咸丰元年（1851）刻本，47.

杨修淇

（清）生员杨修淇，孝能悦母，工书精医。《续修林县志·卷二·人物志旌善》，清·康仲方，俞敦本纂修，清咸丰元年（1851）刻本，47.

时化春

时化春，东窑头（今林州市横水镇窑头村）人，医不受谢，德被婴孩。《林县志·卷十三·人物下列传人表》，民国·王泽溥纂修，民国二十一年（1932）石印本，36.

王金标

王金标，南窑村（今林州市东姚镇南窑村）人，精医不受酬谢。《林县志·卷十三·人物下列传人表》，民国·王泽溥纂修，民国二十一年（1932）石印本，37.

第三节　内黄县

张遂

（唐）僧一行，内黄（现河南省安阳市内黄县）人，姓张名遂，剡国公谨之孙。少聪敏，博览经史，尤精历象、阴阳五行学，所著有《大衍论》三卷，《摄调伏藏》十卷，《天一太一经》及《太一局遁甲经》《释氏系录》各一卷。《彰德府志·卷十七·人物志仙释》，清·卢崧纂修，清乾隆五十二年（1787）刻本，19.

刘全备

（明）刘全备，字克用，正德嘉靖年间人。事亲孝，习举子业不售，思欲利济天下，因殚精岐黄，凡《素问》《难经》诸书莫不窥其闻奥，遇病随手愈，不索酬焉。

作《病机赋》，自为注解，盛行于世。《内黄县志·卷之十五·人物志方技》，清·李渼纂修，清乾隆四年（1739）刻本，25.

（明）刘全备，字克用，正德嘉靖年间内黄人。事亲孝，习举子业不售，思欲利济天下，因殚精岐黄，凡《素问》《难经》诸书莫不窥其阃奥，遇病随手愈，不索酬焉。作《病机赋》，自为注解，盛行于世。《内黄县志》。《彰德府·卷十七·人物志技术》，清·卢崧纂修，清乾隆五十二年（1787）刻本，36.

邵亭

（明）邵亭，字荫棠，石磐村人，天资颖悟，学问洽博，弱冠采芹食饩，设教多年，成就人才甚众，甲戌恩贡。为人度量宽大，仗义疏财，因邑中公事赔累数百金，毫无怨色。晚年博览医书，存心济世，与谈岐黄者无不服其精妙，远近就诊，门前车马不绝。《内黄县志·卷十三·人物志耆旧》，清·董庆恩纂修，清光绪十八年（1892）刻本，40-41.

张懋昌

（清）张懋昌，字九之，明鲁府审理，亨甫曾孙。出就外传，读书暇辄弄药弹膏图为戏，识者已卜其志趣，随任汴署就正藩医，得其秘术，时患疫，人人惧染：懋昌曰：吾方驱二竖，以砭针何惧染。为携囊诊视，应手辄愈，远近颂神医焉。国朝大名兵宪耿仲令成俱倚为性命保障，邑候屡旌其门。懋昌笃亲，亲识大体，念本宗祠堂未立，爰鸠族氏首输多金，以为春秋享献之地，君子韪之。《内黄县志·卷十四·人物志方技》，清·董庆恩纂修，清光绪十八年（1892）刻本，15.

（清）张懋昌，字九之，明鲁府审理，亨甫曾孙。随任汴署就正藩医，得其秘书，时患疫，人人惧染，懋昌曰：吾方驱二竖，以砭针何惧染。为携囊诊视，应手辄愈，远近颂神医焉。大名兵宪耿仲令成俱倚为性命保障，邑候屡旌其门。懋昌笃亲，亲识大体，念本宗祠堂未立，爰鸠族氏首输多金，以为春秋享献之地，君子韪之。内黄县志。《彰德府·卷十七·人物志技术》，清·卢崧纂修，清乾隆五十二年（1787）刻本，37.

宗上达

（清）宗上达，邑庠士。帖括之外无他能，一夕梦神，授以按摩术，初不解其验否也。居有顷妻病胁痛甚，达以手探之旋愈，自此知交中闻之。稍稍招徕，病随手转，锱铢不取，后遂其门如市，涤滞起沉，不可殚述。尝云：人身气血脉筋络如水行地中，一有阻塞则害立见，惟当识其却窾，重加按捺，使其流通，自可不事汤液针灸而愈。二尹杨育赠以联曰：无药能除当世病，点金恐误后来人。古有能见垣一方者，上达殆近之与。《内黄县志·卷十四·人物志方技》，清·董庆恩纂修，清光绪十八年（1892）刻本，15-16.

尹逢庚

（清）尹逢庚，字毓西，光绪六年（1880）恩贡。性至孝，生母早年卒，继母王氏有乳疾，名医多束手。逢庚因尽弃举业，殚精岐黄，自为调治，药必亲尝，羹必自作，不假手于妻子，昼夜不离，毫无倦色，远近皆称其孝。《内黄县志·卷十三·人物志忠义孝悌》，清·董庆恩纂修，清光绪十八年（1892）刻本，57.

第四节　汤阴县

扁鹊

（周）扁鹊，渤海郡郑县人，姓秦名越人。《八十一难》曰：秦越人与轩辕时扁鹊相类，仍号之，又家庐国，命之曰庐医。少时为人舍长，受术于舍客长桑君，见人之五脏闻病之阳，论得其阴，闻病之阴，论得其阳，活人至众，其成名以治赵简子、虢太子、齐桓侯，并见史记，庸医李毓忌之，杀于伏道，广应王者封之也。

断曰：尝读鹖冠子，扁鹊兄弟三人，皆精医术。尝魏文候，候问：谁者最善，曰：长兄神视，故名不出家，仲兄视毛发，故名不出门，臣察血脉，授人毒药，故名闻诸侯。嗟乎。二兄无名皆寿终，牖下彼独死非命，名亦误人也哉！而太史公于被刺之前，叙曰：闻邯郸贵妇人病，即为带下医，过雒阳闻周人贵老，即为耳目痹医，入咸阳，闻秦人爱小儿，即为小儿医，则其急于见长取利，宜有以触人之忌矣。《汤阴县志·卷之十二·人物志仙释》，明·沙蕴金纂修，明崇祯十年（1637）刻本，70-71.

（周）扁鹊者，渤海郡郑县人，姓秦氏名越人。为医活在齐或在赵，在赵者名扁鹊，扁鹊名闻天下，过邯郸闻贵妇人即为带下医，过洛阳闻周人爱老人，即为耳目痹医，入咸阳闻秦人爱小儿，即为小儿医，随俗为变。秦太医令李醯，自知伎不如扁鹊也，使人刺杀之于汤阴，因葬焉。《史记》。《彰德府·卷十七·人物志技术》，清·卢崧纂修，清乾隆五十二年（1787）刻本，38.

张森

（汉）张森，汤阴人。县故有皮场镇萃，河北皮鞓蒸溃皮生蝎虫，人触辄死，森时为场库使，素谨事神农氏，祷神杀蝎，镇民德之，遂崇奉旨，傍邑皆立庙。宋时建庙于汴城显仁坊，建炎南渡有商立者，携神像至浙，舍于吴山看江亭，因以为庙，额曰：惠应，俗呼皮场庙。咸淳德祐累封王爵，两庑绘二十四仙医。相传，神农氏采药者也，当宋时颇著灵异有处，州叶生奉神甚虔，下第不能归，谓同舍曰，明当祷皮场，乞钱三万，众皆随之。及还曰，神许我矣。明日薄暮，有近郡太守以三万招馆客，众以失意不欲往，叶亟往，自献得钱符数，濒行须一方荷担。又往祷之，喜曰，神许我矣。既装束杳然无人，乃令齐仆齐行。同舍曰，此仅可抵江下，标渡江何，叶生曰，吾所恃惟神，他非所虑也。长揖径去，至午齐仆闾舍，云叶上舍登舟时，一乡夫自江西来，云与邻居欣然随去矣，众皆异之。数日，同舍生自越州回，乃与叶生同舟者，云是日中流风作樯，仆舟中人惊怖欲死，而叶生熟睡齁齁，俄而风止樯起，舟人言危。时见金甲巨人，仗剑坐蓬上，叶生悚然曰，此吾所奉皮场大王也，启笥所绘图，舟人惊服。西湖游览志。今查，邑境内无皮汤镇，亦无专庙神，既汤阴人遂载之。《彰德府·卷二十一·寺观》，清·卢崧纂修，清乾隆五十二年（1787）刻本，9-10.

孙登

（晋）孙登，字公和，汲人。隐苏门山，读易抚一弦琴，无恚怒，常临水长啸，作鸾凤声，嵇康从游，三年间所畾终不答。将别，康曰：先生竟无言乎？登曰：子识火乎？火生而有光，而不用其光，果在于用光乎？人生而有才，而不用其才，果在于用才乎？用光在乎得薪，所以保其耀，用才在乎识真，所以全其年，请学琴亦不教，曰子才多，识寡难乎，免于今之世矣。其后，居五岩山，事载古迹，本传止言升天，未言医术，世儒处方术家言或疑治龙焉。隋孙思邈。按：思邈华原人，隐太白山，其治龙于此不合。晋书曰：熙宁间，得小碑于公和洞中刻药方数十，盖吾儒其道，既大学，既富彼，方技固其绪耳，子贡所谓又多能也，即治龙又奚损于公和哉。《汤阴县志·卷之十二·人物志仙释》，明·沙蕴金纂修，明崇祯十年（1637）刻本，67-68.

（晋）孙登，字公和，汲郡共人也。无家属于郡北山，为土窟居之，夏则编草为裳，住宜阳，善有作炭人见之，知非当人，语登不应。文帝闻之，徒阮籍往观，与语亦不应。籍尝于苏门山遇登，与商略终古及栖神导气之术，登皆不应，籍因长啸而退。至半岭，闻有声若鸾凤之音，响乎岩谷，乃登之啸也。今相传汤阴县西五岩山东南一窟，即登所居石室尚存。《晋书》。《彰德府·卷十七·人物志技术》，清·卢崧纂修，清乾隆五十二年（1787）刻本，41.

赵安邦

（明）赵安邦，字良辅，十岁而孤，能自立志读书，十五为邑庠生。事母最孝，因母多疾，博览方术，求脉理时调养之余，亦治他人，多奇效，世称名医。母尝疾笃，邦祷请愿损己寿一纪益母，极力调治，获愈，果延十二年，始卒，邦哭踊不觉。过礼三年，绝荤酒不入私室，抚台杨公巡汤，闻而慕之，与谏垣席公议请一见，邦以服制辞，二公再三请。对其使曰：必欲见生，生不敢变。衰服泊于文王庙，暂衰见之，始谈圣学经济，从容悉对，徐问吐纳，亦微应渐，由铅姹铦房中术，辞曰：所问非学，即求退去。

嘉靖间，以岁贡应铨，大学士郭公东野者邦近亲也。于时掌天官，雅重硕德，执晚生礼，问所欲方域。邦曰：食禄有方，何地不可尽职，定不敢以亲故伤东野平直，寻授开州训导，以讲阳明学，与端溪王公友契公作八行图说，请邦跋之。及掌滑县教事，滑令隋公以少年甲第政多杂略过断，邦直让以血气用事，民或不堪，公谢服前后馈金三百。邦济贫生，又建讲堂，壁书圣贤，徽语尽费之，滑其性素称仁厚，尝署滑政，其刚果殊，足惮旬月间，猾暴丧魄。后升辽东教授，辞职家居，读易老子与门生亲知，讲论终日，每乏粮终不动色，时有馈问，亦不苦辞，独馈出贪污，虽权贵不视。辉县行山中有高人王姓，号冲丘处士，相传程明道之友也。与邦通问，邦与书曰：徒存济世利扬之心，力量未及，不作欺天枉人之事，梦寐粗安。大抵邦以忠诚虑世，人或有欺之者，于彼无与也。卒以万历十五年（1587），寿八十四岁，与岳武穆同祀郿孝子祠，有所著《守城便宜》一卷。《汤阴县志·卷之十二·人物志隐逸》，明·沙蕴金纂修，明崇祯十年（1637）刻本，60-62.

（明）赵安邦，字良辅，十岁而孤，笃志读书，十五入邑庠，事母至孝。母多疾，因通览方术，精医理，侍养之余，治他人亦多奇效，母尝疾笃，恳祷愿损寿一纪益母，已获愈，果十二年始卒。哭踊过礼，绝酒肉不入室者三年，抚杨公闻而贤之，与星崖席公愿一识，以服辞至再。乃对其使者曰：必欲见生，生不敢变。服遂以衰绖谒见二公于文王庙，谈圣学经济，悉从容对。

嘉靖间，以明经训开州，升滑邑谕，隋令府以少年喜武健，面让以血气用事，民不堪，令谢服屡馈金数百，悉以济士。又建讲堂，尽费之，性素和易，尝署滑政，以刚果殊，足惮旬月间，猾暴丧魄，及辞职家居读易，与亲友谈论，终日不倦，尝绝粮，处之恬然，馈出贪污，虽权贵不视，苏门山中，王冲虚处十高人也。尝通门复书，有曰：徒存济人利物之心，力量未及，不作欺天枉人之事，梦寐粗安。万历十五年卒，年八十四，与岳忠武王同祀郿孝子祠，所著有《守城便宜》一卷，号收春。《汤阴县志》。《彰德府·卷十七·人物志·行谊》，清·卢崧纂修，清乾隆五十二年（1787）刻本，25.

（明）赵安邦，字良辅，汤阴人。十岁而孤，感父遗命，刻意诵读，十五补庠生。事母最孝，母病，研究素问等书，遂成名医。母殁三年，绝荤酒，不入私室。嘉靖末，以岁贡授开州训导，复升辽东教授，寿八十四，卒祀孝子祠。《河南通志·卷六十四·人物孝义》，清·田文镜纂修，清光绪二十八年（1902）刻本，23.

靳士泰　靳璞

（清）靳士泰，字挺生，汤阴人。癸巳副车，性和易，嗜学不倦，事亲委屈周至，处兄弟怡怡，兄弟殁，子侄辈悉赖成就，授扶沟县教谕，敦崇实行，不尚浮华。时有进究理学者，士泰曰：日用行即理学也，何事钩深，素隐为著，有《庸言集》。子璞，事亲孝，母殁后父患瘫症，朝夕不离，以亲病攻医术，即以之济人，巡抚雅旌之，载名彰善录。旧志。《彰德府·卷十七·人物行谊》，清·卢崧纂修，清乾隆五十二年（1787）刻本，32.

李树棠　李竹君　李少白

李树棠（1889—1943），字召南，宜沟人。树棠，父升（号老平），晚清武秀才，晚年除经营农田，还以开店为业。树棠幼读诗书，青年时代，性嗜酒，甚而寻花卧柳，吸食鸦片，素常多病，每寻医无着，立志自学中医，除研读《金匮要略》《伤寒论》《本草纲目》等中医书籍外，还寻四乡名医当面求教。不仅钻研中医，同时通过研读《马经》，还兼学兽医。

40岁（1930年）以后，因同事日艰，父亲去世，家业凋零，加之其为人畜治病，医术在民间已有相当声誉，便毅然决然革去旧日不良嗜好，潜心从事医术活动。树棠（人多呼其号老召）声望日高，他向两家药铺相约："既乐于跟我共事，就必须按我的心意办事""穷汉吃药，富户还钱"（即贫家吃药钱尽量少要，富户吃药，可多收一些）。这样便深为人们所称道。晚年，他的医术无论内外和外科，人医和兽医，是兽医，扎针、穿刺、处方施药，造诣颇为精湛，人们更称他为看病"圣手"。此外，他还根据多年经验，配制一些丸散之类，其中治疗疟疾的一种丸药，供病人服用，且从不收取分文。他的长子竹君、孙子少白等从事医业，均直接受其熏陶。

树棠在民间有相当威信，地方当局曾劝其担任保长、联保主任职务，因看清了政局的黑暗，严词拒绝。1938年，日本帝国主义入侵宜沟后，他长期在王军庄、王老屯、八角等地亲戚家隐居，坚决不干为日本侵略者效劳的"维持会"之类的勾当。因到处颠沛流离，身体日衰，于1943年患急性肺炎逝世，终年五十四岁。《汤阴县志》，汤阴县志编纂委员会编，河南人民出版社，1987年2月，599.

杜生玉

杜生玉（1893—1977），女，李树棠续妻。杜氏善于操持家务，也注意协同丈夫对儿子的培养，促其子李廉走上革命道路。杜生玉在丈夫行医过程中，学得一些中医外科基本技艺。后来，亲自动手为患者开疮、上药、穿药捻，很少收费。《汤阴县志》，汤阴县志编纂委员会编，河南人民出版社，1987年2月，599.

第五节　滑　县

崔瓘

（唐）崔瓘，滑州人，精《内经》。王季友赠崔高士诗：夫子保乐命，外身得无咎。日月不能老，化肠为筋否。十年前见君，甲子过我寿。云何今相逢，华发在我后。近而知其远，少见今日首。遥信蓬莱宫，不死世世有。玄石采盈担，神方秘其肘。问家惟指云，意气常言酒。摄生固如此，履道当不休。未能太虚同，愿亦天地久。实肠以芝术，践形乃刍狗。自勉将勉余，良药在苦口。《重修滑县志·卷十八·人物第十三艺术》，民国·王蒲园等纂，民国二十一年（1932）铅印本影印，1472；《滑县志·卷十二·人物艺术》，清·清乾隆二十五年（1760）刻本，23-24.

陈安山

（明）陈安山，东武定州人，举人。天顺六年（1462），任和易处事爱民如子，承荒岁后，民多疫疾，公出俸施药，赖以全者多焉。《滑县志·卷六·官师》，清·姚德闻纂修，清康熙二十五年（1686）刻本，26.

匡忠

（明）匡忠，字体道，号仁斋，邑人。世业医，尝起危殆之疾，不责人之报，以长厚称忠。幼读儒书，甫冠即开门授徒，笃与孝友，恩义兼至。晚年以家事付子愚，优游乡里，以诗酒自娱，卒年八十。《重修滑县志·卷十八·人物第十三艺术》，民国·王蒲园等纂，民国二十一年（1932）铅印本影印，1473.

张百训

（清）张百训，字益庭，城东浦林集人。事继母孝敬备至，不违慈颜。素明医道，光绪间施诊乡里，无论寒暑昼夜，有问诊者，即欣然前往，乡人敬之。寿七十余，无疾而终。《重修滑县志·卷十六·人物孝悌》，民国·王蒲园等纂，民国二十一年（1932）铅印本影印，1341-1342.

吕守仁

（清）吕守仁，邑生员。仗义好施，生员孙杨取妻里人、张济公葬父无赀，守仁慷慨独任。乾隆二十二年（1757），黄水泛滥，煮粥赈饥。二十四年，瘟疫流行，又广施丹药，全活甚众。每岁隆冬，施衣给食以为常，合邑具禀，县邑令杨公以"德重一乡"旌其门，年逾八十而终。《重修滑县志·卷十八·人物义行》，民国·王蒲园等纂，民国二十一年（1932）铅印本影印，1431－1432；《滑县志·卷十·人物义行》，清·姚锟纂修，清同治六年（1867）刻本，4.

李金荣

（清）李金荣，嘉庆丙子岁贡。初入庠时，乡人欲延为师，以亲老辞，志切圣贤之学，文亦拔俗。尝言人生当有补于世，恨贫贱力不逮耳，然诱掖后进，贫者不受束修。又精于医，所活甚众，概不受谢。强与则曰：勿轻视吾，吾岂爱钱者。嘉庆癸酉，教匪掳城，友人以其疾恶素严，疑必被害，及贼胁降不从，以人望竞释之，遂至南乡与众调度，御贼一乡，赖以保全，贼平，独不居功。临终嘱其子及门人曰：生平无善可为尔，法然所谓"圆通世路，随波逐流"八字，愿尔等勿蹈之，其躬行如此，里人奉为矜式。《重修滑县志·卷十八·人物义行》，民国·王蒲园等纂，民国二十一年（1932）铅印本影印，1433－1434.

韩家齐

（清）韩家齐，城东焦村人，乐善好施，贫不能葬者，助之以棺，给之以谷。精外科，求医者盈门，给食施药，五十年始终如一，年八十六无疾而终。（见）《同治旧志》。《重修滑县志·卷十八·人物义行》，民国·王蒲园等纂，民国二十一年（1932）铅印本影印，1439.

陈超伦

陈超伦，监生，以孝闻，母逾七旬不忍暂离，喜其母年衰而健，施药三十余年，虽雪夜叩门，必披衣起，出而与之。（见）《同治旧志》《重修滑县志·卷十八·人物义行》，民国·王蒲园等纂，民国二十一年（1932）铅印本影印，1442.

李涛

（清）李涛，字平洲，府经历衔，南呼寨人。素明医道，施舍丸散膏丹，每年购求良药，不惜资财，无论宿疾时疫，一律治之，痊愈甚众。咸丰十一年（1861），助办团练。光绪十四年（1888），襄办老安堤工。十八年（1892），襄办本县城工，均有劳绩。《重修滑县志·卷十八·人物义行》，民国·王蒲园等纂，民国二十一年（1932）铅印本影印，1452－1453.

耿宫中　耿世禄

（清）耿宫中，邑人，明南京应天府推官耿彦宏九世孙也。家世业医，宫中尤专精。邑孝廉刘允抡忽患喉疮，面肿如斗，数日不食，众医束手，宫中曰：此疳毒也。

投以药立愈。子世禄，亦能世其术，年八十余强健如少壮，著有《经验简便方》《医方分类》等书。（见）《乾隆旧志》。《重修滑县志·卷十八·人物第十三艺术》，民国·王蒲园等纂，民国二十一年（1932）铅印本，1474；《滑县志·卷十二·人物艺术》，清·吴乔龄纂修，清乾隆二十五年（1760）刻本，24.

耿世禄

耿世禄，医士，宫中之子，为人诚朴谦谨，亦业医，以济人为心，寿八十亲觐天颜蒙恩光。邑令吴公赐以"岐黄传家"匾。后学师刘允上赠以"齿德达尊"匾，又学台梦大人给以"百年硕德"匾。《滑县志·卷十二·人物艺术》，清·吴乔龄纂修，乾隆二十五年（1760）刻本，24.

毛士达

（清）毛士达，例贡生，城东南上官村人，精医术，所著书有《经验奇方》《怪症备要》《舌苔三十六种》传世，并著《本草医方》，按症调治，无不立愈。（见）《同治旧志》。《重修滑县志·卷十八·人物第十三艺术》，民国·王蒲园等纂，民国二十一年（1932）铅印本，1474.

贡生，毛士达，精医术，所著书有《经验奇方》《怪症备要》《舌苔三十六种》传世，并著《草本按症》，调治无不立愈。《滑县志·卷十·方技》，清·姚锟纂修，清同治六年（1867）刻本，3.

高德彰

（清）高德彰，通《内经》，尤精针灸，以行医济世。瘟疫传染时，不惮劳苦，日诊数十人，皆应手立愈，终身不受谢仪，寿八十岁，无疾而终。子应科，亦有父风。年分未详。《重修滑县志·卷十八·人物第十三艺术》，民国·王蒲园等纂，民国二十一年（1932）铅印本影印，1474.

李廷采

（清）李廷寀，字干臣，城北善堂集人。道光庚戌岁贡，绝迹仕宦，构茅屋野外，啸傲其中。年四十余，膺明经为文，不趋时好，行事多古人风。晚年精岐黄术，其视人疾病，洞见癥结，全活者甚众，咸丰六年（1856）卒。儒学教谕张公发扬为序其实行以表之。《重修滑县志·卷十八·人物第十三艺术》，民国·王蒲园等纂，民国二十一年（1932）铅印本影印，1474.

王启文

（清）王启文，字全质，监生，城东大王庄人，博通医理，明于经络，善诊虚劳等症，尤精痘疹科，著有《痘疹辨症》一书，分顺症、逆症、险症、奇症数门，均有经验医案。同治七年（1868），遭捻匪稿焚于火，未得行世。《重修滑县志·卷十八·人物第十三艺术》，民国·王蒲园等纂，民国二十一年（1932）铅印本影印，1475.

马禹锡

（清）马禹锡，邑庠生，城南梁固寺人，精医术，善治疯癫。邻村禹姓妇，偶得癫狂疾，涕笑无常，医者束手，为投一方药，立愈，自此远近知名。年分未详。《重修滑县志·卷十八·人物第十三艺术》，民国·王蒲园等纂，民国二十一年（1932）铅印本影印，1475.

张光宗

（清）张光宗，城东山木村人，善医小儿科，尤精痘疹。聘请者门庭如市，诊分先后，不分贫富，倘贫者先至，富者虽高车驷马，后来亦必依次往，且不受酬谢，乡里称焉。寿七十余。年分未详。《重修滑县志·卷十八·人物第十三艺术》，民国·王蒲园等纂，民国二十一年（1932）铅印本影印，1475.

刘双祥

（清）刘双祥，字莲卿，城东傅村人，性忠厚，精医道，善治瘟症。光绪间时疫作，全活无算。有问诊者，虽夜必兴，不惮劳苦，寿八十四。《重修滑县志·卷十八·人物第十三艺术》，民国·王蒲园等纂，民国二十一年（1932）铅印本影印，1475.

殷氏

（清）殷氏，田宜象妻，居田堤口，长垣岁贡，庆甫女进士，即用知县广恩长子媳，幼受父训，长好读书，年二十余夫殁，每作文吟诗，柏舟以见志，呈翁批阅。后习医术，小儿科独擅其长。《重修滑县志·卷十九·人物第十四贤明》，民国·王蒲园等纂，民国二十一年（1932）铅印本，1582.

袁化凤

（清）袁化凤，字次宇，性仁厚，居乡和易，喜为善事，尝施药济人，数十年不倦。《滑县志·卷十二·人物孝义》，清·吴乔龄纂修，清乾隆二十五年（1760）刻本，11.

于在奇

（清）于在奇，事寡母以孝闻，友爱兄弟，无争端，施地作义路。代刘进才还贾姓钱四千，不使卖妻。其族孙学孔贫而乏，嗣给米薪养之，殁具棺葬埋，且施药济人七十余年。百有三岁，四方称为人端云。《滑县志·卷十二·人物孝义》，清·吴乔龄纂修，清乾隆二十五年（1760）刻本，12.

齐新民

（清）齐新民，家有磨，无牛马，父命其母推之，新民年十四，于学中闻之，逾垣以代父责，以废学。跪告曰：母劳儿不忍也，父遂释其母，入学。后设教施药，乡里称善人，经公举旌其间，九十六岁，无疾而终。《滑县志·卷十·人物孝悌》，清·姚锟纂修，清同治六年（1867）刻本，13.

巫秀池

巫秀池，字荣坡，叶寨人，南通医科大学。《重修滑县志·卷十五·选举毕业》，民国·王蒲园等纂，民国二十一年（1932）铅印本影印，1259.

张鸿亚

张鸿亚，字振东，留固集人，北京医科大学。《重修滑县志·卷十五·选举毕业》，民国·王蒲园等纂，民国二十一年（1932）铅印本影印，1259.

第六章 鹤壁市

第一节 浚 县

马超

（清）《彰善录》：超，岁贡生，性孝友，亲殁，丧葬尽礼，买义田一顷二十亩以供祭祀。族人芳壮年无室，薇殁于他县，超为之婚葬，里中待以举火者数家。善医，病良已，不受谢，存活者众。《浚县志·卷十六·人物志集记》，清·熊象阶纂修，清嘉庆六年（1801）刻本，21.

张皙

（清）《会马合志稿》：皙，字子白，富平傅山高弟子也。书法、医、律尽山之学，故能工绝一世。祖某官知州坐事系刑部狱，皙奔赴而计无所出。天津有贵人母病，群医敛手，皙词得之，径造其门，有奇验，赠重资不受。告以祖有难，贵人与之同至京师，事乃得白。以岁贡生官荥阳教谕，调宁陵有师范，迁广东清远知县，不习吏，告归，以诗酒自娱。其书今犹有存者浚人藏，弃与箕山，书并重云。《浚县志·卷十六·人物志集记》，清·熊象阶纂修，清嘉庆六年（1801）刻本，22-23.

李铃

（清）采访事实，李铃，字鸣鸾，新寨人。性淳谨，喜读书，多所通悟，尤喜读医书，与知医者久之，治痘疹无不应手愈，兼治外症。自少至老，不名一钱，贫而路远者，闻有疾无不至。囊药自随，因病予人，虽重值无吝色，年七十余殁，里党无老幼皆思之。《浚县志·卷十六·人物志集记》，清·熊象阶纂修，清嘉庆六年（1801）刻本，27.

王朝相

（清）采访事实，王朝相，字梅公，邢家道口人。岁贡生，精医学，亲友招之，虽风雨不推却，疾脱手愈，而不受谢，居家惟读书，里人咸以长者见推。《浚县志·

卷十六·人物志集记》，清·熊象阶纂修，清嘉庆六年（1801）刻本，29.

李士俊　李作仙　李玉　李松年

（清）采访事实，李士俊，以孝闻乡党间。车覆折其父胫骨，医不能治，士俊告天请代。忽遇一老妪，授其术，立愈。妪不知所自来，踪迹之不见人，咸异之，遂以其术济人。子作仙，字尚九，尝治知府病，馈百金不受，曰："厚求拜谢以私于己，宋忠之所贱也。"子玉、孙松年，至今犹世其术，居桑村。《浚县志·卷十六·人物志集记》，清·熊象阶纂修，清嘉庆六年（1801）刻本，30.

李锌

（清）采访事实，李锌，字望远，善医症不治者，脱手愈病，愈不索值，里人德之，殁年六十九岁。《浚县志·卷十六·人物志集记》，清·熊象阶纂修，清嘉庆六年（1801）刻本，30-31.

第二节　淇　县

李鸣廷

（清）李鸣廷，字凤仪，淇县人，轻财好施，尝施药饵，建桥利行人，置义渡，便往来。邻右待以举火者常十数家，他善甚多，不可胜纪云。《卫辉府志·卷三十四·人物志孝义二》，清·毕沅，刘钟之纂修，清乾隆五十三年（1788）刻本，18.

李世道

（清）国朝李世道，子四瞻，淇县人。事母孝，家虽贫，甘旨不缺。后习医，精其术，全活甚众。年七十九犹强健，人以为德报云。《卫辉府志·卷三十二·人物志方技》，清·毕沅，刘钟之纂修，清乾隆五十三年（1788）刻本，25.

王立业　王增文　王金铭　王治安

王立业（1865—1950），又名王老立，淇县大春节村人，先教书后行医，1950年病故，享年85岁。王立业青少年时期，曾读私熟者科举，后因社合动乱，家境贫寒，就以教私塾为生。先后在本县小漳沱、大洼和汲具的正面，罗圈等村教学20余年。他一边教书，一边习医。民国二十七年（1938）初，已有73岁高龄的王立业，因刻苦钻研加上丰富的临床实践，于中医内科和妇科颇有专长。天长日久，左手号脉劳积所致，鼓起个大疙瘩。老立关心穷人疾苦，经常无偿配药给穷苦人用。青羊口一贫苦农妇儿子患有精神病，无钱医治，走投无路，老立收治后，吃住药费全由老立负相，月余病愈，病人母亲感激不尽。

1943 年 8 月，淇县抗日民主政府首任县长刘哲民得了重病，生命垂危。时王老立已 79 岁高龄，且双目失明，但他听说给领导人民抗日的县长治病，便爬山越岭，毅然前往。药到病除，刘哲民说："王老立先生是我的救命恩人。"老立在为刘哲民治病的同时，还多次为其他抗日战士治病，使他们重返战斗岗位，为抗日做出了贡献。

老立由于医德高尚，医术精湛，在淇县声望很高。民国时期，城关群众联合赠送给他一个长 2 米、宽 1.5 米的大匾，上铸"心存济世"四个大字。老立医术代代相传，他的孙子王增文、二世孙王金铭、三世孙王治安均为中医。《淇县志》，淇县县志总编室，中州古籍出版社，1996 年 1 月，985.

谭湖

谭湖（1852—1922），字平波，俗称潭老平，洪县南大李庄人。20 岁时，拜石奶奶庙辛老常为师，开始学医。30 岁左右独立行医，兼开药铺，后收徒弟五六人，善治瘟病，在西岗一带及浚县、开封、东北等地颇有名声，著有《潭湖瘟疫论》。对贫疾病人从不收诊费，售药也很便宜，在群众中享有盛信誉。《淇县志》，淇县县志总编室，中州古籍出版社，1996 年 1 月，991.

张明声

张明声，（1892—1947），字显，淇县七里堡村人，人称"张老显"，世为兽医。张明声从小随父为牲畜看病，长大后治畜病医术更精，只要一看牲畜的毛损、气吁就可断定牲畜的病情。1944 年，日伪二十三师某营长令其给一匹马驹看病，他一看毛损、气吁，当即就说："此马驹是肺炸病，过不了今夜 12 点就死。"后果如张言。

张明声还会医人，特别是治疗疮疗，十有九愈。在给人、畜治病中，医德高尚，爱憎分明。一次城关付庄驻扎日伪马队，请他当兽医，言明按营级待遇，他坚辞不干。他平时为富家牲畜治病，诊费分文不让，给一般农户牲畜治病，坚持不让把病畜牵来，亲自前去就诊，合理收费。同时，为穷苦人看病经常分文不收，有时还免费供药，患者如不便！回家，他热情安排吃住，因而在县北一带享有盛眷。《淇县志》，淇县县志总编室，中州古籍出版社，1996 年 1 月，991.

关金生

关金生（1874—1947），字和，俗称关老和，洪县桥盟寺村人。于妇科、儿科、内科、针灸见长，对瘟疫伤寒可妙手回春。关金生为关家第五代祖传中医，常诊于县北和浚县西部，没有架子，随请随到，常步行至患者家，不收礼品。他家开有药铺，药价公道，深受群众欢迎。关金生去世后，其儿孙继续行医。到 1982 年，已行医八世。《淇具志》，淇县县志总编室，中州古籍出版社，1996年1月，991.

赵贤章

赵贤章（1904—1947），淇县吴寨村人。原教私塾，中途改医，于妇科、外科见长。在县城以北各村为群众看病，每叫必到，医术高明，不收礼品，在当地较有名望。《淇县志》，淇县县志总编室，中州古籍出版社，1996年1月，992.

第七章　新乡市

第一节　新乡县

赵仲德

（明）正统元年（1436），医官赵仲德，在县衙开设医学正科，管理医药事宜。《新乡县志》，新乡县史志编纂委员会编，生活·读书·新知三联书店出版，1995 年5 月，10.

李承宝

（明）《医卜间谈》一卷，李承宝撰。《新乡县志·卷二十二·艺文中》，民国·赵开元纂修，民国十年（1921）刻本，5.

（明）李承宝，号信齐，素喜谈兵，有封狼居胥意，抚院本兵尝欲聘之大用，不果。好采揽图志，善卜推，验如响应。尤精于脉理，每危疾，诸医敛手，宝至辄起之。然性耿介，富贵家不乐往，里巷贫窭招之，乃趋往，与之金，不受。短衣曳杖，自若业，著有《遁甲八阵图》《医卜闲谈》诸书。后以岁贡，授灵山卫教授终焉。《新乡县志·卷三十三·技术传》，民国·赵开元纂修，民国三十年（1941）铅印本，55.

岳灿

（明）岳灿，字大文，医学训科，习《素问》《难经》、刘、张诸家书，诊切若有神，尤工手搏之术，洞知百病由，全活甚众。《新乡县志·卷三十三·技术传》，民国·赵开元纂修，民国三十年（1941）铅印本，55.

赵珏

（明）赵珏，字延珪，本县大赵庄人，以名医任本县医学训科。《正德新乡县志·卷之五·方技》，明·储珊纂修，明正德元年（1506）蓝丝阑钞本，1963 年7 月影印，78.

赵铖

（明）赵铖，字德威，本县大赵庄人。玥之子，以世医任本县医学训科。《正德新乡县志·卷之五·方技》，明·储珊纂修，明正德元年（1506）蓝丝阑钞本，1963年7月影印，78.

王孟和

（清）《王氏宗谱四卷》王孟和撰。邑人郭遇熙跋：王子孟和……吾邑自国家定鼎以来，殷实旧族，家产靡不凋零，王氏之号素封者，至孟和已戈戈单寒子矣。孟和初不留意与此，又潜心岐黄，施药恤贫，四方荐绅。先生不远千里驺骑仆舆而来迎者，户外之履尝满，以故王氏之家稍稍复振。《新乡县志·卷二十一·艺文上》，民国·赵开元纂修，民国十年（1921）刻本，14.

刘铸　刘清和

（清）刘铸，字镕甫，北街人，性善良，有隐德。少孤贫，读书仅数载，十六岁习生理于广生堂药店，八十岁始辞归。当十一岁时其父客死武陟，即欲往起父榇，母以贫且幼缓之。又六年，毅然赴武陟，负骸骨归，葬如礼。有弟二，曰良、曰让，均为娶妻，嗣以食指繁各立门户，独奉养母至九十一岁。良子亡且贫卒，依之以终老。让子清和无业，为出资本，令在朗公庙开设药铺，俾得成家，精外科，不以为业，而活人无算。同治六年（1867），戚友逃乱，借寓其家，无米为炊，乃设米罐于重门下，任无米者自取之，嗣公赠以"忠厚传家"匾额。一生孝友尚义，乡里资为矜式，八十七岁卒，子孙今犹昌盛。《新乡县续志·卷五·人物志孝友》，民国·韩邦孚纂修，民国十二年（1923）刻本，19-20.

张积良

（清）张积良，字庆坤，茹家冈人，幼孤贫，出嗣伯父锡全。后读书数年，弃而习医，一以济人为宗旨，远近数十村贫富老幼赖以诊治，全活无算。充医学训科数十年，乡里以"好生为德"额气门，而名日益振。家亦小康，自念本生母年老，未获侍奉，迎养于家，晨昏定省，无稍缺其母。至九十七时，积良已七十有三，鬓发皤皤然，常依膝下，效老莱子斑衣舞彩以博欢心，人争羡之。又其叔祖母逝世，子锡文早亡，贫不能殓，衣裳殡葬皆力任之，所遗寡媳孤孙，多方推解不使冻馁。亲族高其义，而其心犹若有未慊也，孙曾绕膝，气体康强，年七十有六无疾而逝。《新乡县续志·卷五·人物志孝友》，民国·韩邦孚纂修，民国十二年（1923）刻本，20.

卫延龄

（清）卫延龄，字绍彭，静澜中丞长孙。幼孤，天资明敏，崭然见头角。时中丞抚浙随任，读书善属文，工小楷。光绪十年（1884）入庠，丁酉列拔萃科。戊戌廷试报罢，援例候选直隶州知州，指分山西，未到省，遭庚子之变，清帝蒙尘，绝意仕进。宣统时，凡警察学校，诸新政与有力焉。医术尤精，远近请诊，视者日不暇给。方逾四十而卒，士林惜之。《新乡县续志·卷五·人物志宦望》，民国·韩邦孚纂修，民国十二年（1923）刻本，37.

孟守先

（清）孟守先，字道夫，邑庠生，敦品笃行，讷于言，而邃于学尤专，精于易。秋试不售，遂绝意仕进，以学易为毕生之业，著有《先天图浅说》，藏于家。《新乡县续志·卷五·人物志儒林》，民国·韩邦孚纂修，民国十二年（1923）刻本，41.

艾应举

（清）王锡侯，字子蕃……有医士艾应举、典史周笃培者，亦执贽门下，先生以其医也，官也……《新乡县续志·卷五·人物志儒林》，民国·韩邦孚纂修，民国·十二年（1923）刻本，41.

孟天柱

（清）孟天柱，字玉擎，精岐黄，善卜易，尝手抄《五经》全文，《三苏文集》。中乾隆乙卯恩科，副车就职州判，以教授乡里终，门下士多显达者，著有《四书文稿》《诗集》，藏于家。《新乡县续志·卷五·人物志中文宛》，民国·韩邦孚纂修，民国十二年（1923）刻本，45.

朱枬

（清）朱枬，字扶南，庠生。酒色财气，一无所嗜，惟好垂钓。以为志不在钓，只藉以封清流观荇藻，默察天地之机，缄悟澈阴阳之消息耳。善治小儿痘症，有问以治痘宜遵何书，曰：遵四书五经，其书虽不言治痘，而所谓天德王道，均不外补偏而救弊。子苟知此，则治痘诸书曰攻曰补，可无所疑，岂惟治痘，推而酬应世务，可也。其学术可以想见，辉邑郭孝廉琬深佩之。《新乡县续志·卷五·人物志中文宛》，民国·韩邦孚纂修，民国十二年（1923）刻本，49.

张锡朋

（清）张锡朋，字得西，生而岐嶷，束发受书，即志在圣贤。尝服膺孟子，收放心一，言而思有，以致其力。每夙与焚香，跪宣圣前洗心涤虑，默证性天如是有年，觉此心在腔子里，下笔辄吐弃一切，入庠食饩，名噪一时。邑侯祝公及族叔希伯先生均雅重之，秋试辄北以岁贡。终至性蔼然，事父母，惟恐不能得欢心，兄弟怡怡始终阃闲，友教四方，多知名士。尤究心经世之学，奇门医卜，皆窥其涯略。光绪戊寅（1878）大饥，饔飧常不给而吟诵自如。时远近各村多被强抢，君独于村中，立团防局，布置擘画以遏乱萌，阖村赖以安固，至今人犹德之。《新乡县续志·卷五·人物志中文宛》，民国·韩邦孚纂修，民国十二年（1923）刻本，51.

孟汝瑸

（清）孟汝瑸，字采臣，禀生。父病割股肉和药以进，性沉默，读书有心得，皆托于诗文，著有《遁僧文集》《石竹斋诗钞》《祛病吟草》《翠竹山房诗集》。《新乡县续志·卷五·人物志中文宛》，民国·韩邦孚纂修，民国十二年（1923）刻本，52.

朱希濂

（清）朱希濂，字蓉溪，生而醇朴，举止端方，总角就传即能通苪经大义，年十七入邑庠，颇著文名。以舌耕供菽水，最得亲心，与弟友爱甚笃。乃九试秋闱不第，例授明经，遂绝意仕进，教授乡里，远近从学者众。沧桑变后，杜门谢客，发为文词皆有关于世道人心。因父患瘫，诸医束手，日夜揣摩，精研医理，自调汤药以进，疾竟少瘥，故又有良医名。而深自韬晦，不以问世，卒年六十有六，著有《诗语家训》藏于家。《新乡县续志·卷五·人物志中文宛》，民国·韩邦孚纂修，民国十二年（1923）刻本，52-53.

张应荣

（清）张应荣，字荫长。少颖悟，喜博览，家中藏书无不批阅。为文章，疏落高古无俗墨行，经年弱冠以首选入庠，既而移居乡野，不暇功苦，遂弃举，业理家政，以亲老多疾。慨然曰：为人子者不可以不知医，乃乘闲理岐黄术，久而益精，济人全活甚众。性敦睦，孝友无间，而严亦刚方，子侄辈肃然莫敢犯。识高才敏，谈言微中，处大事决大计，批隙导窾，无所疑碍。宗戚间有所争执，排难解纷，无不服从，定家谱程式甚详，迁坟茔，栽树木，立碑碣，不辞劳费。兄眉永，设立家塾，生徒多就食，乐于供给不厌烦。曰：成就人才，固美事业。里中邢某由孝行，力为举报，旌其门，荒年所得赈推以与族之贫者，其余除道路，补桥梁，修庙宇及乡党亲族婚丧诸事，捐资成就者不可枚举。子孙蕃衍，盖厚德之报云。《新乡县续志·卷五·人物志义行》，民国·韩邦孚纂修，民国十二年（1923）刻本，57-58.

张照源

（清）张照源，字鉴清，周岁失怙。性和厚，与人无争，恶则隐之，善则扬之，谈笑温雅，无疾言遽色。处乡党，油油与偕，不设町畦，而衣冠严整，有儒家风度。

岁歉荒鬻药饵，遇鳏寡孤独，不问姓名，不索偿，闾里间称仁厚焉。及老扫庭宇，净窗几，栽花养鱼，陶然以乐。尝谓二子曰：宁吃亏勿占便宜，此吾一生乐事尔，兄弟既入胶庠，自多报酬应，接人处己，两言足矣。其古道可风，盖如此。《新乡县续志·卷五·人物志义行》，民国·韩邦孚纂修，民国十二年（1923）刻本，58.

朱燮离

（清）朱燮离，字运南，有胆略，敢任事。咸丰末年，匪患乱频仍，合河镇人烟稠密，无以资保卫，燮离与诸绅议修寨，众推为寨首，择地兴工，逾年始竣，而一方数十村，赖以获安。又自设药市，以救人，为急贫人取药，多不受价，问其故，曰：彼固无聊，若受其价，是重困之也，吾虽不德，尚不忍为此。每遇时疫，修合施送，活人无算。《新乡县续志·卷五·人物志义行》，民国·韩邦孚纂修，民国十二年（1923）刻本，65.

王九德　刘某

（清）王九德，罗滩人，幼极贫，母病尝无资市药饵，深以为憾。年五旬，家渐裕，乃聘良医刘某，专施医药，远近贫人，概不取资，力行六七年之久。光绪三十三年（1907），在县施米粮于监狱，以济囚犯，冬施棉衣，夏施茶水。年七旬余卒，弥留之际，尚谆其妻吕氏，继续进行。民国元年（1912），在园之奕氏，又出资粮以饷穷困，村邻感之，以"慈德广被"额其门。《新乡县续志·卷五·人物志义行》，民国·韩邦孚纂修，民国十二年（1923）刻本，71.

王兴仁

（清）王兴仁，字荣斋，精医术，而好行其德，济世活人以为天职，不受酬谢。人有固与之者，怒曰：吾有田数十亩，自足谋生安用此为，其人愧服而去。《新乡县续志·卷五·人物志义行》，民国·韩邦孚纂修，民国十二年（1923）刻本，72.

罗世昌

（清）罗世昌，字泰逢，丁庄人，清俭自持，世敦孝友，急公好义，乐善不倦。所遇桥梁道路有弗葺者，必修治之。施医舍药，恤灾悯寡，被其惠者颇多。光绪丁酉（1897）大饿，道殣相望，施粥以救贫饿，全活尤众，乡人感之至今不忘。为其额门曰：忠厚可风。《新乡县续志·卷五·人物志义行》，民国·韩邦孚纂修，民国十二年（1923）刻本，72.

牛席举

（清）牛席举，字待选，精医术，有延视者，无远近皆赴之。偶于途次拾银一包，约五两余，意必穷人遗失，遂写招帖招领。数日，马庄某踵门叩谒，云其子在汴所得佣资，失之途间，偏找不获，闷卧不食者数日矣。询其数目相符，举以付之，不受酬。《新乡县续志·卷六·人物志下廉介》，民国·韩邦孚纂修，民国十二年（1923）刻本，2.

刘召棠

（清）刘召棠，刘司马村人，素行端正，动遵礼法，见义必为，不轻然诺。游泮后以母病博稽医术，颇有心得，施药救济，活人甚众。光绪三年（1877）大饿，在小冀镇购杜姓书一部，至夜阅之，内有钞票十余缙，曰："此非吾财业，人家性命所关，得之则生，失之则死。"黎明遂亲造其门还之，其人感谢。则曰："此子分内物，与我无干，岂索谢乎。"力辞而去，当困苦流离之际而一介不苟，其笃行君子乎。《新乡县续志·卷六·人物志下廉介》，民国·韩邦孚纂修，民国十二年（1923）刻本，4.

郭云灿

（清）郭云灿，字瑞五，邑贡生，善花鸟，工草书，得其祖河上老人法，词章之外，兼邃医学。《新乡县续志·卷六·人物志下技术》，民国·韩邦孚纂修，民国十二年（1923）刻本，6.

王精一

（清）王精一，字子中，精眼科。光绪初年，在京考取太医院吏目，名著一时。《新乡县续志·卷六·人物志下技术》，民国·韩邦孚纂修，民国十二年（1923）刻本，6.

（清）光绪元年（1875），邑人王精一，考取太医院吏目，名著一时。《新乡县志》，新乡县史志编纂委员会编，生活·读书·新知三联书店出版，1995年5月，13.

王清一　王子中

（清）王清一，字子澄，邑庠生，赋性灵敏，勤学好问，于经史诸书一见能解。尝师事邑人郭祥棣，武陟王少白，后因乡试不第，家居教授生徒。遇家贫者不受修金，且更解囊相助，工篆书。课读之余，兼习岐黄，治伤寒瘟疫，独探仲景奥旨，尤精眼科，与其兄子中齐名。诊病三十余年，活人无算。《新乡县续志·卷六·人物志下技术》，民国·韩邦孚纂修，民国十二年（1923）刻本，6.

畅国桢

（清）畅国桢，字干卿，城内北街人，精外科，悬壶夷门，驰誉士大夫。间遇险症，多奏奇功，且于寒素之家，脉礼药值毫无所取，乡里尤感佩之。子金镛，字铁笙，庠生，性情和平，善丹青，工篆刻，得枚公家法，年逾三十而卒。《新乡县续志·卷六·人物志下技术》，民国·韩邦孚纂修，民国十二年（1923）刻本，6.

尚万成

（清）尚万成，杨家岗人，性好读书，以家贫不能备修脯礼。年十八，父母相继殁，家道益贫，向学益笃。时有李先生设教乡间，每值风雨不能力农亩，辄揣书具从之读。冬春诸生上夜课，君则篝灯往从，肆习每至夜分。昼则躬耕陇上，犹时时背诵，默绎不稍辍，如是者数年。诸生所未领悟，而君一过了了，先生益爱之，乐与讲论。故君虽不克专力于学，而心地明澈，义理精邃，凡所言论，靡不津津有味，虽老师耆宿与之谈，不知其幼年失学也。及壮，益潜心于杂学，凡医卜、算数、拳技之术，殚心研究，皆能言其奥窍。有就正者，口授指画必使闻者有会于心而后已。尤精于堪舆，凡古今茔兆无远迩，身历其地，必周览其形势，详其得失，决其盛衰，无毫发爽，以故人争聘致之。然君虽以风水为标准，而尤必以心田为依归，盖其所重在本不在末也，与世俗之假祸福，以炫人弋利者，大相径庭矣！性平和爽直，善言解纷，为乡里所依重。人有争端，多就质之是非曲直，得君一言立解。寿九十有四，殁之日，闻者莫不悼惜。《新乡县续志·卷六·人物志下技术》，民国·韩邦孚纂修，民国十二年（1923）刻本，8-9.

王增香

（清）王增香，字华亭，翟坡（今河南省新乡市新乡县翟坡镇）人，精岐黄业，用药调引，多非时医所能及。北至京邸，南至申江，到处欢迎，著手成春，洵一时国手。《新乡县续志·卷六·人物志下技术》，民国·韩邦孚纂修，民国十二年（1923）刻本，6.

赵修身　赵昶清　赵继华

（清）赵修身，字道纯，少业儒，屡试未售，遂隐于医，而于小儿花痘及瘟疹、白喉等症尤精。远近延请者，踵相接。尝云："小儿科逆症不可治，顺症不必治，所治者惟险症耳。世俗庸医，每护症卖药不顾人之死活，最为可恨。"故终其身无借医求利，事人咸敬服。弟昶清，子继华，亦世其业，有盛名。《新乡县续志·卷六·人物志下技术》，民国·韩邦孚纂修，民国十二年（1923）刻本，7.

魏琳

（清）魏琳，世居赵村，初业儒，三十余年未就，乃弃儒习医，诊脉论病能定人生死，一时称为扁鹊复生，知县祝垲举为医官。《新乡县续志·卷六·人物志下技术》，民国·韩邦孚纂修，民国十二年（1923）刻本，7.

孟增河

（清）孟增河，字时清，精针灸。日以针灸济世，从未索谢，手抄《针灸》两卷，今皆遗失。尝言针必有手法，复继以灸，可期速愈。如顽麻等冷症，用烧山火法；风痰壅盛等症，用透天凉法；痃癖等症，用留气法；膈气等症，用子午捣臼法；疼痛等症，用龙虎交战法；赤眼等症，用龙虎交腾法。其手法之精可以想见。《新乡县续志·卷六·人物志下技术》，民国·韩邦孚纂修，民国十二年（1923）刻本，7.

陈契　陈锦塘　陈耜

（清）陈契，字溧阳，性刚笃学，幼时仅一应童子试，即抱道自重，专攻医术，明天地运气五行之道，通脏腑经络之精微，以药室为生涯。子锦塘，继其业，视病如神。孙耜积学好博览，亦精岐黄，克承先志，相传为三世名医云。《新乡县续志·卷六·人物志下技术》，民国·韩邦孚纂修，民国十二年（1923）刻本，7.

朱秉钧

（清）朱秉钧，字道远，幼聪慧，惟不好举业，日习岐黄，孜孜不倦。尝曰：救人一命，胜造七级浮屠，若吾辈者，何必沾沾于八股，貌为儒生，实欲藉之以邀禄业。嗣果通医，活人甚众，时称国手。《新乡县续志·卷六·人物志下技术》，民国·韩邦孚纂修，民国十二年（1923）刻本，8.

朱志

（清）朱志，字铭也，精于支干孤虚旺相之说，尤善于医，针灸药饵所投必效，人拟之华佗、仲景。《新乡县续志·卷六·人物志下技术》，民国·韩邦孚纂修，民国十二年（1923）刻本，8.

陈绍虞

（清）陈绍虞，字舜卿，性刚直，专术数，善察阴阳五行之气，预知晴雨旱涝。尝评人贵，洞悉病源并未来事，手绘《五运六气详图》、并作《奇门全图》，汇集成帙，藏于家。《新乡县续志·卷六·人物志下技术》，民国·韩邦孚纂修，民国十二年（1923）刻本，7.

茹祥春　茹元

（清）茹祥春，后辛庄人，父元以医著名。祥春业儒并习岐黄兼内外科，克绍箕裘，世家名门，多延请之，而著手成春，奏效如神，一时称良医焉。邑人以"秒宗元化"匾其门。《新乡县续志·卷六·人物志下技术》，民国·韩邦孚纂修，民国十二年（1923）刻本，8.

朱贯一

（清）朱贯一，字子阳，山西平阳人。幼失怙恃，不得于伯叔，走奉天兴京，从二龙山寺，师吕道者，受医学、地理诸学。吕道殁，以山左栖霞为乐土往寓焉。盖平友人孙相宸病危，活之。孙任河南汜水（今河南省荥阳市汜水镇），偕往，孙父殁，为卜茔兆渡河而北，因购室河屯村，衣食悉由孙供给。尝游汲新间，为人诊方脉、相宅兆，有所酬则悉以济人，无少蓄。君生平重义气，肝胆照人，有古侠士风。民国五年（1916）卒，六十有二，葬于新北尚全古村。《新乡县续志·卷六·人物志下侨寓》，民国·韩邦孚纂修，民国十二年（1923）刻本，10-11.

赵光奎　赵荣袞　赵国梁

（清）赵光奎，字子聚，延津庠生。父荣袞，为河朔儒医，奎因科第未就，改习岐黄，寓新有年，阐长沙之精义，得灵素之真传，凡所诊治，著手成春。内科而外，善长针灸。子国梁，亦世其业。《新乡县续志·卷六·人物志下侨寓》，民国·韩邦孚纂修，民国十二年（1923）刻本，11.

王若春　王若孙

（清）国朝王若春，字孟和，廪生。读书能文，幼遇异人授以五运六气、十二经络之秘，及证治诸方，治病刻期断死生，遂名于时。当事者多礼至之，尝减息，通人缓急，然晚而所值益厚。子若孙，俱其业，有名庠序。《新乡县志·卷三十三·技术传》，民国·赵开元纂修，民国三十年（1941）铅印本，55.

杨汝梅

（清）杨汝梅，字小鹤，少聪颖，浏览岐黄术，能切脉刻期断生死，且炼形服气，晚年得方外旨。《新乡县志·卷三十三·技术传》，民国·赵开元纂修，民国三十年（1941）铅印本，55.

岳淇生　岳淞生

（清）岳淇生，字素心。与其从弟淞生，字永工，俱治扁仓家言。疗人多奇诡，当事以掉，楔表之曰：术能寿世。《新乡县志·卷三十三·技术传》，民国·赵开元纂修，民国三十年（1941）铅印本，55.

郭武铭

（清）郭武铭，字清也，遇熙孙。为邑诸生，积学不遇。母善病，遂究心岐黄家言，久之疗人多奇验。获嘉令朱体晋延治母，厉病投剂立效，金缣厚酬之，不受，人以是高其义。子泓少，少年能文章，乾隆丁卯，以易经魁于乡。《新乡县志·卷三十三·人物志技术》，民国·赵开元纂修，民国十年（1921）铅印本，18.

张铨

（清）张铨，字楚英，江南歙县人，遭家多难，尽变余产走，新乡侨寓，以岐黄术显于时。老而弥劲，为人天性豪迈，丧偶终身不娶，士大夫高其义乐与交游，揪枰满四座，每客至，对局称无敌，年八十余卒。《新乡县志·卷三十三·侨寓传》，民国·赵开元纂修，民国三十年（1941）铅印本，56.

赵龙安

赵龙安，生卒年月不详，朗公庙乡马头王村人。新乡"在园会"首领。龙安自幼随父在本村周围行医，兼务农。清宣统三年（1911），山西九龙山人抵该村秘密发展在园会，主张反满兴汉。龙安随即加入，并积极在张八寨、南李村、龙泉寺等村发展组织。

民国元年（1912），在团会员发展近3000人，主要武器是刀、枪、镰、棍等。公推赵龙安为首领，贾光瑞为大都督，梁涵洞为总后，张某为镇京侯，何继太为八台总兵，孙振山为运粮官。商定二月十五日在龙泉寺举义。是月，赵龙安率队由马头王出发，先祭"大汉元年"杏黄大旗，放"三响冲"起程。其他各路人马按计划到达龙泉寺。龙安命八台总兵为先锋，到孟营布置，占据有利地形，控制城郊，以举火为号攻城，但因组织不严，攻城行动计划早已被官府窃知，官兵管带梁德胜将计就计，以在园军预定时间举火，使在园军受骗，赵龙安攻城失利后，及时率队改道撤退，中途又遭官军夹击，在园军被驱散，起义失败。赵龙安反清反压迫的斗争事迹，被后人广为传颂。《新乡县志》，新乡县史志编纂委员会编，生活·读书·新知三联书店出版，1995年5月，574.

刘长隆

（民国）刘长隆（1907—1977），新乡县朗公庙乡土门村人。刘出生中医世家，自幼聪明好学，深得先人传授，16岁行医，精于妇科、儿科。祖传秘方"八宝散""保命健脾汤"远近驰名，自制方剂"清胃散""清风止咳散"，疗效显著。刘先后在新乡县中医院、县直机关门诊所、县医院工作多年，系新乡县第一、二、三届人大常委会委员，新乡市第二届政协常务委员。《新乡县志》，新乡县史志编纂委员会编，生活·读书·新知三联书店出版，1995年5月，581.

第二节 辉 县

毕箕

（唐）昔唐开元间，有巨媪生三女，孟曰光，仲曰威，季曰哀，俱未适人而死。后皆为神，孟治戊己兼蚕缫，仲治庚癸兼嗣续，季治毕箕兼疹疫。精灵如响，人多祀之，石门有三仙祠。《辉县志·卷二十·志余轶事》，清·周际华纂修，清光绪二十一年（1895）刻本，2.

孙奏雅

（清）孙奏雅，字君协，徵君次子。具肆应才，受业于鹿忠节，有声庠序，旋以徵君。衰年多病，留心医药，取古人传书，力精探讨。凡阴阳气运，刚柔秉赋及切脉察理，药性君臣，无不触类旁通，遂精其术。日录古人诸方，参酌己意，得三十卷，名曰《医学宗传》。六十余，犹庐墓三年，每以孝悌力田为孙会诚勉，年八十八岁卒。《辉县志·卷十一·人物孝友》，清·周际华纂修，清光绪二十一年（1895）刻本，16.

（清）孙奏雅撰，奏雅字君协，辉县人，奇逢次子，诸生。从鹿善继学，奇逢晚年多病，奏雅遂精研医学。郭遇熙序略曰：徵君少有胃疾，遇夏秋必发吞酸，先生慨然曰：为人子者安可不知医乎哉。于是取古今名医诸书纂汇而手辑之，虽暑之汗，寒之炉，寸晷不肯稍停，屈指数之，越四年而编始告竣。凡书中之一点一画，皆先生手之所笔，不假于人，其精心于寿人寿世之道，亦良苦矣。当先生之学医也，不过为老亲抱疴，偶一试于扁鹊、思邈之技，遂不料其仁术之行遍大梁。历邺下南北攘攘，而问病者踵相接也。呜呼！先生之技一至此乎。《河南通志·卷十五·子部·医家类》，民国间铅印本，30.

孙博雅

（清）孙博雅，字君侨，夏峰先生第四子。聪明过人，潜心性命之学，夏先生所著，皆手自校录，潜菴先生称其字体古健，无一笔苟简。康熙初奉诏举，山林隐逸力辞不就。弟遭无妄，奔走救援，弟幸得释，而先生以劳瘁致疾，客死都门。同人高其义，私谥文孝，处士著有约斋诗文集，汤潜菴先生为之传。《辉县志·卷十一·人物乡贤》，清·周际华纂修，清光绪二十一年（1895）刻本，11.

宁士均

（清）宁士均，号季和，世籍燕邸。父任萧山令，卒于官，遂家于辉。兄弟三人，士均最幼，以母善病，乃从孙奏雅，受岐黄术。若凤慧然，人以病至，每服即愈，以族伯寓同隆镇，往依焉。壶隐于市中，不避寒暑风雨，且愈不责谢，负不责偿，并不登籍记，有以药资至者，不知为谁氏，亦不问几何也。性至孝，以母老还辉，居母丧，几灭性。长兄年逾八旬，士均问寝视膳，人服其友，恭持身端谨，与物谦和，未尝疾言厉色。年八十一岁卒。《辉县志·卷十一·人物孝友》，清·周际华纂修，清光绪二十一年（1895）刻本，16-17.

傅继业

（清）傅继业，字念尔，候选布政司理问，设局施药，子孙继之，四世不衰。候兆川中素无车辆，每有派支火牌等，车无法措办，川民苦之。继业请于邑侯，免得其役。任文焕采访。《辉县志·卷十一·人物义行》，清·周际华纂修，清光绪二十一年（1895）刻本，24.

王育贤

（清）王育贤，字养儒，副贡，通许县教谕，豁达大度，仗义轻财，精岐黄，工诗。兄弟和浃，白首如常。《辉县志·卷十一·人物义行》，清·周际华纂修，清光绪二十一年（1895）刻本，25.

胡嵩

（清）胡嵩，字维岳，监生，敦族睦邻，精于医术，有求必应。虽晨昏风雨，未尝辞劳，而绝不受谢。任友焕采访。《辉县志·卷十一·人物方技》，清·周际华纂修，清光绪二十一年（1895）刻本，27.

方士谅

（清）方士谅，医学训科，脉理精微，方术绝妙。《辉县志·卷十一·人物方技》，清·周际华纂修，清光绪二十一年（1895）刻本，27.

毛都侯

（清）毛都侯，精于伤寒，百不失一，年近九旬，济活无穷。《辉县志·卷十一·人物方技》，清·周际华纂修，清光绪二十一年（1895）刻本，27.

常子刚

（清）常子刚，善痘疹术。功多。而不索谢，传其术者皆为名医，寿享大年，子孙众盛。以上张藜照采访。《辉县志·卷十一·人物方技》，清·周际华纂修，清光绪二十一年（1895）刻本，27.

郭宗林

（清）郭宗林，字子中，庠生，事伯父母一如所生，及门成就者甚多。又善岐黄，绝不言谢，著有《身世金丹集》《活幼心法要诀》，其他书画堪舆俱妙。陈嘉谟采访。《辉县志·卷十一·人物方技》，清·周际华纂修，清光绪二十一年（1895）刻本，27.

李序礼

（清）李序礼，字国华，延津人，载之季子。顺治乙酉拔贡，辛卯举人，精岐黄。有人谬为有疾就诊之，序礼惨曰：疾不可为也，夜半死矣。其人怫然去，俄而疾作，至夜半果死。又有已死将敛者，序礼适至其家视之，曰：无怖，即当生。以药灌之，遂霍然起，其他奇异甚多。人拟之太仓公秦越人云，于其卒也，夏峰先生哭以诗。府志。《辉县志·卷十一·人物方技》，清·周际华纂修，清光绪二十一年（1895）刻本，26-27.

陈缦秋

陈缦秋（1887—1973），又名云章，俗呼老缦，辉县梁村人。少时，母多疾病，常延医煎药。渐有所长，年十八立志学医，博览医著，悉心探讨，尤嗜《伤寒论》。对历代名家病案，参其意而不泥其方，名驰乡里，门庭若市。1949年后，供职于县人民医院。1964年省卫生厅尊称"老中医"，请其到各地中医进修班讲课。陈攻乙型脑炎、肺炎、腮腺炎等疾病，药简理赅，最有经验。临终，献出54个中医内科验方。《辉县市志》，辉县市史志编纂委员会编，中州古籍出版社，1992年9月，833.

李建东

李建东（1902—1979），汲县山彪村人。22岁从医，在汲县城关开设"建东药房"。民国十六年（1927），加入中国共产党。抗日战争时期，给八路军输送医药用品。民国三十二（1943）九月投奔狮头汲县抗日政府，从事战地服务工作。

民国三十五年（1946），转移到辉县解放区，在西平罗创立利民医院、辉县医院、辉县中医研究会。1949年，辉县城解放，筹建县人民医院，并首任院长。建国初，小儿病患多，死亡率高，亲与张信晨合作研制成可治小儿多种疾病的"保儿安"，三分钱一包，一般病儿，三包即愈，疗效特佳，畅销全国。1976年因食管癌逝世，终年77岁。《辉县市志》，辉县市史志编纂委员会编，中州古籍出版社，1992年9月，835.

张树春　孙景寒　赵启文　赵启新　朱锡怀　张春芳　郭兆

（民国）建国前，中医多为谋求生计自由开业，开业方式有开药铺、坐堂、摆摊、赶场、走乡串户等，民间称为"先生"或"医家"。民国年间，全县城乡有110多家中医药店，医药一体82家，从业人员170余人。中医多为祖传，也有拜师学医，东关张树春、梁村孙景寒、南村赵启文、岭西赵启新等均为中医世家；城内朱锡怀、百泉张春芳、沿村郭兆，医德医术远近称颂。民国三十六年（1947）全县大部分地区解放，中医药店铺、门诊所开业140余家，从业360余人。《辉县市志》，辉县市史志编纂委员会编，中州古籍出版社，1992年9月，765.

第三节　汲　县

吕尚

（周）吕尚，汲太公望。吕尚，汲人，少穷困，敏而智，老而屠牛。朝歌赁于棘津，避纣居东海之滨，闻文王善养老迁于渭滨隐渔钓。文王将出猎卜之，曰所获非龙非彲，非熊非罴，非虎非貔，所获霸王之辅。于是，文王乃斋三日，出于渭阳，与悟大悦，曰：自吾先君太公曰：当有圣人适周，周以兴子真是耶？吾太公望子久矣，故号之曰"太公望"。载与俱归，立为师，后佐武王平殷乱，修周政，兴天下，更始师尚父谋居多，授丹书之戒，封于齐都营邱。大公虽封留为太师，卒葬于卫，所著有《阴符钤录》一卷，《阴谋》三十六卷，《金匮》二卷，《六韬》六卷，凡二百三十七篇，子孙世禄于齐（《史记·齐世家》）。《卫辉府志·卷二十七·人物志贤哲》，清·毕沅，刘钟之纂修，清乾隆五十三年（1788）刻本，3-4.

高若讷

（宋）高若讷，山西榆次人，徙居卫州。举进士，累官龙图阁直学士，史馆修撰，进工部侍郎参知政事，兼枢密使。卒，赠右仆射，谥文庄若。讷强学善记，自秦汉以来诸传记无不该通，因母病兼通医书，张仲景、孙思邈。诸方书久不传者，悉考校讹谬行于世，又考定钟律，并损益祠祭服器。悉见《施行有集》二十卷。《汲县志·卷十·人物中》，清·徐汝瓒纂修，清乾隆二十年（1755）刻本，23.

阴秉旸

（明）阴秉旸，字子寅，号卫涯居人，河南汲县（今卫辉市）人。先为朝官，历任监察御史，平凉同知、陕西佥事参议等。于医理亦颇精通，尝谓"原病有《式》，针灸有《经》，医疗有《方》，诊视有《诀》，运气则《全书》，药性则《本草》，独始生之说未及闻。"遂著《黄帝内经始生考》三卷，现有刻本行世。

阴秉旸，字子寅，嘉靖丁未进士，授余干知县，有善政，擢监察御史。毅然以风纪，自任前后抗疏数十上，朝绅惮之，后为忌者所排，谪判同州，稍迁馆陶知县，平凉同知，历升陕西佥事参议，所至皆有声绩，旋告归。肆力于学问，言行必求合于古圣贤，士类咸推服，所著有《四书赘说等编》六卷，《四书自训歌》一卷，《阴氏读书抄》三卷，《内经类考》十卷。《汲县志·卷九·人物上》，清·徐汝瓒纂修，清乾隆二十年（1755）刻本，21.

赵继淑

（明）赵继淑，汲县（今河南省卫辉市）人，性醇谨和厚，幼即善事父母，长读书无所成就，乃学医，博采名方，广制药饵。远近有求治者，即徒步往，尽心切脉，按症给药，赖救济以生者颇多。遇亲戚里党空乏，或有急难，辄为周恤。邑令给匾优奖。《卫辉府志·卷三十四·人物志孝义二》，清·毕沅，刘钟之纂修，清乾隆五十三年（1788）刻本，4.

安元起

（清）安元起，幼习医，能精其术，凡病一经诊视，辄能定吉凶。淇邑侯高公夫人有孕，令诊视以卜男女，元起应以有男有女。高未信，及临盆，果然，乃叹服。后高公于任云贵总督道，经卫访元起，后厚遇之，所著有《伤寒痘疹》等书，未发刻，多散佚。尝言："医能分虚实寒热便不大差，若细求于二十八字之中，丝毫无讹，率医家欺人语，岂是易事？"观其持论，平近笃实，可知于此道深矣。向称高若讷医道流传河北，元起或得其传与。《汲县志·卷末·杂识》，清·徐汝瓒纂修，清乾隆二十年（1755）刻本，16.

秦址

（清）秦址，字开基，岁贡生，幼聪颖，多涉历经书子史，习医精外科。有求治者，不辞劳亦不责谢，尤敦气谊，有故交素贫窭。雍正间举茂才，往来都中，需费百金，不惜倾囊助之，后出仕竟无以报。旁观多不平，址处之淡如，及事败归籍，仍交好，周恤如初。《汲县志·卷十·人物中》，清·徐汝瓒纂修，清乾隆二十年（1755）刻本，15.

潘光洛

（清）潘光洛，字龙图，邑庠生。事父母以孝闻，友爱瞀弟光洙，历五十年如一日。遇里党以贫乏，告辄周恤之。善痘疹，有延请即徒步往，所活子女颇众，未尝责谢，远近称盛德。邑令朱表其门曰"保赤功深"。《汲县志·卷十·人物中》，清·徐汝瓒纂修，清乾隆二十年（1755）刻本，15.

第四节　获嘉县

张谕

（明）张谕，字荩明，山东滋阳人。由乡荐，万历丙戌任获嘉令，以严明饬吏，慈爱子民．丁亥岁大祲，其明年又祲，疫死者相望，谕籍饥民而分赈之，全活甚众。《获嘉县志·卷十二·人物志循吏》，民国·邹古愚纂修，民国二十三年（1934）铅印本，5.

陈禹谟　马杜

（明）陈禹谟，获嘉令。《商公传》：商公赉，山东阳信人也，以礼经举于乡，为第四人，丰仪甚伟，性恺悌，有大度，以万历壬辰任获嘉……岁时大祲，公檄之，当事者得蠲赈并行。是岁也，饥而不害，会民多疫，公命医马杜辈置药中衢，以待病者而疗之所，全活无算……《获嘉县志·卷十二·人物志循吏》，清·吴乔龄纂修，清乾隆二十一年（1756）刻本，11.

郭永章

（明）郭永章，落纣人，迁居大位庄，性至孝，事继母犹生母，父卒所遗田产，悉以腴者让诸弟。兼精岐黄，施药饵，全活甚众。子家相，中乾隆甲午科举人。《获嘉县志·卷十三·人物志孝友》，民国·邹古愚纂修，民国二十三年（1934）铅印本，6.

陈其昌

《寒温穷源》一卷。（清）陈其昌撰，印本。按：陈其昌，字兆隆，光绪年岁贡生。以汉张机著《伤寒论》后世有伤寒温症之分，而不知治法，虽有不同，其理实有可通，因著此书，以明其是一是二。《获嘉县志·卷十五·艺文》，民国·邹古愚纂作，民国二十三年（1934）铅印本，23.

《温病发微》二卷。（清）陈其昌撰，印本。按：是书系其昌于张仲景《伤寒论》，吴瑭《温病条辨》外，创为此书。举五脏六腑，外感内伤诸变相，一归之于湿，立渗湿解结，渗湿和衷等方，以渗淡通利之品，针膏肓，起废疾，甚至噎膈反胃，世谓不治之症，亦究其治之之法。他书多重滋阴，此独扶阳；他书皆言平肝，此独养肝，与庸医所见不同，盖以土主五行，脾主五脏，扶阳养肝，皆以健脾。人非饮食不生，脾健而饮食进，正气充，百病除也。《获嘉县志·卷十五·艺文》，民国·

邹古愚纂作，民国二十三年（1934）铅印本，23.

杜兴尧

（民国）杜兴尧，河北大学医科。《获嘉县志·卷十一·选举》，民国·邹古愚纂作，民国二十三年（1934）铅印本，20.

张建隆

（民国）张建隆，保定医科大学。《获嘉县志·卷十一·选举》，民国·邹古愚纂作，民国二十三年（1934）铅印本，20.

第五节　原武县

闫谦

（明）闫谦，字少川，岁贡生，山西按察使司副使邦宁次子。颖敏博学，精通方脉，有著书数种，毁于兵火。邑父老尝传其艺之神，今医家访拾残简，试之屡应。方技传云，虽小道必有可观，盖一艺成名，亦君子所□遗也，轩岐之术尤易学而难精，旧志载闫少川，今仍之。《原武县志·卷七·人物方技》，清·吴文炘纂修，清乾隆十二年（1747）刻本，32.

高于嵝

（清）阴阳学训术，高于嵝，雍正八年（1730），任事现任。《原武县志·卷六·杂职》，清·吴文炘纂修，清乾隆十二年（1747）刻本，37.

李祚

（清）医学训科，李祚，雍正七年（1729）任事。《原武县志·卷六·杂职》，清·吴文炘纂修，清乾隆十二年（1747）刻本，37-38.

潘定坤

（清）医学训科，潘定坤，乾隆二年（1737）接署现任。《原武县志·卷六·杂职》，清·吴文炘纂修，清乾隆十二年（1747）刻本，37-38.

王劳璧

（清）贡生王劳璧，素行忠厚，训诲子弟，经管普济堂之宜，自雍正十三年

（1735）起至今。始终不□，克著勤劳。《原武县志·卷六·恩荣》，清·吴文炘纂修，清乾隆十二年（1747）刻本，42.

第六节　阳武县

李周传

（明）李周传，性孝友，事亲问膳视寝，始终如一。及析爨兄殁，抚遗侄，悉为毕婚，尤偶傥喜施。尝有故人冒雪至，衣尽湿不胜寒，乃脱裘赠之。里不举火者，捐箧以恤。每依古方制药材，贫者资以救济，享寿九十余。子维翰，亦以孝友称。《阳武县志·卷四·孝义志》，民国·窦经魁等修，耿惜等纂，民国二十五年（1936）铅印本影印，566-567.

（明）李周传，性孝友，事亲问膳视寝，始终如一。及析爨兄殁，抚遗侄，悉为毕其婚。尤偶傥，喜施，尝有故人冒雪至，衣尽湿不胜寒，乃脱大绵裘赠之。里不举火者，捐箧以恤。每依内经制药材，贫者资以救济，享寿九十余。子维翰，亦以孝友称。《阳武县志·卷十·人物志》，清·谈谑曾纂修，清乾隆十年（1745）刻本，7.

李萃然

（明）李萃然，精于医术。养叔母，抚犹子，拾金还主，乡里咸德之。《阳武县志·卷四·孝义志》，民国·窦经魁等修，耿惜等纂，民国二十五年（1936）铅印本影印，578；《阳武县志·卷十·人物志》，清·谈谑曾纂修，清乾隆十年（1745）刻本，15.

曹克恭

（明）曹克恭，城南曹庄人，建立药局，以惠贫病。施冬衣，人感挟纩。且缮胶庠，修义学有禅宫墙，施漏泽园，修大石桥，皆有碑记。《阳武县志·卷四·义行志》，民国·窦经魁等修，耿惜等纂，民国二十五年（1936）铅印本影印，578.

（明）曹克恭，建立药局，以惠贫病。施机杼，人感挟纩。且缮胶庠，修义学，有禅宫墙云。《阳武县志·卷十·人物志》，清·谈谑曾纂修，清乾隆十年（1745）刻本，15.

陈一鹏　陈以铉

（明）陈一鹏，字仲明，江南徽州府歙县人。崇祯间，寄居大梁，会黄水灌下，渡河而北，至阳武，知为曲逆居里因家焉。精岐黄术，有人病，辄以一刀圭药起之，而不索其值，遂以医名于世。子以铉，世其业，倜傥有父风。孙步青，岁贡生。《阳武县志·卷九·人物志流寓》，清·谈谊曾纂修，清乾隆十年（1745）刻本，52；《阳武县志·卷四·流寓》，民国·窦经魁等修，耿愔等纂，民国二十五年（1936）铅印本影印，661.

张其礼　张其义　张全玑

（明）张其礼，字瑞士；弟其义，字以方，江南徽州府歙县人。明季迁居阳武，精医理，见垣一方，其礼屡举善良，邑侯匾其门曰"月旦名高"。寿八十二终。子三，长斌、次全庆。性至孝，间关数千里徒步至徽，代父葬其祖父母，乡饮酒礼延为耆宾。季全德，邑庠生。正谊书院延为师，受业日众。孙檀，邑庠生，其义亦孝友睦姻，为邑所重。子全玑，业授岐黄。孙桓，邑庠生。《阳武县志·卷四·流寓志》，民国·窦经魁等修，耿愔等纂，民国二十五年（1936）铅印本影印，661—662

陈步青

（清）陈步青，字云卿，号澹园。祖一鹏，父以铉，均以名医著。至先生，始以文学起家，弱冠入邑庠，旋食饩，及贡入成均遂绝口不言时艺，子史百家，无不披览。乾隆二年（1737），授洛阳学篆。洛阳为文人荟萃之区，士子日就，析疑解惑及求索诗文者，户外履常满，先生从容应酬，无倦容。满六载以终养，归里丁艰，后不复求仕进，与诸亲友赋诗赠答十余年，卒于家。子二，长作谟，增广生，次作霖，太学生。《阳武县志·卷四·文学志》，民国·窦经魁等修，耿愔等纂，民国二十五年（1936）铅印本影印，551.

卢作楫

（清）卢作楫，字济堂，卢圪垱人。家素贫，赖兄操作得读书。未冠即舌耕以助衣食，既入泮益攻苦秋闱，屡备中不第。兼通岐黄，当道者重其人，恒召延之不受馈遗，不通请讬，严粝以终，人称其介云。《阳武县志·卷四·文学志》，民国·窦经魁等修，耿愔等纂，民国二十五年（1936）铅印本影印，553.

王绍素

（清）王绍素，廪膳生。性教友，父亡后，兄弟友爱，终身无间，设立义学，成就人才。每检《经验良方》，制为药品，以济贫乏。有生员耿姓，与监生李姓以坟地相争，久而不休，素即慨出己风水地十亩给之，遂息其事。康熙五十一年（1712）。祀乡贤。《阳武县志·卷四·孝义志》，民国·窦经魁等修，耿愔等纂，民国二十五年（1936）铅印本影印，580.

吴廷琛

（清）吴廷琛，邑庠生，城东郭庄人，好行利济事，乞人至门，施予不倦。中年习疡医，专意救人疾苦。有丐者疽生于背，唤至家，安置净室中，给饮食敷药十余日，平复。乞人感德，约同类数百人制"仁厚可风"匾悬其门。子二，蓉镜、金镜皆庠生。《阳武县志·卷四·孝义志》，民国·窦经魁等修，耿愔等纂，民国二十五年（1936）铅印本影印，587.

韦泽忠

（清）韦泽忠，字渊生，清附贡，县东白寨人，赋性仁厚，轻财好义，见善必为，不择大小……有旅客行李熏然病于逆旅，呻吟不绝声，时当深秋，无御寒衣，忠解衣赠之，即引至家，为之延医购药，数日病愈，赠川资而去。常年施药膏丹，舍茶水平道路，终身不倦。《阳武县志·卷四·孝义志》，民国·窦经魁等修，耿愔等纂，民国二十五年（1936）铅印本影印，587.

王益敏

王益敏（1911—?），原阳县桥北乡洪庄人，陕西医专毕业，抗日战争前在西安创设仁民医院，以医术精湛著名。他思想进步，抗日战争时期即与中共地下党有密切联系，常以医院掩护革命同志。曾介绍牙医梁智等赴延安为党中央主要领导人治牙疾。陕甘宁边区主席林伯渠也在仁民医院就过医。王益敏曾介绍亲友王政、王抗博等到陕北参加革命；仁民医院成为中共在西安的可靠联络点。1947年因避敌人搜捕医院搬迁上海。建国后王益敏任西安市第二人民医院内科主任医师，西安市三至六届人大代表、政协委员、科协委员，著有《穴位封闭疗法》等书。《原阳县志》，原阳县志编纂委员会编，张振华，段永田，陈宗昭总纂，1995年11月，698.

余绍吉

余绍吉，直隶宛平人，内院供事，善岐黄，以不耐河防，引疾去。《阳武县志·卷八·职官志》，清·谈谒曾纂修，清乾隆十年（1745）刻本，21.

李久和　靳文穆　李阴圃　夏兰田　孔兆连　张怀庆

（民国）民国年间，原武、阳武两县中医事业时有发展，据民国二十五年（1936）原武、阳武两县统计，两县共有中医药房（铺）39处（实际50余处），其中有医生兼营药铺者，有药铺聘用医生者，医、药结合为其主要特点。医生中名望较高的有李久和、靳文穆、李阴圃、夏兰田、孔兆连、张怀庆等人。但药铺及医生分布很不匀，农民求医很难。《原阳县志》，原阳县志编纂委员会编，张振华，段永田，陈宗昭总纂，1995年11月，578.

第七节　延津县

姚辐

（明）姚辐，号柳溪。性慈孝，因母病，遂精岐黄之术。倾资市药，以应病者之需，求方问剂者，履常满户，公济之，全活甚众，不责其报，远迩感德。后子时□，仕舒城尹，时采仕郓城尹，孙曾楚楚或登仕籍□。游黉序为廪，延之望族。《延津县志·卷五·人物义行》，清·余心孺纂修，清康熙四十一年（1702）刻本，23.

史一科

（明）曹氏，医官史一科妻。一日，有人持金输纳过□门，而遗焉，氏得之语夫曰，此遗金也，俟其还之。未几，其人果仓皇泣涕，觅求所遗，史验实以□金尽还之。其人请平分，为谢，竟不肯纳。□人□本县匾奖其门曰，贤妇还金。《延津县志·卷五·人物义行》，清·余心孺纂修，清康熙四十一年（1702）刻本，23.

李序礼

（清）国朝，李序礼，延津县人，精岐黄术，有人谬为有疾，就诊之。序礼惨曰：疾不可为也，至夜半死矣。其人怫然去，俄而疾作，至夜半果死。又有已死将殓者，序礼适至其家，视之曰：无怖，即当生。以药灌之，遂霍然起。其他奇异甚多，人拟之太仓公秦越人云。《卫辉府志·卷三十二·人物志方技》，清·毕沅，刘钟之纂修，清乾隆五十三年（1788）刻本，26.

李廷栋

（清）国朝李廷栋，字调元，延津监生（今新乡市延津县人）。少业儒，性孝，父患疮，朝夕吮脓血，因误于庸医，几殆，惨毁号痛。遂弃举子业，业岐黄，备奉汤药，疮渐愈。父母颐养，皆得高年。因推不匮之思，活人甚众，历任邑令咸旌其门。龙泉周公名埙者，尤器重之，赠以诗，曰：廪延有佳士，择术本儒科。异体同忧患，深情切痒疴。可知函胜矢，应取缓兼和，济世推良相，君真愿若何。后以仲子鸣九任济源训导，赠修职左郎（济源进士李方茂所作墓志）。《卫辉府志·卷三十四·人物志孝义二》，清·毕沅，刘钟之纂修，清乾隆五十三年（1788）刻本，34.

第八节 封丘县

刘原政 侯庸 马训 刘英 王朝用 王邦直 王聘 赵仲臣 王邦元

（清）刘原政（治安社人）、侯庸（吴村人）、马训（某社人）、刘英（盘邱社人）、王朝用（淳于社人）、王邦直（南邢社人）、王聘（淳于社人）、赵仲臣（沙堤社人）、王邦元（治安社人），以上俱医学训科。《封丘县志·卷六·人物技术》，民国·余缙等纂修，民国二十六年（1937）铅印本，26-27.

医官韩

（清）医学训科，医官韩，康熙二十六年（1687）接印。《封丘县续志·第四卷·方技》，清·耿纮祚纂修，清康熙三十六年（1697）刻本，18.

李玉佩

《李玉佩先生传》，举人，邑人彭昌龄

（清）李玉佩先生，讳泰阳，字交本。世为我封邑名族大夫，岳阳别驾名宦，盖轩公，父廪生，赠中审大夫，龙门公，以四声名两河，各有传。长兄早逝，仲兄弦佩先生，侍御督学江南，历官西粤观察。先生于兄弟行居季，幼聪颖，读书目数行下，十九隶博士弟子籍，事二人以孝，闻父病剧，医药罔效，股骨为父啖之，父病愈。郡邑咸旌褒之。慈父见背，哀毁几无生，服阕试前茅，食饩二十人中，授教党塾，邑庠知名士，有出其门下者。

我朝定鼎二年，学使者金宪刘公拔擢，入成均听讲桥门。先生伟干，广颡昂昂，如鸡群鹤见者以贵仕许之，先生谢不敏，曰：经管四方，有家仲在此，身愿供老母。菽水，役焚道路符，不肯谒选人，一意色养仲兄，督学菽江南，先生奉母太恭，人板舆之滁阳。是时，河决灌城，邑及滁阳旋里寓博浪沙，亲知依刘待以举火者数十家，先生体母兄意，皆为处办，以糊其口。先是先生侍父病常留心岐黄术，检《素》《难》《灵枢》诸书，寻绎之。遂探长桑三昧，因出橐中金市药石合汤剂，一待褐夫窭人子病，不任延医者，所起痿痹疲癃无算，与痘疹尤遂。曰：婴儿不能言，吾为诸家保赤乎？即敝席为门，斗室漆暗，秽恶不可响迩，先生必徒步诣之。炎风畏景，喘汗浃四体，无倦色。人号先生为众母云，母太恭人，春秋高小有违，和药必尝，汤果必亲奉，如侍父病时。邑侯表其宅曰：孝子之门……《封丘县志·卷五·艺文志》，清·王赐魁纂修，清康熙十九年（1680）刻本，45.

范兴诗

（清）范兴诗，咸丰时清堆（人）。贫家子也，奉亲以孝闻，为母病，终身不茹荤酒，且习为医，活人无算。恤贫周急，望重阊里。见采访。《封丘县续志·卷十五·人物略孝友》，民国·姚家望纂修，民国二十六年（1937）铅印本，12.

时顺

（清）时顺，字巽齐，一号正之，岁贡生。性仁厚，好读书，尝佐父耕田，暇即披吟古人，带经而锄，此之谓与，年二十二采芹，二十六食饩。家无厚资，全赖舌耕而教，训生徒循循善诱，四方学者争师之。其弟子身列胶庠者，指不胜屈。岂知命途多舛，秋闱屡荐，未获一隽。同治七年（1868），流寇逼近城郭，因守城有功，蒙恩奖六品顶戴。其父栋生，性刚直慷慨，乐施拯难济急，恒解囊助之不惜。更有人所难能者，有安徽颍川坡骆驼医姓尹名国全，携子成，行医于此，不幸国全病故。其子幼小又举目无亲，惟有号泣恸哭而已，栋生怜之，代买棺木，假地以葬。又自备资斧，送其子旋里，此道光二十年（1840）庚子春三月事也……《封丘县续志·卷十五·人物略孝友》，民国·姚家望纂修，民国二十六年（1937）铅印本，13.

石印川　石锡九

（清）石印川，字月波，邑东五里之孟庄望族也。父超如，监生，性好施，前县令骆公曾给仗义疏财匾额，因伯兄均早丧乏嗣，遂以印川后焉。印川生而笃厚，有至性，事其伯母一如事其所生，乡里以孝闻。家素小康，自其曾祖理历，其祖文秀，暨其伯父均皆好善乐施，累世种德，及印川而益光大之。印川幼承家训，稍长就外傅，即从拔贡黄景召游，其叔若父，以己素业农，本欲博一第，以光门阊第。印川学岁勤而质颇钝，复限于文章，憎命每试虽列前茅，而卒未获一隽，以纳粟贡成均终焉。可叹也，然其克承先志读书之心愈挚，因以前人之望己者，望其子孙。

生子一，名缊玉，字润生，稍长复从黄景召先生读试，亦屡次仍落孙山之外，无已因以把总就武职，曾充本县农会保安队，清乡居保卫团巡缉队等长，暨旅部参谋、税务顾问诸职。长孙，名锡恩，字湛甫，本省法政学校毕业，后复考取承审员及县长，历任荥阳、鄢陵、新乡等承审员兼理县知事，所至有声，现供职偃师。次锡锻，字子纯，农校毕业，曾充本县建设局局长……（民国）次锡九，医学毕业，现充本县平民医院院长……《封丘县续志·卷十五·人物略孝友》，民国·姚家望纂修，民国二十六年（1937）铅印本，14-15.

王江

（清）王江，字晴波，大岸人。幼业儒，屡试不隽。老精岐黄，四方因病求医者络绎不绝，江悉尽心诊治，不少推诿，不仅不受诊金，拒绝谢仪也。每岁又与黄陵集某药店钱二百千文，以作贫困药资，更于病无以养之人，助之米麦。俾臻康乐，因之遐迩，感德于其仙游之日，公勒贞珉，于通衢以志芳行云。本采访册纂。《封丘县续志·卷十五·人物略任恤》，民国·姚家望纂修，民国二十六年（1937）铅印本，28.

郭铠

（清）郭铠，字振甲，高士庄捷三长子，弱冠以祥符籍补博士弟子员。秉性刚直，天真烂漫，事亲能以色养，交友多出肝胆，与邑廪生开封省议员李昆玉为莫逆交。且素抱雄心，欲以功名发挥事业及国家变法，停科甲开学校，即入法政，肄业未终，决然舍去，以恐科停后斯文沦丧。遂纠同人在留横村（今新乡封丘县鲁岗乡苌留横村）创立高初小学校，自为该校校长，其热心教育可知。未几，母病，以求医不易欲习医而未暇。及母殁，在制读礼，遂潜心医学，读《济阴纲目》有得所，以诊视女科独见长，封开两境，全活无算。治病无论何人，概不受资。三子修屏，留横高小毕业，以程度之优留校任教员，能继父志，后以匪乱积劳致疾，呕血而殁。《封丘县续志·卷十六·人物略艺术》，民国·姚家望纂修，民国二十六年（1937）铅印本，14.

田庆茂

（清）田庆茂，字积善，世居邑东四十里黑塔田村，寿享八十九岁。素精痘疹，有请即至，不谋谢仪。设遇贫寒，欣然徒步往诊，遐迩不辞，活人无算。且其俭以自奉，宽以待人，因之，该地人士恐其德泽淹没，随建石于村东，以期永垂不忘云。《封丘县续志·卷十六·人物略艺术》，民国·姚家望纂修，民国二十六年（1937）铅印本，15.

程永正　程广业

（清）程永正，宋程伊川先生裔也。明弘治十三年（1500），迁居封邱之永头村居焉。永正通医术，善治喉咙疾，著手回春，声名洋溢，封延长滑阳等处多其足迹。治法亦甚简便祇，凤凰穴，饮麻油水少许，施膏散药剂，亡不效。是以豫北各县均知有程医焉。且仁孝性成善，事父母养生送死能竭其力，亲友有急莫不周济。光绪二十七年（1901）春，黄风杀麦，民困饥溺，永正于村民之饿者，给粟糊口，外出者，假之赀，族弟永信家二十余口，仓箱告匮，度日为艰，欲就食他乡，则人口多病，犹少路费，于万难维持之际，永正知之，亲诊其疾，朝夕往返，劳苦不辞，尤假以粟财，日后之偿否，在所不计。年八十六寿终，遐迩感德，葬后坟头时有珍馐之奠，家人亦不知谁何也。子秀儒，仁孝亦如之。长孙现云，省立师范毕业，曾充县立第二小学校校长，暨本馆采访员，该处公益多所赞助。次孙广业，承其衣钵，仍事济世活人云。本程玉昆采访纂。《封丘县续志·卷十六·人物略艺术》，民国·姚家望纂修，民国二十六年（1937）铅印本，15-16.

刘廷栋

（清）刘廷栋，字国祯，辛庄邑庠生。幼儿颖异，长益勤学，诸经无所不习，而毛诗一经独有神契。道光十一年（1831），以第一人补博士弟子员，及入秋闱，屡荐不受，盖功名有定，未可强也。既以为良相之志移为良医，乃于《内经》《脉诀》《本草》等书苦心研究，学成有得。出而诊视，凡遇病症，独能以己意参酌，而不拘于方书，以自误而误人，因之以医名家，求医者户为之塞。举凡时令沉痼危险诸症，无不著手回春，人庆生死肉骨矣。且素长男科，并精女科，盖以读书穷理，既通阴阳之道，又明造化之机，所以男女两科皆能善长，为当时时医所莫及。封延阳三处，民无夭折之忧者，以有刘医在也。然廷栋虽为医而不忘儒术，于是立文会刻善书，施药济贫，凡有善举，无不经营缔造而成全之。殁数十年，犹令人景仰不止云。本来稿纂。《封丘县续志·卷十六·人物略艺术》，民国·姚家望纂修，民国二十六年（1937）铅印本，16.

苌曰辰

（清）苌曰辰，字灿东，苌芬子。幼聪敏，出语惊人，年稍长入痒食饩，工书画，诸父伯兄咸以光大门闾望之。乃命途多舛，屡困棘闱。因绝意科第，留心岐黄，问症者门前车马如市。迨膺岁荐补获嘉训导，日惟论文课士，著《大中图解春秋》《补注春秋辑要》等书。《封丘县续志·卷十六·人物略艺术》，民国·姚家望纂修，民国二十六年（1937）铅印本，14.

蒿永发

（清）蒿永发，蒿寨人。光绪二十七年（1901），御赐耆老。精针砭术，寿八十有二。《封丘县续志·卷十六·人物略艺术》，民国·姚家望纂修，民国二十六年（1937）铅印本，14.21.

范景振　范锡三

（民国）范景振，字兴雅。生而岐嶷，聪颖绝伦。稍长，研诵诗书，尤工八法，笃学好问，乡里咸以纡青拖紫期之未几。其父清魁两目昏翳，龙钟难行，景振孝心纯笃，遂辍学废读，对于盲父起居坐卧，寸步不离。稍暇，则效老莱子轶事，将古今琐闻欢快细述以怡亲心，数载之久未尝懈怠。迨至清魁病殁，哀毁骨立，痛不欲生。转年慈母在堂，凭子媚守，缺乏孝恩，乃节哀奉亲，倍加勤恳，孜孜不倦。其余邻里之间，接物应世，无城府无宿诺，乡党景其范型。每遇讼争，得其片言，无不解释。且素尚慈惠，凡葭莩戚好因急告贷者，必尽量自助，惟恐不足。并于本村创建小学，培养人才，其有髫龀，儿童乏力求学，则设法辅助使之上达，且尽心公益，慷慨输财。处事明敏，县长刘公委为治安社长，任职五旬，颂声盈耳。年届知命，遽而星沉，传播所及泫然流涕。弟景泰，和睦乡党，克振家声。子锡三，悬壶施医，乡人咸谓：桥梓韦平，后先映辉。世罕其匹，乃赠"疏高阮清"匾额，以资表扬焉。本来稿纂。《封丘县续志·卷十五·人物略孝友》，民国·姚家望纂修，民国二十六年（1937）铅印本，19.

谢塘

（民国）谢塘，字子铿，陈道人。幼沉静无狂言妄语，勤学嗜读，应童子试，屡列前茅，以科考停，父老弟幼，遂兼理家务，无意进取。设立义塾，不受修金，使贫寒子弟亦得读书识字。又博览医书，择药方配丸散，施舍数十年，全活甚众，年方强，仕倏而溘逝。民国十八年（1929），乡里为树碑志德云。本懿行碑序及谢氏家乘纂。《封丘县志·卷十五·人物略孝友》，民国·姚家望纂修，民国二十六年（1937）铅印本，29-30.

葛奉先

（民国）葛奉先，字孝卿，城东寺上人。性温和，笃孝友，弱冠游泮，不斤斤家人生产。其教子弟以孝悌忠信务使，交行交修，悉屏浇薄习家居。设科不受修金而教之，未尝不尽。清末任劝学员，竭力劝导，开办学堂数处。暇则浏览时务医药书籍，故精岐黄，拯人沉痼无算，以故戚友戴德树碑表扬。子明伦，清庠生，民初任县议长，议定糟米公催以苏民困车马附款用助学校云。本葛氏家乘纂。《封丘县续志·卷十五·人物略任恤》，民国·姚家望纂修，民国二十六年（1937）铅印本，31.

张之干

（民国）张之干，字国垣，李庄清庠生。热心教育，设馆授徒，循序善诱。且通岐黄，行医四方，不分贵贱，延无不到。虽祈寒暑雨不之惜，得其诊治，绝而复苏者不可枚举。诊金酬仪悉辞，更喜褒善戒恶，表正风化，种树洒扫，提倡卫生，现年九十有五，犹行不持杖，疾走如壮年时。本郑元三采访纂。《封丘县续志·卷十六·人物略艺术》，民国·姚家望纂修，民国二十六年（1937）铅印本，19.

朱金垒　朱道平　朱芝生

（民国）朱金垒，朱庄人，与子道平、孙芝生，三世名医，活人无算。见采访册。《封丘县续志·卷十六·人物略艺术》，民国·姚家望纂修，民国二十六年（1937）铅印本，19.

韩明山

（民国）韩明山，韩庄人。善推拿术，远近相邀，无不立至，全活甚多，均辞谢仪。民国二十五年（1936）卒，寿八十八。《封丘县续志·卷十六·人物略艺术》，民国·姚家望纂修，民国二十六年（1937）铅印本，22.

万德麟

（民国）万德麟，万庄万闻善父，现年九十有三，犹甚康健，精岐黄，施舍膏丹。《封丘县续志·卷十六·人物略艺术》，民国·姚家望纂修，民国二十六年（1937）铅印本，22.

陈书斋

（民国）陈书斋，字宝森，东黄村营，清庠生，通于医，有德行碑，现年八十有四。《封丘县续志·卷十六·人物略耆寿》，民国·姚家望纂修，民国二十六年（1937）铅印本，23.

范允文

民国七年（1918），范允文，字濬哲，张郭村人，北京协和医学院毕业。《封丘县续志·卷十三·选举表毕业》，民国·姚家望纂修，民国二十六年（1937）铅印本，4.

杨来同

民国十五年（1926），杨来同，字子彬，周庄人，北京医科大学毕业。《封丘县续志·卷十三·选举表毕业》，民国·姚家望纂修，民国二十六年（1937）铅印本，9.

牛曾恕

民国二十三年（1934），牛曾恕，三合营人，南通医科大学毕业。《封丘县志·卷十三·选举表毕业》，民国·姚家望纂修，民国二十六年（1937）铅印本，12.

范又新

民国二十三年（1934），范又新，张郭村人，北平协和医院毕业。《封丘县志·卷十三·选举表毕业》，民国·姚家望纂修，民国二十六年（1937）铅印本，12.

第九节　长垣县

李珏　李樽

（元）李珏，元顺帝时，任怀庆路医学提举。洪武初，改迁本县医学训科，孙生员李樽，习其业。《长垣县志·卷六·人物技术》，明·张治道纂修，宁波天一阁藏明嘉靖间刻本影印本，45.

（元）李珏，元顺帝时，任怀庆路医学提举。洪武初，改本县医学训科。本府医学正科敬恒都御史，世瞻生员樽，皆珏之后也，樽亦能明医理。《长垣县志·卷三·职官志》，清·宗琮纂修，清康熙三十九年（1700）刻本，27.

宋济霖

（明）宋济霖，洪武十七年（1384），任医学训科。《长垣县志·卷五·人物官师》，明·张治道纂修，宁波天一阁藏明嘉靖间刻本，影印本，38.

张继

（明）张继，本县人，任医学训科。《长垣县志·卷五·人物官师》，明·张治道纂修，宁波天一阁藏明嘉靖间刻本影印本，38.

李敬恒　李士德

（明）李敬恒，训科，毂子。永乐间为府医学正科，活人甚众。子士德，亦为府正科，世以儒医称。旧志。《长垣县志·卷十一·人物方技》，清·李于垣纂修，清同治十二年（1873）刻本，82.

（明）李敬恒，家世儒医，永乐间人。本县医学正科，能以术活人。后孙世瞻，登进士，累官至都御史，论者谓敬恒世德所致。《长垣县志·卷六·人物技术》，明·张治道纂修，宁波天一阁藏明嘉靖间刻本影印本，45.

李㨊

（明）李㨊，医术精明，任医学训术。《长垣志·卷六·人物技术》，明·张治道纂修，宁波天一阁藏明嘉靖间刻本影印本，45.

李岫

（明）李岫，精通医术，邑人多赖。成化甲午，医学，县大疫，岫所活人甚众，后举内黄训术。《长垣县志·卷六·人物技术》，明·张治道纂修，宁波天一阁藏明嘉靖间刻本影印本，45.

（明）李岫，精医理，成化甲午夏大疫，岫所活人甚众，后为内黄县医学训科。旧志。《长垣县志·卷十一·人物方技》，清·李于垣纂修，清同治十二年（1873）刻本，83.

张可爱　张枨　张枳

（明）张可爱，初业儒，去而学医，遂精其术，自著《蠢子医便》《伤寒捷径》。子枨，侄枳，皆精其术。

嘉靖戊戌，瘟疫大作，知县杜纬捐俸银米易药，使医生可爱等，修药调剂，一时赖以全活者甚众。《长垣县志·卷六·人物技术》，明·张治道纂修，宁波天一阁藏明嘉靖间刻本影印本，45.

张可爱，儒医，著有《蠢子医辨》、《伤寒捷径》诸书。子枨、侄枳，世其业。旧志。《长垣县志·卷十一·人物方技》，清·李于垣纂修，清同治十二年（1873）刻本，83.

宋好古　宋礼

（明）宋好古，任本学训术。侄宋礼，亦任本学训术。《长垣县志·卷六·人物技术》，明·张治道纂修，宁波天一阁藏明嘉靖间刻本影印本，45.

宋琏

（明）宋琏，通阴阳书，成化间，任本学训术。《长垣县志·卷六·人物技术》，明·张治道纂修，宁波天一阁藏明嘉靖间刻本影印本，45.

李珏　宁济霖　李龙　李谨　李镒　李药　陈宣　王昉　唐虞臣　李渭　张记　李尚义　胡松　王湖

（明）医学训科：李珏，洪武初；宁济霖，洪武十七年（1384）；李龙，天顺五年（1461）；李谨，深明医理；李镒、李药、陈宣，成化六年（1470）；王昉，正德十一年（1516）；唐虞臣、李渭，嘉靖十年（1531）及珏之后；张记、李尚义、胡松、王湖，隆庆二年（1568）。《长垣县志·卷之三·职官表》，（清）李于垣纂修，清同治十二年（1873）刻本，45.

唐殷　唐海　唐相　唐斌

（明）唐殷，秘传眼科，名重当世，为太医院医士。子海，绍父业，亦为太医院医士。孙相，治武宗疾有功，由医士升太医院判。姻子斌，由肃王府良医，改太医院吏目，其传益盛。旧志。《长垣县志·卷十一·人物方技》，清·李于垣纂修，清同治十二年（1873）刻本，82.

（明）唐相，唐殷孙，精于眼科，今为太医院判。《长垣县志·卷六·人物技术》，明·张治道纂修，宁波天一阁藏明嘉靖间刻本影印本，45.

（明）唐殷，累世眼科，知名湖海。《长垣县志·卷六·人物技术》，明·张治道纂修，宁波天一阁藏明嘉靖间刻本影印本，45.

傅世桢

（明）傅世桢，精于幼科。旧志。《长垣县志·卷十一·人物方技》，清·李于垣纂修，清同治十二年（1873）刻本，83.

宋培

（明）宋培，字太素，生员，庆阳府同知炯子。以父病，究心医理，著有《心法便览》。子绳祖，岁贡，井陉训导；光祖，天启甲子举人，温州府通判。续志稿。《长垣县志·卷十一·人物方技》，清·李于垣纂修，清同治十二年（1873）刻本，83.

夏民悦

（清）夏民悦，生员，精于医，解《灵枢》《素问》之奥，针灸奇效。旧志。《长垣县志·卷十一·人物方技》，清·李于垣纂修，清同治十二年（1873）刻本，83.

常光祚　常文明

（清）常光祚，精幼科。子文明，世其业。旧志。《长垣县志·卷十一·人物方技》，清·李于垣纂修，清同治十二年（1873）刻本，83.

黄更新　孙永吉　王坊

黄更新，字灿然；孙永吉，字子庆，监生。王坊，生员，举人行冲，曾孙，俱精于医理。续志稿。《长垣县志·卷十一·人物方技》，清·李于垣纂修，清同治十二年（1873）刻本，83.

崔印宏

（清）崔印宏，字兴我，尚书景荣季子。风姿俊朗，试辄前茅。顺治丙戌进士，授监察御史。凛持风节，多所建白，巡抚浙江，引疾归，起巡两淮盐，一清掣销夙弊。樽节余银四千两，上于朝。出为安庐兵备道，杜绝馈遗，清裁冒占，严保甲以靖盗贼，禁加派以苏民困。终三年，属邑无一盗窃者，人称其异。以病归里，日与生徒劘切文义，手辑《禁方》。岁施药饵，活人无算。年饥，捐积谷千石为赈，人皆德之。旧志。《长垣县志·卷之十一·人物记政事》，清·李于垣纂修，清同治十二年（1873）刻本，38.

王行冲

（清）王行冲，字文之，号勉齐，明少保永光孙，康熙丙午举人。事母尽孝，遭母丧，寝柩侧不入内者四载，乐善好施，尝设义学，开药局，施钱米济贫乏，人皆感之。性聪慧好学，凡天文地理壬奇，太乙医术，皆能明其奥旨。工书法兼通绘事，年八十以赴礼闱，卒于京邸。清续志稿。《长垣县志·卷之十一·人物记懿德》，清·李于垣纂修，清同治十二年（1873）刻本，70.

赵祥麟　樊五云　侯俊

（清）赵祥麟，武生；樊五云，生员；侯俊，俱能治痘疹。采访事实。《长垣县志·卷十一·人物方技》，清·李于垣纂修，清同治十二年（1873）刻本，83.

朱伯德　朱庸

（清）朱伯德，精医理，官太医院左院判。子庸，太医院吏目。采访事实。《长垣县志·卷十一·人物方技》，清·李于垣纂修，清同治十二年（1873）刻本，83.

苏向荣　王继统　于恒炎

（清）苏向荣，儒医，治病不受药资。王继统，廪膳生，于恒炎，监生，俱以医名。采访事实。《长垣县志·卷十一·人物方技》，清·李于垣纂修，清同治十二年（1873）刻本，83.

何道行　杨志诚　杨睿　杨魁章

（清）何道行，精于外科。杨志诚，字实庵，精外科。子睿，孙魁章，生员，世其传。采访事实。《长垣县志·卷十一·人物方技》，清·李于垣纂修，清同治十二年（1873）刻本，83.

庞还纯　庞顺天　庞鸿熙

庞还纯，字培德。家世为医，至还纯而尤精，不喜为举子业，或强以应童子试，遂入泮，还纯实耻之。父顺天，尤有巧思，能以瓦石琢齿补于龈，无异真者，时欧西镶牙法，未东渐也。子鸿熙，字子洽，亦精医法，长垣之言：世医推庞氏。《长垣县志·人物志·方技》，民国·宋静溪纂修，民国三十三年（1944）铅印本，86.

陈琨山

陈琨山，字玉峰，精于医学，尤善针灸。清光绪十七年（1891）、二十五年（1899）瘟疫流行，琨山针药兼施，活人甚众。《长垣县志·人物志·方技》，民国·宋静溪纂修，民国三十三年（1944）铅印本，86.

李义和　李河云

（清）监生李义和，字京惠，邑南雨淋头村人。精通医道，施舍药饵，年六十九岁，无疾而终。孙监生，河云，继祖行医，活人甚众。《增续长垣县志·卷下·杂志》，清·观祜纂修，清同治十二年（1873）刻本，70.

项敬纯　项兆梦

（清）监生项敬纯，字钦齐，西街人，深明医道，尤精小儿科，殁年八十余岁。孙生员，兆梦，继祖行医，活人甚众。《增续长垣县志·卷下·杂志》，清·观祜纂修，清同治十二年（1873）刻本，70.

李华峰

（清）监生李华峰，字莲甫，南关人，幼读书，未弱冠即通医道，妇科尤精。无论远近，有求则至，凡所医愈，不受谢金，迄今问病者，门常如市。《增续长垣县志·卷下·杂志》，清·观祜纂修，清同治十二年（1873）刻本，70.

李云祥

（清）李云祥，能医，客河南，遇同乡人病，治之，殁，送其榇归。续志稿。《长垣县志·卷十一·人物记义行》，清·李于垣纂修，清同治十二年（1873）刻本，76.

王立业　王山谷

（清）医学训科：王立业，康熙三十五年（1696）；王山谷，乾隆十五年（1750）。《长垣县志·卷之三·职官表》，清·李于垣纂修，清同治十二年（1873）刻本，45.

张发

（清）张发，字爻挥，生员。事亲孝，以产让弟，赖馆谷以供菽水。精于医，活人甚众，年八十五卒。子士瑞，字肖初，乾隆壬午举人。少失母，事父务得欢心，以余力赡顾媚嫂，从游者多所成就，士瑞子庄，己亥举人。采访事实。《长垣县志·卷十一·人物记懿德》，清·李于垣纂修，清同治十二年（1873）刻本，72.

杨遥

（清）杨遥，监生，善医，常施人药饵。有华阴药客张树勋，寄金于遥，数年不至，后访知已死，乃招其子至。出原金还之，封识如故。入彰善坊。续志稿。《长垣县志·卷十一·人物义行》，清·李于垣纂修，清同治十二年（1873）刻本，77.

张元璐

（清）张元璐，字宝佩，岁贡生。孝友著闻，兄乏嗣爱，族侄嗣之，元璐即割家产以给。其先本歙人，歙族有北来者，必加周赠，助里人嫁娶，施棺木、棉衣、药饵，不少倦。续志稿。《长垣县志·卷十一·人物义行》，清·李于垣纂修，清同治十二年（1873）刻本，77.

张大成

（清）张大成，好善乐施，修桥葺庙，结恤亡社，施棺木、药饵。续志稿。《长垣县志·卷十一·人物义行》，清·李于垣纂修，清同治十二年（1873）刻本，77.

靳淇

（清）靳淇，字一如，生员。事亲孝，与兄敬爱，老而弥笃。通医理，求治者填门，不索谢。人感其义，举乡饮介宾。续志稿。《长垣县志·卷十一·人物义行》，清·李于垣纂修，清同治十二年（1873）刻本，77.

张琦

（清）张琦，字玉堂，本城东街（今河南省新乡市长垣县）人也。慷慨好施与，于亲故多所拯恤，凡有义举必乐成之，少仿陶朱业。歇业后欠债者百有余家，所欠之数不下四千金，其券盈箧，一日悉投诸火。曰：无遗子孙索求患。如此高义尤所罕见。精堪舆，著有《地理传疑集》《青囊奥语》《地理摘要》《吉凶妙诀》诸书，卒年八十三岁，举乡饮耆宾。《增续长垣县志·卷下·人物义行》，清·观祜纂修，清同治十二年（1873）刻本，6.

韩湍

韩湍，字博广，精岐黄，著有《中西医考》《眼科决微》《伤寒抉微》，藏于家。《长垣县志·卷十一·人物志方技》，民国·宋静溪纂修，民国三十三年（1944）铅印本，87.

李恩注

（民国）李恩注，字均沾，名医汉升子，亦精于医，尤善妇科，博及群书，而以傅山为归。《长垣县志·卷十一·人物志方技》，民国·宋静溪纂修，民国三十三年（1944）铅印本，87.

乔义和

（民国）乔义和，邑庠生，精岐黄。光绪壬寅瘟疫流行，施药饵，活人无算。《长垣县志·卷十一·人物志方技》，民国·宋静溪纂修，民国三十三年（1944）铅印本，87.

李鼎新　李成蹊

（民国）李鼎新，因感患病者延医之艰，遂一意习医，绝不自高声价。子成蹊能继其业。《长垣县志·卷十一·人物志方技》，民国·宋静溪纂修，民国三十三年（1944）铅印本，87.

王连成

（民国）王连成，字赵璧，邑庠生，不喜为举子业，藉授徒以自给。民国初，废科举，设学校，顽固者多墨守旧制，不肯更，连城独力赞成之。于书无不睹，尤喜读宋元说部，兼通医学，求诊者勿论贫富，不索资，乡里德之。《长垣县志·卷十一·人物志方伎》，民国·宋静溪纂修，民国三十三年（1944）铅印本，87.

韩注勋

（民国）韩注勋，字凌阁，湍子，善于医，克绍家风，尤长于瘟疫，应诊不纳酬仪，远近知名。《长垣县志·卷十一·人物志方技》，民国·宋静溪纂修，民国三十三年（1944）铅印本，87.

徐文林

（民国）徐文林，字翰园，精医术，尤长于婴儿痘疹科，名闻远近。铅印本《长垣县志·卷十一·人物志方技》，民国·宋静溪纂修，民国三十三年（1944）铅印本，87.

李儒珍

（民国）李儒珍，习医，于瘟症病，尤抉其妙。《长垣县志·卷十一·人物志方技》，民国·宋静溪纂修，民国三十三年（1944）铅印本，88.

吕灿

（民国）吕灿，精岐黄。《长垣县志·卷十一·人物志方技》，民国·宋静溪纂修，民国三十三年（1944）铅印本，88.

第八章 焦作市

第一节 沁阳县（河内）

马嗣明

（南北朝）马嗣明，河内野王人。少博综经方，为人诊脉，一年前知其死生。邢邵子大宝患伤寒，嗣明为之诊脉，退告杨愔云："邢公子伤寒不疗自瘥，然脉候不出一年便死，觉之少晚，不可治也。"后数日，杨邢并侍宴内殿。文宣云，邢子才儿大不恶，我欲乞其随近一郡。杨以邢子年少，未合剖，宴罢，奏曰：马嗣明称大宝脉恶，一年内恐死，若其出郡，医药难求。大宝未期而卒。《北齐书·方技传》。《河内县志·卷三十一·人物艺术传》，清·袁通纂修，方履篯编辑，清道光五年（1825）刻本，1.

（南北朝）马嗣明，河内野王人也。少博综经方，为人诊脉，一年前知其死生。邢邵子大宝患伤寒，嗣明为之诊脉，退告杨愔云："邢公子伤寒不疗自瘥，然脉候不出一年便死，觉之少晚，不可治也。"后数日，杨、邢并侍宴内殿，文宣云："邢子才儿大不恶，我欲乞其随近一郡。"杨以邢子年少，未合剖符，宴罢，奏曰："马嗣明称大宝脉恶，一年内恐死，若其出郡，医药难求。"遂寝。大宝未期而卒。《北齐书·方技传》。《河内县志·卷三十一·人物志艺术传》，清·袁通纂修，方履篯编辑，清道光五年（1825）刊本影印，1484.

怀庆府南北朝马嗣明，河内人，少博综经方，为人诊候，一年前知其生死。邢绍子大宝患伤寒，嗣明为诊脉，退告杨愔云：邢公子伤寒不疗自瘥，然脉候不出一年便死，觉之少晚，不可治也。后数日，杨邢并侍宴内殿，文宣云：邢子才儿，我欲以乞其随近一郡，杨以子年少未合剖符。宴罢，奏云："马嗣明称大宝脉恶，一年内恐死，若其出郡，医药难求。"遂寝。大宝未期而卒。

（南北朝）马嗣明，河内野王人也。少博综经方，为人诊脉，一年前知其生死。邢邵唯一子大宝，甚聪慧，年十七八患伤寒，嗣明为其诊脉，退告杨愔云："邢公子伤寒不疗自瘥，然脉候不出一年便死。觉之少晚，不可复疗。"数日后，杨、邢并侍宴内殿，文宣云："邢子才儿大不恶，我欲乞其随近一郡。"杨以年少，未合剖符。

宴罢，奏云："马嗣明称大宝脉恶，一年内恐死，若其出郡，医药难求。"遂寝。大宝未期而卒。杨患背肿，嗣明以练石涂之，便瘥，因此大为杨所重。作练石法：以粗黄色如鹅卵大，猛火烧令赤，内淳醋中，自有石屑落醋里。频烧至石尽，取石屑曝干，捣下筛，和醋以涂肿上，无不愈。

武平中，为通直散骑常侍。针灸孔穴，往往与《明堂》不同。尝有一家，二奴俱患，身体遍青，渐虚羸不能食。访诸医，无识者。嗣明为灸，两足趺上各三七壮，便愈。武平末，从驾往晋阳，至辽阳山中，数处见榜，云有人家女病，若能瘥之者，赠钱十万。又诸名医多寻榜至是人家，问疾状，俱不下手。唯嗣明为之疗。问其病由，云曾以手持一麦穗，即见一赤物长二尺许，似蛇，入其手指中，因惊倒地。即觉手臂疼肿，月余日，渐及半身，肢节俱肿，痛不可忍，呻吟昼夜不绝。嗣明即为处方，令驰马往都市药，示其节度，前后服十剂汤、一剂散。马嗣明明年从驾还，此女平复如故。嗣明医术精妙，多如是。《河南通志·卷之第三十四·人物志方技》，清·贾汉复纂修，清康熙九年（1670）刻本，6.

（南北朝）马嗣明，博综经方，为人诊候，一年前知其死生。邢邵子大宝患伤寒，嗣明为之诊脉，退告杨愔云："邢公子伤寒不疗自瘥，然脉候不出一年便死，觉之少晚，不可治也。"后数日，杨邢并侍宴内殿。文宣云，邢子才儿太不恶，我欲乞其，随近一郡，杨以子年少未合剖符。宴罢，奏曰：马嗣明称大宝脉恶，一年内恐死，若其出郡，医药难求。大宝未期而卒。《河内县志·卷三·人物志方技》，清·李㯳纂修，清康熙三十三年（1694）刻本，87.

张子信

（南北朝）张子信，少以医术知名，隐居白鹿山。太宁中，征为尚药典御，武平初又以大中大夫征，后听其所志，还山。又善易筮及风角之术，武卫奚永洛与子信对坐，有鹊鸣庭树，斗而堕焉。子信曰："鹊言不善，今夜有人唤，必不得往，虽救亦以病辞。"子信去。是夜，琅邪王五使切召永洛，且云："敕唤。"永洛欲起，其妻苦留之，称坠马腰折，不堪动。诘朝而难作。永洛乃免。《北齐书·方技传》。《河内县志·卷三十一·人物志艺术传》，清·袁通纂修，方履篯编辑，清道光五年（1825）刊本影印，1484.

怀庆府南北朝张子信，河内（今河南省沁阳市）人，少以医术知名，太宁中征为尚药典御。武平初，又以大中大夫征之，听其所志还山。又善易筮及风角之术，武卫奚永洛与子信对坐，有鹊鸣于庭树，斗而堕焉。子信曰：鹊言不善，今夜有人唤，必不得往，虽救亦以病辞，子信去。是夜，琅邪王五使切召永洛，且云敕唤，永洛欲起，其妻苦留之，称坠马腰折不堪动，诘朝而难作，永洛乃免。《河南通志·卷之第三十四·人物志方技》，清·贾汉复纂修，清康熙九年（1670）刻本，6.

（南北朝）张子信，河内人，少以医术知名。太宁中，征为尚药典御。武平初，又以大中大夫征之，听其所志还山。又善易筮及风角之术，武卫奚永洛，与子信对坐，有鹊鸣于庭树园而惰焉，子信曰：鹊言不善，今夜有人唤，勿往，虽欸亦以病辞。子信去，是夜琅邪王五使召永洛，且云救唤，永洛欲起，其妻苦留之，称坠马腰折不堪动，诘朝难做，永洛乃免。《河南通志·卷七十一·人物方技》，清·田文敬纂修，清光绪二十八年（1902）刻本，7.

卢多逊

（宋）卢多逊，怀州河内（今河南省沁阳市）人。曾祖得一，祖真启，皆为邑宰。父亿多逊，显德初，举进士，解褐秘书郎、集贤校理，迁左拾遗、集贤殿修撰。建隆三年（962），以本官知制诰，历祠部员外郎。乾德二年（964），权知贡举。三年（965），加兵部郎中。四年（966），复权知贡举。六年（968），加史馆修撰、判馆事。开宝二年（969），车驾征太原，以多逊知太原行府事。移幸常山，又命权知镇州。师还，直学士院。三年（970）春，复知贡举。四年冬，命为翰林学士。六年（973），使江南还，因言江南衰弱可图之状。受诏同修《五代史》，迁中书舍人、参知政事。丁外艰，数日起复视事。会史馆修撰扈蒙请复修时政记，诏多逊专其事。金陵平，加吏部侍郎。太平兴国初，拜中书侍郎平章事。四年，从平太原还，加兵部尚书。

多逊博涉经史，聪明强力，文辞敏给，好任数，有谋略，发多奇中。太祖好读书，每取书史馆，多逊预戒吏令自己，知所取书，必通夕阅览。及太祖问书中事，多逊应答无滞，同列皆伏焉。先是多逊知制诰，与赵普不协，及在翰林日，每召对，多攻普之短。未几，普出镇河阳。太宗践祚，普人为少保。数年，普子承宗娶燕国长公主女，承宗适知泽州，受诏归阙成婚礼。未逾月，多逊白遣归任，普由是愤怒。初，普出镇河阳，上言自诉云："外人谓臣轻议皇弟开封尹，皇弟忠孝全德，岂有间然。矧昭宪皇太后大渐之际，臣实预闻顾命。知臣者君，愿赐昭鉴。"太祖手封其书，藏于宫中。至是，普复密奏："臣开国旧臣，为权幸所沮。"因言昭宪顾命及先朝自诉之事。上于宫中访得普前所上表，因感悟，即留承宗京师。

未几，复用普为相，多逊益不自安。普屡讽多逊，令引退，多逊贪固权位，不能决。会有以多逊尝遣堂吏赵白交通秦王廷美事闻，太宗怒，下诏数其不忠之罪，责授守兵部尚书。明日，以多逊属吏，命翰林学士承旨李昉、学士扈蒙、卫尉卿崔仁冀、膳部郎中知杂事滕中正杂治之。狱具，召文武常参官集议朝堂，太子太师王溥等七十四人奏议曰："谨案兵部尚书卢多逊，身处宰司，心怀顾望，密遣堂吏，交结亲王，通达语言，咒咀君父，大逆不道，干纪乱常，上负国恩，下亏臣节，宜膏斧钺，以正刑章。其卢多逊请依有司所断，削夺在身官爵，准法诛斩。秦王廷美，亦请同卢多逊处分，其所缘坐，望准律文裁遣。"

遂下诏曰："臣之事君，贰则有辟，下之谋上，将而必诛。兵部尚书卢多逊，顷自先朝擢参大政，洎予临御，俾正台衡，职在燮调，任当辅弼。深负倚毗，不思补报，而乃包藏奸宄，窥伺君亲，指斥乘舆，交结藩邸，大逆不道，非所宜言。爰遣近臣，杂治其事，丑迹尽露，具狱已成，有司定刑，外廷集议，金以枭夷其族，污潴其宫，用正宪章，以合经义。尚念尝居重位，久事明廷，特宽尽室之诛，止用投荒之典，实汝有负，非我无恩。"

其卢多逊在身官爵及三代封赠、妻子宫封，并用削夺追毁。一家亲属，并配流崖州，所在驰驿发遣，纵经大赦，不在量移之限。期周已上亲属，并配隶边远州郡。部曲奴婢纵之。余依百官所议。中书吏赵白、秦王府吏阎密、王继勋、樊德明、赵怀禄、阎怀忠并斩都门外，仍籍其家，亲属流配海岛。阎密初给事廷美左右，太宗即位，补殿直，仍隶秦邸，恣横不法。王继勋尤廷美所亲信，尝使求访声伎。继勋因怙势以取货贿。德明素与赵白游处，多逊因之传达机事，以结廷美。又累遣怀禄私召同母弟军器库副使赵廷俊与语。怀忠尝为廷美使诣淮海国王钱俶遗白金、扣器、绢扇等，廷美又尝遣怀忠赍银器、锦彩、羊酒诣其妻父潘璘营宴军校。至是皆伏罪。多逊累世墓在河面，未败前，一夕震电，尽焚其林木，闻者异之。多逊至海外，因部送者还，上表称谢。

雍熙二年（985），卒于流所，年五十二。诏徙其家于容州，未几，复移置荆南。端拱初，录其子雍为公安主簿，还其怀州籍没先茔。雍卒，诸弟皆特敕除州县官。初，亿性俭素。自奉甚薄。及多逊贵显，赐赉优厚，服用渐侈，愀然不乐，谓亲友曰："家世儒素，一旦富贵暴至，吾未知税驾之所。"后多逊果败，人服其识。

咸平五年（1002），又录雍弟宽为襄州司士参军。宽弟察，中景德进士，将廷试，特诏授以州掾。大中祥符二年（1009），始改簿尉。三年（1010），察奉多逊丧归葬襄阳，又诏本州赐察钱三十万。四年（1011），仍录其孙又元为襄州司士。《宋史·本传》。《河内县志·卷第二十五·先贤传上》，清·袁通纂修，方履篯编辑，清道光五年（1825）刻本影印，1319-1324.

（宋）《详定本草》二十卷，目录一卷，《补注本草》二十卷，目录一卷，卢多逊撰。见《宋史·艺文志》今佚。《河内县志·卷十九·经籍志》，清·袁通纂修，方履篯编辑，清道光五年（1825）刻本影印，692.

郭瑞　郭信　郭诚

（元）故郭公墓志铭

河内晚进张元述并书

皇甫良弼刊

至元己丑（1289）二月既望，邑人西郭生偕邑耆苏庭秀、王仲容过余之敝庐，俱酒捧觞致敬礼毕，郭生鞠躬进而言曰：我先人艰辛，值壬辰凶荒之后，流离于太行山之北，寓居于天党。至丙申三月十三日，因疾而终，寿止于二十八岁时，仓卒止浅土瘗之。赖我外祖母秦氏、母李氏提携孤幼，出于万死之地，穆达乡里，于今五十有四祀矣。每一念至肝肠为之断裂，欲报之德，诚昊天之罔极也。谨卜以至元二十五年（1288）八月初八日，葬公于太行之阳平原之上，母李氏尚无恙，孝思之心虽葬之，以礼祭之。以礼犹为未足，拟欲刻片石志，片文以显父母传之不朽，是所愿也。

于是遂命工采他山之石，磨之砻之，功将告毕，愿先生哀其愚忠而志之，使幽明受赐，弗敢忘德。余闻之愕然曰：陋巷书生素不涉学，是诚不能辞，益坚而请益固，然而嘉其斯人年逾知命，尚有婴慕之心，岂非舜之徒与？抑又欲刻铭翠琰以昭先君之德，可谓始终能尽其孝者矣。故秉笔而书，姑次其世系，列其子孙及公平生行，止而言之。

公讳瑞，字仲祥，其先太原人也，后徙家于河内。祖讳信，父讳诚，俱业精于医，其设心以活人济众为务，清名美誉播于当世乎，积善之家庆流后裔也。公生而奇伟，长而聪敏，常有济人之志而无荣利之心，奈不遇其时，不得其寿，身殁于他乡，何其不幸也！有子男一人，讳珍，字君璋，即西郭生也，克修身齐家，家道日益昌盛，乡里视以为则。孙男二人长曰通、次曰达，元孙男一、孙女二，尚幼，噫夫之报施夺彼与，此何薄于口而后昌大其子孙乎？故为之铭曰：郭本姬出，祖居太原。属世离乱，携家南迁。达于覃怀，寓止河内。业精于医，传之三世。猗嗟郭公，生不逢辰。历诸险阻，独行茕茕。天党侨居，凶殃荐至。百疗不差，奄然而逝。时尚凶荒，殁于他乡。浅土埋瘗，谁其护丧。三尺孤坟，冥冥旅鬼。寥寥长夜，月白风清。有子君璋，克尽孝道。为之棺椁，卜其宅兆。行山之阳，龙蟠凤翔。魂兮来归，闭此元堂。爰摭其实，揭铭贞石，子子孙孙，敬奉无斁。至元二十六年（1289）三月三日怀州河内县紫陵作，孝男郭珍，孙男通、达等立石。《河内县志·卷二十一·金石志补遗》，清·袁通纂修，方履篯编辑，清道光五年（1825）刻本影印，1047-1050.

萧守身

（清）萧守身，字尚本，少问业于父文定，称长者。嘉靖壬戌进士，授襄垣令，修城隍庙得银器一窖，乡三老欲以佐，朝夕不纳升，户部主事历郎中抗言，节用口八事，上嘉纳之。理太仓督大同，饷前后部羡金万一千有奇，大吏具以闻。会冯珰骄恣触忌，出守临兆保宁，升监运使，乞休。家居二十余年，著有《经书辨疑》《医学管见》及诗文集各若干卷。没后，蜀人张朴、张望贤过其家，哭甚哀。家人问故，朴曰：朴窭人子，先生鞠我，先生延师督教我，匪先生安望捷南宫乎。望贤曰：小人聘某宦女，某后悔之，明公给女出婚于公堂，今生子已名德萧矣。各挥泪去。襄垣保宁祀名宦，河内祀乡贤。《河内县志·卷二十六·先贤传下》，清·袁通纂修，方履篯编辑，清道光五年（1825）刻本影印，1377.

李二阳

（清）《脉诀详注》李二阳撰。《河内县志·卷十九·经籍志》，清·袁通纂修，方履篯编辑，清道光五年（1825）刻本影印，700.

（清）李二阳，河内（今河南省沁阳市）人，康熙五十五年（1716），武举。《河南通志艺文志·卷十五·子部·医家类》，民国间（1912—1949）铅印本，31.

丁承前

（清）丁承前，字绳武，邑诸生。性狷介，与人落落寡合，家四壁立然。性至孝，自食粗粮，而父母甘旨不乏。父母没既，葬置木主于寝室，每食必荐如生时。陕州学某广文其师也，往视之，既辞归，念其贫，而知其介也，欲赒，恐不受，不赒则不忍，乃诚仆而送诸。途曰：必勿反所携，承前不得已受之，归而返诸师家中，年贫益甚。或终日不举火，自作饼卖之，众人私相告曰，此丁先生也，宜善视之，所持物顷刻都尽。丁知之曰：嘻非食而甘之也，怜吾贫也，即携物而之他。娴医术，服药而愈者谢之，亦不受，卒以困苦终其身。《河内县志·卷二十六·先贤传下》，清·袁通纂修，方履篯编辑，清道光五年（1825）刻本，40.

娄起敬

（清）娄起敬，字敬一，枢曾孙。父母爱其季弟，敬倾资为构楼台亭榭，雄跨一乡，孝友皆此类。父殁母多病，遂废制举业，究心于医，以医多交守令乡大夫，未尝干以私。郡人无贫富，皆为诊视，或酬以金帛，辄谢之，所活人无算。生平无漫语，无畸行，人称为长者，以岁贡老于家。《河内县志·卷二十七·人物志孝义》，清·袁通纂修，方履篯编辑，清道光五年（1825）刻本，7.

（清）娄起敬，字敬一，乡贤，枢之曾孙。父母爱其季弟，敬倾资为季弟构楼台亭榭，雄跨一乡，孝友皆此类。父殁，母多病，遂废制举业。究心于医，以医多交守令乡大夫，未尝干以私，乡人无贫富，皆为诊视，或酬以金帛，辄厉言谢之，所活人无算。生平无漫语，无畸行，人称为长者，以岁贡老于家。《河内县志·卷三·人物志孝义》，清·李坅纂修，清康熙三十三年（1694）刻本，56.

娄阿巢

（清）娄阿巢，湑承子，庠生，以子贵敕封修职郎，精于医，所著有《寿世偶录》《女科》上下卷行世。《河内县志·卷三十一·人物艺术传》，清·袁通纂修，方履篯编辑，清道光五年（1825）刻本，3.

郭泰

（清）郭泰，善医术，著有《医方便用》《幼学集成》等书。《河内县志·卷三十一·人物艺术传》，清·袁通纂修，方履篯编辑，清道光五年（1825）刻本，3.

李家骏

（清）《崇办堂医课》清·李家骏撰。家骏，河内县（今河南省沁阳市）人。《河南通志·艺文志·子部·医家类》，民国间（1912—1949）铅印本，36.

□勋

□勋，为河内太守。时有女，年几二十，左脚膝裹上有创，疗而不□，创发数十日愈，愈已复发，如□□□年迎华佗使视。佗曰：易疗之，当得稻糠色犬一头，好马二匹以绳系犬颈，使走马牵犬，极辄易，计马走犬三十余里。犬不能行，复令步人，拖曳计向五十余里，乃以药引女。女即安卧，不知人因取犬断腹近后脚之前，所断之处向创口，令去三二寸。停之须臾，有若蛇者，从创中出，便以铁椎横贯蛇头。蛇在皮中，摇动良久，须臾不动，牵出长三尺许，纯是蛇，但有眼处，而无瞳子。又逆鳞耳以膏散，着创中七日愈。《河内县志·卷三·杂志》，清·李枟纂修，清康熙三十三年（1694）刻本，93-94.

第二节　孟　县

程鹏举

（清）程鹏举，字亮四，以明经为夏邑训导。康熙四十八年（1709）岁大饥，归德守陈尧策，委以赈荒事，乃昼夜行泥淖中，亲为察其虚实。贫民二釜欢声如雷，富家无滥邀者。明年大疫，捐金施药，全活数千人……《孟县志·卷六·人物上》，民国·阮藩济等纂修，宋立梧等编辑，民国二十二年（1933）刻本，846.

范王宾

（清）范王宾，孝事父母，康熙六十一年（1722），奇荒，王宾济之，食者二十余家。又修桥施药。乾隆六年（1741），抚院奖之。《孟县志·卷七·人物下》，民国·阮藩济等纂修，宋立梧等编辑，民国二十二年（1933）刻本，886.

薛玉声

（清）薛玉声，助族人成婚，给同宗子弟读书膏火，又修桥、施药、掩骼、埋胔。乾隆六年（1741），抚院奖之。《孟县志·卷七·人物下》，民国·阮藩济等纂修，宋立梧等编辑，民国二十二年（1933）刻本，886.

范本正

（清）范本正，端方仁厚，修桥施茶、施药、施棉衣，兹兹不倦，远近之人有鬻其子女者，助其赎回，俾得完聚。乾隆六年（1741），公举善行，抚院奖之。《孟县志·卷七·人物下》，民国·阮藩济等纂修，宋立梧等编辑，民国二十二年（1933）刻本影印，887.

李维纯

（清）李维纯，字无闻，邑庠生，东韩村人。道光二十一年（1841），黄河自南开仪决口，淹没孟港、海头、化工等村，维纯设粥厂于福星庙，全活灾民无算。又精岐黄，于痘疹尤有心得。尝游河干，见以浣女将出疹，恐浸水毒，必内功，将不可救，乃令人暗从后抱之不释。女惊惧，呼号，汗出而疹发，获无恙。又见有儿痘靥不起，群医束手，纯令其家置酒馔于磨旁，掘壕三尺余，置而壕中。对之纵饮大嚼，已而致哕，哕即吐，儿身即遍用湿土掩之，仅留口鼻，须臾，痘涨。咸惊为神。其他慈惠济物之事甚多，当时称仁人君子云。《孟县志·卷七·人物下》，民国·阮藩济等纂修，宋立梧等编辑，民国二十二年（1933）刻本影印，922.

李友松

李友松，历充军医院长。《孟县志·卷八·选举》，民国·阮藩济等纂修，宋立梧等编辑，民国二十二年（1933）刻本影印，1032.

王氏

《王氏先代记》即王居正经幢后半所刻。（上缺约九字）范氏生子八人，最幼祖父公，药院是也（又缺约十五字）十人所习各异，不可具纪（又缺约十七字）祖父见其骨气，甚丰伟（有缺约十四字）不幸尔，奈何早岁父母俱丧（又缺约十一字）巨师南征收洪州诸郡，沿路诊视疾苦（又缺约九字）。病孜孜求治者，日盈其门，独推父医（又缺约八字）出入侯门下，累受酬酢，充一州四县（又缺约八字）父以医道治生，神圣工巧，里人乃谓世之和（又缺约八字）。氏生子三人，长曰思敬，字进道，亦述父道后（又缺约十四字）为况大率皆遵依父兄勤（又缺约十二字）前岁告殒次曰二娘，适河内崔愿（又缺约十一字）而终□母钱氏贤淑，孀居守义和柔（又缺约十一字）七十□化哀哉，彼考妣之重，幼历（又缺约十一字）子孙之计□可谓君子有始而有终（又缺约十字）将何赎□是谨择吉旦自昔曾祖创（又缺约十字）列于前，皆全葬礼，远近房族有不继祭（又缺约十一字）备尝险阻，必欲发扬其事也。不有所（又缺约十四字）乡党耆老皆称道公父之（又缺约十字）子之美行，抑亦昭示前人之遗风，使后（又缺约十字）所行之事乃为铭曰。《孟县志·卷八·金石中》，清·仇汝湖纂修，清乾隆五十五年（1790）刻本，31.

第三节 温 县

司马承祯

（唐）司马承祯，字子微。博学能文，隐天台山玉霄峰，自号白云子。师事潘师正，得辟谷导引之术。睿宗召，问对曰：为道日损，损之又损，以至于无为。帝曰：理身则尔，理国若何？对曰：国犹身也，游心于澹，合气于漠，顺物自然而无所事，则天下理。帝叹曰：此广成子之言也。辞归赐以宝琴花披。后元宗诏于王屋山，置坛屋以居之，一日忽曰：东华君召我矣，乃蝉蜕而化。时年八十有九，赐谥贞一先生。《温县志·卷之十二·人物下方外》，清·王其华纂修，清乾隆二十四年（1759）本，14.

《修身养气诀》一卷，唐司马承祯撰。承祯，字子微，河内温人，道士。《唐书·艺文志》：司马承祯《坐忘论》一卷、《修生养气诀》一卷、《洞元灵宝五岳名山朝仪经》一卷，宋志未载。书录解题：《坐忘论》一卷，司马承祯撰，言坐忘安心之法凡七条，并枢翼一篇，以论修道阶次，其论与释氏相出入。《河南通志艺文志·卷十五·子部·道家类》，民国间（1912—1949）铅印本，44.

《天隐子养生书》一卷，唐司马承祯撰。分神仙、易简、渐门、斋戒、安处、存想、坐忘、解神八篇。前有承祯序，谓天隐子不知何许人也，著书八篇，包括秘妙，殆非人间所能力学。宋胡珽拔谓此书当是承祯所著，序乃云天隐子，不知何许人，意者不欲自显其名耶，现刻人说郛中，亦以为承祯自著。《上清天地宫府图经》二卷，唐司马承祯撰，书录解题著录。《河南通志艺文志·卷十五·子部·道家类》，民国间（1912—1949）铅印本，44.

张四斗

（明）张四斗，庠生，射斗弟，精天文六壬诸术。明季尝言汴当灾，后果被流寇决河淹没。又通内养法，寿九十有四，无疾而卒。《温县志·卷之十二·人物中》，清·王其华纂修，清乾隆二十四年（1759）本，11.

杨养拙　张允齐

（明）杨养拙，因医生张允齐素好道，养拙引一小童投之，语甚欢洽，允齐遂留寓，每夜兀坐，无所事事。初来不识一字，坐几三年无书不解，允齐益神之。一日引小童南渡，离荥阳十里许，访某家，言借院后窑，主人出，惊曰，昨夜梦明日午后有神仙资业，洒扫以待。养拙至，赋诗中有一联曰：玉笛吹动山月冷，铁鞋踏破紫芝香。俾送荥阳县尹，黎明启户视之，养拙端坐而逝。县尹令即葬于逝处。《温县志·卷之十二·人物下方外》，清·王其华纂修，清乾隆二十四年（1759）本，14.

第四节　修武县

宁封子

（上古）宁封子，为黄帝陶正，有人过之，为其掌火，能出五色烟，久之以教封子。封子续火自烧，随烟上下，人视炉中，犹有骨，葬太行山间。按旧志载，瑕邱仲卖药于宁，系大宁城。详见沿革。《修武县志·卷八·人物志方外》，清·冯继照纂修，清同治七年（1868）刻本，76.

（上古）宁封子，为黄帝陶正，有人过之，为其掌火，能出五色烟，久之以教封子。封子续火自烧，随烟上下，人视炉中，犹有骨，葬太行山间。《修武县志·卷之十六·人物志方技》，清·吴映白纂修，清乾隆三十一年（1766）刻本，1.

瑕邱仲

（虞）瑕邱仲，卖药于宁百余年。一日地震，仲及里中数十家屋，临水皆坏。仲死，里人弃仲尸于水中，收其药卖之。少顷，仲披蓑而至，里人惶惧谢罪。仲曰：非恨汝也，使人知我耳。复后至，宁世谓之为仙人。《修武县志·卷之十六·人物志方技》，清·吴映白纂修，清乾隆三十一年（1766）刻本，1.

王烈

（晋）王烈，字长休，邯郸人也。常服黄精及铅，年三百六十八岁，犹有少容，登山历险，行步如飞。嵇叔夜甚敬爱之，数数就学，其入山游戏采药，后烈独之太行山中，忽闻山东崩地，殷殷如雷声，烈往视之。迺见山破石裂数百丈，两畔皆青石，石中有一穴，口径阔尺许，中有青泥流出如髓。烈取泥试丸之，须臾成石，如投热蜡之状，随手坚凝，气如粳米饭，嚼之亦然，烈吞数丸，如桃大，用携少许归及与叔夜，曰：我得异物。叔夜甚喜，取而视之，已成青石，击之铮铮如铜声，叔夜即与烈往视之，断山已复如故。吴志。《修武县志·卷八·人物志方外》，清·冯继照纂修，清同治七年（1868）刻本，76.

魏夫人（魏华存）

（晋）魏夫人，讳华存，字贤安，任城人，晋司徒剧阳文康公舒之女也。少读老庄，性乐神仙摄生，夷静常欲，别居闲处，父母不许。年二十四强，适太保掾南阳刘幼彦生二子璞遐，幼彦后为修武令，夫人心期幽灵，精诚苦尽。迨子息粗，立离隔室宇，清修百日，太极真人安度明东华大神方，诸青童扶桑碧，阿汤谷神王景林。小有仙女清虚真人，王哀来降。青童曰清虚尔师也，王君乃命侍女。出八素隐身大洞，真经高仙羽元等书三十一卷，手授夫人，景林又授夫人《黄庭内景经》，徐别去。已而，幼彦以暴疾殒世，值荒乱，夫人携细小，径来东南守静之思，与日而进也。在世八十三年，以成帝。咸和九年，托形仙化，夫人遂修斋读经，积十六年，颜如少女，白日升晨，太微天帝致命授位为紫虚元君，领上真司命岳夫人，使治天台大霍山洞台。节录颜鲁公魏夫人仙坛碑铭。按：王君授夫人甘草丸服之而仙为。晋元康九年（299）季冬，降于汲郡修武县廨内，夫人时应年四十九岁。《修武县志·卷八·人物志方外》，清·冯继照纂修，清同治七年（1868）刻本，77.

嵇康

（晋）嵇康，字叔夜，谯国铚人也。其先姓奚，会稽上虞人，以避怨徒焉。铚有嵇山，家于其侧，因而命氏兄。喜有当世才，历太仆宗正。康早孤有奇才，远迈不群，身长七尺八寸，美词气有风仪，而土木形骸不自藻饰，人以为龙章凤姿。天质自然，恬静寡欲，含垢匿瑕，宽简有大量，学不师受，博览无不该通，长好老庄。与魏宗室婚，拜中散大夫，弹琴诵诗，自足于怀，以为神仙，禀之自然，非积学所得。至于导养，得理则安，期彭祖之伦可及焉，著《养生论》。

所与神交者，惟陈留阮籍，河内山涛，豫其流者河内向秀，沛国刘伶，籍兄子咸，琅琊王戎，遂为竹林之游，世所谓竹林七贤也。戎自言与康居山阳二十年，未尝见其喜愠之色。康尝采药游山泽，会其得意，忽焉忘返，时有樵苏者遇之，咸谓为神。至汲郡山中见孙登，康随从之游，登沉默自守，无所言说，康临去。登曰，君性烈而才隽，其能免乎。

康又遇王烈共入山，烈尝得石髓台饴，即自服半，余半与康，皆凝而为石，又于石室中见一卷素书，遽呼康往取，辄不复见。烈乃叹曰：叔夜志趣非常而辄不遇，命也。其神心所感，每遇幽逸如此。节录本传。《修武县志·卷八·人物志流寓》，清·冯继照纂修，清同治七年（1868）刻本，65-66.

按：《九州要记》云，天门山有三水，嵇康采药逢孙登，弹七弦琴，即此山。杜鸿渐百家岩寺碑云：若夫奇檀修竹，嵇灶孙台，可知登与阮籍嵇康游，亦尝寓居天门山中也。《修武县志·卷八·人物志流寓》，清·冯继照纂修，清同治七年（1868）刻本，70.

嵇康，字叔夜，谯国铚人也。少负有奇才，宽简有大量，土木形骸不事藻饰，人以为龙章凤姿，天真自然，学不师受，博览无不该通，善谈老庄。尤好神仙服习之术，博学蓓属文，婚魏宗室，拜中散大夫。寓居山阳，同道者未尝见其喜愠之色，与阮籍、山涛、向秀、籍兄子咸，王戎、刘伶相友善，为竹林之游，世人谓"竹林七贤"。又尝从孙登游于苏门，康性巧而好锻，宅中有一柳树，甚茂，乃激木图之，每夏月居其下，以锻颖川钟会，为司马昭所昵，闻康名而适之，康不为之礼而锻不辍，良久会去。康曰：见所闻而来，何所见而去，会以此憾之。《修武县志·卷之十六·人物志方技》，清·吴映白纂修，清乾隆三十一年（1766）刻本，5.

卢太翼

（隋）卢太翼，字协昭，河间人也。本姓章仇氏，七岁诣学，日诵数千言，州里号曰神童。及长闲居味道，不求荣利，博综群书，爰及佛道，皆得其精微，尤善占候算历之术。隐于白鹿山数年，徙居林虑山茱萸间，请业者自远而致，无所拒。后惮其烦，逃于五台山，地多药物，与弟子数人庐于岩下，萧然绝世，以为神仙可致。《修武县志·卷八·人物志流寓》，清·冯继照纂修，清同治七年（1868）刻本，71.

杜鹏举

杜鹏举，鸿渐之父，濮阳人。与卢藏用隐白鹿山，以母疾与崔沔同受医兰陵萧亮，遂穷其术，历右拾遗。元宗东行河因，游田文上赋以风，终安州刺史。《新唐书杜鸿渐传》。《修武县志·卷八·人物志流寓》，清·冯继照纂修，清同治七年（1868）刻本，72.

卢藏用

（唐）卢藏用，字子潜，幽州范阳人。能属文举进士不得调，与兄徵明偕隐终南少室二山，学练气为辟谷。长安中召授左拾遗，历吏部黄门侍郎，修文史馆学士，迁黔州长史判都督事卒。本传不言隐白鹿，盖先白鹿而后终南也。《修武县志·卷八·人物志流寓》，清·冯继照纂修，清同治七年（1868）刻本，72.

刘海蟾

（金）刘海蟾，名操，字宗城，燕山人。仕至宰相，遇纯阳授以丹书，遁迹于终南太行之间。有入道歌，邱长春书之，今石刻在马坊村。《修武县志·卷之十六·人物志方技》，清·吴映白纂修，清乾隆三十一年（1766）刻本，2.

邱处机

（元）邱处机，字通密，山东栖霞人，自号长春子。尝寓居修武县清真观，研精元学。世祖召见，每言为治在敬天勤民，长生在清心寡欲，世祖然其言，命左右书之。时悍兵践蹂中原，河南北尤甚，民患锋镝，无所逃命，处机使其徒持牒招之，由是为人奴者，得复为良民，滨死而得更生者无虑数万人。吴志。《修武县志·卷八·

人物志方外》，清·冯继照纂修，清同治七年（1868）刻本，82；《修武县志·卷之十六·人物志方技》，清·吴映白纂修，清乾隆三十一年（1766）刻本，2-3.

马珏

（元）马珏，字元宝，号丹阳子，宁海富人也，因遇王重阳，食瓜异其白蒂，起因与之游，后授以《丹诀》五篇。吴志。《修武县志·卷八·人物志方外》，清·冯继照纂修，清同治七年（1868）刻本，82.

谭处端

（元）谭处端，初名玉，字伯玉，后名处端，字通正，号长真子。世为宁海人，倜傥不事边幅，以孝义见称。于经史靡不涉猎，尤工诸草隶。因醉卧雪中，即感风痹之疾，自知非药石可疗，乃暗诵《北斗经》，以求济急。忽梦大席横空，师飞起取之，则诸星君坐其上，师拜其下，恍然而觉，自是归道之心遂决。世宗大定七年（1167）间，祖师在马丹阳家，径往乞備门弟子列，祖师留宿庵中，时严冬不任其寒，祖师展足令抱之，少顷汗出，如置身甑中，黎明以盥手余水涤其面，宿疾顿愈，由是愿推心终身事之。

他日，妻严氏怪，师不归，就诘其所以，师遽离之，祖师复嘉其勇断，遂授其秘诀。立今名号十四年，出关东至洛阳朝元宫，迤逦至怀之修武，有张八哥者，如狂如痴识者以为道。一日倡言于市曰：来者谭先生，神仙之总管也。二十一年复至洛阳朝元宫之东，得隙地数亩，筑庵居之，二十五年曲肱而逝。至元六年（1269）赠长真云水蕴德真人，有《水云前后集》行于世。节录唐顺之史纂左编，吴志作处机误。《修武县志·卷八·人物志方外》，清·冯继照纂修，清同治七年（1868）刻本，83.

（元）谭处端，字通正，号长真子，宁海人。中年患风痹，重阳每旦以盥余与之沐，久而疾愈，授以丹诀。《修武县志·卷之十六·人物志方技》，清·吴映白纂修，清乾隆三十一年（1766）刻本，3.

刘处元

（元）刘处元，字通妙，号长生子，武官人，师重阳。金主召问，对曰：寡嗜欲则身安，薄赋敛则国泰。金主悦，一日鸣鼓集众，告以去期，乃曲肱而逝。吴志。《修武县志·卷八·人物志方外》，清·冯继照纂修，清同治七年（1868）刻本，83.

郝大通

（元）郝大通，字太古，号广宁子，宁海人。虽师重阳而不苦励，长真辈共激之，至岐山遇一人授以金丹口诀，遂游燕赵间。能御风出没，不知所终。《修武县志·卷八·人物志方外》，清·冯继照纂修，清同治七年（1868）刻本，83.

杜明蟾

（清）杜明蟾，武陟县邱家庄人。祖父皆儒生，蟾少时于书无所不好，精史学，慨然欲有用于当世。天启中，客魏弄权，闻杨左诸公被祸，遂绝意进取。久之得《古本参同契》，潜心玩味，若有所得。家贫卖茶宁郭东门外，有求食取与之。有道士自罗浮山来，神骨清异，明蟾烹佳茗以进。道士喜见其案头有《参同契》，与讲论，益喜留信宿，遽出一编赠之，乃《张紫阳悟真篇》也。曰：熟此当了元牝之义，自是遂留心内学。又数年，母死即葬，而前道士适致，引明蟾去，去十七年无耗。顺治三年（1646），有道士负笈入东观音堂，憩良久，乡老人谛观其面，疑是明蟾，因走告其妻子询之。良是乡人聚观，咸劝归家。明蟾无所答，数人牵挽，迄不能前，笼中纳衣，经卷蒲团，数事舁之，亦不可动。因共伴宿堂中，诘旦失所在。

越三四年，修武天门山西北龙潭屯。传有道人来居，迹甚异，言貌类似明蟾，其子因偕邻人往观，果是山中人。云屯旧无水，每汲辄行三十里外，道人指石壁处，令凿治得泉水冽而甘。山恒苦蛇虎患，道人来不一月，诸毒咸远徙。居屯西石室中数月不见其食，人往馈食，食辄兼十许人，牧人戏以大石室，其门坚不可动。逾四五日，见道人盥漱石涧滨走，视门室如故，启视见道人趺坐巾履犹湿焉，其子居石室三日，屯人馈饮食甚恭。

初宁郭李杜才、朱绂皆名诸生，素善明蟾已二十余年，不相见，闻其异，共走山中觇之。因问曰：世果有仙乎？雇何修而得此。曰：子不见周濂溪太极图说乎，无极而太极，动而生阳，静而生阴，一动一静互为其根，顺则生人生物，为世之常道，颠之倒之，即道家之理，陈希夷刻其图于华山矣。万物收归太极，太极归无极，此逆则为丹，是为仙道，且子不见日月乎。初三月出庚月，受明于日，此坎离交姤得药之象也；望而月满，取任督之循环，此乾坤交姤炼药之象也；既望而月之光渐减，复还于日是为抽铅还汞还丹之象也。陈伯玉诗云，太极生天地；又曰古之得仙道，信与元化，并晦翁注《参同契》，每于蔡西山论之，恶在其无有乎？二子唯唯归，而遽录其语，释之不能尽解。

明蟾居龙潭山中十三年，一旦别山中人去，曰将适峨眉谒吾师，又曰为语吾子其母死即殓，殓即葬，不可逾一日，恐不利存殁人，遂去。去五日，而其子至山中，人以其父语告之，子归月余，母死，如言殡葬。后一日邻人爨火不慎，延烧数家，杜子之室荡然，以是益知其异也。山中人又曰：明蟾每深更运石，如栲栳大，登山至绝顶转之下，声砰轰闻数里，虽疾风雨未尝息，不知其何意。明蟾初名杰，自居龙潭山，改号明蟾，至今山中人犹称之云。武陟县志。《修武县志·卷八·人物志方外》，清·冯继照纂修，清同治七年（1868）刻本，85-86.

梁廷机

（清）梁廷机，邑庠生，精岐黄，于贫家辄徒步往医，全活甚众。采访。《修武县志·卷八·人物志义行》，清·冯继照纂修，清同治七年（1868）刻本，63.

张凌奎

（清）张凌奎，字星垣，例贡生，邃于医，《黄帝内经》《金匮要略》均能探其奥窔，用以诊治，人称为"千家活佛"。采访。《修武县志·卷十五·人物·艺术》，民国·萧国桢等纂修，民国二十年（1931）铅印本影印，1082.

卢乃仓

（清）卢乃仓，字佩玉，精岐黄术，活人甚多。有以匾额赠者，郤之曰：此等浮名，殊令人生愧。采访。《修武县志·卷十五，人物·艺术》，民国·萧国桢等纂修，民国二十年（1931）铅印本影印，1083.

王裕

（清）王裕，精医，多奏奇效，不索谢，亦无德色。平生不浣衣，及将卒，令家人为浣之，且以死期告。及期，正襟卧床箦而逝。采访。《修武县志·卷十五·人物·艺术》，民国·萧国桢等纂修，民国二十年（1931）铅印本影印，1083.

卢敏政

（清）卢敏政，岁贡生，晚年究岐黄业，著有《医案》数卷，《素问浅注》《五运六气图解》《琴学须知》若干卷，未刊，藏于家。采访。《修武县志·卷十五·人物·艺术》，民国·萧国桢等纂修，民国二十年（1931）铅印本影印，1083.

薛本仁

（清）薛本仁，邃于医。有妇人病瘟，时医不审何症，本仁断以为瘟，一药而愈。时牛痘尚未发明，儿童多以痘殇，为本仁活者甚多。采访。《修武县志·卷十五·人物·艺术》，民国·萧国桢等纂修，民国二十年（1931）铅印本影印，1083.

刘栋　刘立仁

（清）刘栋，字隆吉，邑庠生，精医，得力于《伤寒论》。每遇危症，一药而愈。次子立仁，世其业。光绪四年（1878）大疫，活人无算。后代书香不绝，论者以为善人之报。采访。《修武县志·卷十五·人物·艺术》，民国·萧国桢等纂修，民国二十年（1931）铅印本影印，1083.

第五节　武陟县

杨守素

（隋）杨守素，怀王之裔。唐高祖即位，怀王恳请归政，帝赐怀东沃衍之田二十亩，自是家焉。素性醇笃，乐道好学，不求仕进，又明医，奉亲储峙赈贫，乡里感之，其卒也，靡不流涕。

府志云：《隋书》并无怀王，且隋享国未久，藩封之胄非子则孙，不应称裔，是固然矣。今更进一解志云：怀王恳请归政，则是宗室之柄臣，故当禅代之际而引避也。若处嫌疑则有参夷之祸；若承优礼，亦非十亩可封，核诸隋唐纪传并无姓氏踪迹，相似者第以墓存水寨志乘，互沿聊复载之，未可云信而有征矣。按：府志所辨甚正，但此人必有所因，存之以备考核。《武陟县志·卷三十一·流寓传》，清·王荣陛，方履篯纂，清道光九年（1829）刊本影印，1171-1172.

何瑭

（明）《柏斋集》十二卷，右都御使何瑭撰。《乐律管见》一卷，何瑭撰，见《明史艺文志》。《钦定四库全书提要》曰：瑭博通历算之学，郑世子载堉所著诸书，皆述瑭绪论于经世之略，尤所究心，故其文多切于实用，不以雕章绘句为工，诗集则备体而已。《家训》一卷，何瑭撰，见《明史·艺文志》。《怀庆府志》十二卷何瑭撰，见《明史·艺文志》。《柏斋三书》四卷何瑭撰，见《明史·艺文志》。按：其本传言所著有《阴阳律吕儒学管见》，想即此三书也。《武陟县志·卷二十·经籍志》，清·王荣陛，方履篯纂，清道光九年（1829）刊本影印，819-820.

《何柏斋先生传》（汤斌）（明）先生名瑭，字粹夫，怀庆卫籍武陟（今河南省焦作市武陟县）人。生而端凝，不事嬉戏，人谓为痴儿。为学以圣贤自励，闻许文正、薛文清一言一行，或得其遗书，则欣然忘寝食，曰二先生。世未远而居甚近，不知师学其谓何？辛酉河南乡试第一，明年成进士，选翰林庶吉已改编修，不纳泛交，不入要门。

刘瑾窃政，有跪见献媚者，先生独长揖，瑾大恚，先生谓崔子钟曰：吾两人不可易节。子钟曰某安义命久矣。瑾诛擢修撰。先生直率恬淡，励志躬行，外无仆，从内无媵妾，以进讲经筵，触犯忌讳，调开州同知，修黄陵冈堤岸成，晋东昌府同知郎。乞归，隐居南村，四方从学甚众。

嘉靖改元擢提学浙江，未几，晋南京太常寺，少乡转正，乡修明古太学法，学者翕然宗之，阁臣荐先生可大用，改工户礼三部侍郎，乞致仕，上许之。御史毛凤诏荐先生敦朴正大，堪典邦礼，改命在京调理。再乞休，遂升南京右都御使，寻致仕，家居究辨经书性命之旨，行已教人切近精实，为文浩瀚畅达，阴阳、律吕以及医卜、术算亦皆通究，所著有《儒学管见》《阴阳律吕管见》《医学管见》诸书，年七十一终，学者称柏斋先生云。《武陟县志·卷二十三·文词志下》，清·王荣陛，方履篯纂，清道光九年（1829）刊本影印，957-958.

何瑭（1474—1543），字粹夫，号柏斋、虚舟。生于武陟县千秋乡头铺管（今何营村）。七岁时随家迁入怀庆府城内（今泌阳县城关镇），他自幼聪颖好学，才华出众。《明史》"儒林传"记载：何瑭，年七岁，见家有佛像，抗言请去之"。弘治十四年（1501）乡试第一，第二年中进士，选入翰林院为庶吉士，授编修，晋修撰。步入仕途后，他为官清正，刚直不阿，曾为时人所称赞。后"以经筵触忌讳，谪开州同知"。在开州"修黄陵岗堤成，擢东昌府同知"。因仕路不顺乞归，隐居怀庆府城南，"茅屋甚陋"，"蔬食水饮"，达7年之久。嘉靖初，又被起任，先后任提学尉使、太常寺少卿、翰林院学士，太常卿，工、户、礼三部右侍郎、南京都察院右都御史等职。但终因"直道与当路不合"又"引疾乞归"。嘉靖八年（1529）告老还乡，回到怀庆府城，闲居达15年之久。嘉靖二十二年（1543）卒，赠礼部尚书，谥文定公。

何瑭为官刚直清正，勤于政务，不与贪官污吏同流合污。因而，人们亲切地称呼他为"何先儿"，他的许多遗闻轶事至今仍在家乡广为流传。何瑭在京任修撰的时代，明王朝已经开始腐败。武宗皇帝朱厚照时，宦官刘瑾总管东、西两厂特务组织，作恶尤甚，不少官史百般奉迎，跪拜称颂，而身为小小修撰的何瑭，却敢于蔑视刘瑾。据《明史》载：刘瑾窃政，一日赠翰林川扇，有人而拜见者，瑭时官修撰，独长揖。瑾怒，不以赠，受赠者复拜谢。瑭正色曰：何仆仆也！瑾大怒，诘其姓名。瑭直应曰：修撰何瑭，知必不为瑾所容，何乃累疏致仕，后遭瑾诛之。

由于何瑭直率恬淡，不时冒犯强权，因而一生中屡遭贬职。权臣张罗蜂很赏识何瑭的才学，准备提拔重用他。在召见他时，他却直言不讳地诉说了张罗蜂的14条罪状，使得在场的官员十分吃惊。张也无言以对，事后何瑭请求回乡，未准，留京闲住。

何瑭一生两袖清风，反对奢靡。死前又交代家人他死后一定要薄葬。按他的说法就是"随身衣裳，就肚干粮"。他生前就为自己写下的墓碑，碑文只有两句：吾儿强似我，要钱做什么？吾儿不胜我，要钱做什么？

何瑭是明代一位著名学者，他极力反对当时盛行的王守仁主观主义哲学思想，直言"心外无理，心外无物"是欺人之谈。他认为世界的根源有二，即一阴一阳，阴是物质、阳是精神，阴有形而不知，阳有知而无形，显示了朴素的唯物主义思想萌芽。他的主要著作有《阴阳管见》《儒学管见》《乐律管见》《医学管见》《柏斋文集》等书。他晚年在怀庆府城内教书，破格招收朱载堉入学，对朱载堉成为一个举世瞩目的音律学家、科学家，起了一定启蒙作用。《武陟县志》，武陟县地方志编纂委员会编，中州古籍出版社，1993 年 9 月，521-522.

王克哲

（清）《勉学录》王克哲撰。克哲著述最富而见者颇少，但存其名，使作者之苦心不终湮弃而已。《御书楼辑览》王克哲撰，《乡兵论》王克哲撰，《本要论》王克哲撰，《保甲论》王克哲撰，《览胜时纪》王克哲撰，《地理辑说》王克哲撰，《客窗漫抄》王克哲撰，《客窗续抄》王克哲撰，《客窗秘玩》王克哲撰，《四字训》王克哲撰，《东游记略》王克哲撰，《家谱小传》王克哲撰，《示儿说》王克哲撰，《简便良方》王克哲撰。《武陟县志·卷二十·经籍志》，清·王荣陛，方履篯纂，清道光九年（1829）刊本影印，823-826.

毛景遂

（清）毛景遂，字仲颖。幼失怙，事祖父以孝闻。弱冠食饩，邑庠试辄冠其曹，然屡困场屋。晚岁惟以书史花木自娱，视一切声华靡丽泊如也。素精岐黄之学，全活甚众。贫乏者兼施赠药饵，无德色。《武陟县志·卷二十六·耆旧传》，清·王荣陛，方履篯纂，清道光九年（1829）刊本影印，1092.

王烈之

（清）王烈之，字式谷，幼应童子试，有才名。因病究心岐黄之术，求医者，一剂辄愈，然不索谢，所著有《痘疹慎始集》。《武陟县志·卷三十二·方技传》，清·王荣陛，方履篯纂，清道光九年（1829）刊本影印，1179.

贾存明

（清）监生，贾存明，家素丰，善疡医，舍药不惜重资，多奇验，延者甚众。遂盛暑严寒，未尝不往，遇远方贫苦有疾者，投之辄留，供饮食，疮痊而去。家业因以渐替，数十年终不懈。《武陟县志·卷三十二·方技传》，清·王荣陛，方履篯纂，清道光九年（1829）刊本影印，1181.

柴文正

（清）柴文正，幼习医学，精于外科，所至辄效，刀圭之妙，如有异术。《武陟县志·卷三十二·方技传》，清·王荣陛，方履篯纂，清道光九年（1829）刊本影印，1186.

李朝栋

（清）李朝栋，庠生，三世为童子医，艺精而取廉，人皆敬其为盛德君子。《武陟县志·卷三十二·方技传》，清·王荣陛，方履籛纂，清道光九年（1829）刊本影印，1186.

王启元

（清）王启元，字复初，醇谨笃厚，素习内外科。远近病者延之即至，遇贫乏辄施以药，或助以财，徒步数十里，亲至其家，尽心调理，瘥而后已，远近感之。子凤鸣，庠生，亦敦于义行，瞽者申会午，颖悟非常，幼时好与读书人讲论，没有所疑，皆再四审问，必得真谛而后已。初习《子平》，后及《六壬》《奇门》《皇极》《经世》等书，远近百数十里外，凡有疑难、吉凶、得失，无不立应，晚年门庭如市。《武陟县志·卷三十二·方技传》，清·王荣陛，方履籛纂，清道光九年（1829）刊本影印，1180.

申学苏

（清）申学苏，字眉山，少力学，后专精于医。《武陟县志·卷三十二·方技传》，清·王荣陛，方履籛纂，清道光九年（1829）刊本影印，1181.

苗于京

（清）苗于京，字配山，世居邑西之大封村。祖培初，父琅，并以行谊著人。前志孝友传：先生，生有至性，孝友，称族党间。母早逝，继母慈爱，颇疏，先生事之，惟谨，卒无间言。读书过目辄不忘，学极渊博，经史、传记、天文、地舆，以及医卜、星相、图谱、金石之类，靡不淹贯。为文章坚确苍老，虽绝骈丽之习，而仍觉珠玉灿然。中雍正壬子乡试，经魁计，偕入都。与方灵皋遇京邸，谈论文学，雅为方公所重。会修邑，乘任采访，事于前贤，多所表章。又订正《苗氏族谱》，精密简当，大族讲谱，学者多傲其义例。晚年由博返约，事能前知。一生博学，异识为远近所称，虽妇孺、童稚，咸号为"苗书箱"云。著述多散佚，惟《十三经先声》及《温县志》尚存。《续武陟县志·卷十六·耆旧传》，民国·史延寿等纂修，民国二十年（1931）刊本影印，545-546.

徐胤昌

巩昌府司李徐公传（苗于京）

（清）徐胤昌，字宜绳，先世三晋籍，明洪武中迁武陟，居邑之东城，代生闻人，备载家乘。公幼而颖异，才器过人，其赠翁每顾而窃喜曰："兴吾宗者，必此子也。"髫龄，即以孝闻；未弱冠，名列黉序，寻以高等食饩。然数奇遇，秋战辄北，旁观咸为扼腕，而公之志弥坚学益进。由是子云之亭、执经问字者，履趾交错，称极盛焉。

高阳刘潜夫先生为邑令，见公文而异之曰："此青云客也，岂久辱在泥涂邪！"顺治丙午，果登贤书，又屡蹶公车。乃于戊戌，就陕西巩昌府司李。司李，刑官也，过猛则暴，太宽则弛，任此职良匪易，公以春温之仁济秋肃之义，全活甚多。然或豪民巨蠹为一方患，弗辞鹰隼鸷击，不姑息以养奸，一时歌慈母兼畏严父。

会戍卒迫于庚癸之呼，汹汹思乱，郡人大惧，守令计无所施，公曰："既受命此方，生死非所恤也。"乃单骑犯虎狼之威，人皆忧不测，公仗大义解其党羽如鸟兽散，军民悦服。

无何以他事坐累，解组归里，绝口不言仕宦。惟时与三五知己，花晨月夕，置酒高会；暇则检古今名医方论，施药活人；课子侄读书，禁无与户外事；遇人有贫苦患难，尤加意矜恤。子大生，登丁巳乡荐，出宰萧邑，不坠家声；孙钧以隽才游太学；曾孙溶列名胶庠。邑中言书香之流，长者必推徐氏为望族云。《武陟县志·卷二十三·文词志下》，清·王荣陛，方履篯纂，清道光九年（1829）刊本影印，967.

（清）徐允昌，字宜绳，先世山西籍。明洪武中迁武陟，允昌髫龄以孝闻，中顺治丙戌举人，官陕西巩昌府推官。会戍卒作乱，昌单骑往，以大义谕之，其党遂散，军民悦服。坐他事归里，检古今名医方论，施药活人，遇有人贫苦患难，尤加意矜恤之。《武陟县志·卷二十六·耆旧传》，清·王荣陛，方履篯纂，清道光九年（1829）刊本影印，1075.

申佩瑀

（清）申佩瑀，字贯中，宁郭驿人就天津名医陆生，学尽传其术，学十年乃出，诊人病所至辄效。疑难之症，他医不能措手或他医误治，已至危笃者，佩瑀诊之，倘谓可治，皆不数剂，沉疴立起。佩瑀之言曰：甚哉，医之难也，不得其道则法无可守，得其道张大则不能变通，则不能，极于神明。夫所谓法者，张刘李朱之法是也。《素问》弟言《伤寒》为热症，至仲景则于传经热症，外又补阴寒真中三阴之疾，是能补《素问》所未备也。然麻黄桂枝法但治冬月正令病，遇春夏温热病则又当变通。金元间刘河间出，始以辛平、辛凉之剂代麻黄桂枝之方，于是而春夏之治始有成法，然此外感之治也。至李东垣论外感内伤之异，宜而脾胃之方立。朱丹溪论阴虚发热之症而肝肾之治明。盖子有余年而治法□臻于六□者，如此然徒执成法而不能权衡于其间，遂能神明于治乎。齐有余文伯，唐有许胤宗，宋有孙兆，其人皆能参乎运气，精审于色脉，化裁于古方剂，故能不拘常法而运神明于法度之外。

夫医者，意也。数子可谓以意治病者矣。然非深通于法而能神明于法者，吾未之见也。所谓医必有方，医不执方者，此也。今之医者不然，儒书未通而遽称医，取市肆方书一卷，字有所不识，义有所未通，略记数方辄夸耀于人。遇病家喜温补，则盛称温补之神。遇病家喜清凉，则极言清凉之善。呜呼！此其不草菅人命者鲜矣，间有偶中，以市井之言传俚俗之耳，百口交赞，人云亦云，而医者亦遂洋洋自信，久假不归。古人称学医人费，岂不然哉，故吾谓医之难，凡以此也。

岁辛卯，瑀居修武城中，一月治二十七人，得愈二十六，其一人脉数而代，瑀谓结胸证，具而烦躁，法不可治，已而果然。孝廉范元欲赠以匾额，瑀曰：某祖父名儒仕宦，身业此小道，岂足称哉。坚辞，乃止。瑀暮年辑《主客运气图》及《四诊要旨》，书未成，卒，年六十一。《武陟县志·卷三十二·方技传》，清·王荣陛，方履篯纂，清道光九年（1829）刊本影印，1181-1184.

申佩琚

（清）（申佩瑀）弟佩琚，字玉方，邑庠生，亦精于医。弱冠应试，屡为学使者所赏。佩琚既有文，名益肆方于班、马八家。暇则玩味医书，甚是为乐，遂不复进取。里中人病，珺往，辄得愈，有老姥瞖风，坏双目三年，头仍苦疼，琚曰：可治。为处方三剂，痛止而母复明，夜能视星。军人妇三十不孕，问之胁有病块，与温白丸，未半载，块消而生男。有俚医喜结识富家，乔、郭、邱三富室素厚信之，三家男妇病即日近瘳，久药始可效，然服其药年余必死。共二十年而三家大小死十九口，人以问琚，琚曰：三家者身逸而嗜膏粱，有病多痰、食积内热，然喜温补，医不识病，期投以所好，痰热遇补久益痞闷。医曰：胃家寒耳，进桂附。因失血，曰阴虚，又益用熟地。于是辗转至死。邱后贫落与前医疏一年，琚治其家，三病皆愈，人始信其言。然此医死而子孙再至夭折，其治法大抵与前同，琚曰：人非明悟而信俚医可乎哉。琚于班马史及八家文皆有评论，年六十九卒。其嗜学，至老不辍，弟子入泮者七十余人，登孝廉二人。《武陟县志·卷三十二·方技传》，清·王荣陛，方履篯纂，清道光九年（1829）刊本影印，1184-1186.

连凤

（清）连凤，字巢阁，庠生。天性淡泊，举事平易近人，然不可以非理干之。好读书，年八十余手不辍卷，乡里学者多赖其陶熔，著有《语录》二卷，《奇门起式书》，尤精眼科。远近蒙其治愈者甚众，皆能守先生之家训云。《续武陟县志·卷十六·耆旧传》，民国·史延寿等纂修，民国二十年（1931）刊本影印，548-549.

毛登云

（清）毛登云，字仞千，号拙斋，世居县东黄黍村。父占魁，岁贡生，入前志孝友传。登云生有至性，年十四遭母丧，哀痛如成人。祖病瘫痪，垂十稔，随父侍汤药，无少息。事父先意承志，家计虽窘，菽水无缺，从祖于卧榻间，受小学、性理诸书，拳拳服膺，寒暑弗辍。弱冠入邑庠，旋食饩，后以恩贡终。生平严守礼法，授徒必先绳以规矩。

精医术，遇时疫流行，随人救济，或徒步往返，连日夜不得眠，无倦色，俗每弃殇子于野，任犬豕践食，先生惨然曰：慈孝一也，亲死则棺之椁之，子死则以食犬豕，是无人心。见辄掩之，作瘗殇文以示戒。子鸿印、鸿顺次第举于乡，鸿顺成进士，令湖北。手书六事碑悬座右以为警告，故鸿顺所至有政声云。《续武陟县志·卷十六·耆旧传》，民国·史延寿等纂修，民国二十年（1931）刊本影印，555.

秦焯

（清）秦焯，字德裕，马营人。由生员捐授唐县训导，大吏知其能，委充十三县团长以守城，功蒙团练大臣毛保加署正衔，抚院郑保以知县用在任候选。性淡于荣利，遽引疾归岐黄之术，少年即能世其家学，而痘疹尤邃。每春日车马襁负，门庭若市，应手立效，好善乐施，尤以培植人才。为急务河朔安昌。各书院捐资皆千余金。其外饥者食之，寒者衣之，疾病者医药之。每遇俭岁，赖以举火者，恒数十家。《续武陟县志·卷十六·耆旧传》，民国·史延寿等纂修，民国二十年（1931）刊本影印，558-559.

温麟书

（清）温麟书，字笔元，石荆（今河南省焦作市武陟县西陶镇石荆村）人。岁贡，幼有志行，事父母，能得欢心。读书务求实践，尝择儒先语录之切要者，揭于座右以自警。隐居，教授，不干名利事，游其门者甚众，无不各得其当以去。精岐黄术，乡里被全活者尤多。光绪壬午，许文敏公观察河北，欲改沁工章程，择公正绅士试办，先生以老成硕望与焉。是年秋，雨水过，大隄岸屡出险工，先生与同事督率工人竭力堵御，卒得无患，乡人赖之。《续武陟县志·卷十六·耆旧传》，民国·史延寿等纂修，民国二十年（1931）刊本影印，571-572.

申洪君

（清）申洪君，字杰五，宁郭人。为人洋洋无圭角，而胸次洞然，遇事能见其本末。郡倅向驻宁司捕盗称督，捕厅河内，民和某力雄数十人，与大名兖沂劫盗交通。睢州有案，移文捕之，一月始获。睢事寝将得释而和之，从叔为厅隶素仇之，构于厅欲处以死，厅商于君，君力言不可，且恐为祸。厅不从，卒论以大辟死期年。宁有会事和党假卖物，聚集夜喊而入，杀官眷三十余口，及叔和之构和者以去，抚军以厅疫死闻缺，遂裁人，咸高君之先见。河南北守令欲得君居幕，申君悉辞不赴。

旅游吴越，登莱海上求善医者相与处。又得明诸王府秘传《医书》十卷，以意消息，治病辄效，故老年又以医名。生平遇善良为黠者，所倾必祖庇之。有小过为众所沮者，察其无心，则必为之申雪。某女，字同巷，家笄有期，女病癥，腹疼，求一妪施治。邻妇与女母有隙，走告其姑，曰：女私产矣。夫家仓卒与离婚书，女愤，欲自刎。君谓其母曰：审知女非不洁，刿徒自苦，冤终不白。为给其姑、至亲视妪用药，并按摩女腹，下血块斗许，病霍然。姑乃悟，婚好如初。女事君以父礼，殁，并持丧三年。又一妇与邻妪口角不胜而仆于地，口出沫，不知人。邻妪怖甚，为求治。君审得其由，大言以沸水和药灌之，必苏。取大针十枚，定十指甲，无不愈者，即灌水口中。顷之，忽伸缩能动，渐开眼，左右视。君曰：得苏矣，不须治也。人咸暗笑之，君之权变。济世类多如此。《续武陟县志·卷十七·孝义传》，民国·史延寿等纂修，民国二十年（1931）刊本影印，589-591.

毛鸿印

（清）毛鸿印，字雪堂，号柏岭，登云先生长子，道光甲午举人。以大挑选汝阳县训导，从游者众，以端士习自任。岁饥，出米四十斛，修城出钱六十缗，为捐者倡。咸丰间□□窜扰，汝宁太守设五局以守城，命先生居中调度，战守有法，匪不敢近，以功保监课司提举衔。性至孝，生养死葬，尽礼尽哀，学问渊博，医术尤精，著有《医学管见》《瘟疫论新编》等书，未梓。《续武陟县志·卷十六·耆旧传》，民国·史延寿等纂修，民国二十年（1931）刊本影印，559-560.

《伤寒论注》毛鸿印著。书佚，仅存叙文一篇，极多名论，故著录之。《续武陟县志·卷十二·经籍志》，民国·史延寿等纂修，民国二十年（1931）刊本影印，389-390.

毛鸿顺

（清）毛鸿顺，字子遇，号少俣，登云先生次子。嗜书善属文，诸先达争激赏之中。道光辛卯举人，乙未成进士，即用知县，签分湖北署嘉鱼补广济，调补襄阳。所至除奸滑，兴废坠，事事认真，不辞劳瘁。有盗首凶恶异常，莫敢捕，先生廉知其情，率壮丁直抵其穴，尽获焉。楚人生女多不育，先生曲喻区处，全活无算。

解组归田，依然寒素，乃大肆力于诗古文词，凡经史子集，靡不究通。历主簿覃怀宁城河朔书院，凡受业者首以立品制行勖之。所读经书皆使之切身体验。晚岁闻望益隆，从学者争集其门。性孝友，事亲曲得，欢心，接人内介外和，不立崖岸。精岐黄术，随人救济，徒步往返，不以为劳，活人尤众。咸丰间□□（捻军）肆扰，巡抚郑团练使毛防河务使联，聘书络绎，均辞不就，所著诗文集多散佚。《续武陟县志·卷十六·耆旧传》，民国·史延寿等纂修，民国二十年（1931）刊本影印，560-561.

（清）《樗园文诗遗》毛鸿顺著。鸿顺，才高学博，以诗古文词名当世，所著文诗《哀然大集》，惜佚失不存，仅于汲县高君访得文数篇，诗四十余首，吉光片羽，亦可见其大凡也。《续武陟县志·卷十二·经籍志》，民国·史延寿等纂修，民国二十年（1931）刊本影印，389.

周礼

（清）周礼，字圣范，翰林院孔目，姚旗营人。生平轻财重义，族党中嫁娶丧葬，贫不能举者，无不随时接济，以助其成。道光二十七年（1847）岁荒歉，村人乏食，礼将历年所蓄之谷，按户分给，全活甚众。其贫而无衣者，则派人施送，而不著其名。又精岐黄术，在本村开设药店，虽极贫之家，无请不到，要债不偿者，亦不计较。其后子孙盛昌，科名继起，人以为积善之报云。《续武陟县志·卷十七·孝义传》，民国·史延寿等纂修，民国二十年（1931）刊本影印，597.

孙梦麟

（清）孙适，字怡斋，乾隆间岁贡，就职训导，世居布家庄。性慈善，乐施舍，凡邻里乡党有急难事，无不力为赈恤。邻里杜某因贫，鬻妻，其妻涕泣不欲去。君为备资赎还，以故杜氏宗祀至今不绝。

子梦麟，赋质端厚，读书明大义，事母至孝。母疾误服药，几殆痛愤，曰：欲疗疾而反益疾，若知医，何不孝若此！遂弃儒习医，专精数年，默参气运，精审色脉，立方辄奏奇效，医道大著四方。延请者无虚日，活人甚多，未尝索谢。《续武陟县志·卷十七·孝义传》，民国·史延寿等纂修，民国二十年（1931）刊本影印，598－599.

鲁继连

（清）鲁继连，字景仲，廪贡生，布庄人。与原随凤兄弟相友善，讲笃伦立品之学。事父母孝，庶母守节奉养惟谨，并为呈请旌表。教读有年，多所成就。尤精医术，活人无算，远近称妙手焉。同治丁卯冬，□□（捻军）过武，君协众为城守，时城垣破坏，尽心谋修筑，自补资斧，昼夜在局，除夕亦不归家，事平以功保授训导。《续武陟县志·卷十七·孝义传》，民国·史延寿等纂修，民国二十年（1931）刊本影印，627.

申嵩阳

（清）申嵩阳，字岳云，号雪宾，宁郭人，耆儒剑光先生仲子，性和善，喜读书。总角时，父为讲许文正公学庸，直解即能晓其大意。年甫十三遂悟圣道，不外伦常，事亲能孝，爱敬兼尽。丁父尤独居一室，不饮酒、茹荤，每饭必祭，祭则泪涔涔下。人以为丁兰复生，服阕入庠。

道光乙酉乡试，卷已入彀，即因小疵被黜，自是绝意进取。专以医术济世，遵古而不泥古。修武王明府子患肿胀，两股如桶，睾丸如罐，群医束手。君诊其右关脉沉数，问知二便秘结，口渴饮水而皮色润泽明亮，曰此水气实症，以舟车神佑丸加减为汤，一剂而二便利，肿消其半，再剂痊愈。

秦屯张某之侄病多言而狂，大便秘结，诸医予大承气汤，一剂内热略轻，仍不大便，再剂而结愈甚。渐至目瞪口呆，僵卧若死。君视之曰：此服凉药过剂，脏腑冰伏故也。以理中汤加桂、附、丁香、吴萸之属，连服二剂，下干粪数枚，四剂全愈。一生活人无算，从未受谢，著有《雪宾医案》八卷。

拳术尤精，得丰顺店张朝奎先生太极神拳秘传，专重练气、运气，不尚架格，亦不轻与人试。年七十余尤神采奕奕，步趋健利。一日过市，有少年某恃其膂力欲尝之，尾其后，既近骤抱君。君不回顾，但以两腋夹其两手，行如故，少年颠扑相从，嚎啕乞释，而指已肿矣，市人皆笑之。同治六年冬，□□（捻军）过宁郭城外，马步十余万，势颇猖獗。君为城局长，城内守具缺乏，乃以镇静处之，戒喧哗，禁扰攘，好整以暇，匪莫测虚实，围一昼夜去，城赖以完。《续武陟县志·卷二十一·方术传》，民国·史延寿等纂修，民国二十年（1931）刊本影印，660-663.

杨绍光

（清）杨绍光，高村人。赋性端方忠厚，读书力行，久困于童子试，年六十始入邑庠。素习医方，眼科尤精，远近患目疾者争趋之，治辄有效，著有《眼科辑妙》一书，存于家。《续武陟县志·卷二十一·方术传》，民国·史延寿等纂修，民国二十年（1931）刊本影印，664.

王鸿印

（清）王鸿印，河南武陟县人，生平未详，撰有《伤寒论注》。《续武陟县志·卷四·选举表》，民国·史延寿等纂修，民国二十年（1931）刊本影印，69.

崔增

（清）崔增，高山座人，考取太医院七品医士，转御医。《续武陟县志·卷四·选举表》，民国·史延寿等纂修，民国二十年（1931）刊本影印，159.

原文会　原连凤

（清）原文会，字道明，驾部村人，己见前志。……连凤，字巢阁，庠生。天性淡泊举事，平易近人，然不可以非理干之。好读书，年八十余，手不释卷，乡里学者多赖其陶镕，著有《语录》二卷，《奇门起式书》。尤精眼科，远近蒙其治愈者甚众，皆能守先生之家训云。《续武陟县志·卷十六·耆旧传》，民国·史延寿等纂修，民国二十年（1931）刊本影印，549.

毛昶熙

（清）毛昶熙，字煦初，仓场公子也。幼内慧，简易不饰。或疑为鲁，及闻诸名公谈论，或经义，阅日不忘读书，能见其大且识经中微义。人始皆以国器目之，年二十三，中道光己亥科举人，仓场公病瘵，请告归，公左右侍养，曲得亲心，手涤秽谕，不假童仆。一日，仓场公奏厕，秽液溅其面，公急拭之，仓场公已觉，慭而笑曰："令汝弟记之，他年墓志上一段好文字也。"乙巳成进士，选庶吉士，假归侍疾，终仓场公事。

庚戌服阕，入都授检讨，旋官御史，升给事中，巡视中城，立保甲水会等。后人以为法，其缉获天津壮役张老谋杀孟六，发山西部，曹某逼嫁兄妾，两事尤出人耳目。外步军统领某发弛失望，大学士某鄙琐徇私，公露章劾之，直声震辇下。咸丰庚申五月，奉旨以顺天府丞加左都御史衔，督办河南团练，并连奉帮办、巡抚剿匪。仍督办河南团练之谕时□□猖獗，官军新政败于野猪冈，豫省健将精兵略尽。公部下仅五千人屯归德，枝梧窘迫，虽时有小捷，而皖省匪股甚多，并勾结汝光一带土匪，往来轻捷，出没无定，乃密陈□□情形，并请科尔沁亲王僧格林沁，统马步各队，驻亳州办贼，已亦率所部来往会剿，必可制贼死命，上韪之。后□□大创张苗各巨憝，以次就戮，实基于此。

同治壬戌正月，驻兵杞县，贼诇公赴汴，倾巢而出。公露夜驰归，贼围之数重，僧营自山东远道来，稍饥疲，公筹备粮草接济，休息数日，乃派部将与僧营合力进剿，连获大胜。公先期令各团勇助剿余贼，沿路多被掩杀，亳东□□复，屡经兵团击败，而皖省□□从此衰矣。后又将王双楼及金楼圩贼巢除，归郡一律肃清，而河南全境亦次第戡定，时已历迁至吏部左侍郎，即乙丑回京供职。丙寅调户部升左都御史。七月因□□荡平，特上勤圣学，崇节俭，饰吏治，固根本，一疏奉旨，嘉纳升工部尚书。

庚午五月，天津民与法国人构衅，直督会奉命往，而遘疾颇剧，公慨然请行。至天津，亲登夷船，侃侃辩析，法人屈服，后乃卒就和议。又建议三口通商，事务归直隶办理，以一事权，诏从之。公自咸丰丙辰分校礼闱，光绪乙亥，主顺天乡试，同治辛未，光绪丁丑两典会试，士论翕服，充殿试读卷者三，廷试阅卷者十一，皆以公明称。壬午二月薨逝，特赠太子少保，予谥文达。《续武陟县志·卷十六·耆旧传》，民国·史延寿等纂修，民国二十年（1931）刊本影印，568-571.

孙玉田

（清）孙玉田，东司徒村人，内外两科皆精，每日门庭若市，延请者车马不绝，遇疑难症，往往三四易方，投无不效，其治愈神奇之案甚多，惜无解人纪录，仅传某村人患疔毒，求治先生，急出方，令速归服药，其人行至半途觉甚不安，就地解药，裹嚼食之，食毕而睡，及醒少安，不数剂而愈，此乃其小焉者也。闻著有《病源》数册，皆佚不全，尤可惜。《续武陟县志·卷二十一·方术传》，民国·史延寿等纂修，民国二十年（1931）刊本影印，660.

薛燦　薛本立　薛本善　薛士均　薛百顺　薛百隆　薛百敬

（清）薛燦，字明庵，赵村人。精于医术，尝在温县张羌村刘氏治病。邻人有任姓者，患小便不出，腹胀如鼓，经数医矣，皆束手无策，命在须臾，灿视之曰，此易耳。时值夏暑，嘱病家买西瓜数枚，令众小儿纵食之，又令于街中取土一升，围病人脐上，使食瓜小儿溺于其中，顷刻间病人小便大通，其病若失。治痘疹尤多奇妙，所集有《痘疹心法》藏于家。子本立、本善，孙士均，曾孙百顺、百隆、百敬皆以医术显，至今人称赵庄薛氏，为世医云。《续武陟县志·卷二十一·方术传》，民国·史延寿等纂修，民国二十年（1931）刊本影印，663.

薛百顺，河南武陟县赵庄人，邑名医薛灿曾孙。百顺绍承家学，亦以医术知名。953

郭铽

（清）郭铽，字象九，邑庠生。以子官赠登仕郎，八岁丧父，哭泣如成人，克恭厥兄行善于乡党，施药以济人，年八十，与乡饮有司赠额曰：天中耆英。子景玢，字阳功，恩贡，任许州训导，以子官赠修职佐郎，好善乐施如其父。长孙所栋，字隆吉，廪贡，任郑州训导，事亲最孝，居乡克让，业师某卒无茔地，铽令师之子择己地之佳者与之。乾隆十六年（1751）大水，漂溺者。铽募人掩埋，素讲脉理，知人五脏症结，凡医治痊可者，无论贫富，概不受谢。其孙大本，早有文名，拔明经科，一时咸诵，其累世积德，又所栋弟应武，所栋长子炳雯皆邑庠生，孝友，好施予，不愧家风。《武陟县志·卷二十六·耆旧传》，清·王荣陛，方履篯纂，清道光九年（1829）刊本影印，1085-1086.

高清翼

（清）高清翼，号青峰，庠生，小司马镇人也。幼嗜学，受业于雒彝极，得易经秘传，兼通医卜、地理，从游者众。辛卯孝廉雒宏，壬子孝廉张化蛟，皆出其门。乾隆三年（1738），尹大中丞设立社学，令充社学师。尹公嘉其老而勤慎，赠以洛学编。年逾九旬，学者称为青峰先生，所著有《留商集》。《武陟县志·卷二十六·耆旧传》，清·王荣陛，方履篯纂，清道光九年（1829）刊本影印，1091.

高尔英

（清）高尔英，增广生，韶年入庠学，有根柢。为文力追大家，性至孝，其父失明，家事烦劳，己独任之，不遗亲忧。严督诸弟，勿荒学业。后分爨，又能以房屋、田产之美者推让诸弟，教子有方，亦皆成立，谊重梓枌，闾里多受其庇。精于医理，寿九十余卒。《武陟县志·卷二十七·孝友传》，清·王荣陛，方履篯纂，清道光九年（1829）刊本影印，1116.

谭廷扬

（清）谭廷扬，小虹桥人。业儒不就，后习疡医，不索谢，且见有贫苦患疾者，则送柴米，赠给之。尝曰：无食疮，尚能愈耶。所全活甚众，一日夜半归，道有数人相谓，此善人谭先生也，送之门，攸然而隐，寿七十三，子宗尧，庠生。《武陟县志·卷二十八·义行传》，清·王荣陛，方履篯纂，清道光九年（1829）刊本影印，1153.

鲁连城

鲁连城（1854－1934），字联卿，武陟县木栾店人。幼年家贫，仅读几年私塾。而后，经商办工厂，逐步由小商贩发展成为实业家，是民国时期河南省著名的民族资本家。

光绪四年（1878），鲁连城开始做小生意，先是肩挑，后用车推，主要经营针线、头绳、顶针、鞋带、布带、钱搭之类小百货，寒暑无间，生意逐渐兴隆。遂后又开始经营四大怀药，每年推人力车往返于武陟、汉口之间，去时带怀药，返时贩布匹，生意越做越大，逐渐发展到雇佣伙计。在天津、汉口、上海设立"成兴永怀药庄""成兴永布庄"等，到光绪二十四年（1898），已成为有许多联号的实业家。

清光绪末年（1908），八国联军撤出北平时，本地怀药滞销，价格惨跌，几至分文不值。鲁连城预见战争结束，怀药必然昂贵，遂趁此时机，在五车口倾囊收购，大批运至天津。八国联军退出中国，怀药行情一日数涨，遂以高价出售，获利达数十倍之多，为日后扩大经营工商业打下了基础。《武陟县志》武陟县地方志编纂委员会编，中州古籍出版社，1993年9月，524.

王用宽

王用宽（1898—1985），武陟县王庄人，少年时入私塾，15岁到大司马外祖父家药店学医。学医期间刻苦努力，研究医道，行医治病。中华民国三十六年（1947）在木栾店开长春堂药店，自任主治医生。1950年当选为县工商联副主任委员。1951年为平原省工商联合会常务委员。1956年任公私合营济民药店经理。1982年当选为县人民代表。1985年病故，终年87岁。

王以医疗为职业，对技术精益求精，努力探索医学之术，勤于实践，敢于创新，细心诊断，大胆用药是他治病的主要特点。对一些疑难症，特别是妇女习惯性流产、婚后不孕等，先后研制出"保胎勿忧散""调经种子方"等药品，患者服后效果良好。对黄疸性肝炎、浮肿病，他配制出"没气黄病丸"疗效显著。

王从医60余年，治愈患者甚多，在本县中医界享有盛名，病人登门拜谢者络绎不绝。河南省豫剧二团著名演员唐喜成亲赠"仙医同颂"木制熔花匾一面。《武陟县志》，武陟县地方志编纂委员会编，中州古籍出版社，1993年9月，538.

第六节　济源县

司马承贞

（唐）司马承贞，温县人，博学能文，自号白云子。师事潘师正，得辟谷导引之术。睿宗召问，对曰：为道日损，损之又损，以至无为。帝曰：理国若何？对曰：国犹身也，游神于淡，合气于漠，顺物自然。《济源县志·卷十一·人物仙释》，清·萧应植纂修，清乾隆二十六年（1761）刊本影印，402.

马丹阳

（唐）马丹阳，山东人，慕仙术，徙居白涧口，内修养元真道术数年，飞升，有丹阳洞存焉。《济源县志·卷十一·人物仙释》，清·萧应植纂修，清乾隆二十六年（1761）刊本影印，402.

王璨

（唐）王璨，咸通间，为王屋山令，常念《黄庭经》六千遍未深意，罢官绝谷咽气，入王屋山洞中，见石幢上古经一轴，璨再拜曰，臣窃入洞天，万劫良会，今睹元经，愿许尘目，一披忽一人出，语之曰，吾东极真人王太虚，《黄庭经》吾所注，授与子，复与桃核数斗磨而服之，愈疾延寿，更二十年期。璨携桃与经而归。《济源县志·卷十一·人物仙释》，清·萧应植纂修，清乾隆二十六年（1761）刊本，403.

燕萝子

（后晋）燕萝子，王屋里人。天福时，佃阳台道家田后得烟霞养道之诀。一日，于宅井傍得灵异人参，举家食之，遂拔宅上升。今洗参井、仙猫洞其遗迹也。《济源县志·卷十一·人物仙释》，清·萧应植纂修，清乾隆二十六年（1761）刊本影印，403.

邱处机

（元）邱处机，字通密，山东人。寓济源长春观学道于灵都真君王志祐，昌明元教多著述，世祖召见于雪山上，言为治在敬天勤民，长生在清心寡欲，世祖命左右铭之。时国兵蹂躏中原，河南北尤甚，民患俘击，无所逃命，机使其徒张志谨等，持牒召之，由是为人奴者得复为良，及滨死而得更生者数万人。《济源县志·卷十一·人物仙释》，清·萧应植纂修，清乾隆二十六年（1761）刊本影印，405.

张志谨

（元）张志谨，字伯恭。一日，行武陟道中，遇青巾道者，饮以灵药，公遂体融心醉，不知身在人间，乃受道于邱处机，居灵都观，敕赐广元真人。其弟子元素，子孙志元，亦有伏虎降龙之力。《济源县志·卷十一·人物仙释》，清·萧应植纂修，清乾隆二十六年（1761）刊本影印，406.

崔来富

（明）崔来富，号凤山，以精医授郑蕃引礼，居常丸药以类置各柜中。谕其家某疾用某柜药，人有求者，问疾启柜以应，并不及其姓名。适麦秋在庄闻疫者多且殆，急归，丸药置通衢，标使取之，或谓天雨麦烂竟不顾，先是富年五十余乏嗣，后多子孙，且以书声相继。《济源县志·卷十一·人物方技》，清·萧应植纂修，清乾隆二十六年（1761）刊本影印，412.

李沄

（清）李沄，字巨川，邑诸生，官桥村人。事父至孝，父病侍汤药年余，衣不解带。闻河内某医良，以车迎之，不至。自以肩舆往，仍固辞。乃泫然曰："为人子，胡可不知医？"归，取仲景书读之，初不尽解，一年后有心得，贯诸家，为邑名医。延之者无虚日，生概不望报，或贫不能具车马，则徒步从之。幼嗜读书，以父病绝意进取。勖弟溶就传，遂入庠生，素端谨，里有争者，一言立解，终其身，乡人无颂事。《续济源县志·卷六·人物孝义》，清·何荐芳纂修，清嘉庆十八年（1813）刻本，1-2.

孔传声

（清）圣裔孔传声，邑庠生，安贫力学，精于医，所至辄效，然纤毫不取，德之者，举百金贷其子，阴以为谢，声廉知之，命子出，息偿其金。《续济源县志·卷六·人物一行》，清·何荐芳纂修，清嘉庆十八年（1813）刻本，2.

杨启祯

（清）杨启祯，曲塚村人。意气慷慨，村北滨沁河徒杠久废，不惜重金修建桥梁者，再行人不病涉，亲邻丧葬冠婚，凡告贷皆赒助。兼精外科，贫者来就医，先饭之，其尤贫者，予药饵，且量给薪米，不望报。《续济源县志·卷六·人物一行》，清·何荐芳纂修，清嘉庆十八年（1813）刻本，3.

第九章 濮阳市

第一节 濮阳县

杜鹏举

（唐）杜鸿渐，字之选。父鹏举，与庐藏用隐白鹿山，以母疾与崔沔同授医兰陵萧亮，遂穷其术。《开州志·卷之六·人物志》，清·陈光麟纂修，清光绪八年（1882）刻本，13；《开州志·卷六·人物志》，清·李符清纂修，清嘉庆十一年（1806）刻本，12.

杜鸿渐

（唐）杜鹏举，暹族兄也，与庐藏用隐白鹿山，授医兰陵萧亮，遂穷其术。后历官拾遗，玄宗东行河，因游畋上赋以讽，终安州刺史。《开州志·卷之六·人物志》，明·王崇庆纂修，明嘉靖间刻本影印本，6.

（唐）杜鹏举，鸿渐之父，濮阳人。与庐藏用隐白鹿山，以母疾与崔沔同受医兰陵萧亮，遂穷其术，历右拾遗，元宗东行河。因游畋上赋以风，终安州刺史。新唐书杜暹族子鸿渐传。《修武县志·卷八·人物志流寓》，清·冯继照纂修，清同治七年（1868）刻本，72.

郭大巨　郭隆

（元）郭大巨，少遇异人传授岐黄，与子隆俱以神医，名驰齐梁燕赵晋魏间，所医无不立效。录旧志。《开州志·卷六·人物志方技》，清·李符清纂修，清嘉庆十一年（1806）刻本，66.

吕希端

（明）吕希端，字调华，崇祯戊寅廪监，为（人）忠厚和平，著《痘疹摘锦》书行世，时称"医中之圣"。《濮州志·卷三·例贡》，清·高士英编次，清宣统元年（1909）刻本，66.

王一豸

（清）王一豸，守正之子，字少西，授太医院吏目，醇朴恭俭，享年八十有八。子六人，贡一，庠生一。长子延祚正直，亦享年八十有八，人称其为世德之报云。《濮州志·卷三·例贡》，清·高士英编次，清宣统元年（1909）刻本，73.

南国垣

（清）南国垣，太医院吏目。《濮州志·卷三·例贡》，清·高士英编次，清宣统元年（1909）刻本，73.

李镇

（明）李镇，字德威，濮州人，性端方质直，博学强记，以周易授生徒数十人，皆名士，尝著《伏羲六十四卦方圆图》《文王后天图考》及《圣人作易》《扶阳抑阴》，大旨出先儒所见之外。为诸生时，郡守以下多造其庐，论时事侃侃如悬河，不以一毫私意，自下众皆服其有古列士之风。《濮州志·卷之三·明经》，清·高士英编次，清宣统元年（1909）刻本，85.

周显宗

（明）周显宗，字惟孝，濮州人，嘉靖己丑进士。筮仕秀水，尹以造黄册，速完不爽，人以为神。擢工部主事，尚理芜湖榷务，凡称兑收贮商人银两，各为所属，不经自手，惟为判封押而已。转户部太仓郎中，善调停会计，自谓吾理财，刘晏不如也。出授汉中太守，不赴居家，家政严饬不遗纤悉，而僮仆候门，亦各执手技，竹头木屑皆有用也，善技能兵法、医卜、绘画之事。子藩。《濮州志·卷之四·乡贤》，清·高士英编次，清宣统元年（1909）刻本，86.

苏光顾

（明）苏光顾，字正宇，岁贡……晚益肆力博通，凡经史子籍及堪舆、岐黄之书，无不探究。《濮州志·卷之五·孝友》，清·高士英编次，清宣统元年（1909）刻本，5.

李主中

（明）李主中，号浦鹤，庠生弟主和，号汀渔，符卿花山先生……戊寅己卯饥疫，施药给食，存活甚多。《濮州志·卷之五·孝友》，清·高士英编次，清宣统元年（1909）刻本，8.

韦林芳

（明）韦林芳，字春墅，精外科术，广施方药，数十年中活人无算。《开州志·卷之六·人物杂志》，清·陈兆麟纂修，清光绪八年（1882）刻本，116.

苏光颐

（明）苏光颐，字正宇，岁贡。父孟，以庠生考礼部儒官，正直端方，两为乡饮宾。公天性纯孝，族党之间靡有闲言，母马氏早逝，遗一床，公方十岁，每朔望就床焚香下拜，泪流湿襟。过五旬与亲朋饮会言及父母，犹泪下如雨。敬从兄命，虽严苛及之，莫有违言，侍兄疾如侍父，尤人所难。授曹州训导，正身率士，师道严明，人谓有月川先生遗风。晚益肆力博通，凡经史子籍及堪与岐黄之书，无不探究。倡建奎楼，开二十年文风之盛，尤大有功于。濮孝廉金铉，即公孙，德学兼全，汪汪未可量天之报施善人，盖不爽云。《濮州志·卷之四·御集》，清·李先芳纂修，清康熙十二年（1673）刻本，6.

冯淳

（明）冯淳，字厚之，濮州富寿集人，性朴实，善医技，事继母孝，生财有道致富。弘治间荒旱，有司劝粟千石济饥，乡人持券来贷者不吝，年丰不偿者亦不索，过期券悉焚之。其子冯梓出资授济宁卫千户。正德六年（1511），官军为捕流贼至，淳自出料豆三百石、草千束以给军需，父子以忠义闻郡邑，咸重之。《濮州志·卷之四·御集》，清·李先芳纂修，清康熙十二年（1673）刻本，49；《濮州志·卷之六·隐德》，清·高士英编次，清宣统元年（1909）刻本，2.

许朴

（明）许朴，濮州人。性真率，论事多直，常触忤人。偶得辟谷术，数日不饮食，颜色如常，未四十弃妻，栖东阿深山中居焉。能医人病，欲其死心，同居数日，不药而愈。兵部谭尚书聘至京，与语不合，谭欲用女鼎，而彼守清静，后厚遣归，辞曰：翁老而面赤，好动，健于房欲，必有授以吐纳之术者。晓起试看溺器中溷汁，是遗精也，恐一旦火发，求之迟耳。后数月，谭逝。人以为仙见。《濮州志·卷之六·仙释》，清·高士英编次，清宣统元年（1909）刻本，75-76.

卢振铎

（清）卢振铎，字无徇，字康店人，州庠生。天性纯笃，十余岁时，祖父虎沽染沉疴，虽日用药必手摩乃得眠。父秀岩以一人应医药，劳瘁过甚。振铎以童子知分亲，尤奉药侍寝者数年，祖愈后乃入庠。继因祖病复发，遂弃举业而习按摩。祖父是以得终天年。《濮州志·卷之五·孝友》，清·高士英编次，清宣统元年（1909）刻本，31.

王绪

（清）王绪，字子承，白衣阁里人。赋性纯笃，自五六岁时，遇父母有疾，即涕泣不食。八岁从父读，十七父殁，哀毁几灭性。弟栋仅十岁，母李氏素多病，绪因研究医术，为弟延师课读。及弟出继异居，财产悉让弟。《濮州志·卷之五·孝友》，清·高士英编次，清宣统元年（1909）刻本，36-37.

刘桂荣

（清）刘桂荣，字香宇，例贡生，刘五星人。自幼失怙，属事孀母，见母有忧色，必问其故，百方劝解，务得欢心乃已。及母殁，哀毁尽礼。素精岐黄术，施药救人。丁未大祲，赖以举火者数十家，凡借贷皆焚其券，人共推为善士。《开州志·卷之六·人物卓行志》，清·陈兆麟纂修，清光绪八年（1882）刻本，97.

马金标

（清）马金标，字蔚秋，武生，城内东大街人。笃孝友重廉耻而刚直不少屈，为乡里所钦服。道光二十七年（1847）修城州牧，焦公家麟深资其助。且精外科术，施方药，活人无算。《开州志·卷之六·人物卓行志》，清·陈兆麟纂修，清光绪八年（1882）刻本，102.

高智武　高鹤林

（清）高智武，祥屯庄人，太学生。祖中及邻里贫乏者，多所周恤，且善医施方药，存活无算，人有馈谢，却不受。子鹤林，太学生，克绍父业，行亦如之。五世同居设塾延师以待学者取益焉，里中子弟赖以成名者甚众。卒之日，一乡黯然。《开州志·卷之六·人物志义行》，清·陈多麟纂修，清光绪八年（1882）刻本，109；《开州志·卷六·人物志义行》，清·李符清纂修，清嘉庆十一年（1806）刻本，61.

窦仪

（清）窦仪，字象可，夹瑶庄人。太学生，性乐施与，助人婚丧凡数十家。其子寅申，幼聘庠生王文斋女，十岁目双瞽，王与置一媵，仪力辞之又使令择配，仪曰：人伦大事岂瞽目，遂改易之耶，卒为之娶。江南有李姓者旅寄于开，为子聘定州人张禄女，数年回里，禄乘间卖女于仪为婢，后李返，仪知之唤禄至，令同领归不索值。复善岐黄术，广施方药，活人无算，乡人咸德之。《开州志·卷之六·人物志义行》，清·陈兆麟纂修，清光绪八年（1882）刻本，109-110.

郭若瑜

（清）郭若瑜，字荆珍，八公桥人。乐善好施，嘉庆十八年（1813）岁大饥，施粟三百石，钱千余贯以济贫穷，赖以存活者甚众。甲戌乙亥连年疟疾，设赞育堂施送药材。丙子捐谷二百石入义仓，周济恤患，毫无逊色。《开州志·卷之六·人物志义行》，清·陈兆麟纂修，清光绪八年（1882）刻本，111.

王朝选

（清）王朝选，新庄人，精于医，不索谢。邻人鲁姓孤身无依，出资为之婚娶，居然成家。《开州志·卷之六·人物志义行》，清·陈兆麟纂修，清光绪八年（1882）刻本，116.

霍润

（清）霍润，濮州人。初以增广生，有疾废学，得茅山赵道人医术，济瘟疫如神，乞药者如市，不受一钱。好读书，莳花木，不见人三十余年。郡北之朱清云。《濮州志·卷之四·御集》，清·李先芳纂修，清康熙十二年（1673）刻本，51；《濮州志·卷之六·隐德》，清·高士英编次，清宣统元年（1909）刻本，4.

许珫

（清）许珫，濮州庠生。学医，通《太素》《脉》，知人贵贱修短之数，每诊视先扣其数，然后用药，屡有奇中。凡有疾之家造门请者，虽风雨百里之外必赴，曰：人有急难而不救，是我杀之也，济否在命耳。郡中生活者数百人，年八十七而卒。《濮州志·卷之四·御集》，清·李先芳纂修，清康熙十二年（1673）刻本，51；《濮州志·卷之六·隐德》，清·高士英编次，清宣统元年（1909）刻本，4.

苏垺

（清）苏垺，庠生，恬淡安和，与物无忤，工诗赋，善书画，好事者求之，无弗应者。尤究心于岐黄之学，每出良剂以活人，或感恩致谢，笑而却之。以子金铉贵，敕封承德郎，寿八十九。《濮州志·卷之六·隐德》，清·高士英编次，清宣统元年（1909）刻本，5.

李会霖

（清）李会霖，州贡生，李公晟七世孙。博洽多闻，长于诗歌，通周易，善草书，偕任焕续修州志，议澶濮河渠甚悉。尤精岐黄术，诊视所到，奏效如神，不望报，岁有厉疫，州牧就霖请，医方必按其年之司天，在泉斟酌佐使，全活人至不可计。所著

《伤寒论辨脉诗》，意旨盖仿佛朱丹溪、王肯堂者。《濮州志·卷之六·隐德》，清·高士英编次，清宣统元年（1909）刻本，6.

范越州

（清）范越州，监生，慷慨好施，每值岁歉，必捐谷二三百石，以助赈。亲友中贫不能婚娶殡葬者，及无力资生者，皆尽力营办，使得所焉。家置药室，视病，而贫者给之，不计值，固所谓好行其德者欤。《濮州志·卷之六·隐德》，清·高士英编次，清宣统元年（1909）刻本，7.

高金城

（清）高金城，字子垣，太学生。世有德隐，至金城以廉直，公举为南里正，排难解纷，人咸感服。尤精外科医术，得先世家传，尝以药囊自随，求则施予，不取值。登门求者常如市，即雨晦雪夜不辞也。拯救无算，从未尝问其姓名。他如联乡团助官账，建义学，善行尤多。及殁，里党感其德，为建懿行碑，故澶太守董鸿勋为之记。《濮州志·卷之六·懿行》，清·高士英编次，清宣统元年（1909）刻本，13.

南贤举

（清）南贤举，字书升，城南门里人，监生，保授六品衔。性至孝友，父病风痰卧床年余，侍汤药，始终不离侧。同治二年（1863）大疫，母兄相继殁，时黄流围城，寄柩家祠。未几，水入城，平地深丈余，两柩已随流去。贤举不避艰险，泅行寻至城西北隅，用绳系腰牵挽而回，人皆叹异焉。

兄殁后，两侄俱幼，抚如己出，稍长为延师课读。侄佩兰，由廪贡选金乡训导，佩萱由附贡举乡饮大宾，佩芝由廪生授鸿胪寺序班。子佩英由附贡用训导，皆其督教力也。堂弟乡举析居已久矣，以岁荒流亡复归，贫无依，慨然予以三百金资其生。业经理八里社仓，春粜秋籴不朽蠹，赢余递增。光绪戊子岁饥，附城居民咸赖之。

家传治咽喉专门，求医者，富予以方，贫施以药，且常备茶饭，至病愈而后已。他如修文庙，筑护堤，整火神庙，兴复家祠，劳心殚力，捐产助资，又其余事云。《濮州志·卷之六·懿行》，清·高士英编次，清宣统元年（1909）刻本，14-15.

毛佩萱

（清）毛佩萱，监生，医治贫人，施送药物，乡族有婚葬无资者，量力助之，里人匾其门，曰：乐善好施。《濮州志·卷之六·懿行》，清·高士英编次，清宣统元年（1909）刻本，16.

杨毓芬

（清）杨毓芬，有勇略。咸丰间，南匪扰境，率众把河防，御经数十昼夜，勤劳不恤，保全甚多。又善医术，施药饵，活人无算，州里咸德之。《濮州志·卷之六·懿行》，清·高士英编次，清宣统元年（1909）刻本，19.

周若兰

（清）周若兰，字芳谷，州庠生，精医术，备药施舍，费钱千余缗。后办理堤工八年，赔钱六百余缗，人皆感德。《濮州志·卷之六·懿行方技》，清·高士英编次，清宣统元年（1909）刻本，19.

张抡才　张梦梅

（清）张抡才，字登策。李康店里，候选吏目，筮仕未就，因卖药效，韩康伯兼精内外科，有贫寒不能偿药值者，悉焚其券。道光二十余年来，家产赔累殆尽不恤也。子梦梅，世其业，能承父志，遵行遗训，无少违父。子殁后，里人为勒石志美名曰：寄思，列碑阴者四百余人，且有以未得到列名为憾者，其德行概可想见。《濮州志·卷之六·懿行方技》，清·高士英编次，清宣统元年（1909）刻本，20.

李步瀛

（清）李步瀛，善岐黄，尤精祝由，凡受伤赖以全活者无算。《濮州志·卷之六·懿行方技》，清·高士英编次，清宣统元年（1909）刻本，20.

于朝干

（清）于朝干，监生，为人朴诚，忠厚，有古风。一乡推为里长，办公数年人无闲言。又精痘科，有求医者，虽甚风雨不避也。殁后，人思其德，为勒碑以志不朽。《濮州志·卷之六·懿行方技》，清·高士英编次，清宣统元年（1909）刻本，20.

李先芳

（清）北山先生，姓李氏讳先芳，字伯承，其先湖广监利人也，国初以士北徒，因籍濮州，高祖以下五世同居……岁疫，所施药而疗者，四百五十人；贫不能收所施□而掩者，几六十人……所著《东岱山房稿》三十卷……《医家须知》《壶天玉镜》，藏于家。《濮州志·卷之八·艺文》，清·高士英编次，清宣统元年（1909）刻本，99-101.

北山野史，郡人李先芳……又读岐黄气运诸书，作《医家须知》；又集救急方为《一壶千金》；又著《老子本义》《阴符》《心经》各一解；及又著养生一书，为《壶天玉镜》；又收《山房诗稿》十六卷，《蓬元杂录》十卷，复读易余家世传，曾著《折衷录》五卷。至阴阳消息之变，能圣人扶阳抑阴之微意，鲜有知者，窃欲更撰一书而未逮也。凡此非无窥管之能，终为覆瓿之计，国史所不录，民谣所不传，非野史而何志既成，并述其大都载之简未云。《濮州志·卷之八·北山传》，清·高士英编次，清宣统元年（1909）刻本，134-141.

刘进才

（清）刘进才，西武安里，随庙人，擅接骨妙术。凡折跌损伤，濒于危者，经其医治，莫不获痊。有求者随时以应，贫者则饭之，或予以药饵，不取值亦不受馈遗，州里皆感德焉。《濮州志·卷之六·懿行方技》，清·高士英编次，清宣统元年（1909）刻本，20.

宋灿芳

（清）宋灿芳，事母孝，母病药弗效，祷于神，施地七十五亩，自是研精医术。求医至门者，必备茶饭，不受谢，贫者予以药，不取值。《濮州志·卷之六·懿行方技》，清·高士英编次，清宣统元年（1909）刻本，21.

刘永安

（清）刘永安，引马里刘双楼人。幼读书，屡试未售，遂习岐黄业，而时疫、咽喉尤称妙手。远近活人无算，贫者并施送丸散，不取值，所著《咽喉七火论》传于世。《濮州志·卷之六·懿行方技》，清·高士英编次，清宣统元年（1909）刻本，21.

王居仁

（清）王居仁，字子静，州南关，增生，聪慧好学。母病，多方延医不时至，遂愤弃举业而习岐黄。母病愈后，踵门延请者甚多，往往应手奏效。家颇饶，有贫不能药者，代购之，富者亦不受酬谢，遐迩称焉。《濮州志·卷之六·懿行方技》，清·高士英编次，清宣统元年（1909）刻本，21.

彭守礼

（清）彭守礼，字循规，性嗜读书，尤笃好礼记及春秋，居乡奖善惩恶人，有美行必赞不容口，为非者，恒严责之不稍贷，故乡里皆敬畏之。精岐黄，尤善女科，活人无算。治家严整有规，次子学舜入武庠，从忠亲王剿贼出力。孙占魁，壬午科武举，现任曹州把总；占甲入武庠，占元、占勋俱文庠，有名诸生，敕封云骑尉，寿九十八岁，无疾而终。《濮州志·卷之六·寿耆》，清·高士英编次，清宣统元年（1909）刻本，94.

彭伯祥

（清）彭伯祥，字瑞麟，常施方药，以济人，寿九十七岁卒。《濮州志·卷之六·寿耆》，清·高士英编次，清宣统元年（1909）刻本，95.

王冠英　王登嵩　安然　张录官　王禄先　王凤鸣　王凤栖

王冠英（1896—1971），生于濮阳县城内前董街一个中医世家。其父王登嵩，精于医学，尤以医治各种疮症出名。他自幼随父学医，勤学好问。除向其父学习外，又在濮阳东文昌阁拜安然和尚为师，学习外科；随其舅父张录官习针灸；后又拜濮阳西街王禄先（前清贡生）学习脉理，18岁即学医成名。

他态度和蔼，平易近人，对求医者，不分贵贱，一律热情对待，且随到随诊。他对病人诊断细心，下药胆大。濮阳县陈拐村陈同中之妻患"恶疽病"，多处医治无效，王冠英诊断服药后，病渐痊愈，不久婴儿呱呱坠地，母子均甚健康。内黄县妇女徐士琴，身患"羊角风"，多数医家认为是不治之症。他给其吃了两副中药，大见成效，不久痊愈。自此声誉远扬，不论酷暑严冬，门前车水马龙，迎诊不暇。众人感其德，赞其术，先后赠送"术仿华佗""真人遗风""术精岐黄""妙手成春""国手无双"五块匾额。

王冠英晚年，将数十年的实践经验，集汇为300余条验方成书，并将医术传授其子凤鸣、凤栖，以济世人疾苦。二子医技、医德，均有乃父之风。《濮阳县志》，濮阳县地方志编纂委员会编，王德英主编，华艺出版社，1989年12月，525.

许功逊　许方任

许功逊（1901—1976），亦名许濮恩，濮阳海通乡许锁城村人，九代世传有名中医。其九世祖许方任，系明代天启年间著名中医，曾受诏进宫，给熹宗皇帝朱由校治病，用药奏效神速，使御医惊服。熹宗大加赞许，并挽留他在太医院任职，方任辞而不就，毅然归里，立志行医于桑梓，为民解痛除苦。他特见长于妇科，相传数代，声誉遐迩。

许功逊在继承先祖医学理论和医疗经验的基础上，又有所创新和发展。解放后，党和人民政府号召挖掘中华医学宝库，提倡中西医结合。功逊深受鼓舞，他冲破家教的羁绊，走向为人民学医行医的道路。他苦心钻研业务，吸取中西名医精华，并通过长期临床实践，使许氏医术达到炉火纯青。

许功逊善于切脉、望诊，更重于寻问病史，确切掌握病变后才拟方剂。他用药胆大心细，灵活多变，依病人病情、身体素质而定。凡服其药者，均有药到病轻或疾除之效。对妇女产前产后的病变，治愈率达80%以上。因而闻名河南、河北、山东3省8县。《濮阳县志》，濮阳县地方志编纂委员会编，王德英主编，华艺出版社，1989年12月，526.

第二节　清丰县

胡宗正　胡璜

（明）胡宗正，祖籍江西泰新县，幼聪颖，为诸生以数奇困棘闱，寻治岐黄，甚有声。督抚守令高其艺改容礼之数，旌其门。寿逾九十，漆发丹颜，双目炯炯，寿身寿世，可谓兼之。子庠生璜，能世其业。县南侯家审胡姓其裔也。《清丰县志·卷七·人物孝义》，民国·刘陞朝纂修，民国三年（1914）铅印本，22.

（前）宗正，幼聪颖，为诸生以数奇困棘闱，寻治岐黄，甚有声。督抚守令高其艺改容礼之数，旌其门。寿逾九十，漆发丹颜，双目炯炯，寿身寿世，可谓兼之。子庠生璜，能世其业。《清丰县志·卷七·人物孝义》，清·杨燨纂修，清同治十一年（1872）刻本，25.

张震东

（清）张震东，字惺齐，岁贡生，兄弟三人，事亲推逸任劳，尝图百忍，训子弟，精长桑术，兼内外科，不吝方饵。其义行略同者又有杜文英之事。《清丰县志·卷七·人物孝义》，民国·刘陞朝纂修，民国三年（1914）铅印本，24；《清丰县志·卷七·人物孝义》，清·杨燨纂修，清同治十一年（1872）刻本，32.

杜文英

（清）杜文英，字玉堂，岁贡生，亦有医名。尝言：就我读者，我为之析一理，就我医者，我为疗一病，皆济人事也。张杜弟子多庠序之彦，杜门之下有登贤书者。《清丰县志·卷七·人物孝义》，民国·刘陞朝纂修，民国三年（1914）铅印本，24；《清丰县志·卷七·人物孝义》，清·杨燨纂修，清同治十一年（1872）刻本，32.

赵衡

（清）赵衡，字蕴醮。由廪贡任邯郸县教谕，性廉静，诸生入学，例有赞金，悉辞却之，与诸生讲解则娓娓无惰容。年甫六十致仕归，诸生铭其德于匾额，送至家。弟蕙，字德馨，庠生，纳资入贡，善持家，兄仕于外，家计赖其营持，筹握算综理精密而俭于自奉，产业日增。因举家多病，遂习医，就医愈者，毫不受谢，乡里有善人之称。《清丰县志·卷六·人物宦业》，民国·刘陞朝纂修，民国三年（1914）铅印本，8-9.

黄殿文

（清）黄殿文，黄鸣凤子，监生，继世父鸣翰。鸣翰疮生于足，废履步三年，殿文诣医，医市重不之省，长跽乃一至，亦无效。后求一良医视之曰："此症有治法，无治人。"再叩之，则曰："必以咂汝能乎！"殿文遂咂而吮其脓血，父遂痊。殿文染毒，头顶皆肿，医怜而疗之。由是精研外科，应手而瘥，酬则却之，今传其术，四世并施膏丹。殿文又体鸣翰意，设木肆得其息，以施槥本。生父早逝，本生母病，所继父母先后殁，茇舍墓侧三年，年七十六卒，同治九年（1870）详请旌表。《清丰县志·卷七·人物孝义懿行附》，民国·刘陛朝纂修，民国三年（1914）铅印本，28.

孙沅

（清）孙沅，恩贡生，字有芷。与淇为胞兄弟，数奇不得志于有司，遂无志进取。淇善书，沅善医，皆有时名，病者虽垂危，沅多能起之。性高旷，不肯在病家少留，豪贵函金纳币，辄却之。其余言笑未尝不与众同也。淇董修圣庙，熊侯大启文风，是皆有功，清邑之官绅也以视沛湛，岂不远哉。《清丰县志·卷七·人物孝义懿行附》，民国·刘陛朝纂修，民国三年（1914）铅印本，29.

王绍义

（清）王绍义，字勉之，邑增生。夙秉至性，髫龄时即能得二亲欢。父早卒，竭力事母，奉养备至，时有纯孝之目。母年高染病，侍汤药衣不解带者三年。母卒，哀毁泣血，感动行路，扶弱弟，友爱白首无间言。有妹家贫，予以田产，俾甥得娶妇成家焉。时南乐武太史，性高洁不忘许，闻其孝友，遂与定交。而邑人士亦因其行谊可为表式，公举为进贤书院学长到院后，肃衣冠勤课校士风蒸蒸日上，至今人尚思其功也。居家教子弟以忠厚为主，又精通医术，活人无算，而从无德色，至今谕者皆谓王先生有古人风。《清丰县志·卷七·人物孝义懿行附》，民国·刘陛朝纂修，民国三年（1914）铅印本，30-31.

张太元

（清）张太元，字善长，别号古愚，邑东大汉寨人，岁贡生。少凝重，长好学，尝同古澶赵令，闻本县晁廷举受业于观城张梦兰。梦兰固以名进士，任湖南县令，为蝴蝶翔一事监狱十年，卒白贞女王德姑之冤者也。太元仰慕师范，终身行事以刚方正大，自矢不败，少即于回邪且天性孝友，事亲则色笑承欢，处弟则和恰一堂，以至邻舍戚友无不重其品学者。生平不尚浮华，文章典古朴茂，虽数奇屡踬场屋不恤也。教及门以躬行为先，故弟子多敦笃醇谨之士。晚读《灵》《素》诸经，别有领悟，活人尤多。《清丰县志·卷七·人物孝义懿行附》，民国·刘陛朝纂修，民国三年（1914）

铅印本，31.

罗名臣

（清）罗名臣，罗里固人，岁贡生。持身方正，游泮后数入秋闱不售，声闻益起，道宪某公延之，教读久不归。某公夜饰名妹以侍名臣，终宵坐若无睹者。某公乃益重其品，晚年教读于家，及门多知名之士，至岐黄之精其绪余耳，何足为先生重！《清丰县志·卷七·人物孝义懿行附》，民国·刘陛朝纂修，民国三年（1914）铅印本，32.

咎如铨

（清）咎如铨，岁贡生，邑东瓦屋头村人。孝友纯挚，然性和谐，父母前往往以笑语，得亲欢。晚精岐黄，活人尤多。《清丰县志·卷七·人物孝义懿行附》，民国·刘陛朝纂修，民国三年（1914）铅印本，34.

第三节 南乐县

王之涟

（明）王之涟，字文志，顺天府学生，浙杭大族，天启丙寅迁于乐。性谨严介特，仪度秀雅，精琴，博学善文词，对联音韵无不工。尤擅岐黄业，闭户静拊，雅谈解顺，人多乐就之。《南乐县志·卷十四·人物志流寓》，清·王培宗纂修，清康熙五十年（1711）刻本，52.

魏宗元

（清）魏宗元，生员，闭户读书，不与外事，工医，精米家山水，清高自好，以花鸟禽鱼自适。据府志补。《南乐县志·卷五·人物艺术》，民国·李铁珊纂修，民国三十年（1941）铅印本，32.

（清）魏宗元，庠生，闭户读书，不与外事，精岐黄术，复工米家山水，清高自好，以花鸟禽鱼自适。《南乐县志·卷之十四·人物志德行》，清·王培宗纂修，清康熙五十年（1711）刻本，20.

苏梦松

（清）苏梦松，字公兆，廪生。博学能文，邃于医，每诊一脉必先言其原委，如洞见癥瘕。由誊录候补驿丞，卒于汴。《南乐县志·卷五·人物艺术》，民国·李铁珊纂修，民国三十年（1941）铅印本，32.

武经方

（清）武经方，字致堂，勋朝继子，县学生。襟怀洒脱，如风光霁月，工楷法。遂于医，常得古人法，外意遇痼疾、疑证，起死回生，如操左券。子侄得其绪余，多以医著，长于诗，著有《萍根馆诗集》行世。《南乐县志·卷五·人物艺术》，民国·李铁珊纂修，民国三十年（1941）铅印本，32.

章可闻　章恒昌　章世昌

（清）章可闻，字学孔，精眼科，远近就医寓居者，常二三百人。子恒昌、世昌，世其业，一时眼科名医，争称运古宁甫章家。《南乐县志·卷五·人物艺术》，民国·李铁珊纂修，民国三十年（1941）铅印本，32-33.

马景良

（清）罗町村马景良，精咽喉科，亦成世业。《南乐县志·卷五·人物艺术》，民国·李铁珊纂修，民国三十年（1941）铅印本，33.

顾言　刘闻一

（清）顾言，佛善村人，善正骨术，不由师承，独具妙悟，经验既多，技益精。近有刘闻一传其术，著有《正骨秘法》一书行世。《南乐县志·卷五·人物艺术》，民国·李铁珊纂修，民国三十年（1941）铅印本，33.

刘汉池

（清）刘汉池，字昆明，少落魄不羁，遂医术。《素问》以下，靡不究心，濮郓望族争馆之，名称藉藉。《南乐县志·卷五·人物艺术》，民国·李铁珊纂修，民国三十年（1941）铅印本，33.

明海上人

（清）明海上人者，敦厚质朴，释而殖产，通按摩修养之理，尤善医童子癣，惜其术不传。《南乐县志·卷十四·人物志仙释》，清·王培宗纂修，清康熙五十年（1711）刻本，54.

明海上人，通按摩、修养之理，尤善医童子癣，其术不传。《南乐县志·卷五·人物艺术》，民国·李铁珊纂修，民国三十年（1941）铅印本，31.

高激杨

高激杨，字清宇，邑庠生，精堪舆之术。其先世皆单传，公每于雾雨星月之下，或杖履或策蹇忽□□地，改葬前人，遂举五丈夫子。公之长子亦次第育五男，其符应如响如此。《南乐县志·卷之十四·人物方技》，清·王培宗纂修，清康熙五十年（1711）刻本，55-56.

李文庵

（清）李□，字文庵，世守岐黄之业，德性醇谨，刀圭药饵，必敬必慎，有"春满杏林"之誉。《南乐县志·卷之十四·人物方技》，清·王培宗纂修，清康熙五十年（1711）刻本，56.

（清）李文庵，名未祥，以字行世，守岐黄之业，德性醇谨，刀圭药饵，必敬必慎，有"春满杏林"之誉。《南乐县志·卷五·人物艺术》，民国·李铁珊纂修，民国三十年（1941）铅印本，32.

石巽吉

（清）石巽吉，字庚三，长于医，少落魄，倜傥不羁，游江淮间，术益进。《素问》而下，一切医家言，皆能章章道之，虽方似径情，亦多奇中焉。《南乐县志·卷五·人物艺术》，民国·李铁珊纂修，民国三十年（1941）铅印本，32.

魏养志

（清）魏养志，方正自守，精君平业，且精医，游卜于市，每多奇中。工小楷，动必以礼，乡党中凡与接谈者，肃然起敬。《南乐县志·卷五·人物艺术》，民国·李铁珊纂修，民国三十年（1941）铅印本，32.

第四节　范　县

吴尚文

（明）吴尚文，以耕读起家，选授开州吏目。事母孝，其性好施。嘉靖二十二年（1543），大水年饥，舍米煮粥以赈饥民，捐地为漏泽园，以葬道殣。且多给之棺者，乡人称为长者。其子生员，蜪设义学，亲教生童百人，成名者十五人，县学俱有旌匾。其余履士籍游庠序者甚众，人以为行善之报云。《范县志·卷之中·人物》，清·霍之瑄纂修，清康熙十一年（1672）刻本，63.

贾圆明

（明）贾圆明，义西保人，生而颖异，度为僧人，有病将愈，夜必梦之，所至治者无不立效。圆寂于本县文殊寺，久而神色不变，宛如生者。《范县志·卷之中·人物》，清·霍之琯纂修，清康熙十一年（1672）刻本，65—66（贾圆明：《范县志·卷二·仙释》，清·唐晟编修，清光绪三十三年（1907）石印本为"园明"，见下）.

（明）圆明，义西保人，生而颖异，度为僧，精医术，日不暇给。及寝间有延请不及赴者，则梦诊之，疾者亦梦。圆明至，病即愈，不至者病必危。圆寂于本县文殊寺，久而神色不变，宛如生者。《范县志·卷二·仙释》，清·唐晟编修，清光绪三十三年（1907）石印本，55.

轩锡

（清）轩锡，北阳保人，体貌丰伟，削发入寺，讲求经典，深明炼性之功，年八十一，呼弟子台蒲园坐而遂逝，逾中旬颜色不变。《范县志·卷之中·人物》，清·霍之琯纂修，清康熙十一年（1672）刻本，66.

李允中

（清）李允中，增生。少颖异工诗文，事亲孝，父患痰疾，经年侍奉，虽便溺琐事不以委臧。获母病，五阅月不解带，居丧哀毁骨立。当亲疾时，自恨不知医，遂博览《内经》诸书，精其业，能活人，兼施药于贫者。弟早卒，抚犹子女如己出，教养婚嫁，至今后人犹同居无异心。遵遗教也。《范县志·卷之二·人物志孝义》，清·唐晟编修，清光绪三十三年（1907）石印本，康熙十一年（1672），50.

蒋春麟

（清）蒋春麟，性慷慨，周急不倦。乾隆戊戌岁饥，出粟食贫乏。晚年工医，施药，多所全活。县令屡匾奖。《范县志·卷之二·人物志义民》，清·唐晟编修，清光绪三十三年（1907）石印本，康熙十一年（1672），54.

牛应锡

（清）牛应锡，富而不吝。同治四年（1865），避乱汤垓寨，出粟食饿者。晚工医，设义塾，教人，施药方，救世于论趄之。《范县志续编·人物》，清·杨沂纂修，清光绪三十四年（1908）刻本，30.

吴应朽　吴应林

（清）吴应朽与弟应林，俱茂才，友爱笃挚，食同案，行携手，终身怡怡无间言，因母病，习医术。有延者，具方即归，不受饮食，并不受贽谢。无子嗣，弟三子孝，遂长侄孝蓥入庠，次侄孝炯，食府饩，三人亦友爱如手足，朝夕聚首不忍离。邑令吴以"敦友世德堂"匾其门。《范县志续编·人物》，清·杨沂纂修，清光绪三十四年

（1908）刻本，31.

李广聚

（清）李广聚，庠生，家小康，质敏博学，兼精岐黄，设义塾，躬亲训诲，医人不受谢，行人三十余年，亹亹忘倦。《范县志续编·人物》，清·杨沂纂修，清光绪三十四年（1908）刻本，31.

宋铉

（清）宋铉，康熙元年（1662）贡岁大疫，惧母病，祝天愿以身代，后值榆贼乱，负母至郡南七级镇，设馆受餐，问侍无缺。《范县乡土志》，清·杨沂纂修，清光绪三十四年（1908）刻本，12.

（清）宋铉，字耳君，三岁而失怙母，吴氏抚养成立，应岁荐得考县试。辛巳岁大疫流行，死者相望，铉为母惧焚香祝天，愿以身代。顺治初，范邑有马贼之变，城内绝食，铉家十日不举火，不得已，望烟乞□，希得盂沥以为老母延余命。己丑又有榆贼之乱，负母以走，去家百里至郡南七级镇，设馆受餐，以养老母，而教子麟补博士弟子食饩。顺治十二年（1655），贼平而归，旧居皆烬，迁卜西居于城之西北隅，殖家广业，遂成邑之望族焉。母以九十四岁终，哀毁尽礼，几于灭性。《范县志·卷二·孝义》，清·唐晟编修，清光绪三十三年（1907）石印本，康熙十一年（1672）本，50.

刘连登

（清）刘连登，字献璧，诸生，精易理，善画山水、人物，作兰竹，尤为郑板桥所赏，著有《四书图考》《易经图》等书。《范县志·卷之二·文学志》，清·唐晟编修，清光绪三十三年（1907）石印本，45.

阎诚心

（清）阎诚心，字正斋，由附贡候选训导，增生。作臣公，三子也，外科本世传，至公尤精。因念一人治疗，恐难普及，遂将良方，辑为数册传世，名曰《活人定本》。《续修范县志·卷五·人物善行》，民国·张振声修，余文凤纂，民国二十四（1935）铅印刊本，634.

（清）阎诚心，字正斋，河南范县人，由附贡候选训导，其家世传外科术，至公尤精，尝念一人行医，活人有限，遂总汇治疗各法，著《活人定本》数册，传于世。今未见。《续修范县志·卷五·人物善行》，民国·张振声修，余文凤纂，民国二十四（1935）铅印刊本，834.

第五节　台前县

姜琢

（清）姜琢，字修玉，监生，精治痘疹，活童孩无数，不受谢。周济贫困，急人所急，乡邻德之。公送"望重梓里"匾额。八十余岁无疾而终，人以为善行之报云。《寿张县志·卷七·人物善行》，清·刘文煊纂修，清光绪二十六年（1900）刻本，16.

王戒游

（清）王戒游，字懋坚，博学强识，尤精医术。殁后众人为立石记有云：古所谓乡先生没，而可祭于社者，其在斯人与。《寿张县志·卷七·人物善行》，清·刘文煊纂修，清光绪二十六年（1900）刻本，16.

张攀龙

（清）张攀龙，庠生，月轮子，敦宗睦邻，急公好义，尤精医术。乡邻公颂匾额曰"德洽梓里"，又楹联云"磊落光明，居然一乡善士；公平正直，犹是百忍遗风"。《寿张县志·卷七·人物善行》，清·刘文煊纂修，清光绪二十六年（1900）刻本，16.

张道复

（清）张道复，字德元，乡饮耆宾，善针灸，为人瘳病。劝息讼为世解纷里，人感其德，同为勒石以记其事。《寿张县志·卷七·人物善行》，清·刘文煊纂修，清光绪二十六年（1900）刻本，17.

路礼

（清）路礼，精医术，年一百一岁。《寿张县志·卷七·人物耆寿寿妇附》，清·刘文煊纂修，清光绪二十六年（1900）刻本，21.

陈文杰

（清）陈文杰，字汉三，监生。家庭著，孝友，好读书，精医术。暮年与客游，携琴载酒，有隐士风，卒年八十有七。《寿张县志·卷七·人物耆寿寿妇附》，清·刘文煊纂修，清光绪二十六年（1900）刻本，22.

姜志书

（清）姜志书，字汉丛，琢之子。承父教，精治痘疹，不受谢。《寿张县志·卷十·杂事志技术》，清·刘文煃纂修，清光绪二十六年（1900）刻本，1.

崔衍洁

（清）崔衍洁，字静山，庠生，通医术，尤精治痘疹法。《寿张县志·卷十·杂事志技术》，清·刘文煃纂修，清光绪二十六年（1900）刻本，1.

孙蓝田

（清）孙蓝田，字子玉，监生，通医术，年逾八旬，亲友颂之，为勒石。《寿张县志·卷十·杂事志技术》，清·刘文煃纂修，清光绪二十六年（1900）刻本，1.

许云汉

（清）许云汉，监生，精医术，克济世，时人有颂美碑。《寿张县志·卷十·杂事志技术》，清·刘文煃纂修，清光绪二十六年（1900）刻本，1.

王思芳

（清）王思芳，字友兰，精医术，有求必应，乡邻感德，立思慕碑。《寿张县志·卷十·杂事志技术》，清·刘文煃纂修，清光绪二十六年（1900）刻本，1.

侯兴隆

（清）侯兴隆，监生，善针灸，求无不应。乡里感德，勒碑颂美，又有"仁心仁术"额匾。《寿张县志·卷十·杂事志技术》，清·刘文煃纂修，清光绪二十六年（1900）刻本，1.

韩良栋

（清）韩良栋，字松岩，精医术，公送"脉理清真"匾额。《寿张县志·卷十·杂事志技术》，清·刘文煃纂修，清光绪二十六年（1900）刻本，1-2.

阎登黉

（清）口登黉，字圣选，由军功得蓝翎，性豪侠，喜交游，精医术，能速效。邑进土王广寒赠匾额曰"有识有胆"，谷邑孝廉孔广海送匾额曰"医理清真"。《寿张县志·卷十·杂事志技术》，清·刘文煃纂修，清光绪二十六年（1900）刻本，2.

李德恒

（清）李德恒，字聿修，庠生，亲病延医甚艰，因从事岐黄，精其术，求之斯往，救人疾苦，乡里称颂。《寿张县志·卷十·杂事志技术》，清·刘文焕纂修，清光绪二十六年（1900）刻本，2.

李超众

（清）李超众，字俊卿，监生，精医术，广济世人，有颂扬碑。《寿张县志·卷十·杂事志技术》，清·刘文焕纂修，清光绪二十六年（1900）刻本，2.

第十章 许昌市

第一节 许 昌

杜生

（唐）杜生，许州人，善易占。有亡奴者，问所从追。生戒曰："自从行逢使者，恳丐其鞭。若不可，则以情告"。其人果值使者于道如生语。使者异之，曰："去鞭吾无以进马，可折道旁蘡代之"。乃往折蘡，见亡奴伏其下，获之。他日，又有亡奴者。生令持钱五百伺于道，见进鹞使者，可市其一，必得奴。俄而使至，其人以情告使者，以一与之。忽飞集灌莽上，往取之而得亡奴。众莫不以为神。《开封府志·卷之三十·人物志方技》，清·管竭忠纂修，清同治二年（1863）刻本，3.

吴妙鉴

（元）吴妙鉴，世为许昌人。不妄言笑，闻宏慈博化大土名冠中州，遂往依焉，习圆觉了义。至元癸卯，沙门赴燕师登坛，受具足戒，焕然若释春水，后闻实公和尚起会东原，往受律会下。越明年，至清凉之巅，忽睹神龙示化曰：此乃愿力之所持。既而复还东原。一日微恙，叹曰：医流一方术耳，能愈人若斯。遂于宗公讲主处学医，不余年尽得其妙。后遇疾者，择囊中出药，用之如神，赖全活者甚众。至元庚午，始住许昌之净土，兼领河南等路开元都僧录司事。《许州志·卷之十五·仙释》，清·萧元吉编撰，清道光十八年（1838）刻本，3.

安肃

（明）安肃，临颍人，善医，应手立效。成化中，入太医院。《许州志·卷之九·人物下方技》，清·萧元吉编撰，清道光十八年（1838）刻本，74.

司恭

（明）司恭，儒医，治人多效，久寓大梁，遂家焉。《许州志·卷八·人物方技》，清·甄汝舟编撰，清乾隆十年（1745）刻本，69.

薛英

（明）典科，薛英，本州人，医生。《许州志·卷五·官纪志》，明·张良知纂修，1961年据明嘉靖十九年（1540）刻本影印，21.

薛肇

（明）典科，薛肇，本州人，医生。《许州志·卷五·官纪志》，明·张良知纂修，1961年据明嘉靖十九年（1540）刻本影印，21.

王聪

（明）典科，王聪，本州人，医生。《许州志·卷五·官纪志》，明·张良知纂修，1961年据明嘉靖十九年（1540）刻本影印，21.

沈编

（明）典科，沈编，本州人，医生。《许州志·卷五·官纪志》，明·张良知纂修，1961年据明嘉靖十九年（1540）刻本影印，21.

王英

（明）典科，王英，本州人，医生。《许州志·卷五·官纪志》，明·张良知纂修，1961年据明嘉靖十九年（1540）刻本影印，21.

李湘

（明）典科，李湘，本州人，医生。《许州志·卷五·官纪志》，明·张良知纂修，1961年据明嘉靖十九年（1540）刻本影印，21.

朱明阳

（明）朱明阳，郾邑崇正观道人，善导引之术，御风行空。观前柏树三株，围数尺，一夜移植观内，并无痕迹，人异之。化解后，郾人有游江南者，正月十六日，遇明阳于城内，取酒饮郾人，饮毕令携壶归，寄郾城张姓酒馆，及归则钱在壶中，果张姓壶也。叙及取酒日期前后不爽，郾人乃知其成仙矣，今观改号为宫自此始《许州志·卷之十五·仙释》，清·萧元吉编撰，清道光十八年（1838）刻本，4.

程海龙　程鹏

（清）程海龙，字潜渊，长葛人。髫年有成，孝友天性，以医术擅名辰沅间。时经丧乱，念父母兄弟尚寄浅土，道路梗塞，每乎天号泣。遇乡人则悲恸几绝，时寇难未靖，不惮艰辛，时出机智，历险阻风波中，携家归里，婢仆无失，人以为诚孝所感。即竭力茔葬，躬负土石，并及伯叔昆季，复庐墓一年。有叔母唐氏无子，奉养丧墓如母，抚诸侄如子。有子名曰鹏，字云客，邑庠生，夙有才名，工诗文翰墨。父殁时尚幼，家贫，能继父志。从兄良弼、良九，俱年老无子，鹏赡养终身。从嫂刘氏早寡，守志田产付鹏经理，及兄子成立，皆如数交还，毫不为私。族兄良明父子，相继死，姑媳二孤，鹏身任周恤。邑人皆称父子孝友相继云。《许州志·卷之七·人物上孝友》，清·萧元吉编撰，清道光十八年（1838）刻本，65.

范祥光

（清）范祥光，武生。嫡母早逝，七岁丧父，即抚床号泣，抱其父不释手，见者无不流涕。事生母能深爱，与弟析居，沃产悉退让之。又精岐黄术，遇人延请，虽风雨未尝推阻，所救济甚众。《许州志·卷之七·人物上孝友》，清·萧元吉编撰，清道光十八年（1838）刻本，72-73.

张天健

（清）张天健，家世善良而健，性尤敦厚，精医理，全济甚多。分毫无所取，生平寡言语，减色笑。与人言声仅可闻，而义理最详。与人无忤，人亦无以非礼相干者。《许州志·卷之八·人物中长厚》，清·萧元吉编撰，清道光十八年（1838）刻本，45.

庐梦卜

（清）庐梦卜，庠生，性仁厚，以医济世。病痊不受谢，年八十余，有延请者辄扶杖往，此真以好生为心者。《许州志·卷之九·人物下义行》，清·萧元吉编撰，清道光十八年（1838）刻本，49.

刘栋

（清）刘栋，阴阳学，为人温厚和平，乐善不倦，施茶施药数十年，获济者甚多。子薰臣，入监。孙上林副贡。曾孙尊贤，游泮。易曰：积善之家，必有余庆。信矣。《许州志·卷之九·人物下义行》，清·萧元吉编撰，清道光十八年（1838）刻本，52.

岳殿魁

（清）岳殿魁，庠生。好善乐施，岁饥，出粟数十石，周济贫乏乡党，赖以全活者甚众。又精岐黄术，救人无算，概不受谢。《许州志·卷之九·人物下义行》，清·萧元吉编撰，清道光十八年（1838）刻本，52.

郭乾行

郭乾行，监生。嘉庆癸酉，岁饥，出粟百余石助赈。未几疫作，复合良药，施人者数月。二十五年，地震，东郊学舍圮，州牧张捐俸缮治，乾行输百金以助。《许州志·卷之九·人物下义行》，清·萧元吉编撰，清道光十八年（1838）刻本，57.

赵来安

（清）赵来安，庠生，精医理，不受谢，贫者并施药济之。从堂弟龙章，数岁丧父，贫无以自存，来安约族众，岁助钱数千，而己更加厚焉。《许州志·卷之九·人物下义行》，清·萧元吉编撰，清道光十八年（1838）刻本，60.

赵来安，河南许昌县人，庠生，精医理，治疾不受谢，遇贫者施以药。亲族有难，每竭力相助，为乡里所敬重。《许昌县志》，620.

赵文灿

（清）国朝医官，典科赵文灿。《许州志·卷之五·官师职官》，清·萧元吉编撰，清道光十八年（1838）刻本，37.

黄宗昌

（清）黄宗昌，国朝医官，典科。《许州志·卷之五·官师职官》，清·萧元吉编撰，清道光十八年（1838）刻本，37.

廖成林

（清）廖成林，国朝医官，典科。《许州志·卷之五·官师职官》，清·萧元吉编撰，清道光十八年（1838）刻本，37.

邢应元

（清）邢应元，国朝医官，典科。《许州志·卷之五·官师职官》，清·萧元吉编撰，清道光十八年（1838）刻本，37.

赵凤仪

（清）赵凤仪，国朝医官，正科赵凤仪。乾隆七年（1742），府直隶州仍改典科。《许州志·卷之五·官师职官》，清·萧元吉编撰，清道光十八年（1838）刻本，37.

赵辅清

（清）赵辅清，国朝医官，典科。《许州志·卷之五·官师职官》，清·萧元吉编撰，清道光十八年（1838）刻本，37.

赵中道

（清）赵中道，国朝医官，典科。《许州志·卷之五·官师职官》，清·萧元吉编撰，清道光十八年（1838）刻本，37.

魏昭

石梁县阴阳医僧道等官：阴阳学训术，宋珸；医学训科，魏昭……。以上四官俱雍正十三年（1735）添设，乾隆七年（1742）裁。《许州志·卷之五·官师职官》，清·萧元吉编撰，清道光十八年（1838）刻本，38.

石梁县医官：医学训科，魏昭。《许昌县志·卷九·官师下职官》，民国·张绍勋编撰，民国十三年（1924）石印本，41.

马恒心

（清）马恒心，国朝，女释马姓，法名恒心，号海山，性聪慧能书，尉氏人。偕徒寓河南屯观音堂，以呗诵为事，知人休咎岁丰歉。顺治十五年（1658）七月初五日，坐化。先是恒心日取莲露贮瓮，几满，临寂，嘱其徒曰：此玉液也，用少许和酒服，可治疫。其珍藏之。后值瘟疫大作，如法取用，清澈芳香，沁人心脾，救济无算。士人因为建塔于新桥东，偏结社报赛呼为"显圣菩萨"。其徒江南人，号即得。《许州志·卷之十五·仙释》，清·萧元吉编撰，清道光十八年（1838）刻本，5.

王廷珍　王桂　王瑞麟　王九皋　王映离

（清）王廷珍，字殿璧。大父桂，以儒医名世，廷珍继之，且岁制良药为膏济人。临终嘱长孙瑞麟，麟遵行不息。其次孙生员九皋，曾孙映离，仍奉遗方施济，岁费不止万余钱。《许昌县志·卷十三·人物下义行》，民国·张绍勋编撰，民国十三年（1924）石印本，44.

寇仔

（清）寇仔，精医理。尝过庙旁闻哭声，入视乃老妇携一幼子病卧其中，遂以良剂投之，并约庙近五六家补助米面，月余愈，给予路费去。《许昌县志·卷十三·人物下义行》，民国·张绍勋编撰，民国十三年（1924）石印本，50.

孔传玺

（清）孔传玺，居近官道。有阳城人李珠染病，委顿于途。玺扶至家，调治两月余，愈，赠以路费，送之归。《许昌县志·卷十三·人物下义行》，民国·张绍勋编撰，民国十三年（1924）石印本，51.

韩四林

（清）韩四林，州监生。事继曾祖母李极孝。李病剧，请缄算以益曾祖母，施医药，力行善事。子文标，亦孝，谨好义。逆旅闻邻妇哭，甚哀，盖将鬻妇以偿债者，解囊捐万钱以留之。子振清入庠。《许昌县志·卷十三·人物下义行》，民国·张绍勋编撰，民国十三年（1924）石印本，55.

蔡中立

（清）蔡中立，宇卓然，世居城北罗庄。幼颖异，经书悉成诵，以增广生员老于乡。性方鲠，治家严肃，善掖诱后进。同治初，捻匪扰许，乡人筑堡自卫，亲董其成，不辞劳怨，舆论翕然。贼平，州牧叶公上其事，大吏为之题请，奉旨以教谕用。晚年精于医，济世活人，不受谢仪，乡人德之。子四，长光裕，监生；次诚裕，举人；三明裕，廪生；四聪裕，生员。《许昌县志·卷十三·人物下义行》，民国·张绍勋编撰，民国十三年（1924）石印本，58.

尚立文

（清）尚立文，许北尚庄人，精岐黄，痘疹尤擅长。每遇天花流行辄寝食不安，小儿赖以全活者甚众。性耿介，不索谢仪，乡里共赠以"乐善不倦"匾额。《许昌县志·卷十三·人物下义行》，民国·张绍勋编撰，民国十三年（1924）石印本，62.

石国俊

（清）石国俊，城南石庄人，好施予。光绪三年（1877），大饥，乞人王有，负子行乞于村，子四岁，王有染疫垂毙，国俊怜而收医之，病痊令去，仍养其子于家，后为授室，给钱五十串送归。《许昌县志·卷十三·人物下义行》，民国·张绍勋编撰，民国十三年（1924）石印本，65.

曾兴楷

（清）曾兴楷，字暌瞻，石固镇庠生。性淡进取，以医济世，兼精小儿天花。相形视色，著手成春，著有《幼科指南》，藏于家。里人以保赤功深赠匾颂之。其次子毓岳，字维五，工翰墨，入庠食饩，亦名重一时。《许昌县志·卷十三·人物下方技》，民国·张绍勋编撰，民国十三年（1924）石印本，77.

周之德

（清）周之德，许逯保人，得控骨奇术，跌打损伤着手即愈。性耿介，不索谢仪，往往求医者至其村，一抚摸辄径去，而求者尚不知症已痊也，其不求闻达类如此。《许昌县志·卷十三·人物下方技》，民国·张绍勋编撰，民国十三年（1924）石印本，77.

张会卷

（清）张会卷，椹涧保名医，承数世心传密诀，故其术益显，凡经诊治应手奏效。其治肺痈恶疮尤擅长，寿八十余，卒。《许昌县志·卷十三·人物下方技》，民国·张绍勋编撰，民国十三年（1924）石印本，77.

第二节　长葛县

崔惟志

（明）医学训科，崔惟志，本县人，医生。《续修长葛县志·卷四·训科》，清·阮景咸纂修，清乾隆十二年（1747）刻本，35.

石大春

（明）医学训科，石大春，本县人，医生。《续修长葛县志·卷四·训科》，清·阮景咸纂修，清乾隆十二年（1747）刻本，35.

常奉先

（明）医学训科，常奉先，本县人，医生。《续修长葛县志·卷四·训科》，清·阮景咸纂修，清乾隆十二年（1747）刻本，35.

尚珍

（明）医学训科，尚珍，本县人，医生。《续修长葛县志·卷四·训科》，清·阮景咸纂修，清乾隆十二年（1747）刻本，35.

杨恭

（明）医学训科，纯皇帝成化，杨恭，本县人，医生。《许州志·卷五·官纪志（长葛县）》，明·张良知纂修，1961年据明嘉靖十九年（1540）刻本影印，34.

樊缨

（明）医学训科，敬皇帝弘治，樊缨，本县人，医生。《许州志·卷五·官纪志

（长葛县）》，明·张良知纂修，1961年据明嘉靖十九年（1540）刻本影印，34.

张伟

（明）医学训科，毅皇帝正德，张伟，字国用，医生。《许州志·卷五·官纪志（长葛县）》，明·张良知纂修，1961年据明嘉靖十九年（1540）刻本影印，34.

李毓桂

（明）李毓桂，字莩严，郡庠生。素行敦厚，族党贫乏者，悉赖其周济。岁凶，桂作粥赈饥，又施绵衣数百件，全活者多。时大疫，延医施药又建老龙沟桥，为善不倦，如此入忠义祠。《续修长葛县志·卷之六·人物》，清·阮景咸纂修，清乾隆十二年（1747）刻本，23.

（明）李毓桂，长葛人，郡庠生。素行敦厚，族党贫乏者，悉赖其周济。岁凶，桂作粥赈饿，又施棉衣数百件，全活者多。时大疫，延医施药；又建老龙等桥，其为善不倦，如此。《许州志·卷之九·人物下义行》，清·萧元吉编撰，清道光十八年（1838）刻本，38；《许州志·卷八·人物义行》，清·甄汝舟编撰，清乾隆十年（1745）刻本，55.

洪克恭

（明）洪克恭，改建儒学，艰于工费，一时未就。克恭捐财助修，且施药济人。《长葛县志·卷九·人物志》，民国·陈鸿畴纂修，民国二十年（1931）刻本，19.

（明）洪克恭，改建儒学，艰于工费，一时未就。克恭捐财助修，□宫焕然，且施药济人，赖以全活者甚众。《续修长葛县志·卷之六·人物》，清·阮景咸纂修，清乾隆十二年（1747）刻本，24.

李之茂

（清）医学训科，李之茂，本县人，医生。《续修长葛县志·卷四·训科》，清·阮景咸纂修，清乾隆十二年（1747）刻本，35.

李龙杰

（清）医学训科，李龙杰，本县人，医生。《续修长葛县志·卷四·训科》，清·阮景咸纂修，清乾隆十二年（1747）刻本，35.

黄日毅

（清）医学训科，黄日毅，本县医生。《续修长葛县志·卷四·训科》，清·阮景咸纂修，清乾隆十二年（1747）刻本，35.

郑百龄

（清）医学训科，郑百龄，本县医生。《续修长葛县志·卷四·训科》，清·阮景咸纂修，清乾隆十二年（1747）刻本，35.

尹万木　尹铎

尹万木，字盛林，太学生。子铎，字振远，号绍曾，庠生。邑城皇庙摧坏，工甚钜，万木首出重资倡其事，年余工竣。又独施玉炉铁池，数事天锡寨前李家桥，为往来通衢，年久将圮，铎慨然重修，独任其事。种蔓菁于村外，冬月资人采食，数十年如一日，他如冬施衣，夏施茶，助昏葬，施药饵，尤不胜书。《长葛县志·卷九·人物志》，民国·陈鸿畴纂修，民国二十年（1931）刻本，21.

程海龙　程鹏

（清）程海龙，字潜渊。髫年孝友，以医术游辰沅间。时经丧乱，念父母兄弟未葬，道路梗塞，每乎天号泣。备历险阻，携家归里，竭力营葬，躬负土石。叔母唐氏无子，养葬如母，抚诸侄如子。子鹏，邑庠生，有父风。《长葛县志·卷九·人物志》，民国·陈鸿畴纂修，民国二十年（1931）刻本，22.

（清）程海龙，字潜渊。髫年有成，孝友天性，以医术擅名辰沅间。时经丧乱，念父母兄弟尚寄浅土，道路梗塞，每乎天号泣，遇乡人则悲恸几绝。时寇难未靖，不惮艰辛，时出机智，历险阻风波中，携家归里，婢仆无失，人以为诚孝所感。即竭力营葬，躬负土石，并及伯叔昆季，复庐墓一年。有叔母唐氏无子，奉养丧墓如母，抚诸侄如子。有子名曰鹏，字云客，邑庠生，夙有才名，工诗文翰墨。父殁时尚幼，家贫，从继父志。从兄良弼、良九，俱年老无子，鹏赡养终身。从嫂刘氏早寡，守志田产付鹏经理，及兄子成立，皆如数交还，毫不为私族。兄良明父子，相继死，姑媳二孤，鹏身任周恤。邑人皆称父子孝友相继云。《续修长葛县志·卷之六·人物》，清·阮景咸纂修，清乾隆十二年（1747）刻本，14.

蒋栋

（清）蒋栋，字隆九，恩贡生，城西秦公庙村人。品端学博，笃于孝友，里党交推。执亲丧，庐墓六年，居恒于墙壁向墓处，凿穴望之，人为垂泪。教授五十余载，因材施教，门下多知名士，所注有《女三字经》《文昌帝君阴骘文》《救急奇方》《辨惑论》《二十四孝经》《二十四友诗》。享年八十余。既殁，门人共制锦书其行于上，曰：懿行屏私，谥孝全先生。《长葛县志·卷九·人物志》，民国·陈鸿畴纂修，民国二十年（1931）刻本，30.

武长龄

（清）武长龄，字延年。幼老成，闻同舍生作淫语，辄出户立雪粘衣帽寸许不辞。父卒哀毁逾礼，闻母至则节哀，恐滋母痛嗣。因母疾留心岐黄之术，于母之饮食习好，呼吸动静，无不细验而体察之，以求脉症相符，故用药辄效。遂精于医，活人甚多。《长葛县志·卷九·人物志》，民国·陈鸿畴纂修，民国二十年（1931）刻本，30.

王凤翔

（清）王凤翔，太学生，邑西河崖刘村人。昆仲已析，爨弟凤池累债窘甚，凤翔代还其债，无难色。族兄公振贫不能婚且无居，凤翔助资营宅，完其婚。姊归某氏贫如洗，凤翔给粟缙。一再修石桥，施药，舍茶，美不胜言。《长葛县志·卷九·人物志》，民国·陈鸿畴纂修，民国二十年（1931）刻本，37.

张翼轸

（清）张翼轸，字明星，岁贡生。敏而好学，平生著述甚富，有《诗纲联解》《尚书摘要》《易蕴汇通》《礼记联珠》《躬行鉴》《五伦鉴》《阴阳传》《生生论》《性命实学》诸书，均藏于家，尚未梓。邑候王锡晋赠诗云：德行真可对天地，学问复能贯古今。卒年八十有四。《长葛县志·卷九·人物志》，民国·陈鸿畴纂修，民国二十年（1931）刻本，40.

时君用

（清）时君用，城西南时庄人。子一孙一曾孙四玄孙五，或读书力田，或习医，教有义方，寿九十六岁。道光元年（1821），邑候蔡公额其门，曰：五世同堂。《长葛县志·卷九·人物志》，民国·陈鸿畴纂修，民国二十年（1931）刻本，41.

张会午　张玉峰

（清）张会午、张玉峰，俱以医闻，午年九十岁，峰年八十五岁。《长葛县志·卷九·人物志》，民国·陈鸿畴纂修，民国二十年（1931）刻本，41.

阎忠

（清）阎忠，积学未遇，精岐黄。凡时疫流行，著手成春，不受谢金，寿八十三岁。子锡爵增生，孙化卿附生，有闻于时。《长葛县志·卷九·人物志》，民国·陈鸿畴纂修，民国二十年（1931）刻本，42.

时光斗

（清）时光斗，字映奎，城西南时庄人也。品学兼优，精于医，尤工喉症，年九十二岁。子锦奎，文阁典籍，钦琳俱监生。孙五雨足诗礼堂启事；雨金武生；维清、澄清俱监生；瑞桐师范毕业。《长葛县志·卷九·人物志》，民国·陈鸿畴纂修，民国二十年（1931）铅印本，42.

胡建之

（清）胡建之，性慈祥，精医理，药囊随身，人有延请者，药对症便探囊予之，而绝不名一钱，乡人德之。寿九十二岁。《长葛县志·卷九·人物志》，民国·陈鸿畴纂修，民国二十年（1931）刻本，43.

李万轴

（清）李万轴，字邺三，号春严。端品励行，儒术饬躬，以副榜选授商水县教谕，其训迪诸生，先德而后文艺。尝曰：学者之所以为学与教者之所以为教，均当本乎"居敬穷理"四字。重刊陈确庵先生《圣学入门》，俾诸生座右各置一编以相砥励。学正俞长赞喜其贤，特为作序。尤邃于医，所著有《奇经灵龟飞腾八法》《针灸述古》均待梓。及卒，门人私谥曰：贞惠先生。《长葛县志·卷九·人物志》，民国·陈鸿畴纂修，民国二十年（1931）刻本，44.

胡天德　胡文彪　胡应南　胡凤瑞

（清）胡天德，字成九，精于脉理，择其平日所得心应手方，编辑为册，每临证探囊取之，辄效，享寿八十五岁。子文彪，亦以医显。孙金章，武生。曾孙应南、凤瑞均世其业。《长葛县志·卷九·人物志》，民国·陈鸿畴纂修，民国二十年（1931）刻本，44.

关吉堂　关庆云　关锡番

（清）关吉堂，字普照，邑庠生，城西南关庄人也，父子兄弟祖孙俱业医。吉堂性慈祥好积德，人有延请者，招之即至，不索谢。堂弟庆云踵而起，集有《治验方论》数十册。子崇道，增生。侄孙锡番，积学未遇，俱以医显曾孙洵。《长葛县志·卷九·人物志》，民国·陈鸿畴纂修，民国二十年（1931）刻本，44.

马景周

（清）马景周，字际唐。茂古特，少好学，读书不求甚解，儒书、医书一览即窥其底蕴，尤精于易，洞悉阴阳、顺逆、五行生克之理。年近五旬补博士弟子员。嗣专攻医，切脉如神，善于望气，凡药之寒热温凉，悉依节候精炼成方。以故延请者，应手回春，年七十殁。《长葛县志·卷九·人物志》，民国·陈鸿畴纂修，民国二十年（1931）刻本，44.

侯树本

（清）侯树本，字荣卿。积学未遇，咸丰间以守城奖授六品军功，中年弃儒业医，精岐黄术。用药简当，无巨剂亦无多品，著手成春。尝就聘药肆，肆主人欲昂药，树本不悦，曰：余惟不能枉道殉人，故至于斯登时辞归。后又就聘数处，皆不合，潦倒以终。《长葛县志·卷九·人物志》，民国·陈鸿畴纂修，民国二十年（1931）刻本，45.

关洵

（清）关洵，字济众，以医术名于时，先世皆业医。洵少有异志，专心岐黄，殚究义蕴，卓然名家。有延请者，从不受人一餐，时午便枵腹而归，尝曰：患病家亦良苦矣，奈之何复以口腹累之。于伤寒症尤妙，手到病除，卒年六十。《长葛县志·卷九·人物志》，民国·陈鸿畴纂修，民国二十年（1931）刻本，45.

赵志端

（清）赵志端，字纯一，太学生，城北赵名环村人。少嗜学，后以亲疾，精医，日往还于长洧间，门前如市。子蕴章，邑庠生。孙硕德，太学生。曾孙景清，邑廪生澄波。《长葛县志·卷九·人物志》，民国·陈鸿畴纂修，民国二十年（1931）刻本，45.

魏广贤　魏梦明

（清）魏广贤，字蔼人，性峭直，精医，凡危症无不应手立愈，所辑有《医方类编选要》《眼科经论》《经验良方》《折伤要略》，均未梓。道光间，邑候赵公旌其门曰：专精脉络。兄子梦明，袭其术，尤长瘟疫、小儿等科。孙文山，曾孙其昌，邑庠生。《长葛县志·卷九·人物志》，民国·陈鸿畴纂修，民国二十年（1931）刻本，45.

王建常

（清）王建常，字铭勋，城东杜庄人。精医术，得异人传，凡遇跌打损伤及风寒拘挛等症，着手即除。同治间，捻匪入境，官军某适被车压，折手足痛几欲绝。提督军门张檄建常往医，药敷立瘥，军门大喜，祥请授五品军功，并赏戴蓝翎。嗣后每制药施人，累世不替。玄孙星枢，禹县警察所所长。《长葛县志·卷九·人物志》，民国·陈鸿畴纂修，民国二十年（1931）刻本，45-46.

郑鸣镇

郑鸣镇（1886—1951），字芳洲，今石固镇人。宣统二年（1910）考入日本长崎医学专门学校，毕业后，先在北京大学医学院任教，后任河南官立施医院院长，民国十年到民国十四年（1921—1925）赴德国留学，获德国柏林大学医学博士学位。抗日战争期间，任国民党十一路军军医处长。民国三十五年（1946）后，任河南省传染病医院院长，擅长医治皮肤病、花柳病。1949年至1951年两次被选为开封市医师公会委员、副主任委员，1951年病故于开封。《长葛县志》，长葛县志编纂委员会，郭宪同总纂，生活、读书、新知三联书店出版，1992年1月，647

李守先

（清）太学生李公（守先）墓志铭：世居葛，力田为业，至太学生，君玉公好善乐施，以雍正乙卯岁生公。公幼面朴纳，有至性，年七岁，胞兄上殇，君玉公哭之痛。公请为兄立嗣，君玉公言，立嗣非礼勿平其墓可也。公敬受命，岁时蒸尝躬亲祭扫，终身弗衰。受学于黄学山、张孝元、杨映斗诸先生之门，诸先生皆器许之。后君玉公病废寝疾三年，公侍汤药，衣不解带者数月。因废学读《内经》，通针灸，医万人，未尝受谢。

尝过鄢陵马林镇，遇斗殴伤人，死逾时矣。公医一针，豁然顿生，时仓卒无知者，公去后共惊，以为神。后复至其地，闻两家各具酒脯赛神焉。密邑公门人某，习医，在风后顶，医一少妇，染邪势张狂，莫能近。积数日，邪忽凭人曰去：去勿缓，汝师至矣。门人问吾师为谁邪，具道公姓字，门人言，吾师去此百余里，何由至邪。曰已至尔家，门人归，则公游中岳，果至其家。病主因延公医治，公辞以不解符录，病主固请门人纵容公至，则其病脱然若失。公去病如初，门人诳之曰：吾师之法，尽授于吾。邪曰：虽授不惧也。门人问何故，曰：吾师以善济世，德也。汝以术渔利，艺也，故不同耳。公归，病主要庶于道，敦请愈殷。公至病复已，病主备言其详，公曰，吾诚无德，然如邪言，吾辈皆宜勉力修德。病主问，修德之目。公曰：存好心，行好事，凡有利于己，不使其不利于人。因出沈确庵先生，圣学入门书示之，病主誓立功过，格邪终不能侵而愈。

公著有《针灸易学》《针灸述古》二书行世。初君玉公好善乐施，设茶道旁。公继之，修复茶亭三间，茶田十亩，为永远计。远近俱称为善人，载在州乘。伊川先生有言曰：一介之士苟有志于利物，于人必有所济，其公之谓乎！公生于雍正十三年（1735）二月十五日吉时，殁于嘉庆二十四年（1819）十月二十七日辰时，享寿八十五岁。

铭曰：周于德者，邪不能乱。以之感人，妖魔解散。施茶有亭，仁人之里。父子相承，世济其美。心存利济，针灸书成。功同良相，普度群生。葱茏旧阡，医此善人。良配相从，娱尔双神。《长葛县志·卷六·艺文志文存》，民国·陈鸿畴纂修，民国二十年（1931）刻本，48.

韩太乙

（清）韩太乙，字莲舫，邑庠生。安贫守正，读书每至夜分不辍。光绪三年（1877），邑侯王公锡晋莅县，夜巡至其门首，闻书声，潜听良久，乃入见，如旧相识。自是，凡邑中有要，公辄委任之，太乙绝不干谒。尝曰：不义之才非无小补，而丧己廉耻已多，所著有《修齐要览》《药石针砭》等书。子四，长金铭，邑庠生。《长葛县志·卷九·人物志》，民国·陈鸿畴纂修，民国二十年（1931）刻本，47.

（清）茂材韩君神道碑铭（清户部主事 张蔚蓝）

士君子果乘风云，排阊阖，拖青纡紫，献酖纳忠，泽被当时，施及后世，俾得身书凌烟，名藏太室。固大快事至不幸而终身不遇，不遇而又贫，贫而仍嗜学，嗜学而苦无书，且兼八口之累，必待笔耕舌织，始免于冻馁，则受天之……。

茂材者，茂材韩太乙，字莲舫……，每读过夜半，父辄劝其寝，寝复起，起复劝，茂材感生愤愤生悲，高吟慷慨，声泪俱下。尝自谓学业不成，难以作人。因铭左右，曰：要知此中苦，还须自己吃。触目惊心，刻厉益笃，诵恒彻宵，口渴灶无烟则饮水，或咀冷物，因寒激火，故少年殁齿。性喜置书，囊罄不可得，塾去家远，往返再三，作诗云：塾远愁过市，家贫梦买书……光绪己亥，大饥，宰命茂材督赈，并平□勤，以均活无算，居近城市商贾骈罗有纠纷，辄诣评章，茂材和气柔声，排以理，各欢去。偶酬馈介不取，老年退处，著有《药石针砭》《修齐要览》诸书，寿七十六而卒。

铭曰：德盛容光，智圆行方。处约心乐，居卑名彰。春风惠播，时雨泽滂。诗礼优游寿而康，遗爱在人永弗忘。《长葛县志·卷六·艺文志文存》，民国·陈鸿畴纂修，民国二十年（1931）刻本，51.

乔明扬

（清）乔明扬，字显亭，号凌阁，邑西乔家黄人，禀贡生。嘉庆间，任西城兵马司副指挥，历署南北东中等城副指挥使，事诰授奉直大夫。致仕后与童二树、郑板桥相往，还歌诵赠答，以适志，著有《雪泥鸿爪》《医方集要》，均未梓。《长葛县志·卷九·人物志》，民国·陈鸿畴纂修，民国二十年（1931）刻本，52.

郑绍康 郑鸣珥 郑鸣琪

（清）郑绍康，字又成，邑石固人，光绪乙酉拔贡，江西试用知县。性宽厚，教育子侄，俾各成立一门竟爽。弟宪康，字叶成，光绪丁酉科举人。子鸣珥，陕西督署副官。长侄鸣珮，河南医院院长。鸣琪卫生队队长。《长葛县志·卷九·人物志》，民国·陈鸿畴纂修，民国二十年（1931）刻本，53.

王敏修　刘鸣岐　王清宇　王文光　马逢试

（清）医学训科：王敏修、刘鸣岐、王清宇、王文光、马逢试。《许州志·卷之五·官师职官（长葛县）》，清·萧元占纂修，清道光十八年（1838）刻本，68.

杨子清　宋铁军　王景武　王玉凤　陈卿　李恩锡　赵振

（清）清代长葛县中医较有名望者有李守先、武长岭、张会午、时光斗、胡建之、李万轴等。李守先精于针灸，兼通《内经》，著有《针灸易学》《针灸述古》。李万轴著有《奇经灵龟飞腾八法》。之后，县城主善局诊所杨子清、南席同义堂宋铁军、董村三和堂王景武、董村柳庄槐阴堂王玉凤、古桥天玉堂陈卿、县城（今老城）李恩锡、后河赵振，声誉较著。《长葛县志》，长葛县志编纂委员会，郭宪同总纂，生活、读书、新知三联书店出版，1992年1月，573.

郑鸣镇

（清末）郑鸣镇，日本、瑞士各国医学馆毕业。《长葛县志·卷七·选举志大学》，民国·陈鸿畴纂修，民国二十年（1931）刻本，18.

高树信

（清末）高树信，河南留美预备学校毕业，转入上海同济医工大学毕业。《长葛县志·卷七·选举志大学》，民国·陈鸿畴纂修，民国二十年（1931）刻本，18.

张儒林

（清末）张儒林，中学毕业，选入陆军军医学校毕业，现充直鲁豫巡阅使，军医科医官。《长葛县志·卷七·选举志专门》，民国·陈鸿畴纂修，民国二十年（1931）刻本，18.

周毅

（清末）周毅，北京陆军军医专门学校毕业。《长葛县志·卷七·选举志专门》，民国·陈鸿畴纂修，民国二十年（1931）刻本，18.

张瑞星　张国定　张广离

（民国）增庙乡……张广离，三代祖传世医。其祖父张瑞星是清末颇有名望的眼科医生，其父张国定继承父业。张广离继承和发展了家传眼科的独特医术，用祖传秘方清凉散、拔云散、珍珠散、光明散等，配合针灸、中药治疗青光眼、白内障、视神经萎缩、视网膜炎、胬肉攀睛、沙眼等眼病，疗效显著，省内外慕名求医者甚多。《长葛县志》，长葛县志编纂委员会，郭宪同总纂，生活·读书·新知三联书店出版，1992年1月，574.

王欠成

（民国）民国时期，县境内中医药铺增加，有中医人员60余名。较著名者有：董村镇三和堂王欠成，世家出身，长于内科杂症，对妇科、针灸亦有研究，著有《医案医论》数十卷，现无存。《长葛县志》，长葛县志编纂委员会，郭宪同总纂，生活·读书·新知三联书店出版，1992年1月，573.

李银升　李云瑞　朱恪勤　黄耀武

（民国）民国时期李口瑞兴堂李银升，精于内科、儿科、眼科。其父李云端，尤长眼科，著有《眼科问答》。仝庄中医朱恪勤，擅长内、外、妇、儿科，民国三十年八月经省府考试获得中医证书。后河镇烧盆宋村黄耀武，医治伤寒，有独到之处，曾收门徒多人。《长葛县志》，长葛县志编纂委员会，郭宪同总纂，生活·读书·新知三联书店出版，1992年1月，573.

第三节　禹　县

广成子

（上古）广成子，轩辕时人，隐居崆峒山石室中。黄帝造焉，问以至道之要。答曰：至道之精，窈窈冥冥。至道至极，昏昏默默。无视无听，抱神以静。形将自正，必静必清。毋劳尔形，毋摇尔精。毋俾尔思，虑营营，乃可长生。慎汝内，闭汝外，多智多败。我处其一，而处其和，故千二百年，未尝衰老。《禹州志·卷之十四·备遗志》，清·邵大业纂修，清乾隆十二年（1747）刻本，1.

褚澄

（南北朝）褚澄，善医术。齐高祖建元中，为郡太守，百姓李道念，以公事至。澄望而谓曰：汝有异疾。答曰：旧有冷疾，至今五年，众医不瘥。澄曰：汝病非冷非热，当是食白沦鸡子过多所致，令取苏一升，煮服之。始一服，乃吐出一物如升涎裹之，能动，开视之，一鸡雏也，羽翅爪距俱全，足能行走。澄曰：尚未尽，更服所余药，又吐鸡如前者十有三，疾遂愈，当时称妙。所著《医论十篇》，世称《褚氏遗书》。《禹州志·卷之七·人物志方技》，清·邵大业纂修，清乾隆十二年（1747）刻本，39.

（南北朝）褚澄，字彦道，阳翟人。宋武帝之甥，尚文帝卢江公主湛之之次子渊之弟也，仕宋自附马都尉遍历清显，仕齐至侍中领右将军，永明元年卒。东昏候立其女为皇后，追赠金紫光禄大夫。澄传杨淳秘方，精于医，能治奇疾，卒后有《褚氏遗书》一卷传于世。详南齐史。《禹州志·卷之七·人物志方技》，清·邵大业纂修，清乾隆十二年（1747）刻本，39.

（南北朝）澄，字彦修，彦回弟也。禄湛之尚始安，公主梦纳侧室郭氏生彦回，后尚吴郡主生澄，彦回事主孝谨，主爱之，湛之亡。主表彦回为嫡，澄尚宋文帝女卢江公主拜驸马都尉，历官清显，善医术。建元中为吴郡太守，百姓李道念以公事到郡，澄见谓曰：汝有重疾。答曰：旧有冷疾，至今五年，众医不差。澄为诊脉，谓曰：汝病非冷非热，当是食白沦鸡子过多所致，令取苏一升，煮服之。始一服，乃吐出一物如升涎裹之，动，开看是鸡雏，羽翅爪距具，足能行走。澄曰：此未尽，更服所余药，又吐得如向者鸡十有三，而病都差，当时称妙。

豫章王感病，商帝召澄为疗，立愈。寻迁左户尚书。彦回梦澄以钱一万一千就招提寺赎高帝所赐，彦回白貂坐褥壤作裘，及褙又赎，彦回介帻犀导，及彦回常所乘黄牛。永明元年（483）为御史中丞袁彖所奏，免官禁锢，见原迁侍中领右军将军，以勤谨见，知澄女为东昏皇后。永元元年（499）卒，追赠金紫光禄大夫。《南齐书·本传》。《禹县志·卷二十·列传故家》，民国·王琴林等纂修，民国二十年（1931）刊本影印，1853-1854.

（南北朝）禹州，南北朝褚澄，字彦道，阳翟人。尚文帝女卢江公主拜驸马都尉，善医术。齐高祖建元中为吴郡太守，百姓李道念，以公事至郡，澄望而谓曰：汝有异疾。答曰：旧有冷疾，至今五年，众医不差。澄曰：汝病非冷非热，当是食白沦鸡子过多所致，令取苏一升，煮服之。始一服，乃吐出一物，如升涎裹之，能动，开视之，一鸡雏也，羽翅爪距具，足能行走。澄曰：此未尽，更服所余药，又吐鸡如前者，十有三，疾遂差，当时称妙。历任左户部尚书，所著《医论》十篇，世称《褚氏遗书》是也。《河南通志·卷之七十一·方技》，清·田文镜主修，清光绪二十八年（1902）刻本，15-16.

齐褚澄《杂药方》二十卷，亡。见《范阳东方·一百五十卷》注。《禹县志·卷九·经籍宪》，民国·王琴林等纂修，民国二十年（1931）刊本影印，740.

褚该　褚则（褚士则）

（南北朝）褚该，字孝通，阳翟人。幼而谨厚，善医术，仕梁，历武陵王府参军，随府西上，后与萧撝同归周，自计薨死，为时人所重，宾客迎候者无虚日。天和初，位县伯下大夫进授车骑大将军，仪同三司。该性淹和，不自矜尚，但有请之者，皆谓尽其医术，时论称其长。子则，传其家业。《北史·本传》。《禹州志·卷二十一·列传五方技》，清·朱炜纂修，清同治九年（1870）刻本，17.

（南北朝）褚该，字孝通，阳翟人。幼而谨厚，尤善医术，仕梁，历武陵王府参军，随府西上，后与萧捴同归周。自许爽死，稍为时人所重，宾客迎候者无虚日。天和初，位县伯下大夫进授车骑大将军，仪同三司。该性谦和，不自矜尚，但有请之者，皆为尽其医术，时论称其长者，以卒疾。子则，传其家业。《禹州志·卷七·人物志宦绩》，清·邵大业纂修，清乾隆十二年（1747）刻本，24-25.

（南北朝）禹州，南北朝，褚该，字孝通，阳翟人。父义昌，梁鄱阳王中记室。该幼而谨厚，尤善医术，仕梁，历武陵王府参军，随府西上，后与萧捴同归周。天和初，位县伯下大夫进授车骑大将军，仪同三司。该性谦和，不自矜尚，但有请之者，皆为尽其艺术，时论称其长者。子则，传其家业。《河南通志·卷之七十一·方技》，清·田文镜主修，清光绪二十八年（1902）刻本，16.

李穉

（晋）李穉，晋时人。年将八十，善服气导引，尚书卢损以稚之遐寿，有道术，酷慕之，诛茅种药山衣野服，逍遥于隐几之间，出则柴车鹑衣，自称具次山人。晚年与同游五六人，于大傀山中古宫观，疏迹凿坯为隐所，誓不复出。卢时年八十八，齿发不衰而有壮容，稚之修养似可信云。《禹州志·卷二十一·列传五》，清·朱炜纂修，清同治九年（1870）刻本，22.

卢照邻

（唐）卢照邻，字升之，范阳人。文学有名，调新都尉病去官，居太白山，得方士元明膏饵之。会父丧号呕，丹辄出，由是疾益甚。客东龙门山，布衣藜羹，裴瑾之韦方，质范履冰等，时时供衣药，疾甚足挛，一手又废。乃去具茨山下，买园数十亩，疏颍水周舍，复豫为墓，偃卧其中，著《五悲文病黎赋》。以自伤疾既久，与亲属决沈颍水死。《唐书文艺传》。《禹州志·卷二十一·列传五寓贤传》，清·朱炜纂修，清同治九年（1870）刻本，24.

任瓒　王英　徐达　任好礼　张鹏　蔡震　王忠　任堂

（明）良医所良医正（正八品）：任瓒、王英、徐达、任好礼、张鹏、蔡震。良医副（从八品）：王忠、任堂。《禹州志·卷四·藩封秩官附》，清·邵大业纂修，清乾隆十二年（1747）刻本，14.

孙相　孙思忠　孙奉源　孙希礼　孙镐　孙钊　孙清

（明）孙相，世为阳翟人，元末任山西平阳府医学教授。相生思忠，为明初名医。

思忠生奉源，典科。源生希礼，太医院博士。宣德中学正朱仲坚有疾，梦天神示以丹篆，曰：希礼神医。迎而医之，果愈。希礼生镐、生钊。钊生清，传祖父秘诀，医尤精妙，临颖大学士贾公重其术，为诗以赠之。《禹州志·卷七·人物方技》，清·邵大业纂修，清乾隆十二年（1747）刻本，40.

（明）孙相，河南阳翟县（河南禹州市）人，精通医术，曾任山西平阳府医学教授。子孙思忠为明初名医。《禹州志》，257.

（明）孙钊，河南禹州阳翟县人，世医孙镐之子。其祖上五代皆为名医，至钊亦以医知名。尝有显贵赠匾曰"世医孙氏"。子孙清，克绍家业。《禹州志》，253.

（明）孙奉源，河南禹州阳翟县人，世医孙思忠之子。奉源绍承家学，亦精医术，曾任医学典。其长子孙希礼官至太医博士；次子孙让，医术尤精。《禹州志》，255.

（明）孙相，世为阳翟人，元末任山西平阳府医学教授。相生思忠，为明初名医，思忠生奉源，典科。源生希礼，太医院博士。宣德中，学正朱仲坚有疾，梦天神示以丹篆曰：希礼神医。迎而医之，果愈。希礼生镐，生钊。钊生清，传祖父秘诀，医尤精妙，林颖大学士贾咏重其术，为诗以赠之。《禹县志·卷二十五·艺术传》，民国·王琴林等纂修，民国二十年（1931）刊本影印，2166.

孙让

（明）孙让，河南阳翟县人，其曾祖孙相，为元末平阳府医学教授。自孙棚以下十竹皆精医术，人称"世医孙氏"。《禹州志》，252.

刘宇

（明）刘宇，字志大，钧州人。成化八年（1472）进士，授上海知县，人为御史坐事，谪施秉知县，历瑞州知州，累迁山东按察使，匿情市交人不觉其阴诈。弘治中，以大学士刘健荐擢右佥都御史，巡抚大同召为右副都御史。正德改元吏部尚书，马文升荐之，进右都御史总督宣府大同山西军务。宇初抚大同，私市善马赂权要，兵部尚书刘大夏因孝宗召见语及之，帝密遣锦衣百户邵琪往察之，宇厚赂琪，为之抵讳。后大夏再召，对言用人行政，宜召执政面议，帝曰：健荐宇才堪大用，以朕观之，此小人，岂可用哉？由是知内阁亦未可尽信也。宇闻以大夏不为己深憾之。

及刘瑾用事，宇介焦芳以结瑾。二年正月，人为左都御史，瑾好摧折台谏宇其意，请勒钳制御史，有小过，辄加答辱，瑾以为贤。瑾初通贿望不过数百金，字首以万金赞瑾，大喜，曰：刘先生何厚我？寻转为兵部尚书，加太子太傅。瑾遣官核各边粮储，边吏多得重祸。宇在大同，耗蠹尤多，独得免。

子仁应殿试，求一甲不得，厚贿瑾内批授庶吉士，逾年迁编修时许进为吏部尚书。宇谗于瑾，遂代其位，而曹元代宇为兵部。宇在兵部时贿赂狼藉，及为吏部权归选郎张采而文吏赠遗，又不若武弁，尝悒悒叹曰：兵部自佳，何必吏部也？后瑾欲以采代宇，乃今宇以原官兼文渊阁大学士。宇宴瑾阁中，极欢过望，明日将入阁办事，瑾面诘之，曰：尔真欲相邪？此地岂可再入？宇不得已乃乞省墓去。逾年，瑾诛科道交章，劾奏削官致仕，子仁黜为民，宇附瑾时无大恶，然怒御史王时中，几致之死，瑾害刘大夏潘涵，宇与焦芳共成之，其后卒于芳及曹元为言官所劾，称为伪阁，附瑾之首云（《明史本传》）。按：《明史》以宇与阿附权奸诸人同卷而旧志列之宦绩，夫以宇列宦绩可也，以宇与诸名臣同传不可也，今改入《杂传》。《禹州志·卷二十二·列传六杂传》，清·朱炜纂修，清同治九年（1870）刻本，12-14.

（明）刘宇，字至大，吴宽，仕至左都御史，吏兵二部尚书，文渊阁大学士，有传。《禹州志·卷之六·选举志进士》，清·邵大业纂修，清乾隆十二年（1747）刻本，3.

（明）刘宇，字至大，刚之孙也。风采雄伟，登壬辰进士，初授上海知县，擢广东道御史，升端州府知府、广东副史、山东按察史，升右佥都御史巡抚大同，筹边多策，招商给饷，调用不乏，寻升右都御史总都宣大同□□处，累有金币之赐，公之抚大同所上不下百余，既集为十册，曰《云中奏议》。官至兵二部尚书少博，兼太子太傅，文渊阁大学士。《禹州志·卷之七·人物宦绩》，清·邵大业纂修，清乾隆十二年（1747）刻本，43-44.

（明）《安老怀幼书》四卷，明刘宇编。宇，字至大，禹州人，成化八年（1472）进士，官至华盖殿大学士。是书为黄应紫合刻陈直《养老奉亲书》，续《寿亲养老新书》，宇得之改名《安老书》，后得娄氏《恤幼集》补刻于后，总分四册，题以今名。《河南通志·艺文志·卷十五·子部·医家类》，民国间（1912—1949）铅印本，27.

李恭

（明）李恭，以医著名。父卒，庐墓三年。永乐三年（1405），方司马廉知荐于朝，征为太医院，新增。《禹州志·卷二十一·列传五方技》，清·朱炜纂修，清同治九年（1870）刻本，18.

旧志列孝子传，按：恭孝，止庐墓一事不能立传，今以其善医，改入方技。《禹州志·卷二十一·列传五方技》，清·朱炜纂修，清同治九年（1870）刻本，18.

（明）李恭，以医著名，父卒，庐墓三年。永乐三年（1405），方司马廉知荐于朝，征为太医院。凡敷对率能称旨。《禹州志·卷之七·人物志孝子》，清·邵大业纂修，清乾隆十二年（1747）刻本，13.

（明）李恭，以医著名，父卒，卢墓三年，永乐三年（1405）方司马廉知荐于朝，征为太医院。旧志列孝子传。按：恭孝，止荐庐墓一事不能立传，今以其善医，改入艺术。《禹县志·卷二十五·艺术传》，民国·王琴林等纂修，民国二十年（1931）刊本影印，2166.

侯邦宁

（明）侯邦宁，善医，性高雅，不治生产。但市园亭，一区种药栽花，与相知围棋饮酒，或焚香鼓叶。所得名人笔迹，什袭珍藏，卷轴满篋。太和王有疾濒危，一药而愈，名重一时。《禹州志·卷七·人物方技》，清·邵大业纂修，清乾隆十二年（1747）刻本，40.

（明）侯邦宁，善医，性高洁，不治生产。但市园亭一区种药栽花，与相知围棋饮酒，或焚香鼓瑟。所得名人墨迹世袭珍藏，卷轴满篋。太和王有疾濒危，一药而愈，名重一时。《禹县志·卷二十五·艺术传》，民国·王琴林等纂修，民国二十年（1931）刊本影印，2166.

（明）候邦宁，善医，性高雅，不治生产。但市园亭，一区种药栽花，与相知围棋饮酒，或焚香鼓叶。所得名人笔迹，世袭珍藏，卷轴满篋。太和王有疾濒危，一药而愈，名重一时。《禹州志·卷二十一·列传五方技》，清·朱炜纂修，清同治九年（1870）刻本，19.

陈应泗　陈继善

（明）陈应泗，父继善，以医传，卒霍山。泗号泣奔霍，扶柩归葬，庐墓侧。甫二月，母卒，以礼合葬，仍庐墓所，朝夕哀泣，负土成冢，三年丧毕，方归。州守卜公镗旌其纯孝，申两院蒙按院林题准旌表，以家贫不果，建坊。卒之日，乡人以孝题其墓，今碣犹存。《禹州志·卷之七·人物志孝子》，清·邵大业纂修，清乾隆十二年（1747）刻本，15.

（明）陈应泗，父继善，以医传，卒霍山。泗号泣奔霍，扶柩归葬，庐墓侧。甫二月，母卒，以礼合葬，仍庐墓所，朝夕哀泣，负土成冢，三年丧毕，方归。州守卜公镗旌其纯孝，巡按院林题准旌表，以家贫不果，建坊。卒之日，乡人以孝题其墓，今碣犹存。《禹州志·卷二十·列传四孝友传》，清·朱炜纂修，清同治九年（1870）刻本，10.

胡凤鸣

（清）监生胡凤鸣，文风里十甲人，好施与，精岐黄。嘉庆十八年（1813），岁有于姓平其坟墓为熟地售凤鸣，既凤鸣知之，召于谓之曰：汝愚无知，岂可以子孙而毁祖宗坟墓乎，面焚其券，仍令封培如旧。有夫妇俱瞽，引一小儿行乞，至其门，儿将出痘，凤鸣迎对语曰，此子出痘甚逆，不可以风。遂令人送一小庙内，供柴米药物，日亲为看三二次，逾百日儿得无恙，复给米面使之去，乡人至今称其贤云。采访册。《禹州志·卷二十一·列传五方技》，清·朱炜纂修，清同治九年（1870）刻本，20.

（清）胡凤鸣，监生，好施与，精岐黄。嘉庆十八年（1813），岁饥，有于生平其坟墓为熟地售凤鸣，既凤鸣知之，召于谓之曰："汝愚无知，岂可以子孙而毁祖宗坟墓乎！"面焚其券，仍令封培如旧。有夫妇俱瞽，引一小儿行乞至其门，儿将出痘，凤鸣迎语曰："此子出痘甚逆，不可以风。"遂令人送庙内供柴米药物，日看数次，逾百日儿得无恙，复给米面使去，乡人至今称其贤云。《禹县志·卷二十五·艺术传》，民国·王琴林等纂修，民国二十年（1931）刊本影印，2170.

魏松林

（清）魏松林，岁贡生。性耿介，喜诵读工书。因多疾，谢举子艺专立岐伯术，有困乏者辄周恤之，有善可嘉者，旌表之，乡党称其德。采访册。《禹州志·卷二十一·列传五方技》，清·朱炜纂修，清同治九年（1870）刻本，20.

（清）魏松林，岁贡生。性耿介，喜诵读工书。因多疾，谢举子艺专力学医，有困乏者辄周恤之，有善可嘉者旌表之，乡尝称其德。《禹县志·卷二十五·艺术传》，民国·王琴林等纂修，民国二十年（1931）刊本影印，2170.

张恕　张百祥

（清）张恕，字推己，号市隐，精易理，业岐黄。专心致志，寡言笑，绝交游。居东门外留候洞，十年不出，远近求医者，户外履满。子百祥，能继其学，所著有《合意录》一卷传世。采访册。《禹州志·卷二十一·列传五方技》，清·朱炜纂修，清同治九年（1870）刻本，20.

（清）张恕，字推己，号市隐，精易理，业岐黄。专心致志，寡言笑，绝交游。居张得镇，子房寺侧，十年不出门，远近求医者，户外履满。子百祥，能继其学，著有《合意录》一卷传世。《禹县志·卷二十五·艺术传》，民国·王琴林等纂修，民国二十年（1931）刊本影印，2171.

王际泰

（清）国朝，王际泰，善医。年十六，父病，割股以进，病寻愈，州守胡承祖、于国壁皆旌其门。《禹州志·卷之七·人物孝子》，清·邵大业纂修，清乾隆十二年（1747）刻本，17.

（清）王际泰，善医。年十六，父病，割股以进，病寻愈，州守胡承祖、于国壁皆旌其门。《禹州志·卷二十·列传四》，清·朱炜纂修，清同治九年（1870）刻本，14.

杨居午

（清）国朝杨居午，字中天，丁酉科，任授浙江新昌知县。《禹州志·卷之六·

选举志》，清·邵大业纂修，清乾隆十二年（1747）刻本，14.

（清）国朝，杨居午，字中天，康熙丁酉举人。观政户部，授浙江绍兴府新昌知县，留心民隐，以兴利除弊为己任。县东有溪，可灌田。旧设孝行碑久坏，捐金修复之。嵊县界有湖，两县民争水，构讼久不决，为之三七分，水定例立石，民各称便。县水通台州，百货丛集，惟铁筏利重，例无关税而私有陋规，力为禁革治。居山僻无驿站，旧设均平，夫以应差瑶间，雇邻民支应，民甚苦之，公悉除免，给发工食。

民新垦河滩地不堪认粮听其便，不为起科，他一切事凡有关民间利害者，虽细必尽力焉。县民余成远以家贫窘谋嫁其妇，已与人合券，昧爽出城，为门者觉发，公尝银八两令其团聚。乾隆十年（1745）夏，县境大旱，公拜祷于天姥山，步行六十余里，大雨三日，十一年（1746）八月，石鼓堂灾，时疫疠大行，公方卧病，力疾出救，向火拜甫毕，火旋息。其诚感神明有如此，然公竟以疫疾而殁。

公性谨厚，不逆人诈，素行孝友，早年登贤书，事其长兄如严父，莅官以德化，民不尚赫赫名。任县仅二载余，官未克有成，人咸惜之。《禹州志·卷之七·人物志宦迹》，清·邵大业纂修，清乾隆十二年（1747）刻本，63-64.

《伤寒夺命》存，杨居午撰。至其孙，又加厘订。朱志居午传，不言其医术，岂以为小道而欲以是成名乎？昔薛雪善医，及卒，其孙寿鱼讳之，而师言其祖异陈宏学，袁枚与寿鱼书痛诋其不辨轻重。居午传中不一言及其医，岂当时子孙亦讳之欤？此书多心得，有持方合证者，多称其效，无刊本，皆传抄云。《禹县志·卷九·经籍志》，民国·王琴林等纂修，民国二十年（1931）刊本影印，783-784.

杨居午，字中天，五十六年举人。观政户部，授浙江绍兴府新昌知县。留心民隐，以兴利除弊为己任。县东有溪，可灌田。旧设孝行碑久坏，捐金修复之。嵊县界有湖，两县民争水，构讼久不决，为之三七分，水定例立石，民各称便。县水通台州，百货丛集，惟铁筏利重，例无关税而私有，躬亲力为，禁革治。居山僻无驿站，旧设均平，夫以应差瑶间，雇邻民支应，民甚苦之，公悉除免，给发工食。

民新垦河滩地不堪其不为起科，一切事凡有关民间利害者，虽细，必尽力焉。县民余成远以家贫窘，谋嫁其妇，已与人合券，昧爽出城，为门者觉发，居午以银八两还之。乾隆十年（1745）夏，县境大旱，公拜祷于天姥山，步行六十余里，大雨三日。十一年（1746）八月，石鼓堂灾，时疫疠大行，公方卧病，力疾出救，向火拜甫毕，火旋息。其诚感神明有如此，然公竟以疫疾而殁。

居午性谨厚，不逆人诈，素行孝友，早年登贤书，事其长兄如严父，莅官以德化，民不尚赫赫名。任县仅二载余，以劳卒，官未克有成，人咸惜之。精医术，著有《伤寒夺命》。《禹县志·卷十九下·列传下》，民国·王琴林等纂修，民国二十年（1931）刊本影印，1795-1797.

孙广生　孙寅柄

（清）孙广生，字仲麟，父廷尉，见《孝友传》。广生，少与兄裕远读书僧寺，先后中式乡试，以截取拣选山东知县。时黄河汜溢，泰安、衮州属尤甚，上吏委办灾赈事，尽力查验。复督赈于濮州，乘船击水抵郑村，为灾黎搭建草庵，天寒地冻，土不能成泥，大匠束手，广生祷于司土之神，土润气暖，工遂得兴。庵成，凡二百余所，每十所编为一号，号立长，监其出入焉。署费县事，令民自封投匦，民大便之，其他善政尤多。旋以病归，数年卒。子二，德柄、寅柄，先是雍正十二年（1734）知州，梅枚议开河口于城东泰山庙，之后，会邑士相度高下，众议略同，梅复以质广生。广生曰：水之所趋利害，因之据所见，此处阜岸既高于河，河身亦高于地，西南凿一尺，东北需一丈，此口若开，将来水势倒壅，东南一隅，民其鱼矣，遂不果。闻次年五月，颍水溢自东北，倒向西南，势若浩瀚，州守问其地，即前所议开沟处也。乃叹服。

寅柄，字斗维，父自费县病归，在道乘床，寅柄在道随行，每有索未尝不在侧。乾隆二十七年（1762）中举人，以拣选二等署信阳州、孟县、新野训导。丁忧归，复起，任新乡，以年老告归，卒年七十余。寅柄少多病，因习方药，通医理。有求诊者，无贫富皆为之尽。广生官山东，力务慈善，罄家资为助不足，负官帑。寅柄自少至终率籍医，以偿之云。子，九同。《禹州志·卷十九·列传三耆硕传》，清·朱炜纂修，清同治九年（1870）刻本，38—39.

（清）孙寅柄，壬午科，任新野、新乡教谕。《禹州志·卷之五·选举志举人》，清·朱炜纂修，清同治九年（1870）刻本，40.

孙九同

（清）孙九同，字喻庵。孝行廷尉元孙，祖广生，见《耆硕传》，父寅柄，任教谕。九同幼而纯朴，卯角时，父携之见邑先辈王聿修，聿修抚其首，谓柄曰：郎君端肃恭懿，异时必为禹州闻人，惜吾不及见耳。性至孝，随父任新野。父善方药，恒他出。九同虽幼童，治事有方，人皆善之，暇则读书不辍，视亲疾，笃至不懈，父病不食，九同亦不食，然必持食器过其前，强作食状，其养志如此中式。嘉庆五年（1800）举人，以母老不赴会试，为学尤务实。谓门弟子曰：苟不以圣贤之道治其身心，虽学贯今古，文重当时，何足贵哉？因著《逊敏斋记》以自警。尤垂意州志，境内山川，躬身跋涉，考脉络之异，正称名之讹，人物务必核实，所著《禹州山川考》一卷。卒年五十八，人以方孝山先生。孝山者，聿修也。《禹州志·卷二十·列传四儒行篇》，清·朱炜纂修，清同治九年（1870）刻本，22.

田春荣

（清）田春荣，字向棠，年十三受知于知州国勋州考第一，遂列诸生，举光绪十一年（1885）乡试，以大桃二等，署南召教谕，补汤阴训导。未几，去之。初教于家，足不履公堂，口无臧否，与人语多诙谐，而授徒必示之以礼。盛暑不袒，动规以正，尝主讲襄城涌芬书院。某生好赌，痛答之。某生遇父忌日，不归，严责之，诸生于是勉于行善。初嗜饮，醉辄使酒一夕醉卧。父怒之，醒，大愕，跪寝门外。弟晨启门见之，惊呼，母起谕遣之，自是终身不复饮。夙慕范为正"不为良相当为良医"之语，始得陈修园书数种，玩索有得，试辄效。自辞官归，技益精，拟以傅山故事用医作生涯，旋被举为咨议局议员，又为军医课课员。其言医专主张仲景《伤寒论》《金匮要略》，用药专主《神农本草经》。民国三年（1914）冬卒，年五十有四。著有《四书人名考》四卷，《翠松斋文稿》《学步诗草》，藏于家。《禹县志·卷二十一·文学传》，民国·王琴林等纂修，民国二十年（1931）刊本影印，2061-2062.

《四书人名考》四卷，钞本，田春荣撰。自序谓，取宝应刘氏《论语正义》，江都焦氏《孟子正义》，仁和良氏《史记仲尼弟子传志》，疑汉书人表汇而集之，多载别称，以期归一。又用德清余氏《庄子人名考》例，先题名某篇，而后及其篇中人物，次序井然，义匡俗正谬，间付以己意，阅二年余，始卒业。《禹县志·卷九·经籍志》，民国·王琴林等纂修，民国二十年（1931）刊本影印，829.

张振清

（清）张振清，谷水河人，年五十一。素好施舍，济病于乡。咸丰庚申年，亳匪突至，乃被裹，贼叩其所，长伊以医对，时值贼疾，令其调治，伊乃厉声曰：恨尔等不速死，尚望吾救耶？贼怒杀之。赞曰：医虽小道，能活一乡。志不济贼，千秋名香。《禹州志·卷二十七·忠列传》，清·朱炜纂修，清同治九年（1870）刻本，12.

贾应元

（清）贾应元，龙池镇人，庠生，仲霖之子，副榜江之曾孙也。性孝友，质鲁纯。应童子试不售，因而肄业岐黄。咸丰十六年（1866），匪突至，伊与胞伯仲辅同逃于山。因山中缺食，转而进城，至沙陀河坡，贼蜂拥而至，遂被房，贼以仲辅老而无用，欲杀之。元怒，举刀相争十余合，为贼所伤，其伯乃免。赞曰：贤哉！应元忠孝两全，身死沙陀，名留人间。《禹州志·卷二十七·忠列传》，清·朱炜纂修，清同治九年（1870）刻本，13.

张诗

（清）长安张诗，以能医称。孙之翰重之，予至关中屡见人说医杀者重，尤好用转药。关中云：既服黄龙丹，便乘白虎车（江休复杂志）。《禹县志·卷三十·杂记》，民国·王琴林等纂修，民国二十年（1931）刊本影印，2448.

黄甲第　黄璋

（清）黄甲第，字千石，诸生，善风鉴占卜，尤精岐素。客京师有薛太史父患老赢，求医治之，一药而愈，酬以金不受。乃延为上宾，以荐入太医院兼理院判事，谢病归。子璋，考授太医院吏目。《禹县志·卷二十五·艺术传》，民国·王琴林等纂修，民国二十年（1931）刊本影印，2171.

（清）黄甲第，字千石，州学生员，善风鉴善卜，尤精岐素。客京师有薛太史父患老赢，求医治之，一药而愈，酬以金不受。乃延为上宾，以荐入太医院兼理院判事，谢病归。子璋，考授太医院吏目。采访册。《禹州志·卷二十一·列传五方技》，清·朱炜纂修，清同治九年（1870）刻本，20.

第四节　鄢陵县

范汪

（晋）范汪，字玄平，刻意向学，以孤贫依外家庾氏。庾氏穷贫者鲜资给，乃卢园中布衣蔬食，燃薪写书，遂旁通古今简文。帝颇见亲，昵除、衮二州刺史。桓温北伐，令汪率文武出梁国，汪故失期，免为庶人。开平末，帅门生故吏兄弟子侄研讲六书籍，谓释穀梁者皆肤浅，不经师匠辞理典据无可观。又引左氏公羊以解之，而文义违反，于是商略名例数陈疑滞，博示诸儒，同异业未就卒。（采刘逴乡先贤列传增入。）《鄢陵县志·卷七·人物志经术传》，清·经起鹏纂修，清顺治十六年（1659）刻本，18.

崔知悌

（唐）《法例》崔知悌撰，二卷。《产图》崔知悌撰，一卷。《骨蒸病灸方》崔知悌撰，一卷。《崔知悌集》崔知悌撰，五卷。《鄢陵县志·卷十五·经籍志》，民国·靳蓉镜，晋克昌等修，苏宝谦纂，民国二十五年（1936）铅印本，1057-1058.

（唐）《新唐书·列传》，知温兄，知悌，官至中书侍郎，与戴至德、郝处俊、李敬元同赐飞白书赞，而知悌、敬元以忠勤见表。（《旧唐书》云：高宗尝为飞白书赐侍臣，崔知悌曰：竭忠节赞皇献。）迁尚书左丞。裴行俭之破突厥，斩泥孰匐残落保狼山。诏知悌驰往定襄慰将士，佐行俭平道寇有功（《旧唐书·本纪》仪凤元年（676）十二月，遣尚书左丞崔知悌等巡抚江南道），终户部尚书。（《旧唐书·本纪》云，永隆二年（940）八月，丁尚书崔知悌卒。《新唐书世系表》云，知悌子祐之博州刺史）。《鄢陵县志·卷十七·人物志一先达》，民国·靳蓉镜，晋克昌等修，苏宝谦纂，民国二十五年（1936）铅印本，1209-1210.

（唐）崔知悌，户部尚书。《鄢陵县志，卷三·选举表》，民国·靳蓉镜，晋克昌等修，苏宝谦纂，民国二十五年（1936）铅印本，256.

郑二阳

（明）郑二阳，字敦次，别号潜庵，麻哈州知州友谅仲子。中万历己未进士，初授德安司理，听断明允，事无冤滞。视篆孝感旧例，岁派富民数人，供驿传帷帐器具，民苦之。公至，悉自置办，永除其弊。先是潞藩诸庄中官往来收租，民不胜其扰，乃为设立区头供亿赔偿。又辄破产，及公请于台司罢区头，有司为之征解，中官止受成事人乃便之行取如京，父老攀辕送络绎山谷。时逆珰专国，气焰薰灼，令所私授。公疏稿使效，奏杨公琏不法事清要可立，得公不从，珰意遂左，乃授南工曹历吏礼二部郎中，迁海防金事。当是时，寇犯凤阳焚祖陵，淮阳为之大震，公简兵卒，缮守具甚，悉民恃以不恐，举廉卓第一，加参议泰州，以灶变告，即亲历诸场开谕，为除蠹害事遂寝。淮南旱蝗，饥民枕籍于道，乃立五厂赈济之，全活者甚众。用廷臣举召入陛见，特命以佥都御史，抚安卢所属地界，三省群盗日炽，公以孤军数击之，辄大捷，保障之功为多。会以诬逮法司，既而释之，国变微服返京口。丙戌归里，建筑别墅以诗文自娱，屡荐不起，卒于家。公笃于族党，终始不倦，尤好竺典至易愦未尝废焉。《鄢陵县志·卷七·人物志经济传》，清·经起鹏纂修，清顺治十六年（1659）刻本，28-29.

郑富　郑诏评

（明）郑富，字景丰，少攻岐黄业，精于诊视，迎者无虚日。子诏评，亦皆以医著名。《鄢陵县志·卷八·才艺》，清·经起鹏纂修，清顺治十六年（1659）刻本，5.

（明）郑富，字景丰，自少习医，精于脉视，迎者无虚日。尤能教子，选贡太学为宁阳丞，诏评亦皆以医著名。《鄢陵县志·卷二十一·人物志艺术》，民国·靳蓉镜、晋克昌等修，苏宝谦纂，民国二十五年（1936）铅印本，1502.

（明）郑富，孙志：郑富，字景丰，少攻岐黄业，精于诊视，迎者无虚日。子诏评亦皆以医著名。《鄢陵文献志·卷二十九·艺术志》，清·苏源生纂修，清同治四年（1865）刻本，21-22.

（明）郑富，少攻岐黄，精于脉视，迎者无虚日。子诏评，亦皆以医著名。《鄢陵县志·卷十五·人物志》，清·何鄂联纂修，清道光十二年（1832）刻本，53.

刘讱

（明）刘讱，《文献志》：刘讱，字思善。大司寇景季子也。颖悟过人，好观经史，尤究心医卜诸书。正德七年（1512），流贼寇鄢入父舍，迫之以兵，讱对贼张目让曰："汝与杀我父，何如杀我。"贼骇而去。十五年，武宗南狩，仲兄讱忤阉宦张忠，诬系诏狱，祸且叵测，讱筹划拯救，昼则绕庭而走，夜拥衾而坐，忧愤成疾，追闻无虞始安。

嘉靖元年（1522）十一月，父寝疾，诊侍汤药无惰容，衣不解带，食不下咽者月余。父卒，哀毁骨立。五年，母王病，急不救。诊号泣吁天，愿以身代，旋即获瘳，人以为孝感。七年，长兄诜疾剧，诊祷神检药，百方求疗，即而不起，一恸几踣。十年十月初，中风不语，召群儿书字示之曰："养而祖母，顺而世父，孝而母氏，友而同气。"不及他事，旋卒。

诊禀性刚直，人有拂意者，虽在戚友亦面斥不恤，然亦顿释初，不留于怀也。熟于《素问》《本草》等书，凡遇名医，辄与论难合药剂，求者无不与，服之辄愈。默契数学，尤精于皇极经世，太乙六壬，屡有奇验，尝择医卜书要，手录成编，简约精明，可刻传世。子五人，逴最知名。（本陈枲文岗集，参经志。）《鄢陵县志·卷十八·人物志孝友》，民国·靳蓉镜，晋克昌等修，苏宝谦纂，民国二十五年（1936）铅印本，1297-1298.

（明）刘诊，字思善，别号易庵，大司寇璟季子。少聪敏，无书不阅，尤精医卜算法，旁通绘事，性刚直，虽面斥人过，人罔不服，以疾隐卒。子逴，见《文学》。《鄢陵县志·卷八·才艺》，清·经起鹏纂修，清顺治十六年（1659）刻本，6.

（明）刘诊，新纂刘诊，字思善，大司寇璟季子也。颖悟过人，好观经史，尤究心医卜诸书。正德七年（1512），流贼，寇鄢入父舍，迫之以兵，诊对贼张目让曰：汝与杀我府何如杀我。贼骇而去。十五年武宗南狩，仲兄忤忤阉宦张忠，诬系诏狱，祸且叵测，诊筹划拯救，昼则绕庭而走，夜拥裘而坐，忧愤成疾，迨闻无虞始安。

嘉靖元年（1522）十一月复寝疾，诊侍汤药无惰容，衣不解带，食不下咽者月余，父卒，哀毁骨立。五年，母王病几不救，诊号泣吁天愿以身代，旋即获疗，人以为孝感。七年，长兄诜疾剧，诊祷神检药，百方求疗，既而不起，一恸几踣。十年十月初中风不语，召群儿书字示之曰，养而祖母，顺而世父，孝而母氏，友而同气，不及他事。旋卒。

诊秉性刚直，人有拂意者，虽在戚友，亦面斥不恤，然亦顿释，初不留于怀也。熟于素问本草等书，凡遇名医辄与论难，合药济众，求者无不与，服之辄愈，默契数学，尤精于皇极经世，太乙六壬，占问休咎，屡有奇验。尝择医卜书要手录成编，简约精明，可刻传世。子五人，逴最知名。本陈枲文冈集，参经志。《鄢陵文献志·卷二十六·孝友志》，清·苏源生纂修，清同治四年（1865）刻本，9-10.

（明）刘诊，字思善，别号易菴，宫保闲翁季子。少聪敏，无书不阅，尤精医卜算学，旁通绘事，且性刚直，虽面斥人过亦罔不服，以疾隐，卒年甫四十五。《鄢陵志·卷六·人物才艺》，明·刘讱纂修，明嘉靖十六年（1537）刻本影印本，2.

（明）刘诊，字思善，别号易菴，宫保闲翁季子。少聪敏，无书不阅，尤精医卜算学，旁通绘事，且性刚直，虽面斥人过亦罔不服，以疾隐卒。子逴，见文学。《鄢陵县志·卷八·才艺》，（清）经起鹏纂修，清顺治十六年（1659）刻本，6.

刘贲卿

（明）新纂：刘贲卿，字以成，号观文。大司寇……自川东道及各厅皆贲卿一人兼，忧劳瘁过当，遂感疾，乞遂参苓许焉。戊寅春旋里，究心医学。《鄢陵文献志·卷二十五·人物志》，清·苏源生纂修，清同治四年（1865）刻本，23-26.

（明）刘贲卿，字以成，大司寇切曾孙，南康太守巡孙。起家乙榜，筮仕肃宁。肃宁为逆阉魏忠贤梓里，时阉党方张族属，假籍声势，莫可谁何，贲卿一切法治之，不少贷，事载《颂天胪笔》。当是时，人方走阉窦如鹜，贲卿身履虎穴，绝无依附，且数撄其锋。阉大怒，命御史崔呈秀，借修城事劾之，疏上矫旨草职。崇正改元，逆阉伏辜。科道官交章荐贲卿，特旨起补监利知县。丁父忧，不赴。后改博野知县，行取辇下。烈宗知其任肃宁，时事御书直节劲气四字赐之，天语褒嘉，人传以为荣。时屈指资深望重者，无出贲卿右，贲卿因有所避，乃舍清华就一司城，其介然特立如此。未几，升南计部，迁夔州太守。致仕归，精于医。《河南通志》。《鄢陵县志·卷十五·人物志》，清·何鄂联纂修，清道光十二年（1832）刻本，32.

举人，明，丙午，刘贲卿，字以成。尚书汤鲁孙，任萧宁县知县，忤珰罢官，崇祯赐环，历升夔州府知府，见《节义》。《鄢陵县志·卷五·选举志》，清·经起鹏纂修，清顺治十六年（1659）刻本，14.

（明）刘贲卿，字以成，大司寇切曾孙，南康太守巡孙。起家乙榜，莅仕肃宁。肃宁为逆阉魏忠贤梓里，时朝党方张，族属亲党假藉声势，莫可谁何，贲卿一切法治之，不少贷，事载《颂天胪笔》。当时，是人方走阉窦如鹜。贲卿身履虎穴，绝无依附，且数撄其锋。阉大怒，命御史崔呈秀借修城事劾之，疏上，矫旨革职。崇祯改元，逆阉伏辜。科道官交章荐贲卿，特旨起补监利知县。丁父忧，不赴。后改博野知县，行取辇下。屈指资深望重者，无出贲卿右。贲卿因有所避，乃舍清华就一司城，其介然特立如此。未几，升南计部，迁夔州太守。致仕归，精于医。

则念按：以成先生高祖大司寇璟廷，讯逆瑾诸奸伏法，曾祖大司寇切以司李忤贵系狱，先生直节正气，渊源盖有自矣。上下百年，辉映简册，奇哉！《鄢陵县志·卷七·人物志节义传》，清·经起鹏纂修，清顺治十六年（1659）刻本，12-13.

（明）《伤寒传经论》刘贲卿撰。《鄢陵县志·卷十五·经籍志》，民国·靳蓉镜，晋克昌等修，苏宝谦纂，民国二十五年（1936）铅印本，1062.

（明）刘贲卿，文献志，刘贲卿，字以成，号观文，大司寇切曾孙，南康太守巡孙也。少为诸生，有文名，中万历丙午河南乡试，四上公车不第，乃就邑博士于浚，大兴文教，门下士成科名者为多。

辛酉升肃宁知县，县故有库支不明者四千余金，前令率以空名相授受。贲卿至，鞫户胥于署内，自行察算，不数日而清，尽置奸胥于法。当是时，熹宗委政逆阉魏忠贤，而肃宁实为其里，贤风贲卿为请，抚按建坊。贲卿拒不应，乃建之都城，郡守檄贲卿往破土，贲卿以府有附郭义无越俎辞焉。已阉出帑金三千，托贲卿斥地建塾，延收士类为称颂地。贲卿又不许，既又辇金巨万檄贲卿，大筑郿坞，贲卿曰：家不藏甲，邑无百雉之城制也，肃宁小邑城素完无容，更葺辞之。阉乃自遗，其党杨绶、王昆数辈，矫旨隳其垣，更筑坚城大其楼橹，贲卿视事自若不问也，阉甥传应星以锦衣归，沐使人趋。贲卿往谒，贲卿以文不先武，父母无下部民之礼持不可，是又一憾往矣。其婿杨六奇嫁女，车骑甚都旌旄，仪仗拟于王者，值贲卿于道不避。贲卿愤极，锁其妇，翁捶之，阉女泣诉于阉。阉大怒，遂授旨于御史崔呈秀劾贲卿，以不与修城，怨望疏人矫旨革职。怀宗继统台省交章论荐贲卿，方丁外艰家居，特旨补湖广监利知县，以服未阙不赴。己巳冬制满引见，再补博野时畿辅戒严。

贲卿厉士守城，有保障功，行取辇下，循资补西司城，旋升南计部，视庾政豹韬六仓余米数万石例变价，贲卿曰：粒米皆公家物，安可取也？申报两堂疏入充饷，总储吕公特疏荐之，敕督淮安关税，旋升四川夔州知府。时献贼盘踞房竹密迩白帝舞叶一带，道梗不通，贲卿毅然单军履任，府城旧依山岩，岩上俯瞰，睥睨贼至即不守，贲卿议缩城直指难之。贲卿邀请直指按视，卒如议大昌当房竹之冲，贲卿出俸调尖山兵二千守焉。又檄取石砫土司兵二千戍，郡城捐金四千以饷之。贲卿在夔岁余，寇不敢犯，先是府有关滇蜀之，货皆由焉太守领之。贲卿曰：太守古之连帅编户钱谷，皆有司存而视关量舟，失方面体，檄雨台属奉节莞之。复领钱局躬亲鼓踌，贲卿亦谢，不理属经历司莞之。是时，地方多事，员缺多不补，自川东道及各厅皆贲卿一人兼摄，劳瘁过当，遂感疾，乞遂参苓许焉。

戊寅春旋里，究心医学，壬奇诸书。辛巳闯贼破鄢，贲卿携家徙淮阳京口秣陵间，至乙酉秋，而后返。时方鼎革，有劝之仕者不应。顺治丁亥正月初八日，以疾终。戒子孙曰：吾为先朝大夫，当国难，以不在官，可以无死然不能，无龚盛之思，今以疾殁，幸矣！岁时荐享，当以陶渊明待我，新旧制服皆无以殉，用常服敛，此吾之初照也，家事一切无，及年七十九。《鄢陵县志·卷十七·人物志一先达》，民国·靳蓉镜，晋克昌等修，苏宝谦纂，民国二十五年（1936）铅印本，1248-1251.

程圭　王祐　程善　程玘　李训　朱时中

（明）医学训科：程圭，甘罗北保人；王祐，张桥北保人，俱洪武间任。程善，宣德间任；程玘，俱甘罗南保人，天顺间任。李训，北东保人，弘治间任。朱时中，赵坊中保人，嘉靖间任。《鄢陵志·卷六·邑属》，明·刘讱修，明嘉靖十六年（1537年）刻本影印本，5.

梁尹

（明）梁尹，太医院医官。《鄢陵县志·卷二·职官表》，民国·靳蓉镜，晋克昌等修，苏宝谦纂，民国二十五年（1936）铅印本，303.

王鸣球

（清）王鸣球，文献志：王鸣球，字伊璜，生而灵敏，过目成诵，为诸生有名中，顺治庚子解元康熙甲辰进士……好施与，族党多所周给，遇岁凶疫，煮粥、施药，行之无倦。《鄢陵县志·卷十八·人物志孝友》，民国·靳蓉镜、晋克昌等修，苏宝谦纂，民国二十五年（1936）铅印本，17.

韩程愈

（清）《大雅堂集方》韩程愈编，八卷。《鄢陵县志·卷十五·经籍志》，民国·靳蓉镜，晋克昌等修，苏宝谦纂，民国二十五年（1936）铅印本，1072.

（清）文献志：韩程愈，字幼平，号智度，白重第八子。生而警敏，年十三补博士弟子，十六入及社制义，脍炙人口。丙子，父遘疾，躬侍汤药，衣百日不解带。丁父艰，哀毁成疾，数月而后起。岁大祲，倡约宏济社，收养儿女之遗弃者数百人。又施水、火、药饵、棉袄之属，以济道途之饥寒者。又为荐以遗狱囚，邑北文水桥圯，慨然以为己任，三月而工毕。

辛巳腊月十五日，闯贼陷鄢陵，程愈奉母南迁之颍，又之白下。甲申闯贼破京师，怀宗死于难，福王监国，金陵时事日非，程愈思远举因汝上郭飞、顺昌之命，偕如闽比至。郭以暴疾没，悯其子孙又没，其囊空如洗，乃诉之上官求助，而以礼葬焉。又委屈为其两夫人谋使无失所，程愈先曾题诗：寓楼有妻孥，何处取干戈。眼前看之句，麻城曹允昌见而异之，至是访于顺昌，结为生死之交。

与同入福州开府张公肯堂闻其贤，迓为西席。甫八月而金陵事败，唐王子福州称监国，程愈以流寓充贡。大兵入关，避居长乐三溪，闻抚军为故人。佟公国鼎往见于福州征南大将军，贝勒字访求遗贤，佟公首称之，程愈谒王帐下，大见赏识。遂留内院办事，深相倚赖王，既相得甚欢，欲令入旗，程愈不从，遂与王左。及班师北归，选授琼山知县，程愈间关赴任，入见城市荒凉，官舍颓败，遂为草昧经营，外招流逸，内修曹务，数月后，渐见兴复。

于时文武不和，程愈极力调停，卒得瓦全，琼有巨寇王居敬等五人，外生黎众十余万数，数为琼害，程愈亲往抚之，论以至诚。居敬等俯首听命，后申其事于总制，总制叹曰：不费一兵一马而十万之众帖然，该县可谓天南一柱也。海寇黄海如遣人径至府堂招抚琼州道府，两镇莫知所措，程愈力主斩之。自是黄寇不敢复生衅端。程愈才大而敏，精神雄断，奸胥猾吏畏之如神，待诸生以礼。立琼台社，尽致邑之名士，每于杯酒之余，得闻民隐。程愈清白自矢，俸金之外常例纸赎画，尽为革除，署中饮食器物未尝累民。三年之内，政声籍籍，升迁在旦夕间。以李成栋作乱，挂冠去职，行至增城，闻元洲地僻多水，遂隐居于此。后平靖二藩，再定两广，出见当道，买舟北归至家，颜其楼曰：妙归饮酒赋诗其中。康熙戊寅正月卒，年八十四。

程愈至性敦笃，常切追远之思，归田后置祭田六十亩，每祭必丰必洁，又著《蒸尝仪范》以垂后。与人交，推心置腹，亲友婚娶丧葬有不给忧思如己事。好读书而有要领，经史之外博极子集，凡所读皆有益于身心性命，可为日用之助者。稗官野史靳不人目，遇有赏心，即札记之，久而成帙，所谓惇史也。外杂著数十种，通计三百余卷，皆手自抄写，其言光明正大，读之可以修身，可以经世，即闲窗吟咏亦无谑浪之语。

性亮直，人有过尝面斥之，与人谈别白是非，片言而论定。遇事挺然任之，无所回避。平生足迹遍天下，邀游所至，必交其读书学道之士，人有善行，称之不置。尤喜《尚论》，古人所最企慕者凡十人。尝书其姓氏于座右以识向往。好义轻财，有求必应，而自奉甚俭，布素终身，爱饮酒不及于醉，任真自得，有古人之风焉。《鄢陵县志·卷二十·人物志文苑》，民国·靳蓉镜，晋克昌等修，苏宝谦纂，民国二十五年（1936）铅印本，1429-1434.

王映琚　王澍棠

（清）文献志：王映琚，字佩中，芸心孙。少承家学，博及群书，长习堪舆星命家言，为人相阴阳多奇中。晚岁隐处衡门，庭中怪石数片，篱菊老梅，参差映带，炉香茗椀。惟与素心人相往还，虽家无儋石之储，宴如也。年九十卒，著《鄢事闻见录》。长子澍棠，字德远，天性质朴，学问优长，应试不售，以医术终身，著有《身心要语》。《鄢陵县志·卷二十·人物志列士》，民国·靳蓉镜，晋克昌等修，苏宝谦纂，民国二十五年（1936）铅印本，1452.

王子相

（清）王子相，字公俊。尝读书村中，夜有少女叩门，子相正辞拒之。贫不得志，乃究心痘疹，立志济人，每当痘疹盛行，不辞风雨四十年。待子相以亲者甚众，仍清贫自守，不受贽谢，年八十余卒。《鄢陵县志·卷二十一·人物志艺术》，民国·靳蓉镜，晋克昌等修，苏宝谦纂，民国二十五年（1936）铅印本，1503.

（清）王子相，字公俊。尝读书邨中，夜有少女叩门，子相正辞拒之。贫不得志，乃究心痘症，立志济人四十年，活者甚众。仍清贫自守，不取分毫，年八十余卒。《鄢陵县志·卷十五·人物志》，清·何鄂联纂修，清道光十二年（1832）刻本，46.

郑蕃

（清）施志：郑蕃，字公静，大中丞二阳长子，中顺治辛卯举人。幼端重，不苟嬉笑。弱冠入庠试，辄高等。随任德安，游于忠烈杨公之门。忠烈被珰祸，蕃周旋患难间，厚恤其家。戊寅兵荒，蕃出粟赈济，乡里全活甚众。居皖江与复社诸名士游，文学精进。归里后修葺学如圃，为藏修地。怡亲课子，不干外事。遭中丞丧，哀毁尽礼，三年如一日。中丞惠及闾里，乡人建报德祠，祠僧无养膳，蕃以己腴田百亩施之，他如周恤亲族、扶危济困，难以悉举，寿八十三终。生平以绍述为志，编辑《中丞益楼集》《郑氏家乘》《仁寿堂医方评注》，自著《鄢邑杂志》《艺文志》《确园集》行于世。《鄢陵县志·卷二十·人物志四文苑》，民国·靳蓉镜，晋克昌等修，苏宝谦纂，民国二十五年（1936）铅印本，1425-1426.

苏琮

（清）世德录：苏琮，字重生，永年令守范孙，精岐黄，以济世为心。康熙末，时疫大作，延请甚众，多所全活，邑令孙国玺奖之。《鄢陵县志·卷二十一·人物志艺术》，民国·靳蓉镜，晋克昌等修，苏宝谦纂，民国二十五年（1936）铅印本，1504.

陈国英

（清）吴志：陈国英，字圣育，太学生，赋性质朴，精岐黄。尝自制药以济人，闾里称为有恒善士。寿至七十有八，子文耀。《鄢陵县志·卷二十一·人物志艺术》，民国·靳蓉镜，晋克昌等修，苏宝谦纂，民国二十五年（1936）铅印本，1504.

（清）吴志：陈国英，字圣育，太学生，赋性淳朴，精岐黄。常自制药以济人，闾里称为有恒善士，寿至七十有八，子文耀。《鄢陵文献志·卷二十九·艺术志》，清·苏源生纂修，清同治四年（1865）刻本，21-22.

王志恒

（清）王志恒，善治小儿痘疹，凡有谢仪，概却之，以高寿终。《鄢陵县志·卷二十一·人物志艺术》，民国·靳蓉镜、晋克昌等修，苏宝谦纂，民国二十五年（1936）铅印本，1504.

（清）吴志：王志恒，善治小儿痘疹，凡有谢仪，概却之，以高寿终。《鄢陵文献志·卷二十九·艺术志》，清·苏源生纂修，清同治四年（1865）刻本，24.

苏延臣

（清）苏延臣，字文林，精青囊术。当疠疫流行，时聘之者踵相接，所至全活甚众。《鄢陵县志·卷二十一·人物志艺术》，民国·靳蓉镜，晋克昌等修，苏宝谦纂，民国二十五年（1936）铅印本，1505.

王其祥

（清）王其祥，字象兰，城内岗梁街人，品行端方，言语温循，工医，诊脉详悉，用药稳重。善治瘟疫伤寒及时令症，万家仰若生佛。《鄢陵县志·卷二十一·人物志艺术》，民国·靳蓉镜，晋克昌等修，苏宝谦纂，民国二十五年（1936）铅印本，1505-1506.

程国桢

（清）程国桢，黄龙店人，太学生，精岐黄术。光绪十年（1884），时疫流行，全活甚众，知县汪钧赠匾奖之。《鄢陵县志·卷二十一·人物志艺术》，民国·靳蓉镜，晋克昌等修，苏宝谦纂，民国二十五年（1936）铅印本，1506.

王坤安

（清）王坤安，漆井村人，太学生，三世儒医，又善治瘟。凡延诊以时，未有不应手奏效者。《鄢陵县志·卷二十一·人物志艺术》，民国·靳蓉镜，晋克昌等修，苏宝谦纂，民国二十五年（1936）铅印本，1506.

马中性

（清）马中性，柏梁桥人，潜心医学，尤精于伤寒。《鄢陵县志·卷二十一·人物志艺术》，民国·靳蓉镜，晋克昌等修，苏宝谦纂，民国二十五年（1936）铅印本，1506.

杨春恒

（清）杨春恒，字梅菴，望田镇人，附贡生山东候补县丞，精于医学，曾充北京医学馆馆长。《鄢陵县志·卷二十一·人物志艺术》，民国·靳蓉镜，晋克昌等修，苏宝谦纂，民国二十五年（1936）铅印本，1506-1507.

郑西方

郑西方，明义村人，医学甚精，名闻鄢许间。《鄢陵县志·卷二十一·人物志艺术》，民国·靳蓉镜，晋克昌等修，苏宝谦纂，民国二十五年（1936）铅印本，1507.

王辛酉

（清）王辛酉，字书山，城内北街人，善伤寒，尤精小儿科。性耿介，不善治生，人以此重之。《鄢陵县志·卷二十一·人物志艺术》，民国·靳蓉镜，晋克昌等修，苏宝谦纂，民国二十五年（1936）铅印本，1507.

孙其恕 孙同炎

（清）孙其恕，与子同炎，俱能医。梓里赠匾曰：父子名医。《鄢陵县志·卷二十一·人物志艺术》，民国·靳蓉镜，晋克昌等修，苏宝谦纂，民国二十五年（1936）铅印本，1507.

王丙成

（清）王丙成，字灿离，邑西南王店人。幼有隐德，精医学痘疹一科，独得其奥。清光绪，初豫抚刘树棠布政，王化堂公子同患痘甚危，延丙成施治，应手奏效，酬以金，不受。因委河南总医官，并题"艺隆保赤"及"德寿并隆"匾额以旌之，且送京簧戏剧排演三日，闾里荣之。寿登九十有七，无疾而终。《鄢陵县志·卷二十一·人物志艺术》，民国·靳蓉镜，晋克昌等修，苏宝谦纂，民国二十五年（1936）铅印本，1512.

（清）王丙成，王店人，河南总医官，精通医学痘疹一科。《鄢陵县志》，鄢陵县地方志编纂委员会编，南开大学出版社，1989年12月，575.

王允端　王国桢

（清）王允端，字季方，一字居正，邑西南王店人。幼贫，攻医学甚精，旋膺尉氏刘观察鸿恩及临颍曹同知德全二公聘诊疗男妇，活人无算。性耿介，梓里赠匾曰：质直好义。子国桢，亦以医术著。《鄢陵县志·卷二十一·人物志艺术》，民国·靳蓉镜，晋克昌等修，苏宝谦纂，民国二十五年（1936）铅印本，1512-1513.

苏开泰

（清）新纂：苏开泰，字东山。精医术，济人甚众。性慷慨，有王某以家贫将媳出售于人，开泰闻其事，倾囊回赎，仍归其家，乡里称之。本《苏氏家乘》。《鄢陵文献志·卷三十·人物志》，清·苏源生纂修，清同治四年（1865）刻本，19.

（清）文献志：苏开泰，字东山，精医术，济人甚众。性慷慨，有王某者，以家贫将媳出售于人，开泰闻其事，倾囊回赎，仍归其家乡，里称之。本《苏氏家乘》。《鄢陵县志·卷二十二·人物志义行》，民国·靳蓉镜，晋克昌等修，苏宝谦纂，民国二十五年（1936）铅印本，1547.

刘化钝

（清）《吴志》，刘化钝，字百千，精岐黄，寿八十有四。《鄢陵县志·卷二十三·人物志》，民国·靳蓉镜，晋克昌等修，苏宝谦纂，民国二十五年（1936）铅印本，1582.

（清）刘化钝，字百千，精岐黄，寿八十有四。《鄢陵县志·卷十五·人物志》，清·何鄂联纂修，清道光十二年（1832）刻本，52.

韩湛

（清）施志：韩湛，字燕斯，邑诸生，通岐黄，多活人，遇贫故无子者，为具棺殓，乡人甚德之。乾隆六年（1741），雅抚军给匾旌奖，载其事于彰善录。《鄢陵县志·卷二十二·人物志义行》，民国·靳蓉镜，晋克昌等修，苏宝谦纂，民国二十五年（1936）铅印本，1535.

任学德

（清）任学德，任庄（今鄢陵县望田镇任庄村）人，寿八十二岁，能医，精于妇科。《鄢陵县志·卷二十三·人物志七耆寿》，民国·靳蓉镜，晋克昌等修，苏宝谦纂，民国二十五年（1936）铅印本，1587.

任逢运

（清）任逢运，任庄（今鄢陵县望田镇任庄村）人，寿八十一岁，能医，精于妇科。《鄢陵县志·卷二十三·人物志七耆寿》，民国·靳蓉镜，晋克昌等修，苏宝谦纂，民国二十五年（1936）铅印本，1587.

王祖德

（民国）毕业生（大学）：王祖德，日本齿科学校毕业。《鄢陵县志·卷三·选举表毕业生》，民国·靳蓉镜，晋克昌等修，苏宝谦纂，民国二十五年（1936）铅印本，325.

姚黄

姚黄（1875—1913），字耀中，又名中黄，鄢陵县大洪沟村人。7岁入私塾，以聪颖见称于乡里。15岁中秀才。当他认识到清王朝腐败时，立志救百姓于水火，遂放弃仕途而改习医。他看病从不收钱，还时常以家中衣物赈济贫苦，被其父斥为"败家子"。

姚黄素有大志，曾书"虽无旋乾转坤手，却有翻天覆地心"对联自励。时逢孙中山先生宣传发动革命，姚黄毅然到开封，考入革命党人主办的中国公学，并加入同盟会，从而开始了他的革命生涯。1908年，姚黄南下广州，随黄兴活动。其后参加了著名的黄花岗起义，失败后，又受黄兴派遣，返回河南联络力量。他与河南革命党人张仲端相约：张在城市，姚在农村，分头组织武装力量，伺机起义。

姚黄家中原有农田300亩，姚黄回到鄢陵后，卖出家中农田200余亩，以资助革命。被查天化、寐天祥聘为黄道会的"主谋先生"后，他把黄道会由一个封建迷信组织逐渐改变为一支反清的农民武装。1911年12月，黄道会为响应武昌起义，在鄢陵发动了菜园暴动，姚黄率领一路起义军北攻开封，在杞县被清军包围，起义失败。

起义失败后，姚黄密潜开封。当时张仲端领导的开封起义也归失败，张仲端等11人被害，反动势力控制更加森严。姚黄又潜至郑州，与熊嗣鹯等人计议发动河南二次革命，拟定联络白朗起义军，策动敌军哗变，炸毁黄河大桥，攻占重镇洛阳等。因事宜不密，姚、熊等10余人旋即被捕。姚被解往开封后，袁世凯政府以河南省主席职务诱其投降，姚嗤之以鼻。在法庭上，姚黄慷慨陈词，宣传革命，于1913年9月4日就义于开封章严寺。姚黄就义时神态自若，于刑场上写信致其夫人，内有"十三载之恩爱，一旦永别，以内助恩爱之感，感可为来世鸳鸯"等语，闻者戚然。《鄢陵县志》，鄢陵县地方志编纂委员会编，南开大学出版社，1989年12月，526-527.

刘文若

刘文若，又名刘绍宽，1905年生，鄢陵县刘圪垱村人。1934年河南大学医学院毕业后，入国民革命军野战医院，先后任少尉、少校军医、野战医院院长等职。1942年后，任河南省立第二医院内科主任。解放后，在许昌专区人民医院工作。1957年担任该院内科主任医师兼内科主任。《鄢陵县志》，鄢陵县地方志编纂委员会编，南开大学出版社，1989年12月，538.

司仁智

司氏妇科，马兰乡司家村司氏妇科，祖传九代二百余年。先祖司仁智受太医顾松源指教，曾供职太医院，攻妇科诸症，著有《医学便览》《妇科指阅》二书，研究专治妇女调经丸秘方，药效显著。远销新疆、青海、内蒙、陕西及周围市县。传人司赞廷。《鄢陵县志》，鄢陵县地方志编纂委员会编，南开大学出版社，1989年12月，469.

李氏

彭店乡曹庄村李氏骨科，祖传四代一百余年，先祖通拳术，精于整骨，医治跌打扭伤、风湿诸症。传人丙申、丙乾兄弟，前者为彭店医院医生，精于医疗关节脱位、骨折、求医者远至青海、贵州、吉林、广西、广东。《鄢陵县志》，鄢陵县地方志编纂委员会编，南开大学出版社，1989年12月，469-470.

赵氏

陈化店乡所村赵氏喉科，祖传五代一百余年，精医喉症，尤擅医"噎食"。传人赵长坡、赵长海继承祖技，慕名求医者远至新疆、青海、陕西及周边市县。《鄢陵县志》，鄢陵县地方志编纂委员会编，南开大学出版社，1989年12月，470.

第五节　襄城县

范汪

（晋）襄城县中医历史悠久，医药名家代不乏人，明清尤盛。晋代的范汪，医术精湛，治病十愈八九。《襄城县志》，襄城县史志编纂委员会编，中州古籍出版社，1993 年 3 月，523－524.

葛玄

（晋）葛玄，字孝先，吴人。初从左慈，受《九丹液仙经》，遍历名山，修炼大丹，尝于首山南岭凿二井炼丹。丹成得仙，号葛仙翁，因名其山，为仙翁山。后人立观于山，以奉祀，亦名仙翁观，二井俱存。《襄城县志·卷之八·杂录志方技》，明·林鸾纂修，1961 年据宁波天一阁藏明嘉靖三十年（1551）刻本影印，6.

西晋，葛玄，字孝先，吴人。初从左慈，受《九丹液仙经》，遍历名山，修炼大丹。尝于高阳南岭凿二井炼大丹，丹成得仙，号葛仙翁山。后人建观于上，以奉其祀，因名仙翁观，二井今存。《襄城县志·卷之七·人物志仙释》，清·汪运正纂修，清乾隆十一年（1746）刊本影印本，490.

楚芝兰

（宋）楚芝兰，襄城人。初习三礼，忽自言遇有道之士，教以符天六壬遁甲之术，属朝廷博求方伎诣阙。自荐以占候有据，擢翰林天文，授乐源主簿，迁司天春官正判司天监事。占者言五福太一临吴，分当于苏州建太一祠。芝兰独上言：京师帝王之都，百神所集，且今京城东南一舍地名苏村，若于此建五福太一建宫，万乘可以亲谒，有司便于只事，何必远去江外乎？众论不能夺，遂从其议，屡以占候有验，累迁至工部员外郎。《开封府志·卷之三十·人物志方技》，清·管竭忠纂修，清同治二年（1863）刻本，3.

滑寿

（元）滑寿，字伯仁，邑人。博通儒书而尤精于医，至元间，全活为多，所著有《难经本义》行于世。《襄城县志·卷之七·人物志方技》，清·汪运正纂修，清乾隆十一年（1746）刊本影印本，489.

（元）元末明初的滑寿，善长针灸，著《读素问抄》《难经本义》《麻疹新书》等。元至正元年（1341）刊行的《十四经发挥》三卷，流行日本，被推崇为"习医之根本""习针灸之必修"。《襄城县志》，襄城县史志编纂委员会编，中州古籍出版社，1993 年 3 月，523-524.

（元）滑寿，字伯仁，邑人，博通儒术，而尤精于医。至元间，名甚著，全活为多。晚号樱宁翁，所著有《难经本义》行于世。《襄城县志·卷之八·杂录志方技》，明·林鸾纂修，1961 年据宁波天一阁藏明嘉靖三十年（1551）刻本影印，4.

（元）滑寿，襄城人，博通儒书，尤精于医，至元间全活为多，所著有《难经本义》行于世。国朝乾隆中，采入《四库总目》，云：寿世。为襄城大家。《许州志·卷之九·人物下方技》，清·萧元吉编撰，清道光十八年（1838）刻本，74.

（元）滑寿，字伯仁，襄城人，博通儒书，而尤精于医。至元间，全活为多，所著有《难经本义》行于世。《开封府志·卷之三十·人物志方技》，清·管竭忠纂修，清同治二年（1863）刻本，4.

（元）滑寿（1304—1386），字伯仁，一字伯本，号樱宁生，祖籍襄城，侨居仪真，又徙余姚。幼聪明好学，善诗文，尤长乐府。性淡泊，不求仕进，唯喜医术，以救治"贫贱病苦"为乐。初从京口王居中学《素问》《难经》，后从东平高洞阳学针法，高长于"子午流注，灵龟八法，方圆补泻"之术，寿悉得其传，晨夕研习，遂成为一代名医，世人称他为"神医""老仙"。

寿在中医学理论研究中，深感医学经典著作多为远古之作，文字深邃不易领悟，反复传刻又多错简。为此，乃致力于《素问》《难经》《伤寒杂病论》等书的注疏。历 10 年，著成《读素问钞》《难经本义》《伤寒类钞》，为中医学理论研究做出了重大贡献。

切脉诊断，是中医诊断的方法之一。滑寿所著《诊家枢要》，论述了四季正常脉象、脉位、切脉须知和 30 种不同脉象的主病、体状以及妇儿脉法。并将 30 种不同脉象，归纳为"浮沉、迟数、滑涩、长短、虚实、大小"等体状相反的 6 大类型，是我国论述脉学的名著。

西方医学家科泼里克，在 19 世纪末叶，发现小儿麻疹在出疹前先出现口腔黏膜疹，成为早期确诊麻疹的依据，称为"科氏斑"。14 世纪，寿在他的《麻疹新书》中，对此已有描述："舌生白疹，累累如粒，甚则上腭牙龈，满口遍生。"较"科氏斑"尚早 5 个世纪。

寿在针灸学方面，著有《十四经发挥》。此书"论穴不离经，论经不舍穴，撰文穷义，绘图考源，咏歌宜诵"。在我国针灸学史上占有重要地位。《十四经发挥》东传日本，日本学者视为"习医之根本"。除上述外，还有《本草发挥》《脉诀》《医韵》（佚）和《痔瘘篇》（佚）等。《襄城县志》，襄城县史志编纂委员会编，中州古籍出版社，1993 年 3 月，580-581.

曹义

（明）曹义，字克让，邑人，善医术，治病不受谢。尝有盗入其室，公执之则素识者。公曰：如何为是，若遇他人则伤汝矣，纵之去。时人咸称为曹长者。《襄城县志·卷之六·方技》，清·陈治安纂修，清康熙年间刻本，39.

（明）曹义，字克让，邑人，博通经史，善医术。尝有盗入室，执之则素识者。乃曰：汝何为是，纵之去。时人称为曹长者。《襄城县志·卷之七·人物志方技》，（清）汪运正纂修，清乾隆十一年（1746）刊本影印本，489.

（明）曹义，襄城人，善医，治病不受谢。尝有盗入室，执之则素识者。义曰：汝何为是，纵之去，人称长者。《许州志·卷之九·人物下方技》，清·萧元吉编撰，清道光十八年（1838）刻本，74.

（明）国朝，曹义，字克让，邑人：精通经史，善医术，隐居不仕，治病不受谢。尝有盗入室，执之，则素所识。公曰：汝何为是，若遇他人，则伤汝矣。纵之去，终不言其事，人咸称之，曰曹长者。寿终于八十。《襄城县志·卷之八·杂录志方技》，明·林鸾纂修，1961年据宁波天一阁藏明嘉靖三十年（1551年）刻本影印，4.

司恭

（明）司恭，字居敬，儒医，治人多效。台省恒礼敬之，久寓大梁，遂为世家。《襄城县志·卷之七·人物志方技》，清·汪运正纂修，清乾隆十一年（1746）刊本影印本，490.

（明）司恭，字居敬，少业儒，精于医，多获效。台省恒礼敬之，久寓大梁，声名籍甚，遂为世家。《襄城县志·卷之八·杂录志方技》，明·林鸾纂修，1961年据宁波天一阁藏明嘉靖三十年（1551）刻本影印，4.

颜守正

（明）颜守正，邑人，儒医，于小儿尤精。不甚计利，且善画，颇知吟咏。《襄城县志·卷之七·人物志方技》，清·汪运正纂修，清乾隆十一年（1746）刊本影印本，489.

（明）颜守正，襄城儒医，于小儿科尤精。不计利，且善书，颇知吟咏。《许州志·卷之九·人物下方技》，清·萧元吉编撰，清道光十八年（1838）刻本，75.

（明）颜守正，襄城县人，少业儒，明医道，尤精于小儿科。不甚计利，且善书，颇知吟咏。士夫多雅器之。《襄城县志·卷之八·杂录志方技》，明·林鸾纂修，1961年据宁波天一阁藏明嘉靖三十年（1551）刻本影印，5.

陈瑄

（明）陈瑄，字仲壁。父亮工，精于医，所生三子，瑄居次。笃行孝友，治举子业，间及岐黄术。弱冠入邑庠，旋食饩，贡入成均，出家传之术，起人沉疴。瑄于日用余资，率皆周济，施不望报。目击城南大石桥之冲决，慨然倡捐。桥有成势及桥竣，尚有余金，创木桥一座，以通徒行。修茶亭三楹，以解烦渴。而小红沟之裙墙，官路旁之垂柳，皆以次弟修植，功垂不朽。《襄城县志·卷之七·人物志方技》，清·汪运正纂修，清乾隆十一年（1746）刊本影印本，490.

陈亮工　陈瑄

（明）陈亮工，襄城人，精于医。子瑄，继父业，起人沉疴，贫不计利。《许州志·卷之九·人物下方技》，清·萧元吉编撰，清道光十八年（1838）刻本，75.

李兴泰

（明）明代的司恭、曹义、颜守正、陈亮（字扶尧）、李兴泰等，皆系疗奇疾，起沉疴，济世人，不索酬的名儒医。《襄城县志》，襄城县史志编纂委员会编，中州古籍出版社，1993 年 3 月，523-524.

魏台福

（明）魏台福，邑庠生，闭户读书，通于医。凡远近有病者，立即携药往视，殚心竭力，务求痊可，不索资。老而弥笃，又独建木桥以通行，捐施茶水，以济渴。年九十有三，奉文给八品顶带。《襄城县志·卷之七·人物志方技》，清·汪运正纂修，清乾隆十一年（1746）刊本影印本，490.

丁敬

（明）医学训科，高皇帝洪武，丁敬，许州人，医生。《许州志·卷五·官纪志（襄城县）》，明·张良知纂修，1961 年据明嘉靖十九年（1540）刻本影印，27.

吕福

（明）医学训科，睿皇帝正统，吕福，本县人，医生。《许州志·卷五·官纪志（襄城县）》，明·张良知纂修，1961 年据明嘉靖十九年（1540）刻本影印，27.

张信

（明）医学训科，纯皇帝成化，张信，本县人，医生。《许州志·卷五·官纪志（襄城县）》，明·张良知纂修，1961 年据明嘉靖十九年（1540）刻本影印，27.

丁铉

（明）医学训科，纯皇帝成化，丁铉，本县人，医生。《许州志·卷五·官纪志（襄城县）》，明·张良知纂修，1961 年据明嘉靖十九年（1540）刻本影印，27.

李敦

（明）医学训科，敬皇帝弘治，李敦，本县人，医生。《许州志·卷五·官纪志（襄城县）》，明·张良知纂修，1961 年据明嘉靖十九年（1540）刻本影印，27.

张浦

（明）医学训科，敬皇帝弘治，张浦，本县人，医生。《许州志·卷五·官纪志（襄城县）》，明·张良知纂修，1961 年据明嘉靖十九年（1540）刻本影印，27.

辛好贤

（明）医学训科，毅皇帝正德，辛好贤，本县人。《许州志·卷五·官纪志（襄城县）》，明·张良知纂修，1961 年据明嘉靖十九年（1540）刻本影印，28.

辛好信

（明）医学训科，毅皇帝正德，辛好信，本县人。《许州志·卷五·官纪志（襄城县）》，明·张良知纂修，1961 年据明嘉靖十九年（1540）刻本影印，28.

丁求龄

（明）医学训科，今上皇帝，丁求龄，本县人。《许州志·卷五·官纪志（襄城县）》，明·张良知纂修，1961 年据明嘉靖十九年（1540）刻本影印，28.

辛宗武

（明）医学训科，今上皇帝，辛宗武，本县人《许州志·卷五·官纪志（襄城县）》，明·张良知纂修，1961 年据明嘉靖十九年（1540）刻本影印，28.

姚璿

（明）医学训科，今上皇帝，姚璿，本县人。《许州志·卷五·官纪志（襄城县）》，明·张良知纂修，1961 年据明嘉靖十九年（1540）刻本影印，28.

赵楷

（清）康（熙）雍（正）年间的赵楷，攻医书，精脉药，望色诊病，洞察脏腑，辨证施治，着手成春，著《伤寒六经纂要》《小儿科要旨》《中医脉法必读》诸书，流传至今，颇被推崇。《襄城县志》，襄城县史志编纂委员会编，中州古籍出版社，1993 年 3 月，523-524.

陈金铭

（清）乾隆年间的陈金铭，承曾祖陈扶尧、祖父陈瑄遗业，殚心岐黄，对于张仲景《伤寒论》深有所得，施诊屡验，十不失一。其应诊不分贫富，不论寒暑，请之必临，颂声载道。《襄城县志》，襄城县史志编纂委员会编，中州古籍出版社，1993年3月，523-524.

张君

处士张君传（刘青霞）

张君，名本沅，字元三，号员峤，襄城人，诗人太阿先生之仲子也。生而环异，嗜读书，治举子业，绝工以数奇终于不遇。君累世宦裔，自鲁大父宪副公以清白起家，而大父孝廉。公又请师讨贼，破家财以佐军，以故，产更中落。其刻廉无异寒，素攻苦茹恢或家用乏绝，炊烟中断，而君处之如也。

性至孝，早失母，念父独宿，因不入寝室，与父对榻卧。呼则辄应，闻欠伸，中夜常至起立，如是者十余年。与人交抒心写腹，不侵然，诺然不妄变，与合已者善待之，不合己者不能忍见。素善病，考方书，调药饵，由是通五色诊视决死生，百不爽一，然不肯以医市。尝有富人病，使使延君。君曰：吾岂以医轻身，奔走豪门耶？谢不往，富人厚以金相遗，且约立至，君愈怒，遂与终绝。侍御豹南刘公为襄令有贤声，闻君名，愿与交，君亦雅重，公遂应其请，及至口不及政，侍御愈贤，君且加敬礼焉。其他虽达官贵人，欲邀君一见，不可得也。

晚年于故宅旁构屋三楹，题曰：乾初草堂。闭关村扫笑傲闲适以自娱。又闻园圃风日晴美，课僮仆莳花药，陶然自得也。家固贫不能治具宴宾，然宴宾必备极丰腆。每发书，招二三故人，涤器割牲，置酒张宴，酒阑灯炧矣。犹把袂投辖必馨其瓮，卤以尽欢，其天性然也。君一子珍，补诸生，以文名。《襄城县志·卷之十三·艺文志居士张君传》，清·汪运正纂修，清乾隆十一年（1746）刊本影印本，1159-1160.

李在公

（清）李在公，字渠门，襄城人，髫龄失怙，奉母以孝闻。性嗜乐施济，凡遇里人疲癃残疾者，辄给汤药调养之。壬寅癸卯，大河两岸漂没田舍，流民遍野，为煮粥道旁，其所全活甚众。《许州志·卷之九·人物下义行》，清·萧元吉编撰，清道光十八年（1838）刻本，42.

常定远

（清）常定远，邑监生，为人忠厚端方，称愿谨士。捐资修合寸金，丹药施济贫病十六年。刊《五经图》全本，施惠后学，刊印阴隲文数千纸，感应篇数百部，送人。广劝为善，本州柴太守匾其门，曰：乐善不倦。《襄城县志·卷之七·人物志义侠》，清·汪运正纂修，清乾隆十一年（1746）刊本影印本，476-477.

（清）常定远，襄城监生，为人忠厚端方，称愿谨士捐资合药，施济贫病。刊五经图全本，施惠后学，本州柴太守匾其门，曰：乐善不倦。《许州志·卷之九·人物下义行》，清·萧元吉编撰，清道光十八年（1838）刻本，44.

余泽济

（清）余泽济，邑老民，素行好善，济困扶危，施棺木助丧，立义冢掩骨，收养旅病者，医痊而给路费，调治庸工辈，濯污而送汤药，施衣穷人遮体。分金犹子成家，且出麦粮十余石，为亲族乡邻，岁事不足之助。获享上寿八十，九十时雨给绢，脯寿九十有五。《襄城县志·卷之七·人物志义侠》，清·汪运正纂修，清乾隆十一年（1746）刊本影印本，477.

（清）余泽济，襄城老民，素行好善，济困扶危，施棺木以助丧，立义冢以掩骨，收养旅病之人，医痊而给路资，调治庸工之人，濯污而赐汤药，施衣穷人以遮体。分金犹子以成家，且以麦粮数十余石，为亲族乡党岁事不给之助。享年九十有五。《许州志·卷之九·人物下义行》，清·萧元吉编撰，清道光十八年（1838）刻本，44.

黄甲云　黄三应

（清）黄甲云，字唱韩，父三应。通岐黄术，施德于人，不责报，人称黄长者。生公有异才，年二十许，补诸生，顺治戊子举明经仕乐。安令创丘田法，绘图上之诏，可特设屯田，使依图法查勘。未几撤屯田，御使遂亦罢归。生平笃友，爱抚两弟，养且教者数十年。无闻言，家居引流种蔬，布衣草履，盖性舒和而节嗜欲，年七十余老而弥壮。齿德兼优，所著有《楚游草》《潍阳草》《椒馨堂》文集行世，晚年尤工于画。《襄城县志·卷之六·人物志耆德》，清·汪运正纂修，清乾隆十一年（1746）刊本影印本，407.

张书堂

（清）张书堂，城北双庙村（今许昌市襄城县双庙乡）人，精医术，喜豪侠。咸丰年间，发匪窜许，突入其村，堂见贼焚杀劫掠。正言规劝，贼怒横加棰楚，堂愤骂不止，遂遇害。《许昌县志·卷十三·人物下殉难》，民国·张绍勋编撰，民国十二年（1923）石印本影印，977.

余士吉　余德洪

余士吉（1881—1947），字祥斋，世居襄城县鲍坡村。其先祖于明景泰年间，由浙江山阴县迁居襄城。二世祖余德洪在京任医官，积藏医籍颇多。世代相传，至士吉已 13 世。士吉天资聪颖，性情敦厚，幼事耕读，长攻中医。《内经》《伤寒论》《金匮要略》《脉经》等历代名医论著，无不研读，家传禁方，悉得其秘。尤擅针灸、伤寒、妇科、儿科。在本村开设"乐善堂"药铺，驰名远近。士吉应诊，亲切近人，审脉辨证，严谨不苟，不分亲疏，一视同仁．出诊不计远近，不乘车马，虽数十百里不辞。1912 年秋，疟疾流行，对贫苦患者施药不索值，置药案上，任需者自取，济人无算。

士吉行医 40 余年，治愈奇难症甚多。1913 年春，黄柳村产妇李氏，临产 3 日胎儿不下，稳婆（接生婆）裹足，众医束手，产妇危在旦夕。士吉至，先询明临产情况，后又详查胎位，经反复诊视，施以针灸，胎儿旋即坠地，母子安全无恙，一时传为奇闻。侯村农民王某，家贫久食糠菜，致肠道热结便秘，其妻用线柱为之剔拨粪便，用力过猛，刺穿直肠，下血不止。服一帖药后，血渐止。惟失血过多，须继续治疗。士吉见王家仅一幼女，延医不便，遂嘱以后勿须去人，届时自来。先后诊视 4 次，服药 5 剂，病虽愈而身体极弱。士吉除不收药费外，另送与铜钱 10 贯，令其补养身体。诸如此类善举甚多，遗著《治验汇集》。《襄城县志》，襄城县史志编纂委员会编，中州古籍出版社，1993 年 3 月，584．

高金城　牟玉光

高金城（1886—1938），字固亭，襄城县蓦岭（今麦岭乡）高庄人。兄弟三人，金城居长。祖、父辈皆务农，信奉基督教。高幼年入襄城南关福音堂小学读书，后进开封教会医院习医，擅长骨、外科，并精通英语。

1917 年，高金城去西北传教、行医，在张掖开设福音医院。因医术精湛，性格爽直，对贫苦病人不惟不收药费，还赒济饮食，故深受当地人民爱戴。1925 年，因反对酒泉镇守使吴桐仁鱼肉百姓的苛政，被捕入狱。至国民革命军入甘后，始获释放。1927 年，应冯玉祥的邀请，出任西北军伤兵医院（设在郑州）院长。次年，在郑结识吴波，并渐成为挚友。1930 年，蒋、阎、冯大战后，冯离豫，高至北京协和医院任外科医生。1932 年 1 月，日本军队发动侵沪战争，协和医院派高赴上海参加战地救护工作，支援十九路军抗战。

1934 年，高离开北京协和医院，偕夫人牟玉光在兰州开办"福陇医院"。1936 年 12 月西安事变后，高对中国共产党和平解决西安事变，停止内战、建立抗日民族统一战线的主张，竭诚拥护，开始向中共党组织靠拢，为党工作。1937 年初，国民党政府因高常有"不满言论"，借登记注册为名，迫使福陇医院停业。是年，中共中央指示八路军驻兰州办事处（简称兰办），营救失散在河西走廊的西路红军指战员。当时河西一带为国民党军马步芳、马步青部的防地，控制极严，营救工作不易开展。吴波商请高以传教士和医生的身份，进入该地营救西路红军战士，他即慨然承诺，接受了党的委托。

8月1日，中共中央驻兰州代表谢觉哉和兰办彭加伦、朱良才，在五泉山同高会晤，研究了营救方案，高即安排其夫人在兰州开设"牟玉光助产所"，作为失散的红军战士与兰办的联络点。8月13日，以"甘、凉、肃抗敌后援委员会"主任名义，持甘肃省政府的介绍信去张掖。迅速与张掖中共地下党组织取得了联系，另以河南同乡会名义，集次在大庙开设"福音堂医院"，收容抗日部队伤病员。这所医院后来成为中共从事地下斗争的秘密联络点，地下党经常在此开会，高金城亲自放哨。为便于更好地开展营救和收容工作，高以医院缺少护士为由，向驻在张掖的马军师长韩起功交涉，让被俘红军女战士王定国、徐世淑到医院任护士。

在此期间，他常向住院红军伤病员传达党中央的关怀和指示，并组织他们赴兰州与兰办联系去延安。利用传教、治病、宴会等社交活动，向马军官员、地方士绅宣传中共抗日民族统一战线主张，建议释放红军被俘人员共同抗日，多次派遣医院医生陈大伟、张明新，护士王定国等，借行医之名，四处寻觅失散在各地的红军人员，先后有200余人被救回到延安。

一次，护士王定国在张掖县长马鹤年的谈话中，获悉张掖县监狱关押西路红军干部的情况，地下党支部与高磋商营救，决定派人连夜密报谢老（觉哉）和兰办。后经甘肃省主席贺耀祖的几番周旋，终于迫使马步芳释放了关押的红军干部刘瑞龙、魏传统、徐宏才、惠子明等。

高之言行，渐引起国民党方面的注意，当他们发现常有红军战士出入福音堂医院后，便对高蓄谋杀害。1938年2月3日晨，韩起功诈称延医诊病，将高骗至司令部后，立即拘捕审讯严刑逼供。他"慷慨高歌，视严刑如无睹，盖以生死置之度外也"。（《高金城碑志》语）是日晚即被杀害在司令部后花园内，时年53岁。《襄城县志》，襄城县史志编纂委员会编，中州古籍出版社，1993年3月，584-585.

余士吉　阮泰昌　阮喜铭　颜殿卿　颜璞玉　张月如　李子厚

民国年间，卫生界习中医者尤多。20世纪40年代中期，全县开铺行医、药铺坐堂和散在家庭应诊中医184家，计352人。其医术多涉诸科或各擅专长，声望较高者如：鲍坡村余士吉，致力医学，诸医籍多得精髓，擅长针灸，尤专瘟疫、儿科，诊疗不厌其烦，施治针灸、汤剂随症并用，不拘一方，着手屡见奇效，医德为人称颂。城关阮泰昌，幼即从叔喜铭学医，涉猎岐黄群书，精谙《瘟疫论》《青囊秘诀》，擅长小儿痘科。颜殿卿获父璞玉医学真传，22岁应诊，针灸、儿科、外科、内科兼长；以及张月如、李子厚等皆系医术精、疗效奇、受人崇敬的一代名医。《襄城县志》，襄城县史志编纂委员会编，中州古籍出版社，1993年3月，523-524.

第十一章　漯河市

第一节　郾城县

掌禹锡

（宋）掌禹锡，字唐卿，许州郾城县（今河南省漯河市）人，中进士第。为道州司理参军，试身言书判第一，改大理寺丞，累迁尚书屯田员外郎，通判并州，擢知卢州，未行，丁度荐为侍御史。上疏请严备西羌，时议举兵，禹锡引周宣薄伐，为得汉武远讨为失，且建画增步卒省骑兵，旧法荐举边吏贪贼皆同坐。禹锡奏谓：使贪、使愚，用兵之法也，若举边吏，必兼责士节，则莫敢荐矣。材武者孰从而进哉？遂更其法，出提点河东。刑狱杜衍荐召试为集贤校理，改直集贤院兼崇文院检讨，历三司度支判官，判理欠司同管句国子监历判司农，太常寺数考试开封国学进士，命题皆奇奥。士子惮之，目为难题，掌公迁光禄卿，改直秘阁。英宗即位，自秘书监迁太子宾客，御史劾禹锡老病不任事，帝怜其博学多记，令召至中书，示以弹文。禹锡惶怖自请，遂以尚书工部侍郎致仕卒。

禹锡矜慎畏法，居家勤俭，至自举几案。尝予修《皇佑文城图志》《地理新书》，奏对帝前，王洙推其稽考有劳，赐三品服。及校正类编《神农本草》，载药石之名状为《图经》。喜命术，自推值生日，年庚寅日乙酉时壬午当易之归。妹困震初中，末三卦以世应飞伏纳五甲行轨，析数推之，卦得三十五，少分三卦，合七十五年，约半禄秩，算数尽于此矣。著《郡国手鉴》一卷、《周易集解》十卷。好储书，所记极博。然迂漫不能达其要。常乘驽马，衣冠污垢，言语举止多可笑。僚属或慢悔之，过问巷，人指以为戏云（祀乡贤祠）。《郾城县志·卷六·人物志乡贤》，清·荆其惇，傅鸿邻纂修，清顺治十六年（1659）刻本，2.

（宋）掌禹锡，字唐卿。中进士第，为道州司理参军，试身言书判第一，改大理寺丞，累迁尚书屯田员外郎，通判并州，擢知卢州，未行，丁度荐为侍御史。上疏请严备西羌，时议举兵，禹锡引周宣薄伐，为得汉武远讨为失，且建画增步卒省骑兵，旧法荐举边吏贪贼皆同坐。禹锡奏谓：使贪、使愚，用兵之法也，若举边吏，必兼责士节，则莫敢荐矣。材武者孰从而进哉？后遂更其法，出提点河东。刑狱杜衍荐召试为集贤校理，改直集贤院兼崇文院检讨，历三司度支判官，判理欠司同管句国子监历判司农，太常寺数考试开封国学进士，命题皆奇奥。

士子惮之，目为难题，掌公迁光录卿，改直秘阁。英宗即位，自秘书监迁太子宾客，御史劾禹锡老病不任事，帝怜其博学多记，令召至中书，示以弹文。禹锡惶怖自请，遂以尚书工部侍郎致仕卒。尝预修《皇佑方域图志》《地理新书》，奏对帝前。王沬推其稽考有劳，赐三品服。及校正类篇《神农本草》，载药石之名状为《图经》。

喜命术，自推直生日，年庚寅日乙酉时壬午当易之归。妹困震初中，末三卦以世应飞伏纳五甲行轨，析数推之，卦得三十五，少分三卦，合七十五年，约半禄秩，算数尽于此矣。好储书，所记极博，矜慎畏法，居家勤俭，至自举几案。常乘驽马，衣冠污垢，僚属或慢悔之。孙文纪。《郾城县志·卷二十·耆旧篇三》，民国·陈金台纂辑，民国二十三年（1934）刊本影印，1038-1040.

（宋）掌禹锡，字唐卿，郾城县人。举进士，为道州司理参军，试身言书判第一，改大理寺丞，迁太子宾客，以尚书工部侍郎致仕。禹锡博学多记，尝予修《皇佑文城图志》《地理新书》，及校正类编《神农本草》，又著《郡国手鉴》《思易集解》。《开封府志·卷之二十四·人物志一》，清·管竭忠纂修，清同治二年（1863）刻本，18.

元好问　张伯玉

（金）元好问，字裕之，号遗山，太原秀容人。当金之末，常往来于郾城，与知几交最深，因知几识仲明君玉而推重者伯玉。《溪水》诗曰：永怀紫髯郎，冠佩见突兀。又《范宽秦川图》曰：紫髯落西云，君长剑倚天。冠切云望之，见之不可亲。皆于伯玉殁后作也。《秦川图》注云：予七年前过郾城，伯玉知予来而都无宾主，意予亦偃蹇而去，尔后虽愿交而髯殁矣，未尝不以为恨也。

金亡不仕，著书以终，而于当时客于郾城之士，君子皆有以章之后之人，得因其诗与文以考见诸人之大略。南宫张伯玉亦尝居郾城，从裕之游，与知几、子和推明守真之学，所以通其塞而救其偏者用力甚博。伯玉固家世传医者也。元延祐时，郾城人建祠以祀珏、九畴、从正，予可、山堂老人，谓之五老，云传豫愿以山堂老人为常仲明。按：《遗山集》于仲明有挽辞，有墓铭，不云山堂之号，珏、九畴、从正、予可，皆金遗民，用晦入元为真定府学教授，疑非也。山堂之姓名，虽元人不能言而谓更数百年后乃得之，又不能举其籍，其果足以传信乎？《郾城县志·卷二十四·耆旧篇七》，民国·陈金台纂辑，民国二十三年（1934）刊本影印，1263-1265。

麻九畴

（元）麻九畴，字知几，初名纯，其先易州人，后迁于许州之郾城。幼颖悟，三岁能识字，七岁能草书，作大字有及数尺者，人号为神童。一时名士如元遗山、赵君玉辈，咸与之游。元翰林王文忠公磐亲友业于其门，金兴定间征入京，由太常寺大祝迁应奉翰林文字，故当时又称为麻徵君。云金正大间，国势将危，遂弃官归乡，偕张伯玉、张子和、山堂老人王南云为滱上之游，市民野老皆相与亲狎，渐渍熏陶，咸获其益。元至顺间郾人景慕其德，建五老堂祭祀之，其所作诗文《元遗山》尝集之于《中州集》。《郾城县志·卷六·流寓》，清·荆其惇，傅鸿邻纂修，清顺治十六年（1659）刻本，54-55.

（元）麻九畴，字知几，易州人。三岁识字，七岁能草书，作大字有盈数尺者，一时目为神童。金南渡后，九畴因寓居郾蔡间入遂平西山，始以古学自力，博通五经。正大初，以荐迁至应奉翰林文字，而性恣野逸，高蹇自便，与人交一语不相入，则径去不返，顾自度终不能与世合，遂谢病去，居郾城。为文精密奇健，诗尤工，后以避谤，持戒不作。初因经义学易，又喜邵雍皇极书，因学算数，后喜卜筮射覆之术，晚更喜医，与名医张子和游，尽传其学。

子和，名从正，睢州考城人，亦云宛丘人。其法宗刘守真，用药多寒凉，然起疾救死多取效。古有汗下吐法，世传黄帝歧伯所为也，从正用之最精，号张子和汗下吐法。因推明岐黄之学，为说累数十万言，求九畴为之润色。时崞县常用晦仲明亦同居郾城，能探从正微旨，亲识间有谒医者，助为发药，多所全济，用是亦知医。用晦与中山赵君玉故与九畴善。八年，蒙古兵日迫，九畴议与仲明、君玉赴元裕之于内乡，卜之不吉，乃止。明年天兴元年（1232），蒙古兵入河南，九畴挈家走确山，为军士所得驱至广平，疠死。其子弟最知名者有永年王磐，磐字子炳，始从其父居鲁山，年方冠，至郾城，学于九畴，客居贫甚，日作糜一器，尽为朝暮食，而为学愈力焉。

（元）麻九畴，字知几，易州人。三岁识字，七岁能草书，作大字有及数尺者，一时目为神童。章宗召见，问："汝入宫殿中，亦惧怯否？"对曰："君臣，父子也。子宁惧父耶？"上大奇之。弱冠入太学，有文名。南渡后，寓居郾、蔡间，入遂平西山，始以古学自力。博通《五经》，于《易》《春秋》为尤长。兴定末，试开封府，词赋第二，经义第一。再试南省，复然。声誉大振，虽妇人小儿皆知其名。及廷试，以误绌，士论惜之。已而隐居不为科举计。正大初，门人王说、王采苓俱中第，上以其年幼，怪而问之。乃知尝师九畴。平章政事侯挚、翰林学士赵秉文连章荐之，特赐卢亚榜进士第。以病，未拜官告归。再授太常寺太祝，权博士，俄迁应奉翰林文字。九畴性恣野逸，高蹇自便，与人交，一语不相入则径去不返。顾自度终不能与世合，顷之，复谢病去。居郾城，天兴元年，大元兵入河南，挈家走确山，为兵士所得，驱至广平，病死，年五十。

九畴初因经义学《易》，后喜邵尧夫《皇极书》，因学算数，又喜卜筮射覆之术。后以避谤忌，持戒不作。明昌以来，称神童者五人，太原常添寿四岁能作诗，刘滋、刘微、张汉臣后皆无称，独知几能自树立，耆旧如赵秉文，以征君目之而不名。《郾城县志·卷二十四·耆旧篇七》，民国·陈金台纂辑，民国二十三年（1934）刊本影印，1260-1262.

张从正

（金）张从正，字子和，宛丘人，寓居郾城。精于医。贯穿难素之学，其法宗刘守真，川药多寒凉，然起疾救死多取效。古医书有汗下吐法，亦有不当汗者，汗之则死，不当下者，下之则死，不当吐者，吐之则死。各有经络脉理，世传黄帝岐伯所为书也，从正用之最精。号张子和汗下吐法，妄庸止习其方剂，不知察脉原病，往往杀人，此庸医所以失其传之过。兴定中召补太医，既退与麻知几、常仲明辈游，讲明经书奥义，辨析至理，其所著有《六门三法十形三疗》《神效名方》《儒门事亲》等书行于世。《郾城县志·卷六·流寓》，清·荆其惇，傅鸿邻纂修，清顺治十六年（1659）刻本，55.

赵大猷

（明）医学训科，高皇帝洪武，赵大猷，本县人，医生。《许州志·卷五·选举志（郾城县）》，明·张良知纂修，1961年据明嘉靖十九年（1540）刻本影印，43.

王举

（明）医学训科，文皇帝永乐，王举，本县人，医生。《许州志·卷五·选举志（郾城县）》，明·张良知纂修，1961年据明嘉靖十九年（1540）刻本影印，43.

张秀

（明）医学训科，睿皇帝天顺，张秀，本县人，医生。《许州志·卷五·选举志（郾城县）》，明·张良知纂修，1961年据明嘉靖十九年（1540）刻本影印，43.

谢晟

（明）医学训科，纯皇帝成化，谢晟，本县人，医生。《许州志·卷五·选举志（郾城县）》，明·张良知纂修，1961年据明嘉靖十九年（1540）刻本影印，43.

沈渊

（明）医学训科，纯皇帝成化，沈渊，本县人，医生。《许州志·卷五·选举志（郾城县）》，明·张良知纂修，1961年据明嘉靖十九年（1540）刻本影印，43.

李中士

（明）李中士，大同断事李鹏次子。性刚果，善谈论，少业儒，既而学医。父久病，中士尽技疗之，不能得乃割股进父。署令杨询其邻里师儒，皆曰然。书"孝行"字以表之。《郾城县志·卷十六·孝行》，清·傅豫纂修，清乾隆十九年（1754）刻

本，5.

（明）李中士，性刚果，善谈论，少习儒生业，既而学医。父久病，尽其术以疗。未能愈，乃割股进父，父病已。署知县杨邦梁，询其邻里师友，咸曰然。书"孝行"二字以表之。《郾城县志·卷二十·耆旧篇三》，民国·陈金台纂辑，民国二十三年（1934）刊本影印，1056.

赵鉴

（清）赵鉴，字克亮，读儒书，通医术。居家甚严，教子孙五六人，皆庠士。成化元年（1465），知县张惟善延为乡饮正宾，缙绅咸推服。《郾城县志·卷之六·人物志义士》，清·荆其惇，傅鸿邻纂修，清顺治十六年（1659）刻本，28.

（清）赵鉴，字克亮，以儒者而通于医。居家严，重教，子孙五六人，皆为诸生。成化元年（1465），知县张惟善延为乡饮正宾，一时士大夫之与于礼者，咸属目焉。鉴固不仅以医称，然为医者，必谙药论，历多端而始能精。又必习于儒家言，而后不昧乎理，非积以岁月，未易期也。乡里言克继乎鉴者，则有：卢阶平、魏遇顺、高位东、高峻峰，皆耆年而明于医。《郾城县志·卷二十·耆旧篇三》，民国·陈金台纂辑，民国二十三年（1934）刊本影印，1056.

卢阶平

（清）卢阶平，字衡云，生员，精于岐黄之学，多所施济，而教子以义，著书垂范，其家世世守之不替。《郾城县志·卷二十·耆旧篇三》，民国·陈金台纂辑，民国二十三年（1934）刊本影印，1056-1057.

魏遇顺

（清）魏遇顺，居西皋大王湾村（今漯河市召陵区召陵镇西皋村），娴于《素问》。有乞人三，卧病于村之龙王庙，遇顺见而恻然。脉其病，可治，剂药饮之，咸愈。平日息讼睦邻，人所推重。《郾城县志·卷二十·耆旧篇三》，民国·陈金台纂辑，民国二十三年（1934）刊本影印，1057.

高位东

（明）高位东，字乙亭，岁贡生。于书盖无不阅，以宿学著称，而尤精于医，善起沉疴。他人所束手者，位东施治，立愈，若有神授。性耿介，愈者或谢以钱，必却。年至九十余，齿既落而复生，所谓黄发儿齿者是也。族孙云从。《郾城县志·卷二十二·耆旧篇五》，民国·陈金台纂辑，民国二十三年（1934）刊本影印，1177.

张炳灿

（明）张炳灿，精外科，不售药以索值。治病愈，不受谢。邓襄保下五甲张十义者为炳灿故，有籍书之名，则令花户轮流，公支其差而已不与焉。是皆毗人之流，不徇俗以推移者也。《郾城县志·卷二十二·耆旧篇五》，民国·陈金台纂辑，民国二十三年（1934）刊本影印，1176-1177.

张民庆　雅得所

（清）训科：雅得所，医生。张民庆，医生现克。《郾城县志·卷五·师儒》，清·荆其惇，傅鸿邻纂修，清顺治十六年（1659）刻本，36

高峻峰

（清）高峻峰，字攀云，容貌魁梧，修身行医，所活者至多。遇贫者，则赠以药，遐迩争颂其德。凡此诸人，位东最有名，而阶平、遇顺、峻峰，咸以济人为事，不惟其术之精，好行其德，诚有足多，故年咸逾乎八十焉。峻峰为嘉庆时人，自明以逮乎，是时人之，称者只此，然则医之为道，实难顾，乃鲁莽期获乎？《郾城县志·卷二十·耆旧篇三》，民国·陈金台纂辑，民国二十三年（1934）刊本影印，1057.

张尧峰

（清）张尧峰，字唐岩。性淡泊，寄情花树，欣然自得度终岁。一家衣食所需有余，则出以济人。族党贫乏者，凶吉之费，恒赖之。拾药以疗疾病，出资以解争讼，力行不倦，门内萧然。子二，长松姿，生员，次松龄，咸能以孝义世其家。《郾城县志·卷二十二·耆旧篇五》，民国·陈金台纂辑，民国二十三年（1934）刊本影印，1162.

王钦　王贯一　王化龙　王锦堂　朱文朗

（清）王钦，监生，世业医，尤精喉症。贫民求医者，取药不索值。同治初，岁饥，时疫大作，钦所医，全活甚众。贷于人者钱数百千，因思负者多贫人，遂焚其券，乡人德之，以"杏林春暖"额其门，年七十余而卒。子化龙，世其业。而王锦堂，世以眼科著称。自其身以逮，其孙贯一，父子祖孙三世，五人咸精其业，所谓金针还瞳人也。朱文朗，亦以眼科名，自高曾以来，未尝析居。至光绪之初，县以"九世同堂"旌其门。《郾城县志·卷二十三·耆旧篇六》，民国·陈金台纂辑，民国二十三年（1934）刊本影印，1217-1218.

胡中清　李怀瑗　李怀亮　梦昭纶　梦昭统

（清）胡中清，字冰玉，生员。少贫，博涉经籍，教于乡里。中年患痛，久不愈，乃遍读《方脉》诸书，始为自疗计，既通其学，遂应人之求，奇险之症，应手辄愈。不求仕进，律己维严。尝以论语《人则孝》一章教人，曰：不如此，则非人。居家，本其所得于医者，著书以终。而李怀瑗、李怀亮与梦昭纶、昭统，皆以医著闻于邑。怀瑗，字玉如，知二十七脉，识五运六气，亦著有书。昭纶，字经斋。昭统，字绪臣，兄弟也，皆生员。《郾城县志·卷二十三·耆旧篇六》，民国·陈金台纂辑，民国二十三年（1934）刊本影印，1218-1219.

（清）《医方独断》《医学驳误》，胡中清撰。《郾城县志·卷十六·艺文篇下》，民国·陈金台纂辑，民国二十三年（1934）刊本影印，771.

李怀瑗

（清）《学医捷术》四卷，李怀瑗撰。《郾城县志·卷十六·艺文篇下》，民国·陈金台纂辑，民国二十三年（1934）刊本影印，771.

黄顺兴

（清）黄顺兴，字麟祥，居邑西北前黄庄。光绪丁丑岁大饥，京水镇邓姓逃荒至其村，村之无赖子劝鬻其少媳，复兴闻而怒呵无赖子，斥去之。出钱五千助邓，劝其勤苦自力，磨粉贸易为活，邓乃安焉。数年归，稽首言别，盖依依不忍去。黄氏世医，复兴以母病目，乃发先人所藏书而习之，为母疗治，母病既愈，遂以眼医得名。设肆于郑州，乞医者趾错于门。辛丑之岁，车驾东迁，复兴老矣，以耆民迎跸道左，获赐银牌云。《郾城县志·卷二十三·耆旧篇六》，民国·陈金台纂辑，民国二十三年（1934）刊本影印，1239-1240.

张楷

（清）张楷，字子端。幼学饬行，不与流俗，迁移所居在临颍、郾城之间，两邑之士皆重之。通于医，所活者无算。与杜楷、王楷，同时为廪生，负一时之望，人称廪生中有三楷，谓足以楷模乎士林焉？杜楷、王楷，自有传。《郾城县志·卷二十三·耆旧篇六》，民国·陈金台纂辑，民国二十三年（1934）刊本影印，1244-1245.

谢长

（清）《易经集解》《春秋集解》《四书集解》《星象考》《痘疹正宗批解》，谢长撰。所著五种，惟《易经集解》尚存。其书首列魏伯阳所传河图洛书，兼朱氏启蒙诸图，大抵以纳甲应宿为本，供古卜之用者。然其诂字释义罗列成说，未尝出以臆断于互体变体，亦间及之，非有家法之言，用力固勤。卷首脱，简不得其所署之名，所谓《集解》者，亦相传之词也。《郾城县志·卷十六·艺文篇下》，民国·陈金台纂辑，民国二十三年（1934）刊本影印，760.

陈九川

（清）陈九川，疏继入医士，徐鳌以医谏吏部郎中。《郾城县志·卷二十·耆旧篇三》，民国·陈金台纂辑，民国二十三年（1934）刊本影印，1048.

周金镕

（清）周金镕，字镜初，岁贡生，工为文，亦精于医。自少至老，朴素持己，屏绝纷华，曾不随俗推移，人亦无敢以非礼干者。《郾城县志·卷二十三·耆旧篇六》，民国·陈金台纂辑，民国二十三年（1934）刊本影印，1202.

刘怀逊

（清）刘模，长乐信郡人。太和中，自中书博士。子怀恕，甚收颍川情和至襄武将军，本州冠军府功曹参军。怀恕弟怀逊，颇解医术，历位给事中，卒于左军将军镇远将军。《郾城县志·卷二十四·耆旧篇七》，民国·陈金台纂辑，民国二十三年（1934）刊本影印，1257-1258.

第二节　舞阳县

鹿伦　华林森　韩万登　周保善

（清）鹿伦，北舞渡乡鹿店村人，生于清代雍正年间，著有《鹿伦小脉决》，广为传抄。该书易学、易懂、易用。以浮、沉、迟、数四大纲脉引经、引症、引药，皆辨析分明。鹿伦还撰写有《鹿伦药性赋》《七科方要》及妇科、儿科等多种著述；鹿伦墓碑正面刻其脉冲决、背面镌其药性赋。惜毁于1958年。《舞阳县志》，河南省舞阳县志编纂委员会编，中州古籍出版社，1993年12月，388.

鹿伦，北舞渡乡鹿店村人，生于清代雍正年间。鹿伦年轻时，舞阳灾荒频仍，疾病流行，民不聊生，他目睹人民的痛苦，决心放弃仕途，立志做一名医生，为人民解除疾病痛苦。他精心研究古代医书，精通中医经典，医道高明，有"神医"之称。鹿伦根据自己的行医实践又结合前人脉书，编著了《鹿伦小脉决》《脉理精要》等书，以"浮沉迟数"四大纲脉，引经、引症、引药，通俗易懂，广为流传，为舞阳中医初学者必读之书。嘉庆元年（1796），恩赏九品顶戴。鹿伦一生培养了不少徒弟，如北舞渡乡鹿店村的华林森，马村乡黄林村的韩万登，姜店乡隆周村的周保善，皆一方名医。《舞阳县志》，河南省舞阳县志编纂委员会编，中州古籍出版社，1993年12月，447.

董文明

董文明（1898—1984）姜店乡董寨村人，董氏妇科传人。曾任县人民医院妇科主治医师，擅长妇科的经、带、胎、产症，尤长于产褥热病的治疗。《舞阳县志》，河南省舞阳县志编纂委员会编，中州古籍出版社，1993 年 12 月，388.

杨永先

杨永先眼科，始于清代中期，盛于民国年间。民国十二年（1923）注册"铁鹿"商标。紫金锭眼药，主治火眼；瑙砂眼药膏，主治攀眼（翼状胬肉），其眼药远销省外。《舞阳县志》，河南省舞阳县志编纂委员会编，中州古籍出版社，1993 年 12 月，388.

第三节　临颍县

安肃

（明）安肃，训科琚之子，疗人应手立效。成化中，入太医院，四十年而还，时黄惠脉药之妙，亦与肃齐名。《临颍县志·卷之六·人物方技》，清·李馥先纂修，清顺治十七年（1660）刻本，61.

李泰

（明）训科，李泰，本县人，医生。《临颍县志·卷五·官师》，清·李馥先纂修，清顺治十七年（1660）刻本，36

安琚

（明）训科，安琚，宣德三年（1428）任，医生。《临颍县志·卷五·官师》，清·李馥先纂修，清顺治十七年（1660）刻本，36.

尚诚

（明）训科，尚诚，成化四年（1468）任，医生。《临颍县志·卷五·官师》，清·李馥先纂修，清顺治十七年（1660）刻本，36.

尚琬

（明）训科，尚琬，二十一年任，医生。《临颍县志·卷五·官师》，清·李馥先纂修，清顺治十七年（1660）刻本，36.

尚璋

（明）训科，尚璋，本县人，医生。《许州志·卷五·官纪志（临颍县）》，明·

张良知纂修，1961 年据明嘉靖十九年（1540）刻本影印，39.

鲁纪华

鲁纪华（1891—1973），台陈乡铁犁耙人。青少年时期在山东邹县习医，1958 年就职于临颍县人民医院，任中医师，系河南省卫生厅 1964 年备案 99 位名老中医之一。专长中医妇科，擅长针药并用。《临颍县志》临颍县志编纂委员会编，李留根主编，中州古籍出版社，1996 年 10 月，746.

第十二章　三门峡市

第一节　灵宝县

焦长禄

（明）焦长禄，字廉堂，候选县丞。举大宾，事亲孝，且精医术，寿八十一。《灵宝县志·卷七·人物》，民国·孙椿荣修，张象明等纂，民国二十四年（1935）重修铅印本，364.

王羡曾

（清）王羡曾，字肖先，平村人，邑庠生。历办地方公益，不支分文薪水。精医术，寒暑无倦，毕生不受谢，仅人称为真读书者云。《灵宝县志·卷十·孝悌忠义》，民国·孙椿荣修，张象明等纂，民国二十四年（1935）重修铅印本，758.

张拜昌

（清）张拜昌，官庄原廪生。幼失怙，事母至孝，母不悦，常跪赎过，一钱不入私室。妹适任氏家贫，公恤之。厚设义学，捐葬地，办公益，精岐黄，实孝子亦才人也。《灵宝县志·卷十·孝悌忠义》，民国·孙椿荣修，张象明等纂，民国二十四年（1935）重修铅印本，766.

李锡庚

（清）李锡庚，阎李村人，字少白。事亲孝，持己廉，处世和平，以增贡举孝廉方正。精岐黄，活人无数，所著有《静宜集养性篇》《医方心得》。尤精于诗，有二十四节咏及各种诗歌，仅录其《田间即事》一首，以见一班。诗云："山衔落日照东坡，晚景田间乐事多。散步归来逢野老，今年场麦打若何。"《灵宝县志·卷十·孝悌忠义》，民国·孙椿荣修，张象明等纂，民国二十四年（1935）重修铅印本，770.

常步增

（清）常步增，庠生，常家湾人。母病，延医服药不效。医曰：凡病人不愈，视粪之淡臭，淡则生，臭则死。尝之淡，心甚喜。竭力调养，果月余而愈。《灵宝县志·卷之五·忠义孝悌》，清·周涂，方胙勋主修，清光绪二年（1876）刻本，7.

许瑹

（清）许瑹，增生，杏花村人。初习举子业，博极群籍。以家贫，遂攻岐黄术，尤邃仲景《伤寒论》，每岁全活者甚众。同治初，粤匪攻破村砦，时年六十四，骂贼不屈，被戕死，入忠义祠。《灵宝县志·卷之五·忠义孝悌》，清·周涂，方胙勋主修，清光绪二年（1876）刻本，10；《灵宝县志·附卷后二·孝悌忠义》，民国·孙椿荣修，张象明等纂，民国二十四年（1935）重修铅印本，1069.

赵克敬

（清）赵克敬，字纯修，大阎村人，贡生。嗜学敦伦，尝以族姓繁衍，修辑家乘，兼精岐黄术，济人无德色。又屡焚券契，赈济邻里，人尤感激之。《灵宝县志·卷之五·忠义孝弟》，清·周涂，方胙勋主修，清光绪二年（1876）刻本，12；《灵宝县志·附卷后二·孝悌忠义》，民国·孙椿荣修，张象明等纂，民国二十四年（1935）重修铅印本，1072.

陈修

（清）陈修，字敬斋，贡生。嘉庆中，输粟助饷。凡遇人有缓急，竭力资助之，不使知。兼善医术，堪与，家言，有求辄往，无倦色，牛庄村人。《灵宝县志·卷之五·忠义孝悌》，清·周涂，方胙勋主修，清光绪二年（1876）刻本，13；《灵宝县志·附卷后二·孝悌忠义》，民国·孙椿荣修，张象明等纂，民国二十四年（1935）重修铅印本，1073.

张跻堂

（清）八品衔张跻堂，字公甫，诸生，含之子也。业医，推幼科独步，每晨起，襁负至其门者，踵相接。或见请虽迂曲，必诊视之无难色。往往至夜分不倦，比就痊酬之金不受馈，以他物亦笑却之，邑令周榜其门，曰：杏林花满城内人。《灵宝县志·卷之五·忠义孝悌》，清·周涂，方胙勋主修，清光绪二年（1876）刻本，16；《灵宝县志·附卷后上·孝悌忠义》，民国·孙椿荣修，张象明等纂，民国二十四年（1935）重修铅印本，1079.

邵际泰

（清）邵际泰，字运三，城内人，州同衔。少折节读书，长精岐黄术，自得伤寒世验一编，尤称专门名家。凡求诊无分贫富雨夜，有请即往，数十年无倦心，全活甚众。比治愈酬之，金不受馈，以他物婉辞，有古君子风。《灵宝县志·卷之五·忠义孝悌》，清·周涂，方胙勋主修，清光绪二年（1876）刻本，17；《灵宝县志·附卷后上·孝悌忠义》，民国·孙椿荣修，张象明等纂，民国二十四年（1935）重修铅印本，1082.

程氏

（清）邵际泰妻，程氏，名门女，善针小儿惊风症，踵门求治无虚日，众呼救婴菩萨。邑令王书"杏林媲美"，额荣其门。《灵宝县志·卷之五·忠义孝弟》，清·周涂，方胙勋主修，清光绪二年（1876）刻本，17；《灵宝县志·附卷后上·孝悌忠义》，民国·孙椿荣修，张象明等纂，民国二十四年（1935）重修铅印本，1082.

彭朴庵

（清）彭朴庵，彭朴翁，今晋藩参政，东溪彭公之父也。东溪自锁闱奉天子命，建牙于汾水之上方，九月而朴庵翁卒于家。于是东溪公至自于汾上，伯兄陆野大尹公至自山阳，皆匍匐洒泪星行而来，哀痛宅忧以敦葬事。贲亦家难蓼集吊二公而增歔，二公戚然泣下曰：哀哀先君逝矣，吾子可无言乎？贲于是归而作《朴庵翁传》。盖予与二公少同笔砚，而东谿公又同举于乡也。以通家骨肉相视者数十年，余固稔知翁哉。

传曰：翁姓彭氏，讳仪，字大礼，别号朴庵，其先商贤大夫之裔也。近世谍逸莫考，曾大父、显大父、满父珪世居灵宝下坡头村，隐德弗耀然，族姓整睦，为乡评重。母黄氏以成化丙午九月二十日生翁，端悫雅重有异质，与兄儒习举子业，俱负时名。兄早卒，遂废业力田，用孝养厥父母，扩产饶裕。岁时洗腆致酒，合族属为父母庆，承顺婉愉意，效楚菜之娱。母氏善念颛笃，常焚修祈请于名山川，南陟武当，西登太华，翁为里羸跋涉从之，虽以十数不少懈，其奉养殷勤类如此。与弟伦同居，垂白友爱特至，及析产相让无间言，抚侄简若已出。为延师，设家塾，群诸子弟而训迪之，乐为供馈。见其亲贤取友则愈益喜，或惰游燕辟则滋不悦，以故诸子弟皆奋勉就学，而彭氏彬彬然，咸称儒矣。

尝独行道拾遗金，谙俟物色者至，悉举以还。平居乡井，温恭坦夷，和易开爽，未见有疾言遽色。终身与物无忤其纷争者，诣质翁为理遣数语，即自解谢去。亦或愧悔为翁知状者，虽太邱化邑彦方望庐，拟此何殊焉。初戊子岁大饥，翁出所积粟数百石，贷里闾之饿者。己丑又饥，翁复以其余粟贷之如前，多所全活。既而即焚券不责其偿，自是家稍落时至窘乏，翁处之泰然无难色。甲午东溪兄弟同补廪膳员，癸卯东溪公举于乡，丁未登进士第，尹于大名之滑以禄养迎翁至官所，敷德树声，滑人至今思之，盖翁有家教也。

及擢给舍翁从之入京，封驳大议与翁商榷，方而不刿，圆而不窬，又为名台，朝绅皆动色礼下。翁乃与锦衣郑兰齐封"君马蕙坡"，诸老凡十有二人焉，皆庞眉渊德，角巾雅服，结为会社。即碧云寺昆庐阁西湖诸胜，概日邀游赏聚，饮极欢情，神畅怡达，观高蹈真，香乐社之遗风也。仍各绘一幅藏以世，讲内翰美公题曰"燕台耆社图"，知者传颂，以为一时盛事。及东豁公陟今官，而伯兄陆野亦诣任山阳，皆画锦过里，拥驺乘轩，门望赫奕，诸子孙称觞为寿满前，翁乐之。于是葺宇家林，寻念亲戚故旧，陟巘临流徜徉夷，犹不复从二子行矣。至是感淋疾，百方不治，遂卒，享年七十有四。

呜呼！往余丙辰岁，举进士谒翁，翁喜慰劳，再三谕以居官守己之要，凿凿可则及余，调章邱令，又以书抵余父中川。翁曰：贤郎辈身名已立，吾欲与先生为故乡昊首之欢。父亦书旋答雅相结许。呜呼痛哉，岂意昊天不吊，父亦戊午十一月二十九日终于章邱官舍，而翁以己未十二月某日竟不起，于家耶相继仅愈年。

呜呼痛哉！翁素喜黄老嘘吸引导之术，而吾父亦然，故又式相好也。如参同契悟真篇类，皆往复讲究，务极精核。每自谓有得，尤笃爱纯阳文集曰：此元学宗的也，以授东豁公梓行大方，伯孔文谷为校正序，简端改题，元览编以广其志。自东豁公以进士官十余年，阶三品，而翁之封贻尚滞于时，例侍讲毅斋，请加寿官冠服，故翁又称寿官云。

呜呼！其将大有所授耶，配孺人杨氏先翁年矣，其徽音见于尚书。孙东毅员外郎许近田所为志状，子男五长符即山阳尹，积学累行，凡七举不第，游成均誉闻籍甚，任山阳，甫五月而以翁艰归。次筹晋府典膳。次范即参政，公英姿伟度，负志杰才，当为国家贤宰辅。次箴太医院医官。次籍邑庠廪膳员。《灵宝县志·卷九·文艺下》，民国·孙椿荣修，张象明等纂，民国二十四年（1935）重修铅印本，26-29.

苏英

（民国）苏英，北京燕京大学医预科肄业。《灵宝县志·卷六·教育》，民国·孙椿荣修，张象明等纂，民国二十四年（1935）重修铅印本，257.

陈阅明

（民国）陈阅明，赵五人，可兴之曾孙，北京大学医科毕业。《灵宝县志·卷六·教育》，民国·孙椿荣修，张象明等纂，民国二十四年（1935）重修铅印本，257.

薛贯一

（民国）薛贯一，字希曾，营田人，北京陆军军医学校毕业。《灵宝县志·卷六·教育》，民国·孙椿荣修，张象明等纂，民国二十四年（1935）重修铅印本，264.

第二节 陕 县

伊尹

（商）伊尹，名挚古，莘州人，耕于莘野，汤以币聘之，始幡然起，伐夏救民，以天下为己任。太甲时，居阿衡之位，作书以训王。《陕州直隶州志·卷之八·人物一》，清·赵希曾主修，清光绪十七至十八年（1891—1892 年）刻本，1.

安居

（明）安居，结庐魏野，草堂之西，少游赏序，后遇异人，得吐纳之术。谢诸生去，有时顿餐斗米，有时二三日不食，亦不饥，且精通象纬及遁甲等书。尝为诗云：金丹一点透泥丸，陷隐溶溶造化端。混沌一团炉内雪，乾坤雨朵沼中莲。五行部列分天地，八卦开张列圣贤。识此机中真妙理，有何沧海不升巅。后近百岁无疾而卒。《陕州直隶州志·卷之十五·纪遗纪异》，清·赵希曾主修，清光绪十七至十八年（1891—1892 年）刻本，31.

潘桂

（明）潘桂，夜行拾金一裹，重四十两，有罗三友姓名，晨起访远之，其人割金谢，不受。至关帝庙，见廊下卧一病夫，施药调理，及愈给路资遣之，州守表其门。《陕县志·卷十七·人物二》，民国·欧阳珍修，韩嘉会等纂，民国二十五年（1936）铅印本，614.

赵崇信

（明）赵崇信，力田有儒风，好济物乡里，贫不能殓，及客死者给棺具。病者施医药，三十余年如一日也。《陕县志·卷十七·人物二》，民国·欧阳珍修，韩嘉会等纂，民国二十五年（1936）铅印本，614.

（明）赵崇信，力田有儒风，好济物乡里，贫不能葬，及客死者为施棺木。延医施药三十余年，远迩求者无虚日，不受资谢。《重修直隶陕州县志·卷十·人物》，清·乾隆二十一年（1756 年）刻本，31.

石盘国

（清）石盘国，比国医学专科（毕业）。《陕县志·卷十六·选举志》，民国·欧阳珍修，韩嘉会等纂，民国二十五年（1936）铅印本，529.

胡殿杰

（清）陕州胡殿杰，医学典科。《陕州直隶州志·卷之五·职官》，清·赵希曾主修，清光绪十七至十八年（1891—1892）刻本，44.

齐望溪

（清）齐望溪，字筱磻，雷家湾人，清附生，设帐三十年，门下士多有知名度者。民国十五（1926）年充任第一区区长，时兵戎频兴，兵差浩繁，民大苦，望溪尝以民穷财尽为词，抗不与至，甘受羁绁不顾也。区部经费向摊自民间，望溪独裁员役，祗留一区丁守门，淡饭粗粝，亲手烹煮，减轻负担，民咸感激。晚年精岐黄术，凡有请无不应，立起沉疴者不可以数计。二十四年（1935）二月二十日以疾卒于家，年六旬有七。殁后身无长物，家徒四壁而已。《陕县志·卷十七·人物一》，民国·欧阳珍修，韩嘉会等纂，民国二十五年（1936）铅印本，590.

马超元

（清）马超元，定伯群，河底村人。幼颖悟，读书过目成诵，后以家贫辍学，经营贸易，暇则浏览古今稗官野史。晚年精岐黄术，医人未尝求报。尝拾遗券数百金，慨然焚之。有何某者，持金来偿，超元曰：吾既焚券于前，何得索偿于后，失信于人，吾不为也。竟拒不受。癸亥春岁饥，家无余资，乃假货息金，购米济人，乡人义之，性豪放不检细行，然勇于义举，虽受困厄不避也。富记忆，虽年已老耄，双目失明，而说部传奇中之忠奸贤愚，凡经超元过目者，皆言之继续。即甚丛琐之事，所医人药方千余条，亦能一一记之。年九十，于民国某年卒。《陕县志·卷十七·人物一》，民国·欧阳珍修，韩嘉会等纂，民国二十五年（1936）铅印本，593.

赵海涵

（清）赵海涵，增生。性耿直，有干才。咸丰二年（1852），佐州牧邱君，创修七里涧源桥，并堂镇东瓦窑沟桥、石堆西桥具有条理。又精岐黄术，活人无算，寿六十有五。《陕县志·卷十七·人物二》，民国·欧阳珍修，韩嘉会等纂，民国二十五年（1936）铅印本，622.

齐桂

（清）齐桂，家小康，亲族有不能婚葬者，尝力助之。精岐黄术，专以济世为心，不受馈遗。咸丰初年，瘟疫流行，桂和药施人，全活无算。其他善行尤多，难以枚举。《陕州直隶州志·卷之九·人物二孝义》，清·赵希曾主修，清光绪十七至十八年（1891—1892）刻本，40.

吉来临

（清）吉来临，生员。同治元年（1862），捻逆扰境，镇人失业乏食者来临，出财粟赈济。尤精小儿科，活婴儿无算，四方感德，殁后树万人碑以志之。《陕县志·卷十七·人物二》，民国·欧阳珍修，韩嘉会等纂，民国二十五年铅印本，623；《陕州直隶州志·卷之九·人物二》，清·赵希曾主修，清光绪十七至十八年（1891—1892）刻本，41.

王登墀

（清）王登墀，字子丹，樊村人。父增瑞，以学行负乡望。登墀少承庭训，学有渊源。光绪某年入邑庠，改革后曾膺陕县公款局局长，称廉能。家居热心公益，善以岐黄济人，外科尤精，乡人利赖者甚众。晚年提倡教育，尤力尝出资创设樊村育英学校，充校长数年，能以身作则，成绩为陕县最。专员欧阳珍屡褒奖之。民国二十五年（1936）一月以劳至疾，卒于家，享年六十三岁，士林为之哀悼。子道正，从军政有年，历任龙关、宣化县长，有令名家声，日益光大云。《陕县志·卷十七·人物》，民国·欧阳珍修，韩嘉会等纂，民国二十五年（1936）铅印本，634.

宁元善

（清）宁元善，字长斋。少贫不能专力于学，采薪汲水，以书自随。旋出授读自给，补诸生，应乡试不售，遂绝意举子业，专精儒书。闻山西薛于瑛倡明正学，欣然从之。游既归，益信宋五子，为孔孟真传，致力于小学"近思录"。设教乡里，诱掖后进，历久不倦。性至孝，在外思亲，风雨必归，侍亲疾亲尝汤药，左右无违。居丧如礼，初析产让腴取薄，既弟侄破其产，辄以所分田宅与之，且屡振给焉。暇与里中长老订村规，行乡饮立社仓，重冠昏礼，思以所学，确然见之，行事终岁。贡生元善，持守刚毅，居心宽厚，闻称人善必询其祥，闻不肖则为复置词，及卒闻者多为流涕。南海璟来为知州，刻其所著，丁戌纪灾，又有《农医寓言疑问册》《诗文杂著》藏于家。《陕县志·卷十七·人物》，民国·欧阳珍修，韩嘉会等纂，民国二十五年（1936）铅印本，572-573.

齐太封

（清）齐太封，字履先，后川人。幼颖悟，读书过目成诵。由拔贡登贤书观察，孔公奇其才，委主砥柱书院。晚年究心岐黄，以济世为怀，性和平乐易，不立崖岸。遇人之急无论贫富贵贱，虽夜必往，以故其卒也，人多思之不置云。《陕县志·卷十七·人物》，民国·欧阳珍修，韩嘉会等纂，民国二十五年（1936）铅印本，576.

张坤

（清）张坤，字子厚，会与镇人。年十三入郡庠，旋食廪饩，父少柳忧其勤苦，恒戒以节学，坤于定省时作安闲状以慰亲，退辄刻苦自励，焚膏继日，学殖益进。……于民国九年（1920）十一月，以疾卒于渑池寓所，时年四十有七。所著《兵法十三家类要》《左传分类》《陕县乡土志》《中西医学串解》等书，惟《兵法十三家类要》梓行。《陕县志·卷十七·人物传一》，民国·欧阳珍修，韩嘉会等纂，民国二十五年（1936）铅印本，579.

（清）张坤著《左传分类》《陕县乡土志》《中西医学串解》。《陕县志·卷二十·艺文》，民国·欧阳珍修，韩嘉会等纂，民国二十五年（1936）铅印本，765.

李大纲

（清）李大纲，性最孝，七岁时值年荒，举家外出就食，母殁于汝州不能归骨。大纲哀恸不辍，及父至家，日夜号泣。十五岁只身奔赴汝州负骸骨归葬，人大奇之，一时学士文人多咏歌其事。尤勤学好问，精医理，济世活人，乡里咸推重焉。《陕县志·卷十七·人物》，民国·欧阳珍修，韩嘉会等纂，民国二十五年（1936）铅印本，624；《陕州直隶州志·卷之九·人物二孝义》，清·赵希曾主修，清光绪十七至十八年（1891—1892）刻本，42.

赵逢选

（清）赵逢选，施药活人，不受馈遗，殁后，一方立碑颂德。《陕县志·卷十七·人物》，民国·欧阳珍修，韩嘉会等纂，民国二十五年（1936）铅印本，625；《陕州直隶州志·卷之九·人物二孝义》，（清）赵希曾主修，清光绪十七至十八年（1891—1892）刻本，43.

杜兆太

（清）杜兆太，绩学未仕，精岐黄术，专心济世，不受馈遗，乡里重之。《陕县志·卷十七·人物》，民国·欧阳珍修，韩嘉会等纂，民国二十五年（1936）铅印本，626；《陕州直隶州志·卷之九·人物二孝义》，清·赵希曾主修，清光绪十七至十八年（1891—1892）刻本，44.

李凤阁

（清）李凤阁，字东方，监生，性善好读书，屡试不第。通岐黄，施药活人，一方被泽。殁后，口碑犹载道云。《陕县志·卷十七·人物》，民国·欧阳珍修，韩嘉会等纂，民国二十五年（1936）铅印本，627；《陕州直隶州志·卷之九·人物二孝义》，清·赵希曾主修，清光绪十七至十八年（1891—1892）刻本，44.

段经元

（清）段经元，监生，经岐黄，活人无算。不受馈遗，人德之匾其门，曰：义活万人。《陕县志·卷十七·人物》，民国·欧阳珍修，韩嘉会等纂，民国二十五年（1936）铅印本，628；《陕州直隶州志·卷之九·人物二孝义》，清·赵希曾主修，清光绪十七至十八年（1891—1892）刻本，45.

卫若梓

（清）卫若梓，字琴斋，城内人。幼聪敏，未弱冠，即入邑庠。值杨学使，岁试以冠军食廪，尤工诗雕刻物。性独出心机，然困于棘围，七荐不售。岁壬午贡于乡，于是无心仕进，先后设帐数十年，一时邑中知名士多出其门，州牧知其学延，为召南书院斋正。会阌乡河岸崩，城墙濒危，观察铁公，以襄办建修事，见委事竣，被推荐以教谕，用然非其志也。晚年精岐黄术，刀圭所及，立起沉疴，文武各署争延，殆无虚日。而尤以贫寒者为急，故人多德之，而无怨言云。《陕县志·卷十七·人物传一》，民国·欧阳珍修，韩嘉会等纂，民国二十五年（1936）铅印本，576.

乔乘淮

（清）乔乘淮，素性敦朴，设药局济人，贫不计利，有负欠者不责偿，里人感德立碑颂之。《陕县志·卷十七·人物》，民国·欧阳珍修，韩嘉会等纂，民国二十五年（1936）铅印本，628；《陕州直隶州志·卷之九·人物二孝义》，清·赵希曾主修，清光绪十七至十八年（1891—1892）刻本，46.

白鹤

（清）白鹤，年十四入郡庠，事继母以孝闻，母有疾祷于神愿以身代。精岐黄，济世活人，一时推为国手。村有李姓者，贫不能婚，鹤出己财为之完婚亲，亲族乡里受其惠者，不可胜计，以善士称，寿九十四岁而终。《陕县志·卷十七·人物》，民国·欧阳珍修，韩嘉会等纂，民国二十五年（1936）铅印本，629；《陕州直隶州志·卷之九·人物二孝义》，清·赵希曾主修，清光绪十七至十八年（1891—1892）刻本，47.

辛召棠

（清）辛召棠，东樊村人，清附生，以医术名于时。民国戊午岁，瘟疫流行，召棠独运心机参以医理，为人诊治，无不药到病除，一时里人赖全活者无算，著有《医学一得》稿，散佚。《陕县志·卷十七·人物》，民国·欧阳珍修，韩嘉会等纂，民国二十五年（1936）铅印本，631.

张金镜　张克家

（清）张金镜，字旭堂，县城内人，愈聚之裔孙也。旭堂能继祖业，读书为文，光绪癸巳举人。地方重望，常办理公益事业……云子克家，以医名，济人利物，以继父志。《陕县志·卷十七·人物》，民国·欧阳珍修，韩嘉会等纂，民国二十五年（1936）铅印本，633.

刘论

（清）刘论，性孝友，素孤介淡薄。以岁荐任中牟训导，襄城教论皆以行诣铸士。及归里，施药活人，寿九十终。《陕州直隶州志·卷之八·人物一》，清·赵希曾主修，清光绪十七至十八年（1891—1892）刻本，7.

戚以敬

（清）戚以敬，字修斋，一字筱堂，陕城内人。先世有齐正者……民国十一年（1922）六月，匪陷陕城，以敬被掳半月，为群贼医病，贼感其意善释之。自是杜门，不问世事，年五十有九，以民国十六年卒，所著《史论筱堂日记诗文集》皆散轶。《陕县志·卷十七·人物》，民国·欧阳珍修，韩嘉会等纂，民国二十五年（1936）铅印本，585.

卫元爕

（清）卫元爕，道光庚戌进士，补四川永宁县。时瘟疫流行，元爕捐廉，施药饵，舍棺木，瘗枯骨，诸多善政，不可枚举。后七十余告归，优游林下，乐终天年，非公事不入城市，人称其介节云。《直隶陕州县志·卷十·人物志》，清·乾隆二十一年（1756）刻本，41-42；《陕县志·卷十七·人物》，民国·欧阳珍修，韩嘉会等纂，民国二十五年（1936）铅印本，621；《陕州直隶州志·卷之九·人物二孝义》，清·赵希曾主修，清光绪十七至十八年（1891—1892）刻本，41.

杨士拔

（清）杨士拔，以子作榜封武义都尉，性喜推解庸人，施药四十余年。《陕州直隶州续志·卷六·人物》，清·黄璟主修，清光绪十八年（1892）刻本，22.

第三节　渑池县

杨吉

（清）杨吉，慷慨好施。康熙三十年（1691），瘟疫时行，枕尸遍野，具棺瘗埋，捐立义冢约二亩。洛阳友人王好义家贫，欠□□□□□□□□不吝。《渑池县志·卷五·人物》，清·甘扬声主修，清嘉庆十五年（1810）刻本，16-17.

（清）杨吉，康熙三十年（1691），瘟疫时行，枕尸遍野，吉具棺瘗之，又捐义冢二亩许。友人洛阳王好义家贫，时时赒之。《渑池县志·卷之五·民政》，民国·陆绍治主修，英华石印馆，民国十七年（1928）石印本，9.

（清）杨吉，康熙三十年（1691）瘟疫时行，枕尸遍野，捐义冢约二亩，具棺掩埋之。《渑池县志·卷之十七·人物》，民国·陆绍治主修，英华石印馆，民国十七年（1928）石印本，18.

陈天良

（清）陈天良，性至孝，母病欲食地耳，隆冬莫可得，天良冒雪泣觅，忽于雪中得数片，母食之愈。通岐黄，施药活人，不受谢。邑候李给匾，曰：孝廉可风。《渑池县志·卷五·人物孝义》，清·甘扬声主修，清嘉庆十五年（1810）刻本，21.

刘淑文

（清）刘淑文，郡廪生。性孝友，祖遗田产悉让弟天锡，并以己地四十亩给弟耕种，四十年不分租。曰：吾弟食指繁，吾舌耕可糊口也。授徒多所成就。善岐黄，一日冒雨赴乡诊病，或止之，曰：人命危急，俟雨止恐无及。子朴增生。《渑池县志·卷五·人物孝义》，清·甘扬声主修，清嘉庆十五年（1810）刻本，22.

（清）刘淑文，郡廪生。性孝友，祖遗田产，悉让之弟，并以己地四十亩给弟，四十年不分租。曰：弟食指繁，吾舌耕可糊口也。门徒多所成就。善岐黄。子朴增生。《渑池县志·卷之十七·人物孝友》，民国·陆绍治主修，英华石印馆，民国十七年（1928）石印本，13.

史纪孔　史文桂　史学举

（清）史纪孔，邑庠生。居心仁厚，自其父文桂，精岐黄，孔继之，常施药济人。至孙学举，犹世其业。城守营张扁其门，曰：三世儒医。《渑池县志·卷五·人物义行》，清·甘扬声主修，清嘉庆十五年（1810）刻本，23.

（清）史纪孔，庠生。其父文桂，精岐黄，孔继之，施药济人，著手成春。孙学举，犹世其业。千总张匾其门，曰：三世儒医。《渑池县志·卷之十七·人物义行》，民国·陆绍治主修，英华石印馆，民国十七年（1928）石印本，19.

李士林

（清）李士林，通医卜，施药济人。有嵩县少年瞀且病，士林唤至家调治病愈，教以卜，始遣去。捐修治南谷水桥，里人为立善桥碑。倡修治东第一桥及玉皇、三清、药王等庙，享寿八十五。子廉好善，亦如之。《渑池县志·卷五·人物》，清·甘扬声主修，清嘉庆十五年（1810）刻本，24.

（清）李士林，通医卜，施药济人。嵩县少年瞀且病，士林亲为调治，愈后教以卜，始遣去。捐修治南谷水桥，治东第一桥及玉皇、三清、药王等庙，享寿八十五。《渑池县志·卷之五·民政》，民国·陆绍治主修，英华石印馆，民国十七年（1928）石印本，10.

荆文隆　荆士聪　荆维三

（清）荆文隆，监生，善岐黄，施药活人，所制接骨丹尤良。临终嘱其子若孙曰：吾方可以济世，愿世世施之。故其子士聪、孙生员维三，历八十余年，犹按方施给不替。《渑池县志·卷五·人物》，清·甘扬声主修，清嘉庆十五年（1810）刻本，25；《渑池县志·卷之五·民政》，民国·陆绍治主修，英华石印馆，民国十七年（1928）石印本，10.

戴鳌

（清）戴鳌，武生。道光五年（1825），饥，出粟数十石以赈邻里。尤精岐黄，立市舍药，济人之急。子周南、化南，均入武庠。孙清源，克绳祖武，人以为积善之报。《渑池县志·卷之五·民政》，民国·陆绍治主修，英华石印馆，民国十七年（1928）石印本，3.

赵学孟

（清）赵学孟，学中兄弟。好善，尝购配良药，舍施数十年不绝，乡邻称之。《渑池县志·卷之五·民政》，民国·陆绍治主修，英华石印馆，民国十七年（1928）石印本，10.

李韶光

（清）李韶光，天坛人。光绪丁丑饥且疫，籍里中贫者，按户给谷，施药医之，活者数十家，寿八十岁卒。《渑池县志·卷之五·民政》，民国·陆绍治主修，英华石印馆，民国十七年（1928）石印本，10.

张中立

（清）张中立，庵北人，精岐黄，好施予，常施药活人，四十年不倦，寿八十岁。《渑池县志·卷之五·民政》，民国·陆绍治主修，英华石印馆，民国十七年（1928）石印本，11.

樊永兴

（清）樊永兴，青崖地人，精医喜施，舍药二十余年。《渑池县志·卷之五·民政》，民国·陆绍治主修，英华石印馆，民国十七年（1928）石印本，11.

郜元良

郜元良，天池人，业岐黄，舍药六十余载。建石板沟桥，以便行人。凿白龙池，以资灌溉。值岁饥，出粟数石，赈之。《渑池县志·卷之五·民政》，民国·陆绍治主修，英华石印馆，民国十七年（1928）石印本，11.

刘岱云

（清）刘岱云，潜心儒术，学问渊博，著有《兰堂衡言》《铅刀录》《年号类编》《文范诗则述要》《兰堂诗笔》《古哲籍贯》《四诊述要》《兰堂诗文集》，待梓。《渑池县志·卷之十七·人物》，民国·陆绍治主修，英华石印馆，民国十七年（1928）石印本，7.

《奇疾辑考》，清·刘岱云撰。岱云，有《字原纪要》，已见前。是书自序略曰：圣人不语怪，而吾故辑怪以示人，无乃戾乎，圣经之旨耶。然谓怪事怪物耳，岂谓是与既有怪症，即有治怪方，标辑出之。使或遇此怪症，庶不至束手无策也。《河南通志·卷十五·子部·医家类》，民国间（1912—1949）稿本，33.

李印绶

（清）李印绶，李家寨人，字公佩，岁贡生，鄢陵训导，学问淹通，复精医术，著有《四书摘要》《脉诀集要》《本草类典》《杏林集》《寰宇一览》等书。《渑池县志·卷之十七·人物》，民国·陆绍治主修，英华石印馆，民国十七年（1928）石印本，7.

《脉诀》《杏林集》《本草类典》，清，李印绶撰。印绶，有《四书存液录》已见前。是书见《中州艺文录》。《河南通志·卷十五·子部·医家类》，民国间（1912—1949）稿本，36.

平明　平坦善　平坦黄

（清）平明，义昌人，设义塾村中以教子弟，匾曰：春风群坐。子经，道光十七年饥，施粟活人，匾曰：义酬桑梓。子坦善、坦黄，施药疗疾，匾曰：和缓秘授。《渑池县志·卷之十七·人物义行》，民国·陆绍治主修，英华石印馆，民国十七年（1928）石印本，20.

马丹阳

（元）马丹阳，列仙传：渑池人，母梦仙子入室，而生貌奇伟，笃信黄老之术。谢婚辞父，隐于邑东千秋镇之南岩，隐形炼丹。丹成，凌空而去。人目其居，为仙岩云。《渑池县志·卷之十七·人物负释》，民国·陆绍治主修，英华石印馆，民国十七年（1928）石印本，27；《渑池县志·卷五·人物仙释》，清·甘扬声主修，清嘉庆十五年（1810）刻本，30.

马丹阳，法名元宝，初修炼时，遇吕纯阳，食瓜至蒂，怪而问之。答曰：香从臭里出，甜从苦中来，乃豁然警悟，修道成仙。按：丹阳，渑池人，而汝州、济源皆寻有庙。《渑池县志·卷之二十·大事记》，民国·陆绍治主修，英华石印馆，民国十七年（1928）石印本，13.

史炳文　史修官　史登泰　史序明　史序昭　史克宽　史克义

（清）史炳文，韶脉人，纪孔曾孙，直亮高古，不随流俗，精内科，有神医名。祖修官，父登泰，子序明、序昭，孙克宽、克义，衣钵相传。邑人赠额曰：九世名医。《渑池县志·卷之十九·人物艺术》，民国·陆绍治主修，英华石印馆，民国十七年（1928）石印本，1.

胡锦堂　胡省三　胡绍寅

（清）胡锦堂，圪增人，精岐黄。孙省三，能绍其业，祖孙医学训科，时人荣之，曾孙绍寅亦以医名。《渑池县志·卷之十九·人物艺术》，民国·陆绍治主修，英华石印馆，民国十七年（1928）石印本，1.

陈景虞　陈炳星

（清）陈景虞，裴村人。少攻诗书，因舅病习医，脉症精通，名驰晋豫，世称神医。子炳星，能绍其业。《渑池县志·卷之十九·人物艺术》，民国·陆绍治主修，英华石印馆，民国十七年（1928）石印本，1.

张梓

（清）张梓，傅村人，精医。遐迩延请，无论贫富，辄徒步往焉。《渑池县志·

卷之十九·人物艺术》，民国·陆绍治主修，英华石印馆，民国十七年（1928）石印本，1.

张佩程

（清）张佩程，增生，坻坞人，儒医，尤精伤寒、妇女两门，药至病回，寿八十有二。《渑池县志·卷之十九·人物艺术》，民国·陆绍治主修，英华石印馆，民国十七年（1928）石印本，1.

段湘江 段骏声 段虎文 段世基 段世培

（清）段湘江，二十铺人，精银海术，内障云翳，以针拨之，立见光明。子骏声、虎文，孙庠生，世基、世培，俱精其术，人称专门云。《渑池县志·卷之十九·艺术》，民国·陆绍治主修，英华石印馆，民国十七年（1928）石印本，1.

张朝震

（清）张朝震，南庄人，善星命，言人休咎如响应声，尤精岐黄，著有《揣摩有得集》《星命集验》行世，仕至潞城典史。《渑池县志·卷之十九·人物艺术》，民国·陆绍治主修，英华石印馆，民国十七年（1928）石印本，1.

刘青山

（清）刘青山，城内人，精疡科，好施济，制药施人，不求谢偿。乞丐囚隶，无不亲为针治，时人称之。《渑池县志·卷之十九·人物艺术》，民国·陆绍治主修，英华石印馆，民国十七年（1928）石印本，1.

杨浚海

（清）杨浚海，官庄人，专精疡科，接骨起弹，手到病除。《渑池县志·卷之十九·人物艺术》，民国·陆绍治主修，英华石印馆，民国十七年（1928）石印本，1.

张熙荣

（清）张熙荣，常村人，精痔漏，人称专门。《渑池县志·卷之十九·人物艺术》，民国·陆绍治主修，英华石印馆，民国十七年（1928）石印本，1.

张鹏云

（清）张鹏云，常村人，祖传四世，善医痔漏，远近就医者，常数十人，里中货食物者至成市云。《渑池县志·卷之十九·人物艺术》，民国·陆绍治主修，英华石印馆，民国十七年（1928）石印本，1.

张重耀

（清）张重耀，东崇村人，庠生，性直介，精岐黄，业医至病除。《渑池县志·卷之十九·人物艺术》，民国·陆绍治主修，英华石印馆，民国十七年（1928）石印本，2.

茹翰书 茹知模 茹绅 茹松沂

（清）茹翰书，城头人，精女科、痘疹。子知模，精眼科、伤寒。孙绅，精内科，名驰一方。曾孙松沂，精针灸，人称世医云。《渑池县志·卷之十九·人物艺术》，民国·陆绍治主修，英华石印馆，民国十七年（1928）石印本，2.

张鹤眉 张其平 张其寅 张希圣

（清）张鹤眉，东庄人，精于医。子其平、其寅，孙希圣，世善其术。《渑池县志·卷之十九·人物艺术》，民国·陆绍治主修，英华石印馆，民国十七年（1928）石印本，2.

张平眉 张步霄 张书香

（清）张平眉，山底人，通岐黄。子步霄，孙书香，能传其业，称世医。《渑池县志·卷之十九·人物艺术》，民国·陆绍治主修，英华石印馆，民国十七年（1928）石印本，2.

王秉哲 王万超

（清）王秉哲，乐村人，庠生，博学善教，兼精医术。子万超，绍其业。《渑池县志·卷之十九·人物艺术》，民国·陆绍治主修，英华石印馆，民国十七年（1928）石印本，2.

秦逢韶

（清）秦逢韶，精内、外两科，著有《本草浅说》《秦氏医案》等书。《渑池县志·卷之十九·人物艺术》，民国·陆绍治主修，英华石印馆，民国十七年（1928）石印本，2.

刘尚纯

（清）刘尚纯，洪阳人。客游大梁，以医活人，当道重之，称曰：郁哉先生。《渑池县志·卷之十九·人放艺术》，民国·陆绍治主修，英华石印馆，民国十七年（1928）石印本，2.

郜玉鼎

（清）郜玉鼎，天池人，精岐黄，现年八十九岁。《渑池县志·卷之十九·人物乡宾》，民国·陆绍治主修，英华石印馆，民国十七年（1928）石印本，2.

段凤阁

（清）段凤阁，天池人，精岐黄，现年八十一岁。《渑池县志·卷之十九·人物乡宾》，民国·陆绍治主修，英华石印馆，民国十七年（1928）石印本，2.

赵永城　赵廷秀

（清）赵永城，赵坡头人，举乡宾。子廷秀，庠生，通医。《渑池县志·卷之十九·人物乡宾》，民国·陆绍治主修，英华石印馆，民国十七年（1928）石印本，3.

李一鸣

（清）李一鸣，千秋人，庠生，精医，年八十，乡宾。《渑池县志·卷之十九·人物乡宾》，民国·陆绍治主修，英华石印馆，民国十七年（1928）石印本，3.

王凤来　茹兰田　曹珍　杜一云　李景贤

（民国）游乡郎中中，自学成才者占大多数。其中，一部分是闲时看书，自学成才；另一部分人是求医无门，立志学医成才；有一部分是久病求医，在给自己医病时，积累了一些医病经验，加上自学，久而成医。中医王凤来、茹兰田，小儿推拿医生曹珍，针灸医生杜一云、李景贤等就是这类医生。《渑池县志》，渑池县志编纂委员会编，汉语大辞典出版社，1991年5月，549.

贺道鸿　杜俊英　范连山　刘瑞潞

（民国）拜师学徒，祖传世医的游乡郎中，渑池有贺道鸿、杜俊英、范连山、刘瑞潞等。《渑池县志》，渑池县志编纂委员会编，汉语大辞典出版社，1991年5月，549.

候国潘

（民国）学校毕业的医生，渑池较少，仅有候国潘一人毕业于开封医学馆，本人善治杂病及妇科病。《渑池县志》，渑池县志编纂委员会编，汉语大辞典出版社，1991年5月，549.

第四节　卢氏县

扁鹊

（周）扁鹊，虢太子死，扁鹊至国中，庶子曰："暴厥而死。"扁鹊曰："尚可活也。"庶子曰："先生得毋诞乎？"曰：臣闻古有俞附，疗病不以汤液，乃割皮解肌，湔洗肠胃，漱涤五脏，太子复生。《卢氏县志·卷九·人物方技》，清·郭光澍总修，李旭春纂修，清光绪十八年（1892）刊本，519-520.

（周）扁鹊，卢氏人，姓秦名越人。视病尽见五脏症结，赵简子疾五日不知人，扁鹊入视出，曰：血脉治也，而何怪昔秦穆公常如此七日而寤，今主君病与之同，不出三日必间。居二日半，简子寤，赐扁鹊田四万亩。虢太子死，扁鹊曰：臣能生之，若太子病所谓尸厥者也，乃使弟子子阳，厉针砭石以取外三阳五会，有闻太子苏，服汤二旬而复。故扁鹊见齐桓侯曰：君有疾在腠理，不治将深，桓侯曰：寡人无疾，后五日曰：在血脉，后五日曰：在肠胃，桓侯不应，后五日望见桓侯而退走，曰：疾在骨髓，虽司命无奈之何。桓侯遂死，扁鹊名闻天下。《河南通志·卷七十一·方技》，清·田文镜主修，清光绪二十八年（1902）刻本，8-9.

（秦）扁鹊，卢氏人，姓秦名越人。见秦武王，武王示之病，扁鹊请除左右，曰：君之病在膏之上，肓之下，除之未必已也。《河南通志·卷之第三十四·人物志方技》，清·贾汉复纂修，清康熙九年（1670）刻本，7.

郭泰昌

（清）郭泰昌，字舒然。事继慈如生母，有堂弟物化，悯其妇孀子幼，极力保全，不言也。久业儒，进佾生两次，中年习射，入武庠生。精岐黄，医病又屡施药饵，享年七十有八，邑令以"文经武纬"表其门。《卢氏县志·卷·人物》，清·郭光澍总修，李旭春纂修，清光绪十八年（1892）刊本，487.

李青黎

（清）李青黎，字乙然，举止端方，轻薄少年多敬畏之，不敢近。而书理一经讲解，则八面玲珑，虽庸才亦能启其悟，门下举贡禀增数十人。又通方脉，医人未尝受谢，邑先达均以品学兼优推之。《卢氏县志·卷八·人物》，清·郭光澍总修，李旭春纂修，清光绪十八年（1892）刊本，488.

张建德

（清）张建德，字慎斋，聪慧轶伦，甚为王淮阳先生所称许。里人有误出其妻者，公极力挽回，始得合浦珠还，未几而举弄璋之喜。又邑中旧俗，履头多绣寿字，公为文以辨其非，风俗因之一变。至其精于医术，要症多编为词歌，以标明治法，人尤以"三折肱"称之。《卢氏县志·卷八·人物》，清·郭光澍总修，李旭春纂修，清光绪十八年（1892）刊本，496.

水序宗

（清）卢氏县水序宗，性纯孝，笃友谊，乐善好施。妻赵氏助资施药数十年，济世活人，始终无倦。序宗寿九十二，氏寿九十四，得三子终养。《陕州直隶州志·卷之八·人物一》，清·赵希曾主修，清光绪十七至十八年（1891—1892）刻本，22.

王桂青　王谦益　王应林

（清）王桂青，字林一。读范文正公"不为良相，为良医"之语，默有所契，精研方脉，足不下楼者十年，断人夭寿存亡，百不一爽。邻人梦历代名医庙中添公一座，越日而讣音至矣。子谦益，人呼为上大夫；侄应林，呼为下大夫。虽神妙稍逊于公，而亦均有起死回生之术。《卢氏县志·卷九·人物方技》，清·郭光澍总修，李旭春纂修，清光绪十八年（1892）刊本，521.

常振坤

（清）常振坤，附贡生，精于哑科。尝过文峪，见群儿共戏，窃与人曰：此曹当罹水灾，惟某可免。既而果然。生平断诸幼寿夭尤多，有奇验。殁后数年，在南山屡著灵异，携药囊医病，相识者，每无心遇之。《卢氏县志·卷九·人物方技》，清·郭光澍总修，李旭春纂修，清光绪十八年（1892）刊本，522.

第五节　阌乡县

黄帝轩辕氏

（古帝）黄帝轩辕氏，按：《史记》黄帝有熊氏少典之子，姓公孙，名曰轩辕，生而神灵，弱而能言，长而敦敏，成而聪明。时诸侯相侵伐，暴虐百姓。帝乃习用干戈以征不享，诸侯咸赖宾从。蚩尤最暴，莫能代帝，乃征诸侯与蚩尤战于涿鹿之野，遂擒杀之。诸侯尊帝为天子，伐神农氏，天下有不顺者从而征之，未尝宁居。东至于海，西至崆峒，南至于江北逐荤，粥邑于涿鹿之阿，迁徙无常，以兵师为营卫，以云纪官举风后力牧。常先大鸿以治民，时播百谷，草木淳华，鸟兽虫蛾，旁罗日夜星辰，水波土石金玉，劳动心力，耳目节用，水火材物有土德之瑞，故号黄帝。生二十五子，其得姓者十四人，都于轩辕之丘，在位百年后，铸鼎成升遐于荆山之阳。故邑南相传有黄帝陵云。《阌乡县志·卷十六·人物》，民国·韩嘉会等纂修，民国二十一年（1932）铅印本，470-471.

柴通元

（宋）柴通元，阌乡人，为道士，住承天观，年百余岁，善辟谷。言唐末事，历历可听。太宗召到阙下，恳求归真宗祀汾，召至行在，命坐访，无为之。要上作诗赐之，并赍以茶药束帛，诏修其道院，蠲其田租，度弟子二人。明年作遣表，自称罗山太乙洞主，遣弟子诣阙以龟鹤为献。又召官僚士庶，言死生之要，夜分盥濯，燃香迟明卒。《陕州直隶州志·卷之十五·纪遗纪异》，清·赵希曾主修，清光绪十七至十八年（1891—1892）刻本，31.

师荀

（清）师荀，字子一，廪膳生，天资敏捷，过目成诵，学问赅。旁及诗赋书画医卜之属，无不备览。其友爱尤可风云。按邑人相传，先生有知前生事之说，要系聪明过人，其门悬学使赐"圣世醇儒"匾额，则予少时曾见之云。《新修阌乡县志·卷十六·人物儒学》，民国·韩嘉会等纂修，民国二十一年（1932）铅印本，484.

田秉德

（清）田秉德，字子懿，议叙九品衔，品学端方，通《周易》、识天文，兼精岐黄、风水之学。设教有年，多所成就。凡有建置辄捐资督工，不辞劳瘁。同治壬戌粤匪陷邑城，预告乡人以趋避之，方得活数千人，贼扰害数次。卒，未入其乡，寿七旬有二。《新修阌乡县志·卷十六·人物儒学》，民国·韩嘉会等纂修，民国二十一年（1932）铅印本，490.

张应鳌

（清）张应鳌，字晓策，号海峰，南麻庄村人。应鳌昆弟四人，行居仲，昆弟皆早逝，抚诸侄辈成立，友爱之，情甚笃，有公艺百忍之遗风焉。由廪贡补陈留县训导，留在省。东南滨临大河，黄宫圮于水，公捐资修复，暨商相元圣伊公碑牌一律整齐。时捻匪扰境，公奉府宪命守西城，积劳成疾，解组归，不复慕仕进。适值丁丑大荒，人相食，公出粟赈恤之。幼时多疾，遂精于医。晚益致力于方书，尤深于伤寒症，得仲景《金匮》之秘蕴，全活者甚众。《新修阌乡县志·卷十六·人物儒学》，民国·韩嘉会等纂修，民国二十一年（1932）铅印本，491-492.

（清）张应鳌：《伤寒辨证》《验方杂编》。应鳌本医学名家，因其所阅历而笔记之于书，当与良相论功。《新修阌乡县志·卷十六·人物儒学》，民国·韩嘉会等纂修，民国二十一年（1932）铅印本，693.

刘景式

（清）刘景式，字训庭，营田村人，清岁贡生。设家塾数年，既服公屦充急公局总管。晚通医道，延诊甚易，乡人称便。《新修阌乡县志·卷十六·人物儒学》，民国·韩嘉会等纂修，民国二十一年（1932）铅印本，493.

张九经

（清）张九经，字芸亭，精医理书，名冠一时。《新修阌乡县志·卷十六·人物儒学》，民国·韩嘉会等纂修，民国二十一年（1932）铅印本，491.

李遇甲

（清）李遇甲，字鼎三，姚王村人。虽出寒微，日常手不释卷，所攻经史，均期实用。尝诚子弟曰：士气尚纯，实忌浮华。由廪生捐例贡，历任渑池、郑州教谕，即以教子弟者晓，诸生所至，士气颇为之化。晚年深通医道，每诊视必效，于儿童科尤妙。《新修阌乡县志·卷十六·人物儒学》，民国·韩嘉会等纂修，民国二十一年（1932）铅印本，493.

阮开基

（清）阮开基，字汉章，湖广郧阳人。少迫贫窭，游寓阌乡沟南村，以习医营生。家渐少有，走七百里迎母，与伯兄、季弟至阌同居，供养以尽毛里之爱，手足之情，尤足异者。清光绪二十五年（1899），有乞偕一少妇称尹寡媳，开基央媒妁为其多颐成婚。既至家，询妇姓氏，得其真，乃三元县彭姓妻冯氏，即命仆访其夫来领，呈官署办公文，资遣回籍，非重义轻财乌能若是。卒于民国元年（1912），年六十岁。《新修阌乡县志·卷十六·人物志行》，民国·韩嘉会等纂修，民国二十一年（1932）铅印本，534.

左葆宸

（清）左葆宸，字枫亭，清生员，性朴言简，小心谨慎。民国九年（1920），随继母藤氏，助理县立女子学校，且素谙医术，脉理熟通。每诊病不论轻重，一遵望闻问切之训，审而又审，并不敢以己见自用。尝云：庸医误人，多由自恃，予岂敢蹈之哉。《新修阌乡县志·卷十六·人物志行》，民国·韩嘉会等纂修，民国二十一年（1932）铅印本，534.

田倬

（清）田倬，字甫亭，湖村人，清国学生。光绪十九年（1893），乡饮三宾。庚子德宗西幸办差有功，奖给五品顶戴，历充急公局长。秉性谦和端方，不苟取。通医学，居家孝友，虽盛怒，弗形于色。常以诗酒自娱，卒年八十有四。《新修阌乡县志·卷十六·人物志行》，民国·韩嘉会等纂修，民国二十一年（1932）铅印本，536.

黄生彪

（清）黄生彪，耆寿，善医术，贼至被害。《新修阌乡县志·卷十六·人物侠烈》，民国·韩嘉会等纂修，民国二十一年（1932）铅印本，542.

韩用亨

（清）韩用亨，字古亨，太渡老虎城人。性刚果正直，不负人托，遇乡间不平事，辄挺身挡之，邪恶皆畏避。值年饥荒，匪徒悉发，练合民团，锄诛其萌芽，里赖以安。又多才善断，为人排难解纷，数十年无讼累。寺底窑与卜家湾，万仓屯与西布障，皆因争水渠，酿成命案。用亨临场为了结息事，两边均依从合好。读书能识大体，学求有用。精岐黄术，起沉疴，无不应手回春，重葺明伦，塾教村中子弟入学。讵料，年仅四旬有八，于宣统二年（1910）月卒。《新修阌乡县志·卷十六·人物侠烈》，民国·韩嘉会等纂修，民国二十一年（1932）铅印本，545.

申茂杰

（清）申茂杰，医生。道光十二年（1832），散麦谷各一十一石，二十六年岁饥，又散谷十五石，以济里人。凡婚丧有请，贷者无不量给，知县郑捐储乡会科费捐银十五两。《新修阌乡县志·卷十六·人物慈善》，民国·韩嘉会等纂修，民国二十一年（1932）铅印本，553.

尹登高　尹宗甫

（清）尹登高，道光二十七年（1847），散谷四十五石。其子维章，于光绪四年（1878）又散谷五十石，活济甚众。其孙监生宗甫，医业济世。《新修阌乡县志·卷十六·人物慈善》，民国·韩嘉会等纂修，民国二十一年（1932）铅印本，555.

焦桐枝　焦学书

（清）焦桐枝，监生。道光二十七年（1847），岁大饥，出粟二十余石，以济贫乏。又修桥梁，以便行旅。其子学书，例贡生，精医术。《新修阌乡县志·卷十六·人物慈善》，民国·韩嘉会等纂修，民国二十一年（1932）铅印本，556.

贺德明　贺印升

（清）贺德明，耆民，幼习儒，长改业医。同治间，疫疠大作，有求医者，辄辍食往视，更施药剂，不索财。光绪大荒，指困赈之。村中劫夺者，独不入其门，寿八十一。嗣子印升，克继父志，亦以良医闻。《阌乡县志·卷十·人物》，清·汪鼎臣纂修，清光绪二十年（1894）刻本，37；《新修阌乡县志·卷十六·人物慈善》，民国·韩嘉会等纂修，民国二十一年（1932）铅印本，558.

张廷彦

（清）张廷彦，佾生。少读书，业岐黄术，不索谢。有丧葬求助者，辄与之，寿七十七，村人以"橘井风高"颂之。《新修阌乡县志·卷十六·人物慈善》，民国·韩嘉会等纂修，民国二十一年（1932）铅印本，564.

杨守义

（清）杨守义，杨家村人，品行端正，工疗外科，降丹特好，寿八十有六。《新修阌乡县志·卷十六·人物》，民国·韩嘉会等纂修，民国二十一年（1932）铅印本，574.

郭兆瑞　郭岁丰

（清）郭兆瑞，字辑五，北头村人。少业儒，以父岁丰，精岐黄，遂习医术，尤精外科，志切寿世。远近问病者，无论识与不识，请即往，不索谢仪，寿八十有六，乡邦称盛德焉。《新修阌乡县志·卷十六·人物耆寿》，民国·韩嘉会等纂修，民国二十一年（1932）铅印本，574.

严自东　卢氏

（清）严自东妻卢氏，二十五夫故，氏善事舅姑，训子读书，后习医名世。守节三十年，道光间，蒙旌。《阌乡县志·卷十一·人物烈女》，清·汪鼎臣纂修，清光绪二十年（1894）刻本，25.

（清）严自东妻卢氏，年二十五夫故，善事舅姑，训子读书，后习医名世，守节三十年。《新修阌乡县志·卷十七·人物烈女》，民国·韩嘉会等纂修，民国二十一年（1932）铅印本，584.

潘永林

潘永林，九十五岁，中岁出家，修理庙宇三四座，素以舍药、修路、建桥为业。卒之日百姓惨然。《新修阌乡县志·卷十六·人物耆寿》，民国·韩嘉会等纂修，民国二十一年（1932）铅印本，57.4

郑续侨

（清）郑续侨，字惠叔，东里村人。少入里塾，即聪慧嗜学，弱冠受学于先达周心斋。明经获捷泮宫，旋食廪饩有声序，名誉藉甚。又从芮城马吉人攻举子业，然屡应乡试，均不弟，殆有命存焉。清光绪壬寅贡成均，晚岁设帐于宅东，课弟子读书，时以医术济世，不复求仕进。《新修阌乡县志·卷十六·人物儒学》，民国·韩嘉会等纂修，民国二十一年（1932）铅印本，494.

赵凤昌

（清）赵凤昌，字仪亭，西姚村人，清宣统三年（1911）岁贡。为人重厚寡言，工书法，精岐黄。事亲孝，专以勤俭治家，而友于之情有大过人者。二弟凤岗有疾，躬亲汤药，尝忙中偷闲，陈说故事以慰其心。及殁，哀悼靡已。晚年，三弟凤飞又得泻症，终岁不愈，而君省视勤谨，每造茶饭，亲为检点。尝谓人曰：灼艾分痛，自古有之。其友爱出于天性而无毫发勉强之态，教学肫诚开导，故弟子游其门者多所成就。于民国十一年（1922）十一月卒，年七十岁。《新修阌乡县志·卷十六·人物孝义》，民国·韩嘉会等纂修，民国二十一年（1932）铅印本，518.

张丰盛

（清）张丰盛，读书好善，尝设义学教后生。深明医理，施药济人。年四十后，生九子五女，邻里传为美谈。《新修阌乡县志·卷十六·人物孝义》，民国·韩嘉会等纂修，民国二十一年（1932）铅印本，508；《阌乡县志·卷十·人物》，清·汪鼎臣纂修，清光绪二十年（1894）刻本，26.

马吉利

（清）马吉利，字义轩。性忠厚，专心医理，有贫人求药者，慨然施送，所活无算。临终嘱其孙虎拜，尽焚未收之券，虎拜以恩贡就选教职。《新修阌乡县志·卷十六·人物孝义》，民国·韩嘉会等纂修，民国二十一年（1932）铅印本，508.

杜凌云

（清）杜凌云，字仰之，庠生。公平正直，常与人排难解纷，里少讼狱。善医术，全活甚众，邑科费资久为人乾，没力请于令追复，士子咸颂德焉。《新修阌乡县志·卷十六·人物孝义》，民国·韩嘉会等纂修，民国二十一年（1932）铅印本，509.

黄乐业

（清）黄乐业，字子耕，赵村人，清太学生，仗义疏财，乐善好施，尤精岐黄、家中尝备药材，村旁设治病室，专为贫穷不能延医者计。于是邻村穷人及过路乞丐求医药者常盈于门，遇无衣无食者常赈恤之，全活甚多。又掩埋庙内及路旁之死骸无家者多人，或有借贷无力归偿，诫子不令追讨，曰："我有此而不加丰，彼失之即致破产。"乡有词讼则排解之，遇公益则首倡之，在急公局数次，取与分明，丝毫不苟，人咸谓为"忠厚长者"。于光绪三十三年（1907）卒，年七十三岁。《新修阌乡县志·卷十六·人物孝义》，民国·韩嘉会等纂修，民国二十一年（1932）铅印本，519.

王步霄

王步霄，字丽青，吴村人。少颖异，游邑孝廉张汉阁门。入庠后，乡里争延为弟子。传一赴秋试，以境遇坎坷，不得专其意，以舒其才，问韶秀矜练散体，时有古人风。通岐黄，亦非所经意也。性耿介，峭厉，不轻许交，与栗畅春、韩止敬友善。或经宿累日，责善规过，治家论文，外无他言。晚读《家礼》《乡约》等书，勃然欲仿行之，未能竟其志。馆南马村最久，学规严厉，生徒有犯，痛责不少贷，然去后感思之，馈问不绝。光绪丁戊，连岁大饥，步霄往邑急公局，慨然曰："不能为里民筹一策，省以费，而滥靡薪水，苟免饿殍，此何为者？"决意卒，岁辞。适八月间，染疫升归，竟殁，享年五旬有三。《新修阌乡县志·卷十六·人物質行》，民国·韩嘉会等纂修，民国二十一年（1932）铅印本，529.

祝铭恩

（清）祝铭恩，附生，居心公正，不言人过。通医术，所全活者，不计谢仪，邻里重之。《阌乡县志·卷十·人物》，清·汪鼎臣纂修，清光绪二十年（1894）刻本，29.

（清）祝铭恩，附生，居心公正，不言人过。通医术，不计谢仪，邻里重之。《新修阌乡县志·卷十六·人物》，民国·韩嘉会等纂修，民国二十一年（1932）铅印本，525.

汤震龙

（清）汤震龙，字鲤门，廪贡生，候选训导。博学嗜古，至老靡倦，亲友碑铭志述多所手著。心口快直，不尚虚浮，雀鼠纷争，得一言立息。又好施药饵，周济贫乏。《阌乡县志·卷十·人物》，清·汪鼎臣纂修，清光绪二十年（1894）刻本，29.

董凤仪

（清）董凤仪，字虞廷，庠生。品谊端方，精岐黄术，有相邀者，即风雨寒暑不辞劳，亦不索谢，寿六旬有一而终。殡葬时，远近数百人，皆涕泣以从。《阌乡县志·卷十·人物》，清·汪鼎臣纂修，清光绪二十年（1894）刻本，31.

（清）董凤仪，字虞廷，庠生。品谊端方，精岐黄术，有相邀者，即风雨寒暑不辞劳，亦不索谢，寿六旬有一。殡葬时，远近数百人，皆涕泣送之。《新修阌乡县志·卷十六·人物质行》，民国·韩嘉会等纂修，民国二十一年（1932）铅印

本，525.

汤魁榜

（清）汤魁榜，字虎登，太学生，以侄铭新貤封直隶州州同。闲静少言，以医道济世，远者待以饮食，贫者施以药饵。家虽富饶，未尝惮烦，乡人匾其堂，曰：德艺兼隆。《新修阌乡县志·卷十六·人物質行》，民国·韩嘉会等纂修，民国二十一年（1932）铅印本，526.

汤招贤

（清）汤招贤，生员。少力学，入泮后，后行医济世。有远客病腿症，久困行旅，令至己家调养，愈后助银为路资。教子孙读书，其后四世不替。《阌乡县志·卷十·人物》，清·汪鼎臣纂修，清光绪二十年（1894）刻本，32；《新修阌乡县志·卷十六·人物》，民国·韩嘉会等纂修，民国二十一年（1932）铅印本，564.

杨恒基

（清）杨恒基，太学生，孝友睦邻，行医舍药。《新修阌乡县志·卷十六·人物》，民国·韩嘉会等纂修，民国二十一年（1932）铅印本，564.

第十三章　南阳市

第一节　南阳县

张机

（汉）张玑（一作机），字仲景，南阳涅阳人。灵帝时举孝廉，官至长沙太守。少学医于同郡张伯祖，尽得其传。《南阳人物志》。奇方异治施世者，多不能尽记其本末。见侍中王仲宣，时年二十余，谓曰：君有病，四十当眉落，半年而死，令服五石汤。仲宣嫌其言忤，受汤勿服。居三日见仲宣，谓曰：服汤否？仲宣曰：已服。仲景曰：色候固非服汤之诊，君何轻命也。仲宣尤不信。后二十年果眉落，后一百八十七日而死。

仲景论广伊尹为数十卷，用之多验（皇普谧《甲乙经》）。仲景宗族二百余口，自建安以来，未及十稔，死者三之二，而伤寒居其七，乃著《伤寒论》十卷。华佗读而喜曰：此真活人书也。又著《金匮玉函要略》三卷，汉魏迄今，家肆户习论者，推为医中亚圣（《襄阳志》）。初仲景总角造同郡何颙，颙谓曰：君用思志精而韵不高，后将为名医。卒如其言（《何颙别传》）。国朝顺治初，叶县训导冯应鳌得仲景墓于县东郭门外，仁济桥西，乃为祠祀焉。（旧志）。《南阳县志·卷十一·人物志上》，清·潘守廉修，张嘉谋纂，清光绪三十年（1904）刊本，1111-1112.

（汉）张机，字仲景，涅阳人，学医术于同郡张伯祖，尽得其传，灵帝时举孝廉，官至长沙太守。尝见侍中王仲宣曰：君年至四十当有疾，须眉脱落后半年必死，宜预服五石汤庶可免也。仲宣年二十余，闻而恶之，受方不饮。数日复见机，佯曰：药已饮矣。机曰：观君气色，非饮药者，何轻命欺人如此邪。后二十年，仲宣果如所言。机著《伤寒论》十卷，华佗读而善之曰：此真活人书也。机又著《金匮玉函要略方》三卷，并传于世。《邓州志·卷之十六·方技》，明·潘庭楠纂修，宁波天一阁藏明嘉靖四十三年（1564）刻本，1963年影印，24-25.

（汉）张玑，字仲景，南阳人，生于涅（今河南省南阳市镇平县），涅在宛穰境，隶宛、穰各六十里，昔隶宛，故为南阳（今河南省南阳市）人。汉灵帝时举孝廉，官长沙太守，深于医。建安中聚族二百余口，后死者三之二，而伤寒居其七，人伤之，著《伤寒论》二十二篇。其著《金匮玉函经》不传，惟《伤寒论》十篇，文简奥，今存。又章舛句错，不可读。侍中王仲宣年二十余，玑见之曰："子年至四十当有疾，须眉脱落，后半年且死，服五石汤可免。"仲宣闻而恶之，受方不饮，数月复见玑，佯曰："药已饮矣。"玑曰："观子气色非饮药者，何轻命欺人？"乃尔其后二十年，果如玑言。其神异如此。论曰："张仲景，汉长沙太守，亦列于方技，何也？"盖所以著《伤寒论》，发前人之所未发，为后世医家宗，故函史左编皆列方技，今亦不敢异。《南阳县志·卷五·人物志方技下》，清·张光祖纂修，清康熙三十二年（1693）刻本，106—107.

（汉）张机，字仲景，南阳涅阳人，汉灵帝时举孝廉，官长沙太守，深于医。建安中聚族二百余口，后死者三之二，而伤寒居其七，大伤之，著《伤寒论》二十二篇。其著《金匮玉函经》不传，惟伤寒论十篇，文简奥，今存。又章舛句错，不可读。侍中王仲宣年二十余，机见之曰：子年至四十当有疾，鬓眉脱落后半年且死，豫服五石汤可免。仲宣闻而恶之，受方不饮，数月复见机，佯曰：药已饮矣。机曰：观之气色非饮药者，何轻命欺人，乃尔。其后二十年，果如机言，其神异如此。《南阳府志·卷五·人物上》，清·朱璘纂修，清康熙三十三年（1694）刻本，19.

（汉）张机，字仲景，涅阳人，学医术于同郡张伯祖，尽得其传，灵帝时举孝廉，官至长沙太守。尝见侍中王仲宣曰：君年至四十当有疾，鬓白眉脱落，脱落后半年必死，宜豫服五石汤，庶可免也。仲宣时年二十余，闻而恶之，虽受方不饮。居数日复见机，佯曰：五石汤已饮之矣。机曰：观君气色非饮药者，何轻命欺人如此邪，后二十年，仲宣果如所言。机著《伤寒论》十卷，推本素问之旨。华佗读而善之曰：此真活人书也。机又著《金匮玉函要略方》三卷，并传于世。《河南通志·卷七十一·人物方技》，清·田文镜纂修，清光绪二十八年（1902）刻本，11.

（汉）张机，字仲景，南阳涅阳人，汉灵帝时举孝廉，官长沙太守，深于医。建安中聚族二百余口，后死者三之二，而伤寒居其七，大伤之，著《伤寒论》二十二篇，其著《金匮玉函经》不传。惟《伤寒论》十篇，文简奥，今存。又章舛句错，不可读。侍中王仲宣年二十余，机见之曰：子年至四十当有疾，鬓眉脱落后，半年且死，豫服五石汤可免。仲宣闻而恶之，受方不饮。数月复见机，佯曰：药已饮矣。机曰：观之气色，非饮药者，何轻命欺人，乃尔。其后二十年，果如机言。其神异如此。《南阳府志·卷之五·人物志上》，清·孔传金纂修，清嘉庆十二年（1807年）刻本，19.

张仲景（约150—219），名玑，东汉南阳郡人。幼聪敏善思，笃好医学，始受术于同郡张伯祖，尽得其传。工于治疗，尤精经方，有"求贫贱之厄"的精神，遂大有时誉，识用精微过于师。灵帝时，举孝廉，官至长沙太守。后在京师为名医，见侍中王仲宣，时年二十余，仲景曰：君有疾，四十当眉落，眉落半年而死。令服五石汤可免。仲宣认为言谬，受汤未服，劝其不要轻生。仲宣犹不信，后20年果眉落，落后 187 天而死。

东汉末年，屡起大疫。仲景宗族 200 余人，自建安以来，未及 10 年，死去三分之二，而死于伤寒病者居其七。深感往昔之沦丧，伤横夭之莫救，乃勤求古训，博采众方，著《伤寒杂病论》16 卷，辞简意雅，体大精博，集医学之大成，为立方之鼻祖。华佗读而喜曰：此活人书也。其后，历代医者均奉为经典，尊仲景为"医圣"。

千百年来，中外学者研究、整理、注释其著作而书者达 1700 多家，民国以来，仲景遗书屡有发现，并相继刊布于世，为研究仲景学说的重要文献。清顺治初年，同知张三异于南阳故城东关仁济桥畔其墓处树碑建祠，称为医圣祠。《南阳市志》，南阳市地方志编纂委员会编，河南人民出版社，1980 年 10 月，890-891.

张仙姑

（宋）张仙姑，南阳人。人有疾，仙姑辄瞑目，潜为布气攻之，俄觉腹热如火，已而腹中有声，痼疾无不愈。宋徽宗尝召至东都，后不知所终。《南阳府志·卷之五·人物上仙释》，清·孔传金纂修，清嘉庆十二年（1807）刻本，62.

杨惟治

（明）杨惟治，字同野，山西人。万历中知南阳县，爱民如子。万历二十一年（1593）南阳大饥，民间比屋疫疠，惟治方请蠲赈。又为设药局，疗治全活数万余人。时唐藩疟民，惟治引法弹劾，持正不阿，一时百姓晏然。寻以内召去，百姓立祠祀。之后数年参政汝南，士民欢呼相迎于道。《南阳府志·卷之四·人物志宦迹》，清·孔传金纂修，清嘉庆十二年（1807）刻本，22-23.

张懋忠

（明）张懋忠，杭州人。崇祯初由举人任叶县教谕，登甲戌进士。忠本名儒，教人潜心力学，著有《四书说统》《易经说统》及《医统》诸书。《南阳府志·卷之四·人物志宦迹》，清·孔传金纂修，清嘉庆十二年（1807）刻本，87.

张鼻鼻

（明）张鼻鼻，不知何许人。敞衣垢面，遍体疮痍，嘉靖间依裕州仙灵宫住持，邢道人不为礼。一日邢病思食杏，之时十二月初旬，鼻鼻持红杏一枝进，始知其有道术。明年辞邢去，指阶前隙地曰：此地来春生草，可疗诸症。至春果有异草，医病奇验。《南阳府志·卷之五·人物下仙释》，清·孔传金纂修，清嘉庆十二年（1807）刻本，19.

李绋　李雨若　李遇文

（清）李绋，先世邓人，迁南阳。父青黎，官卢氏教谕，常捐金修学宫（见颜检所撰墓志），绂深于医。咸丰初，官户部广东司郎中，以医名京师，每将补外长宫辄强留之，最后补宁波知府，未之任以艰归卒。子升安，字旭林，诸生，简默寡交游，著有《散问山房诗草》《守宛琐记》。县中以医名者李雨若善小儿医，弟遇文善眼科。年辈在绂前，雨若孙承之。十岁丧母，卢墓三年，为乡里所称（熊之屏采访册）。《南阳县志·卷十·人物下流寓》，清·潘守廉修，张嘉谋纂，清光绪三十年（1904）刊本影印，1328-1329.

曹学彬

（清）曹学彬，字再华，先世本晋（今山西省）人，父以医名于宛（今河南省南阳市），因家焉。少师事同里乔泰运，讷于口，终日不能成诵，使背录讲贯不遗目多心解，师以故器之。为文率平易不矜，才气颇长于名，理学使张之万得其文绝击赏之。同治初，县人即周氏宅为崇正书院，学彬其首倡也。光绪丁丑成进士，签发广东以知县即用。时大饥艰于资斧，及抵粤凭限迟误、镌二级、久之始复原官，委解京饷赴都引见。是时，前学使张公已入军机处粤抚倪文蔚，学彬与焉，为言其文行，而惜其屈，返自京卒于镇江舟次。《南阳县志·卷十·人物下流寓》，清·潘守廉修，张嘉谋纂，清光绪三十年（1904）刊本影印，1337.

俞圣培

（清）俞圣培，浙江人。康熙中为博望（今河南省南阳市方城县博望镇）驿丞，操守廉介，所衣皆其妇自织，民间馈斗粟丝，履概屏不受。素善医术，活人甚众，未尝取值。卒无子，博望人为设像祀之。《南阳县志·卷四·职官表》，清·潘守廉修，张嘉谋纂，清光绪三十年（1904）刊本影印，357.

乔大迁

（清）乔大迁，博望保人，性豪放，未尝读书，纵酒赌博，畋渔，无所不为。中年顿改前行，习医学，虽不识字，颇精方术。遂卖田产，购药为丸散济人，不求所偿。见道路桥梁损坏，祠庙倾圮者，辄募录修之。如此者二十余年，觉神色精彩，气度安雅，俨然道德气象，即尝学问者，无以过之。晚年鹤发童颜，南华道德无不彻其要妙，年七十余岁，端坐而逝（旧志）。《南阳县志·卷十二·杂记》，清·潘守廉修，张嘉谋纂，清光绪三十年（1904）刊本影印，1411.

水应龙

水应龙（1856—1944），字灵甫，回族，原籍镇平县柳泉铺北水沟村。清末来南阳行医，开设"化育堂"中药店，遂定居。因兄弟间排行第七，人称"水七先生"。

清光绪九年（1883），因屡经兵焚歉岁，南阳医圣祠祠产被住持荡费一空，院宇荒凉，存费可虑，应极为痛心。遂约集医士曹鸿儒、吕振东等11人，及"万东兴"等23家药店，共商赎产修祠之事。一致认为："前医之开创，望后医之相继，前人两次赎产，皆能振兴，吾辈独不能复振，何以报医圣而对前人乎？"便联名报官，逐去住持周名莘。回赎祠产时，因地多价昂，医家难于捐输，又募化于文武大员、巨商富户，历时数月始成。并用余资在祠西侧，增修亭台，创立"医林会馆"，为众医研讨医术、招教生徒之所。

民国以来，军阀混战，几无宁日，医圣祠又屡遭毁坏，以至经理无人，日渐废弛。应龙痛心伤怀，嘱其子水子立，寻机修复。民国二十年（1931），子立在开封会见中国国医馆馆长焦易堂，曾提出恢复仲景祠典。1934年，第20路军总指挥张钫驻宛，父子多次提议重修医圣祠，后因张移防未成。次年，国民政府准于发还山东孔庙祠田，应龙认为有例可循，不顾八旬高龄，以七世祖医身份，先后三次上书河南省政府，请求发还医圣祠祭田，以作国医学术研究经费。但遭当局以"不情之请，莫此为甚"，未能实现。

应龙博通医籍，长于治内、外、儿、妇、五官各科疾病。晚年自述："所遇之奇病多端，所起沉疴无数，用意虽在书理之中，用方却出古人之外。棘手之病，辄奋全身之力，食不甘味，寝不交睫。审病象聚精会神，不敢稍有疏忽，用汤头则斟酌损益，务其大见成效。"光绪末年，南关锅店周某患喉痹，水米不能下咽，经应龙诊，将其喉部下边开一口，插竹管与食道连通，以进饮食和服药，未几痊愈。时创南阳中医界先例。景穆街蓝桂林躲兵于镇平，一日大脚趾肿如核桃，疼不能眠，经3位医生开刀治疗无效。遂雇车回宛，经应龙详审，笑曰："此名钝疽，只宜清散，决不可割。"遂命家人取砸石为粉，名曰"金箍散"，凉水调敷，逐渐消肿痊愈。病家惊叹为"活神仙"。

应龙行医，以济世活人为宗旨。一农村妇女患者奶疼就医，无力付药费，应龙慨然施舍，直至治愈，未取分文。一日，应龙偶感不适，提早就寝，半夜忽有人叫门请医，家人不欲开。他闻声起，披衣出诊，归来已鸡叫天明。事后告诫家人："医生职责，是要解救患者疾苦，岂可因己不适，就置他人病痛于不顾。"其早出晚归，随到随诊事例，不胜枚举。

应龙的"化育堂"内，悬有各界敬献的"功同良相""仁心仁术""著手回春"匾额，可谓对其医术之评价。《南阳市志》，南阳市地方志编纂委员会编，河南人民出版社，1989年10月，894-895.

水子立

（水应龙）其子子立（1885—1970），别名玉瑸，辛亥后，任南阳劝学所所长。民国元年（1912），在东关回民聚集区邱公祠创办同化小学堂，次年因去北京法政学堂深造停办。1927年回宛，重新组建濬智小学校。原址因驻军占用，改在清真寺上课。1935 年。迁还原址……

子立热心公益事业，1929 年，南阳灾荒，他辞去宝丰县县长职务，筹款回宛，致力赈事。为开凿城东南灿河渠，施放工赈，奔走汴、宛之间，四方求助，终促其实现。1934 年第 20 路军张钫部驻宛时，子立为重修南阳医圣祠，再三进言，并带头捐赠有关仲景的图书多卷。后又多次报请河南省府，要求归还祠田和组织中医学会，因均遭拒绝，感叹之余，著《南阳乡贤医圣张仲景祠墓志》，让先贤学术，光照后人。《南阳市志》，南阳市地方志编纂委员会编，河南人民出版社，1989 年 10 月，895.

张子和

张子和（1894—1972），名文礼，以字行，南阳县高庙乡高张营人。幼读私塾，后随父习医，长于外科。民国七年（1918），冯玉祥部视其医术精湛，任为上尉军医。1926 年秋，因母年老多病，退役悬壶故土。1946 年造居南阳城内，历任景武高中、复兴中学校医。

子和幼承庭训，通晓中医外科理论，又博采历代医家所长，师古而不泥古，学而能化裁，在数十年临床实践中，积累了丰富的疮疡治疗经验，多有创见。子和对疮疡的治疗，颇有见地。常说"疮科之病，百千万症，首当辨明阴阳。阳症者，其毒浅，多谓火毒之滞，发于六腑；阴症者，其毒深，多因寒疾之凝，阴毒深伏，发于五脏。疮疡反映之症状，不是纯阴纯阳，而是错综复杂，阴阳交叉，务求详审"。在治疗方法上，他认为"方不在多，心契则灵。症不在难，意合则明，必须药症合应。"不能"刻舟求剑，胶柱鼓瑟"。形之于外，必根于内。子和特别重视疮疡的整体治疗，提出：疮医务必精内，治外而治内，是舍本求末。病者郝某，患右股骨骨髓炎，骨质破坏残缺，某医院拟作截肢处理。经子和诊治，合用王氏阴阳汤、补中益气汤，升而补之。又倍用参、芪，使阳和汤的温补和阳、散寒通滞作用起到如虎添翼效应，并加补胡桃、全虫，外用面包裹而烧熟食之，以补精填髓，终使瘤疾治愈，迄今健康。

子和非常重视脾胃在治疗疮疡中的作用。他说"脾胃乃后天之本，脾胃旺则气血生化之源，气血乃化毒之本。脾胃和气血之盛衰，与疮疡之顺逆转化有密切关系"。对《外科正宗》所述"诸疮全赖脾土，调理必须端详"的观点，他十分重视。在治疗中，往往采用药饵化毒兼提，药物与食疗相合。常补以小公鸡、瘦肉、不油腻呆胃之品，每多取效。他认为："疮疡虽厉火毒之症，一旦脓出毒泄，用药也应旋即减除苦寒之品，以防损伤胃气。"

子和幼生乡村，长期与劳苦人民交往，深知病者就医用药之难。他十分重视筛选民间土单验方，如用薯叶加黑糖或马齿苋加黑糖捣泥，外敷阳症肿疡；用鲜蚯蚓加白糖化汁，治蜘蛛疮（带状疱疹）；用长形蛤蚌壳锻烧研末，治疗甲沟炎引起的肉芽增生；油泡苍耳子，治疗疔疮等，多取奇效，又减轻病人负担。《南阳市志》，南阳市地方志编纂委员会编，河南人民出版社，1989 年 10 月，907.

李定候

李定候（1900—1961），名镇麟，号称模糊子，以字行，祖居南阳，八世业医。幼入塾十余年，继从伯父李述之习医，熟读《内经》《难经》《金匮》《伤寒》《本草》等各家名著，勤求古训，深究灵素，师法仲景，尽承家传。20 岁前后，出诊行医。30 岁，内科、妇科闻名，先后为通化学校校医，三岔口"元德昌"药店坐堂医生。

定候明阴阳，辨六经，临床细微，辨证精确。他认为心脏病多与脾肾关系密切，常加补肾之品。南阳方某，1950 年春患病，失眠多梦，气喘欲断。经诊断为思劳过度，劳伤心脾所致，遂以大剂量归脾汤加数味服之。当晚见效，连服数十剂即愈。某产妇大出血，处于休克，他诊为血晕，用红生铁、米醋熏鼻而止。并进汤药调理，终治愈康复。

定候主张"可医必可药，行医必识药"，他对药物多亲口尝试，知性知味，以辨真伪。1959 年夏末，市医药公司购进一批"晒参"，他认为此药不真。经尝试，至三钱时毒性发作，昏迷发狂，大小便失禁。经多方抢救，方见转轻，但一直未能复原，延至 1961 年病故。定候为免患者受苦而献身精神，受到党和政府的表彰，医界敬仰。《南阳市志》，南阳市地方志编纂委员会编，河南人民出版社，1989 年 10 月，910.

赵玉斋

赵玉斋（1880—1965），字求真，号髯翁，浑名赵大个，南阳县青华乡小赵寨人，县内著名中医，著有《验方五则》等书。

玉斋，出生于六代中医世家，七岁即随其祖父赵梦令学经史，兼习医，十年苦读精研。年十七，即独立出诊，并开办"育生堂药铺"。从此，即以行医为业。他不仅医术高明，且服务端正，出诊总以穷人优先，急诊优先，不论寒暑、远近，都随请随到，从不借故拒诊，博得群众的信任和拥护，求诊者日积其门。数年内，在宛西一带名声大噪。《南阳县志》，南阳县地方志编纂委员会编，河南人民出版社，1990 年 6 月，640.

杜韵堂

杜韵堂（1901—1978），南阳县金华乡人。16 岁弃学随父学医，勤奋钻研中医经典著作，自律甚言。19 岁即开始行医。在半个多世纪的医疗实践中，使他掌握了丰富的临床经验，成为宛南一带著名中医。《南阳县志》，南阳县地方志编纂委员会编，河南人民出版社，1990 年 6 月，645.

第二节　方城县

张鼻鼻

（明）张鼻鼻，遍体疮痍，敞衣垢面，尝负一笠，嘉靖年间，住仙灵宫，师事道人邢姓者，邢嫌其污秽不礼。一日邢病思食杏，时十二月初旬也，张须臾持红杏一枝，令邢嗅之立愈，始知其有道术。明年辞邢去，指室前一隙地，曰：此地来春生草可疗诸症，必师亲取之方效，以此医人可糊口终身。邢俟春果得异草，治病殊验，草迄今尚在，但治病无验矣。《裕州志·卷之五·人物志仙释》，清·董学礼纂修，清乾隆五年（1740）刻本，52.

河上公

（明）河上公，公曾炼丹于炼真宫，其丹鼎炉烬犹存，见之石记。《裕州志·卷之五·人物志仙释》，清·董学礼纂修，清乾隆五年（1740）刻本，51.

张三丰

（明）张三丰，结庵太和山玉虚宫，明成祖遍访之，不能得。曾留州炼真宫三载，有三丰洞今存。时混迹市肆，人不知其为仙也，号为邋遢张。后题诗壁上去，载艺文志中，自是仙家。语一日忽指阙，向成祖曰臣方城炼真宫道士也，言讫不见。敕下赠宫名曰：仙灵阁，为之一新，事载碑记。《裕州志·卷之五·人物志仙释》，清·董学礼纂修，清乾隆五年（1740）刻本，51-52.

梁高福

（明）梁高福，方城人，凤颊龙髭，指甲盘掌，雅好黄老，精长生术，道号指甲梁。明嘉靖梁先生游秦，秦王雅重之，推奏世宗黄帝，征至语道德素问大说，封为一品真人。询其幽栖处，以炼真宫对，遂发帑敕修之，玉皇阁三清殿并诸祠为之，巍焕事载石记。《裕州志·卷之五·人物志仙释》，清·董学礼纂修，清乾隆五年（1740年）刻本，52.

闵山人

（明）闵山人，旧本江西人。嘉靖年间来裕州，施符治病，殊有奇效。且驱邪宜应，温泉内有毒蛟□□□人，山人□增禹步仗剑逐之，□□□□□大有及雾泉水平浅，可以见底，盖毒蛟之说□也。《裕州志·卷之五·人物志仙释》，清·董学礼纂修，清乾隆五年（1740）刻本，53-54.

谭澄

（清）谭澄，字子清，世业医。家无长物，好施予，见贫不能婚葬者，罄资以济。犹好掩埋枯骨，活乞丐，拯困恤孤。一日有行客暴卒，澄收葬后，其家人至，又助费扶柩而回，行事居然先民，州守嘉之。《裕州志·卷之五·人物志》，清·董学礼纂修，清乾隆五年（1740）刻本，19-20.

（清）谭澄，邓州人，世业医。好施予，见贫不能婚葬者，辄罄资以济。犹好掩埋枯骨，活乞丐，拯困恤孤。一日有行客暴卒，澄收葬后，其家人至，又助费扶柩而还。《南阳府志·卷之五·人物志下》，清·孔传金纂修，清嘉庆十二年（1807）刻本，17.

王撰文

（清）王撰文，以字行，县西南蒿庄（今南阳市方城县蒿庄）人，善治眼，暨小儿内、外等科，不受酬。游艺缙绅间，端品励行，著有《六科指南》八卷，为时所重，因家贫未刊行。《方城县志·人物·艺术》，清·杜绪赞修，张嘉谋纂，民国三十一年（1942）铅印本，13.

廖维司

（清）廖维司，陌陂东南廖庄（今南阳市社旗县廖庄）人，清嘉庆年闻名医也。医术精妙，遇有奇症无不诊之立效。有人在井边食凉粉，误堕井一块，后十余年掏井掏出凉粉，仍旧有好事者取而食之，遂不饥，身瘦如柴，延医皆不能识。后请廖诊视，一见颜色，知为食疾，立一方，芒硝、大黄各半斤，看其饮服泻下凉粉如故，人颇奇之。《方城县志·人物·艺术》，清·杜绪赞修，张嘉谋纂，民国三十一年（1942）铅印本，13.

张士吉

（清）张士吉，老丽山后月庄人，精内外科方脉，济世活人，不索酬仪。《方城县志·人物·艺术》，清·杜绪赞修，张嘉谋纂，民国三十一年（1942）铅印本，13.

乔大迁

（清）乔大迁，博望保（今河南省南阳市方城县博望镇）人，性豪放，未尝读书，纵酒、赌博、畋渔，无所不为。中年顿改前行，习医学，虽不识字颇精方术，遂卖田产购药物为九散济人，不求所偿。见道路桥梁损坏，祠庙倾圮者，辄募缘修之。

如此者二十年，觉神色精彩，气度安雅，俨然道德气象，即尝学问者无以过之。晚年鹤发童颜，南华道德无不彻其要妙，年七十余岁，端坐而逝。《南阳县志·卷十·人物下流寓》，清·潘守廉修，张嘉谋纂，清光绪三十年（1904）刊本影印，1411.

第三节　镇平县

王柯

（明）王柯，母陈氏多疾，遂习医，侍疗之暇，兼以济人。母卒哀毁，逾礼庐墓终丧。《镇平县志·卷之五·人物孝子》，清·吴联元纂修，清光绪二年（1876）刻本，17.

王室

（明）王室，廪生，天性至孝，因父久卧疾，闻邑西有庐医庙，祷者多应，乃昼夜哭泣于其侧。夜梦神赐一方，归，制药，父因以痊。知县邓朝相上其事，建坊当道，扁其门曰：孝行。《镇平县志·卷之五·人物孝子》，清·吴联元纂修，清光绪二年（1876）刻本，17.

许子麟

（明）许子麟，武解元，规行矩步，有文人道学之风。六十余岁事母不懈，每逢交节，必预以汤药，保养其母，母寿九十有五，人皆谓孝行所致。同治五年（1866）母殁，哀痛过度旋卒。《镇平县志·卷之五·人物孝子》，清·吴联元纂修，清光绪二年（1876）刻本，19.

张万林

（明）张万林，木讷谨厚，恤贫施药，生平乐善。其活者与婚葬者，以千计，当道屡奖之。《镇平县志·卷之五·人物义行》，清·吴联元纂修，清光绪二年（1876）刻本，20.

刘文易

（明）刘文易，字沧阳，精太素脉，断吉凶皆验，神圣工巧，四妙皆具。《镇平县志·卷之五·人物名医》，清·吴联元纂修，清光绪二年（1876）刻本，60.

姜迎祥

（清）姜迎祥，岁贡生，坤吉之子，事继母以孝闻。喜藏书，历代简编批阅无少遗，每举古人忠孝节义事以动乡里。尤精岐黄，施药济世，远近感德。《镇平县志·卷之五·人物义行》，清·吴联元纂修，清光绪二年（1876）刻本，23.

张射斗

（清）张射斗，乐善不倦，施送药材，周济贫乏，人咸称之。《镇平县志·卷之五·人物义行》，清·吴联元纂修，清光绪二年（1876）刻本，25.

张昌麟

（清）张昌麟，庠生，夏邑县训导，张琮之孙。精医道，决人疾病存亡，毫发不爽，人推为医中和缓。《镇平县志·卷之五·人物名医》，清·吴联元纂修，清光绪二年（1876）刻本，60.

许三元

（清）许三元，精岐黄，活人甚众，不记施报。《镇平县志·卷之五·人物名医》，清·吴联元纂修，清光绪二年（1876）刻本，60.

李振坤

（清）李振坤，善岐黄，平时施药，济世活人无量。《镇平县志·卷之五·人物名医》，清·吴联元纂修，清光绪二年（1876）刻本，60.

康际华

（清）康际华，庠生，精桐雷之学，审症不差累黍，人以圣手称之。《镇平县志·卷之五·人物名医》，清·吴联元纂修，清光绪二年（1876）刻本，60.

王玉章

（清）王玉章，迳背人，母早丧，事父至孝。尝造桥梁，修崎岖路，且精于岐黄之术，不论贫富，有所求，辄应之。《重修镇平县志·卷之五·人物》，民国·潘承焯，吴作哲纂修，民国年间（1912—1949）抄本，30.

邱训

（清）邱训，字若唐，东山人。文学生性恬淡，笃于内行，父母皆大耆，训事之爱慕如孺子。外祖徐惟星者，嗣训为营茔，每岁时祭训必躬亲。雍正四年（1726），岁饥疫，出仓谷，施良药，全活无算。《重修镇平县志·卷之五·人物》，民国·潘承焯，吴作哲纂修，民国年间（1912—1949）抄本，33.

第四节 内乡县

范汪

（晋）范汪，字玄平，左将军雍州刺史晷孙也。父稚大将军掾。汪少孤，六岁依外家新野庾氏，荆州刺史王澄见而奇之，曰：兴范族者，必是子也。年十三，居母丧，尽礼。及长好学，外氏家贫无以资给，汪乃庐于园中，布衣蔬食，燃薪写书，诵读亦遍，遂博学多通，善谈名理。弱冠至京师，属苏峻举兵犯阙，中书令假节都督征讨诸军事。

庾亮兵败奔浔阳，平南将军都督江州诸军事，温峤以兵赴难，至浔阳，闻建康不守，号恸，欲同亮讨峻，而道路断绝，不知建康声息。会汪至浔阳，言峻政令不一，贪暴纵横灭亡已兆，虽强易弱，朝廷有倒悬之急，宜及时进讨，峤深纳之。庾亮辟汪参护军事，亮峤互相推为盟主，峤乃遣使邀征西大将军都督荆襄八州诸军事，陶侃同赴国难，讨峻于石头斩之。论平贼功，汪赐爵都乡侯，复为庾亮平西参军，从讨郭默进爵亭侯，司空郗鉴辟汪为掾属，寻除宛陵令，征拜中书侍郎，护军将军录尚书事，何克请为长史，桓温为征西将军持节都督荆、司、雍、益、良、宁六州诸军事，领护南蛮校尉，复以汪为安西长史。

永和二年（346），温帅师伐汉，拜表辄行，委以留府。四年，论平蜀功，进爵武兴县侯，初桓温请以汪为征西长史，又表为江州，皆不就，自请还京。因求为东阳太守，温大恨之，汪在东阳大兴学校，甚有惠政。穆帝升平四年（360），以汪为都督徐、兖、冀、青、扬五州诸军事，安北将军兼徐、兖二州刺史。温将北伐，令汪帅众出梁国，以挟前憾，奏汪失期，免为庶人，卒于家，赠散骑常侍安北将军，谥曰"穆侯"。长子康，早卒，次子宁最知名，自有传。《内乡县志·卷八·人物志》，清·宝鼎望纂修，清康熙五十一年（1712）刻本，3-5.

李铨

（明）李铨，绵州（今四川绵阳）人，举人。嘉靖二十四年（1545）知内乡县，清慎精明，吏畏民怀，于各里设桑园，教民蚕续蠲俸，施药病者，多所全活。祀名宦。《内乡县志·卷六·职官志》，清·宝鼎望纂修，清康熙五十一年（1712）刻本，7.

王显宗

（清）王显宗，精于医，多奇效，未尝责报。掩骼埋胔，助贫人婚葬，乡评无间言，屡举乡饮宾。治圃种花，澹如也。三子皆为诸生。《内乡县志·卷之八·人物志》，清·宝鼎望纂修，清康熙五十一年（1712）刻本，32.

王贤　王懋

（清）王贤，行太仆寺少卿，俨父封光禄寺少卿。《内乡县志·卷七·选举敕封》，清·宝鼎望纂修，清康熙五十一年（1712）刻本，17.

（清）王贤，夏馆（今内乡县夏馆镇）人。父懋医学训科，贤习世业，精于岐黄，活人甚众复为医学训科，自夏馆迁居城内西街。事父母以孝闻，与弟瑞友爱甚笃，持己以正，接人以和，居乡以礼，教子以义，以子俨贵，赠监察御史，累赠光禄寺少卿。《内乡县志·卷十一·人物上》，民国·王铎纂修，民国二十一年（1932）本，24-25.

庞铭本

（清）庞铭本，字警庵，东一区大渠河保庞营（今内乡县湍东镇）人。同母昆仲三人，铭本为殿，长兄滋本，岁贡生。次兄仁本，咸丰戊午科举人。铭本读书过目成诵。及应童子试，正值前清升平时，以八股取士。试官出截搭题，铭本以截搭隔断圣贤语气。辄曳白出。由是弃儒就医，研究外科，能创立新方。凡遇奇疮异症无名肿毒，一经调治，罔不应手见愈。疗后无论贫富，不索酬仪分文。其品质之高，用药之妙，固非俗医所可及已。生平著有《随身录》及《有定集》等药方藏于家。子孙戚友世传为用，以良医称焉。《内乡县志·卷十一·人物艺术》，民国·王铎纂修，民国二十一年（1932）本，50.

庞沣章

（清）庞沣章，号艺园，西三区石桥（今内乡县王店镇石桥村）人，候选同知。急公好义，村前旧有大石桥，相传唐太宗为天策上将征东建筑，年久倾圮，沣章独立重修，以济行人。捻之乱，又独立创修日月寨，养勇防守，人民被福者无算。精岐黄术，施药饵，多奇效，著有《守寒简章》及《疡医指南》藏于家。《内乡县志·卷十一·人物义行》，民国·王铎纂修，民国二十一年（1932）本，65.

谢文选

（清）谢文选，字明理，东区大浆子（今内乡县灌涨镇大浆子村）人。性刚直，不喜纷华，不修边幅。值县童子试，叔父捷登谋以贿取案元，文选闻之，引以为耻，遂不应。生平精通医理，能创新意。尝为刘某疗疾，数月前，诊之其必发背疽，恐不易治，乃改移于臀部。其治法之高奇可知。望族子某气，决其三月内必死，时以符法调理，皆效应如神，所著有《青囊秘要》《迷津普度》及《脉诀》行于世。《内乡县志·卷十一·人物艺术》，二十一年（1932）民国二十一年本，65.

杨茂　杨绾　杨锡康

（清）杨茂，字时育，东二区杨集（今内乡县灌涨镇杨集村）人，祖绾、父锡康均以岐黄业著名，至茂脉理更精，为人疗疾无不立痊。且忠信诚笃，物望素孚，中年遭发捻之乱倡办乡团，一方赖其保障。咸丰七年（1857），县城失守，茂于六月初十日纠合同志并地方人民数千名来县浚濠筑城，为保众计合邑，利赖之。十一年辛酉，贼军自邓境罗庄冈攻入，包围乡团，南泥河之役战失利，计邓内镇三县阵亡三千余人。我邑经查明禀报者三百七十名，河南巡抚张之万暨御史光州庐士杰会奏。上闻，准将内乡死难人入本县忠义祠，春秋致祭杨集，另为茂设专祠致祭，并赏茂六品顶戴，世袭云骑尉。同治元年（1862），又创筑杨集砦，越十一年癸酉以寿终。《内乡县志·卷十一·人物上义行》，民国·王铎纂修，民国二十一年（1932）本，66-67.

王敦

（清）王敦，字崇礼，号厚斋，性情恬退，不慕荣利，闭门养亲，不出应试，立药室于市，殚精医理，名擅一时。好邵子皇极经世书，摘举要语悬于四壁曰：是书也，天地万物不能外也，吾将悦而老焉。不矜才，不恃气，涸迹市井，虽凶顽莫之得犯，年七十有九，世以为异人。《内乡县志·卷十一·人物中》，民国二十一年（1932）本，45.

庞凤诏

（清）庞凤诏，字金章，号丹林，又号耐斋。父璲以恩贡于乡，凤诏性至孝，母病卧床褥十余年，侍奉汤药，衣不解带，便溺诸器皆躬亲洗涤。母殁，丧葬尽哀尽礼。待诸弟友爱，解衣推食分多润寡无吝色。视诸侄如子，延师教之，无归者为筑室以居，赡给钱米以为常。好读书，躬行实践尝曰："谢上蔡云：坐如尸，坐时习立如斋，立时习我辈，坐不如尸，立不如斋，可谓学乎?"入太学，端庄自持，尤喜施与，措衣食赒道路饥寒。兼通岐黄，尤精小儿科痘疹、推拿，应手奏效，时医皆谢不及。卒年八十八。子滋本，岁贡，有文名。《内乡县志·卷十一·人物上孝行》，民国二十一年（1932）本，30.

第五节　淅川县

李呈祥

（明）李呈祥，淅川人，性敦朴，教子仙龄等俱成名。崇祯十年（1637），流贼困城兼淫雨疫疠，避难之民饥且病死者甚众，呈祥遇即衣之哺之，率家人掩积尸，人皆称善。《淅川直隶厅乡土志·卷三·事业》清抄本，6.

刘印心

（清）刘印心，贡生，事母孝，侍疾不懈。道光七年（1827年）举报孝弟，授徒尽心，精岐黄，不受谢。《淅川直隶厅乡土志·卷三·事业》清抄本，8.

（清）刘印心，贡生，本遗腹子，事媚母孝，侍疾不懈者，三阅月。道光七年（1827），举报孝弟，授徒尽心，又精岐黄术，不受谢，长吏及里人均赠碑额。《淅川县志·卷之三·人物》，清·徐光弟修，王官亮纂，清咸丰十年（1860）刊本影印，419.

刘普

（清）刘普，庠生，事继母孝兄弟，已析居又时以己财分。润之善医，为人疗疾不取利，里党称之。《淅川直隶厅乡土志·卷三·事业》，清抄本，8.

（清）刘普，庠生，事继母，兄弟四人，已析爨，又时以己赀分润其余，拯危济急之举颇多。又精医，疗疾不取利，登上寿，乡里称其贤。《淅川县志·卷之三·人物》，清·徐光弟修，王官亮纂，清咸丰十年（1860）刊本影印，419.

刘照堂

（清）刘照堂，孝友性成，与弟明堂侍亲膳必拱立，食毕始退，亲疾寝食俱废。亲殁，抚幼弟教养兼至。他如岁饥，赈济掩暴，施药周贫，犹其余事。《淅川直隶厅乡土志·卷三·事业》，清抄本，10.

蔡保安

蔡保安（1896—1966），男，字桂轩，淅川县老城北街人。出身贫苦家庭。两岁丧父，后随母改嫁到同街一个较有名气的多姓中医家。7岁入私学，由于经济拮据，学习时断时续。19岁高小毕业后，跟继父学习中医《内经》《伤寒论》及《本草》等祖国医学名著。21岁继父亡故，遂在北街开业行医，字号"永寿堂药店"。

蔡保安通晓内科，尤擅儿科，对治疗小儿惊风有奇方。1943年秋，保安外出看病，路过滔河金营时，见一娃李的中年妇女抱着一个两岁男孩，坐在村头号啕大哭，说是孩子已经死去。他上前问明原因，观察小孩后，采用针灸术后，小孩片刻即醒。临行时，又送数颗追风丸，小孩终于脱险。后小孩母亲登门酬谢，保安分文不受。次年春，县著名西医李化石的妻子患慢性黄胆肝炎。李多方医治无效，后邀保安采用中医诊治，很快痊愈。

1947年春，大石轿酉岭村有个姓刘的财主，患通脊瘘，先后去武汉、开封等城市医院治疗无效，危在旦夕。刘家邀保安前往治疗。保安先施外科手术，后用自制白降丹敷疮口，不及半月伤愈。最后向刘家取医疗费一石二斗白米，一两也不减少。

淅川解放前，蔡保安仍操旧业，为人民解除病苦。1952年积极响应人民政府号召，走集体化道路，将永寿堂药店所有药品、药具转为公私合营利民联合医院，后改县卫生院，从此参加革命工作。1955年，保安出席淅川县第一届中医代表会议，心情异常振奋，便将自己多年积累的秘方贡献出来，受到与会领导和同行的称赞。在他的带动下，全县老中医共献出秘单验方353个，编印成册，发至区、乡镇卫生所，供医务人员学习。

1958年，蔡保安代表南阳地区出席中央卫生部在河北保定召开的中医药学术经验交流座谈会。会上他毫无保留地介绍自己30余年来的医疗经验，引起与会人员的重视。会后，卫生部领导还接见了他。保安回县后，迅速开展"采方"活动，共搜集土单、验方4200个，整理归类、汇编成册，供全县医务人员学习研讨。

1960年，宋湾区有个姓邢的农民患阑尾炎，入县医院后，开始用西药保守疗法，效果不佳，病情转危。蔡保安用中医疗法施治后，三日腹痛消失，一周下床活动，半月后痊愈出院。

1964年，全县有名的老中医仅剩17人，中医事业面临"青黄不接"的严重局面。已经68岁的蔡保安，为使祖国医学后继有人，率先倡议并与老中医梁乾斋、连从盈、李向山等创办中医药学习班，招收学徒47人，共同担负起培养接班人的任务。保安在教学中言传身教、循循善诱，要求学员严格做到"两学"（学理论知识、学临床经验）、"三问"（问诊法、问病因、问病理）、"四边"（边学习、边使用、边总结、边提高）。通过一年学习、实践，80%以上的学员能运用中医药治疗一般常见病和多发病。其中，两名通过地区考试取得出师证书。

1965年，蔡保安年已古稀，身体欠佳，在医院领导多次劝慰下始离开工作岗位在家休养，不久病逝。《淅川县志》，淅川县地方志编纂委员会，王本庆主编，河南人民出版社，1990年10月，634-635.

阎仲彝

阎仲彝（1895—1973），又名鼎铭，淅川县滔河乡阎河村人。1912年考入河南留学欧美预备学校德文班，1919年毕业，被学校选送到上海同济大学医学系深造。1924年赴德国葛廷根大学攻读医学外科，获医学博士学位。1928年春，谢绝德国几家医院的重金聘请，毅然回到祖国，先后在徐州后方医院、杭州市立医院、南京陆军医院任外科主任、医院院长等职。

1929年9月，阎仲彝到开封参加河南大学医学院的筹建工作，并担任该校医科教授和外科主任。1930年河南大学医学院成立，阎仲彝首任院长。之后，又创建医学院附属医院、产科学校和护士学校作为学生实习基地。

1934年，河南省政府下令停办医学院，阎仲彝带领师生经过数月斗争，终于使医学院得以保存。但他却因此触犯了上司，同年暑假被免除院长职务。

1937年底，学期考试后，农学院和医学院随河南省政府迁往镇平。1939年5月，日军侵犯新野，唐河、镇平告急，河南医学院迁嵩县城。值此危难之际，阎仲彝再次出任院长，并在经费少、物资缺的困境中，再次创办医学院附属医院。

1945年初，日军侵犯豫西南，阎仲彝夫妇携带少量药品和器械回到淅川，在老县城北街开设外科门诊部，为抗日伤员和群众治病。同年4月，县城沦陷，阎仲彝携家到南山避乱。日军曾派汉奸诱胁仲彝为其服务，仲彝断然拒绝，连夜逃往陕西。抗日战争胜利后，他又回到河南大学医学院任外科教授兼外科教研室主任。次年，他出版带有附图287幅的《骨折及脱臼学》一书，附有许多独到见解，受到国内外同行的赞许。

1949年9月，应河南大学函邀，就任河南大学医学院外科教授兼外科教研室主任。1950年，作为自由职业者代表，先后出席河南省首届各界人民代表大会和政协河南省首届委员会。1957年，他主编出版的《外科学》（上、下册），140万字，为新中国初期最早的一部外科巨著。1958年，专事翻译并负责学报工作，陆续发表了许多关于外科、骨科、五官科等方面的论文。1973年8月17日病逝。《淅川县志》，淅川县地方志编纂委员会，王本庆主编，河南人民出版社，1990年10月，636-637.

宋育吾

宋育吾（1900—1975），又名瑄生，淅川县盛湾乡宋湾村人。出生于小康家庭，7岁入本村私塾，1915年在开封考入省立留学欧美预备学校德文班。1920年考入上海同济大学医科班。

1925年宋育吾大学毕业后，应聘至上海宝隆医院当大夫。是年8月，转任湖北武昌医科大学教授。翌年10月，调往南昌革命军总司令部临时医院任院长，继任南昌陆军军官医院医务主任。1927年6月，调南京国民党陆军总司令部军医处第二病院任院长，后任南京军政部第二陆军医院院长。1933年8月，应聘至河南大学医学院任教授，主讲组织胚胎学与人体解剖学。1944年代理医学院院长年余。1946年，编写《组织胚胎学教材》一书，内容丰富，通俗易懂。

1949年7月，河南大学重建，宋育吾应聘为河南大学医学院教授，曾先后任组织胚胎与人体解剖学教研组主任、学院教务主任等职，为医疗事业培养了大批人材。1966年"文化大革命"开始后，他被隔离审查，受到迫害，但仍从事人体解剖与组织胚胎学方面的翻译和著述工作。后得胰腺癌，经多方调治无效，1975年7月病逝于太原医学院附属医院。《淅川县志》，淅川县地方志编纂委员会，王本庆主编，河南人民出版社，1990年10月，637-638.

梁乾斋　武自修　连从盈　蔡桂轩　姬治蒿　程书先　李朝龙　沙吉岑

淅川县中医历史悠久。中华人民共和国成立前，有中医诊所67家，均为个体开业，没有严格的科别分类，大体可分为内科、外科、儿科、眼科、妇科、针灸科等。内科医生梁乾斋（1894—1969）擅长治疗瘟疫、霍乱等病。民国二十一年（1932），埠口一带霍乱流行，救治许多危重病人。外科医生较多，不仅能治常见病，如疮、疖、疗、疽等，还能诊治一些疑难病症。上集北塘武自修医生擅治骨髓炎，老城连从盈医生擅治脑后发。均饮誉县内、外。儿科医生多数一专多能，老城北街蔡桂轩（1896—1967）尤其对小儿惊风见长。眼科医生较少，一般治疗多外用药粉。蒿坪乡姬治蒿较有名气，曾为国民党南阳驻军司令王凌云治过眼病。妇科医生荆紫关程书先擅长闭经症治疗。针灸有下寺李朝龙、埠口沙吉岑等。《淅川县志》，淅川县地方志编纂委员会，王本庆主编，河南人民出版社，1990年10月，551-552.

第六节　唐河县

葛洪

（晋）葛洪，字稚川，丹阳句容人，好仙。晋咸宁初，王道荐为散骑，常侍师事，鲍铉鲍爱，重以女妻之。洪一交址出丹砂，求为勾漏，令乃于罗浮山炼丹。后又隐于杨家峪中，严构屋修道炼丹，遂名其山曰：葛洪山。今建上清堂，清盛宫，崇元观，见存号抱朴子，八十一尸解。康熙志。《唐县志·卷十二·识余》，清·陈咏纂修，光绪四年（1878）刻本，2.

黄野人

（晋）黄野人，葛洪弟子，随洪在清虚采药种椒，后同至罗浮，结庐于冲虚观侧。时有哑虎守之，洪既仙去，留丹于柱石间，野人自外至得一粒服之，为地行仙。常有诗：云来万岭动，云去天一色。长啸两三声，空山秋月白。《续唐县志略·仙释》，清·王恪纂修，清雍正十二年（1734）刻本，90.

椒仙翁

（元）椒仙翁，隐居葛山，每在古柏下，扣石而歌，皆阴长生丹经言也，修炼于天风台，白日飞升。《续唐县志略·仙释志》，清·王恪纂修，清雍正十二年（1734）刻本，90.

牛师傅

（元）牛师傅，不知名号、里籍，自居洞中。每夜有虎卧洞口，人问以仙真之道，每答曰：有动之动，出于不动；有为之为，出于无为。不过炼精成气，炼气成神，炼神合道而已。知药而不知神，室则不可结胎；知神室而不知火候，则不可成丹。与王婆婆同时尸解。《续唐县志略·仙释志》，清·王恪纂修，清雍正十二年（1734）刻本，90.

张文彦　张良言

（清）张文彦，庠生。幼丧父，家贫，奉母甘旨必具。母殁，独力营葬，庐墓三年。性友爱，析箸让产，先因母病将危，诚心祷祝，梦神馈一丹丸，母旋愈。因施药二十余年，活人无算，长子良言有传。《唐县志·卷七·人物孝义》，清·吴泰来、黄文莲纂修，清乾隆五十二年（1787）刊本，330.

赵播

（清）赵播，庠生，志高尚，不治生产。精岐黄业，痘疹神效，然不计值，真朴性成，家门雍睦。子二，俱补邑博士弟子员，孙直登丙辰贤书。《唐县志·卷七·人物孝义》，清·吴泰来、黄文莲纂修，清乾隆五十二年（1787）刊本，332.

邸浚

（清）邸浚，字右轩，性廉介，不与人争，待奴仆无斥色，以选拔教授广东香山县县丞，毫不妄取。及归，贫素如常，生平乐以医药济人，著有《哦松集》。《唐县志·卷八·人物》，清·陈咏纂修，光绪四年（1878）刻本，6.

李玉润

（清）李玉润，淑间村人，性孝友忠厚，善事父母，和睦兄弟。精岐黄术，贫寒者，赠药饵不取值，里中咸敬服。《唐县志·卷八·人物孝友》，清·陈咏纂修，光绪四年（1878）刻本，20.

涂金鳌

（清）清代乾隆年间，县南闽营中医涂金鳌，医术精湛，享誉乡里，有《伤寒杂症》《诊症撮要》《脉诀》《杂症指南》《妇科指途》等医著传世。《唐河县志》，唐河县地方志编纂委员会编，中州古籍出版社，1993年9月，595.

涂金鳌（1760—1825）清代唐县闽营（今昝岗乡闽营行政村）人，原籍福建章震县。清康熙二十九年（1690），其曾祖云南右路总兵涂孝臣死后葬于唐县竹林寺，后代遂入唐县籍。

涂金鳌，为涂孝臣四代孙。幼年习儒，学于国子监。后放弃功名利禄，随其舅家表兄在新野习医。他行医多年，医德好，对《伤寒论》造诣很深，乡里声誉很高。相传闽营村一李姓妇女怀孕 9 个多月，因劳累过度，晃动胎气，虚脱假死。他点燃用食醋喷洒的桑木，以烟熏鼻孔，使其复苏。涂金鳌著述颇丰，有《伤寒杂症》（两卷）、《诊症撮要》《脉诀》《杂症指途》等传世。《唐河县志》，唐河县地方志编纂委员会编，中州古籍出版社，1993 年 9 月，677.

钟庄王氏　王发周　王兰彪　王华川　王宝印　王先兆

（清）源潭镇钟庄王氏骨科，始于清康熙十九年（1680）。相传山东一卖艺老人在王氏村庄（王氏当时居住下董村）卖艺，不慎摔折了胫骨，住在王氏家中，养伤治病，把医术传给了王发周，王遂悬壶乡里，治病救人。光绪三年（1877），王之六代孙武举王兰彪，七代孙王华川，采取医宗金鉴外科《正骨心法要旨》中的摸、接、捏、按、提、摩、推、拿、端等法，利用小夹板固定，内服、外敷药并用治疗，使王氏正骨术有了新的发展，求医者远至桐柏、泌阳、方城、南阳、湖北等地。群众说："胳膊腿折断，快到钟庄看"。建国后，王氏第九代传人王宝印、王光兆先后被吸收到县医院和县中医院从事骨科工作，在继承先辈正骨医术的基础上吸收现代医学技术，医疗技术进一步提高，求医者甚众。《唐河县志》，唐河县地方志编纂委员会编，中州古籍出版社，1993 年 9 月，598.

曾庄曾氏（曾庆文）

（清）龙潭乡曾庄曾氏眼科，在清乾隆年间就享有盛名。光绪年间，秀才出身的曾庆文弃儒从医，潜心研究眼疾病，在临床上用"点、熏、洗"外治法或手术疗法直接治疗局部病变，同时，根据脏腑经络相关的理论，用内治法调整内脏和攻逐病邪，收到内外配合的治疗效果。新中国成立后，其后代人曾祥千在苍台乡卫生院从事中医眼科，进一步丰富了先人的治疗经验，对角膜溃疡、白内障、慢性泪囊炎等医疗技术尤精，求医者远及泌阳和湖北枣阳、襄樊等地。《唐河县志》，唐河县地方志编纂委员会编，中州古籍出版社，1993 年 9 月，598.

民国年间，龙潭镇北曾庄村曾庆文，用中医治疗角膜溃疡、青光眼、白内障、慢性泪囊炎等疾有较高造诣，并著有《眼科袖珍》一书。求医者络绎不绝，饮誉湖北襄樊、武汉等地。《唐河县志》，唐河县地方志编纂委员会编，中州古籍出版社，1993 年 9 月，595.

李鸣皋

（民国）郭滩李鸣皋，擅长虚劳。《唐河县志》，唐河县地方志编纂委员会编，中州古籍出版社，1993 年 9 月，595.

王天经

（民国）湖阳王天经，长于疟疾。《唐河县志》，唐河县地方志编纂委员会编，中州古籍出版社，1993 年 9 月，595.

沙克让　曲少堂　李怀远

（民国）井楼沙克让、昝岗曲少堂、祁仪李怀远的妇科。《唐河县志》，唐河县地方志编纂委员会编，中州古籍出版社，1993 年 9 月，595.

张合亭　王西翰

（民国）城关张合亭、王西翰的儿科。《唐河县志》，唐河县地方志编纂委员会编，中州古籍出版社，1993 年 9 月，595.

陈华斋

（民国）张店陈华斋的外科。《唐河县志》，唐河县地方志编纂委员会编，中州古籍出版社，1993 年 9 月，595.

王保印　宗启周

（民国）源潭王保印的骨科；宗启周的喉科。《唐河县志》，唐河县地方志编纂委员会编，中州古籍出版社，1993 年 9 月，595.

牛俊卿　张唤之　杨梦锦　赵中州

（民国）以及牛俊卿、张唤之、杨梦锦、赵中州的杂症、针灸等。《唐河县志》，唐河县地方志编纂委员会编，中州古籍出版社，1993 年 9 月，595.

第七节　新野县

范汪

（晋）新野县中医，历史悠久。晋时范汪，博通百家之言，对古医书及张仲景的《伤寒论》深有研究，曾撰有《东阳方》105 卷，或云 176 卷，《杂药方》170 卷。《新野县志》，新野县史志编纂委员会编纂，中州古籍出版社，1991 年 8 月，563.

乔隆

（明）乔隆，监生俊之子，幼颖敏，好读书，精于医。知县熊宣署为医学训科，活人甚众，爱亲敬长出于自然，教育二侄玑璋皆以孝称。凡里中贫人及商旅无所归者，每施棺与地葬之，行义重于乡里，卒年八十有四。《新野县志·卷之五·人物孝义》，清·徐金位纂修，清乾隆十九年（1754）刊本影印，340.

陈风典

（明）据《河南历史医学人名录》记载：明代，有接骨缝肠被称为"老神仙"的外科名医陈风典；有善治伤寒、热病，具有药到病除之术的名医乔隆。《新野县志》，新野县史志编纂委员会编纂，中州古籍出版社，1991年8月，563.

杨明昭

（清）国朝，杨明昭，字子彰，闽营左都督杨正第五子也。正奉命讨台湾，病笃，昭闻信，昼夜兼程，及至，父故，昭服阕还新。每岁时祭，哀痛迫切，终日不能食。尤精岐黄术，有延之者，虽风雨必往，而不受其值，其品谊有足重者。乾隆十九年（1754）乡饮。《新野县志·卷五·人物志·懿行》，清·徐金位纂修，清乾隆十九年（1754）刊本影印，353.

蒋静庵

（清）医者蒋公静庵生子序马三山岁癸巳毛家桥蒋公静庵，庆弄璋里人将发马丐文余，余奋然曰："取娶育胥常匪难，诸所欲发者何也？"金曰："其为人也，深中宽厚，愤笑不苟，躬如畏，口无偏，不具论其术，家世业轩歧，有人生一世不为良相，则为良医之语。及公受奇咳，尤洞见垣一方，人愈者难更仆数，且贩神由所，尝以疗病，听取服徇悉化，赤仄不问也。今景近颧始获磕，在公为奇而虋发之不亦可乎？"余曰："然，然则公之所以有子，即筵之于医矣。夫古之号国手者，辍耕录所载，自俶贷季下，讫于金之袁景安共百九十有一人，而元明尤不下数十家，要皆神明化百不一轶也，吾见今世肆攻此道，款启寡闻，凡古方书五百九十六部大都未经关览，所谓莞席荛狍北面，而祝榻脑芷躯吹窍，而生弟父逾蹢之妙茫也，迨患者延至家，则目耳视以为闻，望口动指伸以为问切。于是烦药索病而轻者。"《新野县志》（手稿），清·野鹤初稿，赵莲溪等纂，民国七年（1918）稿本.

樊允德

增生，樊芹斋先生事略赵若焱，樊允德，字芹斋，邑北樊营（今新野县樊营）人，乡耆光充之三子也。生未周岁即丧母，略知人事，常指墓涕哭，一日倦眠墓侧，梦母戒之，曰："汝来此使我心恻，后无复尔，乃不敢频往。"父患淋症二年余，昼夜侍奉，衣不解带，及居丧，哀毁骨立，见者心悲。处兄弟让财让产，虽重为所累，终无怨悔。年十二始入塾，弱冠能文，补邑庠，增广生员，授徒数年，见同道者皆先文艺后德行，心鄙之，作《学运篇》以见志。

遂弃去，改业岐黄，医必尽方，愈不索谢。贫者枉道就之，负药债者为数虽钜，亦不追讨。家本寒素，贸易所获有赢余，即以为施衣、施茶、建造矼梁之资。性方严不堕，冥行尝有奔女夜就之，责以正言，乃泣曰："为贫故。"即掷钱数百挥之去。友人某挈妓招饮伪醉，离席反扃其户，先生危坐待旦，反覆开导，致妓感泣，遂从良。又尝于道中拾钱票六十张，盖其族人樊启敬醉后所遗也，醒寻无获，方欲觅死，先生访知即亲为送还。平居好静默，而料事多奇中，违其言者率偾事。

咸丰六年（1856）冬，捻匪蜂起，团总特守备率众往御，先生遣勇助之，夜见星变，驰书谏阻，无令轻进，为劣绅所持，勇溃将亡。十一年春，唐邑逃民万余至先生村，视地利有两河之险，愿以千金作筑寨费，实则欲行攘夺也。先生察知其奸，遂备夜巡复，喻以祸福皆感悟，散归。既念贼踪无定，避居邻寨诸多不便，乃议修寨于本村深沟高塘，樊之以棘，难民安集者数万人。凡有忿争，力为排解，里鲜讼者。

生平正以持己，公以待人，不趋权要，不尚浮文。每见后生必谆谆以敦古，处行方便相劝勉。盖乐善不倦，数十年如一日，故发为文章抒写胸臆，多有关世道人心之作。其殁也，乡人思之，勒其懿行于碑，竖诸道左，志不忘也。《新野县志》（手稿），清·野鹤初稿，赵莲溪等纂，民国七年（1918）稿本．

赵毓瑞

附贡生赵辑五先生事略（赵若焱）（清）赵毓瑞，字辑五，世居邑北之西赵庄（今新野县王集镇西赵庄村）。幼而失怙，母韩氏抚之成立。及就傅，聪颖异常，文思灵敏，书法秀逸。年二十四入邑庠，学使王深器之，调入大梁书院。肄业时，值发捻窜扰不克，赴汴仅循例贡成均，为保卫桑梓，计与族人星海、学博倡筑寨堡七百余丈，浚深壕、建碉楼、造枪械，峙糗粮，联合十五村人寨共守，籍其丁壮约以军法。又以人众事繁与星海分局而理，各认地段以专责成部署。甫定，而捻首王牢槐率大股悍匪突至分道仰攻，公指挥寨勇凭高下击，血战竟日，贼多死伤，渐引去，万余户生命财产得以无恙。时咸丰辛酉八月十八日也。

追贼平后，难民各返其居，公亦驰备修文，临流关园，环以花竹建刃心斋于其中，厚修脯，延名师以教子弟，附馆者恒数十人，先生亲为监督。于贫难卒业者，资以膏火笔札，多所成就。南阳薛子贞、明经堂侄连西孝廉，其尤著者也。性刚直，嫉邪恶谀而慷慨好施，每当岁暮及青黄不接之时，择族邻亲故之，极贫者周以钱米，不待其求，而求者更无弗应也，故同人赠言有义气中名士之目。素通疡医，施成药以救危症，如青麟丸、化毒膏之类。炮制、修合必躬必亲，从不假手他人。年七十三而卒，里人到今称之。《新野县志》（手稿），清·野鹤初稿，赵莲溪等纂，民国七年（1918）稿本.

马献可

恩贡生候选教谕马骏卿先生事略（赵若焱）（清）马献可，字骏卿，邑北青羊（今新野县城郊乡上、下青阳村）人也。父清臣、叔珣，均以积学驰名黉序，公少而颖异，涵儒家训，读书能得其间析理，务会其通，作为文章，高华朗畅，一洗枯澹窘促之习。弱冠，游庠，旋食饩，赴秋闱，房荐堂备各两次，终不售。后逢恩科乃贡于乡，就职教谕。天性淳厚，事亲色养，居丧过戚杖而后起。有弟二，析居后，仲夫妇相继殁，遗孤四，先生抚之成立，令其各执一业。季弟无所成就，招之归而养之，并教以岐黄家言，虽坐此不无亏累而怡怡如故也。生平不妄交游，知心数人，每相见以道义相切，劂以学业相质证语不及，私设帐授徒，亦必先行而后文。素邃于医，凡有延请必尽力治之，无论贫富不计酬谢。将殁前数日，尚强起为人诊病，而平时可知矣。笃行君子，乐善不倦，先生有焉。子景常、茂才，亦以文学世其家。《新野县志》（手稿），清·野鹤初稿，赵莲溪等纂，民国七年（1918）稿本.

寇学山

（清）附生寇海蓬先生事略（赵若焱）寇学山，字海蓬，邑东寇庄（今新野县五星镇任集村的寇庄）人，迁居北郭。父兆祥，老诸生，精于六书之学，公为其三子，独得其传，音韵、训诂考核详确。年逾弱冠入邑庠，设帐授徒垂三十年，游其门者，句读、音义从无舛讹。学医以长沙为宗，参以俞嘉言、方中行、陈修园、张隐庵诸家之书，变化出之，所全活不可胜计。善谈名理于儒家之修身养性、佛家之明心见性、道家之修真炼性，源流同异，言之凿凿，不涉影响。性孤介，耻干谒，安贫乐道以终其身。其殁也，余挽以诗，有云：目苦昏花难借镜，身安卧雪不求人。盖纪实也。《新野县志》（手稿），消·野鹤初稿，赵莲溪等纂，民国七年（1918）稿本.

张文在

（清）张文在，字宪章，新甸铺镇李岗村人，清庠生，研究中医学达50年，著有《医学引规》《伤寒钤法》《伤寒赋》《伤寒症治》《问诊切要》等书。辨证施治，为人称道。《新野县志》，新野县史志编纂委员会编纂，中州古籍出版社，1991年8月，626.

城南李岗村从医50余年的名医张文在，医术高明，著有《医学引规》《伤寒钤法》《伤寒赋》《伤寒症治》和《问诊切要》等医学书籍，流传于世。《新野县志》，新野县史志编纂委员会编纂，中州古籍出版社，1991年8月，563.

赵若焱

（清）赵若焱，原名濂，字连西，连爔，城关镇人，清光绪五年（1879）中举人，在白水、丹江两书院任主讲。清宣统元年（1909）任河南省咨议局议员。工诗，精医、善画兰草，著有《认我斋诗集》《临证实验录》《评选古文钞》等。《新野县志》，新野县史志编纂委员会编纂，中州古籍出版社，1991年8月，626.

李星斋

李星斋（1871—1961），祖籍南阳县青华乡赵建堂村。6岁随叔"出家"，到观音冢（新野县歪子乡常蝉庵村）为僧。少受佛训，后拜痔科名医汪氏、汤氏和青华东大寺少钦法师为师，学习疡技，潜心医学，终成著名外科医生。26岁定居观音冢，以僧家行医终生。

他的医术集三师之长，对阴阳、气化、脏腑、经络、气、血、骨、脉之理，无不通达，不论怪诞疾病、稀奇疮毒，都诊之有理，处之有方。西赵庄赵伯勤腰部生疮，久治无效，李诊为阴疮，对症下药，将疮移至股间，然后切疮外治，半月即愈。他自制膏、丹、丸、散，广用土单验方，对症施治。桐柏县一老人肬疮溃烂，久治不愈，李让其用经霜牛粪，烧灰研细，兑麻油调敷，半月痊愈。

星斋行医，态度和蔼，诊断细心，不计诊金，不收酬礼。赵伯勤阴疮治愈后，以两锭元宝相赠，被李拒绝。无奈，赵为他立碑一通，以表感谢。他自制的各种灵药，不论远近亲疏，不分贫富贵贱，均乐于施舍，如需出诊，不论寒暑昼夜，有求必至；平时，求诊者门庭若市，当地群众集资为他建了碑楼。

解放后，他已是高龄老人，但求医者仍接应不暇，他经常拿着手术刀，走出室外，依次巡回为患者诊治，处方。1951年9月经群众推荐，当选为新野县各界人民代表大会的代表；地、县、区、乡各级领导也经常去看望他。1961年9月星斋病逝，公社党政领导亲自为其治丧，南阳地区卫生局、南阳县和新野县卫生科及有关部门派员前往吊唁。周围群众纷纷前往祭奠，并为其树一高2米、宽0.8米的墓碑，镌刻"术著豫鄂"四个大字。南阳市豫剧团进行义演，追悼活动达7天。《新野县志》，新野县史志编纂委员会编纂，中州古籍出版社，1991年8月，626.

曹孔昭

（清）曹孔昭，著《儿科宝要》数卷。《新野县志》，新野县史志编纂委员会编纂，中州古籍出版社，1991年8月，522.

（清）城南关名医曹孔昭，精儿科，所著《儿科宝要》，其方皆验。《新野县志》，新野县史志编纂委员会编纂，中州古籍出版社，1991年8月，563.

申定周

（清）《申氏瘟疫论》，申定周著。《新野县志》，新野县史志编纂委员会编纂，中州古籍出版社，1991年8月，522.

林树棠

（清）林树堂，精于喉科、眼科，著有《喉科金鉴》。《新野县志》，新野县史志编纂委员会编纂，中州古籍出版社，1991年8月，636.

鲁斐然

鲁斐然（1900—1955），号章甫，新野县城关镇人，生于豪门。其父鸿珩，曾留学日本，为同盟会员，民国初年，任省参议员。

他5岁读私塾，后进县城鲁氏两听小学修业。民国二年（1913），随父到开封，考入河南留学欧美十二科第二期德文班。民国七年（1918）考入德国人在上海开办的同济医工专门学校医科班。民国十二年（1923），又考入德国慕尼黑大学五年制医科专业。民国十七年（1928），他撰写的毕业论文《淋巴结核之病理学改变》答辩成功，获德国病理学博士。后留校，在卫生研究院及细菌验察院见习，并跟世界著名病理学教授保尔斯特进修病理学。留学期间，经同学武建西介绍，曾结识朱德，领略了一些革命道理。

民国十八年（1929）冬回国，任河南大学医学院病理学教授，兼医学院附属助产学校胎生学教员。民国二十三年（1934），随开封著名针灸大师习鑫甫学习针灸，造诣颇深，著文用现代病理学理论解释《伤寒论》，并去广东研究麻风病的病理。

民国二十四年（1935）"一二·九"学生运动时，与医学院教授张静吾一道，提着点心，到开封火车站慰问卧轨的学生，抗日战争前，他筹建病理学馆，收集病理标本，开展尸体割验和病理组织切片工作。

民国二十八年（1939）夏，他随医学院由填平迁往嵩县时，院长闫中毅调离，以斐然为主负责学院工作，国民党特务欲捕学院教师、中共党员张淑景，斐然闻讯及时暗示使其避开。同年，一批进步学生被抓走，他以院长名义出面保释，民国三十四年（1945）四月，日军占领新野，斐然在家休养。六月，汉奸要他出任日伪政权新野县维持会的教育局长，他断然拒绝。

抗日战争胜利后，他随医学院迁回开封。民国三十六年（1947）五月二十八日，国民党当局残酷镇压学生运动，一些进步学生躲进学校医院，当特务们要进医院搜查时，他出面交涉："此处是医区静地，里面均系医生"，哄走特务，掩护了学生。

民国三十七年（1948）六月开封解放前夕，医学院迁往江苏省苏州市，他自请留院，看守财产。十月，开封第二次解放，他主动将学院的图书、仪器、设备等全部交给人民政府。同时，协助人民政府组建了开封市卫生局，并任局长兼任中原大学医学院教育长及病理馆主任教授。

1949 年 7 月，医学院迁回开封，他继续担任医学院病理学教授兼教研室主任。新中国成立后，其子祖哲赴朝鲜抗美援朝，在前线牺牲。他除致力于医学教育以外，还注重研究中医针灸，曾在江西省中医药杂志上先后发表《针灸为什么有效》《针灸治疗痢疾》《睛中穴不宜针灸》等学术论文，并被该杂志聘为特约编辑。1955 年 5 月，因患心肌梗塞逝世于开封。家属遵照他的遗嘱将其遗体献给河南医学院病理学馆。《新野县志》，新野县史志编纂委员会编纂，中州古籍出版社，1991 年 8 月，634-635.

林资鉴

林资鉴（1901—1956），新野县城郊乡段堡村人，著名眼、喉科医师。祖父林树堂，精于喉科、眼科，著有《喉科金鉴》。资鉴上学时即边读书边学医。民国八年（1919）他在曹氏祠学校当技师，仍专修祖传喉科。到了中年，他求教于留德医学博士鲁裴然和同济大学眼科毕业生方甫远，学习西医之长，使祖传的医疗技术不断得到发展和完善。后来，在鲁斐然的指导下，创制了"明明眼药膏"和"喉症玉圣散"，临床效果好，声誉远扬，使他成为新野和南阳地区负有盛名的眼、喉科医师。

他医术高明，医德高尚，患者就诊，有钱付酬，无钱不取。病愈患者赠送匾额数十块。抗日战争时，在新野驻军的一位师长，曾就医于资鉴，为其办学精神所感动，捐赠钱财，支持他办学。唐河县一位眼病患者，经他治愈后，自愿捐银元 100 块，支持办学。后经多方资助，资鉴为曹氏祠学校建房 10 间，使学校初具规模，大家举他为校长。他对教师生活关怀备至，开学、放假派车接送，连年过节，送礼看望，日常用品，一应俱全；夏季还送教师一套单衣，同时还十分注意学校卫生和师生健康，聘请优秀教师，严格要求教学质量，由于资鉴的努力，民国三十年（1941），曹氏祠学校由初小改为高小，后成为全县较好的学校之一。新中国成立后，资鉴随鲁裴然在开封行医，1955 年回县，后病故。《新野县志》，新野县史志编纂委员会编纂，中州古籍出版社，1991 年 8 月，636.

陈博芝

（民国）《妇科症治》，陈博芝著。《新野县志》，新野县史志编纂委员会编纂，中州古籍出版社，1991 年 8 月，522.

陈玉卿

（民国）《妇科辨证施治要诀》，陈玉卿著。《新野县志》，新野县史志编纂委员会编纂，中州古籍出版社，1991 年 8 月，522.

陈庭兰

（民国）《医学新闻》五卷，陈庭兰著。《新野县志》，新野县史志编纂委员会编纂，中州古籍出版社，1991年8月，522.

第八节 桐柏县

宋士荣

（清）医学，宋士荣，雍正九年（1731）人，乾隆十六年（1751）病故。《桐柏县志·卷四·官师志》，清·巩敬绪纂修，清乾隆十八年（1753）刻本，35.

丁华也

（清）（医学）丁华也，乾隆十七年（1752）任。《桐柏县志·卷之四·官师志医学》，清·巩敬绪纂修，清乾隆十八年（1753）刻本，35.

程明鉴

（清）（医学）程明鉴，乾隆二十年（1755）任。《桐柏县志·卷之四·官师志医学》，清·巩敬绪纂修，清乾隆十八年（1753年）刻本，35.

程明翼

（清）（医学）程明翼，乾隆二十五年（1760）任。《桐柏县志·卷之四·官师志医学》，清·巩敬绪纂修，清乾隆十八年（1753）刻本，35.

程行志

（清）（医学）程行志，乾隆三十年（1765）任。《桐柏县志·卷之四·官师志医学》，清·巩敬绪纂修，清乾隆十八年（1753）刻本，35.

第九节 邓 县

张机

（汉）张机，字仲景，涅阳人。学医术于同郡张伯祖，尽得其传，灵帝时举孝廉，官至长沙太守。尝见侍中王仲宣，曰：君年至四十，当有疾，须眉脱落，后半年必死，宜预服五石汤，庶可免也。仲宣时年二十余，闻而恶之，受方不饮。数日后见机，佯曰：药已饮矣。机曰：观君气色，非饮药者，何轻命令欺人，如此邪，后二十年，仲宣果如其言。机著《伤寒论十卷》，华佗读而善之曰：此真活人书也。机又著《金匮玉函要略方》三卷，并传于世。

......

论曰：图纤之兴，惑世不解，君子最斥者，若夫医脉通神，史占达变，则淳于禅灶之伦，固各有所受矣。《邓州志·卷之十六·人物列传》，明·潘庭楠纂修，宁波天一阁藏明嘉靖四十三年（1564）刻本，1963年影印，24-25.

（汉）张仲景（约150—219），名机（玑），汉南阳郡涅阳县（今邓州市穰东镇）人。仲景少时即好学善思，读《史记·扁鹊列传》，甚慕扁鹊"起死回生"妙术，立志学医。后拜同郡张伯祖为师，悉心苦学，不数年尽得伯祖所传，且识用精微尤过于师。据传，汉灵帝建宁年间（168—172），举孝廉，后任长沙太守。公余之暇坐堂行医，传为千古美谈。后弃官专心医学研究。

汉献帝初平（190—193）之后，仲景跋涉川陕之间。刘备袭取四川（214）时，仲景离蜀还乡，隐居河南少室山中，研读古医典籍，认真总结医学成就，充实和发挥了《内经》的热病学说，首传六经传变，八纲辨证的医学哲理，确立了辨证治疗的临床原则。并"博采众方'，定"君、臣、佐、使"之法，制成方剂，以弥补我国古代医学有法无方的不足。他编著的《伤寒杂病论》16卷，是我国医学史上第一部理、法、方、药具备的医学经典。此外，伸景还著有《辨伤寒》《疗伤寒身验方》《评病要方》《疗妇人方》《五脏论》《口齿论》等，其中一些著作因战乱散失，晋人王叔和将部分篇卷分别整理为《伤寒论》《金匮要略》与《黄帝内经》《神农本草经》合称为中医学的四大经典。

张仲景的医学理论自唐宋以来已传播海外，对日本、朝鲜、印尼、东南亚国家的中医发展有着深远的影响，被尊称为"中医之圣""群方之祖"。历代中外医学界整理、研究张仲景医学著作者超过千家，为世界史上所罕见。《邓州市志》，邓州市地方志编纂委员会编，王复战主编，中州古籍出版社，1996年9月，714-715.

张济和

（元）张济和，邓州（人），邓之良医，读书多多，以济其术。《邓州市志》，邓州市地方志编纂委员会编，王复战主编，中州古籍出版社，1996年9月，754.

廖作栋

（明）廖作栋，邓州人，事母色养。母殁，遵遗命，凡资产悉与弟。晚年精于医，著《痘疹指掌》，书行于世。《南阳府志·卷之五·人物中》，清·孔传金纂修，清嘉庆十二年（1807）刻本，30.

（明）廖作栋，字伯隆，性孝友，事母色养。先意承志，家故饶资产，母没以遗，悉与其弟。器量含宏，或非礼相加则婉言谢之，终不与较。晚年嗜方外学，尤精于医，所活不下数百人，举乡饮价宾，年七十六卒，著有《痘疹指掌》，书行于世。《邓州志·卷之十七·人物孝悌》，清·蒋光祖纂修，清乾隆二十年（1755）刻本，4-5.

万纯忠

（明）万纯忠，字许国，端重寡言笑，童年时即不事戏谑，就外传注目成诵，乡先达比部黄凝道深器之，为延声誉试辄高等，以万历十六年（1588）举于乡，居处简朴，无他嗜，好恺恻，喜施予，恤穷赈寡，所修祠宇桥梁甚众。母卒哀毁尽礼，念父单寂同寝处者七载，年逾六旬犹焚膏夜读，既不第亦不谒选，寄兴于酒，痰发而卒，所著有《四书周易讲疏》《文选汇辑》《本草单方》。子会极，亦恬退不求仕进，早岁避地吴越，为孟津王铎所赏识，归辟一园，艺花种竹，焚香独坐，悠然自远，工隶书，通岐黄术。丁赤霞赠诗有"书寻蝌蚪披丹篆，鼎熟芙蓉点玉颜"之句，顺治间以恩贡终于家。《邓州志·卷之十五·人物》，清·蒋光祖纂修，清乾隆二十年（1755）刻本，92.

张洪范

（明）张洪范，字箕畴，邓州人，中崇祯丙子乡试。慷慨尚气节，读书能数行并下，为文典确精奥，屡上春官不第，益正帷砥砺。为时醇学性端朴，不妄言动，或扬搉古今，抵掌析论罔不究指要，温恭接人无少长，衣冠必肃。尤精占卜医相，乙酉避李寇，南渡浮家吴会，慨然有肥遁之志。丙戌省墓归里，以疾终。《邓州志·卷之十五·人物》，清·蒋光祖纂修，清乾隆二十年（1755）刻本，97-98.

庞松茂

（清）庞松茂，事父母，以孝闻，及卒庐墓三年。修家谱、设祭田，虽非素封而好行其德，平道路、施义冢。素习岐黄，贫者出药济之，邻人李良五年不归，其父闻子死，将嫁其媳，松茂急止之，聘银已耗其半，松茂为代偿复资给之，逾月而良归，年六十二卒，子焜为州廪生。《邓州志·卷之十七·人物孝悌》，清·蒋光祖纂修，清乾隆二十年（1755）刻本，13.

孙薪传

（清）孙薪传，邓州人，设教桑梓，教人先德行，后文艺，著《辨医举要》。《邓州市志》，邓州市地方志编纂委员会编，王复战主编，中州古籍出版社，1996年9

月，755.

孙纯

（清）孙纯，邓州隐滩里人，工诗文，潜心岐黄，所批《医宗金鉴》，传为世法。《邓州市志》，邓州市地方志编纂委员会编，王复战主编，中州古籍出版社，1996 年 9 月，755.

张泰恒

（清）清代，张泰恒著《伤寒类证解惑》四卷传世。《邓州市志》，邓州市地方志编纂委员会编，王复战主编，中州古籍出版社，1996 年 9 月，755.

王甸垲

（清）王甸垲，邓州人。精于外科，一切疮症，手到病除。《邓州市志》，邓州市地方志编纂委员会编，王复战主编，中州古籍出版社，1996 年 9 月，755.

王逢时

（民国）王逢时，邓县人。精研数术之学，著《无名氏家传》一书，凡医药星卜、阴阳舆地之学，无不精研。《邓州市志》，邓州市地方志编纂委员会编，王复战主编，中州古籍出版社，1996 年 9 月，755.

李风苞

（民国）李风苞，邓北河池塘人，精疮科，凡险恶奇症，无不应手奏效。《邓州市志》，邓州市地方志编纂委员会编，王复战主编，中州古籍出版社，1996 年 9 月，755.

刘云猛

民国时期，境内名中医生辈出，段彩庭的中医儿科，梅迅卿的中医妇科，刘云猛的中医眼科等在群众中享有较高的声誉。《邓州市志》，邓州市地方志编纂委员会编，王复战主编，中州古籍出版社，1996 年 9 月，621.

阎伯昂

阎伯昂（1886—1958），原名钟明，邓州市城关阎营人。清光绪末年，伯昂考入邓州高等小学堂。民国元年（1912），考入河南陆军测量学堂。后回邓为基督教信义会美国教士教学汉语，以后潜心学医，学成后，行医出诊不求报酬，深受人民敬重。

民国十一年（1922），他于邓县大西关关帝庙创办改良学堂。次年春，伯昂激于义愤，控告团总李林彦纵匪殃民，李被撤职。民国十六年（1927）至民国十八年（1929）间，协同王进之捣毁城隍庙神像，兴办女子教育；发起拒毒会，在肖曹庙成立戒烟（鸦片烟）所；发起成立妇女放足会，编写放足歌，广泛宣传放足好处。民国二十年（1931）夏秋间，邓县瘟疫流行，他日夜诊治，应接不暇，并印制诸症治疗处方及针灸穴位广为散发，挽救了不少危殆者。翌年，邓县灾荒严重，他参与劝募赈灾，设立粥场，救济灾民。

民国二十二年（1933），兴办家庭孤儿院，请母亲、妻子及同族弟媳等抱护弃婴，串村觅乳，并贴出招贴告示。送来弃婴者奖钱一串；愿为哺乳喂养者月给费七串；愿领养为子女者，按院所支送婴费哺乳费，收款分文不多取。从此，孤儿院不断扩大。民国二十四年（1935），被县长陈舆谟题名为建本孤儿院。民国二十六年（1937）至民国二十七年（1938），县长杨保东与丁叔恒等为剪除异己，欲加害伯昂。他闻讯逃到国民党军队某部任军医。中华人民共和国成立后，在四川、两湖一带行医为生。1958年，病逝于武汉。《邓州市志》，邓州市地方志编纂委员会编，王复战主编，中州古籍出版社，1996年9月，734.

梅迅卿

梅迅卿（1904—1961），字建基，邓州市夏集乡梅张营人，出身六代中医世家。18岁坐堂行医，临证不惑。30岁执业城内，求医者络绎不绝，被中医同仁推举为邓县医师公会副理事长。1953年，梅任邓县第二联合诊所所长。后历任邓县人民代表大会一至三届代表、人民委员会委员、县政协委员等。

在数十年医疗生涯中，梅迅卿笃信实践，勇于探索，临证首重望诊，强调人体的素质特点，诊病施方注重五行、人体等的辨证关系。他还善于总结经验，独创和改革方剂，方便群众。20世纪40年代，他炮制"口服避孕药"，口服一次即可避孕一年，他还研制了"升阳返本丸""和中丸"等中成药，对治男子伤力（贫血、黄肿）病症，疗效显著。

梅迅卿视医生救死扶伤为天职，来者不拒，甚至累倒在病榻上，也强力为病者诊断，病人家境贫寒者，施药分文不取。1960年，全县浮肿病流行，他不顾自身严重病痛，毅然担负起抢救工作。终因过度劳累，病情加重，于1961年5月19日病故。《邓州市志》，邓州市地方志编纂委员会编，王复战主编，中州古籍出版社，1996年9月，735.

周连三

周连三（1889—1969），邓州市夏集乡老关庙村人。周连三自幼嗜读医书，在五十余年行医中，周连三注重医德，对贫病交迫的百姓，不收诊费，且解囊相助，临症诊治，撰写大量医案，尤其对张仲景的著作及黄元御学说研究颇深。1961年至1964

年，周连三常到邓县精神病医院做中医治疗工作，对治疗癫狂症积累了丰富经验，尤其对用温阳药治此病有独到之处，对于冠心病、风心病、肺心病，也多用温阳之法，周连三运用温阳法诊治脱疽效果显著，在国内很有影响。1965年，他在《中医杂志》上发表《茯苓四逆汤的临床应用经验》《治疗脱疽的经验体会》等文章，同年，被河南省卫生厅命名为"名老中医"。"文化大革命"中，周连三身心受到摧残。1969年，病逝。《邓州市志》，邓州市地方志编纂委员会编，王复战主编，中州古籍出版社，1996年9月，738.

段彩庭

段彩庭（1900—1978），字文滨，邓州市白落乡段楼村人。幼年立志学医，主治儿科病症。终于尽得其家五世儿科的永传并有所发展，成为县内外闻名的儿科医生。

段彩庭诊断病症，辨证依照"六经"，论治遵循"八纲"，沿用经方注重抓小儿的生理、病理特点。对小儿肠胃疾病，特别注重阴阳两救，对寒热混杂病症，则变通并用，特别对小儿的疑难病症及危急病症的治疗有独到之处。

1951年至1955年，任邓县卫生工作者协会副主任、城关镇卫生工作者协会主任和县政协委员、县人大代表等职。1956年，任邓县城关中医院副院长、院长职务，并被河南省卫生厅命名为"名老中医"。1978年，病逝。《邓州市志》，邓州市地方志编纂委员会编，王复战主编，中州古籍出版社，1996年9月，739.

陈朝玉

陈朝玉（1904—1979），宇润山，邓州市城关人。民国十二年（1923），毕业于河南省立第五中学堂，民国十七年（1928），毕业于北京京师大学农业化学系，后留校任讲师5年。民国二十二年（1933），由国家资助，东渡日本，在东京帝国大学研究生物化学和营养化学。民国二十四年（1935）回国后，任国立北平大学农业化学系副教授、教授。抗日战争爆发后，随校西迁，任教西北农学院。民国二十八年（1939）至民国三十八年（1949），应聘国立四川大学农学院，任教授兼农业化学系主任。他对教学一贯尽职尽责，治学严谨，诲人不倦，对贫苦学生乐于相助，培养的学生，不少人成为生物化学和营养化学的高级人才。

1950年，他被调入中国人民解放军西南军区后勤部卫生部营养研究所任研究教授，接受为进藏部队研制便于携带的简易给养的任务。他克服种种困难，研制成功以大米粉、黄豆粉为主，猪肉、西红柿和多种维生素为辅的配方，并带领工人生产成罐头，保证了进藏部队的给养供应。军委后勤部、中央卫生部称他是人民解放军第一代生物化学和营养化学专家。1951年，被评为西南军区模范。1952年至1953年，先后调任西南军区医学院、第七军医大学（现第三军医大学）教授，因教学和科研成绩显著，荣立二等功一次，被批准为卫生技术特级。1955年，晋升为高教四级教授。

1956 年 3 月 22 日，加入中国共产党；4 月，晋升为高教一级教授，并被评为先进工作者；7 月，任第七军医大学生化教研室主任，被授予大校军衔。他还曾任中央卫生研究院学术委员、重庆市政协委员。

1979 年，因患胆病，医治无效逝世，著作有《营养化学》《食物化学》，分别在我国成都、重庆、北京和日本东京等地出版发行。《邓州市志》，邓州市地方志编纂委员会编，王复战主编，中州古籍出版社，1996 年 9 月，740-741.

第十四章　商丘市

第一节　商丘县

王怀隐

（宋）王怀隐，宋城人，初为道士，居汴之建隆观，善医诊。太平兴国初，诏归俗，命为尚药奉御，三迁至翰林医官使。初太宗在潜邸，留意医术，藏名方千余首，皆常有验者。至是诏翰林医官，各献家藏经验方，又万余首。命隐与副使王祐等编成百卷，名曰《太平圣惠方》，御制序冠之。《商丘县志·卷之十·人物方技》，民国·刘德昌纂修，民国二十一年（1932）石印本，36.

（宋）王怀隐，睢阳人，初为道士，居汴之建隆观，善医。太平兴国初，诏归俗，命为尚药奉御，三迁至翰林医官使。命怀隐与副使王祐等编类经验方，每部以隋末医令巢元方病源候论冠其首，而方药次之，成百本卷。太宗御制序，名曰《太平圣惠方》。《河南通志·卷七十一·人物方技》，清·田文镜纂修，清光绪二十八年（1902）刻本，4.

张三锡

（明）明代，本县人张三锡，在经络、四诊、病机、治法、本草及运气方面造诣很深，著有《医学六要》十九卷、《四诊》一卷。《商丘县志》，商丘县志编纂委员会编，生活·读书·新知三联书店，1991年3月，461-462.

李绍祖

（明）李绍祖，明宪副嵩族孙。绍祖十岁而孤，其弟继祖甫周晬，母张氏苦节，绍祖业医养母。崇祯之季，闯贼破归郡，绍祖负其母以逃，而弟继祖为贼所掠不通音，问母哭之失明。绍祖顾天祷祝，如得弟愿常斋终身，每夜必祝，辄呼天痛器。如是者数年，一夕梦神告之曰，汝弟在桃园为僧，甚思家，三日后当有信至。越三日，果如神言，绍祖亟趋桃园，遂取弟归。母盲已十年。两目忽明，众以为至诚所感。《商丘县志·卷之十·人物孝友》，民国·刘德昌纂修，民国二十一年（1932）石印

本，17.

徐时行

（清）徐时行，字长仁。其先自新安徙商丘，父工于医，壮年遽殁。母王氏有贤行，励志守节。时行性至孝，色养寡母，侍奉尤挚。读书入太学试铨部得除县佐，念母老不仕，归而继父之业，以青囊济人，人沉痼饮其刀圭辄起。贫者不惟不计利，而且以药石施之。教其仲弟亦习医，术如其兄。季弟及子皆儒生，时行家庭雍睦，里党称仁，乃年亦不中寿，人共惜之。《商丘县志·卷之十·人物孝友》，民国·刘德昌纂修，民国二十一年（1932）石印本，18.

乔琛

（清）《幼幼心裁》清乔琛撰。琛，字善来，商丘县（今河南省商丘市）人，道光时诸生。《河南通志·艺文志·子部·医家类》，民国间（1912—1949）铅印本，34.

朱光熙

（清）《痘疹摘锦》清朱光熙撰。光熙，字一丹，商丘县人，道光时诸生。《河南通志·艺文志·卷十五·子部·医家类》，民国间（1912—1949）铅印本，34.

袁恕

（清）《生生理言》清袁恕撰。恕，字推夫，商丘县人，道光时诸生。《河南通志艺文志·卷十五·子部·医家类》，民国间（1912—1949）铅印本，34.

陈濂

（清）乾隆二十一年（1756），本县人陈濂，根据长期的医疗实践，编著《衍庆编》。《商丘县志》，商丘县志编纂委员会编，生活·读书·新知三联书店，1991年3月，461-462.

李玉碧

（清）城北乡李玉碧（1830—1913）擅长痘疹专科，名扬四方，其后人著《痘疹大全》和《李氏痘疹科》。《商丘县志》，商丘县志编纂委员会编，生活·读书·新知三联书店，1991年3月，461-462.

武景善

武景善（1894—1955），商丘县双八镇薛庄村人，自幼读书、习医、练武。宋吉心（1898—1952），与武同村，从武学艺。

武、宋二人爱国爱家，民国二十七年（1938）七月，4名日本兵接连到薛庄糟蹋瓜园。武景善、宋吉心看在眼里，恨在心头，身藏菜刀，乘其不备，立杀3人，另一日本兵带伤逃跑。事后日军一个班前来报复，武、宋二人率领村民以铁叉、抓钩、棍棒为武器，奋起抵抗，两名日本兵死于棍棒之下，其余日本兵落荒而逃。《商丘县志》，商丘县志编纂委员会编，生活·读书·新知三联书店，1991年3月，544.

马子宽

马子宽（1899—1967），商丘县郭村乡宋纪鲁村人。民国元年至七年（1912—1918）经商，后从政。曾任宛平县县长，因对时局不满，弃政学医。自民国二十一至二十六年（1932—1937），先后在北平市中医学校和博爱医学社学习五年。民国二十七年（1938），回到商丘，在城内开药铺兼行医。新中国成立后，先后在郭村卫生院、城关卫生院、县医院、地区人民医院任中医师，擅长内科、妇科和针灸，著有《随笔医案》《方药俱全》（惜已失传）。曾被选为县第三届和第四届人民代表大会代表。《商丘县志》，商丘县志编纂委员会编，生活·读书·新知三联书店，1991年3月，545.

谢裕东

谢裕东（1905—1984），商丘县郭村乡谢寨人，中国共产党党员，为人至孝。民国二十五年（1936），任闫集小学校长时，父亲病逝，他十分悲痛，自此弃教学医，十年成名。民国二十九至三十七年（1940—1948），在广济堂、万全堂为坐堂医生，后开药铺，医术高超，名声大震，当选为商丘县中医师会会长。新中国成立后，曾先后任商丘县医务工作者联合会主任委员、商丘县卫生工作者协会副主任委员，商丘地区人民医院副主任中医师、中医科主任，商丘地区中医学会副会长、商丘市政协常委和河南中医学会理事。

谢裕东精研祖国医学，善于中医妇科，在豫东享有盛名。曾写有《妇科常见病简介》《伤寒论经文方义集解》《伤寒六经辨证之管见》《常见疾病五十种》及《中医治疗乙型脑炎的经验》等论文。谢医德高尚，1982年编写《医家座右铭·书赠同事以资共勉》，并能身体力行。1984年6月，因患肝癌病逝，终年79岁。《商丘县志》，商丘县志编纂委员会编，生活·读书·新知三联书店，1991年3月，546.

宋克彬　宋慎海　宋慎方　赵中和

宋克彬，清光绪二十九年（1903）生，字文质，商丘县城关镇人。其伯父宋慎海、宋慎方均为清末归德名医。民国二十一年（1932），宋克彬拜老中医赵中和为师，师满悬壶"同庆堂"应诊。民国三十五（1946）至三十七年（1948），自开药铺"人和堂"，并开始带徒传技。建国后，先后在商丘市第一联合医院、商丘市民族区卫协会中医门诊 6 部、商丘县卫协会医院，商丘县人民医院任中医师。1956年 8 月，加入中国共产党。1963 年，晋升主治中医师。1981 年，在商丘县郭村卫生院工作，当选为县政协委员，尔后，调县人民医院工作。

宋以妇内、儿科见长，尤精于内科的脾胃病、妇科的月经、带下症和儿科的天花、麻疹等病症。并将其祖传秘方、验方一百首、医案一百例整理汇编成《宋氏医要》此外还写有《妇科临床》《小儿麻疹》等论文。《商丘县志》，商丘县志编纂委员会编，生活·读书·新知三联书店，1991 年 3 月，558-559.

王崇搂　刘法禹　徐家泰　王云思　王海丰

自民国三年（1914）西医传入本县，中医事业虽受西医的影响，但仍有发展。民国二十一年（1932），本县人宋克彬在祖传中医的基础上，从师名医赵中和，进一步提高了医术。在民国三十一年（1942）霍乱流行时，救治病人很多。王崇搂、刘法禹、徐家泰、王云思、王海丰等中医，分别擅长于内、外、儿、妇等科，饮誉县内外。《商丘县志》，商丘县志编纂委员会编，生活·读书·新知三联书店，1991 年 3 月，461-462.

第二节　永城县

涓子

（汉前）刘向《列仙传》云：涓子者，宋人也，饵术食其精，钓于荷池，得鲤鱼，腹中有符，因隐于砀山，能致风雨，受伯阳九仙法。又云：主柱者与道士共上砀山，饵丹砂五年，能飞行。淮南王安少得其文，不能解其旨也，其琴心三篇皆有条理焉。《永城县志·卷之二十五·人物志仙异》，清·岳廷楷纂修，清光绪二十七至二十九年（1901—1903）刻本，6.

文宾

（汉前）《列仙传》云：仙人文宾者，太邱人也，卖草履为业，数取妪辄弃之。以正月朔日会故妪于乡亭西社，教令服菊花、地肤子、桑寄生、松子，乃不老。又见《水经注》。《永城县志·卷之二十五·人物志仙异》，清·岳廷楷纂修，清光绪二十七至二十九年（1901—1903）刻本，6.

李琛

（明）李琛，字廷宝，号野亭，其先晋之翼城人也。贾于中州徙居太邱，公生而奇嶷，八岁善属文，日诵数千言，数奇不售。饥设粥赈之，大疫施药饵疗之，学博士，卒于官。《永城县志·卷之十八·人物志》，清·岳廷楷纂修，清光绪二十七至二十九年（1901—1903）刻本，2.

徐良仕

（明）徐良仕，生员。性纯孝，凡甘美之物，必先奉母。母性恶杀，良仕即戒杀放生，承顺母志。母多病，良仕习医方，以供药饵。母死遵遗命，抚孤侄徐洋、徐洗，爱育若己子，教训成立，士类贤之。《永城县志·卷之六·人物》，清·周正纪纂，清康熙三十六年（1697）刻本，68.

刘冲斗

（清）刘冲斗，字剑光，郡庠，增广生员，乃乡饮大宾，卓哲公次子也。理学名望，邑人莫不群推而仰止之，而且孝笃于亲，友爱于弟，睦邻恤姻。凡宗族亲戚有贫乏者，皆委屈周全。更喜施药饵，救济沉疴，乡里之赖以全活者多人。乃屡战棘闱，数奇未遇，寿登六十七岁，而家藏艺制百篇，犹可传述不朽也。《永城县志·卷之六·人物》，清·周正纪纂，清康熙三十六年（1697）刻本，45.

丁澄

（清）丁澄，字清源，号晴园乃乐，清令倜之弟，望江令健之兄也。才高性敏，少工诗词，晚留心岐黄术，求者踵至，应之无倦色。贫者代治药物以活之，乡里称善人。著《秋浦诗草》《秋谭集》，人劝之仕，曰：吾兄吾弟皆为令，独称隐逸，岂非一快，后游江湖不知所终。《永城县志·卷之二十五·人物志隐逸》，清·岳廷楷纂修，清光绪二十七至二十九年（1901—1903）刻本，4.

张思礼

（清）张思礼，太医院院判，赋性孝友，内行醇备。因母病，遂弃儒业，学岐黄术。朝夕手进药饵，必亲尝。平日事父母孝养备致，惧父母年高，遇名山大刹辄斋戒，跪祷祈增寿箓。或云神印能祛邪，即间关至南海、茅岱、华山诸岳，素帛力恳司印者务得之。适母病，诸药无效，覆以印果愈，盖其诚孝所感，神必祐之，非由印也。父母卒，遗弟应箕年幼，公抚育教诲，俾成立，家产尽予之。孝友之称，至今犹脍炙人口。《永城县志·卷之六·人物》，清·周正纪纂，清康熙三十六年（1697）刻本，72.

许宗孔

（清）许宗孔，字雅轩。少聪颖，敦孝友，避匪乱于河北，以医济人，上侍其亲，下养弟侄，而岐黄之术大进。北至丰砀，西至夏商，活人无算，有半仙之目。土匪赵逆，团洪楼寨，率弟宗敏，同乡邻解救一寨之性命，保金义声特重，里闱公举，乡饮大宾。《永城县志·卷之二十五·人物志义行》，清·岳廷楷纂修，清光绪二十七至二十九年（1901—1903）刻本，16.

第三节　虞城县

伊尹

（商）伊尹，生于空桑，母居伊水，故名伊，尹是官名，一说名挚。他原是有莘氏的奴仆，后用为庖人。在为庖人期间，对烹饪技术颇有研究，并创用陶器煎制汤药。商汤听说他有才，便以币聘之，有莘氏留而不放，汤乃向有莘氏求婚，有莘氏之君遂嫁女于汤，伊尹便作为陪臣跟去，汤开始任用伊尹为"小臣"。后任以国政，汤灭夏桀后尊伊尹为阿衡（相当于宰相）。汤去世后，伊尹历佐外丙、仲壬相继为王。仲壬死后，立其侄太甲，太甲立三年，不遵汤法，乱德、暴虐，伊尹把他放逐于虞国的桐宫。三年后太甲悔过，伊尹又迎其复位。（一说伊尹放逐太甲，自立七年；太甲还，杀伊尹。）

《尚书序》称伊尹著有《汝鸠》《汝方》《汤誓》《咸有一德》《伊训》《肆命》《徂后》《太甲》等篇。《汉书·艺文志》有《伊尹》51篇，《伊尹说》27篇，久佚。1973年，湖北省马王堆3号汉墓出土帛书，有《伊尹》零篇64行。伊尹百岁卒，沃丁以天子礼葬于亳。《重建伊尹殿记略》载："谷熟之南旧县，即古亳故墟，有冢亩余，世为伊冢。冢前建祠，祠设其像。"今店集乡魏堌堆村后伊尹墓即此。《虞城县志》，虞城县志编委会编，生活·读书·新知三职书店，1991年7月，562.

杨东光

（明）杨东光，字见易，号钟岳，天资忠朴，仁孝性成。甫弱冠，充弟子员，遂食天禄，博通淹雅，饶有国士风而大才难售，终慳一第。后以明经入太学，仕至文华殿中书舍人，玉堂挥翰，斗酒成文，一时缙绅咸推重之，曰：此华国人文也。及年暮，解绶归来日，与兄司寇公共衍圣教，设馆讲学，四方之士多矜式之。居乡谦抑，处事周详，积善好学，尤精医理。求方药者盈门，无贵贱应答不倦，施药施袄、周助婚丧，善事不可枚举。其大者如建黉宫、蠲国饷，慨输千金，奉旨建坊旌义。《虞城县志·卷之六·人物志名臣》，清·张元鉴、蒋光祖纂修，清乾隆八年（1743）刻本，15-16.

据旧县志记载：明万历年间，本县有知名儒医杨东光，设馆讲学，兼营医疗。

《虞城县志》，虞城县志编委会编，生活·读书·新知三联书店，1991年7月，438.

吴鸿达

（清）国朝吴鸿达，号仁斋，江南人。明儒士，会流氛途梗，遂医隐侨寓于虞，以药济贫，存活甚众，卒年九十二岁。《虞城县志·卷之六·人物志流寓》，清·张元鉴，蒋光祖纂修，清乾隆八年（1743）刻本，30.

（清）清顺治年间，江南名医吴鸿达，侨居本县，以药济贫。《虞城县志》，虞城县志编委会编，生活·读书·新知三联书店，1991年7月，438.

刘茂萱

（清）刘茂萱，字增荣，监生，敦笃老成，与弟友爱。善岐黄，尤精外科，诊视针砭，日不暇给，遇贫者即令食于其家，且赐以主，必全愈乃去。未尝受谢，感德者争送额联，遂有"善人"之称云。《虞城县志·卷之六·新增人物懿行》，清·李淇修，席庆云纂，清光绪二十一年（1895）刊本影印，491.

（清）道光年间，本县监生刘茂萱，精于中医外科，擅长针灸。《虞城县志》，虞城县志编委会编，生活·读书·新知三联书店，1991年7月，438.

张永懋

张永懋（1889—1964），字盛亭，本县李老家乡潘井村人。自幼攻读经史，因父母早逝，弃学习医。刻苦攻读6年余，在家开业行医，后又从军任军医数年。建国前，因医术高明，服务态度和蔼，且对贫苦求医者不收药费，群众为其树"济世福星"碑一通。民国三十三年（1944），潘井乡邻又赠"仲景遗风""硕德仁术"匾额两块。

1955年，他被调入县人民医院任中医师，虽年逾花甲，仍勤奋工作，有时步行出诊。对住院者，常亲自查房问诊。并将几十年的临床经验，悉心传授给年轻医生。张多次被评为劳动模范，先进工作者，出席地、县庆功大会。曾任县人民委员会委员、县人大代表。1964年病逝，终年75岁。

张擅长喉科，为一方名医，曾献出"牙疳散""青哈散""牛黄八宝珍珠散"等秘方验方10余个，经临床应用，均有显著疗效。《虞城县志》，虞城县志编委会编，生活·读书·新知三联书店，1991年7月，579-580.

傅宝善　高丕志　刘心荣　郑守本

民国期间，中医中药人员逐年增多。马牧集傅宝善，擅治各科杂病；杨集高丕志，祖孙三代以"银花解毒汤"及"清肺饮"治疗小儿麻疹，颇见成效；刘心荣曾以疮科闻名沙集一带，且遗有《膏、丹、丸散录》（惜遭日军焚烧，现仅存残篇）；

潘井张永懋，对喉科诸病治疗有独到之处，所配"八宝珍珠散""青蛤散""普济清毒加减合剂"等药，具有良效；站集中医外科郑守本，在治疗疔、痈、疮等常见皮肤外科病上，用自制"生肌玉红膏""元寸丹""雄黄散""苦楝散"等，效果甚佳。《虞城县志》，虞城县志编委会编，生活·读书·新知三联书店，1991年7月，438.

第四节　夏邑县

王淳　张兰　崔凤

（明）医学训科：王淳，归德人，天顺年任。张兰，弘治十八年（1505）任，嘉靖二十三年（1544）致仕。崔凤，嘉靖二十四年（1545）任。以上姓氏俱不可考，特录其见闻者以俟。《夏邑县志·卷之五·官师志》，明·郑相纂修，宁波天一阁藏嘉靖间刻本，1963年影印本，14.

齐荣

（明）钦赐表闾王义士行实记……病不能医者医之，如岚生齐荣，晓医术，公馆以空舍买药材，以济病者。《夏邑县志·卷之八·艺文志》，明·郑相纂修，宁波天一阁藏嘉靖间刻本，1963年影印本，71.

轩公乘

（明）轩公乘，字豹悬，邑庠生。赋质英特，性情惇恳，事父母孝，斑舞色养供滫瀡涤裙襦，无微不至。父病，昼夜一苦卧榻前，汤药尝而后进，父食乃食，或匕箸偶不加，则亦哽咽废食，也如是经年，无懈色。居丧，尽礼哀毁，几于灭性。父故，事继母如母，继母二女适人时，咸曲顺其所欲，无少阻或规之，则曰："追思父心当如是，不忍以生死间也。"性好施济，减衣食以备借，推生者账，死者棺，惟力是。视无少吝。晚有目疾，几盲，得良药而愈，遂制方药济人，远近求者履相错，虽所费药物不资弗计也。辛卯中，副车遂谢，棘闱衡泌栖迟，乐善不倦。《夏邑县志·卷六·人物志义行》，民国·黎德芬等纂修，民国九年（1920）石印本影印，851.

孟其昂

（明）孟其昂，字羡超，邑诸生。母病侍床，簪衣不解带者数月。及卒，哀毁骨立，见者感叹不置。普济堂初建，昂出金数百，谷二百石，工遂成。又常施冬衣，制药饵以济贫病。《夏邑县志·卷六·人物志义行》，民国·黎德芬等纂修，民国九年（1920）石印本影印，852.

李绰

（清）李绰，字朴山。母彭氏，节孝友义方。绰早岁入庠，善丈能诗，工书兼妙墨，写意极高。旁通医理，传方施药，多所就济。岁凶助振施粥，平价粜粮，善行屡屡，乡人颂德。《夏邑县志·卷六·人物志义行》，民国·黎德芬等纂修，民国九年（1920）石印本影印，867.

曹頵

（清）曹頵，字参皇，邑庠生，以医名，贫者施治不取值，寿八十有九。曹参皇，邑庠生，以医名，贫者施治不取值，寿八十有九。《夏邑县志·卷六·人物志方技》，民国·黎德芬等纂修，民国九年（1920）石印本影印，897.

李明渠

（清）李明渠，字镜波，号亦痴，廪生，乡闱数困，改业岐黄，诊治多奇效。著《地理辑要》，待梓。《夏邑县志·卷六·人物志方技》，民国·黎德芬等纂修，民国九年（1920）石印本影印，897.

张慕曾

（清）张慕曾，字效鲁，六品军功。精医术，存心济世，不市药，不受谢，时人高之。《夏邑县志·卷六·人物志方技》，民国·黎德芬等纂修，民国九年（1920）石印本影印，897.

陈天赐

（清）陈天赐，字眉寿，世居张秋店，以痘疹术济世。次子铭轩，庠生；三子铭砚，恩贡。《夏邑县志·卷六·人物志方技》，民国·黎德芬等纂修，民国九年（1920）石印本影印，897-898.

彭士彦

（清）彭士彦，字志夫，凤藻明府长子。父殁于官，囊无余资，艰难险阻，抚榇归里丧葬，竭情尽礼。孝事婶母，爱抚诸弟，发愤励学，文名翔起。举光绪戊子乡试第一，人一时推为名元，主讲鸣鹿书院，远近学者争师之，名宿巨卿交相引重。项城高公赞善，令亳时，以重币延致之，欲推毂仕途。士彦且精医，偶旋里，值时疫盛行，为某戚浼往疗治被染，竟至不起，年仅四十有三。《夏邑县志·卷六·人物志儒修》，民国·黎德芬等纂修，民国九年（1920）石印本影印，839.

李如庚

（清）李如庚，字少莲。家贫力学，游庠后，值同治间兵乱，外出旅食，业日加厉，知交多名士。后领光绪乙丑乡荐，屡上春官不第，退居教生徒。文行并励及门之士多特达者，兼通岐黄学，济人甚众。《夏邑县志·卷六·人物志儒修》，民国·黎德芬等纂修，民国九年（1920）石印本影印，839-840.

彭观澜

（清）彭观澜，字智符，廪膳生，凤鸣明经长子。性孝友，家贫，以笔耕给养，教学互勉，品望孚乡里。又深明医理，诊治多奇效。宣统庚戌春，时疫流行，永境尤甚。延之医，惧不敢往，独毅然往，治之数日间，活数十人。年四十一，猝以病逝。《夏邑县志·卷六·人物志义行》，民国·黎德芬等纂修，民国九年（1920）石印本影印，881.

王勋

（清）王勋，字午峰，封邱（今河南省新乡市封丘县）诸生，才学渊雅。光绪四年（1878），岁饥，流寓于此。工书法，善诗词，兼通青囊术，与邑绅彭士彦、李如庚、张朝相等相友善。光绪十一年（1885）卒于桑堌集，墓在集东门外，彭士彦与永城张暄立碑为志。《夏邑县志·卷六·人物志流寓》，民国·黎德芬等纂修，民国九年（1920）石印本影印，904.

刘维忠

（清）刘维忠，工医，尤善女科，寿八十岁。《夏邑县志·卷六·人物志耆寿》，民国·黎德芬等纂修，民国九年（1920）石印本影印，905.

彭受鲤

（清）彭受鲤，字越山，廪生，精医术，寿八十二岁。《夏邑县志·卷六·人物志耆寿》，民国·黎德芬等纂修，民国九年（1920）石印本影印，910.

阎登先

（清）阎登先，字子，工医，精喉科，九十二岁。《夏邑县志·卷六·人物志耆寿》，民国·黎德芬等纂修，民国九年（1920）石印本影印，911.

彭暚

（清）彭暚，字亭午，精医，工诗，八十岁。《夏邑县志·卷六·人物志耆寿》，民国·黎德芬等纂修，民国九年（1920）石印本影印，912.

杨百亮

（清）杨百亮，性孝友，家贫，励学，后精于医，年八旬余，五世同堂。韩邑令匾其门曰：康强逢吉。弟百亭，孝友尤笃，母病日夜待床褥，历寒暑无间。母殁，哀毁尽礼，亦享大年。《夏邑县志·卷六·人物志耆寿》，民国·黎德芬等纂修，民国九年（1920）石印本影印，916.

仇常者

（清）仇常省，善医术，现年八十六岁。《夏邑县志·卷六·人物志耆寿》，民国·黎德芬等纂修，民国九年（1920）石印本影印，916.

杨璇

（清）杨璇（1706—1796），字玉衡，号栗山，夏邑县桑堌前杨楼村人，乾隆岁贡（亦说庠生）。例赠文林郎，江苏溧水知县。出身书香世家，自幼聪敏，所读四书五经，遂在注录，具见精义。后被太平集李氏聘为塾师。教授之暇，常习医术。

乾隆四十九年（1784）夏秋间，温病流行。杨璇集群友之粹，择千失之得，精心采辑，著《伤寒温疫条辨》计六卷九十二则（简称《寒温条辨》），当时名家袁枚、卢文昭作序，展转刊印，流传甚广。

卢文昭在序中说："中州杨栗山先生，场屋有声。……以世人予病寒病温两者之辨不明，故处方多误，以致杀人，而反诿于病之不可疗也，先生深有痌焉，不惟救耳所接之人，而且欲救天下之人。此《寒温条辨》书所由作也。"该书破叔和之窠臼，追仲景之精微，辨出伤寒与温病另为一门。在十八世纪细菌学尚未昌明时代，已详细记载了各种烈性传染病的预防方法。

其中卷一，列述伤寒和温病的脉证、病因、治法；卷二卷三为伤寒、温病辨析；卷四卷五为医方辨，计正方 180 个，附方 34 个；卷六为本草辨，述药物 180 种。该书择《温疫论》《伤寒辨证》中论述尤多，但均有补充发挥，并创用升降散等方剂，对于治疗温病有较高的实用价值，一直为后世医家所推崇，是温病学宝贵文献之一。

道光二十一年（1841），黄惺溪将《寒温条辨》撮精提要，纂成《温病条辨医方撮要》，流行于世。

《寒温条辨》问世后，他与陈良佐合著《寒温条辨摘要》，凡二卷，由吕田集录，刊于嘉庆十六年（1811）。首辨温病与伤寒病在病源、脉证和治疗上的不同点，次分述多种温热病症及有关杂病病症，兼及妇女小儿温病，使寒温之辨朗若列眉。

扬璇晚年曾辑有《手册杂记》一卷，约 25 万言，含内科、外科、妇科、儿科、眼科、喉科等诸科验方、脉诀。惜保管失善，已残缺不全。《夏邑县志》，河南省夏邑县志编纂委员会编纂，河南人民出版社，1989 年 12 月，555.

（清）杨璇（1706—1795），字玉衡，号栗山。清代河南夏邑县人。自幼聪敏，学问广博。乾隆间（1736—1795）蜚声黉序，因不利于科场，弃儒攻医。推重《瘟疫论》《伤寒缵论》二书，于伤寒、温病证治颇有研究。年九十岁卒，无子。著有《伤寒瘟疫条辨》六卷、《温病医方撮要》一卷，均刊刻于世。《伤寒瘟疫条辨·序》《夏邑县志》《河南通志》《中国图书联合目录》。

（清）乾隆六十年（1795），邑人瘟病学家，杨璇去世。《夏邑县志》，河南省夏邑县志编纂委员会编纂，河南人民出版社，1989 年 12 月，11.

（清）子璇，号栗山，幼聪敏，学问渊邃。早岁蜚声黉序，所读四子五经各书，随在注录，具见精义。寻以棘闱再蹶，遂不应举。惟究心用世书。著有《寒温条辨》医书六卷，流传遍天下。书成计百三十年，历各省刊印，代有巨儒评序，裨世非浅。寿九旬无子，以弟子鼎为嗣。弟瑗，庠生，有学行，与璇略同，子鼎，进士。《夏邑县志·卷六·人物志儒修》，民国·黎德芬等纂修，民国九年（1920）石印本影印，823.

《伤寒瘟疫条辨》六卷，杨濬撰。濬，字玉衡，夏邑县（今河南省商丘市夏邑县）人，乾隆时岁贡生。是书自序略曰，"世之凶恶大病，死生人在反掌间者，尽属温病，而发于冬月之正伤寒百不一二，仲景《伤寒论》温病副之，王叔和搜罗遗稿杂以己意，以温病为伏寒暴寒妄立四变，掺入《伤寒论》中以致无人不以伤寒治温病，混淆不清，贻害无穷。

一日读《瘟疫论》至伤寒，得天地之常气，温病得天地之杂气，而心目为之一开。又读《缵论》至伤寒，自气分而传入血分，温病由血分而发入气分，不禁抚卷流连，豁然大悟。于是集群有之粹，择千失之得，零星采辑，参以管见，著《寒温论辨》九十二则。辨出温病与伤寒另为一门，其根源脉证治法方论灿然昌明于世，不复掺入《伤寒论》中以误后学，是则余之志也，知我罪我何暇计乎？"

庐文弨序略曰："中山杨栗山先生专治岐黄之术，以世人于病寒病温两者之辨不明，故处方多误以致杀人，而反诿于病之不可疗也。先生有深痛焉，不惟救耳目所接之人，而且欲救天下之人，此《寒温条辨》之书之所由作也。"《河南通志·艺文志·卷十五·子部·医家类》，民国间（1912—1949）铅印本，32.

刘振德

（清）县城东关大菜园村刘振德，由陕西学医返里，开热保华诊所。西医医疗技术传入本县。《夏邑县志》，河南省夏邑县志编纂委员会编纂，河南人民出版社，1989 年 12 月，13.

李铸生　郭凤鸣

李铸生（1859—1922），夏邑县城内人。光绪八年（1882）入庠生，因与城里拔贡、名医郭风鸣相厚而习医。后在家开赞育堂，专长内科、妇科，登门求医者众多。对无钱取药的患者，常常免费施治。他深究医理，现尚存亲笔手抄本《妇科染病方集》《养血调精种子丸》《五脏苦欲补泻说》《医经情义》等8部。《夏邑县志》，河南省夏邑县志编纂委员会编纂，河南人民出版社，1989年12月，557.

仇常省

仇常省（1834—1923），亦名长省，夏邑县李集乡班偻村仇庄人，清庠生，后习医。初行医于单县，清同治五年（1866）返回本村，开中药店，内、外、妇、儿、眼、喉各科医术均优，尤以妇科、眼科为最。慕名前往求医者，方圆200余里。仇待人和气，与贫苦人治病多施舍，外人送号"仇善人"。《夏邑县志》，河南省夏邑县志编纂委员会编纂，河南人民出版社，1989年12月，557-558.

杨清昌

杨清昌（1871—1941），字之清，号了尘，夏邑县郭店乡杨集村杨庙山子人。杨自幼刻苦上进，早岁为夏邑案首，后仕途失意，遂专心学医，23岁开业应诊。3年后，被亳县南京巷春生堂聘为坐堂中医，历40余年。他热情接待四方来诊病人，享有"医圣"的美称。他精内科、妇科和时疫，对产后风、伤寒、霍乱尤为专长。积有医案300例，验方选编多册，惜今已无存。《夏邑县志》，河南省夏邑县志编纂委员会编纂，河南人民出版社，1989年12月，561.

熊子端

熊子端（1899—1958），夏邑县罗庄乡东皋村熊楼人。自幼随父习医，民国二十年（1931），在本村开济庚堂。民国三十八年（1949）创建东皋联合诊所任所长，1951年当选为济阳区医务工作者联合会主任委员，1952年调济阳区卫生所任中医医师。

熊子端刻苦好学，精妇科、时疫，疗效显著。在县西南一带颇负声望。民国三十一至三十五年（1942—1946），济阳周围霍乱、痢疾流行，熊子端不分昼夜，精心治疗，使众多病人很快恢复健康。东皋诊所创建以后，他在尚坑村搞卫生试点，带领农民泥墙补壁，改良水井和锅灶，建立公共厕所。在夏收夏种和秋收秋种大忙季节，他深入田间地头，免费给农民医伤治病138人次。1952年11月全县第一次卫生检查评比，尚坑村被评为一等卫生模范村，他被评为卫生工作模范。1953年3月，在商丘地区中医代表会议上，又被评为出席省的甲等工作模范。上级发给他奖金100元，他一分不留，全部用于尚坑村的卫生事业。1956年，他先后出席省和中央先进生产者会议，受到毛泽东主席的亲切接见。《夏邑县志》，河南省夏邑县志编纂委员会编纂，河南人民出版社，1989年12月，567.

李伯禽

李伯禽（1899—1963），夏邑县孔庄乡李洼村人。自幼家贫，因祖母长年患病，饱尝请医、无钱取药的苦楚，立志学医。他苦读医书，在方脉、施药中认真总结经验，医术造诣颇深。1950 年参加联合诊所，后到孔庄医院当医生。无论白天黑夜，病人一来即给诊治，深得群众好评。1955 年调任县卫生科副科长，为解决全县农村缺医困难，曾主办 3 期医生训练班，并亲自讲课，传授《伤寒论》等医学知识。他患有肺结核，在讲课中有时大口吐血，也从不耽误一节课。学员被他的诒学精神所感动，学习努力，成绩优秀，不少人成了夏邑县卫生战线上的骨干。

1958 年隆冬，大雪纷飞，遍地积满了厚厚的冰雪。当时，白喉病在本县流行。李伯禽不顾年老多病，骑自行车跑遍全县白喉治疗点，运用他多年的临床经验，中西药配合治疗，挽救了许多垂危病人。一次，他到火店卫生院检查白喉治疗情况，顾不上休息，马上去病人住处，逐人询问。晚上 6 点多钟，县卫生科电话告急：城关有垂危病人，请他回县。他不顾天黑路远、天寒地冻，只身骑自行车往县城赶。县卫生科的同志派人去接，在太平集西边的公路沟里，发现李伯禽晕倒在雪地里。1963 年 12 月，李伯禽肺病突发，病逝。《夏邑县志》，河南省夏邑县志编纂委员会编纂，河南人民出版社，1989 年 12 月，568.

杨泮池

杨泮池（1900—1964），号香渡，夏邑县胡侨乡郭楼村人。他 7 岁入私塾读书，15 岁辍学，随父习医；20 岁正式行医。由于他治愈了不少疑难病症，闻名四方，不少人慕名登门求医。1950 年他与李广福等人建胡轿区卫生联合诊所，1952 年转为胡轿区卫生所，他任中医师。1955 年曾出席河南省首次中医代表会。1959—1962 年，调县卫校任中医教师。1963 年被选为夏邑县第四届人民委员会委员。

杨泮池擅长治疗男性虚痨症，治疗妇女带症也较专长，终生积验方甚多。他热心人民中医教育事业，20 世纪 50 年代曾同李伯禽、朱锡昌等人，以会代训，定期组织全县中医、中药人员学习中医经典著作，亲自讲授《温病条辨》和内科杂病，为夏邑县中医事业的发展做出突出贡献。

1964 年 3 月 31 日，杨泮池因病去世。同年 4 月，河南省卫生厅追认杨泮池为全省 99 个"名老中医"之一。《夏邑县志》，河南省夏邑县志编纂委员会编纂，河南人民出版社，1989 年 12 月，569.

赵锡武

赵锡武（1902—1980），原名赵钟禄，夏邑县曹集乡李半截楼村毛庄人。1953 年参加革命工作，1956 年加入中国共产党，是全国著名的中医学家。

赵锡武自幼随父在河南、天津等地读私塾，因不屑于功名而辍学。民国九年（1920）在北京学医，民国十六年（1927）开业行医，长内科。民国三十二年，在华北国医学院任教。1953年，任北京中医进修学校门诊部医师。1955年，调中医研究院，历任内外科研究所医师、内科副主任、西苑医院内科主任、第四研究室主任、中医研究院教授、副院长，并当选为中华医学总会中西医学术交流委员会委员、中华全国中医学会副会长、中国人民政治协商会议第三届委员会委员、第三届全国人民代表大会代表和中共十一大代表。参加过一、二届全国科技大会，为大会主席团成员。

赵锡武行医50余年，重视临床实践。在治疗急性感染性肝炎时，强调应以直接清热解肺热为主，首先控制病情发展，不拘于温病的卫气营血学说。对于冠心病所表现的胸闷、胸前区作痛，他根据古医书所述，采取了芳香化浊的治疗原则。医治小儿麻痹急性期，他在古方基础上加以化裁，制成"加味葛根芩连汤"；对恢复期和后遗症患者，又拟制了"加味金刚丸"等，都取得显著疗效。此外，他治疗糖尿病、脑血管病、支气管哮喘、肾炎、急性肝炎、痢疾，也都有独到的见解和较高的医技。

赵锡武治学严谨。对徒弟和研究生，既进行医术教育，又重视医德教育。他强调对病人要一视同仁，常说："医生的任务是看病，而不是看级别。"为了使中医事业进一步发扬光大，他建议办好三件事：一是办好中医研究生班和中医学院，迅速造就一批真正掌握祖国医学遗产的人才，尽快改变中医队伍后继乏人的局面；二是给有经验的中医老前辈配备年富力强，医疗水平较高的助手，把他们的医疗实践经验继承下来；三是组织有一定专业水平的人员，对历代医籍整理研究，同时办好各种中医刊物。晚年，他十分珍惜宝贵的有限时间，在去世的当天，还抱病出诊。实现了他"只要还有一口气，我就要战斗到生命的最后一息"的誓言。病逝后，卫生部为他召开追悼会，《健康报》《中医研究院通讯》《名老中医之路》专文介绍了他的生平事迹。《夏邑县志》，河南省夏邑县志编纂委员会编纂，河南人民出版社，1989年12月，576-577.

朱锡昌

朱锡昌（1908—1982），字应朴，夏邑县曹集乡臧阁村南朱庄人。民国三年（1914），随其父朱广智（庠生）读书。民国十四年（1925），在本村教私塾兼习中医。民国十六年（1927），弃教从医，开办济生堂医药店。民国三十四年（1945）迁县城东关中和街开堂行医。民国三十八年（1949）8月与苏道样、常像德、穆竹虚等创办群力联合医院。

1951年2月21日，被推选为县医务工作者联合会主任委员。1952年被选为县防疫委员会副主任委员，任城关卫生所所长。1954年同李伯禽、杨津池等人成立夏邑县中医学术委员会，组织中医中药人员学习《伤寒论》《温病条辨》等古典医著，1956年调任县卫生院任中医师。1957年升任县医院副院长。先后被选为县第一、二届人民委员会委员和政协委员，第一届省政协委员。

朱锡昌行医 50 余年，博学强记，积累了丰富的临床经验，对中医内、妇、儿科有较深造诣；对乙脑、流脑、麻疹、百日咳、传染性肝炎、小儿肺炎、妇女带症诊断治疗尤有独到之处。在行医中，他不论贫贱富贵，都能细心诊断，科学用药，反对滥施昂贵药品。他高尚的医德，深为同行所敬佩。晚年，他患青光眼、高血压等病症，仍坚持上班，并利用休息时间，整理撰写了《肝硬化腹水的中医治疗》《四妙永安汤加味治疗肺病的体会》《对温病的初步探讨》等文稿，为发展中医事业做出重要贡献。《夏邑县志》，河南省夏邑县志编纂委员会编纂，河南人民出版社，1989 年 12月，577-578.

罗有名

罗有名，女，1903 年 6 月出生于夏邑县曹集乡罗楼村一个正骨世家。5 岁那年，祖母选她为祖传中医正骨第五代传人，开始学数人体各部位骨骼。来了病人，祖母总是让她指出伤位，然后向她传授正骨诀窍。

民国十年（1921），罗有名与本县东关穷苦农民王志忠结婚。民国十八年（1929）王志忠参加中国工农红军，罗有名在家行医。1949 年，她随丈夫去北京，在北京义务治疗骨伤。1957 年参加工作，在北京双桥卫生院任骨伤科医师。1978 年任双桥公社三间房卫生院骨科医师、骨科研究组负责人。1983 年晋升为主治医师，是国内外著名的正骨专家，现任北京市罗有名中医骨伤科医院院长。

罗有名继承祖传正骨技术，经过 60 余年的临床实践，创立"罗氏正骨手法"，对治疗四肢骨折、脊椎病、软组织损伤、颈椎病、椎间盘突出、软组织粘连等骨伤病，均有显著疗效。罗氏正骨惠及国内各地和东南亚、美国、德国、我国香港等 50 多个国家和地区，赢得了"妙手回春""神手罗太""毕陀再世"等美称。近年来，患者向她赠送致谢匾、锦旗 300 余面，致函褒扬的人不计其数。

一次，北京一位工人扭伤了脊骨，疼痛难忍，在别的医院多次治疗不见好转，找到罗有名时，已是正午。诊断后，罗有名说："今天我太累了，请你明天再来吧。"患者失望地转身要走。突然，只觉得背上重重地挨了一脚，疼得大叫一声。奇怪，刚才还直不起的腰，现在能直起来了，疼痛感消失了。他高兴地说："住院、打针、吃药，不如罗老太一脚。"

1976 年 6 月，工人王和平因工负伤，四肢瘫痪，经多方治疗无效。后请罗有名治疗。她一边同患者交谈，一边在患处揉摸，患者只觉得颈部轻轻响了两声，腰部被捏疼了几下，不舒之感骤然消失。整个治疗过程不足 15 分钟。20 天后，患者就能下床走路，不久完全恢复健康。

罗有名的"罗氏正骨手法"，受到国家领导人的重视，周总理曾多次指示卫生部门，用现代医学理论总结她的临床经验。20 世纪 70 年代初，空军总医院外科主任冯天友，用现代医学理论总结罗有名的经验，编写出《正骨讲义》和《中西医结合的疗软组织损伤》两本书，由人民卫生出版社出版。1975年国家卫生部举办3期有海陆空三军医院和省级医院的主任、专家共1000多人参加的学习班，推广罗氏正骨术。1975—1979年，科教电影制片厂、中央电视台和中央新闻记录电影制片厂分别拍摄了《新艺正骨》《华陀再世》等电影、电视片。1980年国家投资30万元，建立"北京市朝阳区罗有名中医骨伤科医院"。

罗有名每天早起，慢跑后做气功1小时。饮食以玉米粉、蔬菜为主，也吃鸡、鱼、羊肉，不食猪肉。如今82岁高龄，仍然精神矍铄，勤奋工作。近几年来，日本、我国香港等国家和地区曾多次高薪聘请她出国开办医院。她说："共产党救了我，祖国人民让我当上医生，我要报答党和祖国人民，不能离开祖国，忘记了为人民服务。"《夏邑县志》，河南省夏邑县志编纂委员会编纂，河南人民出版社，1989年12月，580-581.

第五节　民权县

申相宇

国子监太学生相宇申公墓表

（山西补用经历己酉科拔贡如弟楚莱峰拜撰）

（清）相宇，仁兄，精眼科，与余订交三十余年，出入相友，缓急相顾，事事相依，心心相印。今兄已游道山，令喆嗣缵武服，既阕，将树石于墓而问序于余，余谨据实以志。

公申姓，讳景普，相宇其字也。幼而聪敏，性至孝，笃友。于弱冠娶张孺人，甫七日，乔太夫人卒。公兄弟四人，公居长，妹一认源太公，深有鉴于前子，后母之未易处也。矢志弗继室以家政付公夫妇，公夫妇上事太公，下抚妹弟。

太公性耿介，尚勤俭，公以甘皆进，辄饬责，且责且食，公窃窃喜曰："受责吾所愿也。"公无子，视无形，听无声，急弟子以为己子，即缵武终身不贼，小星每与余谈此事，嘻嘻怡然自得，公真能养志矣。太公晚岁，每秋后恒患痢症，月余不止，公日夜扶持，不少离，犹子职之常也。乏弟寿臣同应试归郡，公已列前茅。适寿臣受喉症，甚危急，须臾不肯离，友人劝公入场复试，公曰："昔韩文公有云，吾不以升斗之粟舍汝而去也，吾岂以一衿舍弟去哉。"寿臣病愈，兄弟双双归来，曰："较博一衿强万万矣。"后寿臣与余同入邑庠，公竟以太学生应乡试者再，科举既废。公专习眼科，博极群书，得心应手。门前求医者络绎不绝，公终日诊视无倦色，示方饵不取资、不受谢，良医之名噪于大河南北。余以目疾得交于公，盖在清光绪年间也。公中年后誉望日隆，迨民国成立，趋重方自治，公任本县区长、局长数十年。民国六载，功令清理官，误以睢北滩地揽入，官产，出示标卖，群情惶恐，岌岌不可终日。公结绅耆联盟约呼龥，奔走先后六七年，始得改租为粮国分各得其分。大河南北绅民醵金勒石称颂功德，商之公者至、再至、三极至，反目终不允，公不慕虚名，务求实践者有如是。

年逾古稀，犹能擅书蝇头端楷。张孺人先公十一年卒，公即修木主二，自书自题，嘱子孙曰："非敢为异也。"聊以示后世，知吾纳粟租，尚能任斯役耳，年八十有六卒。卒前一岁，遨游汴垣，与余叙契阔者再把酒临风，从容而言曰："吾特来与吾弟相别尔。"余应曰："何出此戏言？"初不知其为实言也，遂相视而笑。卒后九日，以诗示梦于刘金选庄农人也，口述曰："春眠谁觉晓，处处火鸡鸟。夜来枪音声，人死知多少""偶来天台下，高枕书卷眠。无用看历日，知终庚辰年""日高依山尽，河深入海流。寿长终殡墓，道远不知头。"细玩三诗词旨，一伤世乱也，二示知终也，三与道为一也。张子西铭云："存吾顺事，殁吾宁也。公真其人欤？"德配张孺人，勤俭孝慈，从容无疾而逝。逝之前日，将身后事宜一一安置，而家人莫之知，亦能了生死者也。

公生于咸丰五年（1855）九月二十九日卯时，卒于民国二十九年（1940）正月十日酉时。张孺人生于咸丰三年（1853）十二月十八日子时，卒于民国十七年（1928）十月十六日戌时，合葬于村西南祖茔。

旧纤孙六，长恩仁，河南省自治训练所毕业，南京中央政府党务训练团毕业，本县第四区区长，阌乡、商水二县收发主任。次恩情，县师范毕业。三恩全，四恩聪，县自治训练班毕业，少亡。五恩选，南京中央政府政治训练部政治训练班毕业，暂编陆军第一军第十八师第十六师政治训练处少校组长。六恩禄，信阳高级师范毕业，豫南民报社编辑，南京中央政府军事委员会第三厅少校秘书，暂编陆军第一军军部少校秘书。曾孙七，长德成，本县第一小学肄业，道成、连成、虎成、玉成、孝成、县成，幼读曾县女三一门蔚起洵，可谓积德获福者欤。若公夫妇之体魄，虽降知气在上永，永无极，自无烦，余之赘言缵武勒石以志矣。《民权县志·卷十二·金石》，康咸修，阎召棠纂，民国三十三年（1944）铅印本，31-33.

楚普照

清例授修职郎候选训导附贡生诰赠奉政大夫楚普照墓表
（安徽补用知县张咸之撰）

（清）昔年，管子鲁亲翁第予婿冠峰，及弟莱峰从予执经。子鲁莅邺郡学博士，尝引欧阳龙岗迁表崇封有待意求，为太公表墓之文。子以太宜人方康健，豫凶事非宜辞，子鲁先宜人卒，太宜即世葬有期矣。冠峰兄弟泣告曰：先君昔者尝求先王父墓道文于夫子，愿夫子卒成厥志。予抚之泫然流涕，曰："嗟乎！予与若考乌知今日哉！"

尔时未具行状，繁缛不堪，记忆事更两代，耆旧无可访者，为之将奈可。虽然义勿可已，姑仿古信史义，宁略无妄，著其大者。楚公，讳明远，字普照，明决忠信，见义勇为，年十七入邑庠，在群从中知名最早。

祖在山，公嘉其类已，以家政付之，时公田芦星罗棋布，已大河南北相望矣。任事之初，约邻里正经界辨土宜课农工，虽暂废咕哗业而文思英发，援笔立就再试，优等声称籍。堪河道自开封而下两岸相距数十里，民居其间，转徙靡，常稽事，视水涨缩为丰歉。前督臣奏免赋纳租相沿已久，邑令某以心计称议升科，父老蹙额相告，莫敢支吾。公曰：此非国家意。果升科，某当叩阍以闻，令知之议，遂寝继。又摘奸商虎役宿弊芟剃之由是，凡所建白靡不响，应邑中豪猾举知北七里，大有人在矣。

中年后，昆仲聊翩，诸生间从弟彝亭，公由廪膳铨教职，公为宦游计以司训谒选，复为冢嗣。汉水纳资需次直隶促治，装行未果，既而河水北徙，粤寇蔓延东西千余里，结团练，沿堤守御，风声鹤唳，一夕数惊，众谋筑寨公村。公不可，曰："寨成则商贾集，子弟居近市染浮嚣，一日之利累世害也。"逾年，贼越而北，公偕群从避居河西，数年乃归，寻病卒。卒之日，以次男属家人口，此子生时梦一人衣冠来谒善，视之不负若曹矣，言讫而瞑。次男方六岁，即子鲁也。晚岁精痘疹，医多奇验，至今犹有谈其轶事者。

公殁四十有六年，子鲁摄彰德两学篆遇覃恩封赠曾祖，考敕授武略骑尉，守御所千总武庠生，在山公奉政大夫妣杜氏吕氏赠宜人祖，考国子监太学生，景福公奉政大夫，妣张氏赠宜人考候选训导附贡生，普照公奉政大夫妣于氏，生母张氏赠封俱宜人，普照公之言至是验，公生于嘉庆九年（1804）十一月初八亥时，卒于咸丰十年（1860）五月二十九日巳时，得年五十七岁。于宜人生于嘉庆六年（1801）十二月十九日酉时，卒子光绪六年（1880）二月二十八日辰时，得年八十岁。张宜人生于道光十七年（1837）二月初一日子时，卒于民国十一年（1922）夏历七月十一日戌时，得年八十六岁。民国十一年（1922）夏历九月初七日，合葬于北原祖茔之次。

子方城，字汉水，太学生，直隶候补县丞。于宜人出，娶胡氏、张氏、陈氏。方曾，岁贡生，字子鲁，内阁中书升衔加五级，彰德府学科训导，兼涉教育。张宜人出，娶陈氏女二孙男二。冠峰，太学生，娶张氏莱峰，己酉科拔贡，山西补用按经历，娶杨氏，孙女三俱方曾出，方城无子，以冠峰嗣，曾孙男二，虎泉娶李氏，鹿泉幼读。曾孙女三，玄孙一，毓藻幼一门蔚起，知其所由来者远矣。《民权县志·卷十二·金石》，康成修，阎召棠纂，民国三十三年（1944）铅印本，26-28.

刘允典

清庠生兼大国手刘公雅范先生德颂碑

（附贡生候选训导解道中撰）

（清）刘公讳允典，雅范其字也。其先世为考城望族，后遭河水之变，徙居葵丘，遂家焉。公性谦谨，幼笃于学，早岁入泮宫，其居家也，以孝友闻。邻里称赞，慨然无吝色。或有睚眦之怨，则漠然而已。尤殚心于经史之学，时于诸生画，则谈之娓娓，务使心得，是以被甄陶者，皆有资深之处。

岁癸酉，公以宗经领乡荐，然时命不由，艰于一遇，遂罢举子业，工黄岐之术，而眼科内经尤精，求诊视者虽风雨寒暑皆弗计焉，甚至车马盈门，常以徒步而往。噫，公之济世若此，宜公之螽斯衍庆而子孙绳绳也。

后公卒之德犹啧啧，人口称颂不置，公之德惠及人者可谓深且远矣。时有王君长合黄君士杰于公为执友，因踵邻友之谊，欣然为诸君倡求，请于余。嘱余作文以纪之，余自惭谫陋，固不足以尽公之德，又辞不获已，姑略述其梗概，以志不朽云尔。《民权县志·卷十二·金石》，康成修，阎召棠纂，民国三十三年（1944）铅印本，50.

刘勤贵、刘杰、刘蓍

刘公勤贵墓碑碑阴记

（编纂主任阎召棠撰）

（民国）刘公勤贵，字锡爵，民权县第三区郭庄寨东南三里许仲楼村人，世有积德。父金铎，字振武，懿行详志有子三人，公其季也。天资英明，学问精粹，拙于趋时，隐居奉亲。幼年失怙，事母竭力，备格敬养。母病，祷于天，祈增寿八年，适如所祷，其至诚感天如此而感神一节详于皂，王经序乃公所笃信，虔诵而刻板印送终身也。且事长谨慎，终身友爱如一日，待下慈严，子侄辈非禀咨弗敢习息，性喜静。无故未尝外游，所处尽属义士，以友辅，以文会友。惟喜读医书，业精岐黄，彻纪察理，调运和化，奥妙通神，冠绝一世，因将治验捷效方法集著《喉科》一书，发前之名医所未发，堪作后世之指南，惜遭时乱遂被贼焚，灰烬之余万不存一。

时亲友戴其德额其门者三：医林拔萃，妙手回春，功同良相。公岁近七旬康健如壮年，咸谓孝德所感，亦仁术寿世之微也。尤恐子孙黑顽不明天经地义之重昧，累世积德之传，放荡悖戾致玷家声，并将故地十亩作春秋祭田。后世有议当卖者，同族逐出，不准氏刘，因刻碑以训后人。

元配王孺人元公第四女，继配张孺人曹县六韬公第四女，子四人女二人，次子杰继志述事于医道已升堂入室，起死回生，药到病除，将来于医术臻绝顶无俟。蓍为其次子，甫冠学识精纯，即命习医，人手绝异寻常，后望何极意此，皆公之孝行盛德积为余庆也。余与公系世谊，知之最悉，遂略述其事，以志不忘云。《民权县志·卷十二·金石》，康成修，阎召棠纂，民国三十三年（1944）铅印本，24.

冯又昭

（民国）冯又昭，字义宣，州庠生。研究性理有心得，继精岐黄，洞悉运气之理，诊人则著手成春，活人甚多。戚友族党为之树碑，曰：济世锦囊。《民权县志·卷七·人物·方技》，民权县志编纂委员会编，1990 年 6 月，84.

底五昌

（民国）底五昌，号竹兰，少颖悟，嗜内典，筑斗室，静养其中，精岐黄术，应手起沉疴。年七十无疾而化。有张某者著《底仙人传》，刊刻行世。《民权县志·卷七·人物·仙释》，民权县志编纂委员会编，1990 年 6 月，85.

第六节　宁陵县

程迥

（宋）程迥，字可久，家于沙随。靖康之乱，徙绍兴之余姚。年十五，丁内外艰，孤贫漂泊，无以自振。二十余，始知读书，时乱甫定，西北士大夫多在钱塘，迥得以考德问业焉。登隆兴元年进士第。历扬州，泰兴尉，训武郎……所著有《玉泉讲学》《古易考》《古易章句》《古占法》《易传外编》《春秋传显微例目》《论语传》《孟子章句》《太元补赞》《户口田制》《贡赋书》《乾道赈济录》《医经正本书》《条具乾道新书》《度量权三器图义》《四声韵》《淳熙杂志》《南齐小集》。卒于官，朝奉郎朱熹以书告。

迥子绚，敬惟先德，博闻至行，追配古人。释经订史，开悟后学。当世之务，又所通该。非独章句之儒而已。曾不得一试，而奄弃盛时，此有志之士，所为悼叹咨嗟而不能已者。然，著书满家，足以传世，是亦足以不朽。子绚，孙仲熊，亦有名（见《宋史》）。《宁陵县志·卷之九·人物名贤》，清·萧济南纂修，清宣统三年（1911）刻本，6-10.

《医经正本书》一卷，程迥撰。迥，有《周易古占法》，已见前。《宋史本传》谓迥著《医经正本书》。《艺文志》著录凡十四篇，大指言伤寒疫症并无传染，以求世俗亲人自相弃绝之谬。因列举唐宋两代医政，与夫权量脉诊汤液方论，赞其是而绌其否。前有自序，谓医经者，黄帝岐伯之问答，方书之本也，本正则邪说异论不能摇。是书也，脱或达于君子之前，察其稽考之久。见于试用之勤开喻氓俗，务广传布，庶为风教之助云，现有十卷楼刻本。《河南通志·艺文志·卷十五·子部·医家类》，民国间（1912—1949）铅印本，25.

吕坤

（清）《疹科》一卷，吕坤撰。坤，有《四礼翼》已见。是书因痘疹不同，诸家医书多详痘而略疹，且有言痘不言疹者，故先以《原疹赋》《斑疹论》。并对于疹症详述原委，括以歌诀，附以方剂。予疗疹者无限法门，前有自序。《河南通志·艺文志·卷十五·子部·医家类》，民国间（1912—949）铅印本，29.

吕坤，字书简，号新吾，嘉议大夫，刑部左侍郎。先世洛阳人，始祖洛来，公当太祖师，次洛有军功，御札误书姓李，徙宁因之，坤乃六世孙。六岁从里师学读论语，首篇问六信字同异，入梵宇。客有索对者曰：泥土地。坤应声曰：铁金刚。自幼颖异，类如此。年十二就试，邑侯疑其文不出己，复试以"放告"二字为题，坤破云："君子欲无讼焉。"邑侯奇之，坤曾自言读书务明大意，不必寻章摘句，泥训诂家言。年十五读史读性理诸书，欣然有会作夜气钞招良心诗。年二十举茂才第一，每试辄冠军食气。嘉靖辛酉以诗经举乡试第三名。隆庆辛未年前期当会试时，母病卧床，坤日夜侍侧，衣不解带，尝药尝粪忧勤毕集。一日母谓坤曰："昔当会试，汝父卒误汝一次，今我病自忖无事，汝速行。"坤阳应行，隐别处料理汤药，母忽闻坤声，大怒，不食。召坤责曰："何欺我？"坤泣跪告母："功名事小，母病未痊见焉忍去？"母抚坤背慰曰："我欲见汝成进士，死且瞑目，汝行勿负我望。"母更日加餐，不得已辞母行。时已正月廿六日矣，即日就道疾趋。于二月初五日到京厂。毕，即于十六日束装，于廿七抵家，而母已亡。计先后场屋往还仅三十日，坤非急功名而后母者可概见也。

捷至，坤抚棺长号曰："进士何物，人以唾手得而我以为母死后换乎！"号泣而绝粒者七昼夜，居丧骨立，人罕见面。万历甲戌对策，同进士授山西襄垣令。明年乙亥调大同襄垣剧，治尚严明。大同贫治尚抚字大概，惟主于培植柔良裁抑豪横，去襄之日大雪缤纷，士子衣冠走泥淖，中途行三五十里有麾之不返者，又有再越宿复送者，百姓顶香攀辕罗拜绘像以进者，妇女叩门内号哭失声者，小儿匍匐道旁叩头不已者，僚侪祖饯乐人奏乐流泣哽咽伏仰不能成曲者，嗟嗟民愚而神岂无故而云然哉。

先是襄垣土豪某被坤大创几毙后数日，追至南关驿，坤疑有它，豪曰："某向不知有法蒙明公创诲，因知悔悟今而后不复犯死法矣，公实生我何惮远将其恩信人。"人之深如此。知大同有邻邑山阴大绅王家屏姐夫王某犯人命，坐抵家屏以大宗伯居忧服阕赴京，庶补家宰过大同向坤言王某事。坤答曰："狱已成，不可反冢。"屏任吏部即向僚友曰："天下第一不受嘱托，无如大同令矣。"特疏荐坤戊寅升，吏部主事诰赠父得胜，同己职建坊奏复原姓吕报可故事。新曹尚卑伏缄默，坤独峥峥，在部十年七转郎署官长，每优容之，未曾为罪。

旧例一省无两吏部，同邑黄某先补铨曹值年例外，转时有藉以嫉坤者，朝议欲劾行嫉之人某，坤代为伸辨，行嫉者大惭，惧暮夜走谢。是年戊子升山东参政，履任曰："即伤风宪、崇文教、恤孤寡、伸武备、禁邪党，各处立社学以端蒙养，创冬生院以恤残疾，实心实政齐。"

东大治境内泰山乃海内香火走集，奸民伪为山神，搜盘及捏报应诸丑状惑众慑诈人财物，坤发觉其假狂妄顿息。山有险峰峻岭，愚民名为试心石、舍身台，多致殒命，坤尽杜绝之。又开凿新盘以分往还，全活者众。任二年，己丑升山西按察使，任二年辛卯升陕西右布政，任半年壬辰升巡抚山西右佥都御史，任一年半宦游秦晋，五六年间正己率属身体力行，不受馈遗，不取赎羡，不妄荐以官，不枉劾以职，官吏肃清，兴文饬武，民安物阜，边境晏如。尤谆谆留心于蒙养教化孤寡无依之民，所著有《实政录》，仕官资为模楷。

知天下将脊脊多事，每严边防曾亲莅巡查。回之日，有郡藩某来谒者曰："老先生终日防贼不知贼在那里。"坤答曰："使殿下必欲见贼，今日不得在此坐。"某忙然无以对，异曰："晋藩使长史谢罪，借来谒者其在晋也，爱士民如子弟视贪官如仇雠。"所刻有风宪约民务各款言言，见诸施行三晋熙然称治，迨三十年如一日，迄今有成法不废者。

万历癸巳升协理院事左佥都御史，明年甲午升刑部右侍郎，寻转左在京四年与董范之议，朝鲜之议，石门之议，坚守一说，屹屹不为动衔之者。中以奇祸举朝为危，坤一禀天日不惩始念给谏戴士卫疏论，给谏刘道亨救之。坤不辨引疾，乞休疏凡五上不加谴责，许致仕归家。居杜门谢客，惟遇通邑大事辄身先不为众论所夺，如修城力主其议，见城池志如地亩钱粮差徭多所调停，见赋役志虽日怀社稷苍生之忧，满朝推戴但不肯枉道求合。有客自京师来者为要津某致书，云叶台山相公曾于上前屡荐当致谢，坤回书云："宰相为国荐贤公也，非私也，若作字致谢，是以谢为求矣。百吹嘘一言不谢，乃所以成宰相，为国之心，不然宰相之门岂少感谢之书哉。"其孤介峭直类如此。

又一日有中贵某乃上宠幸者，差官赍书并束帛朱提来，不知所求昏者以白。坤曰："大臣交结内侍，律有明禁，况素未识面，不便应答。"原函璧回其守正不阿又如此。家居二十年自奉曾约门无长衣，不置生人产不改造门第。阿堵玩好一切屏绝，山人术士足迹不到，惟日与远近门弟子讲论身心性命之旨，以体认为工夫，以修齐为事业，以继往开来为己任，千里负笈来学咸称为"沙随夫子"。奉先人天理二字于膺堂，置怀德怀刑屏省心记身，箴参前倚衡吟夫我篇，理欲生长图衰盛循环。图交泰韵阴符经，注小儿语，无如宗约歌闱。范家礼翼奏疏去伪齐文集诸书行于世，年八十三岁卒于家。抚按疏报奉旨诰赠刑部尚书，论祭一坛论。葬于县西北离城十二里之鞋城村，见陵墓志临终作反挽歌自钱自撰志铭，见艺文志。子知思，例荫入监官至南京户部郎中，见恩典志。万历四十八年（1620）入祀乡贤。

国朝顺治七年（1650），敕建专祠。道光六年（1826），从祀文庙西庑。《宁陵县志·卷之九·人物名贤》，清·萧济南纂修，清宣统三年（1911）刻本，10-15.

胡一蛟

（清）胡一蛟，字瑞麟，号兆升。顺治戊子拔俊，甲午举于乡，己亥成进士，弈世儒门，性孝友，行端谨，于世味泊如也。最嗜濂洛关闽之学，以实行励子弟，乐与善，扶寒弱。尝思敦世风于古处，为文一规先正。游其门者，皆根基理要不逐，时趋夺标者，前后辉映，调停差役，复众擎易举之法。邑困，以苏令庆云二载，多善政，大段见士民略一编，以为民除暴，致镌官去，庆人皆设主祀之。宦后乃授经于乡，排异卫正益力。晚年陶情于诗、音节和雅，无抑郁不平意。更究心岐黄，多所全活，贫愈甚，情愈恬。未尝以家计，容心知交，官近士者亦弗轻投一刺，清操始终如一。云著有《大易题说启蒙》《正业大题稿》《学业正则》《庆云民略》《古欢斋诗集》。

考公事实，文章经济，卓有可观，所谓乡之翘楚，非耶。旧志纪于甲科，意其公犹存欤，今跻于名贤，谨录原传如右。《宁陵县志·卷之九·人物乡贤续修》，清·萧济南纂修，清宣统三年（1911）刻本，36.

第七节　柘城县

白立山

（清）白立山，嘉庆时人，理咽喉济人甚多，寿八十五。《柘城县志·卷五·人物志耆寿》，清·李藩纂修，清光绪二十二年（1896）刻本，24.

陈嘉谟

（清）陈嘉谟，字翊吾。万历己丑年，十六入庠，国朝定鼎爱发不试庠载逸老，性刚方危言危行，生平邃于易，兼精医学，工诗，年九旬有奇卒。《柘城县志·卷五·人物志隐逸》，清·李藩纂修，清光绪二十二年（1896）刻本，21.

刘化鲸

（清）刘化鲸，业岐黄，寿八十二。《柘城县志·卷五·人物志耆寿》，清·李藩纂修，清光绪二十二年（1896）刻本，25.

李汝霖

（清）李汝霖，字良弼，精岐黄，寿八十一。《柘城县志·卷五·人物志耆寿》，清·李藩纂修，清光绪二十二年（1896）刻本，28.

李雅堂

（清）李雅堂，精岐黄术，寿八十七。《柘城县志，卷五·人物志耆寿》，清·李藩纂修，清光绪二十二年（1896）刻本，28.

周兆临

（清）周兆临，乐善好施，常备药饵，为人疗病，戚里咸德之，寿九十二。子东胶，邑诸生，睦宗恤邻，片纸不入公门，寿八十。孙继汤，邑庠生，现年八十有奇。《柘城县志·卷五·人物志耆寿》，清·李藩纂修，清光绪二十二年（1896）刻本，25.

董蔚亭

（清）董蔚亭，字豹变，少读书，长业医，专治伤寒证。生平以济人为急，请辄至，未尝以年老辞，寿八十六。《柘城县志·卷五·人物志耆寿》，清·李藩纂修，清光绪二十二年（1896）刻本，24.

窦玉璟

（清）窦玉璟，字岚谷，岁贡生，孝友，朴诚好学，笃行诲人，亹亹不倦，成就者多。精岐黄术，贫者时给以药不取值，寿八十三。《柘城县志·卷五·人物志耆寿》，清·李藩纂修，清光绪二十二年（1896）刻本，22.

陈学程

（清）陈学程，字传道，幼读书，后业岐黄，治痘疹尤精，数十年活人无算，寿八十。《柘城县志·卷五·人物志耆寿》，清·李藩纂修，清光绪二十二年（1896）刻本，37.

李鸣皋

（清）李鸣皋，字闻天，邑庠生，善书法，专精痘科，求诊者无不应，乡里德之，寿九十。《柘城县志·卷五·人物志耆寿》，清·李藩纂修，清光绪二十二年（1896）刻本，37.

许康正

（清）许康正，字牧堂，性勤朴，弃儒习医，活人颇多。咸丰癸丑，土匪窜扰，捐资筑寨，以护耕种，众乃安保。《柘城县志·卷五·人物志义行》，清·李藩纂修，清光绪二十二年（1896）刻本，13.

杨芳英

（清）杨芳英，字太和。为人忠信愿谨，幼遭兵燹失学，治岐黄术甚精，四方延请者争造其门，遂以医历名区。与当世士大夫游，语及学问，辄皇然有求道之志。同邑窦静庵太史讲学，朱阳、方英从之游，因读程朱诸书，涣然冰释。年七旬，学益力，终日闭门危坐，手一编，俯而读，仰而思，融会贯通，务求得古人之用心而后已。每与朋友处从容，乐易饮人以和，八十一卒。方英、孙文休出其思诚斋，自课一卷类，皆有心得之言，窦静庵太史督同志，为刊以行世。《柘城县志·卷四·人物志笃行》，清·李藩纂修，清光绪二十二年（1896）刻本，7.

窦容仪

（清）窦容仪，字钦子，号鹤龄。幼失恃，与弟容聪、容观极相友爱，因身羸弱，留意岐黄，深得其旨。兼通麻衣相法，和易近人。尝谓吾学识不及弟，终必与弟联芳。癸卯容聪获售，次年果登贤书，任龙门令，洁己爱民，一切亲派徭役，及行户陋规，悉革之。邑山水险恶负租者，恃为窟穴急之，则鸟兽散，容仪不事鞭扑，以诚开导。岁输如额持心平恕而精于昕，断人莫能欺，士罕知学下车，即修黉宫，立义塾，召诸生肄业其中。暇则督课诸子诵读数载，宦囊萧然，卒于官。上官怜其清操，给勘合旋里。子绪，举人，选郑州学正，未赴任，卒。《柘城县志·卷四·人物志孝友》，清·李藩纂修，清光绪二十二年（1896）刻本，29.

彭鹤仙

（清）彭鹤仙，监生。母善病，延医不效，遂习医，母病愈。时归德王某，母亦善病，闻鹤仙名，延往诊，立痊，谢多金，力辞，酬以宅受之。其子孙类，皆世其业云。《柘城县志·卷四·人物志孝友》，清·李藩纂修，清光绪二十二年（1896）刻本，41.

许康雅

（清）许康雅，字扶堂，监生，安阳县教谕开第子。性质朴，习举业，屡荐未第，遂习医，负时名。咸丰癸丑，粤匪北窜，民尽逃徙，康雅以亲枢在堂，不忍去，贼至，将火之。康雅泣顿首至地，乃获免。《柘城县志·卷四·人物志孝友》，清·李藩纂修，清光绪二十二年（1896）刻本，41.

刘东旸

（清）刘东旸，字寅宾。父母年逾七旬，卧病，东旸侍汤药，衣不解带，稍有声息即叩脉审视，十阅月无怠容。父母相继哀毁骨立，葬祭尽礼，博览周易、堪舆、医卜诸书，俱得肯綮。咸丰丁巳，瘟疫流行，自往诊治，全活甚众。有馈还者，概御不受。勤俭治家，诗书训子，有古风焉。孙鹏九，举人。《柘城县志·卷四·人物志孝友》，清·李藩纂修，清光绪二十二年（1896）刻本，43.

张映宿

（清）张映宿，字步云，邑庠生。父松年，病臌，旋失明，久卧床褥，侍汤药未尝暂离。父殁后，弟森幼，抚爱弥笃，森亦敬奉惟谨。因父病，精岐黄术，延请者，门如市，延师课子不少宽。子尽善，庠生。《柘城县志·卷四·人物志孝友》，清·李藩纂修，清光绪二十二年（1896）刻本，43.

皮五臣

（清）皮五臣，字舜牧。生有至性，甫束发，读孝经即解，出告反面温清定省之仪。嘉庆间岁饥，人相食，五臣尤典质称货市，甘旨养亲，而自吃糠秕。亲老食指繁有劝之进取者不听，遂辍学力耕，与庸辈共操作。母病，奉汤药不解带，目尽肿，母怜之，闭目假寐，母睡熟则潜出。焚香吁天，乞以身代，专攻岐黄术，以疗母病，求医者至，无弗应，后先居父母丧哀毁骨立，殡葬一遵文公礼，以义方教其子弟。有悍夫尝忤其母族人，挞之弗悛，五臣偕之。归与居数日，遂改行，其感人若此。《柘城县志·卷四·人物志孝友》，清·李藩纂修，清光绪二十二年（1896）刻本，44.

王濬之

（清）王濬之，字小斋，候补县丞。少孤，性至孝，母刘氏有疾，汤药亲尝，朝夕不离寝侧。母卒，日夜哭失声，饮食俱废，闻者悲之。素习医，有延诊者，不以昼夜风雨辞。尤精喉证，自制喉药施送，或病者贫不能具汤药，出资助之。年四十八，以哭母哀毁过甚，得痰噎，登卒。《柘城县志·卷四·人物志孝友》，清·李藩纂修，清光绪二十二年（1896）刻本，46.

窦钲

（清）窦钲，字震九，邑增生。咸丰间举办团练，邑令祝一切委任之。岁丙辰饥，设粥赈，井井有条，于栖流所外，又立贫民局收养病者，全活甚众。捻匪猖獗，立保卫局于城，凡缮城池筹守备，莫不殚心竭力，规画尽善。会曾文正公都师剿匪，驻军周家口，为管理粮艘，由军功累，保至直隶州衔山东候补知县。先世藏书甚富，兵燹后，搜辑散佚，重梓行之，晚年究心岐黄。《柘城县志·卷五·人物志义行》，清·李藩纂修，清光绪二十二年（1896）刻本，15.

吕玉堂

（清）吕玉堂，字望如，邑诸生，品学兼优，又精岐黄，年八十四，无病卒。《柘城县志·卷五·人物志耆寿》，清·李藩纂修，清光绪二十二年（1896）刻本，27.

郑桂兴

（清）郑桂兴，字茂丛，监生，精岐黄业，寿八十五。《柘城县志·卷五·人物志耆寿》，清·李藩纂修，清光绪二十二年（1896）刻本，30.

王闲

（清）王闲，字圣绪，邑痒生，性朴讷，潜心诗书，兼通岐黄，善为济人利物事，寿八十五。《柘城县志·卷五·人物志耆寿》，清·李藩纂修，清光绪二十二年（1896）刻本，31.

姜廷珍

（清）姜廷珍，国学生，幼读书，长精岐黄，延请者盈门。常蓄药饵救人，年八十五卒。《柘城县志·卷五·人物志耆寿》，清·李藩纂修，清光绪二十二年（1896年）刻本，35

李溶　李正本

（清）《伤寒指南》一卷，李溶撰。溶，字千古，西华县贡生，官柘城县训导。父正本，字起生，通医学，世传其术。溶本《张仲景伤寒论》条分缕析，著书一卷，首言伤寒证名要领，次则发明十二经所见各证。又为论五十篇以著病中变化状态，每论后附以数方以为治疗法则，所列诸方不拘定，仲圣古方兼采金元诸名医方，复以意加减之。

夫《伤寒论》为汉代古书，文义精深，非好学深思之士沉潜力索，不能窥见其奥。宋进士朱肱钻研八年，著成《伤寒类证活人书》二十二卷，清处士徐大椿医名当代，于《伤寒论》探求三十年，著成《伤寒类方》一卷，后世学医者不可不读《伤寒论》，即不可不读朱氏、徐氏两书，此两书乃读伤寒论者之津梁也。

今观溶之书，文义显，条理明，则又可为浅学市医有志读伤寒论者之指导，其中心得之语亦大雅，君子所宜兼采而观法也，太史公曰："谈言微中亦可以解纷善夫。"《河南通志·艺文志·子部·医家类》，民国间（1912—1949）铅印本，36.

余炜　余世平

（清）余炜，字云赤，号东园，岁贡。平生好义，轻财，立社仓捐谷数十石，普济堂捐银五十两，少耆及任怀庆府学训导，见房屋隘敝，悉捐俸修之。精岐黄，士庶求医者，未尝以不暇辞。勤于课士衡文，以理法为主，士风丕振，升光州学正，士庶咸祖道不忍别，未及任而卒。子均，字世平，国学生，亦好义，有友病垂死，以家贫子幼见托。及殁，均为助丧，抚孤始终不息。岁荒出粮济急，人多全活，路遇遗骸收而葬之。事亲孝，病革母临，犹强起作笑容，盖恐伤亲心也。尝施药济人，不取一钱，人有过绝口不言，唯多方规正之。邑令邱表其门。《柘城县志·卷五·人物志义行》，清·李藩纂修，清光绪二十二年（1896）刻本，6.

杨太和

（清）学者修身，贵在实践。行不顾言，儒门所贱。系惟先生，表里无间。早师岐黄，晚涉慧苑。订交朱阳，终焉一变。志道精思，老而靡倦。德成行修，盎背睟面。金锡之质，圭璧之选。有斐君子，千载如见。（路纶采访）。《柘城县志·卷八·艺文志赞》，清·李藩纂修，清光绪二十二年（1896）刻本，75.

第八节　睢县

李振祖

（清）李振祖，子土俊，甫四岁，父口授毛诗成诵，十三岁应童子试，州牧汪公赏其文有逸气。月余，丁父丧服满，旋丁母丧，慨然曰：科名藉以悦亲，亲殁无所用也。隐居东村（今河南省商丘市睢县河堤乡东村），精岐黄释老之学，终日闭户静坐，莳花吟诗自娱。年八十余，无疾坐逝。《续修睢州志·卷七·人物志隐逸》，清·王枚纂修，清光绪十八年（1892）刻本，11.

底五昌

（清）底五昌，号竹兰，少颖悟，嗜内典，筑斗室，静养其中。精岐黄术，应手起沉疴，年七十无疾而化。有张某著《底仙人传》，刊刻行世。《续修睢州志·卷七·人物志仙释》，清·王枚纂修，清光绪十八年（1892）刻本，38.

马捷

（清）马捷，字御传，家丰。岁饥，尝于白云寺施粥，全活者数万人。又施药及棺木，以济贫。吴公冉渠作碑志之，汤文正公作像赞，巡抚杨额其门曰：尚义助捐。至今有善人称。《续修睢州志·卷七·人物志独行》，清·王枚纂修，清光绪十八年（1892）刻本，15.

李蔚堂

（清）李蔚堂，监生。嘉庆时，岁饥，出粟赈济，全活者甚众。每出门必具药饵，馈病者，遇道殣辄埋之。《续修睢州志·卷七·人物志独行》，清·王枚纂修，清光绪十八年（1892）刻本，20.

刘金铎

（清）刘金铎，字振武，仲楼人，如善施，饥寒病苦者，踵接于门，施衣食、药饵、棺木，以为常助人婚嫁殡葬甚众。遇岁歉，周恤困乏。家以中落，然未尝少吝也，卒年六十三岁。《续修睢州志·卷七·人物志独行》，清·王枚纂修，清光绪十八年（1892）刻本，23.

徐本运

（清）清末庠生徐本运，专攻麻疹、咽喉，治疗颇具匠心。《睢州志》，马俊勇主编，睢县志编辑委员会编，中州古籍出版社，1989年5月，408.

季昆

（清）三官庙主持僧季昆，专治温病，用药多寒凉，颇有心得。《睢州志》，马俊勇主编，睢县志编辑委员会编，中州古籍出版社，1989年5月，408

赵昌本

赵昌本（1899—1965），宇蒲轩，睢县周堂乡杨庄人。幼读私塾。民国初，入县高小。毕业后，随父行医，开诊治疗，擅长妇科、内科。他崇古而不拘泥，守常规而不死板，辨证论证自成一家。1928年，霍乱大流行，附近村民患病较多。他废寝忘食，日夜应诊，针药并用，效果很好，因而受到邻里的称颂。嗣后，又曾妙手治愈血崩、猩红热等多例危急病人。中华人民共和国成立后，他参加了中西医甄审，经考试及格，省颁发了开业证书。1952年，成立卫生协会时，他被推选为睢县第五届卫协支会主任，并被邀参加了睢县第一届人民代表大会。

1953年，被吸收参加县卫生院工作，是本县中医参加全民医疗机构的第一人。经过中西医结合，对阑尾炎、肾结石、陈旧性宫外孕等，可不做手术而治愈。治疗乙脑、胆囊炎、慢性骨炎等也取得了较好的效果。由于他对病人态度和蔼，治疗细心，求医者接踵而至，四邻诸县向他求医者不绝于途。1960年，他被保送到省政治学校学习一年，同年被聘为县政协委员、科普协会委员、县总工会委员等职。1963年，河南省卫生厅批准他为名老中医。以后患病，医治无效逝世。《睢州志》，马俊勇主编，睢县志编辑委员会编，中州古籍出版社，1989年5月，491.

罗名泉　罗道周　罗文彬

罗名泉（1903—1985），县城东南八里罗庄村人。8岁入私塾读书，13岁因家贫辍学。随祖道周、父文彬务农兼习医。以其敏而好学，几年后即可独立治病。曾就读于天津中国国医函授学院。1935年以后在县城行医。建国后，当选为县医务工作者联合会主任。1953年后，改任县卫生工作者协会专职秘书。1966年后进入县人民医院，任中医科主任。1958年8月，被选送北京中医学院教学研究班深造兼编写中医教材。以其博闻强记，为任应秋先生所嘉许。1954年以后，先后当选为第一届县人大代表、县人委委员，县政协第一、二、三民届常委。

先生为经方派名老中医，研治攻读中医经典，一生未尝稍懈。推崇汉张仲景，《伤寒》《金匮》皆背诵如流。于金元四大家独尊张子和，临床多用汗、吐、下三法，亦颇采仲景经方，继承而不泥古，治病多有奇效。同侪皆叹服。以仲量学说指导治疗肝病有独到之处，自成一家。挽救了许多危重肝病患者的生命。先生对日本医家研究仲景学说之成果，颇多关注。晚年有《探骊得珠》《六经辨证》等论著，总结了这方面的心得和经验。

先生医德高尚，急病家所急，尽量让病人少花钱，治大病。某农家少女患症瘕，群医束手。病人倾家欲前往城市大医院手术治疗。先生闻而诊之，见病人腹中"出见有头足"，乃用大建中汤一方。患者服后，呕出顽物数块，霍然而愈，药费不足二角。一病儿患胆道蛔虫，辗转呼号，先生用甘草粉蜜汤，一副即愈。由此深受广大群众爱戴，在豫东数县享有盛誉。《睢州志》，马俊勇主编，睢县志编辑委员会编，中州古籍出版社，1989年5月，494.

柴振荣

柴振荣（1872—1959），字荫同，清庠生，睢县城东北柴寨村人。性耿介，喜怒毁誉，不动真心。精医学，尤擅长妇科内科。苦研伤寒三年，治病偏燥温健脾，助阳益气，常嘱病人多食干馍，少饮汤水，著有《勿药有喜集》《脉歌》数卷，惜已失传。1950年晋升为中医内科医师，1959年春病故于董店卫生院，享年87岁。《睢州志》，马俊勇主编，睢县志编辑委员会编，中州古籍出版社，1989年5月，496.

曹庭勋

曹庭勋，睢县人，男，1906年生，1956年参加工作，1980年晋升为中医内科主治医师，为县政协委员，任县中医院中医内科主任。有丰富的内科经验，擅长内科及妇科，用药简练精密，药效讲究平和、稳妥。《睢州志》，马俊勇主编，睢县志编辑委员会编，中州古籍出版社，1989年5月，508.

第十五章　信阳市

第一节　信阳县

仆仆先生

（唐）仆仆先生，不知何许人，居光州黄土山三十年。尝饵杏丹，乘云往来，州刺史李休光以为妖，叱左右执之。龙虎忽见其侧，先生乘之而去，须臾雷电大至，碎庭槐十余株，众皆奔溃。后有客于义阳郊行，日暮投宿，道旁草舍遇老人与药数丸，食之便饱。既明辞去，见老人乘五色云，去地数十丈，客遽礼之，至安陆为人述其事。县令以为惑，众击之，客向空祝曰：仙公何事令受不测之罪。忽老人乘五色云自北方来，县令再拜，问其姓氏，曰：仆仆野人也。乃释客。今城东有仆仆塘，即其地。《重印信阳州志·卷之八·人物志流寓》，清·张钺纂修，汉口大新印刷公司，民国十四年（1925）铅印本，27.

何奕家

（明）何奕家，字成大，号石城，洛文仲子也。生而敏异，十岁能属文，大宗伯陈公经邦大器异之。十四食胶庠饩，试辄首拔，声动两河间，顾屡试不捷。因长笑曰：天能夺吾科名，能夺吾老蠹鱼乎？乃益肆力于古文词及阴阳、医卜，百家之书，著《竹如草》六卷。《重印信阳州志·卷之八·人物志文学》，清·张钺纂修，万侯等编辑，民国十四年（1925）铅印本影印，309.

方应时

（明）方应时，明万历中岁贡生，精岐黄，有神医之称，所著有《方书金镜》。与高鉴神画、何大复神童，并称三神。《重修信阳县志·卷二十六·人物志之二·艺术》，民国·陈善同等纂，民国二十五年（1936）铅印本，2.

（明）万历方应时，岁贡，顺天训导，兼工医术，奏效如神，所著有《方书金境》。《重修信阳县志·卷二十二，登庸志一·贡监表》，民国·陈善同等纂，民国二十五年（1936）铅印本影印，6.

（明）《医方金镜》明岁贡方应时撰，佚。《重修信阳县志·卷二十八·艺文志·子类》，民国·陈善同等纂，民国二十五年（1936）铅印本，4

（明）方应时，顺天训导，兼工医术，奏效如神，所著有《方书金境》。《重印信阳州志·卷之七·选举志岁贡》，清·张钺纂修，万侯等编辑，民国十四年（1925）铅印本影印，250.

萧采

（明）萧采，幼丧母，父继娶刘氏，性酷烈。时崇祯辛巳，流寇陷城，采方九龄，父亦殁，刘氏弃家避贼，遗猪两口，留采居守。贼至，擒猪将杀之，采泣不与。贼怒，以题砍其左股，采负痛奔赴城上。贼又追而坠之，死而复苏，然两耳已被惊聋矣。后逃至汝阳，有老人郭某窥采天资灵敏，留于家，令伴子读书。采恒忧郁不食，或仰而叹俯而泣。郭询其故，采曰："我母不知何在，吾忍久处他乡耶？"郭异之，遂送归。顾母刘氏并无悯心，犹责以弃猪而逃，逐之留养于岳家。年十五游泮，以耳疾告衣顶，仍不时省视其母。适刘氏疾甚，医药罔效。采虑其难起，私尝母粪觉味甘，流涕语医者，曰："母其危乎！"医惊问，采告以故。医者异之，未几，母果亡，采哀毁尽礼。自是研究岐黄，得异传，以医著名，年七十四而卒。《信阳州志·第八卷·人物志孝行》，清·张钺纂修，万侯等编辑，清乾隆十四年（1749）刻本，27.

孙琯

（明）孙琯，贾应才子。年六岁，以姑适孙九徵立为嗣。后姑生二子，长琦，次璐，俱在孩提九征旋殁。琯克勤克俭，持家无偏私。及弟成立，其田产、庐舍俱归两弟。琯仅留园地一亩，筑室居之，学医为生。越数载，嗣母病笃，服药不效。琯谓其妻曰："吾虽养子，不能忘抚育恩也，祷天默佑，愿以身代。"潜割股肉两次，和汤以进，母啜之，渐愈。今母年七十余，人以为诚孝所致。夫琯以螟蛉子，既让其产后刲其肤，可谓孝友兼尽矣。世之同胞相争，所生有忝者对之，不几为禽兽行耶？《重修信阳县志·卷二十五·人物志一·孝行》，民国·陈善同等纂，民国二十五年（1936）铅印本影印，1044.

何景明

（明）何景明，字仲默。六岁能诗，以神童称。随父之临洮任，临洮守李公纪奇其才，授以《春秋》，即善说《春秋》。归复，受尚书于兄景韵，寻以尚书举第三人。时年十五，诸王公大人争迎，致一见所过，观者如堵。壬戌成进士，授中书舍人，与李梦阳边贡薛惠辈攻古文辞，振起大雅，尚气节，鄙荣利，并有国士之风，海内皆宗尚之。称曰："何李屹然为一代山斗。"逆瑾用事，景明移书，许襄毅言大臣宜操正义以抑瑾权，瑾闻而衔之，谢病归，竟坐免官。瑾诛以文正李公荐复职，及梦阳下江西狱，又移书，杨太宰争之，始得白。

乾清官灾，应诏陈时政诋番，僧义子语多激切，举朝危之钱，宁欲交欢持古画求题，待命终岁，卒不予一字，师御史客死京邸，寥鹏赠以棺。景明叱却曰："吾友生不苟受，奚为受污地下耶？"遂自出金赙之。晋吏部员外陕西提学副使以经术世务教诸生，士习文体为之一变，以病请告，特旨病瘳起用。学使致仕起用，自景明始归，日宦囊不满三十金，抵舍六日卒，年三十九。

景明于学无所不窥，天文、地理、律吕、历数、阴阳、医卜诸家，各造其妙。而天才俊逸，惫匠圆融，艺苑千秋斯为独步。顾华玉称其咳唾珠玑，人伦之隽，王元美以为朝霞点水，蕊蕖试风，其推尊可谓至矣。自幼谦退，未尝以才凌人。及论国家事当否，则蹈万愤发，有万人独往之气道，弗合者虽隆贵人忍不与见，至道艺士即贫赎衰老尤折节下之，没齿未尝一问。家产居丧不及禫不酒不琴，使滇南不持一物归。考其行谊，固蔚然醇儒，不独以词章名世而已。州故有祠，汝宁太守徐公中行又立祠于府城北漆雕祠旁，世称"大复先生"。《重修信阳县志·卷二十五·人物志一之一忠义》，民国·陈善同等纂，民国二十五年（1936）铅印本影印，1028-1029.

胡毓秀

（清）《伤寒论集注折衷》七卷，清，胡毓秀撰。《重修信阳县志·卷二十八·艺文志别录·子类》，民国·陈善同等纂，民国二十五年（1936）铅印本，23.

曹宴林

（清）曹宴林，字晓园，冯河村人，为人孝友，品行端方，精医理，著有《医学指南》。《重修信阳县志·卷二十六·人物志二之二艺术》，民国·陈善同等纂，民国二十五年（1936）铅印本，2.

《医学指南》清，曹宴林撰。《重修信阳县志·卷二十八·艺文志子类》民国·陈善同等纂，民国二十五年（1936）铅印本，5.

黄信道　黄醇度　黄慎修　黄敬修　黄启萱　黄启英

（清）黄信道，字晦庵，五里店（今信阳市平桥区五里店镇）人，邑附生。家赤贫，从同里岳州卫正卫官陈应元充记室，陈器重之。谓曰："子心地慈祥，志在济世，曷不学医道乎？"信道欣诺之，陈为购《灵枢》《素问》《难经》《脉诀》《伤寒》《金匮》等，资之归。信道闭门研讨三年，出诊应手无不愈者，声誉噪一时。著有《医方经验》四卷，为门人卢姓者取去，不肯示人，稿遂佚。子醇度，字雅宣，传其学，兼精外科，求诊者不远千里。长孙慎修，字福堂；次孙敬修，字戬纯；皆名医。曾孙启萱、启英，均能世其业。《重修信阳县志·卷二十六·人物志二之二艺术》，民国·陈善同等纂，民国二十五年（1936）铅印本，2.

戴日暄

（清）戴日暄，字秋阳，邃谷之后，住城内（今信阳市），岁贡生。性孤高，邃于医，以病求者无不应，凡应者无不效。苟不以礼，虽权贵视之蔑如也。南汝光道傅青余病剧，闻名礼而请之，日暄具衣冠往。下与时见无人出迎，立命与人肩之返署中，人急请，故日暄曰："我衣冠来者尊长官也，长官病不能责其出迎，岂并子侄而无之，是慢医也。"如之何弗去。傅长公子急衣冠出，日暄始下，与诊之，一药而愈。《重修信阳县志·卷二十六·人物志二之二艺术》，民国·陈善同等纂，民国二十五年（1936）铅印本，2.

同治，戴日暄，字秋阳，五里店（今信阳市平桥区五里店镇）人，迁居城内（今信阳市），精通医术，年九十六。《重修信阳县志·卷二十二·登庸志贡监表》，民国·陈善同等纂，民国二十五年（1936）铅印本影印，13.

杨光有

（清）杨光有，当谷农家窠人。子生有宿慧，幼为人牧牛，入蒙塾三月罢去。比长学道科不成，借人医书读之，渐得门径，遂开一小药肆，为人诊病辄愈。以体弱不能出门，就家施诊，来者日益多，名噪远迩，门外常有异方人车辙马迹焉。其术愈研愈精，讲脉理、审证候，有非时医所能辨者，药材炮制工而取利、薄，每逢时症发生。终日应接不暇，倦极则僵卧室中，闭门以谢来者，沿以为例。为人天性长厚，类有道者壮岁租田而耕，衣食苦不给，自业医，遂积资丰厚，置田数十亩，呼其胞侄来同居，与子共享之。能记三生事，自谓前身为山西某县廪生，有子女若干人，尝欲赴其处探视，为人所阻而止。又尝谓每夜梦读书作文，寤时辄忘，殆亦生有自来者与。《重修信阳县志·卷二十六·人物志二之二艺术》，民国·陈善同等纂，民国二十五年（1936）铅印本，2-3.

陈再田

（清）陈再田，洋河店（今信阳市平桥区洋河镇）人，家贫，喜读书，善属文。弱冠入邑庠，不乐进取，悉心岐黄。与主事危尚志、孝廉戴炳荣、廪生姚寿朋诸儒医相切磨，独能屏去名利，博览医书。从《内经》灵、素大处落脉，卒参透仲景奥旨；叔和《脉诀》，诊断寻源，起死回生，乡里赖以全活者甚众。惟傲骨磷磷，不附权贵，鄙薄富豪，常有车马恭迎而不应者，礼貌稍弛，拂袖便去。医不御贫，敝衣粝食，晏如也。晚年发明医理，著有《伤寒阐微》《金匮要旨》，稿多散佚。《重修信阳县志·卷二十六·人物志二之二艺术》，民国·陈善同等纂，民国二十五年（1936）铅印本，3.

《伤寒阐微》《金匮要旨》清，附生陈再田撰。《重修信阳县志·卷二十八·艺文

志子类》，民国·陈善同等纂，民国二十五年（1936）铅印本影印，5

王永钦

（清）王永钦，字子谟，申阳（今信阳市浉河区）儒医也。少孤，承母训，喜读书。弱冠补博士弟子员，屡赴秋闱不售。因事母至孝，遂淡进取，躬亲定省，数十年如一日。然心气和平，天资灵敏，凡琴棋书画星相医卜等学皆通，惟医与画尤深邃。画得大痴翁之神髓，医悟张仲景之妙谛。求画者应接不暇，求医者接踵于门，两者不暇兼顾。晚年舍画就医，远近争迎，著手成春，活人无算。斩将军云鹗赠"功同良相"匾额，著有《药性徵实论》二卷，梓行于世；辑《医俗格言》，警惕人心，足见其医学不独医人兼医世也。《重修信阳县志·卷二十六·人物志二艺术》，民国·陈善同等纂，民国二十五年（1936）铅印本影印，3.

《药性徵实论》二卷，清，附生王永钦撰。《重修信阳县志·卷二十八·艺文志子类》，民国·陈善同等纂，民国二十五年（1936）铅印本，5.

周光第

（清）周光第，咸丰十一年（1861）遭匪乱，死事甚惨，蒙旌恤，以忠烈义士入祀节孝祠。《重修信阳县志·卷二十六·人物志二之一·德行三·忠义》，民国·陈善同等纂，民国二十五年（1936）铅印本，33.

《医学合纂》清，周光第撰。《重修信阳县志·卷二十八·艺文志·子类》，民国·陈善同等纂，民国二十五年（1936）铅印本，5.

曹淦

（清）《医方合录》曹淦撰。淦，字步庵。《重修信阳县志·卷二十八·艺文志·子类》，民国·陈善同等纂，民国二十五年（1936）铅印本，5.

危恕中

（清）《近仁堂济世良方》清，危恕中撰。佚。《重修信阳志·卷二十八·艺文志·子类》，民国·陈善同等纂，民国二十五年（1936）铅印本，5.

余殿香

（清）《保赤全书》清，余殿香撰。佚。《重修信阳县志·卷二十八·艺文志·子类》，民国·陈善同等纂，民国二十五年（1936）铅印本，5.

郭保善

（清）清同治郭保善，字瑞亭，青石桥（今信阳市浉河区十三里桥乡青石桥村）

人，精医术，工诗善画，为人笃厚。《重修信阳县志·卷二十二·登庸志·贡监表》，民国·陈善同等纂，民国二十五年（1936）铅印本，13.

何承基

（清）清宣统三（1911）年，何承基，瑞徽次孙，字叶庵，忠厚待人，施棺施药。遇有贫难，每以钱置其院内，不令人知。《重修信阳县志·卷二十二·登庸志·贡监表》，民国·陈善同等纂，民国二十五年（1936）铅印本影印，965.

王焜

（清）王焜，候选州同，字筱冈，城内人，精岐黄，工吟咏，著有《白喉症考治》《春温三字经》《醉红轩诗集》。《重修信阳县志·卷二十三·登庸志二·捐职表》，民国·陈善同等纂，民国二十五年（1936）铅印本影印，979.

（清）王焜，字筱冈，金印曾孙也，人品清高，文辞风华，咸以远大期之。弱冠入邑庠，屡应乡荐不售，灰心进取，以诗自娱，著有《醉红轩诗草》，医学尤精。《重修信阳县志·卷二十六·人物志二之二·文学》，民国·陈善同等纂，民国二十五年（1936）铅印本，9.

王怀川

（清）王怀川，字雨帆，增广生，城内人。性和易近人，不妄言笑，不苟取，与邻里无少长，悉敬之。幼事亲，以孝闻，胞兄殁，孤侄永暄兄妹四人，抚若己出，饮食教诲恩勤逾父母。及长，择配士族而身任其费无吝色。以笔耕，积有薄产，让与之侄。蒙其教养食饩，领乡荐官宁陵县教谕，怀川设帐授徒，多所成就。后邃于医理，活人甚众。晚年举一子，名永藩，廉介有乃父风。《重修信阳县志·卷二十六·人物志二之一·德行一孝友》，民国·陈善同等纂，民国二十五年（1936）铅印本影印，1143.

沈国瑞

（清）沈国瑞，字新亭，清河村南王家岗（今固始县石佛店乡清河村）人，教谕汝南孙。幼侍母疾，割股啖之，愈。长奉老亲，愈形肫笃。后母卒，祭葬尽礼。兄老无依，瑞收养于家，及兄病故，殡费皆瑞任之。又立兄子为己子，年四十余生一子，能克家。晚年精通医术，济世活人，乡里咸敬慕焉。《重修信阳县志·卷二十六·人物志二之一·德行一孝友》，民国·陈善同等纂，民国二十五年（1936）铅印本影印，1146.

熊体义　熊体仁

（清）熊体义，字宜亭，西双河人。幼失怙，事母至孝，冬温夏清无或缺。母寿八十余卒，体义庐墓侧，寝苫忱块，朝夕号泣。邑进士八三野老郭鉴庚赠以联，云：主人自是文章伯，洛邑从来天地中。是治间，汤铭盘降乱书云：宜亭先生五伦乃绝无仅有之人也，其为神人，钦敬如此。弟体仁，精医术悬壶施诊。极贫者，兼施衣食钱财，不取偿，不受报。难兄难弟，人无间言。《重修信阳县志·卷二十六·人物志二之一·德行一孝友》，民国·陈善同等纂，民国二十五年（1936）铅印本影印，1149.

潘遵法

潘遵法，字雨亭，清河村大庙畈（今固始县石佛店乡清河村）人，与弟遵汝、遵泗，均以孝友闻。遵法性旷达，以候补按察司司狱，宦游湖北，无所遇，改习医，工针灸，施诊不受谢。年七十，尝跪老母前以博欢笑。遵汝治家勤俭，建宗祠，修族谱，终身侍母，不肯远离。遵泗积学未售，设帐授徒，以伦常教人。馆中有佳肴必留以奉母，或邀两兄同享，宗族称孝，乡党称弟三人殆一致焉。其母寿至九十七岁，遵法等均年七十余始终。《重修信阳县志·卷二十六·人物志二之一·德行一孝友》，民国·陈善同等纂，民国二十五年（1936）铅印本影印，1149.

何可侔

（清）何可侔，廪监，宗伯子。索性慨直，治家有程式，一以勤俭为主，且乐善不倦，见义必为。每制衣合药，以济人。邻里通缓急者，视其力不能偿，不取索。见饥者给之，食寒者与之，衣衰老养膳者辄周以资粮……享年七十有六。《重印信阳州志·卷之八·人物志耆德》，清·张钺纂修，汉口大新印刷公司，民国十四年（1925年）铅印本，19.

龙化堂（龙道修）

（清）清初龙化堂，龙家岗人，其先于清初由麻城迁信阳，三传至化堂。祖在舟，父正纪，均享寿九十余。世业农，有善行，化堂质直好义负侠气。同治初，捻匪初平乡邻，胡永贵等数十人以嫌疑犯被捕，将论死，化堂据理申辩，卒子保释。光绪三年（1877），地方旱荒，化堂筹积谷设粥厂，活人不可胜计。自以平生未尝学问引为深耻，极力教训子孙学书、学剑，各因其材并勖以积德行善，及致身报国、洁己、爱人之道。光绪九年（1883）卒。子二，长应翔，次应焘，武痒生。孙九人，道修，精岐黄。敏修，高等警察学校毕业，官至河南省警务处处长。曾孙二十余人，多服务政界。《重修信阳县志·卷二十六·人物志二之一·德行二善良》，民国·陈善同等纂，民国二十五年（1936）铅印本影印，1169.

陈贵麟

（清）清初陈贵麟，字叔良，梦兰第三子。幼聪敏过人，博极群书，诗赋制艺，冠绝群伦。年十九，补博士弟子员。次年，食饩。光绪癸酉应拔萃科，宗师赏其文，首场擢第一，覆试预日，闻父讣，奔丧，士论惜之。自以文章憎命，绝意进取，多行阴隲，性和易近人，接戚里尤厚待，以举火者常数家。岁终，择乡里极贫者周钱米以度岁，解衣推食，视为故常。

尝有货产于贵麟者交割已数年，其人窘益甚。贵麟谬曰："汝尚有尾款，奈何弗尽取乎？"另畀钱百余缗，其人资以活。又有为贵麟董买宅事，浮冒开报者，左右请诘之，则曰：彼为饥寒所迫，吾有余，何校为一笑置之。

夙精岐黄，延者虽午夜必往，著手成春，向不受谢。族中卑幼病者，常守视不去，至瘳乃已。晚年以岁贡就职训导，历任长葛、光山等县教谕，视之淡如也。辛亥起义以避兵，故卒于黄家院，年六旬有九。长子善桢，附生，嗜学能文，下笔千言立就，乡试累荐不售，年未四十卒。《重修信阳县志·卷二十六·人物志二之一·德行二善良》，民国·陈善同等纂，民国二十五年（1936）铅印本影印，1173.

李汝砺

（清）清初李汝砺，字禹门，先世居明港李家楼，至汝砺家中落，迁居城内。幼从喻仲翁学，家贫甚，势难卒业。喻知之，免其束修。及冠入邑庠，仍以笔耕资日用。科举既停，改业陶猗术，昕夕经营，晚年累资巨万。由是广行善事，寒施衣，饥施馍米，死者施医药棺木。凡义所当为无不踊跃从事，地方公推为慈善会会长，振务委员会主任厅事充红十字分会所，不取傭金，乐善好施，至老弥笃。寿七十五卒，子孙绳振，方兴未艾。《重修信阳县志·卷二十六·人物志二之一·德行二善良》，民国·陈善同等纂，民国二十五年（1936）铅印本影印，1179.

吴长惠

（清）吴长惠，字仁斋，为人忠厚，仗义疏财，办乐善局，惜字舍药，施棺施衣，并捐款兴学，家产因之废弃过半。子执权亦无怨言，享年八十卒。《重修信阳县志·卷二十六·人物志二之一·德行二善良》，民国·陈善同等纂，民国二十五年（1936）铅印本影印，1182–1183.

万世英

（清）万世英，字西园，怀章长子，解元世清之胞兄也。性慈善，尚气节。光绪季年，国筑京汉铁路至境附路，居民不堪其累，世英仗义，首向铁路当局请示条规，各相遵守，京汉沿线得以不扰。铁路经过多掘坟墓，无主者，白骨暴露，世英悯而施义地以瘗之。并创设孤魂会，与友人刘节九同捐巨资，存放生息，永作春秋荐祀之底款。中年，精研岐黄，济世活人，对于贫乏者，加意诊治，不取药资。又置田稞十石收租，尽数充作施棺施药之用。仁风广被，殁存均沾，乡人德之，于宣统时为建德教碑于东五里，墩以志纪念云。《重修信阳县志·卷二十六·人物志二之一·德行二善良》，民国·陈善同等纂，民国二十五年（1936）铅印本影印，1183.

陈恕修

（清）陈恕修，字乙垣，友兰子。幼有文名，弱冠入郡庠，旋食廪饩。平生喜培植人材，与同志结淮阳文社，入社者多通显。续修《陈氏族谱》，建三星堂宗祠，附设初小学校，筹基金，置学田，族人赖之。光绪末，赞助友人立车云山存古小学，聘孝廉马枫丞主讲，成就后进甚多。又创办车云宏济茶社，首以祠产、校产入股，为提倡邑西茶山日新月异，皆其力也。夙精岐黄、堪舆诸艺，地方养生送死，争借助焉。民国初，筹备续修县志，以款绌，中辍赍志，殁年六十一岁。《重修信阳县志·卷二十六·人物志二之一·德行二善良》，民国·陈善同等纂，民国二十五年（1936）铅印本影印，1184.

陈式宪

（清）陈式宪，字云波，五里村（今信阳市平桥区五里店镇五里街）人，性疏放，俱侠气，不问家人生产。夙好客，座上常满，吹竽弹铗，无不兼收。室中终日备佳肴，设果茗，听客自来去，饮啜不计谁何。家本素丰，以是中落。精针灸术，著手即愈。有叩门延请者，虽午夜必往。而于贫民尤加意体恤，不斯须缓，并助以药资及赡养费，事后并不索酬。盖亦仗义疏财，好行其德者。《重修信阳县志·卷二十六·人物志二之一·德行二善良》，民国·陈善同等纂，民国二十五年（1936）铅印本影印，1184-1185.

刘华钰

刘华钰，字嵩峰，晚号爱菊老人，县南卫南村人。性醇直，幼嗜读，凡经史文辞、医药农经诸书，靡所不读。晚年以莳菊自娱，罗至异种，手自培溉，冬夏不辍，花时召客，觞咏乐而忘倦，辑有《莳园赏菊录》行开世。《重修信阳县志·卷二十六·人物志二之一·德行二善良》，民国·陈善同等纂，民国二十五年（1936）铅印本影印，1188-1189.

姚寿鹏

（清）姚寿鹏，字少琴，家城内五举牌楼，邑廪生。性至孝，事母维谨。性耿介，平生读书刻苦自励，精研医理，极有心得，遇疑难症，应手辄愈。堂兄寿宏，字少裁，邑增生，读书过目不忘，嗜诗工画，以为二难云。《重修信阳县志·卷二十六·人物志二之一·德行二善良》，民国·陈善同等纂，民国二十五年（1936）铅印本影印，1189.

雷鸣

雷鸣，字晓亭，大庙畈人。生性刚直，乐善好施，与亲族不能婚嫁者，资助之。邻佃诚实可靠贫无室者，属媒为之择配，并助以财礼不取偿。郭刘氏有幼子患痘症，其家主被掳，鸣延医诊视，调理月余得不死。客籍逃难至村者，量给衣食，病者施以医药，去者赠以川资。《重修信阳县志·卷二十六·人物志二之一·德行二善良》，民国·陈善同等纂，民国二十五年（1936）铅印本影印，1190.

刘祖章

刘祖章，原名云会，字极甫，爱菊老人刘嵩峰季子也。赋性直拙，忌肉食，食则腹痛，遂茹素。以长年十六辍读，随父设药肆于东双河，既而游学汉口，毕业工艺学堂。民国元年冬，东双河始置车站，祖章承信阳邮政局委托创设邮寄代办所，仍佐父理药业。《重修信阳县志·卷二十六·人物志二之一·德行二善良》，民国·陈善同等纂，民国二十五年（1936）铅印本影印，1194.

董检仪

（清）董检仪，字鸿皋，其先有名光裕者，由山西洪洞迁信阳，初居董家冈（今信阳市浉河区董家河乡）；继迁城内，世业儒，中间以诸生预贡选者历十代。检仪弱冠，食廪饩，祖益庵精岐黄术，振乏救灾卓著仁声。父玉圃，以书生经商。家中落，检仪设帐授徒，资修金赡家。道咸间，文体渐靡，检仪为文一以清真为主，且恶士习之陋也。

诱生徒钻研经史，扩充识见，尝曰："士先器识一命为文，人便无足观矣。"故所成就多朴学质行。平生笃孝友，与诸兄弟析居，钩金尺帛无所私。时招诸兄弟至书斋宴集作，竟日谈怡怡如也。仲兄检身早逝，嫂曹氏青年守志，敬事之若母，以伯兄检阅子培基为之后，严教之，循循礼法，勉为孝子，族党称之。检仪性严正而和易近人，与物无忤，伦常日用间动履皆有轨则。

夙承家学，嗜医书，晚年研究脉案，手不释卷，门内老幼疾病，著手辄效。而未尝一出，应诊有强聘者，则曰："吾术不如祖，胡贸贸为其审慎。"多此类。生平不干预公事，至遇地方公益则与同辈磋商，筹画务寝允当，往往补救无形。年六十七卒。子一培脯，另有传。《重修信阳县志·卷二十六·人物志二之二·文学》，民国·陈善同等纂，民国二十五年（1936）铅印本，5-6.

胡承休

（清）胡承休，字子钦，当谷人，邑附生。家赤贫，其父亦在庠，藉砚田谋生。子钦幼读极颖悟，父以贫故令易读而耕，承休奉命维谨，然心好学不能释，常以书自随，暇即讽诵不辍。每负担入市，辄手书置担上，且行且读。父执见之勤仍就塾，攻读数年，遂入泮。晚年旁及岐黄、命理、堪舆、占验诸学，无不娴熟，而于命理尤精。《重修信阳县志·卷二十六·人物志二之二·文学》，民国·陈善同等纂，民国二十五年（1936）铅印本，10.

危尚志　戴炳荣　姚寿朋　陈再田

（清）危尚志，字萱棠，麟趾长子，品行高洁，文艺卓越，尤精算术。光绪丁亥入泮，癸卯领乡荐庚戌保送会考，录用邮部主事。平生精于岐黄，于《灵》《素》《金匮》《伤寒论》均有会心。与儒医举人戴炳荣、廪生姚寿朋、附生陈再田相切磨，虽沉疴危症，无不著手成春。壬子充唐山路矿学堂监学，积劳病，故年方强仕未竟厥施，人皆惜之。《重修信阳县志·卷二十六·人物志二之二·文学》，民国·陈善同等纂，民国二十五年（1936）铅印本，11.

郭瑞庭　郭畹九　郭佐五

（清）郭瑞庭，青石桥（今信阳市浉河区十三里桥乡青石桥村）人，精医术，与戴日暄、姚敬之齐名，但彼各有所长，或效或不效。而瑞庭则中正和平，著手即能生春。光绪初，瘟疫流行，群医束手，瑞庭诊之，莫不即愈，全活甚众。子畹九、佐五能世其业。《重修信阳县志·卷二十六·人物志二之二·艺术》，民国·陈善同等纂，民国二十五年（1936）铅印本，3.

杨继恩

（清）杨继恩，字字述，黄龙寺（今信阳董家河乡黄龙寺村）人，天栋曾孙。性灵敏，品清高，积学未售，援例选授云南藩，经历有政声。入民国解组归于三角山，开办茶社，地方蒙其利。平生精通医理，医术济世，存活者众，诊断依据《内经》，施治胥宗仲景方药，简单而回春颇速，一时称名医焉。《重修信阳县志·卷二十六·人物志二之二·艺术》，民国·陈善同等纂，民国二十五年（1936）铅印本，3.

戴炳荣

（清）戴炳荣，字宣圃，秋阳之孙也。性情孤峭，有乃祖风，文学医学俱有根底。己卯中副榜，己丑领乡荐以府经分发广西署武缘县古零分司。民国起义归来，不名一钱，行医北京，极有声名誉。晚年回籍，悬壶活人无算，当道耳其名，常敦请而优礼焉。《重修信阳县志·卷二十六·人物志二之二·艺术》，民国·陈善同等纂，民国二十五年（1936）铅印本，3.

刘次青

（清）刘次青，陕西泾阳县廪生，民国初充西安警务处卫生科科长，官医院院长，后随陕军至信阳（今信阳市），遂留不去。生性孤介，取与不苟。于岐黄，特精邃，任红十字陕会医生，不受劳金。居陈味琴宅中，其邻人就诊者概不索谢，贫者并助以药资，而势宦家求诊者不以礼至不往也。治病本经方，应手著奇效，邑名医王子谟极推许之。晚年衰弱多疾，弥留时味琴为置衣衾棺椁，犹断断以累及居停为憾，并乞隙地与其故弟肖堂遗樵，同窆闻者莫不哀之。《重修信阳县志·卷二十六·人物志二之二·流寓》，民国·陈善同等纂，民国二十五年（1936）铅印本，4.

江荻

（清）江荻，字怡圃，湖广汉阳人。康熙五十年（1711），由副贡授信阳牧，清介自持，政多仁惠。凡一兴一革，事关地方利害者，定集绅士耆民详加咨度。词色平易近人，然折狱断讼一秉至公，虽富豪巨猾并不得干私有，杨关西暮夜却金之操。岁大疫，公延医施药，赖以生全者不可胜计。《重印信阳州志·卷之六·官师志宦绩》，清·张钺纂修，万侯等编辑，民国十四年（1925）铅印本影印，219.

郭之瑜

（民国）上海震旦大学专门医科。郭之瑜，字谨阶，青石桥（今信阳市浉河区十三里桥乡青石桥村）人，任湖北汉口梅神父纪念医院医生。《重修信阳县志·卷二十四·登庸志三专门以上学校毕业人员表》，民国·陈善同等纂，民国二十五年（1936）铅印本影印，1016.

甘其佩

（民国）甘其佩，北京协和医学校。《重修信阳县志·卷二十四·登庸志三专门以上学校毕业人员表》，民国·陈善同等纂，民国二十五年（1936）铅印本影印，1017.

叶鹿鸣

（民国）叶鹿鸣，山东济南齐鲁大学医学院。《重修信阳县志·卷二十四·登庸志三专门以上学校毕业人员表》，民国·陈善同等纂，民国二十五年（1936）铅印本影印，1017.

樊培禄

（民国）樊培禄，山东济南齐鲁大学医学院。《重修信阳县志·卷二十四·登庸志三专门以上学校毕业人员表》，民国·陈善同等纂，民国二十五年（1936）铅印本影印，1017.

刘瑞麟

（民国）刘瑞麟，广州国立中山大学医学院。《重修信阳县志·卷二十四·登庸志三专门以上学校毕业人员表》，民国·陈善同等纂，民国二十五年（1936）铅印本影印，1017.

第二节 固始县

田国瑞 刘渊

（元）医学教谕二人：田国瑞、刘渊。《固始县志·卷五·职官志补遗》，明·张梯纂修，宁波天一阁藏明嘉靖二十一年（1542）刻本影本，7.

吴宇 吴琰 汪玄 李映 刘元科

（明）大明，医学训科七人：徐仁富（见传）、王瓘（见传）、吴宇、吴琰、汪玄、李映、刘元科。《固始县志·卷五·职官志补遗》，明·张梯纂修，宁波天一阁藏明嘉靖二十一年（1542）刻本影本，7.

高选 薛继文

（明）训科九人：徐仁富、王瓘、吴琰、吴宇、汪玄、李映、刘元科、高选、薛继文。《固始县志·卷十·异流志科术》，清·杨汝楫纂修，清康熙三十二年（1693）刻本，6.

徐仁富

（元）徐仁富，元统甲戌，生于善乡村。元末避乱，因通医采药金刚台山。洪武间起充太医院士，以善疗鸣。文皇帝赐坐绣墩，授本县医学训科，尤好积善。今郎中泮，乃其孙也。《固始县志·卷九·仙技》，明·张梯纂修，宁波天一阁藏明嘉靖二十一年（1542年）刻本影本，6.

（元）徐仁富，元统甲戌，生于善乡村。元末避乱，因通医采药金刚台山。洪武间取充太医院医士，以神医鸣，授本县医学训科，犹好积善。郎中泮，乃其孙也。《固始县志·卷之十·异流志仙技》，清·杨汝楫纂修，清康熙三十二年（1693）刻本，3.

（明）徐仁富，元大统甲戌，生于固始之善乡村，元末避乱隐居。因通医，采药金刚台山。洪武间，取充太医院医士，以神医名，尤好积善。郎中泮，乃其曾孙也。

子时号桔隐翁，能习富业。里人郎中李瀚少许可称其天资秀异，才警敏，孝友忠信，克谙方脉，亦可以见其为人矣。喜吟咏，著《桔隐遗稿》，孙泮梓行。节《旧志》。《光州志·卷之九·方技列传》，清·杨修田纂修，清光绪十三年（1887）刊本影印本，1176.

王瑾

（明）王瑾，精医道，识人不能识之证，能起人危疾，绝口不言利。一方赖以拯求者众，当道重之，例授本县医学训科。《固始县志·卷之十·异流志仙技》，清·杨汝楫纂修，清康熙三十二年（1693）刻本，4.

（明）王瑾，精医道，识人不能识之证，能起人危疾，绝口不言利。一方赖以拯求者众，当道重之，例授本县医学训科。臣按：仙逆天道，而尸解释论缘业以躲舍不过，精于伎俩耳，故抑之与艺术同科，使攻异端，观小道者采焉。《固始县志·卷九·仙技》，明·张梯纂修，宁波天一阁藏明嘉靖二十一年（1542）刻本影本，7.

张珍　王权

（明）张珍，固始人，生即双瞽，聪悟绝人，七岁令人诵《素问》《难经》，一遍即默记不忘。以是遂以医鸣，所至立起人疾，人以"神医"称之。同邑王权，亦精医道，能起人危疾，绝口不言利，士大夫皆重之，乐与之游。又高选习叔和脉诀，一诊即知人生死，投剂无不立愈，一时赖以全活者甚众。《光州志·卷之九·方技列传》，清·杨修田纂修，清光绪十三年（1887）刊本影印，1179.

（明）张珍，邑人，生即双瞽，聪悟绝人，七岁令人诵《素问》《脉诀》，一遍即默记不忘。以是遂以医鸣，所至立起人疾，人以神医称之。《固始县志·卷之十·异流志仙技》，清·杨汝楫纂修，清康熙三十二年（1693）刻本，4.

高选

（明）高选，号清隐，精叔和脉，一诊即知人死生，投剂无不立愈。《固始县志·卷之十·异流志仙技》，清·杨汝楫纂修，清康熙三十二年（1693）刻本，4.

汪简

（明）汪简，字居敬，性慧学醇，入邑庠。家业医，少助灯火，时或缺烛，即夜就邻壁资其余照诵读。幼失所怙，哀慕终身。父疾，祝天以身代疾革尝粪。及卒，哀毁骨立，殓殡丧祭，举如礼事。继母凡三俱不啻所由，其继母李生三弟一妹。李亡，皆抚养成立，毕其婚嫁。应贡，授攸县训导，卒于任。《固始县志·卷之七·人物志孝友》，清·杨汝楫纂修，清康熙三十二年（1693）刻本，9.

吴其濬

（清）《植物名实图考长编》二十三卷，吴其濬撰。其濬有《吴宫保奏议》，已见前。是书有陆应穀序略曰：沦斋先生具希世才，宦迹半天下，所读四部书，苟有涉于水陆草木者，靡不采而缉之，名曰《长编》。然后乃出其生平所耳治目验者以印证古今，辨其形色、其性味，看详论定，摹绘成书。此《植物名实图考》所由，包孕万有，独出冠时，为《本草》特开生面也。商务印书馆校印。

序例略曰：吴卒后二年，陆应穀刊其书于太原，其后板多残缺，原书遂不可得。日本自输入新学后，以西洋自然分类法治本草学，名家辈出，考订名物是非，率取材是书。今年欧美学会遣派专家考查吾国动植物者日多，是书渐为世界学者所注目，声价日重。有原刻本，近上海商务印书馆有缩印本，原稿绘图极精，今尚藏于其家。《河南通志·艺文志·卷十五·子部·谱录类》，民国间（1912—1949）铅印本，82-83.

吴其濬，固始人，字淇瞻，邦治之子，嘉庆甲子举人，戊辰进士，授庶常改刑部主事，晋郎中。是时，群从昆季掇巍，科历显要者踵相接，其濬独以终养，乞归生事葬祭，动必以礼。邑有善举，辄倡捐钜资，遇歉岁灾疫，百方筹划，族尚以缓，急告必代为谋。凡济困扶危，掩骸埋骨之事，自揣力能及者无不为，洵孝善可风云。《光州志·卷之七·善行列传》，清·杨修田纂修，清光绪十三年（1887）刊本影印，905.

万青选

（清）《医贯》十八卷、《士林三书辨证》四卷、《寿世保元辨证》十二卷，清万青选撰。青选，字一轩，固始县人，咸同时人。《河南通志·艺文志·卷十五·子部·医家类》，民国间（1912—1949）铅印本，35.

王云锦

（清）《伤寒论》，王云锦撰。云锦，字柳溪，固始县人，由翰林迁台谏官，至广东肇罗蠡道署按察使。《河南通志·艺文志·卷十五·子部·医家类》，民国间（1912—1949）铅印本，33.

王文孝　王应乾　王应恒

（清）王文孝，号百顺，原籍徽州黟县人，幼谙方脉。祖婉，明时随征云南阵卒，世袭指挥，因淡泊成性，逊弟辟荣选于蓼城。善疗异症，赖以存活者甚众，远近钦服。长子应乾世其业，次子应恒列黉序，亦精其术。《固始县志·卷之十·异流志仙技》，清·杨汝楫纂修，清康熙三十二年（1693）刻本，5.

王燕昌

（清）《王氏医存》十七卷，王燕昌撰。燕昌，字汉皋，固始县人，光绪时诸生。是书自序略白：先代以医，世其家者七传矣。刀昌生也，晚闻见所及自曾大父以至先子慕时府君，日用留余，必施药济世，泛应有暇，则闭门著书。手泽所遗总若干种，中更兵火，荡然灰烬。回忆往者，趋庭承训，忽忽犹前日事，而昌潦倒青衫，蹉跎皓首，俯仰高矩，感慨系之矣。昨岁薄游皖江，西林制府，忘其谫陋，招致幕下，幸奏微长，谬蒙优遇，屡辱下问，谨就畴。昔所尝奉教于父师者，条列件系，具以笔对，久渐咸帙，都无诠次，自题曰《王氏医存》。《河南通志·艺文志·卷十五·子部·医家类》，民国间（1912—1949）铅印本，36-37.

穆元济　穆望　穆秉衡

（清）穆元济，字文标，原籍江南含山人，博学精于医，所至立起，小儿科尤臻神妙，不计利。邑绅士曾公若孙祝公、元仁等皆推重之。子望，字东，习父业，亦以神医称于时。又孙秉衡，邑人，究心脉理，痘疹危时，投剂立愈。子伟，邑诸生。《重修固始县志·卷二十四·人物方技》，清·谢聘纂修，清乾隆五十一年（1786）刻本，4.

张有临

（清）张有临，号浥南，少习儒书，淹贯古今，不乐进取。因父病无良医，究心脉理，遂臻精妙，远近赖生全者甚众。长子兴嗣中丙戌副榜，次荣嗣屡冠军，孙菡胶庠翘楚。《固始县志·卷十·异流志仙技》，清·杨汝楫纂修，清康熙三十二年（1693）刻本，5.

洪宣彝　王召选　刘良久　祁玉衡　汪君章　刘孔章　沈毓灵　任修德

（清）医学：洪宣彝，康熙三十二年（1693）后，本县给劄管理。王召选，本县给劄管理。刘良久，本县给劄管理。祁玉衡，本县给劄管理。汪君章，本县给劄管理。刘孔章，本县给劄管理。沈毓灵，本县给劄管理。任修德，乾隆四年（1739）奉文给劄。《固始县续志·卷之十·异流志科术》，清·包桂纂修，清乾隆十年（1745）刻本，4-5.

林继宗　林永泰

（清）林继宗，号克绍，原籍江南和州人。少习儒陋章句学，乃精究脉理济世，所至立起人疾。自康熙三十四年（1695）迁蓼迄今五十余载，赖以全活者甚众，远近无不钦服。现年七十有五，鹤发童颜，精神矍铄，凡求医者无论贫富立即往救，不以年老辞瘁。子三、孙七，俱峥嵘露头角。长子永泰，亦精其术。《固始县续志·卷之十·异流志仙技》，清·包桂纂修，清乾隆十年（1745）刻本，4.

梅云

（清）梅云，医术异人，乡党称为神医，解伤寒六经数条以训子。常治夏姓一孕妇，十二月未生。诊脉谓曰："脉无神气，怀如抱瓮，此鬼胎也，不用药下，三年不生。"用药下肉团一块，提起似人形。又路过曹家湾，路旁数人锄地，众人谓曹姓曰："梅云人称死。"众皆哂，果三日不起。又叶生无子，妇人怀孕请诊脉，求问喜信。答曰："双喜惜乎不寿。"后果生二男，数日皆死。冯生妇人因子死，已即伤感而死，将入棺时过其家，视之曰："未死也。"取银针刺膻中穴，将气门重按即活。

云于康熙五十一年（1712）故，遗妻李氏纺绩教子苦节三十年。于雍正二年（1724）岁稍歉命，子生员，梅揖散秫秫十石与乡邻饥寒者。至乾隆三年（1738）保内荒，又命子揖散稻谷五十余石与邻里贫苦无告者，同社举揖为优生。李氏生于顺治十二年（1655），卒于乾隆六年（1741）。《固始县续志·卷之十·异流志仙技》，清·包桂纂修，清乾隆十年（1745）刻本，3-4.

黄恂

（清）贡生黄恂，事亲至孝，母许氏素有痰疾，恂亲尝汤药，习医调治历二十余年，未有间断。且善睦宗族，尝念范文正公义田，最善六门，公出租稞六十石以为祭田。曲河桥梁渐次损坏，恂倡捐银十两复助银五十两，每年当租起息以为修桥之费，迄今利济行人。有寡妇曾氏者活生无计，恂以麦赠氏夫弟作本营生，至今赖之。《固始县续志·卷之七·从物志孝友》，清·包桂纂修，清乾隆十年（1745）刻本，3.

李允恭

（清）李允恭，少失怙，喜读书。奉孀母饮食必丰洁，教二子严而有方。值岁饥且疫，煮粥施药，以济全活甚众。以子昌贵赠文林郎，湖广黄州府推官。《固始县续志·卷之七·从物志孝友》，清·包桂纂修，清乾隆十年（1745）刻本，2.

吴延瑞

（清）吴延瑞，固始人，字履丰，梦岩子。早失怙，事母孝，常中夜焚祷祈增母寿。乾隆壬午举人，丙戌进士，任户部主政，旋擢郎中，搽廉守正。时有浑金璞玉之目，由京察授潼商道。纯庙有诚实之褒，抵任后厘关税、葺书院、设官渡。凡便民者，以次修举，河决朝邑，上流多淹没，县金拯救，全活甚众。署广东臬篆，稽听有疑者，辄昼夜反复求之，案无留牍，民称神明，以疾告归。值邑中大旱，设粥厂，施医药，又置义田、祠田、学田，俾族之贫乏者食其租。生平不置侍妾，不履公门，布衣疏食晏如也，卒后人祠名宦乡贤。《光州志·卷之七·仕贤列传》，清·杨修田纂修，清光绪十三年（1887）刊本影印本，1138-1139.

第三节　罗山县

徐仕进

（明）徐仕进，号环洲，邑之弟子员也。幼得羸疾，往就医于楚之黄安，十载始归。遂精通医理，所至无不奏效。初无子，五十外举丈夫，子三人，皆邑庠俊彦。人以商瞿方之，且以为阴隲之报也。《罗山县志·卷之七·人物志方技》，清·葛荃纂修，清末刻本，70.

王宾

（明）王宾，早丧父，奉母以孝。母遘疾，宾善医，进药饵必先尝之。母丧，哀泣逾礼，庐墓三年。家有竹，产冬笋，人以为孝感云。《罗山县志·卷之七·人物志孝子》，清·葛荃纂修，清末刻本，38.

第四节　息　县

费长房

（汉）费长房，汝南人，为市掾。有老翁卖药，悬葫于开市罢，辄跳入壶中。惟长房于楼上见之，异焉，因往再拜。翁曰：子明日更来，旦日复请翁乃俱入壶中，观毕而出。随入深山群虎中留使独处不恐，又使卧空室以朽索悬大石于上。众蛇来啮索且断，亦不移。复使食粪，中有三虫，臭秽物甚，长房意恶之。翁曰：子几得道，恨于此不成，如何，遂与一竹杖曰：骑此任所之。又为作符曰：以此主地上鬼神。长房策杖，须臾到家，自谓远经旬日而已，十余年矣即以杖投葛陂中，顾视则龙也。《息县志·卷之八·外纪下方技》，清·刘光辉纂修，清嘉庆四年（1799）刻本，3.

吕朴　张东海　刘三杰　邓谦　张必大　何深　邬嘉胤

（明）医学：吕朴、张东海、刘三杰、邓谦、张必大、何深、邬嘉胤。《息县志·卷三·职官下》，清·刘光辉纂修，清嘉庆四年（1799）刻本，28.

李调元

（明）李调元，字化卿，在城里人举进士，任嘉善令，父瑶服阕补滑县。性狷介，不苟合，以清白著闻，擢户部主事。典浙江湖广乡试乙丑会试，咸称得人。奉命辽东宣大犒边，称旨督德州粮储，平量革弊，无留滞耗折之患。有逋粮久系者，出俸金偿而脱之，羡余悉以输公。母疾，亲汤药处卿党尽敬，性好读书，每公余披览至夜分不倦。长于诗文，精医药，所痊治甚众。卒京邸，行李萧然，惟图书数卷。《息县志·卷之六·人物志仕贤下》，清·刘光辉纂修，清嘉庆四年（1799）刻本，6-7.

（明）李调元，字化卿，息县人，登嘉靖癸未进士。初任嘉善令，丁父忧归，服阕补滑县，性狷介不苟合，以清白著闻，擢户部主事。典浙江湖广乡试及己丑会试，咸称得人。督德州粮储，刬厘积弊，无留滞耗折之患。有逋粮久系者，出奉金偿而脱之，羡余悉以输公。母疾亲汤药，性好读书，每公余披览至夜分不倦。精医药，所全活甚众。卒于京邸，行李肃然，惟图书数卷。节旧志。《光州志·卷之七·仕贤列传》，清·杨修田纂修，清光绪十三年（1887）刊本影印本，970-971.

何应凰　何其义　邬则先　何文光　翟彦　冯遇隆　何国梁

（清）国朝医学：何应凰、何其义、邬则先、何文光、翟彦、冯遇隆、何国梁。《息县志·卷三·职官下》，清·刘光辉纂修，清嘉庆四年（1799）刻本，28-29.

上官嘉　邬明德　何有本　程邦瑞　孟明常　薛重辉　赵珩　何锡范

（清）医学：上官嘉，本县人；邬明德，本县人；何有本，本县人；程邦瑞，江南人；孟明常，湖广人；薛重辉，陕西人；赵珩，本县人；何锡范，本县人。《息县志·卷六·选举》，清·蒋彪撰，清康熙三十二年（1693）刻本，7.

孙鸿祥

（清）孙鸿祥，白土店（今息县白土店乡）人，幼读书，继祖父世传医术。以针法开方济人，不售药，不受酬。救疗数十里，人咸感之，寿八十余。《重修正阳县志·卷四·人物·方技》，民国二十五年（1936）铅印本，55.

粟上　粟同橘　粟世铭

（清）粟上，字岸登，息邑旧族也。家素贫，幼年多疾，鼓胀不可起，夜梦神人携肚子一筐，要为上剖腹换肚，下警觉，疾遂愈。于是专心学医，十年精通，凡治病如见肺肝。光郡守吴公一嵩增以匾曰："功高国相"。上子同橘，孙世铭，俱肄祖业，精通医术，三世称良其在斯舆。《息县志·卷之八·外纪下医术》，清·刘光辉纂修，清嘉庆四年（1799）刻本，4.

张建福

（清）张建福，山西高平人，善医术，针砭皆用古法，神妙不可测。前县梁公额其门，喝：外科国手。《息县志·卷之八·外纪下医术》，清·刘光辉纂修，清嘉庆四年（1799）刻本，4.

付俊士

（清）付俊士，江西临川人，少随其父至息，家世岐黄，士益精其业。息人赖以全活甚众，然不索重赀。虽甚贫者，呼无不往，且日必数视，既愈则置不问。曰：吾此欲活人，非谋利也。子作霖，有异才，善文工诗，入临川学，迎其父以归，今年将八十，闻其健壮，尚如在息时。《息县志·卷之八·外纪下医术》，清·刘光辉纂修，清嘉庆四年（1799）刻本，4-5.

吴炎

（清）吴炎，浙江钱塘人，以行监来息，素通医，好出良方，以济人。且好劝人，以为善，凡有可以赏助者，不惜解囊予之。至今门有字纸蒌，为敬惜字纸设，皆炎之所遣也。《息县志·卷之八·外纪下医术》，清·刘光辉纂修，清嘉庆四年（1799）刻本，5.

张汝弼

（清）张汝弼，字君辅，邑武庠。有文雅气，习风鉴，口医□□无俗好，茹素者五十年如一日。藉医舍药，活世济人，不计价。以择吉地，培心田兴灭继绝不索谢。汝阴二带托福者多，死之日吊者如市。新邑令韩公匾其门曰："景岳遗风"。《续修息县志·卷之三·人物志孝义》，清·赵辉棣纂修，清光绪间（1875—1908）刻本，7.

刘昺炎（刘玉成）

（清）刘昺炎，恩贡生。行诣端方，以古迺自持，不染习气。遇里中子弟，必谆谆示以规范，有争竞者必委曲解论，不惜觥酒豆肉，务使一乡亲睦。年七十余犹严课。其孙玉成，虽功名未就，而精医术，济世，颇有祖父风。《续修息县志·卷之三·人物志孝义》，清·赵辉棣纂修，清光绪间（1875—1908）刻本，8.

赵定国

（清）赵定国，字静甫，邑耆民。一生孝友备至，忠厚可风，饬躬行。常慎几思，训子孙倍惜三余。业医济世，不计药赀。虽风寒雨雪，不辞劳瘁，称道者无异。长子培初，从九品职衔。次子培德由武庠从戎，保予游击，加副将衔。孙象贤拔于乡朝，考入选授职教谕内阁中书衔，想见厚德之食报焉。《续修息县志·卷之三·人物志孝义》，清·赵辉棣纂修，清光绪间（1875—1908）刻本，8.

陈元音

（清）陈元音，负性谦和。嘉庆年，例捐州同，惠爱乡邻，施药济世，病者多蒙再造。《续修息县志·卷之三·人物志孝义》，清·赵辉棣纂修，清光绪间（1875—1908）刻本，51.

李和恒

（清）李和恒，字宜民，涧头里（今信阳市淮滨县固城乡）人，岁贡生，侯铨司训事。母范宜人，年六十得痰疾，左右无方，衣不解带。因习医，遂精于方术。弟延弼晚始读书，卒教之，成名后职卫守备。乾隆丙子水灾，与弟全活饿民无算。又捐谷助赈，南汝光道曹赐额题入登善录顾数奇。自戊子乡试已得复失，竟不遇，然至今嘉言懿行如倡建义学等事，犹传于口碑之不忘焉。《息县志·卷之六·人物志孝义上》，清·刘光辉纂修，清嘉庆四年（1799）刻本，15.

张百禄

（清）张百禄，固城里（河南淮滨县固城乡）监生。少业儒，矢志经义文章。屡试未售，愤然改途。研究岐黄术，遂精脉理。居乡凡大事必竭力奉公，首领承办。暇时以医道应酬，戚友悉心诊治，投药辄效，并不索谢。子二，闳中、离中，俱以忠厚成立，人咸谓为救灾承急之报云。《续修息县志·卷之三·人物志孝义》，清·赵辉棣纂修，清光绪年间（1875—1908）刻本，51.

姚继之

（清）姚继之，字协唐，邑庠生。性坦直，孝友，父原籍江西，精医术好读书，教继之以敦本之学，继之能文，尤长于诗赋。入庠后，因亲老家贫，仍继父业，以良医济世。养亲恤幼，待三弟恩义兼至。街邻重其品行，每有争论，遂继之一言，为愧服。咸丰末，息邑不时戒严，以守城御匪，保举司训。《续修息县志·卷之三·人物志孝义》，清·赵辉棣纂修，清光绪年间（1875—1908）刻本，29.

刘崇岳

（清）刘崇岳，号一峰，在城里，监生。通医理，工书法，喜培植文教。家居训子侄，务延名师，来学者不计膏炎，故家族多籍以成立。道光八年（1828），邑义创建书院，首输重资，身率董工，落成后，经县主王禀请蒙□□桂赐匾额曰：功神学校。子紫照，议叙县丞。《续修息县志·卷之三·人物志孝义》，清·赵辉棣纂修，清光绪年间（1875—1908）刻本，30.

栗尚　栗同橘　栗世铭

（清）栗尚，字登岸，生于清朝年间，息邑旧族，家素贫，年幼多疾，病胀不起。夜梦神人携肚子一筐，要为栗尚剖腹换肚。刀下惊觉，疾遂愈。于是专心学医，十年精通，凡治病如见肺肝。光州知州蜡赠以匾曰：功高国相。栗尚子栗同橘、栗世铭，俱肄祖业，精通医术。栗家三世行医，广为称良。《息县志》，息县志编纂委员会编，河南人民出版社，1989年11月，457.

夏一图

夏一图（1906—），白土店乡夏寨人，夏述唐长子，河北省医学科学院教授。

1924年，一图毕业于上海同济大学附中。1925年，参加了"五卅"爱国运动。1929年底，毕业于上海同济大学医学院。1930年，在该院附属医院任医师。1931年，在河南大学医学院附属产科学校任德文教师兼内科教师，后为河南省立医院医师。1934年，任江苏省立医院医师。1935年回河南，在巩县兵工厂任医务课长。

1937年，留学德国，考取博士学位。留学期间，研制成"Mesalin"致幻药，具有激发心、血及中枢神经系统，缓解疲劳功能。1939年，夏到慕尼黑大学第一内科作临床药理研究，从事维生素 C_1、B_1 研究工作，又转柏林大学内科深造。

1941年归国，在河南大学医学院任药理学教授。1949年年初，在中原大学医学院任教授兼主任。1963年，调豫北医专任教。1979年冬，调河北省医学科学院任教授。《息县志》，息县志编纂委员会编，河南人民出版社，1989年11月，488.

第五节　光山县

葛洪

（晋）葛洪，子稚川，丹阳句容人也。少好学，家贫，性寡欲，无所爱玩，闭门却扫，未尝交游。或寻书问义，不远数千里期于必得。遂究览典籍，尤好神仙导养之法。从祖葛元学道得仙以炼丹秘术，授徒弟子郑隐，洪就隐学悉得其法。后师南海太守鲍靓靓，亦内学逆占将来以女妻。洪传其业兼综医术，大安中顾秘讨石冰之乱，檄洪为将兵都尉破冰，别率迁伏波将军。冰平，洪不论功赏，径直洛阳，欲搜求异书以广其学。过弋阳轪县，轪有乐安山，爱其胜止居焉。值人户多馑死，洪济之以丹，又于旁近数里山中种杏成林，后人谓之杏山。宋元嘉中于此立县，因洪所居山名县曰乐安，至唐时复改山及县名并曰仙居，云洪后还乡里以功赐爵。关内侯咸和中迁咨议参军散骑，常侍洪，固辞闻交址出丹求为句漏令，行至广州邓狱留之乃止。罗浮山著书号抱朴子，卒年八十一，世以为尸解得仙云（晋书参寰宇记及旧山川志）。《光山县志·卷三十一·人物方技》，清·杨殿梓纂修，清乾隆五十一年（1786）刻本，13-14.

按：旧志以葛洪为乐安令列之职官，考《晋书》洪之卒在咸和咸康间，距乐安始立县时，殆百年矣。但县境有杏山、仙居山，传为洪遗迹。而《太平寰宇记》谓仙居山本名乐安，唐天宝中敕改仙居，晋书葛洪传又有至洛阳之语，是洪之洛时过此，当栖止乐安山中，后人传伪，因以为令未可知也。兹据史参诸志立传，或无垂于事理云。《光山县志·卷三十一·人物方技》，清·杨殿梓纂修，清乾隆五十一年（1786）刻本，14.

知县，晋，葛洪，字稚川，常为乐安宰，以丹砂济民饥厄。邑之南有石室，东北有杏山、丹井、药龟，有碑喝可考。《光山县志·卷之五·官师志官师沿革表》，明·沈绍庆纂修，明嘉靖三十五年（1556）刻本影印，2.

仆仆先生

（唐）不知何许人，唐时，居乐安县黄土山三十年。尝饵杏丹，乘云往来，州刺史李光以为妖，叱左右执之。龙虎忽见其侧，先生乘之而去。须臾雷电大至，碎庭槐十八株，众皆奔溃。后有客于义阳郊行，日暮投宿，道旁草舍遇老人与药数丸，食之便饱，既明辞去。见老人乘五色云，去地数十丈。客遽礼之，至安陆为人述其事，县以为惑，众击之。客向空祝曰：仙公何事见，使我受不测之罪。忽老人乘五色云自北方来，县官再拜，问其姓氏，老人曰：仆仆野人也。客乃得释，绘其像，闻于朝，敕立庙祀之。《光山县志约稿·卷三·人物志方技传》，民国·晏兆平编辑，民国二十五年（1936）铅印本影印，493.

仆仆先生，居仙居县黄土山，尝饵杏丹，乘云往来。唐一刺史李休光，以为妖，叱左右执之。龙虎见于其侧，先生乘之而去。天宝初，因以仙居名县。今仆公山，即先生炼丹之处，仙洞石池存焉。《光山县志·卷之九·杂志仙释》，明·沈绍庆纂修，明嘉靖三十五年（1556）刻本影印，3.

仆仆先生，不知何许人，居州西黄土山，三十年尝饵杏丹，乘云往来。刺史李休光，以为妖，叱左右执之。有龙虎见于其侧，先生乘之而去。节旧志。《光州志·卷之九·方技列传》，清·杨修田纂修，清光绪十三年（1887）刊本影印，1175.

路真宫

（宋）路真宫，名当可，宋徽宗时人。儿童时遇一道人，路往一屋，扁闭其中，有油与蜜数瓮，令食之久，而后尽大泻血秽几死，乃刻符印授以文书治鬼之法。其父知之，尽举其符印文书藏去。寻又得之，其意其窃取，诘责。对曰：非窃也，不知又从何来。其父怒破其符印，焚其文书。有顷，符印文书复俱。父异之，乃不复禁其为。路能作太阳丹，置蒸饵果粒于掌，望太阳嘘呵柔而成丹，其色微红，经授病者，服之良愈。

崇观间，有宫婢病狂邪，如有所凭，召路入禁中，令作丹不能成，左右讳曰：不曾带得厢王家药料来耳，盖京师厢王家卖胭脂也。路曰：适被召迫促而来，神气不定，故丹不成。乞赐盥漱再造，有旨赐之已成丹，以授病者，下咽而愈。南京张某之次子，患瘵因极，巫卜者多云有祟，乞路垂拯救。路摄衣正坐而众曰：吾为张氏治祟，欲其见之否，众欢跃，乃各于其手心书一符，令侍立于后，俄见一鬼吏，若执符者携状去。未食顷，一金紫伟人当前致礼，8 折足于A 路诘之曰：尔为城隍神，知张氏有鬼祟，何不擒捉。对曰：现擒在此。肃然吏卒拥一少年，满身被血以手障面及心腹间，恸哭久之。问曰：汝为谁？曰：身是张，众长子生前因不肖贻父，怒与舍弟同谋见杀利刃，刺心腹痛毒到今，若父怒其子，分所甘受，至于弟杀兄，且□□所有在理难堪，此某之所以为祟也。路闲谕之曰：汝若取弟，则乃翁无嗣，冤债为深，又问何益于汝，吾令汝父建黄箓大醮荐拔汝，似为上策。语言往复，然后从命，悠忽俱不见。张族闻之，悉悲泣曰：信有之，路戒使□偿醮愿病者辄安，已而无恙，而张氏惮费顿忘所约，此子后乘马行河岸坠地折骨死。

陈州大旱，适路至，父老诣郡守，靖路致雨……《光山县志约稿·卷三·人物志方技传》，民国·晏兆平编辑，民国二十五年（1936）铅印本影印，494-495.

朱元经

（元）朱元经，道人者居浮光，有黄白延年之术，闲往来城邑，以药济人，年百许。岁世多言其得道，公卿尊师之甚众。苏轼谪黄州间，其人欲一过之，未果已而卒。光州曹焕余棺敛葬之，遗有药，金银及药甚多。郡中争欲分卖，曹焕不许，悉封付有司，轼以书语焕令其闻于朝，入之秘府（东坡杂记）。《光山县志·卷三十一·人物方技》，清·杨殿梓纂修，清乾隆五十一年（1786）刻本，19.

吕振周

（明）吕振周，邑诸生，少失怙，事父至孝，笃信好学，动必以礼。兼善岐黄，济困扶危，人以孙明复任定，祖辈目之。州志。《光山县志·卷二十八·文学》，清·杨殿梓纂修，清乾隆五十一年（1786）刻本，4.

（明）吕振周，邑诸生，少失怙，事父至孝，笃信好学，动必以礼。兼善岐黄术，扶危，人以孙明复任定，祖辈目之。《光山县志约稿·卷三·人物志义行》，民国·晏兆平编辑，民国二十五年（1936）铅印本影印，411.

胡之杞

（清）胡之杞，字□□，青皮畈人。父演，诸生，早卒之，杞甫四岁，母喻氏苦鞠训之。明崇祯十四年（1641），遇寇执节死，别有传。之杞有至性，痛母难饮泣终。其身力学笃行，工诗文兼擅绘事，隐居不求闻达，假医术以济人。诊疾制方必慎，贫者予之药不取其值。有挟资求下胎药者，潜以安胎药予之。其子曰：何不并还其值？曰：还而他贸是杀胎也。又尝过市得遗金访失者，稽其数合而还之，失者感谢之。杞辞却而去后，以子煦赠礼部侍郎，以孙季堂晋赠光禄大夫、刑部尚书，旧志订。《光山县志·卷二十九·义行》，清·杨殿梓纂修，清乾隆五十一年（1786）刻本，15.

胡之杞，光山（今河南省信阳市潢川县）人，好学能文，尤有笃行。尝过市得遗金，访失者，稽其数还之，不受其酬。兼善岐黄术，有挟资求下胎药者，潜以安胎药与之，其子曰：何不并还其直？曰：还而他贸是杀胎也。其生平行谊类如此。节《旧志》。《光州志·卷之七·善行列传》，清·杨修田纂修，清光绪十三年（1887）刊本影印本，785.

文之杰

（清）文之杰，字丽堂，幼失怙，家贫，以医问世，晚岁家小康。亲邻借贷不登记簿，地方有义举竭力赞助。咸同间，因匪乱，文维新倡议在砖桥修寨。相度寨基西北隅系之杰私产，慨然捐出，复典田八亩以充寨费，卒年七十。《光山县志约稿·卷三·人物志义行传》，民国·晏兆平编辑，民国二十五年（1936）铅印本影印，426-427.

易元亨

（清）易元亨，字云霞，貌修伟，慷慨有大节，以军功擢苏州都司。咸丰中乱作，元亨适致仕家居，与弟云峰润普捐赀创修雾山寨，远近来避乱，亲族待之举火者，数十家，预积松柴任人取炊，不计值。同治二年（1863），陈国瑞兵败于塔儿岗，退依山寨，见元亨问方略，谓相见恨晚。僧格林沁礼请，出襄军务，以衰老辞多。将军礼堂慕其名，馈茶与书有行义，即以爱国自守，即以救人之誉。精医术，陈国瑞之败也，参谋徐某伤重不能语，元亨治之，数日痊愈。乞为螟蛉子不受，暮年以医术济人。《光山县志约稿·卷三·人物志义行传》，民国·晏兆平编辑，民国二十五年（1936）铅印本影印，424.

上官悟尘

（清）上官悟尘，日本医科专门学校毕业，河南大学教授，开封省立医院院长。《光山县志约稿·卷二·人物志出身表》，民国·晏兆平编辑，民国二十五年（1936）铅印本影印，307.

吴道士

（清）吴道士，不知何许人，棋盘山旧有祖师殿。清康熙中，道士来居之，畜一道童司洒扫，时向山中采药济人，略受报以自给，无事则垂仪危坐。每当清风明月，常露坐于殿外盘石，若遇烈风雷雨恒危坐蒲团，终夜不寐。来往人间，吉凶多奇中，间为人说休咎，指迷津。谓人生祸福，概由自取，人要安分，为人不贪财不好色。发下志愿济人之急，救人之危。纵有灾殃亦可逢凶化吉，若凭一点小智慧利己损人，纵免官非难逃鬼谴，降祥降殃之理未尽泯也。然语言极慎，非敦厚百姓不轻与之言。

有一士人，金姓年少，颇有才，应试甚蹭蹬一日造访，问休咎，老道曰：生读书有年矣，诗书中道理为己乎？为人乎？将用之以后，修身齐家济人，利物乎抑用之，以博取富贵美食鲜衣乎。生闻言如冷水浇背，狂热一落千丈。沉吟良久，曰：命之矣。小生自问亦不甚卑鄙，但处父兄之下，世俗之情总不能免。老道曰：世间小小功名关系前根祖德，你之命可以入泮宫，看你气色似乎尚早。金生曰：亦有救济之方否？老道曰：也不难，你看农夫种田可以知之矣。春耕夏种秋收，有一定之时节，然良农勤耕耨多用肥料，秋收必早，若鲁莽而种，有届时而不收者矣。人能广积阴功，即良农之肥料也。子有姻戚某与人兴讼，将来必有大祸，子能化解之，今年院试可望售矣。生曰诺，及院试果补弟子员。《光山县志约稿·卷三·人物志方外传》，民国·晏兆平编辑，民国二十五年（1936）铅印本影印，476.

晏俊林

（清）晏俊林，生七岁而孤，聪颖绝伦，入贯彻执行塾，塾师讲授即能了解。年十三，与兄析居，依母度日，家贫无人废学。稍长载园蔬学，技艺皆有自得之妙，家以不困。弱冠经商，日饶裕，喜宾客，四言三教九流之士，无不容纳。咸同之乱，保卫桑梓，得力居多。年三十三，一病三年，有方士教以导引之术，颇收近效。然一与世接，旧病复发。

一日有一道友来问病，语之故友曰：导引亦可以却病，但此是道家一术，非道教之本也，得其本则病立愈矣。问何为道教之本，曰：虚无是也。凡病皆是魔鬼，缠扰魔鬼非世俗之所谓鬼，可以焚香烧纸能送得走的。彼世间形形色色皆魔鬼也，能劳人之形，摇人之精，送人之命。子之心太灵活，病稍愈，心即动，一切形形色色之鬼，八面奉承，精气神皆为鬼用而不觉，安得不病。夫人心之灵，得其正则为道，心失其正则为人心，人心不死道心不生。古人云：死其心而后活，谓死，人心活道心也。道教以虚为宗，扫除一切形形色色之魔鬼，令此心活洞无物，故曰清静无为，无为而无不为矣。然心似猿猴，如何能捆得住。教之不动，其生死关头，全在利与善之间，向善便是生机。为利便是死路，一心向善，此心方有安顿处，穷通得丧皆有命在，不要为之动摇。初着手俗事乱如麻，未必能一刀斩断，然人要死了物何在？我何在？万缘放下一空，一切空又有何难。

俊林闻言，精神顿觉清朗，请事斯语。友又曰：虽然如此，仍要内外交修，学道人不必断酒肉，而通神明必须斋戒。子之鸡豚鱼鸭充满庖厨，终岁杀生，有伤和气腥膻之味，于人有损无益也。俊林如教终身斋戒，家有干牛肉六十余斤，曾大水投之河顺流而去。有杨氏兄弟杀牛，力劝改业。其人欠生债二百千，取卷面焚之，另给钱五十千，为谋生资本，月余病愈。益虔心为善，不复事，生业曰：我之家产，敷吾衣食足矣。稍有赢余，修桥路，施医药，孜孜不倦。居乡里，力劝人息争，常言柔能克刚，弱能制强，齿伤唇舌而齿先落，天道其恶刚强矣。几见强暴凶横之徒有得善报者哉，乡里感化之有仁让风，俊林自学道教后，数十年无灾无难。《光山县志约稿·卷三·人物志方外传》，民国·晏兆平编辑，民国二十五年（1936）铅印本影印，479-480.

祝允恭

（清）祝允恭，固始人，少失怙，事孀母极孝，教二子祝昌、祝期，均成进士。值岁饥且疫，煮粥施药，全活甚众。《光州志·卷之七·善行列传》，清·杨修田纂修，清光绪十三年（1887）刊本影印本，907.

第六节　光　州

苏耽

（西汉）苏耽，固始有苏仙市里，商城有大苏山，士人相传，以为汉苏耽升仙之所。按：耽乃桂阳郴人，《列仙传》载，其种橘凿井，告母：后二年，州大疫，食橘叶当自愈，鹤数十降门，遂仙去。未几果疫，母如法疗之，得无恙。后化鹤止郡城楼，以爪攫板云，城郭是人民，非三百甲子一来归，我是苏仙，弹我何为，云云，皆是言陈州事，与固始商城无与，旧志葛臣云，因始苏仙市里，与霍之九公湾接壤，淮南王及八公丹灶遗迹□，在八公中，有苏飞名，固始苏仙疑是苏飞，此言近之。《光州志·卷之八·方技列传》，清·杨修田纂修，清光绪十三年（1887）刊本影印本，1173-1174.

吴真人

（唐）吴真人，固始人，天山有石洞，真人于此修道。一日题颂云：慕道修真性自然，存心运气养丹田。心澄碧静明如月，走出轮回入洞天。已而不见。节旧志。《光州志·卷之九·方技列传》，清·杨修田纂修，清光绪十三年（1887）刊本影印

本，1175.

张德恭

（明）张德恭，字子安，天性醇笃，有学行。嘉靖二十二年（1543），举乡试以才名，受知郡守。巨商雷焕被诬讼，饷金求援，德恭力却之，阴为白其枉。三十八年，登进士，中贵黄锦者，当时用事或邀之干谒，谢不往。授河间府推官，平恕明允，执法不避豪贵。迁户部主事，旧多弊孔，力为搜剔，阉正寺郑谦欺隐之罪。谦党群构之谪下邳丞，下邳土城久圮，德恭曲为调度，有军卒犯法者，责之鸠工庀材，城成不费民间一缕，当道者以为能。擢苏州通判，力却织局馈遗，转泸州同知，泸接壤番夷实难之也。德恭曰："吾为其易，孰当其难？"策骑而往，生聚教训，民皆向方，番寇侵泸境，势甚炽众，惶怖欲弃城走。德恭曰："弱不可恃也，若进据都邑则殆。"朝廷忧决计，帅师渡江，而前贼望见，果遁走。

台使以德恭有文武才，荐章上，转河间府同知，寻补顺天府侍中，时宰相摄事。食客有谓参政常卿可力得者，德恭正色拒之。迁河东监运副使，德恭曰："士君子欲行其志，何往不可，奚其为政。"遂致仕归。悉以腴产推致伯兄，宗族有贫不自给者，辄数百金以赡之，所著有《易解岐黄》诸书，行于世。及卒，论定贤而祀之于乡。《光州志·卷之七·仕贤列传》，清·杨修田纂修，清光绪十三年（1887）刊本影印本，987.

万奉

（明）万奉，光州人。性至孝，奉二亲既终，出家学道，得异人金丹之旨，能以气传人腹，解人病。隐银山洞，贼劫之，缚奉，曰：传以黄白烧丹术则解汝。奉曰：深山中唯有米布及钱，安知黄白而已。而奉缚自解，贼皆缚伏，于是叩头哀告，始得释去。一日语童子扫门，明日有高人来，既而乃刘黄裳至也。世宗命御史访天下异人，商城令以奉应奉，力谢之，临解时有白云满洞，双鹤徘徊其侧。所著有中阳子三篇，一云即万凤事，具前善行传。节《旧志》。《光州志·卷之九·方技列传》，清·杨修田纂修，清光绪十三年（1887）刊本影印本，1178.

黄经　黄朴

（明）黄经，光州人，善医术，洞究《素问》《灵枢》旨要，切脉如神，凡有所投，无不立应。其裔孙朴，能传其业，尝疗伤寒病，一剂能愈二人。著有《方脉》诸书，惜明末毁于寇。节《旧志》。《光州志·卷之九·方技列传》，清·杨修田纂修，清光绪十三年（1887）刊本影印本，1179.

张珍　王权　高选

（明）张珍，固始人，生即双瞽，聪悟绝人，七岁令人诵《素问》《难经》，一遍即记不忘。以是遂以医鸣，所至立起人疾，人以神医称之。同邑王权亦精医道，能起人危疾，绝口不言利，士大夫皆重之，乐与之游。又高选习叔和之脉诀，一诊即知人生死，投剂无不立愈，一时赖以全活者甚众。节《旧志》。《光州志·卷之九·方技列传》，清·杨修田纂修，清光绪十三年（1887）刊本影印本，1179.

田道人　田乐庵

（明）田道人，不著名字，亦不知其为何许人，采药金刚台山，遂栖隐其中。绿瞳修髯，竟年不火食，后有人于道旁遇之，见离地数尺，飞身而去。又孙乐庵，失其名，采药商城南山，一日于市鬻柴薪，运至邑东南崇国寺后山之巅，跌坐其上，吐火自焚。人见于火焰闪裂中，合掌端凝肺肝燎灼，数里外皆异香，寻有人遇于途，孙曰：吾已蜕身去矣，言毕不见。节《旧志》。《光州志·卷之九·方技列传》，清·杨修田纂修，清光绪十三年（1887）刊本影印本，1180.

杨莛

（清）杨莛，字特生，商城（今河南省信阳市商城县）人，少颖悟，过目辄不忘，及长博通诸子百家诗文，磊落奇横自成一家言，尤精岐黄术，诊脉辨症全活人无算。康熙间。由岁荐任氾水训导，以病归，年七十殁。《光州志·卷之五·文学列传文学训导》，清·杨修田纂修，清光绪十三年（1887）刊本影印，503.

王佑

（清）王佑，字言一，商城（今河南省信阳市商城县）诸生。少能文，绰有声望，既而学剑术娴，边略天文地理，罔不通晓。时流氛猖獗，出资募壮士守城，数年无虞。辛巳贼乘雨陷城，佑持短兵巷战，杀伤甚众，贼攒射，仆地被创数十，移时复苏，遂绝意仕进。遨游吴越，寄情山水间，未几归。以遭寇家计，荒落，乃扁户安贫，课子孙服田力学。晚年尤善岐黄术，施药济人，随手辄愈，待人无亲疏，皆出以至诚。邑令丞雅重其为人，曾无片牍干之。年八十卒，乡里谥曰：文介先生。节《旧志》。《光州志·卷之七·善行列传》，清·杨修田纂修，清光绪十三年（1887）刊本影印，791.

郑鼎镇

（清）郑鼎镇，字长真，推官……出资济困，施药瘥疫，贫不能葬者，为给棺厝之，里党德焉……《光州志·卷之七·善行列传》，清·杨修田纂修，清光绪十三年（1887）刊本影印，805.

陈翠

（清）陈翠，字芝善，光州人。值岁荒，亳颍饥民集州境，递染疫症，芝善设居，延医施药年余，全活甚众。《续河南通志·卷五十七·孝友（光州）》，清乾隆三十二年（1767）.

（清）陈翠，字芝山，于宗族戚友欢尽忠竭。值岁饥，疾疫流行，远近居民死者枕籍，施药拯救，如是者三年，全活无算。性耿直，不为依阿。《光州志·卷之七·善行列传》，清·杨修田纂修，清光绪十三年（1887）刊本影印，830.

高临

（清）高临，字智宜，商城人，性颖异，读书幼补弟子员，下帷攻苦于经史，性理诸书，多所阐发。旁及天官历数、医卜、农圃之流，亦皆殚思研精，洞悉其微，经明经贡成。《光州志·卷之七·善行列传》，清·杨修田纂修，清光绪十三年（1887）刊本影印，866.

左天德　左光奇

（清）左天德，号性斋，太学生，光州朱坡店人。父光奇业医有神术，活人无算（1838），开设济世药局于传流店，贫者食药不取值。天德负性孝友，乐善好施。道光十八年岁荒，建棚施粥，四月有余，用稻谷数千石，死亡者给棺木。与兄天佑分居任兄自择，无争心，并将所分田稞，给堂侄一百五十石，乡里称为善人。子得瑞，太学生，好善乃有父风。孙曾有出仕者矣。《光州志·卷之七·善行列传》，清·杨修田纂修，清光绪十三年（1887）刊本影印本，887.

马绍武

（清）马绍武，天资过人，过目不忘，习岐黄业，医药如神，全活无算。周升州请入幕中，绝口不谈公事。时已八十，尤徒步往来，为人治病，因劳成疾不起，时人惜之。《光州志·卷之七·善行列传》，清·杨修田纂修，清光绪十三年（1887）刊本影印本，889.

张有临　王文孝　应乾　应恒

（清）张有临，子莅南，固始人。少习儒，书淹贯古今，不乐进仕，因父病无良医，究心脉理，遂臻精妙，远近赖生，活者甚众。又王文孝，字百顺，原籍徽之黟县人，幼谙方脉汤液，概准丹溪鹤皋。婉明时随征云南，阵卒，世袭指挥，孝性喜淡泊，让世职于弟。自迁居于固始，善疗异症，人争赖之。长子应乾，世其业；次子应恒列黉序，亦精其术。节《旧志》。《光州志·卷之九·方技列传》，清·杨修田纂修，清光绪十三年（1887）刊本影印本，1182.

郑梦麟　王荩　余锦　郑闿

（清）郑梦麟，字穆生，光州人。幼习儒业，屡试不售，博览方书，遂精岐黄术，病应手辄愈，郡人延请者踵至，拯济贫困，绝不计值，州牧每式庐旌其闾。年七十余卒。州良医诸生王荩、余锦皆出其门，曾孙辟又从锦游，早洞秘要，复绍其业，屡愈人。疑难大病，用药简要，剂液多本仲景及思邈《千金方》。年五十余，事孀母，依依孺慕所得值，足以供堂上甘旨。即已绝，不肯向人多索，远近无不重之。节《旧志》。《光州志·卷之九·方技列传》，清·杨修田纂修，清光绪十三年（1887）刊本影印本，1183-1184.

梅云

（清）梅云，固始人，精奇经八脉，里人皆称为神医。尝治夏姓一孕妇，十二月不生，诊脉无神气，怀如抱瓮，此鬼胎也，不下之三年不生，遂以药下一肉团，提起似人形；又叶生无子，妇人怀孕，请诊喜信，答谓右尺脉双至，必是双男，第涩而无力，恐不能育耳，后果生二子，数日皆死；冯氏妇因哭子一恸而死，将欲敛，云过其家，视之，曰：是气闭，非死也，取银针刺膻中穴，将气门重按即活，其应验多如此者。子楫，邑诸生，乾隆三年（1738），邑内荒，捐稻谷五十余石赈饥，同社举为优生。节《旧志》。《光州志·卷之九·方技列传》，清·杨修田纂修，清光绪十三年（1887）刊本影印本，1186.

唐锡纯

（清）唐锡纯，光州人。幼业医，儒以家贫，改而学医，潜志方书，治疗多验。尤精于疡科，尝决其某日溃脓，某日生肌，某日结痂，至期毫发不爽。性好济人，每贫者不能就医，不惮徒步往视，尝谓坡公云：病人得药，吾为之体轻。某觉此语真是刻刻在我心窝里。节《事略》。《光州志·卷之九·方技列传》，清·杨修田纂修，清光绪十三年（1887）刊本影印本，1187.

黄永傅

（清）黄永傅，字奕久，光州（今河南省信阳市潢川县）人。幼好学，未冠即有文名。会父撄废疾，奉侍左右，衣屦药饵，必躬亲之，凡十余年。代父执祖母丧，并旁及同堂数丧，皆一力称贷营办，人以为难。尝割己田数十亩为外祖母膳资，被其族人私售，亦不与校。居常言语循循，鲜见喜愠。然操持耿介，不逐炎暖。山阴刘公莅任十余载。雅慕其行，屡嘱人延致之。仅一为报谢而止。年未四十，以长子殇，几丧明，遂绝意名场，建户集《方书》四十余卷，纂《春秋要义》十二卷，以孙式琯貤赠修职郎，浚县教谕。节续志。《光州志·卷之七·善行列传》，清·杨修田纂修，清光绪十三年（1887）刊本影印本，833-834.

清（光州）黄永傅，字奕久，光州人，父撄废疾，永傅奉侍左右，凡衣屦药饵，必身亲之，十余年戚里宴会不与，绝意名场，著方书四十余卷。《续河南通志·卷五十七·人物孝友》，清·阿思哈纂修，清乾隆三十二年（1767）刻本，40.

张肇殷

（清）张肇殷，字辂闻，歙县人，以监生，拣发天津河工，历署东光县主簿，武清县丞，前后督河，使者皆称其能，凡有险工辄以相委。素善岐黄业，常为太傅鄂公尔泰治病，有效，荐擢兵部职，方司主事兼太医院行走，继值办理金川军需，兼摄武库、车驾二司。乾隆十五年（1750），出任光州（今河南省信阳市潢川县）守甫，下车即厘剔宿弊，一切食物工作皆按价给发，不令胥役分毫侵扣。时沈蔡连岁凶荒，流民多挈眷来州觅食，奸民因以为利，囤卖日众，肇殷严加惩治，追还人妇女无算。诸凡听断明决，案无滞牍。又敦延名宿主龙门书院教事，暇则至院校，其甲乙前列者，亟奖励之，为定条规增膏额，劝勉谆切，不啻父兄之期其子弟者。又锐意振举残废首廪抚院，将尽括学基之赁于民者，恢扩庙、制庀材、鸠工行有日矣。遽以疾殁，土民金引为州之不幸云。《光州志·卷之六·官迹列传》，清·杨修田纂修，清光绪十三年（1887）刊本影印本，740-741.

胡乔年

（清）胡乔年，字天木，光州人。少年攻苦至病呕血，为文清致，高标不落凡径，康熙丁酉举于乡，庚辰成进士，当获捷时乘羸而归里，人不知其雅度类如此。性尤笃孝，父母相继病，数年衣不解带。为破产求医，以此工青囊术。为里人治病，应手而瘥。授福建罗源令，清积逋决淹狱，招徕山顽革除积弊，邑人无不感诵。又邑境辽阔，远乡民纳课斠谷为艰，乔年详令各乡，设立仓廒准价征收，民尤称便将趋丙召。未几，卒，道近惜之。节《旧志》。《光州志·卷之七·仕贤列传》，清·杨修田纂修，清光绪十三年（1887）刊本影印本，1052-1053.

祝元程

（清）祝元程，字翔万，高安令元仁堂弟。幼颖异能文章，尤工书法，年十四补弟子员，辛酉拟元未售，遂绝意进取，以例贡待铨于选部。程父早殁，家政皆其主持，综理悉有规法。尤笃爱幼弟，教之成立。又有叔亦少孤门户不能自持，代其经营俟其壮，锱铢计算而付之。尝随伯兄仁之高安，凡事能力劝之，仁知其有吏治才促就选。乾隆戊寅除知仙居，甫下车一邑之事咄嗟，力办尤以惠政及人。邑有文明楼，建自紫阳朱子代，同代废，程捐奉葺之。有石桥据要津，久圮坏亦出资重修。壬午乙酉上南巡程，两次承办差务，上宫无不嘉赏，驾至历蒙，褒问赐赍甚渥。乙酉调知山阴仙居民依依不能舍，临邑临海天台等民亦皆以其贤伏道，左祖钱山邑多世族，程方正不阿，无敢干以私者。尝自言曰，上不可负吾，君下不可负吾，学前不可玷，宗祖后不可累，儿孙其服官概可知矣。俗故善讼力惩其唆者，狱词遂日减。又远乡多盗贼，严于访缉，遇窃案必穷，治其株柢盗亦敛迹。尝奉檄修郡城务，使坚厚如式，上官来勘验，叹谓浙省第一，并饬各属均以为法，莅山阴四载。境无螟蝗水旱，岁戊子会两月不雨，徒步为民祈祷，雷雨大作，岁仍稔。民皆以手加额谓其诚信格天云。以病解组，邑人送者如昔之去仙居时。归家未三月病革，卒时六十有三。

程生平见义必为，念梓里贫士无肄业地，请诸当道建临淮书院，并捐腴田五十亩，以资膏火。值岁歉，辄为粥以食贫者，或病且死，并以药与槥给之。素善医，活人无算。遇贫者必与之药，即重值亦不惜，里有儿患痘，元气素亏。程以参暗投，群药中痘乃得瘥，其他急人之难类如此，及其卒也，远近之人皆思之。《光州志·卷之七·仕贤列传》，清·杨修田纂修，清光绪十三年（1887）刊本影印本，第1105-1108.

张元益

（清）张元益，字泉初，光州人，道光庚子副榜，咸丰壬子举人，癸亥进士，官礼部主事，素精堪舆，冠盖迎谒者日不暇接。同治二年（1863）春，随大学士周祖培相度，普祥菩陀，峪万年吉地。次年随恭亲王覆堪，先后随京堂官查勘，惠陵者三次七年冬奉，特旨办理，惠陵封禁事宜。次年六月葳事，龙颜大喜，奉旨嘉奖，补本部仪制司主事。十二年三月扈徙，穆宗亲临二峪，查看形势即于山中，召见垔问周详。是年八月，随醇亲王前往该处，定为万年吉地，掘地得磁瓶二具，一画卦，一龙文，高皆尺，有咫方八寸，赏鉴家以为皆汉以前物，边外荒地而得此，真非常嘉瑞也。十月奉旨，张元益着免补员外郎，以郎中即补，十三年补本司郎中。

光绪元年（1875），再随醇亲王布置穆宗毅皇帝惠陵，并襄办典礼，奉旨俟知府。得缺后以道员即补。三年六月，钦放广西桂林，遗缺补思恩府知府。三年七月到任，其整顿书院，编联保田，清理讼狱，诸善政不可殚述。四年冬，宾州八卦村民械斗，杀毙二十八命。是时元益带勇三营或谓该村素贼区以剿灭，元益不可扎营，宾州境上，遥作声势而自单骑亲往，晓以祸福，饬令捆送元凶，协从罔治，众欣然。当获首要，多人禀请正法，州境乂安七年，百色土匪滋事，勾结旧城匪首陆三远，窜扰上林等县，人心惶惑，几于朝不保夕。元益筑营防堵，阴遣健卒直捣贼巢，生擒陆三远，枭示余贼逃散，百姓安堵如故。

元益遇事镇静，不动声色，化险为夷，多类此。生平工文善书堪舆，而外兼精岐黄，以医药活人者，不可胜数，不具论，论其在官者。《光州志·卷之七·仕贤列传》，清·杨修田纂修，清光绪十三年（1887）刊本影印本，1123-1126.

第七节　商城县

苏耽

（汉）苏耽，桂阳人，种橘凿井，告母曰，后二年州大疫，食橘叶当自愈，有鹤数十降门遂仙去。后果疫，母疗疾以生，邑东南四十里有苏仙石旧各苏里，从许志。《商城县志·卷之九·人物方技》，清·武开吉撰，清嘉庆八年（1803）刻本，66.

王津

（明）王津，字济川，商城人。嘉靖辛酉举人，性恬退有操守，任上津令，抚爱百姓，如慈母之哺育婴儿。以抗直见忌，遂挂冠归，阖境老幼泣留，不得栖迟，衡泌寄情诗酒。得异人传，善养生术，年逾九十，萧然若神仙中人。节《旧志》。《光州志·卷之七·仕贤列传》，清·杨修田纂修，清光绪十三年（1887）刊本影印本，989-990.

兰槐　袁本德　李根　符名世　沈楷　李尚义

（明）医儒：兰槐、袁本德、李根、符名世、沈楷孝感人，李尚义颍川人。《商城县志·卷之九·人物方技》，清·武开吉撰，清嘉庆八年（1803）刻本，67.

李生鲁　汪亦监　傅怀德　张恩煦

（清）国朝李生鲁、汪亦监、傅怀德、张恩煦，曲体父心，素有善举。《商城县志·卷之九·人物方技》，清·武开吉撰，清嘉庆八年（1803）刻本，67.

杨莛

（清）杨莛，字特生，少颖悟，过目辄不忘。及长，博通诸子百家，诗文磊落奇横，自成一家言。尤精岐黄术，诊脉辨症，全活人无算。康熙间，以岁荐任汜水训导，以病归，年七十殁。《商城县志·卷之九·文苑》，清·武开吉纂修，清嘉庆八年（1803）刻本，36.

（清）杨莛，字特生，商城（今河南省信阳市商城县）人，少颖悟，过目辄不忘。及长，博通诸子百家，诗文磊落奇横自成一家言。尤精岐黄术，诊脉辨症，全活人无算。康熙间，由岁荐任汜水训导，以病归，年七十殁。《光州志·卷之五·文学列传文学训导》，清·杨修田纂修，清光绪十三年（1887）刊本影印，503.

（清）杨莛，字特生，汝宁府商城县人，岁贡，康熙二十二年（1683）任。性豪放善涓稽，尤精岐黄，二十五年以病归。《汜水县志·卷六·职官》，清·许勉燉修，清乾隆九年（1744）刻本，11.

黄约

（清）黄约，字御繁，廪生，性慷慨好义，遇乡里有奇节异行，不惜捐资阐扬之。延名师，课子侄，读书多所成就，倡刊有四书注朱，自刊《痘疹正宗》《万氏女科》。《商城县志·卷之九·人物志卓行》，清·武开吉纂修，清嘉庆八年（1803）刻本，53.

吴起　吴超

（清）吴起，庠生，因父病，潜心医术，遂以济人，邑候陈题额以赠曰"好善独优"。弟超，亦庠生，以父病，通医施药活人，著有《思榻铭椅铭》及《十二可惜》以自警。弟赴，亦庠生，逢歉岁，或减食济人，或抄写《救荒奇方》以贻人。《商城县志·卷之九·人物志卓行》，清·武开吉纂修，清嘉庆八年（1803）刻本，54.

刘琼

（清）刘琼，字素庵，岁贡生。兄弟五人析产，悉以让诸兄弟，博学能文，富于经史，兼通岐黄，求诊视者不计远近，亦不索谢赀。侄宗敬，幼失怙，收养教诲之，与子宗诚先后食饩，旋相继殁。孙青照甫四岁，琼尝著《课孙则论纂》《先正格言》教之，年七十四卒。《商城县志·卷之九·人物志文苑》，清·武开吉纂修，清嘉庆八年（1803）刻本，42.

张翕

（清）张翕，性药善至老不倦，每盛暑施茶以济喝者。瓶器杯勺必手自洁之，求方药者户常接踵，劝人勿宰耕牛，不可则出资贷其命，屠者往往不惜牛转畏翕之恳至也，多改业。有刘姓夫妇值岁欢育其一子一女翕倾囊赎之，遇人有斗讼者或以身蔽之，或婉言解之务使归于和好而后已。里党称为张善人。与妻黄氏生同岁卒同日。年九十有六，以国庆锡七品顶戴。子一，维骆。孙二，前镐、前镇。曾孙六，元孙二，读书俱有声。《商城县志·卷之九·人物志卓行》，清·武开吉纂修，清嘉庆八年（1803）刻本，58.

张尔铭

（清）张尔铭，字月轩，庠生。性谨愿，喜读书，年十一母潘氏病痫，兄精一婴瘵疾，铭调羹侍汤药左右，两病榻前如成人。母与兄相继殁，铭哀毁泣血。而老父之侧，则愉色婉言，不敢以惨切形。继母王亦善病，铭率妻子侍疾如亲母。铭故有田山一段，某利其山之木冒，认山中古冢为祖茔以占填控。铭曰："汝指界以护填何如?"争者惭讼遂息。冬遇溺者解裘温之，因以赠有育妻以偿债者，铭代偿之，并给负贩资俾之糊口。他如施药饵捐义冢，置水桶火具以恤灾患家，仅中人产而锐志行，仁盖其天性然矣。《商城县志·卷之九·人物志孝友》，清·武开吉纂修，清嘉庆八年（1803）刻本，29.

第十六章　周口市

第一节　项城县

阎坦

（明）阎坦，字平之，号磐石，安邑主簿，廷梧孙也。天资颖异，性孝友，十岁失怙，事父生员耀及继母，邑养无间。弟垣方八岁殚心教训，后入庠，终不忍分爨。兄培乏嗣送终尽礼。万历戊午亚魁乙丑会副，戊辰后淡志进取，优游林泉，工风雅，精岐黄，著有《罗经图说》及《阴虚燮理篇解》，而《竹逸园诸咏》尤脍炙人口。

癸未逆闯改项城县为州，设伪官令，伪州牧赵某，伪州尉陶某以礼聘坦及束存敬两人，皆远避淮上。伪军门某赍书隆聘仍不应，乃籍封家私，拘系子侄两人，坚决不就，弃子破产弗恤。乙酉始旋里，十亩闲闲，惟知田可耕子可教而已，年九十余终于家。二子长铣，康熙丙辰贡士；次镕，孙浚登康熙甲子贤书。《项城县志·卷二十三·人物·文苑》，清·施景舜纂修，清宣统三年（1911年）重修石印本，1750.

楚分（张春台）

（清）儒学训导楚分，见山右张春台先生著《伤寒世验验精法》一书，济世活人，辄有奇应，而善本绝少。慨然以重刊为己任，遂协同邑贡生高攀龙、监生徐应遴，阎坛善人徐应道，各捐资授梓。邑侯钱国宝，署县吴溶，捐俸以襄其事，字约十万，于乾隆八年（1743年）夏月告成行世。板存徐应道家，任人刷印。《项城县志·卷八·人物义行》，清·赵德宏编撰，清乾隆十一年（1746）刻本，12.

窦廷杰　窦廷桂

（清）窦廷杰，字立夫。学通医术地理，为人质朴，有古风，家产仅百亩，好施济，多有赖以全活者。三兄廷桂，字丹崖，亦通医术，析居后浸困甚。廷杰曰：同胞同甘苦耳，焉有兄饿而弟饱者？亟取分券焚之，复同炊二十年，兄卒，无嗣，廷杰为营葬。子鸿盘，监生；孙三，长麟阁，字象臣，光绪癸巳恩科举人，著有《东游记》数千言；次麟祥，字石生，丙子举人，延津训导，次麟章，庠生。《项城县志·卷二十四·人物志三》，清·赵德宏编撰，清乾隆十一年（1746）刻本，21.

夏天祥

（清）夏天祥，字钦若。幼读书，困于小试，弃儒归农，事亲色养，与兄同居数十年，和睦无间，家事皆兄主持。处乡邻忠厚退让，未尝一起争端。后以食指日繁，始与兄析居，兄分夏庄，天祥分马庄，田产器物高下美恶，无丝毫计较。母先殁，父老愿居马庄，供养皆自任之，父寿八十七。兄嫂早逝，殡葬之费不攀，诸侄生平教子孙，以学吃亏有失之忠厚者，虽大过亦恕有失之刻薄者，虽小过必责。晚年谢绝外事，惟端默自养，寿九十三。子岚云，五云字轩臣，恩贡候选教谕，好义急公，能任劳任怨，尤精岐黄术。海云早逝，诸孙皆以忠厚世其家。《项城县志·卷二十四·人物志三》，清·赵德宏编撰，清乾隆十一年（1746）刻本，29.

田炳勋

（清）田炳勋，字耀功。父树立，生四子，炳勋最少，早失怙，事母有至性。同治间，捻匪猝至，会母诣进士桥寨，某姻家奸民谋劫寨以叛，炳勋闻变夜驰数十里，崎岖戎马间御母以归。事诸兄友爱深，至析居后，为伯仲营谋犹纤悉周备。又念族众散处宗法不行，则偷薄曰，滋自前明以来经进士辟，修有族谱。炳勋与兄炳烈及族兄檠众允成等踵而辑之。岁时毕，会于祠，叙诏穆讲礼让彬彬如也。尝病崔苻不靖，骚扰居民，因躬率乡里整集丁壮保卫一方，邻族或有争端必为排解。晚年殚心医理，有求诊者虽盛寒暑必往，著有《医学节要》藏于家。以子作霖贵，赠建威将军。《项城县志·卷二十四·人物志三》，民国·张镇芳编撰，民国三年（1914）刻本，37.

张永龄　张子恕　张忠甫

（清）张永龄，字锡九，性坦易，精岐黄业，求无不应，不市药，不索谢，遇同术喜研，穷方脉理，与开州冯遇午及姻戚刘玉林为莫逆交。有薄田五十亩，以行医术，不能兼治耕，积债累累，至典地以偿。有劝营生理者，曰：医求济世，非为利也。尤善治臌症，试辄效。子子恕，子忠甫，性量宏慈，好善乐施，恤孤邻贫，能传父方，活人无算。《项城县志·卷二十五·人物志四》，民国·张镇芳编撰，民国三年（1914）刻本，15-16.

田连元　田长春　田万庆

（清）田连元，字仲三，世有隐德。连元天性孝友，忍让睦邻，家虽不丰，好施济。祖传五圣散治妇科症神效，施药三世，全活不可胜数。子长春，孙万庆庠生，能继其志。《项城县志·卷二十五·人物志四》，民国·张镇芳编撰，民国三年（1914）刻本，17.

张守朴

（清）张守朴，字尊素，太学生，精方脉，全活甚众。不市药，不索谢，乡邻德之。城西南十五里有土桥，河涨辄倾陷，行人苦之，倡众捐修，易木以石。咸同乱时，邻境多从贼，守朴承邑侯恒公命，不避艰险，往贼中晓以大义，贼多感悟投诚。《项城县志·卷二十五·人物志四》，民国·张镇芳编撰，民国三年（1914）刻本，18.

（清）张守朴，字尊素，太学生，精方脉，全活甚众。不市药，不索谢，乡邻德之。城西南十五里有土桥，河涨辄倾陷，行人苦之，倡众捐修易木以石。咸同乱时，邻境多从贼，守朴承邑侯恒公命，不避艰险往贼中，晓以大义，贼多感悟投诚。《重修项城县志·人物·义行》，清宣统三年（1911）刻本，1940.

于周谦

（清）于周谦，字益巷，精岐黄，延请者门如市。遇贫病不能备车马，步行数十里必往，治家虽窘，不市药，不索谢，其介如此。《项城县志·卷二十五·人物志四》，民国·张镇芳编撰，民国三年（1914）刻本，26.

谢从让　谢万楷　谢葆元

（清）谢从让，性长厚，善治筋骨伤损症，有求必应，不施药索谢。尤好周急救危，心无城府，接人必以诚。子万楷，孙葆元，犹能续其术以治人。《项城县志·卷二十五·人物志四》，民国·张镇芳编撰，民国三年（1914）刻本，26.

崔呈岚

（清）崔呈岚，家小康，性慈祥，好善。精岐黄业，有求立应，虽祈寒盛暑罔不至，活人无算。不索谢，不市药，常施丸散以救贫不能就医者，乡邻谋送匾额，力辞不受。卒以医至劳成疾，殁。《项城县志·卷二十五·人物志四》，民国·张镇芳编撰，民国三年（1914）刻本，30.

王允惠

（清）王允惠，字迪吉。质朴醇谨，初为举子业，刻苦自励，数奇未就。因博考方书以济人，为怀中遭诬讼，家赀荡然，怨尤不见于词色，惟以教子读书为务。晚年悬壶于肆，有求医者无贫富皆趋往，诊视暇则为人讲古今忠孝节义事，津津忘倦。乾隆元年（1736），恩授八品农官。《项城县志·卷二十五·人物志四方技》，民国·张镇芳编撰，民国三年（1914）刻本，48-49.

王宏霭

（清）王宏霭，字瑞三，庠生。幼聪慧，初应童子试，即冠军。后多病不能习举业，留心岐黄，遂精其术，活人无算，著医书数种藏于家。《项城县志·卷二十五·人物志四方技》，民国·张镇芳编撰，民国三年（1914）刻本，49.

（清）王宏霭，字瑞三，河南项城县人，庠生，因病习医，精其术，活人无数，著医术数种，藏于家。48.

阎世冠

（清）阎世冠，监生，性清高，好法书名画，援笔挥洒气韵超绝。尝写一鹰于壁，雄鸷如生。凡患狐蛊症者，一见辄瘥。《项城县志·卷二十五·人物志四方技》，民国·张镇芳编撰，民国三年（1914）《项城县志》第48页，刻本，49.

王应华

（清）王应华，字藻公。以医术济人，不事生产，得财随手散去。年七十，尝自言生平于痘疹，虚实寒热颇了然于心。著有渔樵耕牧四图诗，绘珊瑚金钱之类，甚工书兰，亦疏落峭拔，雅爱林泉，恒栽花种竹以自娱。《项城县志·卷二十五·人物志四方技》，民国·张镇芳编撰，民国三年（1914）刻本，49.

薛凤德

（清）薛凤德，字翔化。性淡定，精岐黄术，游京师肄业太医院，旋补医士，例升九品吏。目京师中习医者多索谢，凤德犹不名一钱，求诊者虽贫贱无不遄往，人甚德之。教授生徒皆循循雅饬，执礼甚恭。凤德卧病，昼夜趋侍如事私亲。卒寓所，贫无以殓，友人醵金归葬。《项城县志·卷二十五·人物志四方技》，民国·张镇芳编撰，民国三年（1914）刻本，50.

刘维经

（清）刘维经，字建常，世精岐黄业，维经承祖训，尤善治痘疹，不市药，不索谢。尝有陈姓子出痘，维经以为逆症，不过百日必死，嗣就他医愈，至百日。陈延维经饮，实羞之，甫举盅，忽报陈子死矣。又有少年乘马过村外，维经望而笑曰，此人未出天花，后将有患，遂使人燃炮马前，马惊，堕地。维经语之故，引至家，且使告其家人，夜卧，少年于马兰草上三日，痘全出，十余日愈。人以为神，故识与不识，咸以刘为神仙目之。《项城县志·卷二十五·人物志四方技》，民国·张镇芳编撰，民国三年（1914）刻本，50.

束择升　束立诚　束兆崑

（清）束择升，字应选，性敏惠，和气宜人，精岐黄术，全活无算。不受谢，乡邻欲奖以匾，亦坚执不受。操理家政极有法，拓产三百亩，凡恤孤济贫诸善举力行不倦。尝教子孙曰：务崇德以培根本，勿嗜利以蠹心田。子立诚，孙兆崑，皆以医世其业。曾孙连榜附贡生。《项城县志·卷二十五·人物志四方技》，民国·张镇芳编撰，民国三年（1914）刻本，50.

冯心耕　冯遇午

（清）冯心耕，字灵田，原籍开州。少孤，年十四随伯父遇午，字离明，游项写城西杨家集。遇午精岐黄，与张永龄相友善。心耕颖异绝伦，读书目数行，下凡子史星象、地理、卜筮、音韵诸书，无不博览，尤精于医，活人无算。性耿介，重道义，慎交游，人有失体面，斥之。遇后进教之以正，执友子弟多敬惮之。晚年家益穷，学益力，虽卧病手不释卷，好栽花养鱼。及没园中花木盆鱼皆死，事亦奇矣。又有赵良培孟津籍，咸丰辛亥科举人，寓城内东大街藏书甚富，其子孙仍在项。《项城县志·卷二十五·人物志四流寓》，民国·张镇芳编撰，民国三年（1914）刻本，51-52.

张朝卿　张书阁

（清）张朝卿，字月林，弱冠以府试第一入庠。因家人病，博通医书，精其业，活人甚众。年三十余丧妻，终身不再娶。高勉之学士患牙疳，群医束手，朝卿一药而愈。袁文诚公重其技，约往入军充官医，且许奏奖美官，朝卿婉言谢之。尝曰，处世黑白不必太分，太分则不能容人，足以觇其亮矣。子四，长书阁，能世其业。孙世泽候选知县。《项城县志·卷二十五·人物志四补遗》，民国·张镇芳编撰，民国三年（1914）刻本，53-54.

张彬

（清）张彬，字蔚文，号耐庵，先世湖广军门州人。明季移居淮宁方家庙，彬年十三随父明伦迁于项之南顿镇。长就试于项，以第一人补弟子员。弟巍亦为邑诸生，彬锐志读书，负笈上蔡书院，得名师益友，所益进。又受业确山广文王次业先生之门，惜壮志不遂。居家教授成就甚众，处乡忠信明恕，誉望素孚，遇事敢言，奕奕动人。南顿旧有波患，遭霪雨数百顷田化为沮洳，杉面请于保定王公，开沟渠修桥梁遂成膏壤，至今里人德之。晚年课徒之暇积石叠、莳花种竹以为怡心之助，又旁及医术，号"妇科神手"。二弟早殁，抚遗孤不异所生。妻戴氏有妇德，子四，长某庠生，彬卒樊圣传先生为文表诸墓。重修石印本《项城县志·卷二十五·人物义行》，清·施景舜纂修，清宣统三年（1911），1915.

龙之章　龙廷圭

（清）龙之章（1812—1883）字绘堂，项城县永丰乡毛集行政村金庄寨人。他出生于清嘉庆年间一个世代书香之家。他的祖父龙复（字培元），乾隆丁西萃科，著有《四树堂文集》。其父龙廷霖（字恰如），嘉庆辛酉拔贡，尝在京都游稿，著有《学古斋文集》二卷，此书以"议论纵横，出入经史。笔力奇奥……"著称于世。其叔父龙廷圭亦岁贡生，兼通岐黄。

龙之章是龙廷霖季子，他幼年时期，即才思敏捷，聪明过人，且专心致学，不事戏嬉。他父亲恐其幼弱太专而影响身心，常以玩耍而诱之，终不能变其特性。继而功夫纯熟，为文亦卓然成章。十三岁就能明辨事物，有独特见解。据清代项城县志记载：之章"束发受书，即不屑屑于章句俗学，必求有济于世……功名富贵视之蔑如。"（《旧项城县志·卷二十五·人物志》第451页）他到十八岁时，以其"才隽学博、落落有大志"而选入官办学堂公费读书，取为岁贡生。由于他蔑视功名利禄，不入仕途，潜心有济于社会人生的事业，于课读之余，兼及医学，专心致志地攻读《素问》《灵枢》《伤寒》《金匮》《石室秘录》等经典及医学名著。他博览百家，穷深探微，善于独立思考，嗜骨能化，师古而不泥于古，不为成说所缚，对许多危症痼疾每能起死回生，被时人誉为"神医"。

龙之章的前大半生以教学为业，兼治医而不售药，因他不忍取病家之利。他四十二岁丧妻，晚年丧子，诸孙幼小，家业衰微，加之战乱频繁，才不得不以医为生计。并将平时临床经验及心得之妙，以诗歌夹叙的形式写成《蠢子医》。此书初为家藏本，继而在亲友中争相传抄。

龙之章，廷霖季子，世以古学名，弱冠饩于庠。才隽学博，落落有大志，竟以明经终。中年习堪舆兼及医学，穷深探微，嗜古能化。晚年丧子，诸孙幼小，家业衰微。恐贻谋不善，一世失业，资养何赖。因即平日历试有验者，作为歌括，以教诸孙。故名曰《蠢子医》。其论运气、脉理、病源、用药，妙有独得，为古今人所来道，至用巴豆、马前、白砒各毒药，似为蹈险，而确有奇效。其言之显，虽妇孺可解；其技之神，虽古人罕俪。学者读此可为先路之导，深求而精研之，则登堂入室不难矣。夫医林各书，互有短长，是此非彼，辩驳愈多，精择愈难。握要探源，只争一著。之章此编，殆所谓详说而约取者欤。清宣统三年（1911）石印本，重修《项城县志·艺文志》，清·施景舜纂修，1013.

高玉珍

（清）高玉珍，字怀瑾，性豪爽，不习文而雅重诗书，谙悉世故，论事侃侃不阿，好客辟厅事，莳花木，肴馔联欢无虚日。邹邑侯尧廷以名进士莅项，时时过访，把酒谈心。钱塘周相容、梁山舟淮宁、杜汝桴皆以书画知名，每过从辄款洽累月。喜读方书，门左置药室，里巷无贫富问病，则予以药，称贷则次助之。善抚筝，暇则抹挑以自娱，数百里瞽师能操缦者咸来正音律。白宫府绅商文人术士，下至蒙瞽乞丐，无远迩皆知高怀翁也，无子以从，侄嵊云为嗣，自有传。《项城县志·卷二十五·人物志义行》，民国·张镇芳编撰，民国三年（1914）刻本，11.

束存敬

（清）束存敬，字心一，号垌野，其先东海兰陵人也，汉太傅疏广之后，广曾孙孟达避莽难，易今姓。至晋代束晢为著作郎，卜居于吴之丹阳，名儒辈出，组丝绣蝉联，明初一支迁项，祖朝阳由明经授平阳学博。存敬少颖异，甫弱冠登贤书，时居停主人偶不谨于扃钥。将鹿鸣大典所赍悉为梁上君子，持去当事督居停偿之谢曰："予不忍以此累主人也。"生平淡忘利禄，因构疾不计偕者十余年。键户攻歧黄术，晓畅宗旨，暇则为诗词，尤姜钟王体于人，城府不设蔼如也。癸未避乱，淮王不受逆闯伪衔，诸子有受累者不顾。乙酉旋里，糟粥几不给，处之泰然。顺治己丑赴礼闱成进士，壬辰对策。丁酉选广平司李，至则清理案牍数年未结者，旬日结之。莅官四撰宽猛得宜多所平反，著有《祥刑录》一卷。子七人皆入庠，仲子绅，字见斋，号珂里，屡荐不售，贡成均授弘文院内阁。撰文中书擢维扬郡丞，历摄高邮、江都、如皋、兴化四邑篆，革弊除奸，随车所至，颂声焉。马以内艰旋里，帷余清风两袖而已，甘心林下，与邑贤诗酒联欢，杜门课子以自娱。《项城县志·卷二十三·人物·文苑》，民国·张镇芳编撰，民国三年（1914）刻本，6-7.

王应祥　王调鼎

（清）王应祥，字启泰，庠生，性爽直，亲友有失直陈不避，多畏其严而谅其心。好施予，光绪十三年（1887）黄水为患，捐百金以济灾。黎弟应瑞，字运生，性敦笃，遂于学，好读史，论古人成败历历如指诸掌，读宋儒书能窥其大，尤酷爱《尚书》。中年溺于禅，后读曹月川夜行烛，深悔其非。壮岁抱有为之才，遭捻匪乱曾以平匪十六策上，曾文正公蒙推奖而甘自退藏，视荣利若将浼焉。光绪丁丑，北方饥民载道，见于鬻妻子或困顿几殆者，命次子调衡暗资助之，数月间费二百余金。遇后进有才者，必勉以修德务实。教子严而有法，少有失面责让无敢违者，兄弟怡怡自首无间，晚得气逆疾，犹终日危坐，病革有客来问且倚枕正襟谆谆论学，久之客出，肃衣冠端坐而逝。长子调鼎，博学工书，尤精岐黄术。《项城县志·卷二十四·人物志·方正》，民国·张镇芳编撰，民国三年（1914）刻本，13.

王璇玑

（清）王璇玑，性慈惠，好施与，悬壶于市，以药饵济人不索值，遇饥寒者辄周济之。又尝埋遗骨买废牛，人称为乐善先生而不名，年七十余无疾而逝。甫入殓，一丐者踵门言，顷遇君于大冢坡，不知其死也，有求焉？君蹙然曰："余匆匆来无所携，家中床后有百余钱，语我家人当付汝耳。"众疑其妄，于床后索之，果得钱适符其数，遂与之。丐者号泣而去，及葬，衣褛缕扶椽者数百人。《项城县志·卷二十五·人物志义行》，民国·张镇芳编撰，民国三年（1914）刻本，7.

王茁

（清）王茁，字方兆，于鬑伟躯干，素以任侠自喜，戚友有缓急必输诚赴之。留心医理，尤精痘疹科，有求者，虽昏夜风雨无不应。见有死不能葬者，施以棺。穷困不能自存者，给以衣食羁旅。某生有才而鳏，茁察其异于众为成室，期年遣去。《项城县志·卷二十五·人物志义行》，民国·张镇芳编撰，民国三年（1914）刻本，7.

阎炳文

（清）阎炳文，字月华，号洞庭，年七十又号飞鹏子，赋性诚笃，见义勇为。咸丰八年（1858），皖匪扰豫，炳文方弱冠即约乡邻筑刘楼寨，数被贼困几危，炳文偕众守御有方，终无虞。同治改元入邑庠，旋食饩贡成均，不求仕进，精岐黄业，活人无算。自编《年谱》四卷，凡生平行事及治乱灾祥无不书。三男五孙，教以孝悌忠信为立身之本。《项城县志·卷二十四·人物志方正》，民国·张镇芳编撰，民国三年（1914）刻本，7.

张九芳　张文轩

（清）张九芳，性刚方，业木工。祖枢，邑增生。父文轩善丹青，精医术。咸丰二年（1852），沈令冯率役夜捕石槽窝，匪械斗移时，役溃冯被伤不能起，九芳往视，贼散去。负冯至家，询之沈丘县令也，为裹伤，供饮食，送回署。冯公子侄稽首称谢设筵款之，赠以金帛不受。《项城县志·卷二十五·人物志义行》，民国·张镇芳编撰，民国三年（1914）刻本，13.

第二节　扶沟县

甄权

（唐）甄权，少以母病，与弟立言，并究心《内经》，而权尤为神妙。隋鲁州刺史库狄嵚，苦风患手不能引弓，诸医莫能疗。权笑曰：此易耳，但持弓向的，吾为公治之，可即射也。嵚从之，权按其肩髃一穴，以针刺之，应时而射，权之疗疾皆如此类也。隋开皇初以文学起家，为秘书省正字，后引疾免。

贞观十七年（643），权年一百有三岁，太宗皇帝幸其第，访以药性，权奏对称旨。帝大悦，即日拜朝散大夫，并赐几杖衣服为养老之资本，未几卒。

弟立言，武德中尝以文学为太常丞。贞观二年（628）冬十月已巳，御史大夫杜淹以疾闻于朝，帝使立言视之，回奏曰，病势危笃不可为矣，然为期尚远，其在辰日午刻乎，已而果然。时有老尼患心腹鼓胀已经二年，立言诊之，笑曰：此发虫也，以雄黄饮之，须臾吐出一蛇，大如手小指，首尾备具，唯无眼耳，烧之犹有发气。盖此尼因年老目昏误食乱发，故致此疾也。自是遂愈，立言著有医书数十卷，尽登天府。《扶沟县志·卷之十·人物方技》，清·王德瑛修，清道光十三年（1833）刻本，54-55.

（唐）甄权，许州扶沟人，以母病，与弟立言，究习方书，遂为高医，仕隋。为秘书省正字，称疾免。鲁州刺史库狄嵚，风痹手不得挽弓，权使彀矢向堋，立针其肩隅一进，曰可以射矣，果如其言。

贞观中，权已百岁，太宗幸其舍，视饮食，访逮其术，擢朝散大夫，赐几杖衣服，寻卒，年一百三岁，所撰《脉经》、《针方》、《明堂》等图传于时。

立言仕为太常丞，杜淹苦流肿，常遣视曰：去此十日，午漏上且死，如之。有道人心腹满烦弥二岁，诊曰：腹有虫，误食发而然，令饵雄黄一剂，少选，吐一蛇如拇，无目，烧之犹有发气，乃愈。《扶沟县志·卷之十二·人物·方技》，清·熊灿修，清光绪十九年（1893）刻本，54-55.

太宗贞观十七年（643），名医甄权病卒，享年一百零三岁，遗著有《脉经》《针方》《明堂人形图》《名医集验方》等。《扶沟县志》，河南省扶沟县志编纂委员会编，河南人民出版社，1986年12月，671.

（唐）甄权，扶沟人。以母病，究习方书，仕隋为秘书省正字，称疾免。鲁州刺史库狄岭，苦风患，不得引弓。权谓曰，将弓箭项垛一为针可以射矣，果如其言。贞观中权已百岁，太宗幸其舍，视其饮食，访其药饵性，授朝散大夫，赐几杖、衣服，寻卒。所著有《脉经》《针方》《明堂人形图》各一卷。《河南通志·卷七十一·人物方技》，清·田文镜纂修，清光绪二十八年（1902）刻本，2.

（唐）甄权，扶沟人，以母病，究习方书，仕隋为秘书省正字，称疾免。鲁州刺使库狄岭，苦风患，不得引弓，诸医莫能疗。权谓曰："但将弓射向垛，一针可以射矣"。果如言。贞观中，权已有百岁。太宗幸其舍，视共饭食，访其药性，授朝散大夫，赐几杖衣服等。卒，所著有《脉经针方》《明堂人形图》各一卷。《开封府志·卷之三十·人物志方技》，清·管竭忠纂修，清同治二年（1863）刻本，3.

甄立言

（唐）甄立言，权之弟为太常丞。杜淹患风毒，发肿，帝遣立言视之，立言曰："从今十一日午时必死。"果如其言。时有尼明律患肠胃胀满，弥二岁不愈，立言诊之，曰："其腹内有虫误食发致之。"因令饵雄黄，少顷，吐一蛇如人手小指，无目，烧之，犹有发气，其疾乃愈，撰《本草音义》七卷，《古今录验方》五十卷。《河南通志·卷之七十一·方技》，清·田文镜主修，清光绪二十八年（1902）刻本，2-3.

（唐）甄立言，权之弟，精于医，为太常丞。杜淹患风毒发肿，帝遣立言视之。曰："从今十一日午时必死。"果如其言。有尼明律患心肠胀满，不愈，立言诊之，是误吞发生虫也。令饵雄黄，少顷，吐小蛇，焚之，犹有发气。人服其神。《开封府志·卷之三十·人物志方技》，清·管竭忠纂修，清同治二年（1863）刻本，3.

（唐）甄立言，甄权之弟，生于南朝梁大同十一年（545），卒于唐贞观年间（627—649）。唐武德年间（618—626）升太常丞，与兄甄权同以医术享誉当时。立言医术娴熟，精通本草，善治寄生虫病，著有《本草音义》七卷、《本草药性》三卷、《本草集录》二卷、《古今录验方》五十卷，均已散佚，部分佚文尚可在《千金要方》和《外台秘要》中见到。他的《古今录验方》如《外台秘要》所引进"消渴小便至甜"是我国有类糖尿病的最早记载。《河南通志·卷之第三十四·方技》，清康熙九年（1670）刻本，2-3.

宁守道

（明）宁守道，洪武时人，精针灸法，应诏入京，试以铜人，举手辄中，奏闻授太医院大使。《扶沟县志·卷之十二·人物·方技》，清·王德瑛修。清道光十三年（1833）刻本，55.

张三丰

（明）张三丰，初在城东凤凰岗洪山庙学道，其族人犹能言之。后坐化于武当山太和宫，遗像尚存，以铜铙钹为笠，扶沟人抟拊终不怒，张氏尤无忌讳。《明史》以为辽东人，不知何据。《扶沟县志·卷之十二·人物·仙释》，清·熊灿修，清光绪十九年（1893年）刻本，57.

何出图

（明）《摄生浅言》何出图撰。出图，字启文，扶沟人，万历十四年（1586）进士，官至兵部职方司员外郎，是书见《扶沟县志》。《河南通志·卷十五·子部·医家类》，民国间铅印本，28-29.

刘一鹏

（清）刘一鹏，少落魄，游燕蓟，间逢海内异能士，辄师事之。久之，博通诸家，凡天文、地理、太乙奇门以及五运六气之术，靡不精研。尝以策于某将军不合，去游河朔。濮上与诸缙绅谈医，间以诗相唱和，其诗亦遒旷有侠气。《扶沟县志·卷之十·人物·方技》，清·王德瑛修，清道光十三年（1833）刻本，55.

李璋　李绍会

（清）李璋，号峨亭，西华籍，父绍会，精岐黄术，多隐德，赘于邑严氏，遂家焉。龆龄就学，落笔即能成文。咸丰辛亥举于乡，丙辰进士，以知县用历权直隶香河衡水固安，旋补平谷，所至有声。相国祁文瑞公，直督会文正公，皆嘉其才，以治行第一保焉。调东安署，大城题补宛平，京师多大族，璋峻其丰采，无敢干以私者。升定州知州，州属京师孔道，又当沙河之冲，民多疾苦。璋禀请大吏宪迭，邀缓征减徭诸宽典。光绪三年（1877），岁大祲，复据情吁恳得。《扶沟县志·卷之十二·人物·侨寓》，清·熊灿修，清光绪十九年（1893）刻本，60.

何应元

（清）何应元，充医学训科，家本不丰，而善居积，因致小康。性好施，值县令劝捐义学，命子士明首先捐钱三百千。后又捐地房，计其捐之数几及产之半，慷慨施济，于末俗为不多见云。道光十二年（1832）水灾，又捐赈钱一百五十千。《扶沟县志·卷之十二·人物·义行》，清·熊灿修，清光绪十九年（1893）刻本，36.

薄永秀

（清）薄永秀，《医学真实录》五卷。《扶沟县志·卷之十一·艺文志》，清·王德瑛修，清道光十三年（1833）刻本，4.

张桐叟

（清）张桐叟，扶沟人，以贡任教论，性好施，父执有贫无依者，如辉县张韬之养之终其身。遇岁荒，尝出谷豆五百余石赈乡里。晚精岐黄，就医者不受谢，州人尤感其德。《续河南通志·卷五十七·人物孝友》，清·阿思哈纂修，清乾隆三十二年（1767）刻本，32.

高东明

高东明（1876—1967），祖籍陕西朝邑南关，生于周家口河西寨。

东明的父亲高云辖为清末秀才，携眷来周家口谋生。东明15岁时，共父病故，被迫辍学，进周家口福音堂侍候西洋传教士。在他教工期间，牧师视其聪明、勤劳、忠实，将他送往江西九江基督教办的师范学校学习，后又送九江福音医院习医……《扶沟县志》，河南省扶沟县志编纂委员会编，河南人民出版社，1986年12月，532.

赵学勤

赵学勤（1898—1972），挟沟县包屯乡盐场村人。

学勤青少年时代在本村读书，后随兄习医。赵家系祖传骨科，在扶沟东北及通许、太康一带负有盛名。赵幼年知道当骨科医生必须有强健的身体，就决心边学骨科边练武术。八年黄求期间，为谋敷计，曾行医到邓县、许昌等地，治疗骨科患者甚众。《扶沟县志》，河南省扶沟县志编纂委员会编，河南人民出版社，1986 年 12月，535.

沈良相

沈良相（1895—1975），字千臣，扶沟县城北沈家村人。

良相幼埃私塾，壮年立志学医，曾赴县东许楼投师，苦钻医术。1936 年后，已能单独处理疾病，行医于扶沟、太康等地。良相行医 40 年，临床经验丰富，颇负盛名，对治疗妇女带下、崩漏、宫寒不孕等症，尤有专长，登门求医者，络绎不绝。暮年曾撰写《中医妇科秘要》初稿五卷，未及整理出版而逝世。一生带徒 6 人。《扶沟县志》，河南省扶沟县志编纂委员会编，河南人民出版社，1986 年 12 月，536-537.

徐世林

徐世林（1901—1979），幼名辛卯，扶沟县白潭乡陈家村人。徐幼年因家境贫寒，只读几年私塾，即随祖父学医。20 岁已能诊断一些常见病，后来到禹县行医谋生。禹县自古为河南中医荟萃及药材集散地，他边为群众治病，边向名医请教，医疗技术特别是在中医皮肤科与炼丹方面提高很快。四十年代他回到家乡，当时中共地方游击队经常在扶沟白潭一带活动，他不怕风险，为战士治疗枪伤。建国后，他在本村设立诊所，亦医亦农，走乡串户，治病救人，不辞劳苦，对患者无论贫富，一视同仁，被群众誉为"百姓医生"。

世林继承祖训，刻苦学医。他文化基础虽差，但能广采验方，博文强记，积累了丰富的经验。对皮肤科造诣尤深，特别是治癣，他利用丹药外敷，辨证施治，有独特的疗效。《扶沟县志》，河南省扶沟县志编纂委员会编，河南人民出版社，1986 年 12月，537-538.

杜兴让

杜兴让（1849—1928），字国仁，扶沟县城西北 45 华里杜家村人。

兴让幼年馈私塾五年，后信佛教，在少林寺结识一位隐士，被启蒙学医。返里后熟读《内经》《本草纲目》等医学巨著，临床实践数十年，兼通内外两科，对刀枪棒伤治疗，造诣尤深。她的药能熔化嵌入人体的碎铁。绘无里店一位被炮弹炸伤危在旦夕的人治疗，大弹片用刀剥，小弹片用药熔化，数日即愈，不取分文。因之名闻遐迩，远近慕名求医者，云集若市，日诊百余人。

1918 年为大总统徐世昌家属治病，疗效甚佳。徐赠给黄色软匾一块，上写"节励松均"四字。晚年，会军阀混战，他遍朝五岳，以医术济世救人。卒后，群众为其树碑颂赞；"行医数十年，一生何劳碌。内外兼两科，起弹有奇谋。门前常如市，求医拥满庐。施治兼施药，挥财轻如土。慷慨怀利济，不为风雨阻。贫困无异视，贵贱待不殊。每遇贫者疾，舍药又馈谷。一生无余事，常济苦中苦。视人如同胞，人亦待如母。"《扶沟县志》，河南省扶沟县志编纂委员会编，河南人民出版社，1986 年 12 月，539.

第三节　西华县

葛仙翁

（晋）葛仙翁，吴人，学于左慈得异术，尝过此。冬月卧大雪中，挥汗如雨，未几去，华人为之立祠。相传有葛仙翁遗址。《西华县志·卷十·人物志仙释》，清·宋恂编撰，清乾隆十九年（1754）刻本，2.

殷浩

（晋）殷浩方书，文廷式补《晋书·艺文志》云：《图书集成》艺术典医部，名医列传引《医学入门》云：殷浩，精通经脉，著方书。

《殷浩别传》见秦荣光补《晋书·艺文志》。《西华县续志·卷十·艺文志》，民国·潘龙光等修，张嘉谋等纂，民国二十七年（1938）铅印本，452.

（晋）殷浩，字深源，长平人，父羡终于光录熏。浩识度清远，弱冠有美名，善清言，与叔父融俱好《老》《易》。融与浩口谈则词屈，著篇则融胜，浩由是为风流谈论者所宗。或问浩曰："将莅官而梦棺，将得财而梦粪，何也？"浩曰："官本臭腐，故将得官而梦尸；钱本粪土，故将得钱而梦秽。"时人以为名言。三府辟，皆不就。征西将军庾亮引为记室参军，累迁司徒左长史。

安西庾翌复请为司马。除侍中、安西军司，并称疾不起。遂屏居墓所，几十年，于时拟之管葛。王濛，谢尚犹伺其出处，以卜江左兴亡，因相与省之，知浩有确然之志。相谓曰："深源不起，当如苍生何！庾翌贻浩书，浩固辞不起。"建元初，庾冰兄弟及何克等相继卒，简文帝答之，浩频陈让，自三月至七月，乃受拜焉。时桓温既灭蜀，威势转振，朝廷惮之，简文以浩有盛名，朝野推服，故引为心膂，以抗于温，于是与温颇相疑贰。会遭父忧，去职，时以蔡谟摄扬州，以俟浩服阕征为尚书仆射，不拜。复为建武将军扬州刺史，遂参综朝权。

颍川荀羡少有令闻，浩擢为义兴吴郡，以为羽翼。王羲之密说浩、羡，令与桓温和同，不宜内构廉隙，浩不从。及石季龙死，胡中大乱，朝廷欲遂荡平关河，以浩为中军将军，假节都督扬豫徐兖青五州军事，浩既受命，以中原为己任，上疏背征许洛。将发，坠马，时咸恶之。既而以淮南太守陈逵、兖州刺史蔡裔为前锋，安西将军谢尚、北中郎将荀羡为督统，开江西田千余顷，以为军储。师次寿扬潜诱苻健大臣梁安雷弱儿等，使杀健，许以关右之任。初，降人魏脱卒，其弟憬代领部曲。姚襄杀憬，以并其众，浩大恶之。使龙骧将军刘启守谯，迁襄于梁，既而魏氏子弟往来寿阳，襄益猜惧。俄而襄部曲有欲归浩者，襄杀之，浩于是谋诛襄，会苻健杀其大臣。健兄子眉自洛阳西奔，浩以为梁安事捷，意苻健已死，请进屯洛阳，修复园陵使襄为前驱，冠军将军刘洽镇鹿台，建武将军刘遁据仓垣。又求解扬州，专镇洛阳，诏不许。浩既至许昌，会张遇反，谢尚又败迹浩还寿阳后。复进军，次山桑，而襄反，浩惧，弃辎重退保谯城，器械军储皆为襄所掠，士卒多亡叛，遣刘启、王彬之击襄于山桑，并为襄所杀。桓温素忌浩，及闻其败，上疏罪，浩废为庶人，徙于东阳之信安县。

浩少与温齐名，而每心竞，尝问："浩君何如我？"浩曰："我与君周旋久，宁作我也。"温既以雄豪自许，每轻浩，浩不之惮也。至是，温语人曰："少时吾与浩共骑竹马，我弃去，浩辄取之，故当出我下也。"又谓郗超曰："浩有德有言，向使作令仆足以仪型百揆，朝廷用违其才耳。"浩虽被黜放口无怨言，虽家人不须其有流放之戚，但终日书空，咄咄怪事四字而已。浩甥韩伯，浩素赏爱之，随至徙所，经岁还都，浩送至诸侧。咏曹颜远诗云：富贵他人合，贫贱亲戚离。因而泣下后，温将以浩为尚书令。遗书告之，浩欣然许焉。将答书虑有谬误，开闭者数十竟遗空函大忤温意，由是遂绝。永和十二年（356）卒，子涓亦有美名，咸安初，桓温废太宰，武陵王晞诬涓与晞谋反害之，浩将改葬，其故吏顾悦之，上疏讼浩冤诏追复本官（节《晋书·殷浩传》）。《西华县志·卷七·人物志列传》，清·宋恂编撰，清乾隆十九年（1754）刻本，1-4.

殷仲堪

（晋）《殷荆州要方》一卷，仲堪撰。丁国钧、秦荣光、黄逢元等所补《晋书·艺文志》、吴士鉴所补《晋书·经籍志》，俱列《荆州要方》一卷。国钧、逢元俱注云见《七录》。逢元又云："按：仲堪父病，积年衣不解带，躬学医术，书殆成于此"。《西华县续志·卷十·艺文志》，民国·潘龙光等修，张嘉谋等纂，民国二十七年（1938）铅印本，455.

殷仲堪：游园赋，将离赋，太子令，奏请巴西等三郡不成汉中，舆相王笺，与徐邈书，致谢玄书，答徐农人问，水赞，琴赞，天圣论，答桓玄四皓论，洒盘铭，合社文。《西华县续志·卷十三·文徵内篇》，民国·潘龙光等修，张嘉谋等纂，民国二十七年（1938）铅印本，730.

（晋）殷仲堪，祖融太常吏部尚书，父师骠骑咨议参军，晋陵太守，沙阳男仲堪，能清言，善属文。每云：三日不读道德论，便觉舌本间强。其谈理与韩康伯齐名，调补佐著作郎谢元镇京口，请为参军，除尚书郎不拜，元以为长史厚任遇之。仲堪致书于元，曰：胡亡之后，中原子女鬻于江东者，不可胜数，骨肉星离，荼毒终年，怨苦之气感伤和理丧乱之常，足以惩戒，复非王泽广润爱育苍生之意也。仲堪少奉天师道，又精心事神，不吝财贿而急行仁义，啬于周急。及元来攻，犹勤请寿，然善取人情，病者，自为诊脉，分药，而用计倚伏。《西华县志，卷七·人物志列传》，清·宋恂编撰，清乾隆十九年（1754）刻本，5-10.

理安和

（明）理安和，字庚唐。邕和从弟，生数岁而孤，从邕和学。邕和为苏州府推官，安和隐居不仕。先是李自成破西华，得安和奇其貌，曰：秀才耶，诡应之，曰：不识字，贼使系析居数月，贼使毁民禾，安和系析若不闻。贼怒，拔刀加颈，仍系析不已。贼舍之，其兄邕和死虔州。安和哭之曰：呜呼，是固吾兄也。夫急迎邕和母于家，事之如母，邕和子习以苏州副将，死于阵。子省三才数岁，安和教之，成立授以田。

安和日闭门读书，不接世事。友劝之应举，不答。固劝之，勃然作色曰："尔以我读书为应举耶。"裂其冠，掷于地。友惊走。乃徐曰："快哉！吾今而后为天地散人矣！"尽束其生平所读书及手抄诸本，金石拓本镝于室，但存残书一卷，手不暂释，视之则《道德经》也。

晚好养生家言，著《日记》一卷，《性命圭旨解》若干卷等，字一卷。弟贞和，亦从邕和学，以文章气节自负，声名蔚然于鄢，有《诗》一卷。以上采访。《西华县志·卷八·人物志隐逸》，清·宋恂编撰，清乾隆十九年（1754）刻本，31-32.

理安和，见《乾隆志·隐逸》。《西华县续志·卷十二·人物志·人物表》，民国·潘龙光等修，张嘉谋等纂，民国二十七年（1938）铅印本，651.

陈浡

（清）陈浡，性孝，父鹏举，康熙丁酉举人，母王氏寿皆八十余，非急故不离亲侧。家虽贫，门内蔼然，因亲老，习医目诊视，进养和之剂。父母殁，遵文，公家礼不用，浮屠音乐以哀毁过甚成疾卒。以上采访。《西华县志·卷八·人物志孝友》，清·宋恂编撰，清乾隆十九年（1754）刻本，5.

高鸣九　高冲汉

（清）高鸣九，字闻天，性长厚，刻意笃行，以医药活人甚众。父永臻习岐黄，鸣九弱冠即以儒医名，承父业也。九素无财产，而施济如不及，遇贫乏需参者，阴予之不取值。与兄思九，异爨矣，所得医资辄助其乏。侄天祥妻死，九为再娶生子，读书膏火出于九。有无赖者，觊觎恃酒持刀辱詈九门，三日闭门不与较。无赖者以醉伤股，九出药疗之，后无赖者死其父，无衣。九养之十余年死，则备棺葬之，世九之传者。侄子冲汉中，表侄王习孔皆纫依九以养，抚育甚挚，故习孔得小康，而冲汉亦得以医术自养云。《西华县志·卷八·人物志义行》，清·宋恂编撰，清乾隆十九年（1754）刻本，25.

李千

（清）生员李千，李明昉季子。深明经术，兼通岐黄，好施济，见义必勇为。张单口水决，界连扶沟，扶人以邻为壑，邑北之巨患也。与士民诉与官，三年乃申请永禁，以杜厥害。又建义塾以训士，施药饵以济人，种种善行，邑人德之。《西华县志·卷八·人物志义行》，清·宋恂编撰，清乾隆十九年（1754）刻本，27.

寇思顺

（清）寇思顺，字应侯，邑庠生，红花集寇庄人，性刚方，有气节。捻匪之乱，思顺倡议修黑军寨，不日成功，一方数十村，赖以安堵无忧，乡民感其德，以改黑军寨为寇寨，以资纪念。暮年精于岐黄，施方舍药，济人甚众，寿七十三，无疾而卒。《西华县续志·卷十二·人物志》，民国·潘龙光等修，张嘉谋等纂，民国二十七年（1938）铅印本，709.

王颖奇

（清）王颖奇，字鲁士，乾隆岁贡，选授西平县教谕。辛巳年疫疠大作，颖奇合药救济，全活甚众。西平西枕洪河水涨，堤决冲坏民间庐舍，难民集高阜露立，颖奇用船载粥饭馒头等物，施济数日无德色。生平尤重人伦，析居时以肥壤让寡嫂孤侄，己取其瘠者，其他什物盈绌多寡，概置不计。曾于雪夜赋诗二章见其志，其孝友概可想见。嘉庆十六年（1811），白莲教倡乱，人心惊怖，乃襄助官厅相机削平一方，保其安康至今犹讴思之。见董湾村《王氏家乘》。《西华县续志·卷十二·人物志》，民国·凌甲烺编撰，民国二十七年（1938）刻本，34.

张公裔

（清）张公裔，字九徵，幼聪敏，工吟咏，所著有《谁庵寱言可园集》《桃菴集》。江南施益会评曰：鼎煲古处，山岳特立风韵，横生天趣错出。裔由是名著学校士人推重之。《西华县志·卷之八·人物志》，清·宋恂编撰，清乾隆十九年（1754）刻本，34.

（清）张公裔，河南西华县人，生平未详，著有《医门法眼》一书，今未见。《西华县志》440.

李溶　李正本

（清）《伤寒指南》一卷，李溶撰，溶字千古，西华县贡生，官柘城县训导。父正本，字起生，通医学，世传其术。溶本张仲景《伤寒论》条分缕析，著书一卷，首言伤寒证名要领，次则发明十二经所见各证，又为论五十篇。以著病中变化状态，每论后附以数方，以为治疗法则，所列诸方不拘定仲圣古方，兼采金元诸名医方，复以意加减之。夫《伤寒论》为汉代古书，文义精深，非好学深思之士，沉潜力索不能窥见其奥。宋进士朱肱，钻研八年，著成《伤寒类证活人书》二十二卷。清处士徐大椿，医名当代，《伤寒论》探求三十年，著成《伤寒类方》一卷。后世学医者，不可不读《伤寒论》，即不可不读朱氏、徐氏两书，此两书乃伤寒论之津梁也。今观溶之书，文义显、条理明，则又可为浅学，市医有志读《伤寒论》者之指导，其中心得之语，亦大雅君子所宜兼采而观法也。太史公曰：谈言微中，亦可以解纷。善夫。《河南通志·艺文志·卷十五·子部·医家类》，民国间（1912—1949）铅印本，36.

冯静宇

（清）《冯静宇墓表》：冯君静宇，既殁之十年，孝子承之乃克。葬君于其，高曾之兆。明年乃稽颡。于余以请表其墓，意哀且诚，于是为之表，曰："冯君讳钦止，静宇其字，父会五子，君第四，生而英爽，料事即多中，见者以为奇童。援例为太学生，非其好也。事亲谨兄弟敦笃，既丧父，伯兄又仲季。又恇病，室家飘摇，而君然独支其间，卒以无虞岁饥，尽以所储粟给其族，又粜粟于汝南散给于里党。见有男女相持而哭，问之，乡人李兰卖其妻也，立为赎，还之。先是人有贷，无不予，一日尽焚其券。曰：吾老矣，止一子，他日不令索债也。君聪明而多识，星历、推步、兵刑、占相卜葬之学无不究，而尤邃于医。问疾填门，风雨昏暮，无不即为诊视，以药囊从。虑有难得之药，急莫办也。君疾革呼其子，曰已矣，嘱一言以为利之，心为义则义无不行以从欲之；心从善，善无不就勉之而已。

君生于康熙五十三年（1714）十一月四日，卒于乾隆五十三年（1788）二月十六日，年七十有四。其葬于嘉庆二年（1797）三月二十六日，以两夫人祔皆。王氏子令闻太学生，为其兄，安国后，今承大事者太学生承文君所谓，止一子者也，呜呼！君以殊异之姿，不羁之才，横逆螯害，沓至频撄，坚忍刻苦以济于平，而优游暇豫以考终命，此不足为君悲。独其心怵惕恻怛，而不见于事，其意拆冲权暴，排难解纷，销鬼蜮而扫谗邪而不得其施。以至于如朱家郭解之所为，亦一不能为气抑郁，而莫伸郁情于邑，而谁语顾，仅以区区为善，于乡聊俯焉。以修马少游之行，即乡里所翕然，称之第。皆其浮踪末迹，卒无有能知其真者，此足为冯君悲也，呜呼！此孝子所以用心恳恳，必求余文以为之表也。《西华县续志·卷十三·文徵内编·冯静宇墓表》，民国·潘龙光等修，张嘉谋等撰，民国二十七年（1938）铅印本，783-784.

庞氏

（清）营岗乡（附村三），捻乱时筑土寨，旋废。民国十五年（1926），村人重修，有庞氏宗祀，庞氏世精妇人科。《西华县续志·卷二·疆域志区乡》，民国·潘龙光等修，张嘉谋等撰，民国二十七年（1938）铅印本，103.

胡瞿

（清）胡瞿，字升如，微次子。读书，工诗文法律，精严扫，除浮靡。雍正癸卯举人，不务仕进，常以圣贤自期，法颜子四勿视听，言动一准诸礼，即素不相识者，一望而知，为有道之士。处亲丧尽礼，晚年教授四方，远近知名之士，多出其门。精算法通音律，不屑为词章之学。尤精导引术，年几古稀，鹤发童颜。又善岐黄，遇疾以六味、八味汤加减，罔不奇效，世人莫名其妙，年六十六卒。《西华县续志·卷十二·人物志》，民国·潘龙光等修，张嘉谋等纂，民国二十七年（1938）铅印本，682.

迟相儒

（清）迟相儒，字章逢，自明亚中大夫，杓为周府仪宾，世为邑著姓。相儒生十四而孤，母王氏提相儒避难城中，以恋母不能卒业于学，愿未尝废书，善方术，医人必愈，遇穷人不能药，辄予之。岁凶人执券借粟与之粟而焚其券，有窃其禾者，或以告曰无之，有为众逐欧窘奔相儒。相儒匿之，逐者及门，横身当之，曰：欲胡为者是吾友也，吾纵之。敢惊吾老母者，吾以血溅若，众皆曰：为迟君舍之，皆唯而退，平生未尝有疾。乾隆二十三年（1758），中伤寒不汗，昏不省，母王寝疾，极戒家人，勿惊相儒，相儒则至一处睹一切，不是人间曰：吾其死乎奈吾母何，母即在前急前持而呼母何来。母咤曰：归乃推之。是时家人方环哭，相儒忽跃起奔母所，曰：儿来矣，母何在。母微睇而瞑矣，相儒踊扑而绝，绝而醒者，三乃大汗竟不死，寿七十七。疾笃子孙皆侍侧，忽开目曰：三纲五常勉之，去矣，遂卒。本《桐岗文集》。《西华县续志·卷十二·人物志》，民国·潘龙光等修，张嘉谋等纂，民国二十七年（1938）铅印本，685-686.

李璋　李绍曾

（清）李璋，号莪亭。父绍曾，精岐黄，多隐德，赘于扶之严氏，遂家扶。龆龀就学，落笔即能成文。咸丰辛亥举于乡，丙辰进士，以知县用历权直隶香河衡水固安，旋补平谷，所至有声。相国祁文瑞、直督曾文正皆嘉其才，以治行第一保荐调东安署大成。题补宛平京师多大族，璋峻其丰采，无敢于以私，升定州知州，属京师孔道。又当唐沙河之冲，民多瘠苦。璋禀邀缓征减徭。光绪三年（1877）岁大祲，复据情吁得恩振饥民，均沾实惠。又捐廉治饼饵，以食流民，境内因有灾无患。在定十年，殁于任，民为之罢市。（采《扶沟县志》）。《西华县续志·卷十二·人物志》，民国·潘龙光等修，张嘉谋等纂，民国二十七年（1938）铅印本，698.

如其田　如兆岑

（清）如其田，字艺圃，恩贡，工骈体文，以经古受学使冯文蔚太史，知性恬淡谨饬，遇公益事则不稍让，倡修沙河张班店新月堤，与兄书田所修月堤相衔接，河不为患。号缘竹居士，以教读终。子兆岑，习医，早卒；兆轸，河南体育学堂毕业。《西华县续志·卷十二·人物志》，民国·潘龙光等修，张嘉谋等纂，民国二十七年（1938）铅印本，701.

如书田

（清）如书田，字经畬，以府元入库，知府吴重熹重其文，推为七邑冠，屡应乡试荐卷，三次均不售，遂绝意仕进，讲学召陵、商水间。教人以敦品，励行为主，尤重经史，力矫时文肤浅之弊，性刚直，热心公益。巨匪李相成之乱，与远德馨、刘济元组织守望社，保卫地方，倡修沙河月堤及土墟河堤，乡人赖之。尝摘历代重要史事及先贤事，略编为诗歌以教子，取便记忆，积稿十余卷。晚年学医，诊病不受酬；子二，兆龙、兆穰。《西华县续志·卷十二·人物志》，民国·潘龙光等修，张嘉谋等纂，民国二十七年（1938）铅印本，701.

洪大龙

（清）洪大龙，字飞天，二区洪庄人。性聪敏，精于医术。尝在陈州府衙治病，一婢捧茶，大龙目注之久，府宪鄙之，遂送归。越三日，又特聘大龙，问何人病，答前献茶者。大龙曰：前日望而知为绝症，吾往何益，越四日死，至是信为国手。终身不设药店，活人甚众，著有《洪氏心法》四卷藏于家。《西华县续志·卷十二·人物志》，民国·潘龙光等修，张嘉谋等纂，民国二十七年（1938）铅印本，707.

张璿

（清）张璿，字星斋，本邑望族，家拥厚赀，慷慨好义，每有公益辄奋身争先。开设松如斋药店，贫取药不索值。春月施种牛痘，遇饥寒则出粟以济之，修桥路则捐巨赀，众共赠以"积善余庆，义著通衢"匾额。《西华县续志·卷十二·人物志》，民国·潘龙光等修，张嘉谋等纂，民国二十七年（1938）铅印本，709-710.

李起生

（清）王鼎镇李起生寿文

古良医之功，比于良相，相之所以燮理天下，厝斯世于难老之域者也。而医比之，医之为功大矣哉。然业以医比相矣，则是论医亦如论相。盖尝言之，医有明而不良者，则李林甫之彍骑以误唐也，鱼书既停神气消矣。医有良而不明者，则王安石之新法以误宋也。青田既税元气削矣，然则何如必也。其皋夔乎，论医者亦若是焉，则已矣。

余家有病，延医二月而不痊，无他时之损不足，则不明加以执拗焉，则不良耳。客自东来为余缓颊溅疆，有李起生者，隐君子也。中有实用，外无间言，延陵季子外恐鲜其俦，即以医论，亦秦越人伯仲间焉。余闻之喜急延之，投剂遂有苏色，调摄两月遒迄痊愈，因悟囊以徇名几于自误，忍一沤以画瀛海骇方，相以当洮人余其有蓬之心哉，子大夫安在，何相见之晚也。维医以活人，良者亦多，所难者明耳。审病未明，不可以问药也。阴阳表里虚实补泻之不辨，虽古方亦足误人。审药未明，不可以问病也。君臣佐使，寒燠温凉之不辨，虽小病亦足以阶厉许彻。宗曰：医者意也，思虑精则得之，吾意所在口不能言也。若起生者，其有意之法乎？以意用法，法或穷而意通之，以法用意，意或穷而法通之，犹是补也。补所宜补，犹是攻也。攻所宜攻，引而伸之，岂亦进贤退不肖之意乎，犹是补也。补或兼攻，犹是攻也。攻不废补，引而伸，岂亦仁可过义，不可过之意也。相天下亦如是医，此其彰彰者矣，不腆一芹，登堂称觞，愿先生阴得所积，后世必有作三公者。《西华县续志·卷十三·文徵》，民国·潘龙光等修，张嘉谋等纂，民国二十七年（1938）铅印本，757-758.

杜文萃

（清）杜文萃，善事父母，尤好义。祖叔母王氏殁，无棺，萃助之。岁祲，外父母卒于三百里外，萃备棺与归以葬。任医学三十年，贫不能医药者，施之，寿七十八而卒。以上采访。《西华县志·卷八·人物志义举》，清·宋恂编撰，清乾隆十九年（1754）刻本，29.

李岫云

（清）李岫云，善摄生术，年九十，面如童子，行走如飞，后不知所终。《西华县志·卷十·人物志仙释》，清·宋恂编撰，清乾隆十九年（1754）刻本，3.

张三阳

（清）邑东北夏亭集，东岳庙主持张三阳，能以浮水愈疾，一立赖之。尝以其术治商水王疾，王愈，谢以金不受。嘱王于朱仙镇铸铜神像三尊，置之河，顺流而下数百里，径至东岳庙前，张迎入供奉，未几张死，月余。有人自金顶来遇张于道，裸首跣足，手提一靴，揖其人曰：吾不复还矣。君归至庙中，见神座后有酒壶一具，钱八枚，在壶急令沽酒者，某姓持去，言毕遂别，其人归方知张殁已久。与众往观，果如其言，壶内有钱，众取之弗能出，召沽酒者取之出焉。盖□□□□□，今庙内遗像犹存，立碑纪其事。《西华县志·卷十·人物志仙释》，清·宋恂编撰，清乾隆十九年（1754）刻本，3-4.

凌去盈

（清）《蚁情集》《医门法眼》《凌氏易观》十二卷，凌去盈撰。按《蚁情集》《医门法眼》已佚。张远览《凌氏易观》序云：其为说也，洪斡纤支，质扶文附，钻雾便渊，纷纶纬绣，必尽其智之所及，而不少留余其意。则片言一义，上下左右，必言乎象，以索其情准乎理以观于物。《西华县续志·卷十·艺文志》，民国·潘龙光等修，张嘉谋等纂，民国二十七年（1938）铅印本，483.

第四节　商水县

李尔铨

（清）李尔铨，字伯遴，庠生，天性孝友，兄弟雍睦，有华萼风。田地佳才推让兄侄，族有贫乏，慨然周恤之。又捐修赵集河堤，市人咸赖以安。善岐黄，施方药，尚阴隲，崇信袁了凡，功过格。每手录数本，劝谕同人。《商水县志·卷之十八·人物志孝友》，民国·徐家璘，宋景平等修，杨凌阁纂，民国七年（1918）刻本，785.

康珣

（清）康珣，家贫，叔父康玉璞，老无妻子，珣事如生父，殁葬以礼……常施药济人……《商水县志·卷之十八·人物志孝友》，民国·徐家璘，宋景平等修，杨凌阁纂，民国七年（1918）刻本，786.

陈建邦

（清）陈建邦，字勋臣，天性孝友，父年老，步履艰难，建邦出入扶持，必敬必慎，十数年如一日。咸同间，捻匪突至，家人悉奔窜，建邦携女与侄赴城途中。匪逼愈迫，势必兼顾，竟舍女抱侄而去。女后亦为邻人救还家，素封遇善举，无不慨然。乐输施小儿风药，全活甚众，至今乡人称之。《商水县志·卷之十八·人物志孝友》，民国·徐家璘，宋景平等修，杨凌阁纂，民国七年（1918）刻本，801.

赵宗文　赵启莘

（清）赵宗文，五世同居，家法严整，子弟耕读为业。曾孙启莘，精岐黄术，辑有《眼科秘诀贯珠》四卷，《选择捷要》一卷，藏于家。《商水县志·卷之十八·人物志孝友》，民国·徐家璘，宋景平等修，杨凌阁纂，民国七年（1918）刻本，803.

张兰亭

（清）张兰亭，字芳园，孝友惇谨，重义轻财。仲弟出嗣产薄，兰亭割良田十亩益之。有故人子挥金如土，以膏腴田向兰亭廉价求售。拒曰：予与令祖属通家，不能劝汝改过，敢因以为利乎。初应童子试，府县俱列，院试因疾未入，伤曰：命也。改业岐黄，务求其精，乡里沉疴多赖以起，不市药，不索谢，有以金酬者，固却之，非义一介不取。族人凤卜孤苦无依，病垂危，医皆束手，兰亭诊视，代购药物，卒就痊。兰亭殁前二夕，聚族人饮，曰：此酒食吾实飧受，身后勿再为无益之举。作佛事尤吾所恶也，汝曹切戒之，极欢而罢，越日竟卒，寿七十三。子灵渊，庠生。曾孙秉初、秉裕，入郡庠。《商水县志·卷之十八·人物志孝友》，民国·徐家璘，宋景平等修，杨凌阁纂，民国七年（1918）刻本，805.

王书田

（清）王书田，监生，性孝友，事父鸿儒承颜顺志，事兄循循无违，礼兄心田出嗣仲叔皆早逝，待嫠嫂有恩。尝开药店，负不能偿，焚其券，施药饵，治产后风数十年，活人无算。咸同间，避乱居城，知县汪以旧城倾圮难以捍卫，闻书田老成练达，谕令监修，不辞劳瘁。又增修试院城隍庙，本村桥梁远通寺皆钜工不惜，倾囊相助。以长子凌云。承仲兄方田嗣，次凌汉，廪生，承嗣三兄锡田，次凌波，监生。《商水县志·卷之十八·人物志孝友》，民国·徐家璘，宋景平等修，杨凌阁纂，民国七年（1918）刻本，807-808.

石玉清

（清）石玉清，增生，孝友性成，事父母处兄弟，内外无间，言戚临有急必周之。又精医术，同治间，刘帅士奇病垂危，闻玉清名，敦请调治，病愈。刘感激称莫逆交，刘移节他省，聘玉清参谋军事如宾师。玉清曰：天伦可乐，子职当尽，舍骨肉而就富贵，吾不忍为也，坚辞不应。《商水县志·卷之十八·人物志孝友》，民国·徐家璘，宋景平等修，杨凌阁纂，民国七年（1918）刻本，809.

周绍先

（清）周绍先，字继祖，监生。性孝友，诸事顺亲，父喜钞劝孝文，感应篇、阴隲文诸善书，劝化乡邻。绍先即刊版印送，父爱橘恶笼鸟，绍先痛戒。子侄勿作禽荒，广购橘柑各种数百盆，亲自灌溉。父常于橘丛中饮酒自娱，母有不悦，绍先必愉色婉容，问曰：身体不安乎……道光二十三年（1843）……施以汤饭，又常施药饵……《商水县志·卷之十八·人物志孝友》，民国·徐家璘，宋景平等修，杨凌阁纂，民国七年（1918）刻本，813.

周南　周麟德

（清）周南，字岐阳，父修易，庠生。精痘疹，济人无算，未尝市药索谢，孝亲友弟，务尽其诚。南承庭训，入郡庠。家贫舌耕养亲，居母丧衰毁逾礼。父疾奉汤药不懈，市宅以供甘旨。及殁，衣衾棺木，竭力经营。葬后家无长物，人以为难，寿六十七岁。子麟德，精眼科。《商水县志·卷之十八·人物志孝友》，民国·徐家璘，宋景平等修，杨凌阁纂，民国七年（1918）刻本，824.

王燕翼

（清）王燕翼，庠生，素行端方，事继母，尤善养志。且精于医，不市药索谢，亲临多感佩云。《商水县志·卷之十八·人物志孝友》，民国·徐家璘，宋景平等修，杨凌阁纂，民国七年（1918）刻本，826-827.

王楷宪

（清）王楷宪，性恬退，好读书，不务名利。一生足迹不履城市，事父母曲意承志，与弟欣宪友爱甚笃，家务委弟，自处一室，晨夕讽诵，兄弟怡怡。遇事商而后行，老犹同居。精岐黄术，施药济人，誉溢乡里。《商水县志·卷之十八·人物志孝友》，民国·徐家璘，宋景平等修，杨凌阁纂，民国七年（1918）刻本，827-828.

支乐山

（清）支乐山，监贡。事亲和颜悦色，待诸弟友爱深至。精医术，请无不至，晚必归，侍定省亲。殁丧葬尽礼，父母讳日不饮酒茹荤，必诣墓前致祭。弟龙章业农，来章业儒，兄弟怡怡，孝友之风，里人称之。《商水县志·卷之十八·人物志孝友》，民国·徐家璘，宋景平等修，杨凌阁纂，民国七年（1918）刻本，830.

王峡山　王莲榜

（清）王峡山，字岐峰，父知升，家渐裕，好善乐施。子莲榜，字石臣，例贡，捐教职，精岐黄，济人甚众，不受馈遗。《商水县志·卷之十八·人物志儒林》，民国·徐家璘，宋景平等修，杨凌阁纂，民国七年（1918）刻本，857.

张云鹤

（清）张云鹤，字青霄，博闻强记，善属文著，有华林园词曲，手订成帙，诸子百家摩不博览。尤长医卜术算之学，占人祸福多奇中。《商水县志·卷之十九·人物

李光远

（清）李光远，原名维烈，字容照，嘉庆癸酉拔贡，嗜书至老，手不释卷。性庄严，平居衣冠修整，颜笑不苟，日为子侄讲小学孝经先儒语录，痛戒浮华傲慢。习小儿不许诳骂养鸟，有侄某窃蓄一鹰，责曰：珍禽犹不可玩，况挚鸟伤类乎。又善医精眼科，应手辄愈，常备药以施贫者。同年王巽赠曰：云雾开除承妙药，珠玑璀璨捧华笺。尝捐修临川桥诸河岸，设义塾，施义地，赈荒恤族，善不胜举。有张姓子孤贫无业，予田十亩耕以为养，又为置产娶妻，张得小康，子姓繁衍。《商水县志·卷之十九·人物志方正》，民国·徐家璘，宋景平等修，杨凌阁纂，民国七年（1918）刻本，866.

魏应魁

（清）魏应魁，字连元，事亲至孝，生养死葬无违礼。家中落，弃儒就医，惟以济人为心。不市药，不受谢，虽藜藿不充略怨尤，乡党以为难，寿七十八。《商水县志·卷之十九·人物志方正》，民国·徐家璘，宋景平等修，杨凌阁纂，民国七年（1918）刻本，870.

刘了凡　刘向晨

（清）刘了凡，字惺斋，性刚方，不轻然诺。少读书即志在济世，童试屡前列，改习岐黄，确有心得，以医名，不受馈遗，人多德之。常以慎疾劝人，著有《慎疾浅说》，大旨谓酒色财气，多思过虑，皆足致疾，惟色之戕伐为尤甚，人欲慎疾，须先谨身。刘向晨晚年家居教子，复应童试，补县学生，年七十八矣。

光绪癸酉恩赐副榜，壬午恩赐举人，邑中善举多乐为赞成，卒九十有二。子向晨，性耿介，家中落，资教授以养，兼通外科，虽甚窘绝不干人。《商水县志·卷之十九·人物志方正》，民国·徐家璘，宋景平等修，杨凌阁纂，民国七年（1918）刻本，873.

张国梁　张汝修

（清）张国梁，字辅宸，庠生。端方厚重，家贫力学，资馆谷以养，教授生徒必多，方诱掖以曲成之。有以讼事相干者拒而不答，终身足迹不履公庭。精医术，以济世为心，不屑营利。长子汝修，承庭训早入邑庠，笃信谨守有父风，复以儒医继业。光绪三十年（1904），弟子武栋材、苑乃锡、李长庚等为立教思碑。《商水县志·卷之十九·人物志方正》，民国·徐家璘，宋景平等修，杨凌阁纂，民国七年（1918）刻本，882-883.

萧维馨

（清）萧维馨，字如兰。性古朴直言无隐，动止不苟，弱冠通五经，补增广生。事亲孝，母病汤药亲尝，衣不解带者二年，及母殁，哀毁逾礼，处祖丧亦然。训子弟及门人均以礼法为重，壮游明道书院，从湘潭黄恕轩、项城杨仲、唐益，励志圣学。尝语人曰："欲观其学，先睹其品，品行不端，学术斯下矣。"当盛暑必著衣，每遇风雨迅烈，率诸生起立致敬，即曰："敬天下之怒，无敢戏渝圣人，所以必变也。"以父精医术，世其业，精思妙会，多有独得处。临务敦礼让，著有范俗乡约，平时卫道甚严，力辟异端，著有《原道启》，其他杂著多散佚。年四十七卒丧，一方之典型士论惜之。《商水县志·卷之十九·人物志方正》，民国·徐家璘、宋景平等修，杨凌阁纂，民国七年（1918）刻本，883.

郭明礼　郭成章

（清）郭明礼，字履堂，岁贡生，慕谢安为人，自号仿安。祖成章，精岐黄。父炳南，有大志，早没。明礼，方六岁，母许氏励志抚孤。祖年老虽钟爱之，教之甚严……《商水县志·卷之十九·人物志方正》，民国·徐家璘、宋景平等修，杨凌阁纂，民国七年（1918）刻本，884.

王广运　王怡

（清）王广运，字介庵，增生，性耿介，动循礼法，慷慨好周人急难，与人交然诺不侵。尝以成就后学为己任，遇亲族子弟辄谆谆，以力行勤学相劝，勉人多率从之。尤精岐黄术，有求医者，虽严寒盛暑，不辞劳瘁，必期病痊而后已。人或以微物相酬谢，辄厉声拒之。至贫不能医者，施以药，虽金石不求值。

里有柴姓无子一女，忽得危症，延广运诊视，曰此症九死一生，度尔家贫，无力服药，服亦罔济。柴夫妇警惕痛哭，跪恳不已。文运感动，自出药医之，日两诊视，调理两月始愈，计所服药约值五十金。柴感激，令女拜广运为父。

又楚人李某贸易失资，落魄不能归，抑郁愤懑遂患瘫证，匍匐乞食。遇文运询之，故怜之。诊其脉曰：此证尚可医，何成废疾，遂留至家，投以药辄效。未几能自立，月余行步健如初。李大感泣，叩谢，广运劝之归，赠以川资。其他神妙不可殚述，所著有《十二经络针灸秘法》及《伤寒论注解》行于世。子怡，庠生，能世其业。旧志二传今合为一。《商水县志·卷之二十·人物志义行》，民国·徐家璘、宋景平等修，杨凌阁纂，民国七年（1918）刻本，895-896.

许濂堂　许国凤　许光禹　许体身

（清）许濂堂，字振顽，附生，习岐黄术，施眼药二十余年。子国凤，孙光禹，曾孙体身世其业。四世同堂，濂堂寿八十九而终。《商水县志·卷之二十·人物志义行》，民国·徐家璘，宋景平等修，杨凌阁纂，民国七年（1918）刻本，905.

李维均　李维享

（清）李维均，字智锡，监生。好义乐施，道光二十三年（1843），黄水为灾，又阴雨兼旬，邑东马坡卑洼，数年不涸，维均创义开沟泄水，旋因匪乱未果。同治初，自卫庄后开沟至康家桥入渚河并建闸口，以资启闭，一方利之。又捐资修三里桥，李家桥及渚河南岸庙宇，乡里有争，维均只片言即解。弟维享，字寿山，持躬方正，族临多严惮之，精医术，贫者并给以药。兄弟均寿八十余。《商水县志·卷之二十·人物志义行》，民国·徐家璘，宋景平等修，杨凌阁纂，民国七年（1918）刻本，907.

唐光斗　唐鼎新

（清）唐光斗，字耀南，千总，性端正，好济苦怜贫，寿九十七。子玉亭，号琨山，事亲以孝闻，家居教读四十余载，不计修脯，寿八十四。孙鼎新，监生，善岐黄术，尤精痘疹、喉科，济人甚众，七十四岁卒。三世厚德，子孙玉立，方兴未艾。《商水县志·卷之二十·人物志义行》，民国·徐家璘，宋景平等修，杨凌阁纂，民国七年（1918）刻本，915.

苗蓝田

（清）苗蓝田，字玉圃，监生，天性仁厚，教子清彦，早年食饩于庠，旋贡成均。蓝田精医术，有求者，严寒盛暑，不辞劳瘁。行医数十年，不市药索谢，惠遍闾里。年届期颐，子孙绳绳，咸谓仁厚之报。《商水县志·卷之二十·人物志义行》，民国·徐家璘，宋景平等修，杨凌阁纂，民国七年（1918）刻本，915.

陈万田　陈泰然

（清）陈万田，字广业，监生，性成朴，家藏经验良方，制药济人，无不立应，如休息痢、小儿急慢惊风、妇人产后风等。药施数十年，活人无数。万田病笃，嘱子曰：施药济人，吾生平所乐，尔曹继吾志。子泰然等，遵行无违。《商水县志·卷之二十·人物志义行》，民国·徐家璘，宋景平等修，杨凌阁纂，民国七年（1918）刻本，917.

柴体润

（清）柴体润，字泽躬，精医术，施方药济人无数。建修村北火神庙，自出百余金。又修村西大路，数里费百余缗，乡人建碑以颂其德。《商水县志·卷之二十·人物志义行》，民国·徐家璘，宋景平等修，杨凌阁纂，民国七年（1918）刻本，917.

胡万彩

（清）胡万彩，字霞光，庠生，屡试不第，因潜心医学。以药济人，四十余年，未尝受谢，药肆争延聘之，不就。或问之曰：药肆为利也，医以救人利人之危，吾不忍为。处八旬，值中秋合家笑语，月下愁然曰：月再圆吾其逝乎。已尔，果然。《商水县志·卷之二十·人物志义行》，民国·徐家璘，宋景平等修，杨凌阁纂，民国七年（1918）刻本，919.

李佩

（清）李佩，性慈善，施药二十余载，耄年生子畏三，励志读书，弱冠食饩。畏三倡办团练有功，蒙县嘉奖。《商水县志·卷之二十·人物志义行》，民国·徐家璘，宋景平等修，杨凌阁纂，民国七年（1918）刻本，922.

窦明礼

（清）窦明礼，通医术，善治痘疹，有求必往，不惮劳瘁，小儿被救济者无数，施药施方不名一钱。曾医一富家儿，立起沉疴，谢百金，力辞不受，人称其义。《商水县志·卷之二十·人物志义行》，民国·徐家璘，宋景平等修，杨凌阁纂，民国七年（1918）刻本，928.

赵世卿

（清）赵世卿，性质朴好善，常施药饵，以济人，积年不倦。后举四子均屈耄耋，孙耀先早入邑庠。《商水县志·卷之二十·人物志义行》，民国·徐家璘，宋景平等修，杨凌阁纂，民国七年（1918）刻本，929.

王震甲

（清）王震甲，字东木。性宽厚，好施予。少习吏事，而精于医，县主孙公保为吏员，俾充官医生。邑中善举，多捐资助成。城内向无牛痘局，震甲约同志倡捐聘痘科，每春开局点种。有小儿或兼他证，震甲亲往调治，兼施药饵。局中杂费皆为担任，如是者数十年。《商水县志·卷之二十·人物志义行》，民国·徐家璘，宋景平等修，杨凌阁纂，民国七年（1918）刻本，933-934.

王补玉　王东芳

（清）王补玉，字泽远，庠生，性廉介，精医术，无远近求，无不应，并施药不索谢。曾孙东芳，能继其志。《商水县志·卷之二十·人物志义行》，民国·徐家璘，宋景平等修，杨凌阁纂，民国七年（1918）刻本，935.

叶卿云

（清）叶卿云，字星聚，布政司里问，性沉毅，少读书有大志……平日静处一室，流览方书，悉心研究，而瘟疫门尤精……《商水县志·卷之二十·人物志义行》，民国·徐家璘、宋景平等修，杨凌阁纂，民国七年（1918）刻本，938.

程冠儒　张秉硕

（清）程冠儒，通医术，尝施药济人，同时张秉硕施风药二十余年。《商水县志·卷之二十·人物志义行》，民国·徐家璘、宋景平等修，杨凌阁纂，民国七年（1918）刻本，941.

李馨芝

（清）李馨芝，字化庵，岁贡生。幼读书即知勤奋，弱冠入庠。晚年注意正学，手不释卷。周口南隅旧有乐善社，惜字掩骨，点牛痘，施茶药，后人废弛。与执友刘湛遠、王慎典复兴……《商水县志·卷之二十·人物志义行》，民国·徐家璘、宋景平等修，杨凌阁纂，民国七年（1918）刻本，941-942.

李维田

（清）李维田，字蓝生，监生。恬退和介，与乡临处向不争论是非。家仅小康，戚族借贷不稍吝。精眼科，一经用针，应手取效，向不受谢。家近沙河，以沃壤之田十数亩，取土筑堤，掘为沟壑，毫无爱惜，识者难之。《商水县志·卷之二十·人物志义行》，民国·徐家璘、宋景平等修，杨凌阁纂，民国七年（1918）刻本，945.

周之德

（清）周之德，字敬甫，庠生。事亲孝，与兄于德克尽友爱。精医术，求无不应，屡次襄理赈务及修堤诸事。邑侯孙多祺，以"急公好义"旌其门。《商水县志·卷之二十·人物志义行》，民国·徐家璘、宋景平等修，杨凌阁纂，民国七年（1918）刻本，946.

王奇峰　王坤元　吴文正

（清）王奇峰，诚朴好善。光绪年间，偕王坤元、吴文正，在吴楼创设牛痘局，点种贫家婴儿，每岁保育数百，医药经费由局中担任。奇峰办十余年，乡临颂之。奇峰卒后，王坤元、吴文正接办又数年。《商水县志·卷之二十·人物志义行》，民国·徐家璘、宋景平等修，杨凌阁纂，民国七年（1918）刻本，948.

张连魁

（清）张连魁，字星垣，候选府经历，性慈惠好施与，长习岐黄业，精于外科。凡有险症一经调治皆获速效，贫人患病者予以药膏丸散，向不索值，因是家中落。然急公好义，遇有善举必竭力捐助，至老不倦。《商水县志·卷之二十·人物志义行》，民国·徐家璘，宋景平等修，杨凌阁纂，民国七年（1918）刻本，949.

李立本

（清）李立本，字起生，生于明季，隐居不仕，托业于医。窥岐黄之奥，生死夭寿一见而决，不爽毫发，时以神医目之。西华王都宪夫人病，其子方在史馆延太医院名医二，调治两月不愈。后请立本至，一药而瘥，众拜服。时有酒徒某，见立本名重，不服，以手试曰：为我诊之。立本诊视良久，大惊曰：肾脉已绝，可速归，其人行未数武仆地而亡。一日，在胡某家座中有张姓曰：君素称神医，看我有病否？立本诊曰：君病可危，当在二年后验然，尚可医，因与之方，嘱令必服。其人腹诽，竟置之。后二年，立本复至胡某家，胡命邀张导饮，立本讶曰：张君尚在乎？此其时矣！胡使至，张方仰卧，闻立本言，甚喜。急起，方着一靴，气一绝矣。其神异如此。《商水县志·卷二十·人物志方技》，民国·徐家璘，宋景平等修，杨凌阁纂，民国七年（1918）刻本，950.

足明礼

（清）足明礼，精痘疹，延无不至，活人无算。未尝市药索谢，有以财物馈者，坚却不受，乡邻德之。《商水县志·卷之二十·人物志方技》，民国·徐家璘，宋景平等修，杨凌阁纂，民国七年（1918）刻本，951.

柴继孟

（清）柴继孟，读书不求闻达，托业岐黄，治疮疽尤精。不市药，亦不受谢，有求医者，寒暑不避，遇极贫代出药资，且给以米粟。汝宁府王某病，更数医不愈，子赴周口备后事，闻继孟名，介友哀求。时年终雪冷，继孟慨往诊视，曰：此小腹痛也，服药数日，遂愈，谢以巨金，峻拒不受，如此类者甚多。《商水县志·卷之二十·人物志方技》，民国·徐家璘，宋景平等修，杨凌阁纂，民国七年（1918）刻本，952.

魏钰　魏硕儒　魏德馨　魏孟云　魏鼎臣　魏体元

（清）魏钰，字连璧，性宽厚，精岐黄术，虽险症，多获奇效，一时有神医之称。子硕儒，庠生，德馨孙孟云鼎臣皆以医名；曾孙体元早年入庠，广求良方济世，风雨寒暑不辞劳瘁。《商水县志·卷之二十·人物志方技》，民国·徐家璘，宋景平等修，杨淩阁纂，民国七年（1918）刻本，952.

苗灵蓍

（清）苗灵蓍，字卜堂，庠生，倜傥有才，书法工柳，精岐黄术，治瘟疫证，应手辄效，得力吴又可《瘟疫论》暨《瘟疫条辨》诸书。生平傲骨嶙峋，性情温雅，不屑与流俗伍，暇则种菊、养鱼以自乐。《商水县志·卷之二十·人物志方技》，民国·徐家璘，宋景平等修，杨淩阁纂，民国七年（1918）刻本，952.

赵文山

（清）赵文山，字松亭，幼好学，颖悟绝伦，六壬奇门，无不洞悉，兼通兵法，习外科，济人甚众，至今称之。《商水县志·卷之二十·人物志方技》，民国·徐家璘，宋景平等修，杨淩阁纂，民国七年（1918）刻本，952-953.

李绳检

（清）李绳检，字述祖，工书翰，精岐黄，邻人贫病不能自医者，绳检给以药，不索值，一时称善士焉。《商水县志·卷之二十·人物志方技》，民国·徐家璘，宋景平等修，杨淩阁纂，民国七年（1918）刻本，953.

李渭公

（清）李渭公，字开周，监生，精于医，应手辄愈，未尝索谢。贫者施以药饵，遇危证虽寒暑风雨必往，全活甚众。尝曰医小道也，苟慈祥为心，于人未必无济。又戒子侄曰：医不精易于杀人，汝辈宜安耕读本业，万勿浅尝试之。接人一团和气，霭然可亲，年八十余，骑驴道士，苍颜白发，望之若仙。子孙绳绳，人谓德厚之报。《商水县志·卷之二十·人物志方技》，民国·徐家璘，宋景平等修，杨淩阁纂，民国七年（1918）刻本，954.

张海成

（清）张海成，性仁厚，好施济，精医术，药储精良，凡求诊者无贫富，咸不较值，人感其德。光绪初与侄研理约朝羲陵，铸铜钟以献，工人作伪，击之无声。自恨气结如凝，及抵羲陵朝拜，讫迷所往，同人偏寻无踪。月余忽自外归，乡邻争来问视，自言初失道时，见一道士赤足披发，执黄旗导，前一夜至黄陂后，跻南岳留止月余，回时有两僮秉烛送至村前，由是医术愈精，求诊者日盈门，应手辄效，不收药资。间以磁缸水洗目立愈，家产赔累殆尽，不计也。《商水县志·卷之二十·人物志方技》，民国·徐家璘，宋景平等修，杨淩阁纂，民国七年（1918）刻本，954-955.

郭广甲

（清）郭广甲，精岐黄，众举为医官，训科。《商水县志·卷之二十·人物志方技》，民国·徐家璘，宋景平等修，杨凌阁纂，民国七年（1918）刻本，955.

陶瑞麟

（清）陶瑞麟，江苏句容人。嘉庆年间，迁居商邑巴村镇，性恢豁，好施予。咸同间，发匪扰乱，流民络绎道路，瑞麟恻然怜悯，出资济之月余，始止费一千余缗。又精岐黄术，贫者即予以药，有求诊者，徒步行，不受药资。《商水县志·卷之二十·人物志流寓》，民国·徐家璘，宋景平等修，杨凌阁纂，民国七年（1918）刻本，956.

胡浚灏

（清）胡浚灏，字居波，原籍浙江山阴，高曾皆宦广西郡守有循声，祖任广西荔浦县丞；父启桐援例捐佐，贰赴都注选抵商水，遇雨道阻，遂寄月焉。咸丰间，浚灏甫数岁，父母相继弃世，一弟一妹皆幼稚，孤苦无依。有胞姑适四川李姓亦宦裔夫亡无子，归母家抚育三孤。浚灏少从学解，浚思读书勤奋。稍长习岐黄业，尤精眼科，后又应义塾师。浚灏念姑母抚育恩，深孝养倍笃，修贽所入，日供甘旨，务博其欢，或有不豫必跪而引咎。姑喜始起，姑有疾，药必亲尝，病剧焚香祈祷，愿以身代。及殁，哀痛几绝，竭力营葬。每逢讳日，必率家人诣墓前祭奠，数十年不懈。尝语人曰：古虽无姑祔庙之文，然无家可归，吾即以事父母者事之，以报抚育之恩耳。《商水县志·卷之二十·人物志流寓》，民国·徐家璘，宋景平等修，杨凌阁纂，民国七年（1918）刻本，958-959.

王松龄　王鸿典　王鸿钧

（清）王松龄，字绍交，邑庠生，通医学，有求诊者，无不应。旋经前邑候将延办，周家口南岸寨工局事，宜修筑寨垣，与同人和衷共济，以期完善，寿六十余而卒。子鸿典、鸿钧，能守其业。《商水县志·卷之二十四·补遗》，民国·徐家璘，宋景平等修，杨凌阁纂，民国七年（1918）刻本，1249.

第五节　太康县

王崇和

（清）王崇和，字叔介，性慷慨，好施予。祖遗丹药方能疗久年痼疾，每岁施药不惜重金。行之八十余年，至今弗倦。乾隆五十一年（1786）麦后，阖邑患时疫，求药者门前若市，全活甚众。后悉心岐黄，请即赴，自携药囊调剂以救人，不索债值。里民感之，送其额曰：惠及珠圆。子本肃、孙崧品，监生。《太康县志·卷五·义行》，清·戴凤翔编撰，清道光八年（1828年）刻本，142.

赵运振

（清）赵运振，监生，性至孝，长于外科，遐迩著名。闻病者家富则给方，贫者兼给药，从不索值，乡里德之。以"岐黄薪传"额其门。性好施，一生因施济事，典出地顷余。其祖宏典曾施阖族祭田十四亩，嗣被族人侵占，子生员虑九，将地追出，捐充教育款产。《太康县志·卷十·人物传下》，民国·郭成章编撰，民国三十一年（1942）铅印本，39.

王维之

（清）王维之，字超群，太学生。幼从朱孝廉文，嗜学有所得，性喜施济，于光绪三年（1877）在西关十方院捐资补赈，县令孔圄奖"恤灾施惠"。家中常制日蚀、月蚀丸，医活噎膈险症无算，至今其家犹继续施舍。又常设义学培养人才，教谕吴东鼎手书"崇儒重义"四字，以旌其庐。子铭钧，廪膳生。《太康县志·卷十·人物传下》，民国·郭成章编撰，民国三十一年（1942）铅印本，39-40.

朱映离

（清）朱映离，字瑞廷，南朱寨（今河南省太康县大许寨乡）人，增生，性行端谨，不苟合于世。居父母丧，徙倚墓侧，不茹酒者三年。家贫力学，终日无惰容。教授生徒，循先正遗规。晚岁博综群书，潜心理窟，生平不干预公事。咸丰元年（1851）卒，寿七十六岁，著有《养真录》藏于家。《太康县志·卷十·人物传下》，民国·杜鸿宾纂修，民国二十二年（1933）铅印本，34.

朱奎光

（清）朱奎光，字健菴，邑庠生，住南区朱堂（今河南省太康县朱堂村）。少失怙，依父成人。幼侍父疾，汤药必亲尝，亲族共齐之。十二通五经能诗赋，早年入泮。父殁，号仆复苏者数。壮年文学著名，门多佳士，著有《梅村诗集》《万全医书》未梓，年四十八卒。子学海，天性孝友，处事刚决，中乾隆甲寅举人，任广西左州知州。下车即创修书院，己巳大旱，祈雨则应，先是州有虎患，乃躬诣城隍庙，竭诚致祷，虎遂渡河去，民颂声载道，为撰《异政集》以纪其德，以病告归卒终。《太康县志·卷十·人物传下》，民国·杜鸿宾纂修，民国二十二年（1933）铅印本，25-26.

费成章

《医学见解》四卷，费成章著。《太康县志·卷五·艺文志上》，民国·杜鸿宾纂修，民国二十二年（1933）铅印本，7.

祝培祯

祝培祯（1887—1965），字干臣，太康县城东关人。幼年在私塾读书，受家庭医术熏陶，19 岁开始行医。1958 年任县人民医院妇科、喉科主治医师，是河南省命名的 90 名中医师之一。他医德高尚，工作认真，医术精益求精。

祝培祯于 1954 年 7 月至 1963 年 11 月，当选为县一至四届人民代表大会代表，县人民委员会委员。1959 年加入中国共产党。1960 年当选为省人民代表大会代表，同年出席省文教群英会和先进工作者代表大会。1962 年被选为县政协第二届委员。1965 军病故。《太康县志》，太康县志编纂委员会，范文敏，朱晓辉，许书同总纂，中州古籍出版社，1991 年 8 月，651.

尹楷之

尹楷之（1903—1944），名树模，太康县大许寨乡监庄人。幼年读私塾，稍长就读县城高小，后到开封读中学。民国十三年（1924），入上海同济大学医学预科，未及毕业因兄遭土匪杀害辍学，后改入开封讲武堂。民国十五年（1926 年）毕业即加入中国国民党，当年受命组建国民党太康县党部，曾任总干事、特派员、书记、书记长等职。民国二十六年（1937）秋兼任国民党太康抗敌自卫团副总团长和抗日后援委员会主任委员。《太康县志》，太康县志编纂委员会，范文敏，朱晓辉，许书同总纂，中州古籍出版社，1991 年 8 月，652.

第六节　鹿邑县

张辉

（清）张辉，字旭之，监生。生失怙恃，庶祖母杨鞠育之。长事杨谨，杨多病，辉侍汤药，衣常不解绦，遂究心于医术，著有《妇科摘要》数卷。道光二十一年（1841 年）河溢入涡，堤岌岌欲溃，辉出重资雇役修筑，昼夜弗间。四年之间河再决而并涡，庐舍无漂泊之患。咸丰三年（1853），捻匪扰害闾井，辉遇颠沛者辄倾囊恤之，家以中落，犹鬻产广赎被胁子女，不远数百里送诸其家，义声流播，至今未替云。《鹿邑县志·卷十四·人物下》，清·于沧澜，马家彦修，清光绪二十二年

（1896 年）刻本，13.

崔簁

（清）崔簁，字仲生，东北厂里人。性直谅，笃于伦纪，家有田四百余亩，析居后资用不足，乃习疡医，操术颇精。弟参窘乏破其产，簁以己田四十亩与之，且为偿逋债，饔飧或不给弗恤也，光绪十八年（1892）卒。《鹿邑县志·卷十四·人物下》，清·于沧澜，马家彦修，清光绪二十二年（1896）刻本，16.

王祕中

（清）王祕中，监生。考取州同，工诗文，旁通岐黄之术，活人甚众，著有《蚓穷吟》二卷，《医诀》四卷，藏于家。《鹿邑县志·卷八·人物》，清·许奕修，清康熙十八年（1679）刻本，53.

（清）王祕中，《蚓穷吟》二卷，《医诀》四卷。秘中，监生，工诗，旁通医术，活人甚众，二书均未见。《鹿邑县志·卷十上·艺文志》，清·于沧澜，马家彦修，清光绪二十二年（1896）刻本，16.

胡先甲

（清）国朝，胡先甲，字辛也。康熙二十八年（1689），岁洊饥，邑令吕士鸡设粥厂以赈贫人，择先甲使任之，列号给筹经理，悉当民各沾其惠，自冬及春四阅月，活人无算。又尝为医学训科，精于秦越人之术，能视人肝鬲，尝曰："九脏各有真形，形小变则病，形大变则死以形归神，母滑□魂而死者生，病者愈矣。亳州高子义之子，生三岁□□□惊痫将死，诸医皆束手无策。甲视之，见房中炉火甚炽，重帘不卷，立命灭火，卷帘投其儿子雪中，刻烛一寸而起，抱之儿病已止，人顺其故，甲曰："我视其色赤，火旺而水伏也，不克不生，我以克之者生之而已。"赵村刘子允病危六日不语，气奄奄将绝，甲令年壮者□其口，而自以左手大拇指按其胸腹，咯咯有声，一日而能言，三日而能起，七日而病遂瘳，其奇效类如此。《鹿邑县志·卷八·人物》，清·许奕修，清康熙十八年（1679）刻本，53-54.

张信古

（清）张信古，字述卿，别号葵。万历元年（1573），乡试，性孝友。十岁失母，思慕至废寝食，至忌日必痛哭事父。太学生东启甚肃，待诸弟信贤等友爱笃至，自总角白首无闲言。尝造田庐，于壁中得遗金百两，询之，乃袁流清故址也，即如还之。买婢有色，年将及笄，知为郭思忠孝童养妇，访其人而助之婚，其不惑于财色类如此。二十三年，岁大祲，信古为粥振饥、制药，以活病者。又输粟三百余石，以赡同宗及邻里之不能举火者，人有微罪，多为纳赎，责其改行。冬月制绵衣广施贫者，岁以为常。年五十六，卒。人祀孝弟祠（许志引陈志）。《鹿邑县志·卷十四上·人物一》，清·于沧澜，马家彦修，清光绪二十二年（1896）刻本，18-19.

张信贤

（清）张信贤，字赓俞，号简吾。年十四，补县学弟子员，性至孝，父丧，痛苦不食者累日，母强之，为啜一粥蔬，素终三年。读书郡城文正书院，郡守郑三俊深赏鉴之，目为宋庄、敏轩、介肃一流人。年四十七始贡于乡。性好施，戚族时赡给之，更为宗人置祭田，以奉祭祀。崇祯八年（1635）正月，贼众数万，猝至攻城，信贤守南门，散家财，敢死士杀贼数十人，城得以全。时海内变乱，贤年六十余，奋然以身许国。十三年春，复入都，将陈时政得失。有旧交御史魏某者，导以贿可得美官矣。贤叹曰："吾读书二十年，乃以贿进耶。"遂拂衣归，会岁祲，出所积廪，食饥者，所存活千百人。晚年，不得志，以诗文自娱。卒，祀乡贤（许志引吕志）。《鹿邑县志·卷十四上·人物一》，清·于沧澜，马家彦修，清光绪二十二年（1896）刻本，20-21.

张信贤《家训》一卷，《诗文集》二卷；《集医良方》一卷，藏于家。《古文选》若干卷。许志艺文不载，而人物传详其目，内惟《古文选》已镂版行世，他稿皆不传。《鹿邑县志·卷十上·艺文志》，清·于沧澜，马家彦修，清光绪二十二年（1896）刻本，6.

牛同豹

（清）牛同豹，字平阳，岁贡生。父儒，监生，豪宕雄辩论，夜梦布衣峨冠伟丈夫到门，寤而同豹生。幼颖悟，读书日三万言，为文敏妙，援笔立就。年十二应童子试，邑令大奇之，许为李安溪一流人。入邑庠后，从柘宿儒田汪波游。制艺法，归震川，痛惩浮艳，岁试文，为学者所欣赏。谓可作注疏观，置高等。食廪饩。性至孝，以亲老多疾，究心于医。两遭亲丧，哀毁骨立，丧葬尽礼。自是虽隆冬沍寒，不藉草，不衣棉。见者谓有朱百年之风焉。

乾隆二十二年（1757），选□□训导，以目疾，辞不赴。知县颜懋伦，修邑志，延主纂，羔雁三至终不就，年七十五卒。同豹学有本原，穷天人性命之奥，而躬行归于实践。与人交，惟以崇正学，黜异端相切劘，见衣冠不正及跛倚放弛者，率正言规之，不听则去之。若浼居附西郭时入城，市人以得见为幸而轻薄子惮焉。制方药奇效，求者趾相错，称量不厌。著有《古文辞》若干卷，身后散佚，仅存十数篇及《脉经直指》一册而已。《鹿邑县志·卷十四中·人物二》，清·于沧澜，马家彦修，清光绪二十二年（1896）刻本，7-8.

张磻玉

（清）张磻玉，《万方集成》十卷，《群方荟萃》二卷，《本草辑要》四卷。《鹿邑县志·卷十上·艺文志》，清·于沧澜，马家彦修，清光绪二十二年（1896）刻本，16.

张阶平

（清）张阶平，《外科集成》三十六卷。《鹿邑县志·卷十上·艺文志》，清·于沧澜，马家彦修，清光绪二十二年（1896）刻本，16.

王三纲

（清）王三纲，字政体，号醉石，晚号半癫跛者，增广生。负经世略，读书必期有用。咸丰初，粤寇至，三纲纠族众筑堡，推戚继光纪效新书法，演三才阵，训练丁壮，屡退贼冲，一方赖之。性孝谨，以亲老多疾，究心方药，遂精医术，好为诗，而不轻作，尤喜奖借后进。朱炎昭幼贫，不能读，依于三纲饮食教诲，卒登贤书，里人佟述以为美谈。子梦征，自有传。《鹿邑县志·卷十四中·人物二》，清·于沧澜，马家彦修，清光绪二十二年（1896）刻本，17.

赵其镈

（清）赵其镈，本名绂，字公佩，邑增生，性笃厚，好施予。尝以田百余亩给贫者耕，不较租入，邻里多赖之。饮友人家主失金以问其镈，其镈出己金偿之，主旋复得所失金甚惭，而其镈言笑自若，未尝介意。捻匪之乱，众议筑寨避贼，其镈出钱数百千为之倡。晚精于医，有求诊者，轻车驰应焉，年七十许卒。《鹿邑县志·卷十四下·人物》，清·于沧澜，马家彦修，清光绪二十二年（1896）刻本，13.

张岵瞻

（清）张岵瞻，字武绳，祖远谟，崇祀忠义；父瓒国学生。岵瞻三岁而孤，幼事母以孝闻，母多病学医，精其术，母赖以痊。姓好施，与亲党有急者，辄倾囊以助，诸生杨书思死不能葬，岵瞻慨助之地，乡人尤义之。训子至严，以主敬为宗，尝书先儒格言及箴铭於书斋，有所警悟，诸子咸砥砺成善士。《鹿邑县志·卷十四下·人物》，清·于沧澜，马家彦修，清光绪二十二年（1896）刻本，3-4.

第八节　淮阳县

神农氏

（上古）神农氏，都陈，"尝百草，一日本逾七十毒"，用中医药疗民疾，后有

《神农本草经》传世，为我国较早的医药学文献。《淮阳县志》，邵士杰、王守德主编，河南人民出版社，1991年12月，795.

第五伦

（上古）第五伦，字伯鱼，京兆长陵人。其人先齐诸田，诸田徙园陵者多，故以次第为氏。伦少介然有义行，建武二十七（51）年，补淮阳国医，工长随王之国。光武召见甚异之……《淮阳县志·卷六·人物流寓》，民国·甄纪印纂修，民国二十三年（1934）刻本，96.

宛邱先生

上古宛邱先生，史佚其名，居宛邱，故号宛邱先生。服制命丸得道，至殷汤之末已千余岁。以其方传弟子姜若春服之，亦三百岁，视如婴儿，彭祖师之。《淮阳县志·卷八·杂志方外》，民国·甄纪印纂修，民国二十三年（1934）刻本，40.

女几

上古女几者，陈市沽酒妇也。作酒尝美，仙人过其家饮酒，即以《素书》五卷质酒钱，几开之乃养性长生之术也。几私写其要诀，依而修之，三年颜色更少，如二十许，人居数岁，质酒仙人来，谓之曰，盗道无师，有翅不飞，女几随仙人去。居山历年，人常见之，其后不知所适，所居即女几山也。《淮阳县志·卷八·杂志方外》，民国·甄纪印纂修，民国二十三年（1934）刻本，40.

殷仲堪

（晋）东晋时，邑人名医殷仲堪著《殷荆州要方》，流传至今。《淮阳县志》，邵士杰、王守德主编，河南人民出版社，1991年12月，795.

《殷荆州要方》一卷，晋殷仲堪撰。殷仲堪有《毛诗杂义》，已见前，《晋书本传》，仲堪父病积年，衣不解带，躬学医术，究其精妙，又善取人情，病者自为诊脉分药。《随书经籍志》注：《梁》有《殷荆州要方》一卷，殷仲堪撰，《唐》《宋志》均为著录。《河南通志艺文志·卷十五·子部·医家类》，民国间（1912·1949）铅印本，20.

刘道合

（隋唐）刘道合，一名爱道，宛邱人。幼志隐逸，隋末从孟诜传道，后入霍山。避雨岩下，见神人曰：今丑类害民，子好道志节不屈，可制群魔，吾以符契授子，令吞之。自是道法神验，常隐嵩山。唐高祖闻其名，令于隐所，置太乙观以居之，召入宫中深尊礼焉。及将封泰山，属久雨，帝令道合于仪鸾殿，作止雨之术，俄而霁朗，帝大悦……又令道合九转还丹，丹成而进之。咸亨中卒，及帝营奉天宫，迁道合之殡室，弟子开棺改葬其尸，惟有空皮，而背上开拆有似蝉蜕，尽失其齿骨，众谓尸解。高宗闻之不悦，曰：刘师为我合丹，自服仙去，其所进者，亦无疑矣。《淮阳县志·卷八·杂志方外》，民国·甄纪印纂修，民国二十三年（1934）刻本，40.

李昊

（宋）李昊，不知何所人，年九十，尝至陈善篆符有鬼神者，得其符鬼或去。陈述古官舍多鬼，殆不复安居，昊居其西堂，鬼即止。苏辙问其故，昊曰：述古多欲故为鬼所侮，吾断欲久矣。故鬼不敢见，非有他也。又问其所以养生者，昊曰：人禀五行与天地，均五行之运于天地无穷，而人寿不过百者，人自害之耳。人惟物我之情，不忘于心，我与物为，二则其所受五行之气，判然与五行之大分不通，因其所受之厚薄，各尽其所有而止，或寿或夭无足怪也。今诚忘物，我之异使此身与天地相通，如五行之气中外流注不竭，人安有不长生哉。眉山苏辙记。《淮阳县志·卷八·杂志志余》，民国·甄纪印纂修，民国二十三年（1934）刻本，43-44.

沈括

（宋）宋时，大科学家沈括在陈施药疗疾，为世人称颂。《淮阳县志》，邵士杰，王守德主编，河南人民出版社，1991年12月，795.

王俣

（宋）《编类本草单方》三十五卷，王俣撰。俣，字硕父，河南人，官至工部侍郎。《宋史艺文志》：王俣《编类本草单方》三十五卷，书录解题无"编类"二字，谓取本草诸药条下所载单方，以门类编之，凡四千二百有六方。《河南通志·卷十五·子部·医家类》，民国间（1912—1949）稿本，25.

怀居士　怀和　怀遘

（宋）怀居士，名敏，字仲讷，少好医，自《神农草木书》《黄帝内外经》《扁鹊仓公传》，无所不览，遂为医博士。诊症辄有效，居数年厌之，以方授子孙并致家政，筑室独居，聚浮屠书读之，王公大人多与之游。居士雍容，上下不可亲疏，既七十举，累世不葬，通别籍之丧二十余，躬理其事，曰：是责在我，不当以累子孙。子和孙遘皆守其方，盖三世云。《淮阳县志·卷六·人物方技传》，民国·甄纪印纂修，民国二十三年（1934）刻本，85.

（宋）怀居士，名敏，字仲讷，宛邱人，少好医，自《神农草木书》《黄帝内外经》《扁鹊仓公传》，无所不览，遂为医博士。诊症辄有效，居数年厌之，以方授子孙并致家政，筑室独居，聚浮屠书读之，王公大人多与之游。居士雍容，上下不可亲疏，既七十举，累世不葬，通别籍之丧二十余，躬理其事，曰：是责在我，不当以累子孙。子和孙遘皆守其方，盖三世云。《淮阳县志·卷之十三·人物上方技》，民国·严绪钧纂修，民国五年（1916）刻本，2.

阎士安

（宋）阎士安，习医术，善墨竹及草树、荆棘、上石……《淮阳县志·卷六·人物》，民国·甄纪印纂修，民国二十三年（1934）刻本，85.

（宋）阎士安，宛邱人。疏荡嗜酒，尤好俳忧，语豪贵，多匿之。习医术，善墨竹及草树、荆棘、上石、蟆蟹、燕子等，画皆不用彩绘，为时辈所推。王冀公德用好蓄花竹画，士安尽其思虑，献墨竹图，甚见称。尝因奏为试四门助教，士安之竹千怪万状，有带风烟雨雪之势者，尽其景。《淮阳县志·卷之十三·人物上方技》，民国·严绪钧纂修，民国五年（1916）刻本，2.

（宋）闫士安，陈州人，以医术为助教，工画墨竹，笔力老劲，名著当时。每于大卷高壁，为不尽景，或为风势，甚有意趣。复爱作墨蟹、蒲藻，等闲而成，为人所重。《开封府志·卷之三十·人物志方技》，清·管竭忠纂修，清同治二年（1863）刻本，4.

刘冕

（宋）刘冕，字秉彝，本淮阴人，洪武初徙陈，遂参同契。问疾施剂，立效，任州典科。子谦、孙玠，咸嗣职。《淮阳县志·卷之十三·人物上方技》，民国·严绪钧纂修，民国五年（1916）刻本，3.

张子和

（金元）张子和，见铁釜下有一泡，凿破之，出红虫疾走如飞，其喙甚硬，盖金铁亦生虫也（草木子）。子和在陈负医名，有老狐变人形不诊脉，和曰：此兽脉也。狐跪告，曰：我狐精也，因病来就君医耳，投剂辄愈。狐酬以金帛，曰：此盗得之物。不受，狐自称无报，告以陈将陷，宜迁江西以避之，和如其言，得免于难（《儒门事亲》）。《淮阳县志·卷八·杂志志余》，民国·甄纪印纂修，民国二十三年（1934）刻本，46.

雷绍宗

（清）雷绍宗，字嗣美，贡生。事亲人无间言，十七入库，父命与万如洛、祁庭仪诸人结社读书。母病，遂留心岐黄，设药室。施剂不受值，强委之，即留以济贫，积二十四年药资费，数千金。年七十，里人欲制锦称庆，固辞。卒后，有吏部郎山东马祺遣仆持书馈人参二斤，珠百颗，云：十八年前过此，患疾将毙，赖治而愈，特申谢。子方震、侄方晓，具书却还。子方震、方声、孙采章等均接踵有声，成均黉序间。《淮阳县志·卷十一·人物上义行》，民国·严绪钧修，民国五年（1916）刻本，5.

（清）雷绍宗，字嗣美，贡生，事亲人无间言。十七入库，父命与万如洛、祁庭仪诸人结社读书。母病，遂留心岐黄，设药室。施剂不受值，强委之，即留以济贫，积二十四年药资费，数千金。年七十，里人欲制锦称庆，固辞。卒后，有吏部郎山东马祺遣仆持书馈人参二斤，珠百颗，云十八年前过此，患疾将毙，赖治而愈，特申谢。子方震、侄方晓，具书却还。子方震、方声、孙采章等均接踵家声。《淮阳县志·卷六·人物》，民国·甄纪印纂修，民国二十三年（1934）刻本，31.

苏应元

（清）苏应元，字仁寰，淮邑旧族。闯寇屠陈，艰辛流离，无间色养，旋里后敦子职，尚义周急。康熙己丑，岁歉，捐资给粥，值大疫，施医药，多全活……《淮阳县志·卷六·人物》，民国·甄纪印纂修，民国二十三年（1934）刻本，27.

孙垣

（清）孙垣，字魏贤，世医，幼读父书，深得《外台秘要》。每诊能洞病源，缕陈经脉，快人心脾，令病者勿药有喜。尝言：无不可治之症，要在治之得其道耳。问道安在，曰：症有万变，莫拘成方，认症确，用方活，医家读书，食之而化，则得矣。《淮阳县志·卷之十三·人物上方技》，民国·严绪钧修，民国五年（1916）刻本，3；《淮阳县志·卷六·人物方技传》，民国·甄纪印纂修，民国二十三年（1934）刻本，85.

蔡璐　蔡思明

（清）蔡璐，字佩玉，精痘症，晚岁目盲，以手按之即知轻重。子思明，犹世其业。《淮阳县志·卷之十三·人物上方技》，民国·严绪钧修，民国五年（1916）刻本，3；《淮阳县志·卷六·人物方技传》，民国·甄纪印纂修，民国二十三年（1934）刻本，85.

孟行健

（清）孟行健，字克献，精岐黄，因母伤足，遂殚心接骨术，治痘症尤神，贫者给以药饵。卒年七十有八。《淮阳县志·卷之十三·人物上方技》，民国·严绪钧修，民国五年（1916）刻本，3；《淮阳县志·卷六·人物方技传》，民国·甄纪印纂修，民国二十三年（1934）刻本，85.

杨士贤

（清）杨士贤，字圣传，太学生，精岐黄。延之立注，探古今，集验方，合药济人，屡著奇效，有纳金者，悉还之。乾隆五十一年（1786），岁大饥，出资以拯贫困，时人比之橘井。《淮阳县志·卷之十三·人物上方技传》，民国·严绪钧修，民国五年（1916）刻本，3.

杨百禄

（清）杨百禄，字在中，精医术，撰方用意大似古人。家设药局，乡里相延，暮夜不辞。及疾嘱其子，曰：药以拯人，非以市利，悉取账焚之。孙抡元，增生。《淮阳县志·卷之十三·人物上方技》，民国·严绪钧修，民国五年（1916）刻本，3-4；《淮阳县志·卷六·人物方技传》，民国·甄纪印纂修，民国二十三年（1934）刻本，86.

孙有仁

（清）孙有仁，少得父授，后术益精。知县耀有政声病既弥留，有仁药之即愈，酬以金。有仁曰：来医意为民也，何敢受赐，力却之。知县给额，曰：杏林春煦。求医者日数十家，一介不取。晚年生子如兰，年八十五卒。《淮阳县志·卷之十三·人物上方技》，民国·严绪钧修，民国五年（1916）刻本，4；《淮阳县志·卷六·人物方技传》，民国·甄纪印纂修，民国二十三年（1934）刻本，86.

雷继祖

（清）雷继祖，字书斋，由廪贡捐州同己。旌孝子，顾宗长，孙贤良，方正方连。长子性孝友，工诗文，好施与，尤精岐黄，尝著《医论》行于世。《淮阳县志·卷之十三·人物上方技》，民国·严绪钧修，民国五年（1916）刻本，4；《淮阳县志·卷六·人物方技传》，民国·甄纪印纂修，民国二十三年（1934）刻本，86.

鲁东木

（清）鲁东木，字辉光，廪生，卫守备文礼，季子负性孝友，读书以立身，持己为先，晚年精岐黄，有就医者，诊脉毕，令病者自言。少未合即复诊视，必悉合始立方，以故多奇效，遇贫乏并药给之。《淮阳县志·卷之十三·人物上方技》，民国·严绪钧修，民国五年（1916）刻本，4.《淮阳县志·卷六·人物方技传》，民国·甄纪印纂修，民国二十三年（1934）刻本，86.

郑安吉

（清）郑安吉，字厚禅，医学精研，视痘疹尤多奇妙，浑厚谦和。尝被人诬控，比诣案，令见其状，曰：是岂与人无理者乎？不问而判，告者惭服。寿九十余，无疾而终。《淮阳县志·卷六·人物方技传》，民国·甄纪印纂修，民国二十三年（1934）刻本，86.

宋会谦　宋清兰　宋馥关

（清）宋会谦，字益齐，少勤学，博览医书，遂精其道。危病立起，翕然目为，一路福星。当时名宿胡凤冈辈，多赠诗称之，有"福星到处皆钦仰，遮道相将万寿赓"之句。长子清兰，嗣家学亦精妙，同里增生关旭齐，戏以疾及诊，愕然曰：病危急治犹可，关笑而去。未几，果病。延诊之，惊曰，病笃矣，治无益也，关果殁。次子馥关，受家传，有时名。孙中山，邑增生。《淮阳县志·卷六·人物方技传》，民国·甄纪印纂修，民国二十三年（1934）刻本，86.

宋聚五　宋之范

（清）宋聚五，庠生。性刚直，有张姓，横行乡里，聚五诉诸巡按，立除其恶。堂兄起侍荡产尽，为购田四顷，宅数楹，居之。同姓宋苏之父贫，苏来投，即为收养，苏长，给宅为室。善书，得颜欧体，卒年七十三。子之范，字蜀公，庠生，好诗工书，嫡母王氏卒，值兵燹葬优以礼。继母庶母无子，事如生母。遇义勇为，不惜赀财。常考订《本草纲目》，手抄成帙，施药济人，活者甚众。范子二，长郡儒，早卒，次游儒，字定夫，承胞叔之韩嗣，抚兄遗骨成立时，生母傅氏，继嫡母吕陈二氏，嫂郭氏皆权厝，生父及胞兄俱涂殡，游儒只身经营，择斯同窆焉。母病侍汤药不离侧，殁，丧葬如礼。善持家，各有专司，岁立义塾，多所成就，子侄率列、成均，入庠序。《淮阳县志·卷十一·人物上义行》，民国·严绪钧修，民国五年（1916）刻本，2-3.

罗玉亮

（清）罗玉亮，字明远，精妇科专门，投方辄效，无远近之胥，称罗神仙。寿六十有六，卒后一方思之。《淮阳县志·卷之十三·人物上方技》，民国·严绪钧修，民国五年（1916）刻本，5；《淮阳县志·卷六·人物方技传》，民国·甄纪印纂修，民国二十三年（1934）刻本，86.

李英士

（清）李英士，字应聘，沉静谨厚，诊脉断吉凶如响，能于数月前预决生死，视症无贫富，一律殚心。晚年弱甚，有就医者，必勉强撑应之，邑侯罗额以"扁鹊仙术"。兄英相，字殿选，善占卜，疏财息讼，乡人称之。《淮阳县志·卷之十三·人物上方技》，民国·严绪钧修，民国五年（1916）刻本，5；《淮阳县志·卷六·人物方技传》，民国·甄纪印纂修，民国二十三年（1934）刻本，86.

夏茂林

（清）夏茂林，字淼然，医学论诸练，诊脉断症，如身亲，门前车马恒应接不暇。有延者虽疲甚，犹竭力应之，年八十九卒。《淮阳县志·卷之十三·人物上方技》，民国·严绪钧修，民国五年（1916）刻本，5；《淮阳县志·卷六·人物方技传》，民国·甄纪印纂修，民国二十三年（1934）刻本，86.

王来同

（清）王来同，字会如，幼多病，因业医，卧床览书，脉理精通，集有《医门简要》，门人抄诵四方，拯济无算。年八十，犹昼夜不倦，子国辅，庠生。《淮阳县志·卷六·人物方技传》，民国·甄纪印纂修，民国二十三年（1934）刻本，86.

喻性真

（清）喻性真，字本善，精眼科，能退经年云翳，光明如初，著有《眼科家传》。贫邻赫连虎诚孝，无立锥地，与宅一区，田三亩，以成其志。又设义塾，至今犹颂之。《淮阳县志·卷之十三·人物上方技》，民国·严绪钧修，民国五年（1916）刻本，5；《淮阳县志·卷六·人物方技传》，民国·甄纪印纂修，民国二十三年（1934）刻本，86.

任兴泰

（清）任兴泰，字景阳，精脉理，临症持脉道所苦，无不中，一时有神仙之目，辐辏盈门，延者常恐后云。《淮阳县志·卷之十三·人物上方技》，民国·严绪钧修，民国五年（1916）刻本，5；《淮阳县志·卷六·人物方技传》，民国·甄纪印纂修，民国二十三年（1934）刻本，86.

杨金铎

（清）杨金铎，字振鲁，太学生，名医士贤子，继父业，家颇裕，自备车乘，不以迎送累乡间，贫者给药资，人多德之。《淮阳县志·卷之十三·人物上方技》，民国·严绪钧修，民国五年（1916）刻本，5；《淮阳县志·卷六·人物方技传》，民国·甄纪印纂修，民国二十三年（1934）刻本，86.

张耀来　张育万　张锐

（清）张耀来，字光临，累世名医，皆享耄耋。曾祖明，寿八十二，祖育万继之。郡都戎蒋患肺痈，诸医罔效，已成瘤疾，育万投剂立愈，额以"医德遐龄"，寿九十六。父锐不坠世业，年八十六卒。耀来仍以医名，于时疫尤得把握，疗活无算。一生质朴无文，遇求无迁，延年八十有四，乡里偏德，时论重之。《淮阳县志·卷之十三·人物上方技》，民国·严绪钧修，民国五年（1916）刻本，5-6；《淮阳县志·卷六·人物方技传》，民国·甄纪印纂修，民国二十三年（1934）刻本，86.

夏端木　夏运芳

（清）夏端木，字效赐，监生。施药济人，延医者，昼夜风雨无不应。道光初年、咸丰二年，疫大行，每外出辄不暇旋里，全活数百人，寿八十一。孙运芳，亦业医。《淮阳县志·卷之十三·人物上方技》，民国·严绪钧修，民国五年（1916）刻本，6；《淮阳县志·卷六·人物方技传》，民国·甄纪印纂修，民国二十三年（1934）刻本，86.

孙鹤鸣

（清）孙鹤鸣，字延选，善医术。张春芳母瘫，卧十二年，服药数月渐能行。林宏儒女王茂林兄症皆险，应手辄效。其他所济甚多，晚年与其徒庠生孙宪曾，集纂《脉经精意》，稿甫脱而卒。《淮阳县志·卷之十三·人物上方技》，民国·严绪钧修，民国五年（1916）刻本，6；《淮阳县志·卷六·人物方技传》，民国·甄纪印纂修，民国二十三年（1934）刻本，86.

孙宪曾

（清）孙宪曾，《四诊备要》一册，孙宪曾撰。《淮阳县志·卷八·艺文志著述》，民国·甄纪印纂修，民国二十三年（1934）刻本，2.

王元太　李氏　李君　王广爱

（清）王元太，字善长，得母李氏口授，以医名。外祖李君善医，兼内、外两科，李氏幼，领父训，通其术，故元太精医独早，外科尤长，口碑争颂，九十二卒。次子广爱，字惠溥，能继父业，施治多效，不受谢金，卒年九十三。《淮阳县志·卷十三·人物上方技》，民国·严绪钧修，民国五年（1916）刻本，6；《淮阳县志·卷六·人物方技传》，民国·甄纪印纂修，民国二十三年（1934）刻本，86.

王天爵

（清）王天爵，字元良。读书目数行下，年十六游庠，旋食饩。事母以孝闻。选洧川学博，倡立义学。鬻产为诸生膏火。值匪徒张仁滋事，设策弥平，大宪才之，欲擢知县，以母老辞。俄有怪状如人形，沿街呼啸，天爵祭以文，怪随绝。有诸生争产讼于庭，反复理谕，生感泣。晚年告归，有著作见《艺文志》。今子孙书香不绝。

《淮阳县志·卷之十三·人物仕迹》，民国·严绪钧修，民国五年（1916）刻本，33.

（清）《三世良方》，王天爵撰。天爵有《析疑录》，已见前，是书见《中州艺文录》。《河南通志·卷十五·子部·医家类》，民国间（1912—1949）稿本，31.

郑嘉祥　郑茂锡　郑文轩

（清）郑嘉祥，字瑞钟，精岐黄，于妇科独具心得，全活甚多，著有《郑氏妇科》，藏稿于家，未及梓。子茂锡、孙文轩，世守其业。《淮阳县志·卷之十三·人物上方技》，民国·严绪钧修，民国五年（1916）刻本，6；《淮阳县志·卷六·人物方技传》，民国·甄纪印纂修，民国二十三年（1934）刻本，86.

傅振苍

（清）傅振苍，字闻远，于学兼习武略，中嘉庆丁卯武举。潜心医书，能窥其奥，疗病不执成法，历著奇效。周滨任大顺病剧，延治立瘳，大顺酬白金二百两，不受，曰：是岂假医求富耶？著《七十二病论》，今佚。《淮阳县志·卷之十三·人物上方技》，民国·严绪钧修，民国五年（1916年）刻本，6；《淮阳县志·卷六·人物方技传》，民国·甄纪印纂修，民国二十三年（1934）刻本，86.

杨云起

（清）杨云起，字从龙，性仁慈，精痘疹，出门不离药囊面袋，贫者施药周粟。年老步艰，有延医者，家人秘不闻，云起知，怒叱之，即遄往，卒年八十三。《淮阳县志·卷之十三·人物上方技》，民国·严绪钧修，民国五年（1916年）刻本，6；《淮阳县志·卷六·人物方技传》，民国·甄纪印纂修，民国二十三年（1934）刻本，87.

理思恩　理继武　理崇德　理崇修　理学礼

（清）理思恩，字惠远，从九品衔，医传五世，均有令名。思恩、继武尤臻精妙，有延请，不避寒暑。次子崇德，三子崇修，孙学礼，仍延其术。《淮阳县志·卷十三·人物上方技》，民国·严绪钧修，民国五年（1916年）刻本，6；《淮阳县志·卷六·人物方技传》，民国·甄纪印纂修，民国二十三年（1934）刻本，87.

张乃来

（清）张乃来，字敏修，精岐黄，尤善外科，所著有《疮症辨》《瘟疫条辨》，藏于家。《淮阳县志·卷十三·人物上方技》，民国·严绪钧修，民国五年（1916）刻本，7；《淮阳县志·卷六·人物方技传》，民国·甄纪印纂修，民国二十三年（1934）刻本，87.

刘景太　刘化文

（清）刘景太，字际昌；子化文，字焕章，均长医。每诊病不受聘谢，施方历著奇效。际昌，常自市夜归，群丐鼓噪逼近，知为际昌，反护送抵家。化文，天性至孝，事继母如生母，至老不懈，邑侯左额曰：孝德兼全。卒年八十四。子翊墀，邑庠生。《淮阳县志·卷六·人物方技传》，民国·甄纪印纂修，民国二十三年（1934）刻本，87.

朱全峰　朱煊　朱煐　朱苍海

（清）朱全峰，字孚占，太学生，通岐黄。咸丰二年（1852），疫作，峰步诣诊视，日无暇晷，活人不可胜计，贫者助资焉。仆赴市夜归，遇丐将捕之，知为朱先生，仆即送还。捻匪掠境，峰村独无患，后闻贼队长固实受恩者。一生殚心医学，疾革犹持《灵素》，诫子孙曰：勿废我业。长子煊、次子煐，孙苍海，均医药济人。《淮阳县志·卷之十三·人物上方技》，民国·严绪钧修，民国五年（1916）刻本，7；《淮阳县志·卷六·人物方技传》，民国·甄纪印纂修，民国二十三年（1934）刻本，87.

丁九皋

（清）丁九皋，字鸣洲，内、外两科名医，著有《疡医求真》四册，道光间毁于兵燹，论者惜之。《淮阳县志·卷之十三·人物上方技》，民国·严绪钧修，民国五年（1916）刻本，7；《淮阳县志·卷六·人物方技传》，民国·甄纪印纂修，民国二十三年（1934）刻本，87.

辛秉纯

（清）辛秉纯，字云仙，悉脉理，所医辄效，四方就医者，恒日不暇给。《淮阳县志·卷十三·人物上方技》，民国·严绪钧修，民国五年（1916）刻本，7；《淮阳县志·卷六·人物方技传》，民国·甄纪印纂修，民国二十三年（1934）刻本，87.

詹合同

（清）詹合同，字虞臣，太学生，博览医书，治病不拘成法，投方辄效，乡里赠以：素行仁廉、品端学醇、大德曰生各匾额。子省三，见选举。《淮阳县志·卷十三·人物上方技传》，民国·严绪钧修，民国五年（1916）刻本，7.

雷继贤

（清）雷继贤，字圣传，积学未遇，后业岐黄，药研针灸，各臻其妙。道光十八年（1838）秋，时疫流行，延医者昼夜不遑，一时全活，不可胜数。《淮阳县志·卷之十三·人物上方技》，民国·严绪钧修，民国五年（1916）刻本，8；《淮阳县志·卷六·人物方技传》，民国·甄纪印纂修，民国二十三年（1934）刻本，87.

雷效先

（清）雷效先，字绳武，业岐黄，乡里延诊，自备车马，兼施药饵。尝旅游黄陂客邸小住，适邻儿患疹濒危，儿父黄子元延之，立时汗涌如注，疹出病痊。子元感之，表以"济世活人"匾额。《淮阳县志·卷之十三·人物上方技》，民国·严绪钧修，民国五年（1916）刻本，8；《淮阳县志·卷六·人物方技传》，民国·甄纪印纂修，民国二十三年（1934）刻本，87.

王逢之　王树桐

（清）王逢之，字奇遇，喉症专门，著奇效，寿八十九。子树桐，字凤鸣，仰承父业，尤有体验，断症吉凶，如绾家寒廉介。凡延请者，贫富无歧视，乡里皆争颂之。《淮阳县志·卷之十三·人物上方技》，民国·严绪钧修，民国五年（1916）刻本，8；《淮阳县志·卷六·人物方技传》，民国·甄纪印纂修，民国二十三年（1934）刻本，87.

齐化甯

（清）齐化甯，字廪庵，以医名世，全活无算，乡人以"十全为上"额其门。《淮阳县志·卷之十三·人物上方技》，民国·严绪钧修，民国五年（1916）刻本，8；《淮阳县志·卷六·人物方技传》，民国·甄纪印纂修，民国二十三年（1934）刻本，87.

田继和

（清）田继和，字致中，幼失恃，事父至孝，业医，尤精痘疹，施药不计值。素健步，延请者恒走赴之。修桥梁，恤饥困，息争讼，指不胜数，年七十三卒。《淮阳县志·卷之十三·人物上方技》，民国·严绪钧修，民国五年（1916）刻本，8；《淮阳县志·卷六·人物方技传》，民国·甄纪印纂修，民国二十三年（1934）刻本，87.

雷乐善　雷春华　雷曰钤

（清）雷乐善，字同兴，邑庠生，每医险症，能起死回生。子春华，孙曰钤，亦以医显。《淮阳县志·卷之十三·人物上方技》，民国·严绪钧修，民国五年（1916）刻本，8；《淮阳县志·卷六·人物方技传》，民国·甄纪印纂修，民国二十三年

（1934）刻本，87.

卢庚辛

（清）卢庚辛，字玉峰，郡庠生。家徒四壁，初以教读营生，后业扁卢，专心致志，所医辄效。《淮阳县志·卷之十三·人物上方技》，民国·严绪钧修，民国五年（1916）刻本，8；《淮阳县志·卷六·人物方技传》，民国·甄纪印纂修，民国二十三年（1934）刻本，87.

刘德成　刘广育　刘德峰　刘书珍　刘书珩

（清）刘德成，字培新，清监生六世业医，父广育，兄德峰，俱上舍，孝友慈善，家风不替。德峰膺本村寨长，施资财，息争讼尤多。太邑贡生李树德，廪生，孟嵘为文表其墓。德成广集方书，按症施药，活人无算。家藏《验方八阵》，拟梓未果，卒。子二，长书珍，次书珩，均能济美珍，尤称神技，著有《妇科指南》《眼科详解》《医学入门》各种，未梓。每医险症多奇效，郡守邹额曰：堂构争辉。鹿邑舍人梁锡康额曰：恩同再造。项城直州牧袁世承额曰：青云望重。邑孝廉李树培、副榜赵立善、孝廉赵立言，皆有额赠。《淮阳县志·卷之十三·人物上方技》，民国·严绪钧修，民国五年（1916）刻本，8-9；《淮阳县志·卷六·人物方技传》，民国·甄纪印纂修，民国二十三年（1934）刻本，87.

陈云峰

（清）陈云峰，字奇观，监生，脉理针法均越伦辈，每日诊视，应接不暇。有丐患鹤膝风，蛇行有年，予以针砭即验。郡都戎定成内眷染疾，应手取效。治兵丁，救灾疫，全活尤多。乡人额曰：功参化育。子吕龄，以把总用。《淮阳县志·卷之十三·人物上方技》，民国·严绪钧修，民国五年（1916）刻本，9；《淮阳县志·卷六·人物方技传》，民国·甄纪印纂修，民国二十三年（1934）刻本，87.

黄清湛

（清）黄清湛，字蕴智，博览医书，悉心研究，与人诊治，应手取效，所著有《四言秘诀》。《淮阳县志·卷六·人物方技传》，民国·甄纪印纂修，民国二十三年（1934）刻本，87.

安竟成

（清）安竟成，字有志，庠生，性淡泊，邃于医，召无不往。有丐患疾，施药给食，遂愈。光绪三年（1877），汴省疫作，竟成旅汴，一时全活不计其数。《淮阳县志·卷六人物方技传》，民国·甄纪印纂修，民国二十三年（1934）刻本，87.

朱恭

（清）朱恭，字敬斋，太学生，性廉洁，善治痈疽，不受聘金，贫者给膏散，不取值。乡里额曰：年高德劭。《淮阳县志·卷之十三·人物上方技》，民国·严绪钧修，民国五年（1916）刻本，9；《淮阳县志·卷六·人物方技传》，民国·甄纪印纂修，民国二十三年（1934）刻本，87.

邵长勤

（清）邵长勤，字功敏，精医术，临症立方，细心斟酌。曰：他人性命系此，指间稍不尽心，是死于医也。所活甚多。《淮阳县志·卷之十三·人物上方技》，民国·严绪钧修，民国五年（1916）刻本，9；《淮阳县志·卷六·人物方技传》，民国·甄纪印纂修，民国二十三年（1934）刻本，87.

刘方晓

（清）刘方晓，字训俗，性灵敏，承三世医业，悉心研究，见称于时。光绪二十五年（1899），中牟流民张某全家染疫，偃蹇寺院，方晓诊治，应手回春，其他拯济亦多。《淮阳县志·卷之十三·人物上方技》，民国·严绪钧修，民国五年（1916）刻本，9；《淮阳县志·卷六·人物方技传》，民国·甄纪印纂修，民国二十三年（1934）刻本，88.

李桂实

（清）李桂实，字天香，业儒不遇，因治医术，临症诊脉，心细手敏，立方辄效。座右书三不欺，所制有妇女血块，小儿痞块，全方屡试屡验。《淮阳县志·卷之十三·人物上方技》，民国·严绪钧修，民国五年（1916）刻本，9；《淮阳县志·卷六·人物方技传》，民国·甄纪印纂修，民国二十三年（1934）刻本，88.

于运康　于金标

（清）于运康，字际泰，嗜学不遇，因业医，能著奇验。光绪十五年（1889）秋，疫行霍乱，求诊治者，门如市比，施方辄效，凡有酬聘，正言谢之。子金标，绍其业，亦有令名。《淮阳县志·卷之十三·人物上方技》，民国·严绪钧修，民国五年（1916）刻本，9；《淮阳县志·卷六·人物方技传》，民国·甄纪印纂修，民国二十三年（1934）刻本，88.

王文梅　王念会　王骏衢

（清）王文梅，字馨齐，受祖传，广集方书，简练揣摩，尤精痘疹，延辄往，鬻药，贫不取值。严课诸子，俱有学行，长甲善书，早逝；次庚，增生，另有传；次念会，监生，次㟽，廪生。念会亦业医，邑侯刘志亭母久病，延治立瘳，侯无以酬，乃代纳粟人成均。晚年道益精，宿疾异症，多奏奇效。子骏衢，亦以方脉行世。《淮阳县志·卷之十三·人物上方技》，民国·严绪钧修，民国五年（1916）刻本，9-10；《淮阳县志·卷六·人物》，民国·甄纪印纂修，民国二十三年（1934）刻本，47.

冯玉琇

（清）冯玉琇，字华彰，精医，行道有年，多所全活，医方教子，历传三世。《淮阳县志·卷之十三·人物上方技》，民国·严绪钧修，民国五年（1916）刻本，10；《淮阳县志·卷六·人物方技传》，民国·甄纪印纂修，民国二十三年（1934）刻本，88.

牛殿士

（清）牛殿士，字冠三，善妇科病，虽垂危能回生，寿八十。子光斗，庠生。《淮阳县志·卷之十三·人物上方技》，民国·严绪钧修，民国五年（1916）刻本，10；《淮阳县志·卷六·人物方技传》，民国·甄纪印纂修，民国二十三年（1934）刻本，88.

王凤山

（清）王凤山，性灵敏，通医术，能预知吉凶。尝于赫连姓诊毕，断曰：勿药，百日后难再见也。果如其言。《淮阳县志·卷之十三·人物上方技》，民国·严绪钧修，民国五年（1916）刻本，10；《淮阳县志·卷六·人物方技传》，民国·甄纪印纂修，民国二十三年（1934）刻本，88.

范振兰　范金垒

（清）范振兰，字馨菴，世业医，长痘疹。不设药室，不受谢仪，不避寒暑，不择贫富，亲邻感德者，不可胜计。子金垒，仍其业，人以世医称。《淮阳县志·卷之十三·人物上方技》，民国·严绪钧修，民国五年（1916）刻本，10；《淮阳县志·卷六·人物方技传》，民国·甄纪印纂修，民国二十三年（1934）刻本，88.

董汝贤

（清）董汝贤，性至孝，母病五载，诸医罔效，乃立志方书，渐通其奥，治母疾始痊，名遂。籍求诊者盈门，施药不吝，人多感焉。《淮阳县志·卷之十三·人物上方技》，民国·严绪钧修，民国五年（1916）刻本，10；《淮阳县志·卷六·人物方技传》，民国·甄纪印纂修，民国二十三年（1934）刻本，88.

黄文广　黄澄云

（清）黄文广，字允卿，精于医，尤善针砭，济人无算，寿九十七。孙澄云，亦习针法，通医道，诊脉断病，语多奇中。《淮阳县志·卷六·人物》，民国·甄纪印纂修，民国二十三年（1934）刻本，88；《淮阳县志·卷之十三·人物方技传上方技》，民国·严绪钧修，民国五年（1916）刻本，10.

窦兴杰

（清）窦兴杰，字兰秀，太学生，善家政，初有千亩产，积至十倍，兄弟继殁，诸侄在襁褓，分爨无一私，数年所畜二千余金，亦出入公。山左大饥，流离塞道，开仓施振，活数千人。本州荒，施粟煮粥，活者数万。亲族贫不婚葬，咸为资助，施棺舍药，称贷者概不受券，县令顾题其门，曰：天道祐之。《淮阳县志·卷六·人物》，民国·甄纪印纂修，民国二十三年（1934）刻本，34.

庞永贵

（清）庞永贵，字世候，增广生。其高祖孟松，豪侠有胆略，闯寇之乱，出赀招国力战，被创骂贼死。邑贡生钱廷文曾凭吊，其陇题曰：庞烈士之墓。永贵博学能文，于经史子集皆手自丹铅，敦品励行，取法先正。与同邑吴履坦、钱廷文，以学术相友善，皆器重之。著有《契心集》，记咏其事，家设文武塾，成就后进甚众。晚邃医，尤精痘疹。乾隆三年（1738），修爨宫，输赀襄事。二十三年岁饥，出粟振贫。邑侯王旌以"耆德硕年"。子三，立德、立业，武庠生，季早逝。立业，字勤修，多义举，有仆耿姓，子逸入柘籍，登武科。来淮告荦，遂慨还，其祖父鬻身券，其人感泣。乾隆间，岁大饥，凡持地约，易粟佯受，约付粟去，比丰悉返其约，不责偿，邻里称厚德焉。寿九十三，子载道，武庠生，向道，太学生；堂侄谋道，庠生，维道，庠生。《淮阳县志·卷六·人物》，民国·甄纪印纂修，民国二十三年（1934）刻本，38；《淮阳县志·卷之十二·人物上文学》，民国·严绪钧纂修，民国五年（1916）刻本，9.

傅存仁

（清）傅存仁，字善长，太学生，天性孝友，而好施……每逢饥，散粥给资，施药，全活无算，时多赠额颂之……《淮阳县志·卷六·人物》，民国·甄纪印纂修，民国二十三年（1934）刻本，41-42.

喻杰

（清）喻杰，字汉三，太学生。族繁衍多，待举火或无立锥，分宅与之。女兄适劳，姨兄李家中落，均为制产。精岐黄，有老贫妇孙病求治，杰云：须参苓，妇有难色，即代售焉。比邻王应硕以债将自经，亟救之，并给资。魏姓因贫鬻妻，杰得其情，给之金，俾安于室。《淮阳县志·卷六·人物》，民国·甄纪印纂修，民国二十三年（1934）刻本，42；《淮阳县志·卷之十一·人物上义行》，民国·严绪钧纂修，民国五年（1916）刻本，14.

孙凌云

（清）孙凌云，字步月，庠生。候选训导，祖佑家素丰，多阴德，云少习举业，入庠后，究心岐黄，治疾多奇验，储药济人。嘉庆十八年（1813），捐振五百千，复肩管理，劳弟炳南例捐武骑都尉。是岁，复出粟五十五石，自设粥厂，以活祖民。又置义塾，令贫民子弟就学，好礼士。尝曰：硕学通儒，接迹吾门，吾愿足矣！

云三子，长汉章，庠生，咸丰末捻首张乐行犯境，章捐资筑寨，选练壮丁数百人，纠合乡团，越境剿贼，屡斩巨寇。麻种之败，乡团皆散，汉章深沟固垒，贼不敢犯。尤好奖后进，括里申子弟供资斧教诲之。次金章，次宪章，宪章六岁失怙，哀毁有成人礼，自奉甚约，周急济贫如不及，临终，手焚债券无算。炳南子秀章，武庠生，以河工奖五品蓝翎例捐卫千总，光绪三年（1877）与兄汉章出粟三百二十石，施粥济贫，全活甚众，累世高谊，共以为克，继家声云。《淮阳县志·卷六·人物》，民国·甄纪印纂修，民国二十三年（1934）刻本，45；《淮阳县志·卷之十一·人物上义行》，民国·严绪钧纂修，民国五年（1916）刻本，16.

袁士德

（清）袁士德，字光华，父善喉科，德承业益精，所活无算。道光初年荒，出粟振贫，粟罄，远籴立券以贷，岁稔来偿，券已焚矣，乡邻感德，兼尊功同良相矣。《淮阳县志·卷六·人物》，民国·甄纪印纂修，民国二十三年（1934）刻本，50.

（清）袁士德，字光华，父善喉科，德承业益精，所活无算。道光初旱荒，出粟振贫，粟罄，远籴，立券以贷，岁稔来偿，券已焚矣，乡邻感德，赠："齿德兼尊，功同良相"匾额。《淮阳县志·卷之十一·人物上义行》，民国·严绪钧纂修，民国五年（1916年）刻本，20.

李有岐　李以德　李蓝岭

（清）李有岐，字爱施，遇赤贫，衣履解赠。尝以草垛悬铁钩一柄，乞者盗去，群盗遇之，詈曰：此钩场供吾侪用耳。急送还，其称为"李善人"。子三虎变、豹变、三变。虎变三子，长以宽，次广度，庠生，善息讼，乐输财，岁沴饥开仓赈济。咸同间，办团御贼，被掳逃民来归，给资遣还，匪闻其义树旗于门，相戒勿犯。卒，长沙孝廉郑继烈为之传。三以德，医术活人，有滑丐马某病笃，以德觅仆食之，给药调痊。年荒散谷济贫，粮缺，兄远平籴，雨阳难归，以德忧极而卒。及葬，饥人哭送者数百。广度子蓝岭，邑庠生，制衣衣人、施药四十年。光绪丁亥，河决郑口，出料济工。岁饥，大斗平粜，尝晚归遇盗，盗识之送还。《淮阳县志·卷之十一·人物上义行》，民国·严绪钧纂修，民国五年（1916）刻本，22.

陈崇岫

（清）陈崇岫，临蔡城人，性耿介至行，门庭严肃，五十年不识邻居妇。建家祠，修祖墓，施药济人，择交慎言，喜作楷书，点画不苟。同胞三人，岫最少，襁褓时出痘成疔，二兄遵医，教口吮秽毒，得更生。《淮阳县志·卷六·人物》，民国·甄纪印纂修，民国二十三年（1934）刻本，50.

严学书

（清）严学书，字志贤，晚年工书，宗离斋法，因号继离。精医，尤长痘疹，贫者给药，或并赠衣食，拯救甚多。兄澍早亡，遗孀嫂冯，使诸子母奉之。子四，长汝清出嗣，次汝敬从九品，汝成、汝梓，皆见选举。《淮阳县志·卷六·人物》，民国·甄纪印纂修，民国二十三年（1934）刻本，56；《淮阳县志·卷之十三·人物上方技》，民国·严绪钧纂修，民国五年（1916）刻本，4.

蒋岸登（蒋仲昌）

蒋岸登，字瀛宾，邑庠生，性严厉，论事不阿，解争息讼，乡党倾服。咸丰间带团解项围，随张勤果公打匪出力，奖五品顶戴，贼平训徒，多次成就。子三，长伯昌，字启泰，岁贡生，善诗词工翰墨，郡守刘拱宸嘉其有"飞云走雾"之势，赠号"飞香斋"，学使冯数索之。家贫甘淡泊，司训襄城，任后囊无余资。次季昌，字庆笃，增广生，性孝友，幼奉祖母以身温被，事父母无疾言遽色，兄弟谒如质鲁。好学，动循礼法，教人新善，讲经尤先伦纪，门多循谨士，刘捷三、任凤晓等，建碑志之。子二麟藻、麟书皆庠生。三仲昌，幼颖悟，善事亲，事必禀命，继值时乱，袖手潜读，匪平后改业岐黄，活人无算。有永城陈某合家行乞至村，无赖谋卖其妻女，仲昌救之，收其夫妇为螟蛉，婚其女于士人，里党至今称颂。《淮阳县志·卷六·人物列传》，民国·甄纪印纂修，民国二十三年（1934）刻本，58.

李钟璧

（清）李钟璧，字苍宾，贡生，司谕洧川候选知县。少孤，奉母食必亲进，母疾奉汤药，衣不解带。以母善病，精习医术，乡里有疾，求罔不应。谕洧川时，尝有民延诊，方接上官，急往治之。豫抚英桂母病，延医立愈，谢金不受，同寅请托，正言谢绝，未尝以私事谒英，咸同间，捻匪临洧，昼夜守城，积劳成疾，卒于官，诸生扶梓至里，制德教碑。《淮阳县志·卷之九·人物上文仁》，民国·严绪钧纂修，民国五年（1916）刻本，33-34.

（清）李钟璧，字苍宾，贡生，司谕洧川候选知县。少孤，奉母食必亲进，母疾奉汤药，衣不解带，以母善病，清习医术，乡里有疾求，罔不应。谕洧川时，尝有民延诊，方接上官，急往治之。豫抚英桂母病，延医立愈，谢金不受，同寅请托，正言谢绝，未尝以私事谒英。咸同间，捻匪临洧，昼夜守城，积劳成疾，卒于官，诸生扶梓至里，制德教碑。子维寅，国学生，能事亲，父任洧川随侍，孝养尤笃。党叔钟琇无子，爱其贤立为嗣，嗣母一女早寡，给田宅抚孤甥，教养兼至，修族乘建家祠，出资百金，且身董其役。《淮阳县志·卷六·人物列传》，民国·甄纪印纂修，民国二十三年（1934）刻本，58.

李钟瑜

（清）李钟瑜，字佩瑾，恩贡生，候选教谕，善岐黄，倜傥尚义。县境西南下，历年患水，钟瑜疏摆麻沟，导水入颍，遂成腴田，督修考院，监筑黉宫，任劳任怨，时论称之，寿六十。《淮阳县志·卷六·人物》，民国·甄纪印纂修，民国二十三年（1934）刻本，58.

王方旦　王方张

（清）王方旦，字旭斋，庠生；方张，字景师，增生。父有痰疾，母失明，方旦与弟朝夕扶持，身亲匜盥。亲殁，绝意进取，家设塾，来学者多有所成。性友爱，与弟同居至白首，门内怡怡如也。方张，性严正，见蹑足附耳者，恒耻之，晚年精岐黄，多所全活，尝力援许氏孤儿，乡党称焉。《淮阳县志·卷之九·人物上孝友》，民国·严绪钧纂修，民国五年（1916）刻本，7.

张习卜

（清）张习卜，字允吉，太学生。父早背，奉母尽礼尽爱。执母丧，酒肉不御，堂姐贫而寡，迎养十余年，病危治丧，具送归。精医，好善，曾给饮食，疗活病丐，族人迫贫鬻妻，亟给钱阳其事。颍州苑名镇，同其父母避荒至，母殁，父子饿且死，先给钱，旋令名镇习艺，艺成还颍。金姓二子及刘辉、刘狗恨，钧孤儿，收抚之，并遣业工，卒资成家。亳州孙姓一家三口，归德张冬鸣母子二人，避捻匪难至村，皆为区处，使不饥寒，卜殁后，苑犹岁时来奠焉。子其端，弱冠入庠，胸怀洒脱，善画墨竹，好义举，董疏柳涉清水二河，修曹寨、三官庙桥。又施义地以瘗贫民，著有《易知堂诗集》，藏稿未梓。民国被选议员、劝学员，有清慎之称。《淮阳县志·卷六·人物》，民国·甄纪印纂修，民国二十三年（1934）刻本，60.

（清）张习卜，字允吉，太学生。父早背，奉母尽礼，晨昏寒暑无稍间，执母丧，酒肉不御。堂姐贫而寡，迎养十余年，病危治丧，具送归。精医，好义，有病丐垂危就医，给饮食月余，疗活，资之还。族人迫贫鬻妻，亟给钱粟，阳其事。颍州苑名镇，同其父母避荒至，母殁，父子饿且死，先给千钱，旋令名镇入肆习艺，艺成还颍。金姓二子及刘辉、刘狗恨诸人，钧无依孤儿，收抚之，并遣业工，卒资成家。发匪之乱，亳州孙姓一家三口，归德张冬鸣母子二人，避难至村，使不饥寒，卜殁后，苑犹岁时来奠焉。子其端，庠生。《淮阳县志·卷之十一·人物上义行》，民国·严绪钧纂修，民国五年（1916）刻本，33-34.

鲁合同

（清）鲁合同，字虞臣，清监生，例赠通义大夫。父兰新早卒，事母窦，以孝行称。窦晚年失明，合同日侍左右，虽有疾不废，定省。异母兄合贵，中年□，□兄和馈，终年多远游。两兄家务皆代为经理，合馈两次丧偶，皆力代谋续室，其孝友盖天性也。复精医术，治病不拘成法，投方辄效。乡里以"大德曰生""品端学醇"额其门。项城张镇芳为文，志其墓表其阡者，清太史宛平孟锡珏也。子二，长省三，次省仁。《淮阳县志·卷六·人物》，民国·甄纪印纂修，民国二十三年（1934）刻本，62.

（清）鲁合同，字虞臣，太学生。博览医书，治病不拘成法，投方辄效。乡里赠以"素行仁廉""品端学醇""大德曰生"各匾额。子省三，见选举。《淮阳县志·卷之十三·人物上方技》，民国·严绪钧纂修，民国五年（1916）刻本，7.

黄云龙　黄夔龙

（清）黄云龙，字润苍，号怡莲，性颖悟，幼为文不加点窜，英年食廪膳，屡荐未售。同治癸酉贡成，均敦品励行，无一字干谒。少孤事母孝，门下入庠者四十余人，举人黄金瀛、赵立言选拔于云楼，岁贡王观涛、胞侄典史采宾尤着。季弟夔龙，字协襄，庠生，以母疾，精岐黄。《淮阳县志·卷六·人物》，民国·甄纪印纂修，民国二十三年（1934）刻本，65；《淮阳县志·卷之十二·人物上文学》，民国·严绪钧纂修，民国五年（1916）刻本，15.

杨云祥　杨建远

（清）杨云祥，字集五，邑庠生，为项城郭顿南孝廉高弟。专精易学，家藏《周易》十数种，丹铅评定，未尝释手。晚年通医术，应手取效。子建远，能守其业。《淮阳县志·卷之十二·人物上文学》，民国·严绪钧纂修，民国五年（1916）刻本，16.

王钟潜

（清）王钟潜，字义泉。三岁失怙，胞伯骧衢收养，成立弱冠饩于庠，为文精深古奥，屡荐不售。同治己巳，骧衢授关中杜亭，令渚主薄记，丁役胥吏不能欺，嗣兼刑席案，无滞卷。岁饥，散粥，经营两厂。庚辰以教职注选骧衢，捐馆扶槥，旋梓囊橐告控，遂设帐授徒，迨登光绪巳丑乡榜。骧衢枢尚停，凑金葬之，主讲秣陵桐邱两书院。旁通岐黄、星象、地理、易数、命学诸书。尝购蔓菁子撒种，次年大饥，贫民采食多赖焉。子三，长毓桱，陕西补用州同，次毓槟，候选典吏，次毓桢。《淮阳县志·卷之十二·人物上文学》，民国·严绪钧纂修，民国五年（1916）刻本，18.

苑柱臣

（清）苑相臣，字容卿，性敦朴，年十五，母病卧榻，亲侍左右，历年余如一日。母没，刻苦肆学服阕，入庠食饩，敦品励行，教人必诚，门下补博士。弟子者二十余人，以例候铨训导，保升知县，未士卒。弟柱臣，字辅卿，弱冠入庠，研览方书，以医名。《淮阳县志·卷之十二·人物上文学》，民国·严绪钧纂修，民国五年（1916）刻本，18.

李广度

（清）李广度，庠生，祖有岐，喜施济，遇赤贫，每舍衣赠履，严冬柴草任贫丐携取，有"李善人"之称。广度善息讼乐输财，岁涍饥开仓赈济。咸同间办团御贼，被掳逃民来归，给资遣还，匪闻其义树旗于门，相典勿犯。卒，长沙孝廉郑继烈为之传。弟以德，医术活人，有滑丐马某病笃，以德觅仆食之，给药调瘥。年荒散谷济贫，粮缺，兄以宽赴远平籴，雨阳难归，以德忧极而卒，及葬，饥人哭送者数百。广度子蓝岭，邑庠生，制衣衣人、施药四十年。光绪丁亥，河决郑口，出料济工，岁饥大斗平粜，尝晚归遇盗，盗识之送还。《淮阳县志·卷六·人物列传》，民国·甄纪印纂修，民国二十三年（1934）刻本，64.

丁朝栋

（清）丁朝栋，字松枰，世业岐黄，施药济众几五十年，遐迩赠额百万。光绪十一年（1885），捐资四百缗，创办崇正义塾。二十四年，同保甲局委鄂世仁，创办东善义塾，兼置掩骨义地，施点牛痘。邑令程额曰：荫留桑梓。二十六年，助办周镇粥厂，豫抚刘额曰，好善襄勤，卒年八十四岁。《淮阳县志·卷六·人物》，民国·甄纪印纂修，民国二十三年（1934）刻本，65；《淮阳县志·卷之十一·人物上义行》，民国·严绪钧纂修，民国五年（1916）刻本，36.

丁朝桢　丁九皋　丁殿都

（清）丁朝桢，字振卿，性笃伦纪，母老废步，身侍床褥者数年，事兄恭谨，老弥笃。父九皋，精外科，积益擅长，踵门者日百数，遇贫给药，四十年如一日，遐迩赠额百余方。值周日作旷野游，饬修坍塌坟墓，不问姓氏，平时修桥路，恤孤贫，不胜枚举。子二，长殿都，清宣统己酉选拔，尤精医，能世祖业。民国十五年（1926）匪破周镇被掳，骂贼不辱，遂遇害，年四十六岁，闻者惜之。次子殿郅，业儒。《淮阳县志·卷六·人物》，民国·甄纪印纂修，民国二十三年（1934）刻本，65.

（清）丁朝桢，字振卿，性笃伦纪，母老废步，身侍床褥者数年，事兄恭谨，昆仲怡怡，老弥笃。父九皋，精外科，积益擅长，踵门者日百数，遇贫给药，四十年如一日，遐迩赠额百余方。值周日作旷野游，饬修坍塌坟墓，不问姓氏，平时修桥路，恤孤贫，不胜枚举。子二，长殿都，见选举。次殿郅，业儒。《淮阳县志·卷之十一·人物上义行》，民国·严绪钧纂修，民国五年（1916）刻本，40.

刘玉衡

（清）刘玉衡，字仰斗，精医学，通命理、卜筮、星相之书，无不旁及。贫家延诊，不索药资，稍有赆赏捐入善局，年八十三卒。《淮阳县志·卷六·人物方技传》，民国·甄纪印纂修，民国二十三年（1934）刻本，87；《淮阳县志·卷之十三·人物上方技》，民国·严绪钧纂修，民国五年（1916）刻本，7.

王成秀

（清）王成秀，字优明，精医道，砥砺廉隅，不设药肆，不受聘仪，间有馈食物者，亦却之，全活甚多，年八十一卒。《淮阳县志·卷六·人物方技传》，民国·甄纪印纂修，民国二十三年（1934）刻本，87.

（清）王成秀，字俊明，精医，廉洁，不设药店，不受聘仪，寿八十一。《淮阳县志·卷十三·人物上耆寿》，民国·严绪钧纂修，民国五年（1916）刻本，20.

齐化宁

（清）齐化宁，字康庵，以医名世，全活无算，乡人以"十全为上"额其门。《淮阳县志·卷六·人物方技传》，民国·严绪钧纂修，民国五年（1916）刻本，8.

张金印

（清）张金印，字玉堂，幼嗜学厄于遇，因就医延请者辐辏至，或劝设药肆。金印曰：幸自给何利为。素笃友谊，与友有约必践，虽遇害不避也。《淮阳县志·卷六·人物》，民国·甄纪印纂修，民国二十三年（1934）刻本，87；《淮阳县志·卷六·人物方技传》，民国·严绪钧纂修，民国五年（1916）刻本，8.

刘应传

（清）刘应传，字薪斋，精痘疹，有神验，远近知名，为一时痘疹科所仅有。

《淮阳县志·卷六·人物》，民国·甄纪印纂修，民国二十三年（1934）刻本，88；
《淮阳县志·卷六·人物方技传》，民国·严绪钧纂修，民国五年（1916）刻本，10.

高尚志

（清）高尚志，字纯嘏，庠生，教读书，多成就，尤精医，济人无算，寿八十五。
《淮阳县志·卷六·人物耆寿》，民国·甄纪印纂修，民国二十三年（1934）刻本，93.

吴璞玉

（清）吴璞玉，字含辉，业岐黄，精脉理，医伤寒，尤多奏效，寿八十五。《淮阳县志·卷十三·人物上耆寿》，民国·严绪钧修，民国五年（1916）刻本，21.

王文华

（清）王文华，字学富，通医术，善拳棒。捻匪至境，乡民被掳，文华匹马单枪直入贼，冲贼披靡倒退，救出掳民数十人，一时咸谓：王铁枪复生。寿八十四岁。
《淮阳县志·卷十三·人物上耆寿》，民国·严绪钧修，民国五年（1916）刻本，21.

傅甲

（清）傅甲，字天一，设药肆，负不追偿，贫不索赏，寿八十四。《淮阳县志·卷六·人物耆寿》，民国·甄纪印纂修，民国二十三年（1934）刻本，93

攀启元

（清）樊启元（1897—1957），原名樊永贞，刘振屯乡泥河村人，系术世家。民国二十五年（1936）承祖业在城内开设"启元堂"药店，行医济世。他擅长内科、儿科，尤通妇科，临床试验丰富，是民国时县四大名医之一。

启元医德高尚，不拘贫贱，随请随到，不择场合，随地就诊。尤其对穷苦病人，关怀备至，舍药济贫，受到民众爱戴。《淮阳县志》邵士杰，王守德主编，河南人民出版社，1991年12月，914-915.

樊怀清

（清）樊怀清，字怡斋，邑庠生，家贫，业医。光绪十七年（1891），境大疫，以釜盛药，待人饮服，所济无数。二十四年疫复作，就医者门如市，昼夜诊治，不惮劳苦，甚有卧病其家，命子大化，侄大溦等服侍汤药。乡邻遂相语曰：天疫行，投樊公，医药不取值，扁鹊又复生。一时传为美谈，邑南朱振山，尝作文刻石以谢之。
《淮阳县志·卷六·人物》，民国·甄纪印纂修，民国二十三年（1934）刻本，67.

孙俊生

（清）孙俊生，武生，施药赈饥，多全活。捐资筑寨练团，境赖以安，事亲尤笃孝行。《淮阳县志·卷六·人物卓行传》，民国·甄纪印纂修，民国二十三年（1934）刻本，76.

（清）孙俊生，武庠生，施药疗病，岁饥赈济，全活甚众。咸丰间，皖匪逢起，出赀数千缗，筑寨练团御贼，境赖以安。生平慷慨尚义，不拘小节，事亲谨，奉养葬祭务竭力焉。《淮阳县志·卷十一·人物传上义行》，民国·严绪钧纂修，民国五年（1916）刻本，25.

梁万书

（清）梁万书，遇财物纷争事，出资解之，避乱时道拾婴儿，访知田氏子，遂与之。行客抱病遇门，医愈遣归，尝制药施舍。《淮阳县志·卷六·人物卓行传》，民国·甄纪印纂修，民国二十三年（1934）刻本，76.

（清）梁万书，字香远，排难解纷，遇人争财，输囊解之。咸丰年间，携眷避匪，道拾婴儿，访知为田氏子，遂与之。南人崔生抱病过门，留家医愈，厚赠遣归，自制兔脑催生丸、兔脑顺气丸，施求无算。卒年八十四岁。《淮阳县志·卷十一·人物传上义行》，民国·严绪钧纂修，民国五年（1916）刻本，25.

薛占鳌

（清）薛占鳌，岁荒出粟，周贫邻，又常施药饵。《淮阳县志·卷六·人物卓行传》，民国·甄纪印纂修，民国二十三年（1934）刻本，76.

（清）薛占鳌，字海峰。咸丰六年（1856），岁荒，邻王姓、李姓，贫无依，占鳌出粟数石济之，施药济人，岁以为常。《淮阳县志·卷十一·人物传上义行》，民国·严绪钧纂修，民国五年（1916）刻本，26.

曾昭南　曾昭敬　曾宪周

（清）曾昭南，胞妹适苑贫，赡养其家。祖传外科，昭南兼精内科，不设药肆，不受谢仪。弟昭敬，侄宪周，均庠生，世继医术。《淮阳县志·卷六·人物卓行传》，民国·甄纪印纂修，民国二十三年（1934）刻本，77.

（清）曾昭南，字象离。父母早殁，兄弟四人，昭南居长，笃友爱。一妹适苑某产落，举家赡养之。父子兄弟咸通武略，捻匪蜂起，守寨多功。祖传外科，昭南兼精内科，遇病施方，不市药，不索谢。排难解纷，修桥补路，慨然身先，年六十余卒。四弟昭敬，字效甫；侄宪周，皆庠生，世继医术，不改家风。《淮阳县志·卷十一·人物传上义行》，民国·严绪钧纂修，民国五年（1916）刻本，31.

李金坊

（清）李金坊，素有文名，秋闱会拟魁选，竟弃，以诸生终。学粹品端，工书，兼精医术，预诊吉凶不一爽。励名节不苟取，身殁，但图书满架而已。所著见《艺文志》。《淮阳县志·卷十二·人物传上文学》，民国·严绪钧纂修，民国五年（1916）刻本，8.

张祥光

（清）张祥光，字瑞凝，幼力学，援例入成均，两入秋闱不售，遂潜心医理，求诊者踵接，未曾受馈。新站设咀华书院，慨捐巨金，课期亲诣襄事。于村东造桥、筑路、疏渠，俾病无涉。光绪四年（1878）岁祲，贷者立应，助丧葬、解纷争尤多。乡临额曰：好行其德。《淮阳县志·卷十二·人物传上义行》，民国·严绪钧纂修，民国五年（1916）刻本，38.

（清）张祥光，监生，新站咀华书院，慨捐巨金。精医术，诊不受馈。修路桥、助丧葬、贷贫穷，人多德之。《淮阳县志·卷六·人物卓行》，民国·甄纪印纂修，民国二十三年（1934）刻本，78.

宋殿杰

（清）宋殿杰，周贫饥，修桥路，施药剂，终身不倦，出资修戴侍中庙，以存古迹。《淮阳县志·卷六·人物卓行传》，民国·甄纪印纂修，民国二十三年（1934）刻本，77.

常立镛

（清）常立镛，监生，施药舍衣，助人婚葬。《淮阳县志·卷六·人物卓行传》，民国·甄纪印纂修，民国二十三年（1934）刻本，77.

（清）常立镛，字协笙，监生，制药济人，冬施棉衣，助婚葬，乡里称之。《淮阳县志·卷十一·人物传上义行》，民国·严绪钧纂修，民国五年（1916）刻本，33.

邵心彩

（清）邵心彩，外骨分财让产，设肆行医，贫者药不索值。施贫族棺，收育贫师子，人称：厚德。《淮阳县志·卷六·人物卓行传》，民国·甄纪印纂修，民国二十三年（1934）刻本，77.

（清）邵心彩，字衢，出嗣胞作奉若亲生，外骨肉分财让产，至冻馁无怨言。后小康，精岐黄，贫者不索药值。有越境就医者，调养渐瘥，赠资遣归。为兄心德置宅，施贫族邵田棺，收育贫师姜某子，乡党称焉。子化南，南县试冠军。《淮阳县志·卷十二·人物传上义行》，民国·严绪钧纂修，民国五年（1916）刻本，38.

莫尔　莫之楷

（清）莫尔，字文定，号坡仙，广东恩平人，世居京师。顺治己酉，登顺天贤书，知宁海县，为政严明，去官来陈时，陈牧方于光同年友也。因家于陈，喜读书，屏居一室，日事丹黄，终老不倦，著作多散佚。康熙三十年（1691），陈州志编辑也，善真，行草书楷法，颜鲁公人多宝之，年八十卒。子之楷，太医院御医。《淮阳县志·卷十三·人物传上流寓》，民国·严绪钧纂修，民国五年（1916）刻本，30.

智维桢

（清）智维桢，字斡臣。偕族如鉴如镜连吉等，各捐资财，重修砖寨，庇护一方。德延附贡生，饱学早殁，连城方型，辅邦均以孝友。通医，称邑西南望族焉。《淮阳县志·卷六·人物卓行传》，民国·甄纪印纂修，民国二十三年（1934）刻本，79.

孟行建

（清）孟行建，字克献，精岐黄，因母伤足，遂殚心接骨术，治痘症尤神，贫者给以药饵，卒年七十有八。《淮阳县志·卷十三·人物传上方技》，民国·严绪钧纂修，民国五年（1916）刻本，3.

李秉法

（清）李秉法，字圣训，以医世家。有就医者，与之药，不计值，家蓄婢，必为择配，年九十八。知县焦给额，曰：五世一堂。《淮阳县志·卷六·人物耆寿》，民国·甄纪印纂修，民国二十三年（1934）刻本，90.

高日震

（清）高日震，字长春，幼力学，因父疾，博习经方，精其术。有黄氏子、梁氏妇病危甚，为制药，寻愈，设药局，贫不责偿，年九十七。《淮阳县志·卷六·人物耆寿》，民国·甄纪印纂修，民国二十三年（1934）刻本，90.

王自明

（消）王自明，素乐善，遇有丧者，匍匐救之。嘉庆十八年（1813）岁荒，多所全活，其它施茶施药，岁以为常，年八十七。《淮阳县志·卷之十三·人物上耆寿》，民国·严绪钧修，民国五年（1916）刻本，14.

杨春龄

（清）杨春龄，字延千，少积学鲜，兄弟尝曰：人子责无可分身，名一败，箕裘坠矣。侍亲左右，足不履尘市。精岐黄，储药济贫。道光元年（1821），邑患疫广，布良方，全活甚众，年七十九。《淮阳县志·卷六·人物耆寿》，民国·甄纪印纂修，民国二十三年（1934）刻本，91.

陈述

（清）陈述，字克绪，监生，重义轻财，兼精岐黄术。有延者，未尝索谢，遇贫乏者，并给药饵之资，卒年八十。《淮阳县志·卷六·人物耆寿》，民国·甄纪印纂修，民国二十三年（1934）刻本，91.

张育万

（清）张育万，精岐黄术，有延医者，虽风雨，不惮劳，现年八十。《淮阳县志·卷之十三·人物上耆寿》，民国·严绪钧修，民国五年（1916）刻本，16.

陈守仁

（清）陈守仁，字统万。性廉介，尝于道路拾遗金，待其人至还之。精岐黄术，遇贫困者，尤加意诊治。知县沈给额，曰：品重乡评。现年八十岁。《淮阳县志·卷六·人物耆寿》，民国·甄纪印纂修，民国二十三年（1934）刻本，91.

李起宽

（清）李起宽，字宏远，从九品街。邃医，不受谢。咸丰初，倡首筑寨，破家济之，寿八十九。《淮阳县志·卷六·人物耆寿》，民国·甄纪印纂修，民国二十三年（1934）刻本，92.

吴一士

（清）吴一士，字占元；弟一然，字唯贵，事继母郑患痫，亲涤溺器。一士好施，尝制疗膏济人，补路建桥尤多。设教三十年，不计修脯，一士寿八十九。子德和，庠生。一然寿七十四，孙献廷，庠生。《淮阳县志·卷六·人物耆寿》，民国·甄纪印纂修，民国二十三年（1934）刻本，94.

戴璞玉

（清）戴璞玉，字含辉，业岐黄，精脉理，医伤寒尤多奏效，寿八十五。《淮阳县志·卷六·人物耆寿》，民国·甄纪印纂修，民国二十三年（1934）刻本，94.

张华珍

（清）张华珍，邑庠生，精医术，治症多效，尤善瘟疫，寿八十三。《淮阳县志·卷六·人物耆寿》，民国·甄纪印纂修，民国二十三年（1934）刻本，95.

刘维新

（民国）刘维新，字焕然，性慷慨，好义舍，世以医鸣，善灸小儿疯痫，著手立愈。临症不择贫富，不受谢仪。殁后，乡邻立石，以志德感。享年八十三。《淮阳县志·卷六·人物》，民国·甄纪印纂修，民国二十三年（1934）刻本，89.

赵锡川

（民国）赵锡川，郡庠生，精通医理，活人无算，尤善疗虚胀，乡里送额建碑一方，称妙术焉。《淮阳县志·卷六·人物》，民国·甄纪印纂修，民国二十三年（1934）刻本，89.

王允芝　王树梯　王树棠

（民国）王允芝，精通医术，与长子树梯、四子树棠俱善医，尤精喉科。问咳定吉凶，不一爽时，有王神仙之目。《淮阳县志·卷六·人物》，民国·甄纪印纂修，民国二十三年（1934）刻本，89.

罗云章

（民国）罗荣光，太学生，工书法，笔力雄健，求者盈门。子二，长云章，次汉章，亦皆善书，汉章笔尤健，惜早卒。云章入郡庠，设教多成就，后为军医长，卒于厦门防次。《淮阳县志·卷六·人物》，民国·甄纪印纂修，民国二十三年（1934）刻本，89.

白学礼

（民国）白学礼，业岐黄，善丹青，兼通音乐、雕刻、占卜、风鉴等术。建楼一座，自下观之，瓦房五间，入其内乃宅一区，正厢墙垣均具，时有"白神仙"之称。年八十二卒。《淮阳县志·卷六·人物》，民国·甄纪印纂修，民国二十三年（1934）刻本，89.

余敬铭

（民国）余敬铭，字永惕，原籍颖上。幼师商城金罔台某僧兼习外科，少长来淮，住观音堂。庙内有塾师敬铭香火，暇请益问字，博览方书，悉心研玩于脏腑经络，了如指掌，三月前断生死，恒不一爽。方药多独创，不拘成书，应验如神，陶太守及邑名彦均推国手。还俗后占籍淮阳，年未五十，无故为乡曲疯癫子所戕，远近惜之。子一，长福。《淮阳县志·卷六·人物》，民国·甄纪印纂修，民国二十三年（1934）刻本，88.

李广谦

（民国）李广谦，曹堂人，精医仗义，全活无算，传药亭媲泽普诸先达，均极赞许之。《淮阳县志·卷六·人物》，民国·甄纪印纂修，民国二十三年（1934）刻本，88.

孙敬亭

（民国）孙敬亭，清增生，工书法，精医术。《淮阳县志·卷六·人物》，民国·甄纪印纂修，民国二十三年（1934）刻本，88.

刘书珩

（民国）刘书珩，字楚卿，德成次子。谦和通医，撰方用药，多暗合古人，就医延诊者，日不暇给，卒年六十五岁。《淮阳县志·卷六·人物》，民国·甄纪印纂修，民国二十三年（1934）刻本，88.

杨子俊

（民国）杨子俊，平民医院院长。《淮阳县志·卷二·职官表》，民国·甄纪印纂修，民国二十三年（1934）刻本，26.

薛绍程

（民国）薛绍程，字德庵，住指挥营，邑庠生。貌鲁心慧，家贫几废学，近邻廪贡其恕奇其文，招致门下，卒玉成之，入庠后，舌耕糊口。邑庠生张训嘉、孙宪曾，潘同江、沈如海等皆所成就，精脉理，亦多全活。《淮阳县志·卷六·人物》，民国·甄纪印纂修，民国二十三年（1934）刻本，70.

胡震

（民国）胡震，字伯祖，建和岁贡生，精痘疹。父抡元，郡廪生。震幼丧母，事继母以孝闻，读书颖敏，年十六入邑庠，后入河南高等学堂，毕业精通英文。民国初被选临时省议会议员，历充中学、矿务大学，及省立一中各校教员，复兼校长，蜚声教界十余年。旋投身政界，历任故始、唐河、罗山县长，复奉调由罗山赴遂平，任路遇群匪，被劫丧命，闻者共惊惋焉。《淮阳县志·卷六·人物》，民国·甄纪印纂修，民国二十三年（1934）刻本，71.

韩身正

（民国）韩身正，医术活人，均于路匪陷城时被掳，骂贼遇害。《淮阳县志·卷六·人物卓行传》，民国·甄纪印纂修，民国二十三年（1934）刻本，81.

谭钟灵

（民国）谭钟灵，字际昌，庠生，谦和厚重，富而知礼，通医术，多全活。工书法，人争买之。《淮阳县志·卷六·人物卓行传》，民国·甄纪印纂修，民国二十三年（1934）刻本，83.

段宏远

（民国）段宏远，通医，疏财，孙金凤，曾孙畅然，俱庠生。《淮阳县志·卷六·人物卓行传》，民国·甄纪印纂修，民国二十三年（1934）刻本，83.

郑登三　郑茂锡　郑朝鼎

（民国）郑登三，字蓉甲，自其祖茂锡，至子朝鼎，四世通医，疗活无算，助药焚卷，岁以为常。《淮阳县志·卷六·人物卓行传》，民国·甄纪印纂修，民国二十三年（1934）刻本，83.

常玉瑶　王青峰　许云骧　杨效唐　张文蔚

（民国）常玉瑶、王青峰、许云骧、杨效唐、张文蔚，俱以医名，活人无算。《淮阳县志·卷六·人物卓行传》，民国·甄纪印纂修，民国二十三年（1934）刻本，83.

邵应武

（民国）邵应武……众称"四大名医"。《淮阳县志》，邵士杰、王守德主编，河南人民出版社，1991年12月，795.

李守义

（民国）李守义……众称"四大名医"。《淮阳县志》，邵士杰、王守德主编，河南人民出版社，1991年12月，795.

宋仰之

（民国）宋仰之……众称"四大名医"。《淮阳县志》，邵士杰、王守德主编，河南人民出版社，1991年12月，795.

樊启元

（民国）樊启元，众称"四大名医"。《淮阳县志》，邵士杰，王守德主编，河南人民出版社，1991年12月，795

第九节　沈丘县

李鼎玉

（清）李鼎玉，字水樵，学正焕之弟也。痛父孕嘉殉难潜山，扶柩还家，艰苦备尝，奋志读书。入承母训，出聆兄诲，连辍巍科，成名进士，以中书升监察御史，居谏院时矢公矢慎。凡有关于国计民生者，无不痛切言之，置身家于度外，出为山东济南府提刑，一尘不染，至今有李青天之称……尝慨然曰：不得为良相，犹愿为良医，因而留心岐黄，全活不可胜计，著有《伤寒痘疹》诸书，缮刻成集。康熙四十六年（1707）合邑公举。抚院注。《沈丘县志·卷之十·乡贤志乡贤列传》，清·何源洙，冯澎撰修，清乾隆十一年（1746）刻本，158-159.

李鼎玉，字水樵，明末清初沈丘人。其父孕嘉曾任潜山县令，因对抗义军张献忠，被俘后处死。鼎玉幼就读，由进士任内阁中书，后升任监察御史，转山东济南府推官。任职谏院时，对有关国计民生诸事，无不痛切直言，置个人利害于度外。任职山东，廉洁奉公，曾获"李青天"之誉称。后对时政不满，厌弃荣华，慨然辞官旋里。

鼎玉归隐后，家有母族王姓田六百亩，为仰体母志，将全部地契文卷，一火焚烧，地归原主，颇受里人称赞。婶母施氏，守节六十余年，鼎玉奉之如母，使其丰衣足食。晚年致医，尝感慨的说"不得为良相，犹愿为良医"。著有伤寒痘疹诸书，缮刻成集，今已无存。顺治十五年（1658）参加纂修《沈丘县志》（十四年卷本）成书，次年付印，为沈丘县现存的第二部志书。《沈丘县志》，沈丘县志编纂委员会编，河南人民出版社，1987年7月，630.

刘　璞

（清）刘璞，字石友，号尔琢，明乡贤方伯公汉儒曾孙。天资高亮，学行纯粹，贡于成均，不乐仕进。少孤，足不履市，闭门谢客，图书数卷而已。事孀母以孝闻，母病昼夜伏榻，衣不解带者百余日，吁天愿以身代，病良已。抚其幼弟成，立心力俱殚，当前明之季流氛猖炽，所在摧陷，城邑百姓涂炭，璞椎牛享士日夕守陴城以全，邑人至今德之。性好施予，每腊底及二麦前，辄发粟减价贱售，遇贫乏者与之。不取其值，亦不问其姓氏，岁以为常。家开义塾，延名师督课，里中子弟咸令就学，所成就不可数计。精于医理，有求诊视者，无论雨雪，必诣其家，贫者即裹药与之，所著有《医学集要》六卷行于世，殁之日，远近莫不哀戚。康熙五十一（1712）年合邑公举。《沈丘县志·卷之十·乡贤志乡贤列传》，清·何源洙，冯澎撰修，清乾隆十一年（1746）刻本。159.

（清）刘璞，字石友，号尔琢，清代沈丘人，明代刘汉儒的曾孙。幼好学，天资聪敏，学业早成而不喜仕途。少年丧父后，足不履市，闭门读书。事母至孝，母病时，昼夜伏榻服侍，百余日衣不解带。怜贫惜苦好施与，每年底及二麦前，米珠薪桂。刘璞将积谷减价抛售，遇过于贫苦者不问姓氏，无偿施粮。刘家自办私塾，请名师督课，里中子弟，皆令就学，有成就者不可胜数。刘璞精于医理，有人请求出诊，雨雪不阻。对贫家的病人，赠药医治，著有《医学集要》六卷，流行于世，逝世之日，远近莫不哀感。《沈丘县志》，沈丘县志编纂委员会编，河南人民出版社，1987年7月，630.

刘 璐

（清）刘璐，今沈丘老城人，字石渠，号雪水，退老林下时，别号"柳浪七里人家"。生于明崇祯十六年（1643），卒于清雍正六年（1728）三月，享年85岁。

其父刘祖向，是顺治年间福建光泽县令。刘璐随父去光泽赴任时，光泽人苦于逆藩商人的高利贷剥削，璐帮助父亲设计封仓储粟，逆商不能复取，其父刚正不阿，逆藩与之为敌，谗言诬陷，其父蒙冤遭受重谴。璐痛父被诬，奔走豫闽，往复数次，家业荡尽，始得奉父归里。自此，璐衔父冤，苦奋发。于教书之余，博览群书。凡易学、象数、术艺之书，无不精研其妙，医术尤精。康熙四十一年（1702），刘璐59岁，由岁贡拔魁抵京会试，考授中书留京都。适逢康熙帝患病不起，投药罔效，刑部大司寇励廷仪推荐刘璐诊治，康熙帝病愈。设御筵于乾清门，升璐筵于御座前，赞璐学术醇正，识力过人，谕诸王林臣，以璐为师，诸臣晋贺，并奏请愿各减级给刘璐加官晋爵，璐以年老辞谢。诸王大臣皆称他为高人先生，由是声闻海内。

璐身受隆崇，不受高官，向康熙帝泣诉父冤。清帝赐金数千，复其旧产，修其庐舍。康熙五十九年（1720）复如刘璐进京裁定六壬书，书成，适逢雍正皇帝即位，赐还其父刘祖向的光泽县令，晋赠文林郎，前冤尽雪。赐刘璐中书诰封，援征仕郎，面赐锦缎衣，袭官诰金千两，准以归里祭祖。璐于乡里终其晚年，世称"刘御大夫"。《沈丘县志》，沈丘县志编纂委员会编，河南人民出版社，1987年7月，630.

刘雪水传

（清）刘公，字石渠，号雪水，退老林下，又别其字，曰：柳浪七里人家。为光泽公。祖向，长子幼聪敏，遇书辄一览数行，下笔为文，出语惊人。尝有尧舜之世不无巢，由文武之，朝亦有夷齐句，众咸异之，以为非常人。年十八补博士弟子员，至二十，丁未随父之任福建光泽案牍，练达光人。苦逆蕃商放债，利剥削不支，璐即佐父设计封仓储粟，逆商不能取，光民赖之，遇异人，问以终身事，异人曰：此子孤物贵，自不须言，他日当为王侯座上贵客，天子门下闲人。再叩止曰：好好好。人皆不能解，迨后，光泽公因性刚正，明照逆蕃，耿有阴谋忤其旨，俾不得以水口成城，计塞兵败，遂坐以过山。夫价未曾核减，嘱上下左右，官刻于搜劾，罗织之，诬以亏空。家产尽赔，流离艰窘，百苦备尝，是以清白进士，视同墨吏。璐衔恨之，父冤不能白者几四十年，终日号泣，设馆奋发，日除教授生徒举子业外，锐意广博，凡易学、象数、术艺之书，无不穷其精妙，然璐惟善藏有大志，时人亦莫之奇。

至康熙壬午，璐年 59 岁，由岁贡登贤书拔魁，抵京会试未售。因考中书，留都会圣祖仁皇帝，圣体违和，病不能起，投药罔效，举朝尤郁。有刑部大司寇励讳廷仪者，荐其学术，蒙召引见，璐以躔病之学进称，旨圣体获安，设宴御乾清门，升璐筵于御座前，帝谕诸王大臣，曰：朕病痊愈，璐之力也，此诚实老人家，朕考其学术醇正，识力过人，尔等可师事之。诸王大臣晋贺，凑请愿各减级加璐，璐以年老辞，不受。诸王大臣皆以高人先生称之，由是声闻海内，举一时四方之贤人，君子莫不以未获亲炙为憾，则其隆崇可知矣。璐复谦退恂，谨陪侍中庭，奏对之余，泣白父冤蒙，温旨慰之，先赐金数千金，复其旧产，修其庐舍。至庚子岁，复召进京，裁定六壬书，书成寻遇宗宪黄帝即位，邀覃恩，还其父祖向光泽县官，晋赠文林郎，前冤尽白，仍赐予中书诰封，面赐锦缎，衣袭官诰，金千两，准以归里焚黄墓，告是其一身清洁，而父亦得为完人。

易曰：斡虫非璐之谓，与且以一介书生，往来朝宁，进退自如，天子呼为老人，王侯称为师傅，仍不动心。于人悦之，富贵优游于王公之上，笑傲于林泉之下，不远不近，其高踪遐。踔虽不得与巢由夷齐辈，垿观而以之矫厉逐逐，又何以或少也哉。异人之言，宣其然乎。若夫吐纳，推测神仙之说，与或以捐金，千金修文庙，戟门重其施，或以抚侄析产，兄弟高其义，施粥舍药，助人婚葬，大其仁。然此亦止可与近世之术数，乡杰较而实不足以为璐称。盖璐固博学鸿儒，慕孝子进退合宜，一代高尚人也。求其庶几其惟，督抚田以望隆朝野，品题表其庐，似近得之，故因传录焉。

璐享年 85 岁。戊申三月，以疾寿终于家。乾隆十年（1745），岁次乙丑春月，德州世弟庐见，曾顿首拜譔。《沈丘县志·卷之十二·艺文志乡贤列传》，清·何源洙，冯澎撰修，清乾隆十一年（1746）刻本，260-263.

张 寻

（清）张寻，字愚夫，前传张帜之胞弟也。父母殁时甫六岁，性笃孺慕，事母以色养。及与兄同补博士弟子员，自相师友，恭顺莫比。凡慎终追远，应事接物一如其兄，家庭之内，其乐雍雍也。经史之余，兼精岐黄，为人诊治，不避寒暑，施舍药饵，不取谢仪。又捐义冢地二十五亩，凡邑中贫不聊生，死不能葬者，辄施粟、施银、施棺，以周其急。至□关帝庙、五公祠、广惠堂各大工，亦各捐数十金，助襄公事，故与其兄皆以好义见称于时。雍正十三年（1735）卒，享年七十六。合学公举诸令齐贤王令郁文相继详请。督抚王具题，奉建坊旌表，送主入祠后，以兄弟孝义，同建石坊，永垂孝友焉。《沈丘县志·卷之十·乡贤志孝友》，清·何源洙，冯澎撰修，清乾隆十一年（1746）刻本，174.

刘璲

（清）刘璲，字苍佩，本县庠生。性纯孝，志端方，父母之前，温清之仪。问视之节，所不待言，而先意承志，尤人情所难能者。兄璠为父祖谋所钟爱，早亡，嫡无后。时婢生一子，父母欲养以延璠嗣，他兄弟皆不然，璲独毅然抚之，妾无乳，幸其子与璲长子年相仿，遂仿遂并乳之，后皆成人。父祖谋资，性忠实懦弱，族人有觊觎其产者，生端争闹，璲慨然以己所自买田十顷界之。及与诸弟，析居田产多寡不较，宁甘淡泊。父母殁，设像于室，朝夕拜荐事之如生。康熙四十二年（1703），岁歉，借邻里粟八十余石，不求偿。又精岐黄术，人无论贫富，时无论寒暑，医其疾并施之药，数年之间计施药饵资近二百金，四方称为盛德君子云。《沈丘县志·卷之十·乡贤志孝友》，清·何源洙，冯澎撰修，清乾隆十一年（1746）刻本，179-180.

刘玕　刘公璞

（清）刘玕，字石洲，光泽公祖向仲子也。天姿英异，至性纯笃，髫龄为邑诸生……尝从族兄乡贤公璞学医，三年精于岐黄之术。闻人有患病者，辄自往诊视，不待请托，不避寒暑，或贫不能药者，必出药饵医治之，虽所费不赀，弗惜也。邑中赖以全活者甚多，卒年七十有六。邑人景仰盛德，至今犹称颂不衰云。《沈丘县志·卷之十·乡贤志孝友》，清·何源洙，冯澎撰修，清乾隆十一年（1746）刻本，181-183.

唐橘

（清）唐橘，字干诚，髫龄入庠，以忠厚闻于乡。因母久病，潜心岐黄，亲侍汤药十余年，终始无倦。凡亲族有病求诊视者，风雨必往。生平好施，尝于郊外见白骨泣下，先后施义地十亩。有邑人崔文学者，少双瞽，橘怜之，给宅基一段。又建桥于县西阮家洼，秋涝水涨，行人咸利赖焉。雍正年间，公举孝友，乡人推橘为首，橘固辞。乾隆六年（1741），县令王郁文，以善人详请上宪表扬之。《沈丘县志·卷之十·乡贤志孝友》，清·何源洙，冯澎撰修，清乾隆十一年（1746）刻本，183.

卢鹏洋

卢鹏洋（1895—1967），字翔九，老城卢营人。家殷富，自幼就读，聪颖过人。

中年习医，苦学成才，为沈丘名医。

卢在而立之年，因爱女患疮疹，倍尝庸医害人之苦，深感医学为救命之道，遂发愤研习岐黄之术。博览群书，勤求古训，每读至达旦孜孜不倦。上自《内经》《伤寒》《金匮》《本草》，旁及诸子百家医术之长，融会贯通，广集博采。年近四十，已以外科名闻乡里。常施医舍药，救贫扶危，救人无数。应诊中，渐觉外感温病发病多，变化快，危害大，且治疗颇为棘手，遂决心研讨温病。熟读吴又可、叶天士等清代温病学家的著述，尤对吴鞠通的《温病条辨》最为推崇，反复研读，细心体验，终成一代温病名家。

卢诊疾深恶单凭抚脉断病的恶习，每诊必详细四诊，望、闻、问、切，细心辨症。对杂病的治疗，最重脾胃之气，皆先从调理脾胃入手，诊断中思路敏捷，辨症用药。常说诊疾治病贵在"活"，辨症要活，用药要活，理、法、方、药，用入化境，方能使膏肓为微坷之变，滞痼有振起之望。卢之用药精而少，简而效，每方不过五、七味，能迅速抓住主症，迅速见效。有"手上巧、心中精，长于方"之誉。

卢从医四十余载，虽术娴技精，未敢轻易示人。曾言"但人则传，非人勿言"，直至晚年始择优授徒。其收徒严格，传艺认真。对药性、汤头、脉诀、温病、伤寒、内经等亲自教授，令学生热能背诵。虽重理论，却不泥教条。常言："良将可予人规矩，不可予人巧"。强调以理论为指导，临症发挥，随机化裁。《沈丘县志》，沈丘县志编纂委员会编，河南人民出版社，1987年7月，657-658.

胡金黄

胡金贵（1898—1970），字灿荣，北杨鬃乡倪寨村人，著名中医师，曾当选为沈丘县第一至第四届人大代表，连任四届县人民委员会委员，多次被评为县先进工作者。

胡金贵自幼就读私塾十余年。1919年学毕，执教于乡里。一年后弃文从医，先后投师于北杨集乡林玉蓑和赵德营乡戴雨田等名中医，刻苦习医七年。1927年在纸店集开设"普济堂"药店，单独行医二十余年，医术日精，救治疑难病症，摄人无数，誉满乡里。《沈丘县志》，沈丘县志编纂委员会编，河南人民出版社，1987年7月，661.

王瑞吾

王瑞吾（1907—1983），字敏英，冯营乡西王老家村人。其父王永会，拥有土地五百余亩，土改时病逝。瑞吾兄弟六人，居少。幼年就读私塾四年，后入教会学校。因体弱多病，深受缺医少药之苦，立志学医自救教人，小学毕业后，入开封医专学习，二年余还乡。1938年在县城东大街开设保康医院，由此终生献身于医疗卫生事业。

保康医院为沈丘较早的中西结合诊疗的医院，瑞吾应诊早晚不误，随时出诊风雨无阻，对穷苦者施诊舍药，传为患者福音。太康县逃荒过境的刘姓夫妇，有一九岁男孩牛蛙患黑热病，已濒临死亡，其父母痛不欲生。瑞吾免费为其治疗，经多方抢救，打针吃药，使牛娃转危为安，刘姓夫妇感激莫名。此时县境内黑热病流行，患者日多，瑞吾采用六六六针剂（属青霉素之类）救治不少危重病人，使保康医院声誉大振。1940 年 8 月，日本侵略军飞机轰炸沈丘县城，保康医院被炸，其兄王冠英遇难。瑞吾不甘沉沦，积极筹措，于东大街路南另觅新址，使保康医院尽快复业。后，沈丘县医院成立，瑞吾出任院长，并兼任县禁烟（鸦片）委员会主任，为地方兴利除弊，诸多贡献。《沈丘县志》，沈丘县志编纂委员会编，河南人民出版社，1987 年 7 月，669.

王廷秀

王子亮（1901—1984），字寅初，沈丘付井乡杨集人。幼家贫，一家八口，仅有薄田二亩许。父廷英务农，兼做木匠，叔父廷秀在药铺学徒。《沈丘县志》，沈丘县志编纂委员会编，河南人民出版社，1987 年 7 月，676.

第十七章　驻马店市

第一节　遂平县

王永宁

（明）王永宁，邑人，明于岐黄，任邑医官，投药多效。生平乐善好施，凡婚丧不给及患难不继者，辄捐资济之。更创修石桥二座，以利济乡里。嘉其德义，三举乡饮大宾。《遂平县志·卷十二·人物志乡贤》，清·金忠济纂修，清乾隆二十四年（1759）刻本，11.

越效忠

（明）越效忠，邑人，少任侠负担，南游遇异人授以术，凡沉疴不起者，以手摩之即愈。且勇，略知兵，拳能碎石。天启朝御□□□奏授游击将军，镇守清华，流寇撺至，力□□□□死之。《遂平县志·卷十二·人物志乡贤》，清·金忠济纂修，清乾隆二十四年（1759）刻本，7.

魏圣伦

（清）魏圣伦，邑人，精岐黄，始以医药济人，家为窘后，遂稍听人，投值以佐施药费，卒不计利乐善之诚。老无倦色，邑人感高其义，举为农官。《遂平县志·卷十二·人物志乡贤》，清·金忠济纂修，清乾隆二十四年（1759）刻本，12.

第二节　西平县

赵镤

（宋）赵镤，西平人，幼好学数奇，弗售躬耕，能急人之难，设塾延师，以教贫家子弟，不取偿。疫作，死者踵相接，镤通医理，煮药施舍，活者甚众，并置防疫药品于井中。《西平县志·卷二十三·文献人物》，民国·陈铭鉴纂，李毓藻修，民国二十三年（1934）刻本影印本，13.

（明）赵镤幼好学，数奇不售，躬耕田野，见人急难不惜捐资。急公输义，兴塾延师，以教贫士之不能读书者。疫气盛行，乡人合门作毙，镤善医药，煮药施舍，愈者甚众，并置辟瘟药于井中。《汝宁府志·卷十九·人物》，清·德昌撰，清嘉庆元年（1796）刻本，12.

张良璩

（宋）张良璩，字昆岩，号式渠，西平洪村保人，国子监学生。性潇洒，工诗，尤多义举，著有《除病集诗草》一卷。《西平县志·卷二十四·文献人物》，民国·陈铭鉴纂，李毓藻修，民国二十三年（1934）刻本影印本，12.

（清）张良璩《除病集诗草》一卷。《西平县志·卷十五·文献志·艺文篇艺文》，民国·陈铭鉴纂，李毓藻修，民国二十三年（1934）刻本影印本，442.

郑名卿

（清）郑名卿，字君显，西平新丰保上里管庄人，同治丙寅岁贡生。品方正，寡言笑，慕程明道先生为人。尝举以自况，设馆教徒。耻与官府交接，通医学诗文，课余兼授岐黄业，故出其门者多良医焉。《西平县志·卷二十四·文献人物》，民国·陈铭鉴纂，李毓藻修，民国二十三年（1934）刻本影印本，16.

荣熙

（清）荣熙，字春台，候选县丞，精医术，博爱谦和，热心救世。凡患病者无论富贵贫贱，延之皆往。虽中宵雨雪，不惮劳苦，且亦不索报酬焉。《西平县志·卷二十五·文献人物》，民国·陈铭鉴纂，李毓藻修，民国二十三年（1934）刻本影印本，1.

韩画

（清）韩画，字甄吾，西平云庄保出山寨人，诸生唐昌黎伯三十六世孙。少孤，事母至孝，母温氏寿九十。创建祖祠，置祭田，赡贫族，积谷备荒，筑寨堡，卫乡里，避难者多倚庇而居。精医，为人诊疗不受酬。尝就文城书院添筑考棚百余，并捐金募振山西旱灾及山东水灾，叠蒙部嘉奖。晚年以子仕皖迎养，数游淮南名胜各地，年七十，卒于家，著《问心堂诗草》《瘟疫条辨》等书，子允西。《西平县志·卷二十五·文献人物》，民国·陈铭鉴纂，李毓藻修，民国二十三年（1934）刻本影印本，9-10.

关鸿恩

（清）关鸿恩，字三锡，西平常济保下里关庄人也，布衣。家贫幼失学，习贾未几，弃贾学医甚精，顾不乐以医名，僦居权寨仅茅屋三椽，药炉茶灶悉庋其中。客至视为与言者欣然延入，谈娓娓无倦容，否则称疾为坚卧不具，送迎或相对久之。终默无一语，少有大志，尝思投笔从戎，立奇绩万里而数奇，卒困于病志不得展。任侠急人，虽邻有争，必居间排解，不令讼官，人咸敬重之，操行高洁，餐飧数不给，而非义之财视若浼焉。生平与同里陈硕山、陈国顺、陈铭鉴交最契，晚年笃信释氏说谓，超凡入圣，当自学佛始。民国二年（1913）三月卒，年六十有六，葬关庄。《西平县志·卷二十六·文献人物》，民国·陈铭鉴纂，李毓藻修，民国二十三年（1934）刻本影印本，3.

赵连珠

（清）赵连珠，字星五，西平仪封镇人也。父士淄，清岁贡生，年十七应童子试，屡列前茅。咸丰十年（1860）以捻匪数入境肆扰，自彻屋砖并鬻田四百亩，邠筑寨垣，编练乡团，充礼字团长，以功蒙钦差督办，团练大臣毛昶熙保奖千总职。连珠有胆略，御贼捍患，威名日著，而忌者恶其跋扈，谤议沸腾，事为河南巡抚郑元善所闻，驰檄提讯，一见深加赏诫，即命为前驱卫士，荐升都司，尝戴花翎未几。张巡府之万继任委连珠为虞城夏邑二汛千总，嗣以之万受代去，遂弃官归里。适值皖匪攻城，仪封镇南关寨首潜遁，居民咸震恐奔避。连珠闻事急出，而大呼戒勿退，并督众登陴抗御，阖寨获安。连珠通医，能诗，著有《竹篆诗草》。子国楹，光绪乙酉科拔贡官，长泰县知县。《西平县志·卷二十七·文献人物》，民国·陈铭鉴纂，李毓藻修，民国二十三年（1934）刻本影印本，13.

牛灿辰

（清）牛灿辰，字子英，西平抚治保孔牛庄人。性颖悟，少习举子业，旋弃去，专心学医，博览方书。光绪初叶，时疫大作，踵门乞诊者日恒百数十人，皆著手立愈。寻应汝南毓生堂聘悬壶二龙里二十余载，客有延其诊病者，无炎暑酷寒，应声而至，诊讫，书方举即去，无片刻留阻之。则曰，恐有患者盼我归也。简率鲜耆好，生平为人疗疾，绝不受酬金，一时贤士大夫咸钦重之，著有《瘟疫明辨》一书。子三，国瑞，廪生；国栋、国藩，诸生。《西平县志·卷二十七·文献志人物》，民国·陈铭鉴纂，李毓藻修，民国二十三年（1934）刻本影印本，899.

牛灿辰，《瘟疫明辨》，卷数未详。《西平县志·卷十五·文献志艺文》，民国·陈铭鉴纂，李毓藻修，民国二十三年（1934）刻本影印本，444.

魏鹤鸣

（清）魏鹤鸣，西平乐业保魏场人，善治瘟症。同治间，知县金福茂患病，数请医治，皆效。其后，福茂改官金陵，招鹤鸣往至，则福茂已他去。鹤鸣金尽，困旅社中不能行。适邻舍富商某病剧，或告以鹤鸣知医，亟延诊视，一药而瘳，某大喜，馈以巨金。谢曰：但得资以归里，吾原足矣，不须多金也。其廉介如此。《西平县志·卷二十七·文献人物》，民国·陈铭鉴纂，李毓藻修，民国二十三年（1934）刻本影印本，8.

于福纯

（清）于福纯，字粹轩，西平云庄保人，博学精医，善治瘟疫，产后各症，不受酬金。乞诊者恒若市，寻以术，授予嘉善。与族侄省三，皆称名医。《西平县志·卷二十七·文献人物》，民国·陈铭鉴纂，李毓藻修，民国二十三年（1934）刻本影印本，16.

于省三

（清）于省三，《瘟疫论心得录》一册。《西平县志·卷十五·文献志艺文》，民国·陈铭鉴纂，李毓藻修，民国二十三年（1934）刻本影印本，444.

于省三，字绍会，性高洁，病者具车迓，省三辄乘之，先诣贫家，次及富者。咸丰间，疫大作，医活极众。曾在出山寨及遂平大槐树镇设肆售药，遇贫无力者，贳之。其后积债券数千金，悉投之火，时人称其长者。孙硕彦，优廪生。《西平县志·卷二十七·文献志人物》，民国·陈铭鉴纂，李毓藻修，民国二十三年（1934）刻本影印本，900.

徐克明

（清）徐克明，西平常济保苗堂村人，工绘事，技艺精巧。道光间，尝在权寨西门外广场用秫干搭盖大观园一所，占地十亩余，名曰黄河九曲湾，复道回廊，备极五花八门之妙。游人入内瞻览必须依所指方向而行，否则即有途穷之患，当时四方来观者甚众，无不叹为绝技焉。弥月之后始撤去。

赞曰：医术良窳与人之生命攸关，岂不重哉。中医专研脉理，涉于空虚诚不若西人得自解剖，较有实据。然而世操其业者率多，良医亦不得谓中医绝无特长也。宣统二年（1910）冬，余监督汝宁师范学堂一日，偶得腹疾，奇痛欲死，亟延灿辰来诊，曰此寒症也，饮以肉桂汤并用艾灸脐。移时即瘳，假使当日无灿辰在，则余命危矣。于乎灿辰真良医也哉。鹤鸣、福纯、省三事采自访册。克明技巧，余儿时习闻长老艳称之子夏曰：虽小道必有可观。其克明之谓与。《西平县志·卷二十七·文献人物》，民国·陈铭鉴纂，李毓藻修，民国二十三年（1934）刻本，18-19.

李培源

（清）李培源，《医学备考》《妇科捷要》共二种。《西平县志·卷十五·文献志艺文》，民国·陈铭鉴纂，李毓藻修，民国二十三年（1934）刻本影印本，444.

陈本虞

（清）陈本虞，《本草解药》《妇科铁镜》共二种。本虞，诸生。《西平县志·卷十五·文献志艺文》，民国·陈铭鉴纂，李毓藻修，民国二十三年（1934）刻本影印本，444.

张国瑄

（清）张国瑄，《方脉摘验》《胎产指南》共二种。《西平县志·卷十五·文献志艺文》，民国·陈铭鉴纂，李毓藻修，民国二十三年（1934）刻本影印本，444.

彭德周

（清）彭德周，《瘟症要诀》。《西平县志·卷十五·文献志艺文》，民国·陈铭鉴纂，李毓藻修，民国二十三年（1934）刻本影印本，444.

张凤阁

（清）张凤阁，《瘟症秘诀》。凤阁，为道咸丰间儒医。《西平县志·卷十五·文献志艺文》，民国·陈铭鉴纂，李毓藻修，民国二十三年（1934）刻本影印本，444.

蔡临溪

（清）蔡临溪，《痘疹要论》一卷。临溪，为嘉庆间名医，子孙世习其业。《西平县志·卷十五·文献志艺文》，民国·陈铭鉴纂，李毓藻修，民国二十三年（1934）刻本影印本，444.

袁应海

（清）袁应海《妇科摘要》共十三篇。应海，父名儒林，亦通医。《西平县志·卷十五·文献志艺文》，民国·陈铭鉴纂，李毓藻修，民国二十三年（1934）刻本影印本，444.

郭凌云

（清）郭凌云《瘟症新编》。凌云，字仙槎，诸生。《西平县志·卷十五·文献志艺文》，民国·陈铭鉴纂，李毓藻修，民国二十三年（1934）刻本影印本，444.

于嘉善

（清）于嘉善，《妇科备要》二十一卷，《男女科经验良方》十七卷。《西平县志·卷十五·文献志艺文》，民国·陈铭鉴纂，李毓藻修，民国二十三年（1934）刻本影印本，444.

于庆堂　于兰台

于庆堂暨配赵夫人墓志铭（韩运章，字子步，泌阳举人）

（清）公讳嘉善，字庆堂，河南西平县人，世居县西大于楼（今河南省驻马店市西平县）。其先有号少川者，以医学知名于世，自是衣钵相传，累世不替，故西平谈医学者推于氏焉。公生有异禀，以童年失怙，不克卒所学。稍长，思所以，自树立，乃发先人，故箧出所藏书，简练以为揣摩，殚精竭虑十有余年，久乃渐有所得。于是少川公以来传授之心法，公乃独窥其奥矣。然公非徒以医显也，居恒刚方，自矢不苟，阿时好遇事不平，则义愤形于词色，慷慨直陈，必尽其意乃止。虽亲故不稍贷，以故人有过失辄相戒，不敢使公知，而乡邻睚眦之忿，里巷雀鼠之争，亦往往得一言而解。其诚信之孚于人者，概可见矣。既而迫于公议，出膺乡董，时值前清之季，立宪之诏，未颁专制之威，犹在纲密，牛毛摇手触禁。惟公不以祸福动，不以威武屈，凡可为地方兴利除害者，必向官府力争，甚且至再至三，务得请乃止。虽以此开罪当道，在所不顾。而当道谅公之诚，亦往往曲从其请，于是一人不避逆耳之嫌，地方隐受无形之赐，侠义之风远近宗之。嗟呼！晚近以来，人心大坏，权利所在，攘臂相争，至利害不甚切己，则望望然去之矣，如公之急公好义有几人哉？公晚年术愈进，遇奇难症无不应手奏效，求之者常踵于门。公应之无倦色，然精力亦消耗矣。以故甫逾耳顺之年，遽赴修文之召，享年不永，论者惜之。

德配赵夫人，同邑登科公之女，幼娴闺训，工女红，于归后，克勤克俭，恪执妇道，时公母牛太夫人患瘫症，辗转床褥，经年不愈，夫人亲侍汤药，尽夜弗离，孝妇之称内外无间。未几，太夫人逝世，是时两弟均未成年，诸姑尚在待字，婚嫁之事几于无岁无之，夫人以公迫于公务，不忍复以家事相烦，于是家庭应办事宜，无不悉心筹画，相机因应。故公得以专心应世，而不致有内顾之忧者，皆夫人内助之力也。夫人素信佛法，茹素诵经终身不倦，生平自奉甚俭，至于周贫恤急，则皇皇常如不及，虽至推食解衣毫无吝色，任恤之风盖与公有同符焉。公生于前清道光二十二年（1842），卒于宣统元年（1909），年享寿六十有五。夫人生于道光二十四年（1844），卒于民国十五年（1926），享寿八十有三。子二，长殿卿，字赞臣，以后兄鹏飞公；次兰台，字少堂，亦以医学知名，能世其家，曾权陕西商南县篆务，勤政爱民，有循吏风。孙四人，长耀洲中学毕业，曾充陕军第二师副官，次灼洲、荣洲、振洲、肄业中校。丙寅秋，少堂将奉夫人之丧与公合葬于西平原籍之云莊寨南阡，谋所以铭其墓者，因嘱运章为之词，运章忝属荩葭，不敢以不文辞谨次公及夫人行谊如右，并为之铭曰："于氏之医，肇自少川。维公继之，克广其传。以此绍先，以此启后。泽可及人，德惟由旧。畴作公助，聿赖妇贤。门庭整洁，内外肃然。云庄之南，松楸郁郁。令德徽音，永垂异祀。"《西平县志附编·卷之三·文徵外籍文》，民国·陈铭鉴纂，李毓藻修，民国二十三年（1934）刻本影印本，128-132.

（民国）于兰台《妇科产症心得录》二十卷，《医治小儿惊风捷要》十五卷，《男女险症治疗新编》十四卷。《西平县志·卷十五·文献志艺文》，民国·陈铭鉴纂，李毓藻修，民国二十三年（1934）刻本影印本，445.

袁应西

（清）袁应西，宇位庚，号金渠，西平常济保下里袁坡村（河南省驻马店市西平县宋集镇袁坡村）人。诸生，每应试，辄列前茅。初馆于郾城沈氏，嗣以从学者众。乃筑室西庄以教授乡里，寒酸一时，应童子试者，争诵其文，以资模放其后乡试屡荐弗售，遂绝意举子业，研究性理、小学。兼通医术，尝出资升同里陈某设肆售药，冀惠乡邻。一日邻人持钱市药，应西踶陈某足，示寡取，某不省，叹曰："一本万利，吾不忍为也。"即日闭肆。其他义行，多类此。同治三年（1864）闰八月十八日，卒于家，寿八十，著《增高录》《制锦录》《百篇钞》等书。《西平县志·卷二十四·文献志·人物篇三列传三十四》，民国·陈铭鉴纂，李毓藻修，民国二十三年（1934）刻本影印本，15.

郑名卿

（清）郑名卿，字君显，西平新丰保上里管庄（今河南省驻马店市西平县焦庄乡管庄）人，同治丙寅岁贡生，品方正，寡言笑。慕程明道先生为人，尝举以自况设馆教徒，耻与官府交接。通医学、诗文，课余兼授岐黄业，故出其门者，多良医焉。《西平县志·卷二十四，文献志·人物篇三列传三十四》，民国·陈铭鉴纂，李毓藻修，民国二十三年（1934）刻本影印本，16.

（清）赞曰：晓楼旷达，应西谨厚，瑶津兰馨、云秀，皆以育才为乐，名卿儒而知医，三畏文利小试此其大较也。抑闻同治甲子乡试，应西挈孙永龄赴汴应考，其时应西年已八十，例得恩赐副榜。会永龄道病，应西中途而返，既未与试，自无遽膺赐典之理，俗传应西为恩赐副榜，殊不确。即实有其事，亦乌足为之增重哉！初瑶津馆宋氏数年，声誉鹊起，或闻而慕之，争以厚币相邀。李观方母氏闻而大惊，乃密遣使者，倍其币数，预输十年修金于瑶津家属，由是瑶津不忍言辞。呜呼！李母亦贤矣哉！《西平县志·卷二十四·文献志人物篇三列传三十四》，民国·陈铭鉴纂，李毓藻修，民国二十三年（1934）刻本影印本，802-803.

魏新铭

（清）魏新铭，同上，业医。《西平县志·卷十八·文献志搢绅篇耆寿表》，民国·陈铭鉴纂，李毓藻修，民国二十三年（1934）刻本影印本，632.

谢继韶

（清）谢继韶，同上，业医。《西平县志·卷十八·文献志搢绅篇耆寿表》，民国·陈铭鉴纂，李毓藻修，民国二十三年（1934）刻本影印本，634.

陈荣熙

（清）陈荣熙，字春台，候选县丞，精医术，博爱谦和，热心救世。凡患病者，无富贵贫贱，延之皆往。虽中宵雨雪，不惮劳苦，且亦不索报酬焉。《西平县志·卷二十五·文献志人物篇四列传三十五》，民国·陈铭鉴纂，李毓藻修，民国二十三年（1934）刻本影印本，1.

陈菊园

（清）陈菊园先生墓表（光绪癸巳举人贾恩，字佩卿，直隶盐山人）

吾国以明伦立政教之，基奕绵延不替，以引试即孙会之，文野盛衰，以卜世泽之深浅，恒百不失一二焉。西平陈铭鉴子衡有道而甚文，一日持其王考菊园先生遗箸及所为家传，余为表墓之文。披诵既竟，乃知先生生有至性。父以里豪诬陷系诸县狱，先生年仅十五耳，亟走汝南诉之。郡守冤遽白，遂夤夜返里门。值严冬，风雪又迷失道，所乘马蹄啮有声，家人出视，先生于鞍上冻且僵矣。升之温室，良久始苏。未几，与弟相继成名，里豪惧复仇，象恭来贺，先生敬如上客，若忘其宿怨者。壮岁文名噪甚，而竟艰一第，乃济河逾太行从游洪洞乡宁间。晚年设帐授经，门徒日广，群以道明德立榜其门，兼邃医理，尝曰：古以良医譬良相济人困苦，亦相业也，因额其庐曰相业云。光绪十年（1884）卒，年六十一岁。既属纩伯季二子自外归，先生左目忽张，伯遽前以归告，目乃瞑，而右目复张，季告如，伯亦瞑。人以为异，先生之质行凡若此。先生讳炳，字其文，同治中优廪生。配栗孺人，子六，增锐，岁贡生，增第、增芳、增慧、增敏、增绥，女二，诸孙九，某某娓娓绳绳，家门鼎盛，而铭鉴文词尔雅，中州推为巨擘，继先生志，事而光大之，庶其在此，语云积厚者流光。今之弁髦先泽者睹子衡之所述，其亦憬然知返哉，中华民国二十年（1931）三月。《西平县志附编·卷之三·文徵外籍文》，民国·陈铭鉴纂，李毓藻修，民国二十三年（1934）刻本影印本，132-134.

第三节　上蔡县

谢伋

（宋）谢伋，宋代上蔡人，良佐从孙，字景思，官太常少卿，撰《药寮丛稿》二十卷一，《四六谈麈》一卷。《上蔡县志》，上蔡县地方史志编纂委员会编，生活·读书·新知三联书店出版，1995年6月，679.

麻九畴

（金）麻九畴，字知几，易州（今河北省保定市易县）人。弱冠入太学，有文名，南渡后寓居郾蔡间（郾城、上蔡），入遂平西山。兴定末试开封府，词赋第二，经义第一，再试南省复然，声誉大振，虽妇人小儿皆知其名。后迁翰林正字，九畴自度不能与世合，遂谢病归。《上蔡县志·卷之十一·人物志流寓》，清·杨廷望纂修，清康熙二十九年（1690）刊本影印，1041.

袁忱

（明）袁忱，字诚甫，明代上蔡人。幼习儒学，因家境贫寒而废学，改治歧（伯）黄（帝）术。他医术甚高，论症如目睹，尤精于痘疹，汝、蔡数百里被他治愈的小儿无计其数。他不受谢仪，周急济物，医德高尚，受到时人赞佩。《上蔡县志》，上蔡县地方史志编纂委员会编，生活·读书·新知三联书店出版，1995年6月，680.

刘荆璧

（清）刘荆璧，清附贡生，勤学善书，晚年精于医学。咸同间，匪乱后，瘟疫大作，荆璧施药救济，全活甚众。以经验所得而作此书，亲友争抄。特未付梓，人多惜之。《重修上蔡县志·卷之十·艺文志》，民国·翟爱之纂修，民国三十三年（1944）.

雍家乐　邢之勉　徐则凯　傅水长　赵怀璧

雍家乐（1897—1943）字治安，号玉珊，祖籍杞县，清末随父迁居上蔡城内北街。家乐幼时随父学医。15岁读完《药性赋》《经穴赋》《脉经》等中医基础理论书籍。后来，到北京拜清末太医院太医张松亭为师，学习了针灸、推拿、急救、刀伤等外科医术。1922年回县，在北街开设药店"人和堂"。1929年自办中医讲习班，收学徒十余名。由于他的精心传授，这些学徒都受益匪浅，其中如齐海的邢之勉、黄埠的徐则凯，西洪的傅水长，赵怀壁等人，均成为当地名医。

雍家乐一生不吸烟，不喝酒，出诊不坐车。对贫苦人患病者除精心治疗外，对药费有赊、有减、有免，救死扶伤的医德，城乡有口皆碑。他在行医中，重医德，轻金钱。一生中无置买田产，无积蓄，逝世时仍家贫如洗，他的医学著述有《验方集锦》《医心镜》《笔花医镜》。1943 年病故，享年 46 岁。《上蔡县志》，上蔡县地方史志编纂委员会编，生活·读书·新知三联书店出版，1995 年 6 月，665.

王伯重

王伯重（1886—1964），城北前王村人，幼读私塾。1910 年，毕业于上蔡县师范讲习所，任高小教员兼行医……《上蔡县志》，上蔡县地方史志编纂委员会编，生活·读书·新知三联书店出版，1995 年 6 月，669.

徐锡鹏

徐锡鹏（1902—1967），字懿鲲，洙湖乡东徐庄人。他出身于医务世家，16 岁前熟读"五经""四书"。17 岁，学完《难经》《金匮要略》《伤寒论》等。18 岁，下学行医。行医中，十分注重"望、闻、问、切"综合诊断。如有一患者咯血、心跳、气短，多方求医无效，他诊为肺病，给以排脓清阴、养肺、安神之剂方，五服药好转，十服痊愈。有一小孩，昏迷一日，吃药、打针无效；他看后，给服一角钱的清热合剂，即愈。同样病患者，视其年龄大小，身体虚实，季节不同而定药方。他对中药的炮制特别重视，他说，同是一样药，炮制与不炮制有天渊之别。在治病中，他注意积累经验，用药后，记录患者疾病的发展过程。他继承和创新的"八味散"，能治外伤和内损疾病；"墨菊散"治疗中风，高血压效果显著；"黑锡合剂"对肝炎、肾炎、黄疸有显著疗效。新中国成立后，曾任株湖卫生院院长，县人民代表。1958 年，被错划为右派。1967 年文化大革命中，惨遭迫害而死。《上蔡县志》，上蔡县地方史志编纂委员会编，生活·读书·新知三联书店出版，1995 年 6 月，670.

蔡万兴　李恒泰　李广泰

蔡万兴（1900—1970），字子渤，出生于五龙乡班阎村蜜蜂王庄一个贫农家庭。少年入塾读书，后目睹贫民就医困难，遂发愤研习岐黄之术，先后拜本县外科名医李恒泰、李广泰及商水县名医为师。蔡精于外科，兼治妇科、内科，尤善治疗毒痈疽。医德与医术皆为人称道。中医理论认为，人患恶疮，大都与气血有关，气为血之帅，气不行成病，血不行成疮。因此，他在用药上着重调气活血。班阎村班老五患背疮，疼痛欲绝，蔡刀到病除，并免收药费。因此，在民间甚有德望。新中国成立后，他广招学徒，传授医术，使其精湛的医术流传于世。1970 年病逝于故土。《上蔡县志》，上蔡县地方史志编纂委员会编，生活·读书·新知三联书店出版，1995 年 6 月，671.

武铭阁　葛明清　刘廷勋

武铭阁（1900—1976），西洪乡武庄人。他幼读私塾，16 岁进城投师学医，在名医葛明清、刘廷勋教诲下，3 年熟读《内经》《本草纲目》《伤寒论》《金匮要略》等医学经典，后又博览历代名医著述。1920 年开始，在北街坐堂行医，他医术高明，疑难杂症治愈率甚高。因此，城乡求医者络绎不绝。

他从医近 60 年，晚年对妇科、小儿科疑难杂症的治疗有特殊疗效，对冠心病、肝腹水、糖尿病、伤寒、乙脑等病的治疗，有独到见解。有一阑尾炎病人，手术后肠粘连，三次剥离均无效，腹胀如鼓，病情垂危，后经他诊断，以"厚朴四物汤"施治，一剂病势大减，二剂告愈。新中国成立后，曾被选为县一、二届人民代表大会代表和委员。1976 年病故，享年 76 岁。《上蔡县志》，上蔡县地方史志编纂委员会编，生活·读书·新知三联书店出版，1995 年 6 月，671.

翟书麟

翟书麟（1909—），字怀林，塔桥乡黑翟村人。1918 年随父流徙北京，在朝阳大学附属平民学校半工半读。1935 年于北京同仁医院附属护士学校高级班肄业。离校后，在河南鲁山县设诊所。1938 年，在国民党 76 军 196 师任军医，后调任新八军军部医院代理院长。抗战胜利后，回县任上蔡卫生院院长。1947 年和 1948 年，先后接收治疗人民解放军伤员 40 余名，并资助他们返回部队。上蔡解放后，他积极移交医院财产，尽力协助筹建县卫生机构，曾任县人民医院副院长，并被选为县政协一、二、三届常委，县六届人大代表。《上蔡县志》，上蔡县地方史志编纂委员会编，生活·读书·新知三联书店出版，1995 年 6 月，680.

第四节　新蔡县

石大宾　贾启祚

（清）阴阳医学训术石大宾，训科贾启祚。《新蔡县志·卷五·官师下》，清·莫玺章纂修，清乾隆六十年（1795）刻本，3.

第五节　汝南县

费长房

（汉）费长房，汝南人，为市掾。壶公悬壶于肆，及罢市，龙跳入壶中，长房异之，往拜，俱入壶中，银宇珍馐共饮。出，于是随人深山，廋虎中留使独卧空室不惧。又以朽索悬万斛石于上，众蛇竞来咬啮索且断，长房不移，复使食粪中三意恶之。翁曰："子几得道，恨不成耳。"付与行杖，曰："骑此任所至。"又为作符，曰："以此主地上鬼神。"长房策杖归，须臾到家，自谓经旬日，而已十余年矣，以杖授葛波化龙而去，后疗病驱鬼，其术屡验。《重修汝南县志·卷二十二·杂记仙释》，民国·陈伯嘉，李成均等纂修，民国二十七年（1938）石印本影印，1329.

葛洪

（晋）葛洪，字稚川，尝为乐安宰，以医药济民。今县西五十里有乐安故城，杏山内有石室、丹井、药灶，其遗迹也。《汝宁府志·卷八·官师》，清·何显祖，董永祚撰，清康熙三十四年（1695）刻本，17.

（晋）葛洪，字稚川，尝为乐安宰，以医药济民。今县西五十里有乐安故城，杏山内有石室、丹井、药灶，其遗迹也。《汝宁府志·卷十五·官绩》，清·德昌撰，清嘉庆元年（1796）刻本，10.

徐謇

（魏）徐謇，字成伯，丹阳人。魏孝文幸悬瓠疾，召謇水路日夜行数百里，诊省有大验。九月驾次汝坟，设珍膳集百官坐，謇上席，陈肴殇命左右宣謇救摄振济之功。《汝阳县志·卷九下·人物方技》，清·邱天英撰，民国二十三年（1934）石印本，61.

杨大均

（宋）杨大均，蔡州（今河南省汝南县）人，善医，能默诵《素问》《本草》及两部《千金方》，四书一字不遗。与人治病诊脉不出药，但云此病若何，当服何药，在某部第几卷，即取授之，分两不差。叶梦得在蔡州亲见其事，尝问："素问有记性或能诵，本草则尤难矣，至于千金但药应与分两剂科，此有何义而能记乎？"大均言："古之处方皆因病用药，精微深妙，苟通其义，其文理甚于章句，何可妄也。"大均本染家子，事父孝，医不受谢，积其斋施之余葬内外亲三十八丧方。宣和间，道教盛行，自匿名迹，蔡鲁公闻，欲廷致之，使者数十返不得已，一往留数日即归，不受一钱。祭州陷后，闻北人知其名，厚礼之，与之俱去，不知所终。《汝宁府志·卷二十·方技》，清·德昌纂修，清嘉庆元年（1796）刻本，7.

（宋）杨大均，蔡州人，善医。能默诵《素问》《本草》及两部《千金方》《四书》一字不遗。与人治病，诊脉不出药，但云此病若何，当服何药，在某部第几卷，即取授之，分两不差。叶梦得在蔡州亲见其事，尝问："《素问》有记性或能诵，《本草》则尤难矣。至于《千金》，但药应与分两剂科，此有何义而能记乎？"大均言"古之处方皆因病用药，精微深妙。苟通其义，其文理甚于章句，何可妄也？"大均本染家子，事父孝，医不受谢，积其斋施之余葬内外亲三十八卷方。宣和间，道教盛行，匿名迹，蔡鲁公闻，欲拜致之使者数十返不得已，以往留数日即归，不受一钱。蔡州陷后，闻北人之其名，厚礼之，与之俱去不知所终。《汝宁府志·卷十三·人物方技补》，清·何显祖，董永祚撰，清康熙三十四年（1695），刻本.

（宋）杨大均，蔡州人，善医，能默诵《素问》《本草》及两部《千金》四书，一字不遗。与人治病诊脉，不出药，但云此病若何，当服何药，在其部第几卷，即取授之，分两不差。叶梦得在蔡州亲见其事，当问《素问》有记性者或能诵，《本草》则尤难矣，至于《千金方》，但药名与分两剂科，此有何义，而能记乎？大均言，古之处方皆因病用药，精微深妙，苟通其义，其文理有甚于章句，何可忘也。大均本染家，子事父孝，医不受谢，积其斋施之余，葬内外亲三十八丧方。宣和间，道教盛行，自匿名迹，蔡鲁公闻之，以书延致使者数十返，不得已一往，留数日即归，不受一钱。蔡州陷后，闻北人知其名，厚礼之，与之俱去，不知所终。叶梦得避暑录话。《汝阳县志·卷之九下·人物方技》，清·邱天英撰，清康熙二十九年（1690）刊本影印本，827.

（宋）杨大均，蔡州人，善医，能默诵《素问》《本草》及两部《千金方》四书，一字不遗。与人治病，诊脉不出药但云，此病若何当服何药，在其部第几卷即取授之，分两不差。叶梦得在蔡州亲见其事，当问素问有记性者或能诵，本草则尤难，至于千金方但药名与分两剂科，此有何义而能记乎？大均言，古之处方皆因病用药，精微深妙，苟通其义，理有甚于章句，何可忘也。大均本染家子，事父孝，医不受谢，积其齐施之，于葬内外亲三十八丧方。宣和间，道教盛行，自匿名迹，蔡鲁公闻之，以书延致使者数十返，不得已一往，留数日即归，不受一钱。蔡州陷后，闻北人知其名，厚礼之，与之俱去，不知所终。叶梦得避暑录话。《汝阳县志·卷九上·人物方技补》，清·邱天英撰，民国二十三年（1934）石印本，63-64.

秦观

（宋）秦观，字少游，仕蔡州学博，因病，高符仲携辋川图视之曰：阅此疾可愈。观喜，使两儿从旁引之，阅于枕上，恍然。与摩诘入辋川，蹑诸名胜，幅巾杖藜，棋变茗饮，赋诗自娱遂忘身之匏系汝南，疾遂愈。《汝阳县志·卷七·官迹补》，清·邱天英撰，民国二十三年（1934）石印本，36.

窦默 李浩

（宋）窦默（1196—1280），广平肥乡（今河北省肥乡县，位邯郸市东）人。初名杰，字子声，又字汉卿。元初历任翰林院侍讲学士、昭文馆大学士、正议大夫等职，累赠太师、魏国公，谥号文正，著名理学家、教育家。

金末，避乱河南，从名医李浩学铜人针法；又南走德安（今湖北省安陆县，位随州市东南），习读宋人理学著作。元兵陷德安，杨惟忠招集儒释道之义。他应召北归至大名（今河北省大名县，位广平县东南），与姚枢、许衡等讲求理学。后又返回肥乡，教授生徒以经术之学。元世祖忽必烈为藩王时，曾召见问治国之道，使其皇子皆从之学。即位后，被元世祖任命为翰林侍讲学士。晚年又加至昭文馆大学士。卒，封魏国公，谥文正。有遗腹子弃于外，集贤大学士王约奏，宜收养归宗为履后，诏窦氏收养之。所著有《针经指南》《流注指要赋》《窦太师流注》《标幽赋》《指迷赋》《铜人针经密语》等针灸专著。另有《疮疡经验全书》十三卷，为其后代所辑。

（宋）窦默，字子声，肥乡（今河北省肥乡县，位邯郸市东）人。避兵，客蔡州，遇名医李浩，授铜人针法。金入蔡，又走德安（今湖北省安陆县，位随州市东南），闻伊洛之学，与许衡友善，寻以儒显，累官昭文馆大学士。卒年八十五岁。赠太师，封魏国公。《汝阳县志·卷之九下·人物流寓》，清·邱天英撰，清康熙二十九年（1690）刊本影印本，59.

（元）窦默，字子声，肥乡人，避兵，客蔡州，遇名医李浩，授铜人针法。金入蔡，又走德安，闻伊洛之学，与许衡友善，寻以儒显，累官昭文馆大学士，卒年八十五。赠太师，封魏国公。《汝宁府志·卷十三·人物流寓》，清·何显祖，董永祚撰，清康熙三十四年（1695）刻本，99.

（元）窦然，字子声，肥乡人，避病客蔡州，遇名医李授铜人针法。金入蔡又走德安，闻伊洛之学，与许衡友善，寻以儒显，累官昭文馆大学士，卒年八十五，赠太师，封魏国公。《汝宁府志·卷二十·游寓》，清·德昌撰，清嘉庆元年（1796）刻本，4.

张崛

（明）张崛，字伯玉，孝友性成，博稽文史，幼从祖游京师，贤士大夫器重之，充顺天武学生。未几告归，寄傲坟，索农圃，雅尚先民，绝迹市肆。精王氏准绳方书，能起人沉疴等症，此晚阴德一事。邑令公杨义请宾于庠，司李王道新扁曰，彤陛乞言，卒年七十一。子馨隽乡。《汝阳县志·卷八·人物乡耆》，清·邱天英撰，民国二十三年（1934）石印本，56.

张昆，字伯玉，孝友性成，博稽文史，幼从祖游京师，贤士大夫器重之，充顺天武学生。未几却归，寄傲坟，索农圃，雅尚先民，绝迹市肆。尤精王氏准绳方书，能起人沉疴等症，此晚年阴德一事。邑令公杨义请宾于庠，司李王公道新扁曰：彤陛乞言卒年七十一，子馨隽于乡。《汝阳县志·卷之八·人物乡耆》，清·邱天英撰，清康熙二十九年（1690）刊本影印本，581.

（明）张昆，字伯玉，孝友性成，博稽文史，幼从祖游京师，贤士大夫器重之，未几归，绝迹市肆。尤精王氏《准绳》方书，能起人沉疴等症。知县杨义请宾于庠，年七十有一，子馨隽于乡。《汝宁府志·卷十八·人物》，清·德昌撰，清嘉庆元年（1796）刻本，10.

贵茂　贵泽良　贵暄嗣

（明）贵茂，字文实，汝阳人。父泽良，国初医懿文太子疾愈，太祖赐白马、金鱼，授太医院判。茂世其业，从英宗北征，死土木之难。景泰四年（1453），进迪功郎。子暄嗣，良医。孙仁，进士，江阴知县儒绛州知州。《重修汝南县志·卷十六·人物志上》，民国·陈伯嘉、李成均等纂修，民国二十七年（1938）石印本影印，912.

（明）贵茂，字文实，汝阳人父泽良，国初医懿文太子疾愈，太祖赐白马、金鱼，授太医院判。茂世其业，从英宗征，死土木之难。景泰四年（1453），进迪功郎。子暄嗣，良医。孙仁，进士，江阴知县儒绛州知州。《汝阳县志·卷九上·人物列传》，清·邱天英撰，民国二十三年（1934）石印本，3.

张龙甲

（明）张龙甲，字蜇元，汝阳诸生，攻举子业，精岐黄方术，治奇疾多效。里中病者获愈多，不取值，远近士大夫甚延重之。颜其居曰：松蕉精舍。《汝阳县志·卷九上·人物方技》，清·邱天英撰，民国二十三年（1934）石印本，61.

（明）张龙甲，字蜇元，汝阳诸生，攻举子业，精岐黄方术，治奇疾多效。里中病者获愈，多不取值，远近士大夫甚延重之。颜其居曰：松蕉精舍。《汝阳县志·卷之九下·人物方技》，清·邱天英撰，清康熙二十九年（1690）刊本影印本，825.

杨布袋

（明）杨布袋，不知姓名，汝人称为仙师，丰姿绰约，类处于蓬头跣足，冬夏挂一衲若布袋然。嘉靖戊戌，坐平舆市，为人疗病，第手抚摸患处，扯衲败絮，令焚吞之，病即愈。浮游虚空，顷刻数百里。怀庆府有怪为祟，王延为驱逐，设醴款谢，袖出珍异瓜果佐王饮。王喜，命长子师之。亭午宴坐，遍体现小红虫，芳香盈室。居数月，西去太和山。《汝阳县志·卷九上·人物仙释》，清·邱天英撰，民国二十三年

（1934）石印本，67.

（明）杨布袋，不知姓名，汝人称为仙师，丰姿绰约，类处于蓬头跣足，冬夏挂一衲，若布袋然。嘉靖戊戌，坐平舆市，为人疗病，第手抚摹患处，扯纳败絮，令焚吞之，病即愈。浮游虚空，顷刻数百里。怀庆府有怪为祟，王延为驱逐，设礼款谢，袖出珍异果瓜，佐王饮，王喜，长子师之。亭午坐，遍体现小红虫，芳香盈室。居数月，西去太和山。《重修汝南县志·卷二十二·杂记仙释》，民国·陈伯嘉，李成均等纂修，民国二十七年（1938）石印本影印，1331.

房文实　房景敏　石吴　房焕

（明）房文实，字德充，世称春田先生，疗太守马公有奇验。紫毂柴车塞门巷，时执友绋步西郊，闻窭人泣，问之，曰：主染疫垂绝。文实诊，谓：不死，一剂可愈。文实郡弟子员，数困不中，读先世书深诣妙应如此。四世祖景敏、景敫与同郡石吴，并称国手，名勤公卿间。文实著《十八剂加减》《春田一览》。孙焕，诸生，世其术，名重一时。《汝阳县志·卷之九下·人物方技》，清·邱天英撰，清康熙二十九年（1690）刊本影印本，823.

房景敏

（明）房景敏，汝阳人，侍郎安之犹子也。幼聪慧，与兄景扬共铅椠，屡不售，乃慨然曰：丈夫不为良相，则为良医。遂潜心《素问》《难经》，而通其奥。又参用仲景、河间诸名家术。为人疗病，随手辄效，然初不拘拘于古方也。其四代孙文实以郡庠生，世其业，尤善察脉，能预知人生死，不爽时刻。与同郡石吴齐名，并称"国手"，所著有《春田一览》，行于世。《汝宁府志·卷二十·人物方技》，清·德昌纂修，清嘉庆元年（1796）刻本，7.

（明）房景敏，汝阳人，侍郎安之犹子也。幼聪慧，与兄景扬共铅椠，屡试不售，乃慨然曰：丈夫不为良相，则为良医。遂潜心《素问》《难经》而通其奥。又参用仲景、河间诸名家术为人疗病，随手辄效。然初不拘拘于古方也。其四代孙文实以郡庠生，世其业，尤善察脉，能预知人生死，不爽时刻。与同郡石吴齐名并称"国手"，所著有《春出一览》行于世。《汝宁府志·卷二十·方技》，清·德昌撰，清嘉庆元年（1796）刻本，6.

房焕生

（明）房焕生，河南汝阳县人，世医房文实之孙。焕生传祖父之学，名重一时。《汝阳县志·卷九上·人物》，清·天英撰，清康熙二十九年（1690）刊本影印，595.

傅秉甫

（清）《妇科经验良方》傅秉甫，撰。秉甫，汝阳县（今河南省洛阳市汝阳县）咸同时人。《中州艺文录》按：是书秉甫撰，周行恭增订。行恭序谓：秉甫原书大半残缺，乃校补以成完帙，并订凡例四则。《河南通志·艺文志稿·子部·医家类》，民国间铅印本，35.

李仙材

（清）李仙材，字伯珩，博学宏才，精通医术，年高德勋，曾举乡耆。《重修汝南县志·卷十六·人物志上》，民国·陈伯嘉、李成均等纂修，民国二十七年（1938）石印本影印，955.

傅应台

（清）傅应台，字雄平，乾隆乙酉拔贡，甲午举人。性英敏，博学，虽医药地理，涉为即精。从兄应奎，事无私积。丙午岁汝邑荒，斗谷钱千余，施粥济贫，人赁旅舍以安之，计口分给。有患疫疠者，修药饵，亲率僮仆分给，多所存活。死者胥为掩，知府武先慎义之，以银百五十两为助，屡荐春未第，壮年卒。《重修汝南县志·卷十六·人物志上》，民国·陈伯嘉，李成均等纂修，民国二十七年（1938）石印本影印，968.

何金熔

（清）何金熔，字剑光，童年入库，旋补增生。性恬淡，潜心于医书，又研究射伏、占验之学，有心得。某岁麦后久不雨，忽一日催佃户急种豆，佃人虑徒弃种。怒曰：只管种，种坏，余自陪。及佃将种完，而雨作矣。月余不晴，邻豆皆未种。惟其豆收倍蓰焉，他奇亦多有之。咸同间，以术数名高，为人所忌，托疾居城，以医济世，著有《伤寒论》《瘟疫论》《经验良方》，府守廖甡为之刻板发行。堂侄其祥，亦以好学称，不求仕进。《重修汝南县志·卷十六·人物志上》，民国·陈伯嘉，李成均等纂修，民国二十七年（1938）石印本影印，978.

张汝滨

（清）张汝滨，字观澜，庠生，精医术。避匪难，移汝城，家虽寒，好行其德，施医无贫富，有求即应，积劳不倦，药室名曰"生生生堂"。贫家服药不取药资，凡力之所可能，如修桥、施茶诸善事，莫不慨然为之，一时皆呼为"张善人"。咸丰六年（1856年）岁饥，倡办赈济，约名绅付迈庭等共相寿灵，劝官绅均出资，按日施放，济活穷黎约三千余人。子三，佩珍、佩瑶，同治五年（1866）同游泮，七年佩玉亦入庠，一门三生员，说者谓"生生生堂"之称有预兆云。佩玉，字永如，母故于光绪初年，佩玉卢墓百日，昼夜不离母茔，时人共称其孝。《重修汝南县志·卷十六·人物志上》，民国·陈伯嘉，李成均等纂修，民国二十七年（1938）石印本影印，995.

李寿增

（清）李寿增，字松乔，邑增生，罗店（今驻马店汝南县罗店乡）人，世医药，德孚一乡。民国十年（1921）来，溃兵杆匪多越平汉路东扰店界，西北适当其冲，松乔乃倡民团，购枪械，联防自卫，遇匪近则立击，远则分防要路，自此土匪绝迹，全店安。绪时陕某军驻汝，与匪潜通，间有故意其扰民，再谋收编者，邻村避难，争以罗店为桃花园焉，其出境助剿，战功亦著，至今犹脍炙人口云。《重修汝南县志·卷十六·人物考列传》，民国·陈伯嘉，李成均等纂修，民国二十七年（1938）石印本影印，1011.

廖牲

（清）廖牲，字鹿侪，道光末年、知汝宁府，民忽染大疫，死者三分之一。公除急备医药施舍外，复刻《应验良方》一书，传播民间以资救济。西洋牛痘来中国已久，而汝南腹地尚未闻也，公乃筹公款购药聘医，设牛痘一所。自是汝民出天花者日见稀少。又劝化富绅捐谷捐地，积为义仓以备荒歉，即今之所谓社仓。至咸丰初年，太平乱兵不时扰汝，选公子云台，英武绝伦，公命带勇御匪，屡奏虏功，民赖以安。公去任后，上峰以公子材武令知汝阳县。《重修汝南县志·卷六·循吏》，民国·陈伯嘉，李成均等纂修，民国二十七年（1938）石印本影印，341-342.

薛心秀

（清）薛心秀，字勉实，与弟崣秀俱岁贡生，兄弟友爱，老而弥笃。卒后，门人为立德教碑，序文有云："先生自设常以承，专讲身心性命之学，虽在暑月，未尝解衣脱帽。"尝言："古人之学以主静为本，慎独为要，以穷经为门，以复性为宗，四书为五经阶梯，近思录又为四书阶梯，当潜心研究膏沃光有侄文，何必于试之。"其志尚如此，民元卒，年五十七，仑秀圆通，子孙皆读书，□廷心秀之友，增广生员，亦嗜宋学。与心秀讲诗切磋，严守礼法，通易学，兼及医术，卒年七十有一。《重修汝南县志·卷十六·人物考列传》，民国·陈伯嘉，李成均等纂修，民国二十七年（1938）石印本影印，997.

王景清

（清）王景清，字子庆，附生，潇洒出尘，尤精医理。富而好礼，延名师以启迪后进，并且乐善好施，乡间穷黎，多感其德。生在咸同光年间者，列姓名于下：温士和，字勉齐，岁贡。刘希开，字钦若，监生。张文溪，字道生，监生。张延魁，字贯一。刘世德，字崇庵，监生。万善培，字养之，监生。李全惠，字德溥，监生。李守善，字本初，耆民。赵培润。曾传中，字写屏，副贡。《重修汝南县志·卷十六·人物考列传》，民国二十七年（1938）石印本影印，1001.

袁忧

（清）汝南，袁忧，字诚甫，幼习儒业，家贫废学，治岐黄术，尤精于痘疹。自发热即逆断后日，论症若目睹。汝、蔡数百里内外，所全活小儿甚多。不受谢仪，周急济物，广行阴德，故人钦其术。《汝宁府志·卷十八·人物》，清·德昌撰，清嘉庆元年（1796）刻本，40.

第六节　平舆县

许扬

（汉）许扬，字伟君，汉汝南部平舆人，爱好星命占卜之学。王莽辅政时召为郎，后调任酒泉都尉。王莽篡位，扬弃官离职，隐姓埋名改做巫医，躲避他乡，王莽失败，扬返回故里。汝南郡有鸿隙陂，灌地数千倾，成帝时毁。建武年间，汝南郡太守邓晨欲修复鸿隙陂，听说许扬熟悉水文，就任命他为都水掾（管水利的官），负责鸿隙陂的修复工程，许扬认真查勘，组织施工，"起塘四百余里"。治理后，这一带农业连年获得丰收，修复鸿隙陂触犯了一些豪绅的利益，许扬遭诬陷下狱。扬入狱，"械辄自解"。邓晨惊讶地说："忠信可以感灵，今其效乎！"当夜将扬释放。许扬死后，百姓为他立庙画像，常年祭祀。《平舆县志》，平舆县史志编纂委员会编，中州古籍出版社，1995年11月，534

毕荫五

毕荫五（1881—1960），字世昌，射桥乡大张庄村人。自幼读书，聪明过人，能背五经四书，后考取秀才。24岁时父病逝，爱子患病被庸医误诊致死。从此，他发愤学医，能熟背《伤寒论》《金匮要略》《脾胃论》《药性赋》《医宗金鉴》等医书。30岁即成为汝南、上蔡、项城一带颇有名气的医生。

1936年，毕荫五到开封应试国医师，考取全省第三名，便在开封设门诊从医。日军侵占开封，他回乡行医，不开药铺，人称"撒手先生"。富人看病拿钱送礼皆收，对穷人求医少收钱或免费。擅长治疗内科、妇科疾病。运用针灸、恰当配合药物，常使病人转危为安。大孙庄有妯娌俩相继患病，重者已停食、水，轻者还能做针线活儿，请毕切脉后，断定重者可医，轻者难疗。7 天后，果然重者痊愈，轻者死亡。1940 年冬，龙王庙前冯桥村农民冯兆平患病多日，连请 4 位医生诊治，病情却越来越重，处于昏迷状态，家人已备好棺材，毕行医到此，诊脉下药，让病人晚饭时服药，四更病人便能喝少量稀饭，数日后痊愈。1942 年，董营村 50 多岁农民余金生患中风，四肢厥冷，神志昏迷。他切脉后，经过针灸，病人便睁开眼睛，能呻吟，后用汤药，不日痊愈。毕荫五在汝南以东行医多年，救死扶伤，人称"毕神仙"。

1952 年，毕荫五加入联合诊所，后任平舆县卫生院中医师，应诊带徒，为县中医进修班授课。还编写了《土单验方三百例》，经临床验证，效果很好。他为人民服务的精神深受群众爱戴，连续两届当选为县人民委员会委员。1960 年病故。《平舆县志》，平舆县史志编纂委员会编，中州古籍出版社，1995 年 11 月，553.

许峻

（汉）许峻，字季山，平舆人，善卜筮之术，多有显验。时人方之前，世京房自云，少常笃病，三年不愈，乃谒泰山请命，行遇道士张巨君授以方术，所著《易林》，至今行于世。《东汉书》。《汝阳县志·卷九上·人物方技补》，清·邱天英撰，民国二十三年（1934）石印本，63.

第七节　正阳县

吴琮

（明）吴琮，字美玉，幼孤，事母至孝，终身如孺子之慕，以母病留心岐黄术。遂精之，或为人诊候，强之受谢，则曰：吾以为吾母也。知县张邦伸表其墓。《重修正阳县志·卷四·人物志》，民国·魏松声等纂，民国二十五年（1936）铅印本，420-421；《正阳县志·卷五·人物》，清·嘉庆元年（1796）刻本，9.

张銮

（明）张銮，字朝仪，贡生，博集书史，凡医卜律历，阴阳兵略，无不涉猎，尤精释老之学。《重修正阳县志·卷四·人物志》，民国·魏松声等纂，民国二十五年（1936）铅印本，414；《正阳县志·卷五·人物》，清·嘉庆元年（1796）刻本，5.

刘清曲

（明）刘清曲，明时土扶桥人，故富家子，少游惰，父恶而逐之。既而悔过，独号泣于大树下，遇异人，授以《素问》《灵枢》。遂能剖析其秘，为神医，著有《方论》若干卷，行世。《重修正阳县志·卷四·人物志方技》，民国·魏松声等纂，民国二十五年（1936）铅印本，501.

（明）刘清曲，明时人，世居土扶桥。故富家子，少游惰，其父恶之，遂逐焉。既而悔过，独号泣于大树下，遇异人，授以《素问》《灵枢》，遂能剖析其秘，为神医，著有《方论》若干卷，行世。《正阳县志·卷五·方技》，（清）嘉庆元年（1796）刻本，17.

尼僧德

（明）尼僧德，仙者，失姓氏，里居亦不知其所，自来祝发小寺为尼，明内典，能辟谷，知未来事，人之知无不言，言无不中。后顺寂瘗之于城南里许德仙塔，即其处。《正阳县志·卷五·人物志仙释》，清·彭良弼纂修，清嘉庆元年（1796）刻本，18.

张真人

（明）张真人，初隐于刀笔史。年四十，东涉济遇青城赵真人，授以导引术，遂有悟，返而杜门清修三十余年。一日积薪为塔，或诘之曰，自作了当，火解而去。《正阳县志·卷五·人物志仙释》，清·彭良弼纂修，清嘉庆元年（1796）刻本，17.

钟其珫

（清）钟其珫，生平谨愿，有长者之称。家不中赀，岁施药济人，凡五十余年，全活甚多，县官给匾奖之。《正阳县志·卷五·人物》，清·嘉庆元年（1796）刻本，14；《重修正阳县志·卷四·人物志》，民国·魏松声等纂，民国二十五年（1936）铅印本，427.

叶荫昉

（清）叶荫昉，字升初，固城店进士。幼侍父士林庭训，博览群书，以礼科给事中，授湖北宜施观察使，多善政。其未达时，尝曰：为士坪不为宰辅，必为谏官；不为良相，必为良医。后果作监察御史，抗疏直陈，如去关征，复诸生等奏，皆于国家兴利除弊，大有裨益。处京师最久，士大夫疾，被诊视者，著手成春，且谙于阴符、兵略。清咸同时，河南土寇鸱张，帮办毛文达公团练事宜，迭膺功，运筹多出其手。《重修正阳县志·卷四·人物志》，民国·魏松声等纂，民国二十五年（1936）铅印本，437.

叶增坤

（清）叶增坤，字厚山，性孝友，出继季父春崖，生父其相卒，饬终附体之具，仍自为之。哀毁逾常，遗小弱弟，抚之合炊，延师教之，成立不以已出嗣而异视之。遂于医学，清光绪三年（1877），灾疫流行，早夜为乡常诊治，五阅月不倦，全活数百人。病众感之深，至有称为叶父者。《重修正阳县志·卷四·人物志》，民国·魏松声等纂，民国二十五年（1936）铅印本，440.

卓寿山

（清）卓寿山，字静夫，万安店拔贡，朝考一等，八旗汉教习，即用知县，改任汜水县教谕，品学兼优，著《福亭诗》八卷，行于世。于医术算学、各体书法，均擅长。尤擅于教授，门生多名下，立教德碑以志感。《重修正阳县志·卷四·人物志》，民国·魏松声等纂，民国二十五年（1936）铅印本，450.

曹淑修

（清）曹淑修，字清轩，清太学生。少孤，事母至孝，母邢氏，晚年瘫痪，冬则为母温被，夏则负母纳凉，六年不稍解。并施消毒丸药，活人无数。临终，仍嘱子孙遵行，寿八十余。《重修正阳县志·卷四·人物志》，民国·魏松声等纂，民国二十五年（1936）铅印本，451.

刘钰鼎

（清）刘望坡，字豫山，城内人。性正直，急公好义，善丹青，画菊尤得手。咸丰初，匪事猖獗，倡办城防局，倾家菽粟，供给城防饭食，始终不懈。及匪退粟已尽，自奉萧然，犹书画自乐。长子金鼎，武生，同治四年（1865），供守城柴酒。县令旌以匾额。次子钰鼎，亦武生，精医济世。季孙濬川，亦武生。《重修正阳县志·卷四·人物志》，民国·魏松声等纂，民国二十五年（1936）铅印本，456.

（清）清光绪时，城绅刘钰鼎，素精医术，目击城关贫病，多因医药无资，每致失救，商同刘嘉俊、阮佩亭、刘锡爵、袁子善等义绅，共同捐款，就药王庙地点，创设慈善局，购备需要药品，普施诊疗，不受谢服，救活甚众。民国以来，有绅耆阮昆山、刘俊夫、李协五等率同众善士，继续施诊赠药，袁绅俊伯，尝助款接济。民国十一年（1922），城陷后停止，城西增益店。清光绪时，曾设八善局，施舍茶、药、粥、棺、义冢，赠善书，敬惜字纸，宣讲善道，由贡生王鸿轩，劝同一方善家善士，捐资任劳，共维义举，救度群伦。《重修正阳县志·卷三·大事记》，民国·魏松声等纂，民国二十五年（1936）铅印本，385.

阮泰埕

（清）阮泰埕，字昆山，清太学生，城南街人。性刚介，素履端方，待人接物，惟掬以诚，尤笃孝友，每侍亲疾，衣不解带，汤药亲尝，恭兄友弟，怡怡如也。幼读儒书，年十四患失血症，转业医，精其术，应诊视，无问暑寒，不辞劳瘁。值大疫盛夏，必备应时药，济困穷，施诊四十余年，活人无算，著有《阮氏家藏医解》二册。民国十一年（1922）九月二十日夜，悍匪陷城，埕方巡逻抵御，被执，骂贼不屈，遂遇害，时年六十八岁。邑绅袁乃宽等，请褒奖。大总统颁给匾额，文曰：孝义可风，又褒词一轴，文载艺文志。生子三，有读书服官者。《重修正阳县志·卷四·人物志》，民国·魏松声等纂，民国二十五年（1936）铅印本，461.

（清）阮泰理，孝义褒词，民国十一年（1922），股匪陷诚，阮泰理殉节，邑绅以事上闻，大总统颁给褒词曰：孝友传家，本儒林之佳话，慷慨好施，有任侠之遗风，兼而有之，不可及也。正阳阮泰理，生有至性，人无间言。七岁孔梨，便成为义士，一堤苏柳，早惠及行人。蔡襄奉母命而造桥，慨捐官俸。李革命理念勘慰亲心而倾粟，益显富名，杀身成仁，此语服膺乎孔子，断舌骂贼，生平有类于常山，行谊如斯，褒扬允矣。于戏传汝南之先贤，颇多轶事，秉嵩山之灵气，诞育奇人，卑以楔题，光尔泉壤。《重修正阳县志·卷七·艺文志集文》，民国·魏松声等纂，民国二十五年（1936）铅印本，10-11.

胡恭安

（清）胡恭安，原名献琛，字子淮，学名国昌，范庄店优增生。性仁孝，幼嗜学，年十五以善书能文著，同叔道尊肄业大梁、汝南各书院。甫弱冠，郡试第一入泮，益致力于圣贤道义。古文风格，名噪一时。中以家计，就教读，善诱循循，学者多宗之。入民国，历膺县学校教员、参事会员、浙江炮兵营书记、河南陆军第五旅军医各职。心精力果，所至有声，晚年入道德学社，尊师重道，笃行劝度，日孳孳于救正人心，挽回劫运，著有《论语节解》《大学解》及《医书》各种。一生诚厚谦和，久敬善交，人爱敬之，不容已，寿六十三终。《重修正阳县志·卷四·人物志》，民国·魏松声等纂，民国二十五年（1936）铅印本，464.

胡恭安先生传（陆军中将守谦陈铭阁）

（清）胡恭安先生，原名献琛，字子淮，清优增生，少以能文称。岁壬辰，以郡试第一人著学籍，后游学罗、汝，暨大梁各书院，于古圣贤之经传子史，穷涉奥赜，穿贯渊渟，卓然欲自表见。归而授徒自给，凡十余稔，淬厉后学，多所成就。民国纪元，先生被选为县参事会参事，铭阁时为县议会议员，昕夕相聚论事，筹谋擘画，除污柙垢，邑人贤之。暇且摩砺学术，濡玄德而敦道义，益以识先生之襟袍，及其性情，而深景仰焉。

丁巳先生南游，铭阁适长浙军炮二营，聘以书记官职，戎务攸赖，相得益欢，嗣入道德学社，获聆师尊性道之训，慨然曰："至圣没而微言绝，大道乖舛，异说交竞，纪纲颓废，求能康济时艰，继圣承道，协万邦而进大同者，其在斯乎？"居尝以此相勗，铭阁得以忝列师门，略识性命之正，先生之力为多。甲子归，丙寅任河南第五混成旅军医长。己巳庚午间，两膺县志编纂，时豫局糜沸，闻里为墟，先生于奔走离乱间，锐志宣扬道德，劝人觉世，数年如一日，邑人士多感而人道者。庚午冬卒，年六十有三。

先生清介谦睦，笃善乐道，为学在扶植理道，缘经术为义法，宗于以自淑淑世。自入学社，拳拳服膺，惟孳孳以广大师道为务，艰苦卓绝，老而勿衰。尤精岐黄，患者无贫贱，皆施治馈药，全活极众。掌教时，与诸生言论，必教以持躬履则，济人利物之大端，谆勤恳至，去而人爱思之，所著书有《大学解》《论语节解》及《医书》各若干卷。辛未秋，其喆嗣圣明来书，请为先生传，余以先生足述，而亦以志吾悲也，故谨书之。《重修正阳县志·卷七·艺文志集文》，民国·魏松声等纂，民国二十五年（1936）铅印本，23-24.

胡恭安先生行传（国会议员尧初陈全三，原名景南）

（清）胡公恭安，原名献琛，字子淮，学名国昌，范庄店人，清优增生。性仁孝，聪慧好善，谦让天成，少于其胞叔道尊公二岁，尝共攻读，笃情谊。年十五，即以善书能文著名。二十三，郡守李试取第一。遂入泮，益励志进修，游学罗、汝，暨豫南、大梁各书院，中因家运多艰，从事教育十余年，循循善诱，为后学弟子所乐就。

民国纪元，被选为县参事会会员，于革除积弊，促进吏治，多所建树。六年感邑事棘手，偕同志南游浙杭，适挚友陈守谦君，新长炮兵二营，授以书记官职，遇都子新王图南两君介绍入道德学社，亲炙段正元师尊门下，得闻性与天道。十三年辞差旋里，家居修养。十五年又任河南第五混成旅军医长。十八九年间，两膺县志编纂。是时豫局大坏，到处匪扰兵惊，民不堪命，公益随时宣扬道德，劝度缘人，冀以补救世道人心，挽回劫运，曾手著《论语节解》、《大学解》及《医书》多种，与邑中道友涂闻钦君互相观摩，老而弥笃。

余岁辛酉秋，承陈守谦营长及浙人士之招，讲学杭垣，与公相识于炮兵营，赞仰其蔼然可亲之襟度，朝夕谈论，受益匪浅。而杭州道德学社之成立，公亦与有力焉。公有子三，长子启明早丧，次子圣明，幼子廉明，好学勤谨，足以述事继志，可谓善人有后矣。《重修正阳县志·卷七·艺文志集文》，民国·魏松声等纂，民国二十五年（1936）铅印本，24.

徐联奎

（清）徐联奎，字聚五，涂家店人，性敦厚，精医术，不计药资，尤精刀伤药，全活甚多。子二，长从贵，庠生，办公和平；次子改儒继医，术亦精，邻邑重症，多资疗焉，仍不计药资，并传授多人，医道益广，皆聚五余德也，年七十六寿终。《重修正阳县志·卷四·人物志》，民国·魏松声等纂，民国二十五年（1936）铅印本，467.

魏松声　魏杜

魏松声，字春源，永兴铺人，清己酉科拔贡，性聪颖，幼承家学。祖杜笃学能文，精医好施。父光大，以恩贡业教授，道行高洁，以故蒙养早端，十五失怙，贫难就传。母氏杨纺绩助束修，因益奋励，弱冠采芹，旋食廪饩，肄业大梁书院，嗣因家计，回里教读，造就宏多。《重修正阳县志·卷四·人物志》，民国·魏松声等纂，民国二十五年（1936）铅印本，476.

李悟　李恩元

（清）李悟，西严店人，教家勤而严。岁时子弟多嬉戏，悟独率之，捡田中瓦砾，移垫洼路。次子得元，任侠好义，衙役勒索乡愚，辄代不平，伸公道，时或诉官惩治。四子恩元，知医好施，制小儿疯药，施送数十年，痛恶赌，族幼董犯之，即严诫鞭责，甚或碎其釜。《重修正阳县志·卷四·人物志》，民国·魏松声等纂，民国二十五年（1936）铅印本，477.

杨启鸿

（清）杨启鸿，字子珍，光绪二十五年（1899）贡生。和平精医，尤娴教授，三十三年籤掣县丞，旋保候补知县，分发陕西。民国元年（1912），归籍。十一年教授女子小学，九月间正组设县志局，忽豫西匪陷城，遇害。《重修正阳县志·卷四·人物志》，民国·魏松声等纂，民国二十五年（1936）铅印本，490.

袁家骥

（清）袁家骥，字俊伯，城内人。清末，毕业北洋客籍学堂，捐知县，民国改就军职，任豫南巡缉营统领，积资至陆军中将，剿匪有声。对公益事，犹热心赞助。如捐资兴学、提倡工业、施药赈灾等，邑人称道弗衰。《重修正阳县志·卷四·人物志》，民国·魏松声等纂，民国二十五年（1936）铅印本，51-52.

冯锡椴

王文第，长葛县人，因年荒出告贷，迟日未归，妻某氏在家，被不才弟诓至县南，转鬻苏仰儒佃家，将妇之。愬述被弟诓骗而来，详言家世及文第名，乃苏乡榜同年也。邀至家，遣人走报王，适遇诸逆旅，遂谊苏得团聚。时苏方设教于戴湾，即以馆让王，遂家焉。王行谊纯笃，潜心理学，授徒十余年，多所成就。子名曰湘，拔贡，教授涂店三年，文运一振。儒医冯锡椴亲炙门墙，言之极悉。《重修正阳县志·卷四·人物志游寓》，民国·魏松声等纂，民国二十五年（1936）铅印本，58.

徐登第

（清）徐登第，仝坡塘人，祖传施妇科黄病调经药，数代不索价。后因药贵财窘，病家随意纳资才，仍不计多寡，力保慈善遗风。《重修正阳县志·卷四·人物志方技》，民国·魏松声等纂，民国二十五年（1936）铅印本，495.

黎振泗

（清）黎振泗，一名东山，清监生，医学精通，求诊必应，并施药济贫。县官高其行，给匾奖嘉。《重修正阳县志·卷四·人物志方技》，民国·魏松声等纂，民国二十五年（1936）铅印本，495.

黎鸿盘

（清）黎鸿盘，字荣渐，幼读儒书，壮精岐黄。咸丰间，父母兄弟相继死于乱，家破年荒，盘孤身治丧，艰苦备礼，乡里延诊，不取资。后受严氏同仁堂药店聘，医世五十余年，药到病除。邑人赠匾志谢。《重修正阳县志·卷四·人物志方技》，民国·魏松声等纂，民国二十五年（1936）铅印本，495.

王居仁

（清）王居仁，字安亭，清监生，王勿桥人，性恬静，精医施药，痘疹尤擅长。道光三十年（1850），汝埠耿分府潜，患此症，延诊立愈，赠匾旌其闾。终年七十有余。《重修正阳县志·卷四·人物志方技》，民国·魏松声等纂，民国二十五年（1936）铅印本，495.

冯鸣豫　冯霖雨　冯斌

（清）冯鸣豫，字乐轩，儒医也。父霖雨，清贡生，曾祖斌，均精岐黄术。豫研奋方书，医学贯一时。知县白渠母，病兼旬，延诊之，针药并施，数日愈，公赠匾表其庐，卒年九十有三。《重修正阳县志·卷四·人物志方技》，民国·魏松声等纂，民国二十五年（1936）铅印本，495.

谢应政

（清）谢应政，王勿桥人，娴医术，名闻遐迩，好善乐施，终年七十九岁。《重修正阳县志·卷四·人物志方技》，民国·魏松声等纂，民国二十五年（1936）铅印本，496.

付正升　付克

（清）付正升，字凌阁，王务桥人，嗜学好施，兼精医道，活全无数，送匾纪念者甚多。子克，世其业。《重修正阳县志·卷四·人物志方技》，民国·魏松声等纂，民国二十五年（1936）铅印本，496.

彭人杰

（清）彭人杰，字子英，皮店人，性灵敏，善记忆，喜读《灵素》书，用药极精，熟经方而神化之。每施疗，应手奏效，淮北朱潘大皮钟陉各店，咸颂为救难生佛。《重修正阳县志·卷四·人物志方技》，民国·魏松声等纂，民国二十五年（1936）铅印本，496.

袁文华

（清）袁文华，西街人，祖传膏药奇方，疮疡肿毒起时，一贴即消，时人重之。《重修正阳县志·卷四·人物志方技》，民国·魏松声等纂，民国二十五年（1936）铅印本，496.

于保仁

（清）于保仁，岳城店人，精医术，病虽垂危，一诊即效，远近争聘，日不暇给，著有《医学集成》二十四卷，行世。《重修正阳县志·卷四·人物志方技》，民国·魏松声等纂，民国二十五年（1936）铅印本，496.

张淑仪　张光照　张志刚

（清）张淑仪，岳城店人，侄光照，孙志刚，三世精喉科，施药饵，活人无算，著有《咽喉摘要》十二卷，子孙世继其业。《重修正阳县志·卷四·人物志方技》，民国·魏松声等纂，民国二十五年（1936）铅印本，496.

汪渊

（清）汪渊，字深甫，寒冻店人，善疗筋骨损伤，摸捏即愈，求必应，不计谢。知县秦本题奖之，曰：捏骨神手。年八十二卒。《重修正阳县志·卷四·人物志方技》，民国·魏松声等纂，民国二十五年（1936）铅印本，496

王传位

（清）王传位，字君一，监生，寒冻店人，精小儿科，尤娴痘疹，不计谢。《重修正阳县志·卷四·人物志方技》，民国·魏松声等纂，民国二十五年（1936）铅印本，497.

刘景章

（清）刘景章，字文轩，寒冻店人，善眼科，先祖得异传，拔翳如神，贫不计药资，富听自便，子孙世其业。《重修正阳县志·卷四·人物志方技》，民国·魏松声等纂，民国二十五年（1936）铅印本，497.

吴开荣

（清）吴开荣，字华堂，汝南埠人，清禀生，性喜救济，精研医书，深得岐黄之秘，望气切脉，断病情，定生死，无少差，有药到病除之妙。《重修正阳县志·卷四·人物志方技》，民国·魏松声等纂，民国二十五年（1936）铅印本，497.

温永庆

（清）温永庆，字瑞五，汝南埠人，事母至孝，常读《黄帝灵素经》及高厚蒙求等书，得异人传授，精通地理，善推紫微数，占事辄验。《重修正阳县志·卷四·人物志方技》，民国·魏松声等纂，民国二十五年（1936）铅印本，497.

张复恒

（清）张复恒，字久道，精于岐黄术，有延必应，务尽其术，且药不置账，瘳不索谢。殁后，乡人立石志遗德。《重修正阳县志·卷四·人物志方技》，民国·魏松声等纂，民国二十五年（1936）铅印本，497.

李学政

（清）李学政，岁贡生，候选儒学训导，精医术，救济极多。汝南人士，作文赞曰：业精岐黄，称为国医高手。济世活人，汝南罕有。水生珍珠，石蕴琼玖，先生之风奕世不朽。著有《伤寒三疫论》《松园癣论》《醒迷传》数种，付梓行世。《重修正阳县志·卷四·人物志方技》，民国·魏松声等纂，民国二十五年（1936）铅印本，497.

郜守经

（清）郜守经，字镕菴，附生，寓居寒冻，医术济人，凡疾病求救者，无不药到病除。《重修正阳县志·卷四·人物志方技》，民国·魏松声等纂，民国二十五年（1936）铅印本，498.

王德魁

（清）王德魁，字宗颜，邑庠生，固城店人，善切脉，诊之知人修短，无不中者。《重修正阳县志·卷四·人物志方技》，民国·魏松声等纂，民国二十五年（1936）铅印本，498.

朱存仁

（清）朱存仁，皮店人，精医术，尤长痘疹科。病家竞相邀，车马如织，药不索资，听其自偿，慈兼风操，有口皆碑，感送匾额犹未也。年七十八，无疾卒。子炳晖，清庠生，操守精严，家道日兴。《重修正阳县志·卷四·人物志方技》，民国·魏松声等纂，民国二十五年（1936）铅印本，498-499.

姚春华

（清）姚春华，皮家店人，精外科，治疗毒喉蛾，应手立验，尤长接骨疗伤，未尝索谢，时人重之。《重修正阳县志·卷四·人物志方技》，民国·魏松声等纂，民国二十五年（1936）铅印本，499.

魏华万

（清）魏华万，幼病多，弄药度日，遂知医，按症发药，靡不验。尝自谓经验有得，识者信之，年八十四，无病逝。《重修正阳县志·卷四·人物志方技》，民国·魏松声等纂，民国二十五年（1936）铅印本，499.

李存安　李建儒

（清）李存安，字心平，潘店人，精医术，痘疹尤见长，著手成春。子建儒，能继其业。《重修正阳县志·卷四·人物志方技》，民国·魏松声等纂，民国二十五年（1936）铅印本，499.

李华章

（清）李华章，城东人。祖传疯药，其效如神。《重修正阳县志·卷四·人物志方技》，民国·魏松声等纂，民国二十五年（1936）铅印本，499.

刘文焕

（清）刘文焕，城东人。专治臁疮，收效甚捷。《重修正阳县志·卷四·人物志方技》，民国·魏松声等纂，民国二十五年（1936）铅印本，499.

石文秀

（清）石文秀，祖传六代，专治跌打损伤，筋骨碎烂诸症，百日痊愈，其效如神，住城东十六里石庄。《重修正阳县志·卷四·人物志方技》，民国·魏松声等纂，民国二十五年（1936）铅印本，499.

江耀廷

（清）江耀廷，字紫垣，大林店庠生，聪慧绝伦，幼精儒学，淡于名利，潇洒出尘。工丹青，尤娴于蝴蝶，每一落纸，辄栩栩欲活。晚精医术，救济无算，其人品清高儒雅，饶有古风。年七十，无疾终。《重修正阳县志·卷四·人物志方技》，民国·魏松声等纂，民国二十五年（1936）铅印本，499.

孙培初　孙从仁

（清）孙培初，字本真，大林店名处士，精研医术，独有心得，随症裁方，药止三五味，无不奇效。其浑厚儒雅，敦品励行，为一时士大夫所钦佩，惜年仅五十早卒。著有《心得专集》未及付梓，为族某所密。孙从仁，得其痘疹方，救济辄效，名噪一时，于此足见一斑。《重修正阳县志·卷四·人物志方技》，民国·魏松声等纂，民国二十五年（1936）铅印本，500.

孙鸿祥

（清）孙鸿祥，白土店人，幼读书，继祖父世传医术，以针法开方济人，不售药，不受谢，救疗数十里，人感之，寿八十余。《重修正阳县志·卷四·人物志方技》，民国·魏松声等纂，民国二十五年（1936）铅印本，500.

张殿元

（清）张殿元，增益店人，学博德纯，性行有古风，又精医。光绪时，在西区八善局，担医药职，十余年，尽瘁诊疗，救济甚众，未尝受谢。光绪二十三四年（1897—1898），连荒缺食，用芝麻和药制丸，施度饥民，资全活者百余家，今犹思念不忘。《重修正阳县志·卷四·人物志方技》，民国·魏松声等纂，民国二十五年（1936）铅印本，500.

萧文田

（清）萧文田，大林店人，精疯狗咬方，无轻重，一诊立效，并不忌铜器等事，救人甚多，药不索价，寿七十六终。《重修正阳县志·卷四·人物志方技》，民国·魏松声等纂，民国二十五年（1936）铅印本，500-501.

萧才

（清）萧才，字理全，大林店人，善小儿惊风，回生如神，施药多年，不受谢，年六十终。长子仍继其业，不辞劳费。《重修正阳县志·卷四·人物志方技》，民国·魏松声等纂，民国二十五年（1936）铅印本，501.

袁如琏

（清）袁如琏，字国器，城内人，少聪颖，读书司大旨，调虚文无实用，转习医，有心得。施诊二十余年，药到病除，无或爽，乡里神之。《重修正阳县志·卷四·人物志方技》，民国·魏松声等纂，民国二十五年（1936）铅印本，501.

高文贵

（清）高文贵，范庄店人，精通医术，施诊极勤甚，且平易近情，故乡里多延之。《重修正阳县志·卷四·人物志方技》，民国·魏松声等纂，民国二十五年（1936）铅印本，501.

涂法章　庞学颜　周保安　涂沛章　涂鸿模

（清）涂法章，涂家店人，性端严，弱冠娴医业，尤精外科。咸同间，避乱息罗边境，医声卓著，受徒庞学颜、周保安等，均得心传，为息罗二邑救星。晚年以父道事法章，养老送终焉。法章族人，有沛章、鸿模，又受业于庞、周，世继其术。《重修正阳县志·卷四·人物志方技》，民国·魏松声等纂，民国二十五年（1936）铅印本，501.

冯斌

（清）冯斌，字建武，附监生，精岐黄术，求者无远近，必应，亦不计谢，贫人病，施药治之，必愈而后已。子继宗，孙霖雨，俱诸生。《重修正阳县志·卷四·人物志方技》，民国·魏松声等纂，民国二十五年（1936）铅印本，501-502.

冯斌，字建武，附监生，精岐黄术，求者无远近，必应，亦不计谢，或病而贫，施药治之，必愈而后已子继宗，孙霖雨，俱诸生。《正阳县志·卷五·方技》，清·嘉庆元年（1796）刻本，17.

汪经

（清）汪经，字子隆，能医，尤精外科，活人无算，未尝受谢。县官高其行，给匾嘉奖。《重修正阳县志·卷四·人物志方技》，民国·魏松声等纂，民国二十五年（1936）铅印本，502.

刘斌　刘纯士

（清）刘斌，字雅士，以医术济人，应手立效，不缘以为利。弟纯士，亦精医，县官礼于其庐。《重修正阳县志·卷四·人物志方技》，民国·魏松声等纂，民国二十五年（1936）铅印本，502；《正阳县志·卷五·方技》，清·嘉庆元年（1796）

刻本，17.

刘之府　刘之通

（清）刘之府，善医，尤精幼科，治痘疹立效，能望气知人生死。弟之通，与兄齐名。《重修正阳县志·卷四·人物志方技》，民国·魏松声等纂，民国二十五年（1936）铅印本，502；《正阳县志·卷五·方技》，清·嘉庆元年（1796）刻本，17.

刘汝泉

（清）刘汝泉，字鼎玉，诸生，精眼科，尤善针灸。当事闻其名，每礼致之，年九十余卒。《重修正阳县志·卷四·人物志方技》，民国·魏松声等纂，民国二十五年（1936）铅印本，502；《正阳县志·卷五·方技》，清·嘉庆元年（1796）刻本，17.

王百朋

（清）王百朋，字锡我，精大小方脉，能治异候，全活甚众。诊脉知人修短，无不中者。《重修正阳县志·卷四·人物志方技》，民国·魏松声等纂，民国二十五年（1936）铅印本，502；《正阳县志·卷五·方技》，清·嘉庆元年（1796）刻本，17.

王尊贵

（清）王尊贵，善眼科，人称为拨云圣手。《重修正阳县志·卷四·人物志方技》，民国·魏松声等纂，民国二十五年（1936）铅印本，502；《正阳县志·卷五·方技》，清·嘉庆元年（1796）刻本，17.

冯立春

（清）冯立春，涂家店儒医，精研《灵素》，深得四诊妙谛，认症最真，故立方必效，痘疹尤擅长。某家幼儿，初患痘，似甚轻，延诊之，以为不可救，转求诊于冯之徒，则曰：顺症也，一药而痊。是家喜出望外，新族咸贺，冯闻之，谓其徒曰：此儿百日内必不保。后果如其言，一生临症类若此。子孙世其业，均有声。《重修正阳县志·卷四·人物志方技》，民国·魏松声等纂，民国二十五年（1936）铅印本，502.

陈永运

（清）陈永运，朱家店人，精岐黄，痘疹二科研究尤深，凡经调整，即化险为夷；

若认为绝症，终不可救，时人颂为痘疹圣手。《重修正阳县志·卷四·人物志方技》，民国·魏松声等纂，民国二十五年（1936）铅印本，502-503.

王道立

（清）《养生治生救时合论》《道法简宗》《杂诗遗稿》《地理辨讹衷正》王道立著。《重修正阳县志·卷六·艺文志著作书目》，民国·魏松声等纂，民国二十五年（1936）铅印本，3.

（清）王道立，字卓如，间河店（今正阳县吕河乡）优廪生，直隶法政学校毕业。《重修正阳县志·卷三·选举毕业》，民国·魏松声等纂，民国二十五年（1936）铅印本，33.

其珖

（清）其珖，生平谨愿，有长者之称。家不中资，岁施药济人，凡五十余年，全活甚多。县官给匾奖之。《重修正阳县志·卷四·人物志》，民国·魏松声等纂，民国二十五年（1936）铅印本，19.

熊钦文

（清）熊钦文，江西南昌人，性耿直，精医术，侨寓宋店，施药三十余年，称一方救星，寿七十三，无疾终。二子世其业，后人确山籍。《重修正阳县志·卷四·人物志流寓》，民国·魏松声等纂，民国二十五年（1936）铅印本，506.

李氏

（清）李氏，袁家冀妻，性仁慈，幼失怙，事母以孝闻。十八于归，事祖姑翁姑。能先意承志，得重帏欢心，以家政委焉。邻里称贷必予，族尚孤寡必周，邑贫柩多暴露，购施义地丛葬之。民间三年（1914），信阳扩商场，废荒冢，弃白骨，又于信北郭，购施义地，瘗之。民国七年（1918），瘟疫流行，又筹立仁民医院，施治病者。十年春、十一年秋，于兵匪变乱时，施棺及棉衣颇多，后因侍夫病，劳瘁成疾，病故于京寓，年二十九。同乡具其状上闻，蒙旌"懿德昭垂"字样。《重修正阳县志·卷五·人物志烈女》，民国·魏松声等纂，民国二十五年（1936）铅印本，575.

汪经

（清）汪经，字子隆，能医，尤精外科，生平活人无算，未尝受谢。县官高其行，给匾嘉奖。《正阳县志·卷五·人物志方技》，清·彭良弼纂修，清嘉庆元年（1796）刻本，17.

刘汝璟

（清）刘汝璟，字鼎玉，诸生，精眼科，尤善针灸。当事闻其名，每礼致之，年九十余卒。《正阳县志·卷五·人物志方技》，清·彭良弼纂修，清嘉庆元年（1796）刻本，17

王遵贵

（清）王遵贵，善眼科，人称为拨云神手。《正阳县志·卷五·人物志方技》，清·彭良弼纂修，清嘉庆元年（1796）刻本，17.

温相臣

（清）温相臣，汝南埠镇人，生于清光绪七年（1881），卒于1949年，终年68岁。幼年习医，博览群书，纳诸医家之所长，变通伸化。尤以精研明、清滑周诸脉，创新"八卦脉"自成一家，在汝南埠一带百里闻名。此"八卦脉"即将诸脉按部位（沉浮长短）、至数（迟缓）形象（虚实滑涩）以及上下来去的势力，分为"位、数、形、势"四字，次第求之，立以为纲，更纬以"微、甚、兼、独"四字。虽诸脉众多，但按其八字求之，纲目分明，对病变的反映自无遁性，实为识脉之要旨。《正阳县志》，正阳县地方志编纂委员会编，方志出版社，1996年12月，531.

张崇阿

张崇阿（1883—1966），字子访，岳城人。早年受业于本县喉科名医张光照门下，经多年临床实践，对喉科医术有新的探索。他认为："泥古而不通今者，迂儒也；守常而不济变者，庸医也。"无论对急性病或慢性病，都要从寻病源开始，根据"三因""四诊"全面进行诊察。因此，他在师光照"割、烙、刺"技法基础上，创新临床"理、法、方、药"一套综合治疗方法。晚年兼及中医内科、妇科、儿科。他临床经验丰富，医疗成绩卓著，方圆百里享有盛名。新中国建立后，曾任人民医院中医师，县中医学会主任，县一至四届人大代表。1964年，被省卫生厅批准备案为全省99名老中医之一。他一生行医50年，治疗病人达数万计。家珍藏有他晚年编写的《九十二种病机赋》遗稿。《正阳县志》，正阳县地方志编纂委员会编，方志出版社，1996年12月，586.

第八节　确山县

金景珠

（清）金景珠，字西园，号云坡，由太学生保举五品职衔。性嗜古，通医卜，尚虚玄，好洁成癖，风神潇洒，其清标高志，如秋水澄澈，不染半点尘埃。工书法，善画人物山水，雅有李公麟米元章衣钵。《确山县志·卷十八·人物下艺术》，民国·张缙璜纂修，民国二十年（1931）铅印本，19.

崔永伦

（清）（医生）崔永伦，六十二岁，山西潞安府履城县人，（商民）刘得全，三十七岁，湖北武昌府黄坡县人。以上二人，均在北三保古城镇贸易，于咸丰十年（1860）三月二十五日被皖匪孙葵心裹胁，不从，遇害经北一保。贡生杨式曾呈报。《确山县志·卷十八·人物下》，民国·张缙璜纂修，民国二十年（1931）铅印本，27.

安增

（清）安增，字益洲，号卓泉，同治甲子举人。生而起岐嶷，年十六岁县试冠军，次年入庠第一，旋考高等，食饩，壬戌中副军。生平博览群书，学力深沉，经传子史荟萃胸中，故其发为文章磅礴郁积，粹然精华，笔底负有奇气。下至阴阳、医术、星命、堪舆俱能穷其理数，适于实用。戊辰主讲本邑铜川书院，丙子主讲上蔡景贤书院，其教授大旨率以躬行实践为先，不徒寻章摘句泛骛词章之末，故列门墙者。概以敦崇品谊，扶植彝伦，共相劝勉，且性情谦抑，虽庸夫俗子接见时必以礼貌，惟大义所关，正气凛然，虽豪强不少假借。庚申岁，驻镇修案，竭力劝募，忘室忘家，富族巨室不以亲故私之。邑有试院被守备营借住霸占，众不敢言。乃倾身赞助，诸绅上禀，据理力争，蒙抚宪飞饬南阳镇勒令胜交。凡此皆人不肯为而独毅然为之，知其心所见者大而正也，惟澹于功名不干仕进，遂俭朴淡泊以终身云。卒年六十有二。《确山县志·卷十八·人物下》，民国·张缙璜纂修，民国二十年（1931）铅印本，15.

高景龙

（清）高景龙，字雨民，性谨谨，以孝友著称，为人温厚，和平，俭朴，端正。清光绪丁酉科拔贡，设教遂境训诲生徒，多所成就。丁未考取保送一等，以知县用，分发陕西候补，到省后屡奉差遣，办事勤慎，上游倚重之。会宣统三年（1911年），革命军起，乞终养旋里，蒙河南提学使委充劝学员长兼县视学，数月辞职。旋里，与邑绅偕办县内团防营，并一切公益，不惮劳瘁，其热心毅力有足称者，顾尤精医术，共推国手，不计贫富，延请即至，故活人甚众。《确山县志·卷十八·人物下》，民国·张缙璜纂修，民国二十年（1931）铅印本，16.

李霞

李霞，系监生，施药济贫。《确山县志·卷之三·选举》，清·周之瑚纂修，清乾隆十一年（1746）刻本，30.

第九节　泌阳县

王鼎新

（明）王鼎新，万历年间人，为邑诸生，居凤凰山之南山谷中（今河南省焦作市泌阳县凤凰山），精奇门遁甲术。明末，土寇蜂起，有萧瞎子者，蟠据铜山，因其名聘之，王力拒不赴。寇怒，率群党至，欲得而甘心焉。时贼从东来，王以术推之，当东出，东出与贼遇。路旁有丛苇数亩，趋避之，坠眢井中，贼遍搜不获，且曰："已见入其中，而寻觅无迹，素称王半仙，岂果神仙乎？"遂舍去。王又善医，著有《本草互用参考》《集验奇方》。《泌阳县志·卷之八·人物艺术》，清·倪明进修，栗郢纂，清道光四年（1824）刊本影印，559.

程人坊

（清）国朝程人坊，昆阳保人。嘉庆年间，以医名于乡，所治疾多应手取效，成药所不能及者，按《灵枢》法刺之辄愈，所著有《针灸捷径》二卷，藏于家。《泌阳县志·卷之八·人物艺术》，清·倪明进修，栗郢纂，清道光四年（1824年）刊本影印，560.

程人坊，泌阳程店人。清嘉庆年间，以医术闻名乡里。所治疾病多应手取效，若有用药不济者，便用针灸之法，即可痊愈，著有《针灸捷径》二卷。《泌阳县志》，泌阳县地方志编纂委员会编，中州古籍出版社，1984年10月，691.

谭震东

（清）庠生谭震东，高邑保（今河南省驻马店市泌阳县高邑乡高邑村）人，善医术，尤精于《太素》脉法，决生死多应。嘉庆癸酉间，疫疠大行，所全活人无数。贫无资者，施药予之，乡邻均感其德，著有《伤寒捷要》一书。子监生，太学，藏之于家。《泌阳县志·卷之八·人物艺术》，清·倪明进修，栗郢纂，清道光四年（1824 年）刊本影印，560.

谭震东，庠生，泌阳高邑谭园人，善医术，尤精太素脉法。清嘉庆十八年（1813）邑内疫疠大行，经其尽力救治，"所全活人无数"，贫困无钱的人，每每得免费治疗，乡邻均感其德，著有《伤寒捷要》。《泌阳县志》，泌阳县地方志编纂委员会编，中州古籍出版社，1884 年 10 月，691.

王焕彩

（清）王焕彩，父患中风，侍疾二十余年，始终罔懈，母李氏好施与，承命惟谨。乾隆乙巳大饥，里多逃亡，出粟赒济贫佃，并焚其券。又善医，多所全活。尝倡修诸冯沟石桥，候补县丞安仁修牛沟诸石桥，承先训也。《泌阳县志·卷之八·人物孝义》，清·倪明进纂修，清道光八年（1828）刻本，17.

吕秀甫　吕焕台

吕秀甫（1905－1932），名益文，字秀甫，以字行世，泌阳县赊湾乡阎店村人。父吕焕台，在本乡开药铺，有地 120 亩。为赊湾一带有名士绅。吕秀甫幼读私塾，毕业于县立简易师范，好舍施，见义勇为，多次把自己的新衣换给缺衣少穿的穷苦人。一次，一穷苦人到他家抓药，因带钱少不能抓，他即让司药照单多抓一剂不要钱，其父骂他是"败家子"。《泌阳县志》，泌阳县地方志编纂委员会编，中州古籍出版社，1984 年 10 月，695.

李仲昆

李仲昆（1899—1969），又名富伦，泌阳县泰山庙乡李辉庄人。出身于中医世家生前为泌阳县人民医院中医师。李仲昆 5 岁读儒书，及长随父学医，读《医宗金鉴》《药性赋》《濒湖脉诀》，对其中"伤寒心法要诀""杂病心法要诀""妇科心法要诀""幼科心法要诀""痘疹心法要诀"背诵如流。进而钻研《黄帝内经》《伤寒论》《金匮要略》等经典。猎览《医门法律》《温病条辨》《景岳全书》等医学名著。民国十四年（1925）始独立应诊，先四方行医，后在泰山庙"太昌益盛堂"、泌阳县"福又增"药铺坐堂行医至解放。1953 年参加工作，任官庄卫生院中医生，同年获省卫生厅颁发的"中医师证书"。后调县人民医院任中医大夫，至逝世。

民国十四年（1925）冬，李仲昆独立应诊之初，邻村张某患"小腹上冲症"，遍求名医诊治无效，病情恶变，无奈求医于仲昆，诊断后，投以桂枝汤治之，立有效验，不久痊愈。李仲昆的医术崭露头角。民国三十三年（1944）韩绍周（泌阳县县长）之父韩自步（清末举人）患伤寒病，四方名医诊治无效，后请李仲昆前往诊治，通过察色诊脉，聆病闻声，即诊断为伤寒病阳明症，投以"白虎汤"治之，一剂药病愈过半，再服则告痊愈。韩绍周甚为感激，赠"医中翘楚"横匾，吹奏鼓乐，经饶良、朱集送至其家。自此，李仲昆的名声大震，求医者纷至沓来。李仲昆对患者一视同仁，遇到官宦富家患者车马与贫穷患者徒步并至，李大夫则优先为贫苦人家患者诊治，后为其他患者诊治。近半个世纪行医生涯中，李仲昆为无数患者解除痛苦。他朴实清正，救死扶伤，医德高尚，深得人民爱戴。1957、1958、1963年分别被选为泌阳县第二、三、四届人民代表大会代表和人民委员会委员。

李仲昆行医不辞辛劳，尽心尽力，从不以医谋私。新中国成立前，他为官府上层人物治过病，深得官府青睐，多次劝其从政并许以重任，均被李谢绝。官府在无以报答情况下，委任其侄李华轩保长职务。李仲昆得知后，遂让华轩辞掉，并严训"要安分务农不要干危害百姓的事"。李仲昆还经常教育其家庭成员，不要招风惹草。一次其弟李录君的猪害了邻村的庄稼，邻村人把猪打死，并索要食盐一斤，柴若干斤，以备吃肉用。其弟认为欺人太甚，到县府告状，县府传讯将打死猪的人押送县城。李仲昆得悉，立即阻止，弟不解，仲昆婉言劝道："他打死了你的猪，你不叫官府抓他，村邻关系就会越来越好。"至此息争，其弟与邻村相处如初，深受乡里好评。李仲昆参加工作后，倍加尽心，从无懈怠。病人随叫随到，博得人民爱戴。许多患者痊愈后向其敬送"妙手回春""人民医师""救死扶伤"等锦旗匾额以表感激。

李仲昆磊落忠厚，诚心待人，扶植人才，知识无私。20世纪30年代将其所学无私地传授给张理成，张氏得其指导，成为泌阳名医。1953年全省中医学徒统考，南阳地区参加百余人，获中医师的仅5人，其中李仲昆所授徒弟占2名。李仲昆行医废寝忘食，劳累成疾，于1969年12月与世长辞，终年71岁。噩耗传来，泌阳县各界人士纷纷前往吊唁，挥泪送别这位人民的好医生。其子华松，深得家传，现为县人民医院副主任医师。《泌阳县志》，泌阳县地方志编纂委员会编，中州古籍出版社，1984年10月，709—710.

孙远功

孙远功（1885—1975），名继勋，字远功，以字行世，原籍泌阳县牛蹄西孙老庄，1951年修板桥水库时迁至沙何店街。孙远功幼年读儒书，清光绪三十年（1904）考入北京御学院，光绪三十三年（1907）毕业返里教小学。他精诗词，善文章，喜交游，重视教育，竭力培养胞弟孙继忠求学上进，

民国十二年（1923）樊钟秀（外号樊老二）追随孙中山，成立建国豫军。远功见军阀战祸蔓延，生灵涂炭，国事日非，遂于民国十五年（1926）招集5000人编入建国豫军第四师，先任团长，旅长，后任师长等职。第二年三月建国豫军同冯玉祥部对击失败，孙远功认识到缺乏严格训练之师欲救国安民则是妄动之举，故向总部辞去师长职，返乡随父学医。他先后攻读《内经》《难经》《伤寒杂病论》《千金翼方》等名著，并对"金元四大家"与叶天士、陈修国等名医之著一一涉猎。初在牛蹄街

义务行医，后到沙河店"恒远堂"药铺坐堂行医。在半个多世纪的行医生涯中，他诊断准确，用药适当，为四方百姓治好很多疑难病症，在泌阳、遂平、确山、桐柏等县享有盛誉。长期的临床实践，积累了丰富的经验，晚年撰写了《诊断摘要》一册，但未及整理付印。1975年大水灾中被冲失，现仅存《治疗血崩病之点滴体会》《对治疗呕吐反胃症之一点体会》两篇短文。

孙远功富有民族气节，坚持正义，同情革命，支持革命。他于民国二十二年（1933）底至次年春代理牛蹄区区长时，共产党地下工作者王国华（解放后任河南省副省长）路过牛蹄街，被其部下盘查，孙远功以无证据为由释放。从此王国华同其结为朋友，不时出入其家。民国二十六年（1937）李应泉、刘贯一、张旺午去其家研究成立"豫鄂边区抗日挺进独立支队"，孙远功积极响应，与其弟继遂奔走呼吁，宣传抗日，组织武装。民国二十七年（1938）七月在孙老庄集结3个连的人枪，成立了以孙继遂为首的抗日独立支队，被泌阳县抗敌自卫团司令张虎岑视为心腹之患，纠集2000余人，将孙老庄围困，激战两天，孙因寡不敌众，率部趁雨夜突围至确山竹沟参加新四军。这次战斗，孙家蒙受重大损失，房屋被烧数百间，亲族中战死和被惨杀的达十余人。到竹沟后孙远功做统战工作，兼操旧业，为军民治病。所属部下由其弟继遂带领经常活动在信阳、确山、泌阳和遂平交界处，打击国民党地方顽固势力和日本侵略军。孙远功在竹沟期间，张虎岑曾悬赏万元缉拿，因在新四军保护下，张虎岑的企图终未得逞，"竹沟事变"后，孙远功随王国华部去四望山，因其年事已高，民国三十四年（1945）三月转回地方行医，并继续为革命做工作。1950年1月孙远功应邀参加泌阳县首届各界人民代表会议，并连续当选为第二、三届人民代表和人民委员会委员。1952年任泌阳县中医院医师。1957年任河南中医学院附属医院医师。1958年为政协河南省委员。1972年退休返里。1975年8月被洪水冲至遂平县获救，同年12月在泌阳县城逝世。《泌阳县志》，泌阳县地方志编纂委员会编，中州古籍出版社，1984年10月，712-713.

孙继忠

孙继忠（1905—1976），曾用名孙之忠，原泌阳县牛蹄西孙老庄人，远功之胞弟，生前为杭州一一七陆军医院皮花科中校主任。

孙继忠出身于中医世家，四岁起即读私塾，后揽读于开封省立第一小学。民国九年（1920）考入河南省第一中学法文班学习。时军阀混战，孙继忠深感报国无门，乃选择"清高与人无争的职业"学医济人。民国十三年（1924），中学毕业后，考入北京西山中法大学，因该校不设医学专科，次年转入江苏南通医学院学习。民国十八年（1929）毕业后，为筹备出国留学，先后在国民革命军（湖北）新编第一师及武汉要塞司令部，妇女伤兵救护医院、国民伤兵医院任军医。时逢其父病故，兄弟分居，孙继忠遂将分得的300亩土地全部变卖，于民国二十一年（1932）秋去德国，进柏林大学皮肤病学院进修花柳病学，不久在此参加了中国留学生反帝同盟会。

民国二十三年（1934）参加德国共产党的中国支部，后因被人告密，党组织遭德国法西斯破坏，支部书记王炳南离去，由他代理支部书记。此间，他依靠反帝同盟会和抗日同盟两个团体，出版过《尖兵》《海外论坛》《抗日》等刊物，从事反帝宣传活动。民国二十五年（1936）八月，经组织批准，取道苏联回国，因出境护照签证有误受阻，后经日本回上海。民国二十六年（1937）三月，去广州军医学校皮花科任副教官兼广东陆军总医院皮花科副主任。次年底广州沦陷，自此与党组织脱离关系。

嗣后，潜心医学研究，写出《高热洗涤法治疗淋崩及其临床多科的运用》《发热特效疗法》《疥疮快速疗法》等学术论文。民国二十八（1939）年至三十四年（1945）先后在广西梧州省立医院、广东中山大学、广西省立医院、国民革命军第二方面军卫生处等单位任皮花科主任和诊所主任。民国三十五年（1946）初辞职，秋去上海同济大学医院任教授兼同济大学附属医院皮肤科主任。民国三十七年（1948）冬，在进步学生同国民党特务斗争白热化时刻，国民党当局强迫全体教授制止学生运动，继忠不顾个人安危，起而反抗，发表支持学生斗争的长篇讲话，刊登在《上海新闻报》上。

民国三十八年（1949）五月，上海解放，孙继忠主动报名参加人民医务工作，分配到上海人民医院。1950 年调到南京华东军医大学任教授兼附属医院皮花科主任。至 1953 年 5 月曾两次荣立三等功，在为军民治疗疾病、培养造就人才等方面做出了贡献。后调任杭州一一七陆军医院皮花科中校主任，1976 年病逝杭州，终年 71 岁。《泌阳县志》，泌阳县地方志编纂委员会编，中州古籍出版社，1984 年 10 月，713-714.

郜子和　郜成周

郜子和（1885—1983），泌旧县杨家集乡后（燕张）洼村人，生于中医世家，其父郜成周，行医 60 余年，有丰富的医疗经验。郜子和幼读儒书，稍长即随父学医，19 岁开始应诊。后因社会秩序混乱，随父迁居泌阳县城，自开药铺坐堂应诊。1954 年获中医师证书。1955 年后在卫协中医院、县中医院、县人民医院任职。

郜子和勤奋好学，阅读了大量医学经典著作，并善于用以指导临床实践。同时，不断注意积累、总结经验，法古而不泥古，逐步明确了"四诊合参"的治疗原则，写有《濒湖脉诀的临床运用》心得。由于他刻苦钻研，医术水平提高很快，在 20 世纪五六十年代，已成为县内名医，求诊者络绎不绝。他精通内科，对妇科产后、儿科麻疹尤为擅长。在 70 余年行医生涯中，挽救了很多垂危妇女和儿童。1965 年在《河南省中医学术资料汇编》上发表的《中医对小儿麻疹治疗的经验》一文，深受赞誉。他虽在卫生界享有很高威望，但他从不自满，总是根据时令变化，手头放着一些经典著作，以备查阅或工作间隙时品读，就在他因出诊跌伤而不得不卧床应诊的十多年间，床头仍摆放很多书籍，屋内经常传出他的读书声，堪称活到老、学到老的模范。邰子和亦精通中药的道理，他根据不同产地药性大不相同的情况，认真加以剖析。对《本草纲目》等中药书籍和中药加工炮制，真假鉴别都有一定研究，写有《新编药性白话问答》和《新编药性歌》。

邰子和医德高尚，对病人无贫富贵贱之分，都以极端负责精神诊断，在诊治过程中，对别人所开处方，不妄加褒贬，能博采众方之长，达到扬长避短及早解除病人痛苦之目的。对一些不便行动的病人，随请随去，从不在病人家吃饭和外宿，不给病人增加任何麻烦，更不向病人索取物品，深受广大群众爱戴和尊敬。《泌阳县志》，泌阳县地方志编纂委员会编，中州古籍出版社，1984年10月，716.

唐道成

唐道成（1869—1983），原名唐池远，原籍安徽颍上县，1908年定居泌阳县。唐道成出身贫寒，饱经忧患，清光绪十一年（1885）秋当兵，曾参加甲午中日战争。他目睹清廷腐败无能，前途无望，于光绪二十一年（1895）逃离清军，几经辗转，1898年到武当山金顶寺，拜在三天门八仙庵内秋祖龙门派郭子宾门下为徒，赐名崇亮，自称霞光道人。

光绪三十三年（1907）唐道成离武当山，化缘至四川峨嵋山，学会配制膏药和眼药。翌年，来到泌阳县白云山，因见山上庙宇幽静，遂落脚于此。白云山出产桔梗、射干、苍术等多种名贵药材，前来采药者络绎不绝。唐道成常与之交谈，留心积累药性知识，配制膏药。数年后，他研制出主治妇女气血双亏的"百草膏"，对调血理气、强身健体，颇有功效。故有"百草膏入肚，百病全无"的赞誉。嗣后，他又调制出主治四肢麻木、半身不遂的"虎骨追风酒"，亦为四周百姓称道。他乐善好施，爱憎分明，对穷苦百姓从不计较药价，而对富豪恶霸，分文不让。他看到共产党领导的鄂豫边红军游击队打富济贫，拯救劳苦大众，便主动予以掩护并救治伤员。

1958年，唐道成应泌阳县医药公司之聘，到县中草药培植场当技术顾问。他将个人多年积蓄的1200元钱拿出来资助药场买耕牛4头和用于修建场院围墙。他起早贪黑悉心指导青年工人熬药制酒，并试行南药北植、北药南种及野生变家养的培植方法，成功地使党参、条参、杜仲、木瓜等20余种野生中草药物在药场落户。1959年药场"百草膏"等销售收入17400元，得到县委的表扬。

"文化大革命"中，唐道成被诬为"牛鬼蛇神"，身体和精神遭到很大折磨。1978年后，党的宗教政策恢复如初，唐道成重新受到人们的尊重。"百草膏""虎骨追风酒"亦得到新生。1981年唐道成被推荐为县政协委员。同年，应邀参加河南省佛教、道教座谈会，受到省委有关领导的接见。

唐道成一日两餐，素食，起居有节，常年坚持适当运动，饮用少量自制药酒，故能年过百岁，体魄犹健，皓发童颜，健步远行。1982 年省广播电台以《百岁老人奔"四化"》为题，介绍了他的晚年生活。同年 6 月 3 日中共河南省委第一书记刘杰来泌阳视察，接见了他，并合影留念，《河南日报》亦登载了他的照片。

1983 年 11 月 22 日唐道成逝世，享年 114 岁。按他的遗嘱，县医药公司为他建砖塔 1 座，勒文记其生平。《泌阳县志》，泌阳县地方志编纂委员会编，中州古籍出版社，1984 年 10 月，716-717.

附录：参考文献

明代

1.《邓州志》，明·潘庭楠纂修，宁波天一阁藏明嘉靖四十三年（1564）刻本1963年影印.

2.《巩县志》，明·周泗修，康绍第纂，民国二十四年（1935）刻本.

3.《固始县志》，明·张梯纂修，宁波天一阁藏明嘉靖二十一年（1542）刻本影本.

4.《光山县志》，明·沈绍庆纂修，明嘉靖三十五年（1556）刻本影印本.

5.《开州志》，明·王崇庆纂修，明嘉靖间刻本影印本.

6.《兰阳县志》，明·褚宦纂修，明嘉靖二十四年（1545）刻本影印本.

7.《鲁山县志》，明·承天贵纂修，宁波天一阁藏明正德五年（1510）刻本.

8.《内黄志》，明·董弦纂修，明嘉靖十六年（1537）刻本影印.

9.《汝州志》，明·承天贵纂修，宁波天一阁藏明正德五年（1510）刻本，1963年影印.

10.《汤阴县志》，明·沙蕴金纂修，明崇祯十年（1637）刻本.

11.《尉氏县志》，明·汪心纂修，明嘉靖二十七年（1548）刻本，1963年影印本.

12.《夏邑县志》，明·郑相纂修，宁波天一阁藏嘉靖间刻本，1963年影印本.

13.《襄城县志》，明·林鸾纂修，1963年上海古籍书店据明嘉靖三十年（1551）刻本影印.

14.《许州志》，明·张良知纂修，1961年据明嘉靖十九年（1540）刻本影印.

15.《鄢陵志》，明·刘切纂修，明嘉靖十六年（1537）刻本影印本（1963）.

16.《郾师县志》，明·魏津纂修，宁波天一阁藏明弘治十七年（1504）抄本，1962年影印.

17.《彰德府志》，明·崔铣纂修，明嘉靖元年（1522）刻本，1964年影印.

18.《长垣志》，明·张治道纂修，宁波天一阁藏明嘉靖间刻本影印本.

19.《新乡县志》，明·储珊纂修，明正德元年（1506）蓝丝阑钞本.

清代

1.《安阳县志》，清·贵泰武，穆淳等纂，清嘉庆二十四年（1819）刊本，民国二十二年（1933）铅字重印本.

2. 《安阳县志》，清·陈锡辂主修，清乾隆三年（1738年）刻本.

3. 《宝丰县志》，清·武亿总纂，陆蓉同纂，清嘉庆二年（1797）刻本.

4. 《宝丰县志》，清·李彷梧纂修，耿兴宗，鲍桂徵分纂，清道光十七年（1837）刻本.

5. 《陈留县志》，清·钟定纂修，清康熙三十年（1691）本.

6. 《陈留县志》，清·武从超纂修，清宣统二年（1910）本.

7. 《登封县志》，清·洪亮吉，陆继萼等纂，清康熙五十二年（1713）刊本.

8. 《范县乡土志》，清·杨沂编次，清光绪三十四年（1908）石印本.

9. 《范县志》，清·唐晟编修，清光绪三十三年（1907）石印本，康熙十一年本.

10. 《范县志》，清·霍之琯纂修，清康熙十一年（1672）刻本.

11. 《扶沟县志》，清·王德瑛修，清道光十三年（1833）刻本.

12. 《扶沟县志》，清·熊灿纂修，清光绪十九年（1893）刻本.

13. 《巩县志》，清·李述武撰，清乾隆五十四年（1789）本.

14. 《固始县续志》，清·包桂纂修，清乾隆十年（1745）刻本.

15. 《固始县志》，清·杨汝楫纂修，清康熙三十二年（1693）刻本.

16. 《光山县志》，清·杨殿梓纂修，清乾隆五十一年（1786）刻本.

17. 《光州志》，清·杨修田纂修，清光绪十三年（1887）刊本影印本.

18. 《河南府志》，清·施诚纂修，清同治六年（1867年）刻本.

19. 《河南通志》，清·田文镜纂修，清光绪二十八年（1902）刻本.

20. 《河内县志》，清·袁通纂修，方履籛编辑，清道光五年（1825）刻本影印.

21. 《河阴县志》，清·申奇彩修，毛泰征纂，康熙三十年（1691年）刻本

22. 《滑县志》，清·姚德闻纂修，清康熙二十五年（1686）刻本.

23. 《滑县志》，清·吴乔龄纂修，清乾隆二十五年（1760）刻本.

24. 《辉县志》，清·周际华纂修，清光绪二十一年（1895）刻本.

25. 《获嘉县志》，清·吴乔龄，李栋纂修，清乾隆二十一年（1756）本.

26. 《汲县志》，清·徐汝瓒纂修，清乾隆二十年（1755）刻本.

27. 《济源县志》，清·萧应植纂修，清乾隆二十六年（1761）刊本.

28. 《嘉庆重修一统志（河南）》，清·嘉庆重修本.

29. 《郏县志》，清·姜簬纂修，清咸丰九年（1859）刻本.

30. 《郏县志》，清·张熙瑞，茅恒春纂修，清同治四年（1865）刻本.

31. 《开封府志》，清·管竭忠纂修，清同治二年（1863）刻本.

32. 《开州志》，清·陈兆麟纂修，清光绪八年（1882）刻本.

33. 《开州志》，清·李符清纂修，清嘉庆十一年（1806）刻本.

34. 《考城县志》，清·李国亮纂修，清康熙三十七年（1698）刻本.

35.《兰阳县志》，清·高世琦纂修，民国二十四年（1935）铅印本.

36.《兰阳续县志》，清·徐光范纂修，民国二十四年（1935）铅印本.

37.《林县志》，清·杨潮观纂辑，清乾隆十六年（1751）纂，清乾隆十七年（1752）刻本.

38.《林县志》，清·王玉麟重修，（清）徐岱、熊远寄续修，清康熙三十四年（1695）刻本.

39.《临颍县续志》，清·沈青崖纂修，清乾隆十二年（1747）刻本.

40.《临颍县续志》，清·李馥先纂修，清顺治十七年（1660）刻本.

41.《灵宝县志》，清·周庆增修，清乾隆十二年（1747）刻本.

42.《灵宝县志》，清·周涂、方炸勋主修，清光绪二年（1876年）刻本.

43.《鲁山县志》，清·董作栋纂修，清嘉庆元年（1796）刻本.

44.《鹿邑县志》，清·许奂修，清康熙十八年（1679）刻本.

45.《鹿邑县志》，清·于沧澜、马家彦修，清光绪二十二年（1896）刻本.

46.《罗山县志》，清·葛荃纂修，清乾隆十一年（1746）刻版重修，清末刻本.

47.《洛阳县志》，清·陆继辂、魏襄同纂，清嘉庆十八年（1813）刻本.

48.《孟津县志》，清·孟常裕纂修，清康熙四十七年（1708）刻本.

49.《孟津县志》，清·徐无灿，赵擢彤，宋绪等纂修，清康熙四十八年（1709），嘉庆二十一年（1816）刊本影印本.

50.《孟县志》，清·仇汝瑚纂修，清乾隆五十五年（1790）刻本.

51.《泌阳县志》，清·倪明进修，栗郢纂，清道光四年（1824）刊本影印.

52.《密县志》，清·谢增，景纶撰，清嘉庆二十二年（1817）本.

53.《渑池县志》，清·甘扬声主修，清嘉庆十五年（1810）刻本.

54.《南乐县志》，清·王培宗纂修，清康熙五十年（1711）刻本.

55.《南阳府志》，清·朱璘纂修，清康熙三十三年（1694）刻本.

56.《南阳府志》，清·孔传金纂修，清嘉庆十二年（1807）刻本.

57.《南阳县志》，据清·潘守廉修，张嘉谋纂，清光绪三十年（1904）刊本影印.

58.《南召县志》，清·陈之煟专修，清乾隆十一年（1746）修，民国二十八年（1939）重印本.

59.《内黄县志》，清·董庆恩纂修，清光绪十八年（1892）刻本.

60.《内黄县志》，清·李涑纂修，清乾隆四年（1739）刻本.

61.《内乡县志》，清·宝鼎望纂修，清康熙五十一年（1712）刻本.

62.《宁陵县志》，清·萧济南纂修，清宣统三年（1911）刻本.

63.《宁陵县志》，清·王国宁纂修，清康熙三十二年（1693）刻本.

64.《杞县志》，清·周玑纂修，清·乾隆五十三年（1788）刊本.

65.《确山县志》，清·周之瑚纂修，清乾隆十一年（1746）刻本.

66.《汝宁府志》，清·何显祖，董永祚撰，清康熙三十四年（1695）刻本.

67.《汝宁府志》，清·金镇撰，清康熙元年（1662）刻本.

68.《汝阳县志》，清·邱天英撰，清·康熙二十九年（1690）刻本.

69.《汝州全志》，清·白明义纂修，清道光二十年（1840）刻本.

70.《陕州直隶州续志》，清·黄璟主修，清光绪十八年（1892）刻本.

71.《陕州直隶州志》，清·赵希曾主修，光绪十七至十八年（1891—1892）刻本.

72.《商城县志》，清·武开吉撰，清嘉八年（1803）刻本.

73.《商水县志》，清·董榕修，清乾隆四十八年（1783）刻本.

74.《上蔡县志》，清·杨廷望纂修，清康熙二十九年（1690）刊本影印.

75.《沈丘县志》，清·李芳春，赵之璇编撰，清顺治十五年（1658）刻本.

76.《沈丘县志》，清·何源洙，冯澎纂修，清乾隆十一年（1746）刻本.

77.《汜水县志》，清·许勉燉纂修，清乾隆九年（1744）刻本，39.

78.《嵩县志》，清·康基渊纂修，清乾隆三十二年（1767）刊本.

79.《唐县新志》，清·王政纂修，清康熙十二年（1673）本.

80.《唐县志》，清·吴泰来、黄文莲纂修，清乾隆五十二年（1787）刊本.

81.《唐县志》，清·陈咏纂修，清光绪四年（1878）刻本.

82.《通许县旧志》，清·阮龙光修，邵自祐纂，清乾隆二十五年（1760）修，民国二十三年（1934）重印本.

83.《桐柏县志》，清·巩敬绪纂修，清乾隆十八年（1753）刻本.

84.《洧川县志》，清·何文明纂修，清嘉庆二十三年（1818）刻本.

85.《尉氏县志》，清·沈淮纂修，清道光十一年（1831）刻本.

86.《温县志》，清·王其华纂修，清乾隆二十四年（1759）刻本.

87.《温县志》，清·李若廉纂修同，清顺治十五年（1658）刻本.

88.《阌乡县志》，清·刘思恕，汪鼎臣纂修，清光绪二十年（1894）刻本.

89.《武陟县志》，清·王荣陛，方履篯纂，清道光九年（1829）刊本影印.

90.《舞阳县志》，清·丁永琪纂修，乾隆十年（1745）刻本.

91.《舞阳县志》，清·王德瑛纂修，清道光十五年（1835）刻本.

92.《西华县志》，清·宋恂编撰，清乾隆十九年（1754）刻本.

93.《息县志》，清·刘光辉撰，清嘉庆四年（1799）刻本.

94.《息县志》，清·邵光胤纂修，清顺治十五年（1658 年）刻本.

95.《息县志》，清·蒋彪纂修，清康熙三十二年（1693）刻本.

96.《襄城县志》，清·陈治安纂修，清康熙年间刻本.

97.《襄城县志》，清·汪运正纂修，清乾隆十一年（1746）刊本影印本.

98.《祥符县志》，清·沈传义纂修，清光绪二十四年（1898）刻本.

99.《祥符县志》，清·李同享纂修，清顺治十八年（1661）刻本.

100.《新修南乐县志》，清·方元启纂修，清康熙十年（1671）刻本.

101.《新野县志》，清·徐金位纂修，清乾隆十九年（1754）刊本影印.

102.《新郑县志》，清·黄本诚撰，清乾隆四十一年（1776年）刻本.

103.《新郑县志》，清·朱延献修，刘曰煌纂，清康熙三十二年（1693）刊本.

104.《修武县志》，清·冯继照纂修，清同治七年（1868）刻本.

105.《修武县志》，清·吴映白纂修，清乾隆三十一年（1766）刻本.

106.《许州志》，清·萧元吉编撰，清道光十八年（1838）刻本.

107.《许州志》，清·甄汝舟编撰，清乾隆十年（1745）刻本.

108.《续睢州志》，清·王枚纂修，清光绪十八年（1892）刻本.

109.《续修长葛县志》，清·阮景咸纂修，清乾隆十二年（1747）刻本.

110.《鄢陵县志》，清·经起鹏纂修，清顺治十六年（1659）刻本.

111.《郾城县志》，清·荆其惇，傅鸿邻纂修，清顺治十六年（1659）刻本.

112.《郾师县志》，清·汤毓倬修，孙星衍纂，清康熙五十三年（1714）刊本.

113.《阳武县志》，清·谈谌闸纂修，清乾隆十年（1745）刻本.

114.《叶县志》，清·欧阳霖修，仓景恬、胡廷桢纂，清同治十年（1871）刊本影印.

115.《伊阳县志》，清·张道超等修，马九功等纂，清道光十八年（1838）刊本.

116.《宜阳县志》，清·谢应起等修，刘占卿等纂，清光绪七年（1881）刊本.

117.《宜阳县志》，清·王道成周洵等修，清乾隆十二年（1747）刊本.

118.《荥阳县志》，清·李煦撰，民国十三年（1924）本.

119.《荥泽县志》，清·崔淇修纂，清乾隆十三年（1748）刻本.

120.《永城县志》，清·岳廷楷纂修，清光绪二十七年（1901）刻本.

121.《永城县志》，清·周正纪纂修，清康熙三十六年（1697）刻本.

122.《虞城县志》，清·李淇修，席庆云纂，清光绪二十一年（1895年）刊本影印.

123.《禹州志》，清·邵大业纂修，清乾隆十二年（1747）刻本.

124.《禹州志》，清·朱炜纂修，清同治九年（1870）刻本.

125.《裕州志》，清·董学礼原本，宋名立增修，清康熙五十五年（1716）修，清乾隆五年（1740）补刊本.

126.《原武县志》，清·吴文炘纂修，清乾隆十二年（1747）刻本.

127.《彰德府》，清·卢崧纂修，清乾隆五十二年（1787）刻本.

128.《彰德府续志》，清·宋可发纂修，清顺治年间（1644-1661）刻本.

129.《彰德府志》，清·刘谦纂修，清乾隆五年（1740）刻本.

130.《长垣县志》，清·宗琮纂修，清康熙三十九年（1700）刻本.

131.《长垣县志》，清·李于垣纂修，清同治十二年（1873）刻本.

132. 《柘城县志》，清·李藩纂修，清光绪二十二年（1896）刻本．

133. 《浙川县志》，清·徐光弟修，王官亮纂，清咸丰十年（1860）刊本．

134. 《镇平县志》，清·吴联元自修，清光绪二年（1876）刻本．

135. 《正阳县志》，清·彭良弼纂修，清嘉庆元年（1796）刻本．

136. 《重修固始县志》，清·谢聘纂修，清乾隆五十一年（1786）刻本．

137. 《重印信阳州志》，清·张钺纂修，汉口大新印刷公司，民国十四年（1925）铅印本．

138. 《胙城县志》，清·刘纯德修、郭金鼎纂，清顺治十六年（1659）刻本．

民国

1. 《重修正阳县志》，民国·魏松声等纂，民国二十五年（1936）铅印本．

2. 《封丘县志续志》，民国·王赐魁修、李会生纂，民国二十六年（1937）铅印本．

3. 《封丘县志续志》，民国·姚家望修、黄荫楠纂，民国二十六年（1937）铅印本．

4. 《巩县志》，民国·刘莲青，张仲友撰修，民国二十六年（1937）刻本．

5. 《光山县志约稿》，民国·许希之修、晏兆平纂，民国二十五年（1936）铅印本．

6. 《光山县志约稿》，民国·晏兆平编辑，民国二十五年（1936）铅印本影印．

7. 《河阴县志》，民国·高廷璋纂修，民国十三年（1924）刻本．

8. 《淮阳县志》，民国·甄纪印纂修，民国二十三年（1934）刻本．

9. 《淮阳县志》，民国·严绪钧修，民国五年（1916年）刻本．

10. 《获嘉县志》，民国·邹古愚纂修，民国二十三年（1934）铅印本．

11. 《考城县志》，民国·张之清修，田春同纂，民国十三年（1924）铅印本影印．

12. 《考城县志》，民国·赵华亭纂修，民国三十年（1941）铅印本．

13. 《林县志》，民国·张凤台、李见荃著，民国二十一年（1932）石印本．

14. 《灵宝县志》，民国·孙椿荣修、张象明等纂，民国二十四年（1935）重修铅印本．

15. 《洛宁县志》，民国·贾毓鹗等修，王凤翔等纂，民国六年（1917年）铅印本．

16. 《孟县志》，民国·阮藩济等纂修，宋立梧等编辑，民国二十二年（1933）刻本．

17. 《密县志》，民国·汪忠纂修，民国十三年（1924）铅印本．

18. 《渑池县志》，民国·陆绍治主修，英华石印馆，民国十七年（1928年）石印本．

19.《南乐县志》，民国·李铁珊纂修，民国三十年（1941）铅印本．

20.《清丰县志》，民国·刘陛朝纂修，民国三年（1914）刻本．

21.《确山县志》，民国·张缙璜纂修，民国二十年（1931）铅印本．

22.《陕县志》，民国·欧阳珍修，韩嘉会等纂，民国二十五年（1936）铅印本．

23.《商丘县志》，民国·刘德昌纂修，民国二十一年（1932）石印本．

24.《商水县志》，民国·徐家璘，宋景平等修，杨凌阁纂，民国七年（1918）刻本．

25.《氾水县志》，民国·田金祺监修，上海世界书局，民国十七年（1928）铅印本．

26.《太康县志》，民国·杜鸿宾纂修，民国二十二年（1933）铅印本．

27.《太康县志》，民国·郭成章编撰，民国三十一年（1942）刻本．

28.《通许县新志》，民国·张士杰修，侯士禾纂，民国二十三年（1934）铅印本．

29.《武陟县志》，民国·史延寿等纂修，民国二十年（1931）刊本．

30.《西华县续志》，民国·潘龙光等修，张嘉谋等纂，民国二十七年（1938）铅印本．

31.《西华县续志》，民国·凌甲烺编撰，民国二十七年（1938）铅印本．

32.《西华县续志》，民国·潘龙光等修，张嘉谋等撰，民国二十七年（1938）铅印本．

33.《西平县志》，民国·李毓藻修，陈铭鉴纂，民国二十三年（1934）刻本．

34.《夏邑县志》，民国·黎德芬等纂修，民国九年（1920年）石印本．

35.《项城县志》，民国·张镇芳编撰，民国三年（1914）刻本．

36.《新安县志》，民国·邱峨主修，民国三年（1914）石印本．

37.《新安县志》，民国·张钫修，李希白纂，民国二十七年（1938）石印本．

38.《新乡县续志》，民国·韩邦孚纂修，民国十二年（1923年）刻本．

39.《新乡县志》，民国·赵开元纂修，民国三十年（1941）铅印本．

40.《新修阌乡县志》，民国·韩嘉会等纂修，民国二十一年（1932）铅印本．

41.《许昌县志》，民国·张绍勋编撰，民国十三年（1924）石印本．

42.《续安阳县志》，民国·方策总裁，民国二十二年（1933）铅印本．

43.《续修武县志》，民国·史延寿等纂修，民国二十年（1931）刊本．

44.《续荥阳县志》，民国·卢以洽纂修，张沂等辑，民国十三年（1924）铅印本影印．

45.《鄢陵县志》，民国·靳蓉镜，晋克昌等修，苏宝谦纂，民国二十五年（1936）铅印本．

46.《郾城县记》，民国·陈金台纂辑，民国二十三年（1934）刊本．

47.《阳武县志》，民国·窦经魁等修、耿愔等纂，民国二十五年（1936）铅印本.

48.《宜阳县志》，民国·张浩源，林裕燊主修，河南商务印书所，民国七年（1918）铅印本.

49.《禹县志》，民国·王琴林等纂修，民国二十年（1931）刊本.

50.《长葛县志》，民国·陈鸿畴纂修，民国二十年（1931）刻本.

51.《郑县志》，民国·周秉彝，刘瑞璘等纂，民国二十年（1931）重印本.

52.《重修滑县志》，民国·王蒲园等纂，民国二十一年（1932）铅印本.

53.《重修汝南县志》，民国·陈伯嘉、李成均等纂修，民国二十七年（1938）石印本.

54.《重修信阳县志》，民国·陈善同等纂，民国二十五年（1936）铅印本.

现代

1.《安阳县志》，安阳县志编纂委员会编，中国青年出版社，1990.

2.《宝丰县志》，宝丰县史志编纂委员会，杨裕主编，方志出版社，1996.

3.《登封县志》，登封县地方志编纂委员会编，郭明志主编，河南人民出版社，1990.

4.《邓州市志》，邓州市地方志编纂委员会编，王复战主编，中州古籍出版社，1996.

5.《扶沟县志》，河南省扶沟县志编纂委员会编，河南人民出版社，1986.

6.《淮阳县志》，邵士杰，王守德主编，河南人民出版社，1991.

7.《辉县市志》，辉县市史志编纂委员会编，中州古籍出版社，1992.

8.《郏县志》，郏县县志办公室编，中州古籍出版社，1996.

9.《开封简志》，开封市地方史志编纂委员会编，河南人民出版社，1988.

10.《开封市志》，开封市地方志编纂委员会编，刘施宪总编纂，中州古籍出版社，1996.

11.《临颍县志》，临颍县志编纂委员会编，李留根主编，中州古籍出版社，1996.

12.《洛宁县志》，洛宁县志编纂委员会编，生活·读书·新知三联书店出版，1991.

13.《泌阳县志》，泌阳县地方志编纂委员会编，中州古籍出版社，1984.

14.《密县志》，密县地方史志编纂委员会编，中州古籍出版社，1992.

15.《渑池县志》，渑池县志编纂委员会编，汉语大辞典出版社，1991.

16.《南阳市志》，南阳市地方志编纂委员会编，河南人民出版社，1980.

17.《平舆县志》，平舆县史志编纂委员会编，中州古籍出版社，1995.

18.《濮阳县志》，濮阳县地方志编纂委员会编，王德英主编，华艺出版社，1989.

19.《汝阳县志》，汝阳县地方志编纂委员会编，生活·读书·新知三联出版社，1995.

20.《商丘县志》，商丘县志编纂委员会编，生活·读书·新知三联书店，1991.

21.《上蔡县志》，上蔡县地方史志编纂委员会编，生活·读书·新知三联书店出版，1995.

22.《沈丘县志》，沈丘县志编纂委员会编，河南人民出版社，1987.

23.《睢州志》，马俊勇主编，睢县志编辑委员会编，中州古籍出版社，1989.

24.《太康县志》，太康县志编纂委员会，范文敏、朱晓辉、许书同总纂，中州古籍出版社，1991.

25.《汤阴县志》，汤阴县志编纂委员会编，河南人民出版社，1987.

26.《唐河县志》，唐河县地方志编纂委员会编，中州古籍出版社，1993.

27.《通许县志》，通许县地方志编纂委员会编，岳朝举主编，中州古籍出版社，1995.

28.《尉氏县志》，尉氏县志编委会，黄振海总编，中州古籍出版社，1991.

29.《武陟县志》，武陟县地方志编纂委员会编，中州古籍出版社，1993.

30.《舞阳县志》，河南省舞阳县志编纂委员会编，中州古籍出版社，1993.

31.《息县志》，息县志编纂委员会编，河南人民出版社，1989.

32.《夏邑志》，河南省夏邑县志编纂委员会编纂，河南人民出版社，1989.

33.《襄城县志》，襄城县史志编纂委员会编，中州古籍出版社，1993.

34.《新乡县志》，新乡县史志编纂委员会编，生活·读书·新知三联书店出版，1995.

35.《新野县志》，新野县史志编纂委员会编纂，中州古籍出版社，1991.

36.《鄢陵县志》，鄢陵县地方志编纂委员会编，南开大学出版社，1989.

37.《叶县志》，叶县地方志编纂委员会编，中州古籍出版社，1995.

38.《荥阳市志》，程远荃、花金委主编，荥阳市志总编辑室编，新华出版社，1996.

39.《虞城县志》，虞城县志编委会编，生活·读书·新知三联书店，1991.

40.《原阳县志》，原阳县志编纂委员会编，张振华、段永田、陈宗昭总纂，1995.

41.《长葛县志》，长葛县志编纂委员会，郭宪同总纂，生活·读书·新知三联书店出版，1992.

42.《淅川县志》，淅川县地方志编纂委员会，王本庆主编，河南人民出版社，1990.

43.《正阳县志》，正阳县地方志编纂委员会编，方志出版社，1996.